Cirurgia Bucal

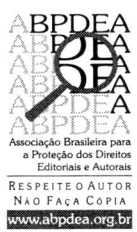

S132c Sailer, Hermann F.
　　　　Cirurgia bucal / Hermann F. Sailer e Gion F. Pajarola;
　　　trad. Waldemar D. Polido e André Alberto Camara Puppin –
　　　Porto Alegre: Artmed, 2000.

　　　　1 Odontologia – Cirurgia bucal. I. Pajarola. Gion F.
　　　II. Título

　　　　　　　　　　　　　CDU 616.314-089

Catalogação na publicação: Mônica Ballejo Canto – CRB 10/1023

ISBN 85-7307-559-7

Coleção **ARTMED** de
Atlas Coloridos de Odontologia

Coordenadores: Klaus H. Rateitschak e Herbert F. Wolf

Cirurgia Bucal

Hermann F. Sailer
Gion F. Pajarola

1649 ilustrações

Tradução:
Waldemar D. Polido
Doutor em Cirurgia e Traumatologia Buco-Maxilo-Facial,
Pontifícia Universidade Católica do Rio Grande do Sul (PUCRS).
Mestre em Cirurgia e Traumatologia Buco-Maxilo-Facial, PUCRS.
Residência em Cirurgia e Traumatologia Buco-Maxilo-Facial, University of Texas,
Southwestern Medical Center at Dallas, EUA.

André Alberto Camara Puppin
Mestre em Cirurgia e Traumatologia Buco-Maxilo-Facial, PUCRS.
Doutorando em Cirurgia e Traumatologia Buco-Maxilo-Facial, PUCRS.
Post-doctoral Training in General Dentistry, Estman Dental Center,
University of Rochester, New York, EUA.
Professor Assistente de Cirurgia Buco-Maxilo-Facial,
Universidade Federal do Espírito Santo (UFES).

1ª reimpressão

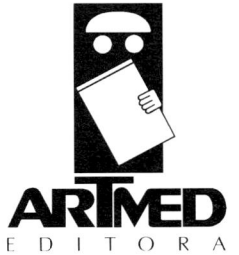

Porto Alegre, 2003

Obra originalmente publicada sob o título
Oral surgery for the general dentist

© Georg Thieme Verlag, Stuttgart, 1999.
ISBN 0-86577-707-7

Capa: *Mario Röhnelt*

Preparação do original: *Heloísa Stefan*

Supervisão editorial: *Letícia Bispo de Lima*

Editoração eletrônica: *Laser House – m.q.o.f.*

Reservados todos os direitos de publicação em língua portuguesa à
ARTMED® EDITORA S.A.
Av. Jerônimo de Ornelas, 670 – Santana
90040-340 – Porto Alegre – RS
Fone: (51) 3330-3444   Fax: (51) 3330-2378

É proibida a duplicação ou reprodução deste volume, no todo ou em parte, sob quaisquer formas ou por quaisquer meios (eletrônico, mecânico, gravação, fotocópia, distribuição na Web e outros), sem permissão expressa da Editora.

SÃO PAULO
Av. Rebouças, 1073 – Jardins
05401-150 – São Paulo – SP
Fone: (11) 3062-3757   Fax: (11) 3062-2487

SAC 0800 703-3444

IMPRESSO NO BRASIL
PRINTED IN BRAZIL

Prefácio

Fomos encarregados de criar um atlas de cirurgia bucal. Por vários motivos, esta tem sido uma tarefa estimulante e desafiadora. Não nos pediram que criássemos um livro-texto na real acepção da palavra, mas que montássemos um atlas cirúrgico embasado em nossa experiência e conhecimento. O público principal para esse atlas são os estudantes de odontologia e os cirurgiões-dentistas, assim como os residentes que estejam na área da cirurgia buco-maxilo-facial. Mas até mesmo os cirurgiões buco-maxilo-faciais experientes podem se beneficiar deste livro, porque muitos dos difíceis procedimentos da cirurgia bucal são retratados passo a passo, sendo as técnicas que foram desenvolvidas em Zurique diferem em muitos aspectos de técnicas que são habitualmente utilizadas em outros lugares. Os procedimentos cirúrgicos descritos neste atlas são aqueles com os quais os autores acumularam experiência clínica ao longo dos anos.

Neste livro, limitamo-nos à cobertura de procedimentos cirúrgicos da cavidade bucal que possam ser executados em clínicas ou consultórios, sob anestesia local. Isso corresponde à nossa definição de cirurgia bucal. Estamos totalmente cientes do fato de que certos procedimentos cirúrgicos bucais só podem ser executados sob anestesia geral. Todos os tipos de cirurgia bucal requerem treinamento apropriado em odontologia; na verdade, a cirurgia bucal é apenas um componente desta e da cirurgia buco-maxilo-facial.

Nossa principal intenção neste atlas foi apresentar casos e métodos que aumentarão a qualidade dos procedimentos cirúrgicos bucais. Ao longo do livro, adicionamos numerosos "avisos" e "sugestões clínicas", em uma tentativa de guiar o cirurgião para longe dos erros. Além disso, acrescentamos um novo tipo de guia, o qual oferece uma escala de severidade e complexidade – simples /avançado / complexo (Índice SAC) –, ou seja, é uma orientação em relação ao grau de dificuldade de cada procedimento.

Durante os últimos cinco anos, uma quantidade enorme de documentação para este atlas foi acumulada. Sem a ajuda cortês de muitos colegas e colaboradores, teria sido impossível descrever e demonstrar adequadamente os vários procedimentos cirúrgicos. Assim, fazemos um agradecimento especial ao Dr. M. Makek, que realizou os preparos histológicos, bem como ao Dr. P. Groscurth e seu colega, Dr. M. Manestar, que prepararam os espécimes de cadáver para a representação dos nervos faciais. Agradecemos também ao Dr. C. Schädle, que cedeu a documentação para os três transplantes de tecido conjuntivo.

A magnífica fotografia profissional do atlas é um trabalho de P. Halioua.

Pelos seus esforços organizacionais incansáveis, que resultaram em uma documentação perfeita, agradecemos especialmente às Sras. H. Ammann, E. Aziri, I. Sager e O. Stolz, assim como a toda a equipe da nossa clínica de cirurgia. Um agradecimento também é devido à nossa excelente bibliotecária, Sra. H. Eschle, por sua cuidadosa atenção com as referências da literatura. De forma muito grata, citamos aqui os Drs. H.F. Wolf e C. Urbanowicz por suas inumeráveis contribuições durante a preparação deste atlas. Nossos agradecimentos se estendem também aos Drs. Thomas Hassel e Felix Stutz, bem como à Sra. Debbie Sorensen (Seattle), por seu esmerado trabalho.

Sumário

Introdução

- 2 Classificação de procedimentos cirúrgicos
- 2 Classificação SAC:
  Ⓢ = Simples, Ⓐ = Avançado, Ⓒ = Complexo

Exame do paciente

- 3 História médica
- 3   Razões para a apresentação
- 3   História da saúde
- 3   O relatório do próprio paciente
- 3   Questionário específico
- 4   As bases de um diagnóstico
- 4   Sugestões práticas para obter a história médica
- 4   Questionário de história médica
- 4   Conseqüências para o tratamento
- 4   Exemplos de perguntas de história médica
- 5   Contato com o médico de família do paciente
- 5   História médica resumida
- 5 Documentação
- 5   História do caso
- 5   Notas pessoais
- 5   Relatório cirúrgico
- 6 Métodos de exame
- 7   Exame externo
- 7   Inspeção
- 7   Tipo constitucional
- 7   Observação mais completa
- 7   Exame neurológico
- 7   Testando a sensação de olfato
- 8   Testando a função motora
- 8   Exame de sensibilidade e sensação de toque
- 8   Sensibilidade da pele facial
- 8   Reflexo da córnea
- 9   Testes funcionais
- 9   Mobilidade da mandíbula
- 9   Mobilidade condilar
- 9   Oclusão
- 9   Articulação
- 9   Musculatura mastigatória
- 10   Higiene durante o exame
- 10   Palpação de linfonodos
- 11   Palpação dos contornos faciais
- 11   Inspeção das cavidades nasais anteriores
- 14   Exame bucal
- 14   Inspeção da dentição
- 14   Avaliação geral da dentição
- 14   Testando a vitalidade dos dentes
- 14   Condição periodontal
- 14   Avaliação da mobilidade da língua
- 17   Exame da mucosa
- 18   Palpação da cavidade bucal
- 18   Palpação do assoalho bucal
- 18   Palpação da língua
- 18   Palpação do espaço parafaríngeo
- 18   Exame do palato mole
- 18   Teste de "assoar o nariz"
- 18   Exames adicionais
- 18   Testando a sensação de gosto
- 19 Diagnóstico de infecção focal
- 19   Definição
- 19   Infecção focal ativa
- 19   Infecções focais potenciais
- 19   Avaliação e conseqüências terapêuticas
- 19   Riscos odontológicos da radioterapia
- 19   Riscos odontológicos em imunossupressão e quimioterapia
- 19   Focos de infecção em pacientes com risco de endocardite, poliartrite e outras doenças reumáticas
- 20   Diagnóstico de infecção focal
- 21   Coleta de dados
- 22   Métodos adicionais para o exame clínico

Princípios cirúrgicos

- 23 Sala cirúrgica e seqüência do tratamento
- 23   Organização
- 23   Higiene da sala de cirurgia
- 23   Zonas higiênicas
- 24   Exigências higiênicas
- 25 Medidas pré-operatórias com o paciente
- 25   Procedimentos higiênicos
- 26   Pré-medicação
- 26   Monitorização médica
- 27 Armamentário
- 27   Conjuntos de instrumentos
- 27   Instrumentos para cirurgia de tecidos moles
- 29   Criocirurgia
- 29   Indicação
- 30   Instrumentos para cirurgia óssea
- 31   Resfriamento por irrigação interna ou externa?

32	Esterilização e higiene da sala cirúrgica
32	Macro-higiene
32	Micro-higiene
33	Plano de higiene
34	Procedimentos cirúrgicos em detalhe
34	Retalhos mucoperiostais
36	Retalhos mucosos
36	Indicação
37	Extensão do retalho
37	Retalho reposicionado lateralmente
37	Indicação
38	Procedimentos de rotina durante a intervenção cirúrgica
38	Manuseio dos tecidos: cicatrização tecidual
38	Cicatrização em feridas fechadas
39	Material de sutura
39	Agulhas
42	Manuseio de feridas abertas
45	Hemostasia
46	Preparação dos instrumentos

Princípios médicos

47	Coagulação sangüínea
47	Evolução normal
47	Trombogênese
47	Fibrinólise
47	Distúrbios da coagulação sangüínea
48	Cicatrização da ferida cirúrgica
48	Evolução normal
48	Fases da cicatrização tecidual
48	Cicatrização tecidual primária (por primeira intenção)
48	Cicatrização tecidual secundária (por segunda intenção)
48	Distúrbios da cicatrização tecidual
49	Cuidados pós-operatórios
49	Remoção das suturas
49	Medicamentos antiinflamatórios e analgésicos
49	Antibióticos
49	Desinfecção tópica
49	Terapia tópica térmica
49	Frio
49	Calor
50	Luz ultravioleta e luz infravermelha
50	Ultra-som e microondas
50	Fisioterapia
50	Métodos complementares
50	Terapia com *laser* de baixa intensidade
50	Acupuntura
50	Eletroterapia
50	Medicina homeopática
51	Pacientes de alto risco
51	Distúrbios circulatórios
51	Tendência ao sangramento
51	Abuso de drogas ou medicamentos
51	Infecção
51	Risco de endocardite
52	Radioterapia
52	Imunossupressão
52	Quimioterapia para tumores malignos

Extrações dentárias

53	Indicações
55	Indicações adicionais para a remoção de dentes
55	Procedimentos para pacientes em risco de infecções
55	Radioterapia, quimioterapia e imunossupressão
56	Contra-indicações
58	Técnica de extração
62	Extrações múltiplas
63	Extrações na mandíbula
66	Deslocamento do retalho tecidual
67	Ápices radiculares retidos
68	Complicações
68	Dor pós-extração
68	Tratamento
68	Fratura dentária e deslocamento de raízes
68	Tratamento
68	Fratura óssea
68	Tratamento
68	Dano a dentes adjacentes ou folículos dentários
68	Tratamento
69	Hemorragia pós-operatória
69	Tratamento
70	Extração de dentes decíduos

Dentes retidos (não-erupcionados)

71	Introdução
71	Definições
72	Indicações para a remoção
74	Indicações adicionais para a remoção
75	Prognóstico para os dentes retidos
76	Remoção dentária: grau de dificuldade
77	Procedimento cirúrgico
78	Contra-indicações para a remoção
80	Terceiros molares mandibulares
80	Indicações para a remoção
81	Quando extrair?
81	Evolução pós-operatória
82	Tipos de impacção
84	Formação radicular
85	Procedimento cirúrgico
85	Documentação
85	Armamentário
85	Anatomia
86	Anestesia
86	Acesso
86	Incisão principal
91	Extração dentária
95	Localização incomum e patologias associadas
96	Tratamento da ferida
98	Possíveis complicações
100	Pré-molares e caninos mandibulares
100	Indicações para a extração
100	Procedimento cirúrgico
100	Documentação pré-cirúrgica
101	Anatomia
101	Anestesia
102	Acesso vestibular

102	Acesso lingual
104	Cuidados pós-operatórios
105	Possíveis complicações
106	Terceiros molares maxilares
106	Indicações para a extração
106	Procedimento cirúrgico
106	Documentação
106	Anatomia
107	Anestesia
107	Acesso
108	Extração dentária
110	Posições excêntricas
111	Tratamento da ferida cirúrgica
111	Cuidados pós-operatórios
112	Possíveis complicações
112	Complicações transoperatórias
114	Complicações pós-operatórias
115	Caninos e pré-molares maxilares
115	Indicações para a extração
116	Procedimento cirúrgico
116	Documentação
116	Anatomia
116	Anestesia
118	Acesso para impacções palatinas
119	Fechamento e curativo de feridas palatinas
121	Fabricação de uma placa palatina
122	Acesso vestibular
122	Cuidados pós-operatórios
124	Complicações
124	Complicações durante o procedimento cirúrgico
124	Complicações pós-operatórias
125	Recuperação de dentes impactados
125	Definição
125	Indicações
125	Procedimento cirúrgico
125	Documentação
125	Anatomia
125	Anestesia
126	Acesso na maxila
126	Tração para recuperação pelo acesso vestibular
129	Erupção forçada por acesso palatino
131	Acesso na mandíbula
132	Transplante dentário
132	Definição
132	Indicações para o transplante
133	Procedimento cirúrgico
133	Documentação
133	Anatomia
133	Anestesia
135	Procedimento cirúrgico
135	Consultas pós-operatórias
136	Transplantes dentários da maxila para a mandíbula
137	Transplantes dentro da maxila
138	Transposição de um dente
139	Considerações especiais
140	Cuidados pós-operatórios após a extração de terceiros molares: ferida aberta *versus* parcialmente fechada
140	Taxas de complicação
140	Efeitos da higiene oral
140	Custos
140	Conclusões

Tratamento dos abscessos

141	Patologia e diagnóstico
141	Critérios para avaliação
141	Achados locais
141	Fístula cutânea
141	Infecções disseminadas
141	Fatores de resistência do hospedeiro
142	Sintomas cardinais do abscesso
142	Osteomielite
143	Osteorradiomielite
143	Identificação do agente causador
145	Incisão e drenagem de abscessos
145	Terapia antibiótica
145	Procedimento cirúrgico geral
145	Anestesia
145	Incisão
146	Procedimento cirúrgico para abscessos mandibulares
146	Abscessos vestibulares
148	Abscessos linguais
149	Abscessos no mento
149	Abscessos submassetéricos
150	Abscessos parafaríngeos
150	Abscessos do pterigóideo medial
152	Abscessos paramandibulares
154	Actinomicose
155	Procedimento cirúrgico para abscessos maxilares
155	Abscessos na fossa canina
156	Abscessos vestibulares
156	Abscessos na bochecha
158	Abscessos palatinos
159	Procedimento cirúrgico para infecções amplamente disseminadas
159	Infecções dos espaços faciais
159	Abscesso temporal
159	Abscesso retromaxilar
159	Cuidados pós-operatórios
159	Componentes dos drenos

Ressecção do ápice radicular

160	Apicectomia
160	Definição
160	Indicação
161	Procedimento cirúrgico
161	Documentação
161	Incisões
162	Patogênese da osteíte apical
162	Obturação completa do ápice
162	Obturação ortógrada
162	Obturação retrógrada
163	Possíveis problemas na obturação
163	Abertura do espaço periapical
163	Falhas após a apicectomia
163	Avaliação do sucesso
164	Incisão principal
164	Retalho mucoperiostal vestibular (incisão paragengival de Partsch)

165	Ressecção com obturação ortógrada do conduto radicular na região anterior da mandíbula
165	Anestesia
165	Anatomia
165	Deslocamento do retalho
170	Ressecção com obturação retrógrada do conduto radicular na região anterior da maxila
170	Anestesia
170	Deslocamento do retalho
173	Bolsas contíguas
174	Cuidados pós-operatórios
174	Possíveis complicações

Cistos

175	Definição
175	Classificação
175	Classificação dos cistos de acordo com a Organização Mundial da Saúde
175	Causados por distúrbios de desenvolvimento
175	Causados por inflamação
175	Classificação clínica dos cistos
175	Cistos ósseos
175	Cistos de tecidos moles
176	Desenvolvimento dos cistos
176	Cistos odontogênicos
176	Cistos radiculares
176	Cistos agressivos dos maxilares
176	Cistos foliculares
178	Ceratocisto
179	Síndrome de Gorlin-Goltz
180	Tratamento para ceratocistos
181	Ceratocistos: cuidados no acompanhamento
181	Cistos não-odontogênicos
181	Cisto ósseo aneurismático
181	Defeito hematopoiético
181	Cistos traumáticos
181	Cisto glóbulo-maxilar
182	Cisto do canal incisivo
183	Diagnóstico dos cistos
183	Observações clínicas
183	Achados radiográficos
183	Avaliação histológica
183	Procedimento cirúrgico
183	Selecionando a abordagem cirúrgica
183	Critérios importantes para o procedimento cirúrgico
183	Localização do cisto
183	Tamanho do cisto
183	Avaliação histológica
183	O fator tempo
183	Saúde geral do paciente
186	Documentação
186	Armamentário
187	Cistectomia (Partsch tipo I)
187	Definição
187	Indicação
187	Cistectomia na mandíbula
191	Cistectomia na maxila
194	Complicações
194	Durante a cirurgia
194	Cuidados pós-operatórios
194	Acompanhamento/consultas periódicas
195	Cistostomia (Partsch tipo II)
195	Definição
195	Indicação
195	Cistostomia vestibular
202	Cistostomia palatina
203	Defeito em túnel
204	Cistostomia no nariz
204	Indicação
204	Anestesia
204	Procedimento cirúrgico
206	Cistostomia no seio maxilar
206	Indicação
206	Anestesia
206	Procedimento cirúrgico
209	Fenestração
209	Definição
209	Marsupialização
209	Definição
213	Tratamento da cavidade cística
213	Critérios para a tomada de decisão
213	Procedimentos especiais associados aos ceratocistos
213	Necrose do revestimento cístico
213	Erradicação
213	Materiais de substituição óssea para o preenchimento de defeitos
213	Requisitos
213	Terminologia especial
213	Materiais substitutos ósseos biologicamente ativos
214	Partículas de cartilagem liofilizada
216	Partículas liofilizadas e BMP
216	Partículas maiores de cartilagem liofilizada
217	Materiais de substituição óssea biologicamente inertes
218	Hidroxiapatita
219	Regeneração tecidual guiada (RTG)
220	Tratamento com solução de Carnoy
221	Cistos de tecidos moles
221	Procedimento cirúrgico
222	Cisto de retenção do lábio
224	Cisto de retenção da mucosa oral
226	Excisão após o preenchimento do cisto
228	Rânula
229	Rânula mergulhante
230	Etiologia dos cistos de retenção
230	Cistos nasolabiais

Doenças odontogênicas do seio maxilar

231	Definição
231	Patologia e diagnóstico
231	Sinusite odontogênica
231	Etiologia
231	História médica
231	Achados clínicos
231	Biópsia por aspiração e irrigação
231	Diagnóstico radiográfico
231	Endoscopia

234	Tratamento	249	Anestesia
234	Irrigação do seio maxilar via fossa canina	249	Procedimento cirúrgico
234	Indicação	252	Fibroma da bochecha
234	Anestesia	252	Hemangioma de lábio
235	Acesso ao seio maxilar	253	Excisão na pele da face
235	Abertura do seio maxilar	254	Considerações sobre biópsia
235	Aspergilose	254	Biópsia em tecidos moles
235	Diagnóstico	254	Biópsia óssea
236	Cirurgia plástica para o fechamento de comunicação oroantral	254	Avaliação do laudo da patologia

Procedimentos de cirúrgia plástica em tecidos moles e osso

236	Retalhos vestibulares
236	Indicação
236	Procedimento cirúrgico
238	Retalho palatino
238	Indicação
238	Procedimento cirúrgico
240	Retalho em ponte (pediculado)
240	Indicação
240	Procedimento cirúrgico
240	Complicações
240	Deiscência
240	Necrose do retalho

255	Definição
255	Procedimentos corretivos para tecidos moles
255	Critérios para determinar o tipo de procedimento cirúrgico
256	Cirurgia pré-protética
256	Freios
257	Freio labial maxilar
257	Indicação
257	Documentação
258	Procedimento cirúrgico
260	Freio labial mandibular
262	Freio lingual
262	Indicação
263	Procedimento cirúrgico
263	Freio lingual com inserção no assoalho bucal
263	Freio lingual com inserção no processo alveolar
264	Transplante de mucosa livre para reposição gengival
264	Indicação
265	Procedimento cirúrgico
266	Transplante de tecido gengival e conjuntivo
266	Indicação
267	Procedimento cirúrgico
268	Melhorando a qualidade da mucosa
268	Indicação
268	Procedimento cirúrgico
270	Procedimentos gengivais ao redor de implantes
270	Indicação
270	Procedimento cirúrgico
272	Zetaplastia
272	Indicação
274	Excisões na língua
275	Excisão de pigmentações
275	Indicação
275	Procedimento cirúrgico
276	Criocirurgia
276	Indicação
277	Procedimento
278	Excisões no ângulo da boca
278	Indicação
278	Procedimento cirúrgico
280	Correção labial com o uso do procedimento de plastia em M
280	Indicação
280	Procedimento cirúrgico
282	Plastia em VY para alongamento do lábio
282	Indicação
282	Procedimento cirúrgico

Doenças das glândulas salivares

241	Fisiologia
241	Glândulas salivares
241	Glândulas salivares menores
241	Glândulas salivares maiores
241	Principais funções da saliva
241	Patologia e diagnóstico
241	Inflamação da glândula salivar (sialoadenite)
241	Cálculos salivares (sialolitos)
241	Sialoadenose
241	Síndromes
241	Tumores
242	Sialometaplasia
243	Métodos de exame das glândulas salivares
243	Avaliação da função da glândula salivar
243	Etiologia da xerostomia
243	Sialografia e cintilografia
243	Diagnóstico por ultra-som
243	Tomografia computadorizada (TC) e ressonância magnética (RM)
244	Tratamento cirúrgico
244	Sialolito no ducto submandibular
244	Documentação
244	Anestesia
244	Procedimento cirúrgico
246	Sialolito no ducto da parótida
246	Achados clínicos
246	Procedimento cirúrgico

Tumores

247	Definição
247	Patologia e diagnóstico
247	Tabela para diagnóstico
248	Tratamento cirúrgico

283	Transplante capilar	308	Procedimento cirúrgico
283	Indicação	310	Técnica da fratura (*splitting*) e Regeneração Tecidual Guiada (RTG)
283	Procedimento cirúrgico		
284	Hiperplasia gengival da tuberosidade e hiperplasia fibrosa inflamatória do rebordo alveolar	310	Indicação
		310	Procedimento cirúrgico
284	Indicação	312	Fechamento de defeito com material liofilizado e proteína morfogenética óssea (BMP)
285	Procedimento cirúrgico		
288	Hiperplasia fibrosa inflamatória lingual	312	Indicação
288	Indicação	312	Procedimento cirúrgico
288	Procedimento cirúrgico	314	Defeitos pararradiculares
290	Cirurgia em tecido mole na pele	314	Indicações
290	Retalhos de pele localizados	314	Procedimento cirúrgico
290	Indicação	316	Técnica de liofilização de Sailer
290	Melhoria na profundidade do vestíbulo pela elevação relativa do rebordo alveolar	316	Proteína morfogenética óssea (BMP)
		316	Hidroxiapatita
290	Indicação	316	Regeneração Tecidual Guiada (RTG) e Regeneração Óssea Guiada (ROG)
291	Aprofundamento de vestíbulo		
291	Indicação	316	Uso de tecido conjuntivo para melhorar contornos
291	Vestibuloplastia submucosa	316	Indicação
291	Vestibuloplastia por segunda reepitelização		

Traumatologia

291	Indicação
291	Documentação
291	Anestesia
292	Procedimento cirúrgico	317	Definição
292	Acompanhamento	317	Princípios básicos
294	Excisão de hiperplasias do rebordo alveolar por meio de vestibuloplastia	317	História médica
		318	Coleta de dados
294	Indicação	318	Exame extrabucal
294	Anestesia	319	Exame intra-oral
294	Procedimento cirúrgico	320	Exame radiográfico
296	Cirurgia óssea	321	Projeções radiográficas básicas
296	Protuberância óssea	322	Lesões
296	Deficiência óssea	322	Lesões a tecidos moles
297	Cirurgia óssea	322	Lesões dentárias
297	*Torus mandibularis*	322	Lesões ósseas
297	Indicação	322	Lesões ósseas diretas e indiretas
297	Procedimento cirúrgico	322	Deslocamentos
298	*Torus palatinus*	322	Fraturas abertas e fechadas
298	Indicação	322	Lesão óssea em segmentos maxilares dentados ou desdentados
298	Procedimento cirúrgico		
300	Excisões ósseas em forma de cunha	323	Fratura da articulação têmporo-mandibular
301	Técnica de Dean-Köhle-Obwegeser para o tratamento de protrusão maxilar anterior	323	Achados clínicos e radiográficos
		323	Luxação da ATM
301	Indicação	323	Luxação do disco
301	Contra-indicações	324	Lesão por radiação
301	Procedimento cirúrgico	324	Lesão Óssea
304	Reposicionamento da parede óssea vestibular com depressão	324	Lesão aos tecidos moles
		325	Tratamento de lesões aos tecidos moles
304	Indicação	326	Tratamento de feridas
304	Procedimento cirúrgico	327	Tratamento de lesões dentárias
305	Materiais substitutos ósseos	327	Fraturas coronárias
305	Considerações para o uso de materiais substitutos ósseos	327	Fraturas radiculares
		327	Luxação dentária
305	Contra-indicações para materiais substitutos ósseos não-reabsorvíveis	327	Luxação parcial
		327	Reposicionamento e reimplantação
306	Osso autógeno	327	Prognóstico para dentes luxados
306	Sítios doadores de osso autógeno	328	Indicações para a reimplantação
307	Cartilagem liofilizada ou osso	329	Preparações para a reimplantação
307	Indicação	329	Terapia endodôntica
308	Transplante livre de osso autógeno	330	Aspectos envolvendo seguros de saúde
308	Indicação		

330	Considerações gerais
330	Lesões durante a mastigação
330	Questões adicionais
331	Antibióticos e reabsorções radiculares
332	*Splints* de fixação
333	Tratamento de fraturas ósseas
333	Fraturas maxilares
333	Fraturas do processo alveolar
333	Fraturas mandibulares
333	Localização
334	Tipo de fratura
334	Critérios adicionais
335	Tratamento cirúrgico (aberto) de fratura com osteossíntese
335	Tratamento conservador de fratura
335	Critérios para avaliar tratamentos potenciais
336	Estabilização intermaxilar (tratamento conservador)
336	Nutrição durante a fixação intermaxilar
336	*Splints* ou contenções
338	Tratamento adicional após a fixação intermaxilar
339	Tratamento de fraturas na dentição mista e decídua
340	Tratamento de dentes na linha de fratura
341	Tratamento de fraturas na região da articulação têmporo-mandibular
341	Tratamento de fraturas bilaterais da cabeça do côndilo
342	Tratamento para luxação da ATM
342	Redução
342	Fixação
343	Higiene oral em arcos bloqueados com fios de aço
343	Medidas de higiene oral
344	Tratamento de lesões por radiação
344	Durante a radioterapia
344	Prescrição de saliva artificial
344	Medidas de tratamento após radioterapia
344	Tratamento para queimaduras e cauterizações em tecidos moles

Cirurgia a *laser*

345	Definição
345	Aplicações do *laser* em cirurgia bucal
346	Laser de CO2
346	Tratamento na gengiva
347	Interação *laser*-tecido
348	*Laser* de Neodímio-YAG
349	*Laser* de Érbio-YAG
350	**Referências Bibliográficas**
356	**Índice**

Introdução

O domínio tradicional da cirurgia bucal ou dentária inclui todos os procedimentos cirúrgicos dentro da cavidade bucal que podem ser executados sob anestesia local em pacientes ambulatoriais. A cirurgia bucal (ou oral) representa um segmento especial da cirurgia buco-maxilo-facial. Assim, todos os princípios básicos desta disciplina médica também se aplicam à cirurgia bucal.

Ela tornou-se uma especialidade reconhecida da medicina nos Estados Unidos durante a segunda metade do século passado. Ensinando na faculdade de Odontologia da Filadélfia, James E. Garretson é reconhecido como o primeiro cirurgião bucal moderno. Ele era médico e dentista, sendo, portanto, bem-qualificado para realizar procedimentos cirúrgicos intrabucais. Um passo significativo no desenvolvimento da cirurgia bucal foi a descoberta da anestesia local e o uso da radiografia para a representação de estruturas. O Professor Guido Fischer (Greifswald, Marburg, Hamburg) popularizou o uso de anestesia local após 1906 por meio de uma incansável série de conferências que ministrou na Europa e nos Estados Unidos. As condições prévias para o sucesso de Fischer com a anestesia local eram a síntese de adrenalina e procaína realizada pelos químicos Einhorn e Willstätter na Companhia Hoechst, ao redor de 1905, e o desenvolvimento de instrumentos apropriados para injeções por Cook (carpules) e Fischer (a Seringa de Fischer). Procedimentos cirúrgicos ainda em uso hoje na cirurgia bucal foram preconizados pelo cirurgião geral, Dr. Partsch (apicectomia, 1896; remoções de cisto, 1892 e 1910). Partsch foi descrito como o homem que "pôs o bisturi na mão do dentista" não somente para drenar abscessos, mas também para tratamentos cirúrgicos dentários específicos. Existiam e existem, é claro, incontáveis profissionais que contribuíram imensamente para a área da cirurgia bucal e que desenvolveram e testaram novos métodos.

Os princípios básicos de cirurgia e a cicatrização das feridas em tecidos moles e no osso merecem constante atenção quando nós, médicos ou cirurgiões dentistas, utilizamos um bisturi. Precisamos lembrar-nos de que cada procedimento cirúrgico representa, na verdade, uma lesão ao corpo humano, e que somente nossa meta de cura e nosso conhecimento sobre o paciente nos protegem de conseqüências legais. Então, é muito importante que o cirurgião execute apenas aqueles procedimentos nos quais possua treinamento e experiência. Por essa razão, neste livro tentamos apresentar todos os procedimentos cirúrgicos com um índice de avaliação de complexidade e severidade, como uma forma que nos leve em direção a uma meta de garantia de qualidade. Isso não deve ser interpretado de forma alguma como um questionamento da competência do cirurgião, mas nossa classificação deve servir para definir e distinguir procedimentos simples daqueles mais difíceis, e mostrar aos dentistas com menor experiência cirúrgica quais são suas limitações.

Classificação de Procedimentos Cirúrgicos

As dificuldades relacionadas a vários procedimentos cirúrgicos são freqüentemente difíceis de serem descritas em uma ilustração. Portanto, pareceu-nos razoável classificar os diferentes procedimentos representativos para uma certa situação clínica de acordo com os riscos locais e com a probabilidade de complicações pós-cirúrgicas. Assim, deve ser possível para cada dentista decidir pessoalmente se ele/ela é ou não capaz de executar determinada operação.

Classificação SAC: Ⓢ = Simples, Ⓐ = Avançado, Ⓒ = Complexo

Ⓢ = Simples

- Procedimento simples, sem riscos anatomicamente relacionados.
- Ausência de dificuldades técnicas cirúrgicas.
- Falta de complicações.
- Pode ser executado por qualquer dentista bem-treinado, em um consultório odontológico privado.

Operações simples com pacientes sistematicamente saudáveis:
- Extrações dentárias.
- Incisão de abscessos no processo alveolar.
- Procedimentos com retalho no processo alveolar.
- Ressecção alveolar na região anterior.
- Biópsia de mucosa.
- Excisão de tumores benignos, demarcados, da mucosa vestibular.
- Ressecção e curetagem gengival.

Ⓐ = Avançado

- Procedimento simples, mas com riscos anatomicamente relacionados.
- Pequenas dificuldades na técnica cirúrgica.
- Possíveis complicações esperadas.
- pode ser executado por um dentista com treinamento cirúrgico, em uma clínica odontológica convencional.

Exemplos de procedimentos avançados em pacientes com distúrbios sistêmicos previsíveis (diabete, hipertensão, hipotensão):
- Extrações dentárias.
- Remoção de dentes retidos ou impactados.
- Incisão de abscessos no processo alveolar.
- Realização de retalhos cirúrgicos no processo alveolar.
- Apicectomias.
- Remoção ou fenestração de cistos.
- Correção de defeitos locais nos processos alveolares.
- Remoção de sialolitos periféricos.
- Biópsias de mucosa.
- Excisão de tumores benignos da mucosa oral vestibular e da língua.
- Transplantes livres de gengiva.
- Vestibuloplastias.
- Excisão e / ou curetagem gengival.

Ⓒ = Complexo

- Procedimentos mais difíceis, com ou sem riscos anatomicamente relacionados.
- Tecnicamente difícil e com tempo prolongado.
- Complicações esperadas.
- Pode ser executado por um dentista com experiência cirúrgica ou por um cirurgião buco-facial sob condições assépticas, em ambiente ambulatorial.

Procedimentos complicados em pacientes com fatores de risco sistêmicos e locais (diabete, problemas cardíacos e circulatórios, doenças de rim ou fígado, diátese hemorrágica, problemas respiratórios, alergias, supressão imune, terapia pós-radiação):
- Todos os procedimentos cirúrgicos bucais que possam ser executados sob anestesia local em pacientes ambulatoriais na presença de riscos ou problemas médicos ou técnicos.

Exame do Paciente

O diagnóstico precede o tratamento (Russel, 1968).

A história médica e os achados clínicos determinarão em cada caso a necessidade de exames adicionais para o diagnóstico e o tratamento.

História Médica

Razões para a Apresentação

O primeiro encontro com o paciente no consultório odontológico começa com perguntas relativas à condição ou ao problema que o levou a consultar o médico ou o dentista. A coleta de dados deve incluir a condição médica e o problema atual do paciente, porque eles podem estar relacionados. Uma história médica detalhada deve proporcionar ao profissional um resumo completo de condições médicas ou sistêmicas prévias que possam estar direta ou indiretamente relacionadas com o problema atual do paciente.

História da Saúde

Devido a razões psicológicas, nós preferimos o termo " história da saúde " ao termo "história das doenças". Portanto, perguntamos, "você se sente saudável" ou "a sua saúde está de algum modo comprometida?"

Para pacientes com riscos de saúde peculiares, uma história médica completa é de extrema importância. O fato de que o paciente pôde chegar ao consultório sem ajuda tem pouca relação com o seu estado real de saúde. Um questionamento direcionado deve proporcionar informações que tornem possível antecipar o efeito de qualquer medida terapêutica ao bem-estar sistêmico do paciente (Schijatschky, 1992).

Uma história médica completa também incluirá informações pertinentes à história familiar - por exemplo, distúrbios genéticos, tumores, deformidades e distúrbios metabólicos.

O Relatório do Próprio Paciente

Nós começamos com a pergunta: " Por que você veio me ver? Que problemas você está tendo?". A própria resposta do paciente para essas perguntas irá, na maioria dos casos, identificar os principais sintomas. Isto será de importância para o diagnóstico diferencial, e poderá levar a um diagnóstico definitivo.

O profissional agora tem uma idéia geral sobre o problema do paciente e pode ampliar a história médica por meio de perguntas direcionadas.

Questionário Específico

Nenhum questionário, independente de sua amplitude, pode substituir a discussão entre um médico e o paciente (Dahmer & Dahmer, 1982). Quando a entrevista se inicia, deve ser dada ao paciente a chance de falar livremente. Não interrompa. Não faça muitas perguntas ao mesmo tempo. Dê ao paciente tempo suficiente para responder às perguntas. Durante a obtenção da história médica, comentários moralizantes feitos pelo médico serão contraproducentes e podem levar o paciente a reter informações importantes (Ingersoll, 1987; Ringeling, 1985; Schultz, 1980). Mesmo que somente por motivos médico-legais, é prudente ter próximo, durante o questionamento e exame do paciente, uma pessoa adicional, ligada à equipe médica; porém, o paciente também tem de ter a oportunidade para falar em particular com o examinador se ele/ela se sentir inibido pela presença de uma terceira pessoa.

4 Exame do Paciente

As Bases de um Diagnóstico

Que sintomas ou problemas você tem experimentado até o momento?

Como os sintomas começaram: repentina e intensamente ou graduais e crônicos?

Você teve esses sintomas por muito tempo, ou esta é uma ocorrência isolada?

Qual é o padrão das alterações, por exemplo, como é sua localização e quais os sintomas adjuntos?

O que aconteceu até agora, e qual foi o resultado de qualquer terapia prévia? Houve melhora ou os sintomas pioraram?

Existiram fatores externos que poderiam ter tido influência, por exemplo, fumo, álcool, drogas, contato com pessoas doentes, viagem a países estrangeiros, tratamento odontológico?

Qual é sua opinião pessoal a respeito da causa de seu problema?

Sugestões Práticas para Obter a História Médica

A discussão com um paciente deve acontecer em uma atmosfera tranqüila, e não deve ser perturbada por telefonemas ou interrupções por outras pessoas no consultório.

> **Sugestão Clínica**
> Crie uma atmosfera serena, evite apressar a entrevista, ganhe a confiança do paciente, seja compassivo.

Questionário de História Médica

A coleta de dados padronizada por meio de um questionário de história médica tem vantagens, porque os aspectos mais importantes não são esquecidos, o paciente tem que dar respostas por escrito, e sua co-responsabilidade é documentada pela assinatura. Não obstante, uma discussão médico-paciente deverá seguir qualquer questionário escrito, para clarificar incertezas e evitar mal-entendidos. Além disso, a história médica inicial deve ser atualizada em consultas subseqüentes.

Conseqüências para o Tratamento

Em vista de seu conhecimento e de sua experiência, o médico ou o dentista devem ser capazes de reconhecer todas as informações relevantes na história médica, entender o impacto potencial na terapia subseqüente e incorporar tal conhecimento no plano de tratamento.

Exemplos de Perguntas de História Médica

1. Você esteve no hospital recentemente ou foi tratado por um médico? Por quê?
2. Qual é o nome de seu médico clínico geral? Você já consultou algum especialista médico?
3. Você toma algum medicamento regularmente? Se sim, quais?
   - analgésicos
   - antibióticos
   - cortisona
   - anticoagulantes ou agentes hemodiluidores
   - medicamento para pressão sangüínea ou circulação
   - drogas anabolizantes
   - medicamento para diabete
4. Você usa drogas recreativas? Você já usou maconha ou outras drogas (tabaco, álcool, drogas leves ou pesadas; fumou, cheirou, injetou? Com que freqüência, em que quantidade?). Quantos cigarros você fuma por dia? Quantos copos de bebida alcoólica você bebe cada noite?
5. Você tem algum problema de coração, e ele tem um impacto significativo em sua vida diária? Você pode subir dois lances de escada sem ter que parar?
6. Você tem pressão alta?
7. Você é alérgico a algum alimento ou a qualquer outra substância? Você teve alguma vez uma reação incomum (por exemplo, alergia a injeções, medicamentos, ou outras substâncias)? Você sofre de alguma das seguintes doenças:
   - asma
   - febre do feno
   - diabete
   - ataques epilépticos
   - enxaquecas freqüentes
   - úlceras intestinais ou estomacais
   - reumatismo
8. Você tem ou já teve hepatite ou qualquer outra doença infecciosa (tuberculose, AIDS)?
9. Você já teve qualquer outra doença séria? Você já foi tratado por causa de um tumor?
10. Para pacientes do sexo feminino: Você está grávida?

Se a dor é uma parte significativa da reclamação do paciente, um questionário especial é recomendado (Cerbo, 1988; Isler, 1984).

> **Sugestão Clínica**
> A história médica deve ser documentada cuidadosamente. Gravações em fita só podem ser feitas com a permissão do paciente. Quanto mais difícil ou problemático for o procedimento, mais completa deverá ser a obtenção da história médica.

Contato com o Médico de Família do Paciente

Antes de todos os procedimentos cirúrgicos, a comunicação com o médico do paciente é imperativa. O cirurgião nunca deve alterar ou reduzir as dosagens dos medicamentos de um paciente por si próprio; o cirurgião deve considerar os efeitos de seus próprios procedimentos em termos de possíveis conseqüências para o paciente com relação à vida e ao bem-estar. A comunicação com o médico sempre é importante – nem que somente por motivos legais.

O contato com o médico familiar deve esclarecer as seguintes questões:
- Este paciente pode ser submetido à tensão do procedimento cirúrgico planejado?
- Deve ser tomada qualquer outra medida pré-cirúrgica, como, por exemplo, redução de medicamentos anticoagulantes durante um certo tempo? Qual é o valor atual do teste de Quick?
- A cobertura antibiótica é necessária? Se sim, quem deveria prescrever?
- A condição mental do paciente requer alguma pré-medicação?
- Existe algum medicamento em particular que deveria ser evitado (possíveis interações)?
- Que medicamentos podem ser usados para aliviar a dor?
- O procedimento cirúrgico pode ser executado em um ambiente ambulatorial?
- Os cuidados pós-operatórios podem ser executados em casa?

História Médica Resumida

Para pacientes de emergência odontológica, o questionamento pré-tratamento pode ser limitado às áreas críticas. Em todo caso, deve ser determinado se o paciente está em risco.

1. Você esteve recentemente doente ou sob tratamento médico? Se sim, por quê?
2. Você tem problemas circulatórios ou de pressão sangüínea (por exemplo, dificuldade respiratória ao subir degraus)?
3. Você tem diabete?
4. Você toma algum medicamento de forma regular?
5. Você já teve alguma reação incomum a uma injeção aplicada por um médico ou um dentista?
6. Você tem alguma alergia?
7. Você já teve ou tem alguma doença infecciosa séria (hepatite, tuberculose, doenças sexualmente transmitidas, AIDS)?
8. Você já usou maconha ou outras drogas?
9. Para pacientes do sexo feminino: Você está grávida?

Documentação

Da mesma maneira que com a história médica, os achados do exame físico também devem ser documentados.

História do Caso

As leis da maioria dos países tornam obrigatório o registro dos dados médicos para todos os pacientes. Portanto, a manutenção de um arquivo médico (dados da história médica, tratamento realizado) também tem uma certa relevância legal. O registro médico de um paciente é um documento legal, e deve ser um registro verdadeiro e preciso, sem omissões. Alterações tardias (após o fato acontecido) de registros médicos não são permitidas; fazer isto beira a falsificação ilegal de documentos. Os registros de pacientes devem ser mantidos por pelo menos dez anos, mas este período varia em países e lugares diferentes.

Os dados relativos à história médica e aos resultados de exames clínicos devem ser feitos por escrito. Observações e diagnósticos que são o resultado de tais dados, assim como o tratamento planejado e sua execução, também devem ser registrados cronologicamente. A informação que é dada ao paciente (por exemplo, possíveis complicações, etc.) deve ser registrada por escrito. Componentes integrantes do registro completo do paciente incluem todos os outros dados do mesmo, tais como radiografias, resultado de estudos laboratoriais e laudos histopatológicos. Cópias de toda a correspondência com o paciente também pertencem ao arquivo permanente. Fotografias ou modelos de estudo também podem melhorar um registro completo do paciente. Em quase todas as jurisdições, o paciente tem o direito de ver os seus registros médicos.

Notas Pessoais

Está dentro do juízo do cirurgião fazer comentários pessoais e observações nos registros do paciente e no plano de tratamento. Os pacientes normalmente não têm direito de acesso a tais notas pessoais.

Relatório Cirúrgico

Um protocolo deve ser criado para cada operação cirúrgica. Isto deve incluir os nomes do cirurgião, dos assistentes e do anestesista, o tipo de anestesia, os passos realizados durante a cirurgia, assim como quaisquer circunstâncias especiais (por exemplo, posição e descrição de estruturas anatômicas adjacentes, nervos encontrados, etc.).

Exame do Paciente

Métodos de Exame

O dentista e o cirurgião buco-maxilo-facial são treinados e conhecem a anatomia, a fisiologia e a patologia do sistema mastigatório e devem, portanto, estar familiarizados com todos os métodos apropriados para um exame (Mitchel *et al.*,1971; Morris, 1983). Uma rotina regular para os vários passos durante o exame do paciente é prudente, porque isso reduz o risco de se negligenciar algum achado importante. Uma distinção é feita entre o exame externo da face e do pescoço e o exame intra-oral. O exame físico pode se estender para outras partes do corpo, se for necessário esclarecer as relações com distúrbios sistêmicos conhecidos. Além da informação recebida do médico do paciente, o dentista deve executar sua própria inspeção completa. Sempre que uma paciente do sexo feminino for examinada, uma assistente também mulher deve estar presente, por motivos legais. Isto impedirá qualquer acusação subseqüente de comportamento inapropriado durante o exame físico.

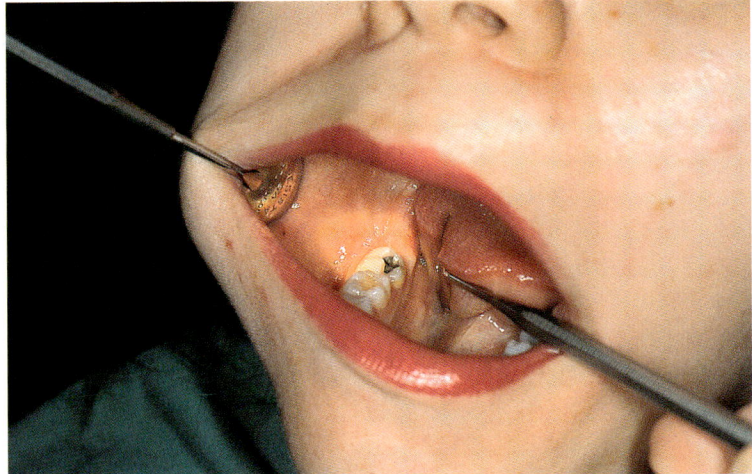

Figura 1   Exame intra-oral
Uma iluminação adequada é crítica para um exame completo da cavidade bucal. A fonte de luz deve deixar ambas as mãos livres para a manipulação da mucosa oral.

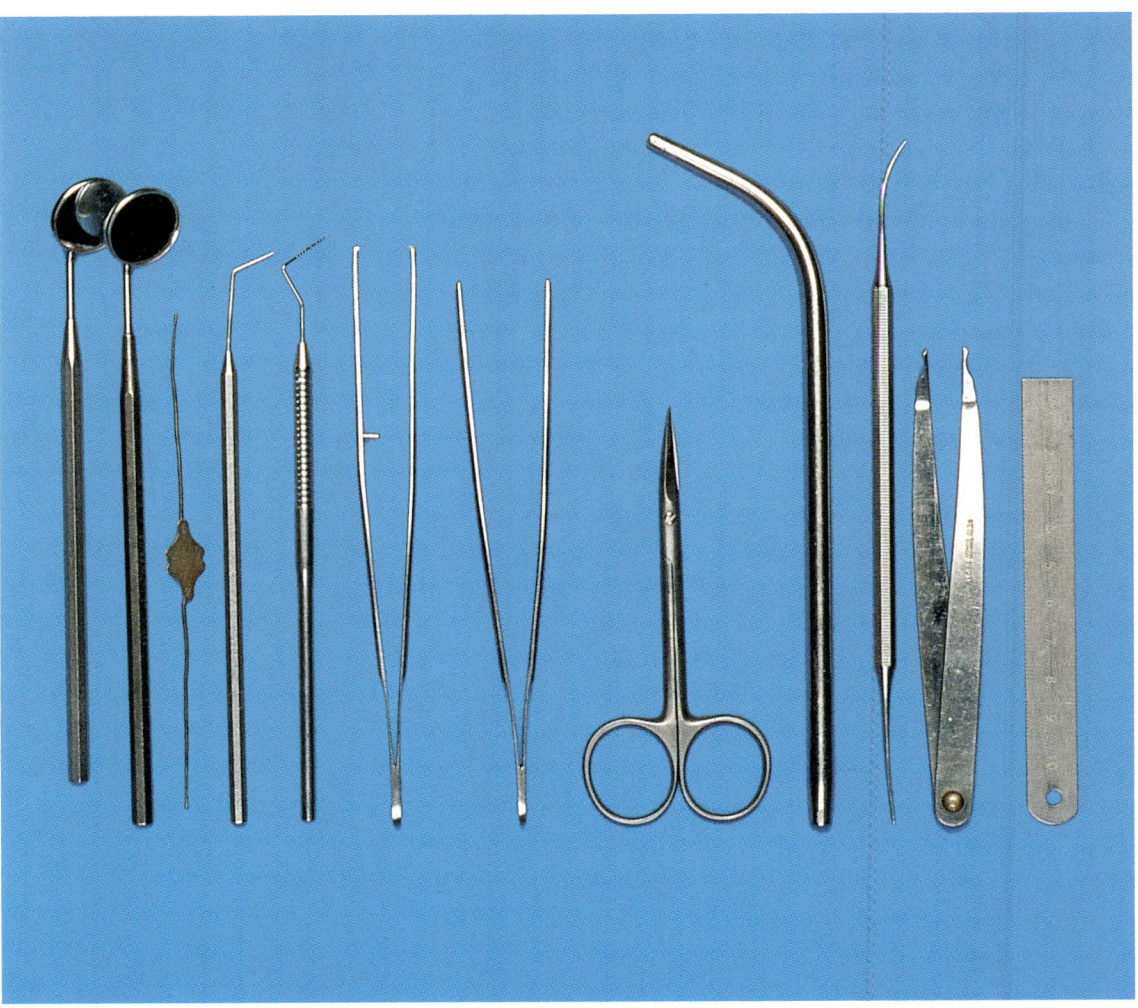

Figura 2   Instrumental para o exame intra-oral
Dois espelhos dentais, uma sonda lacrimal, uma sonda pontiaguda, uma sonda periodontal graduada, pinças anatômica e cirúrgica, tesoura, pontas de aspiração, sonda romba e régua.

Exame Externo

O exame físico deve detectar alterações patológicas, mas também deve incluir achados normais. Esses achados representam observações objetivas que possam vir a ser percebidas pelo examinador.

Os comentários específicos feitos pelo paciente devem descrever precisamente a duração, a intensidade, o tipo e a localização do achado (Dahmer, 1988). Como o paciente se sente sobre uma alteração patológica descoberta pelo examinador? A resposta para essa pergunta pode fornecer informação sobre o significado clínico da observação em termos de um possível agravamento ou repressão de qualquer achado.

Inspeção

O exame começa no momento em que o paciente entra no consultório.

Postura ao andar: vigorosa, vívida, cansada, tímida. As funções motoras do paciente podem indicar possíveis distúrbios sistêmicos que certificam a necessidade de se continuar a entrevista. Além disso, o comportamento com que o paciente se apresenta dá ao cirurgião a informação necessária para conduzir um diálogo compassivo.

O aperto de mão varia consideravelmente de pessoa a pessoa, mas pode dar dicas sobre peculiaridades psicológicas e sobre o estado atual da mente do paciente:
- firme, forte, atlético;
- fraco, apesar de um corpo entroncado;
- úmido, com trepidação ou medo;
- trêmulo, se sob a influência de drogas.

Tipo Constitucional

O tipo constitucional de um paciente pode ser de grande importância, porque pode influenciar a resistência, a capacidade e a adaptabilidade individual. O tipo constitucional do paciente também pode ser útil para determinar a exeqüibilidade de um plano de tratamento. As características físicas e psíquicas definem os quatro tipos clássicos:

Tipo astênico: pessoa magra, baixa ou alta, com ombros estreitos, caixa torácica plana e cabeça longa e estreita.
Tipo atlético: ombros largos, bem-desenvolvidos, características faciais grosseiras, tórax pronunciado, musculatura bem-definida e uma armação esquelética volumosa.
Tipo pícnico: estrurura entroncada, pescoço curto, características faciais suaves, face larga, abdômen saliente (pança), tórax plano.
Tipo displástico: estatura pequena, pobremente desenvolvido, mas sem distúrbios endócrinos.

Observação mais Completa

As impressões visuais iniciais podem proporcionar informação sobre possíveis problemas de saúde.

Características externas distintas:
- forma facial: simétrica ou assimétrica, inchação ou imperfeições;
- na região nasal: narinas, forma, secreção;
- ao redor dos olhos: cor da conjuntiva e da esclera;
- perioral: cor, pigmentação, forma, fissuras, ulcerações, rachaduras;
- superfície da pele: eritemas, bolhas, teleangiectase, anormalidades vasculares, pigmentações, eflorescências de todos os tipos, cicatrizes, consistência da superfície (enrugada, gordurosa, relaxada, pastosa, rígida).

Tais impressões externas não podem ser consideradas como achados objetivos. Não obstante, tais observações podem proporcionar uma indicação de problemas existentes e podem ajudar o cirurgião a enfocar e direcionar o diálogo subseqüente. Finalmente, quaisquer discrepâncias entre características ou peculiaridades individuais irão requerer explicações adicionais.

Exame Neurológico

Testar a percepção sensorial da região facial pode dar pistas relativas a distúrbios do sistema nervoso central ou periférico. Isto também é altamente importante, em parte por motivos legais.

> **Sugestão Clínica**
> Um distúrbio em um nervo craniano sem uma causa óbvia deve ser indicado a um especialista para o diagnóstico.

Testando a Sensação de Olfato

Os humanos possuem um senso olfatório relativamente fraco, mas mesmo assim possuem a habilidade para diferenciar entre milhares de aromas. O teste da sensação de olfato pode dar informações sobre fibras olfatórias intactas ou sobre qualquer prejuízo periférico para o olfato. O teste é realizado por meio da observação da capacidade do paciente de reconhecer substâncias caracteristicamente odoríferas, como vinagre ou eugenol.

Testando a Função Motora

VII Nervo craniano (Nervo Facial). O sétimo nervo craniano é o grande responsável pela expressão facial.

A mobilidade da musculatura da mímica facial deve ser examinada para simetria bilateral:
- enrugamento frontal
- fechamento do olho
- projeção dos lábios (assobiando)
- exposição dos dentes anteriores (simulando um sorriso)

A evidência de dano a um nervo periférico inclui paralisia de um lado da face, com uma queda da comissura, lagoftalmia e sinais da paralisia de Bell (olho posicionado para cima, com falha no fechamento da pálpebra). Se há paralisia central do nervo facial com envolvimento somente do ramo inferior, a comissura bucal contralateral inclinar-se-á. A perda isolada de funções individuais também pode ser causada por dano a quaisquer um dos três ramos periféricos do nervo facial.

III Nervo craniano (Nervo Oculomotor), IV (Nervo Troclear) e V (Nervo Abducente). Estes nervos cranianos controlam o movimento do globo ocular.

A mobilidade do globo ocular é conferida pedindo-se que o paciente siga um dedo, que é movido lateralmente. A visão dupla é um sinal de capacidade reduzida para acomodação ou movimento incongruente, assim como de diferenças de posição entre os olhos.

A reação das pupilas à iluminação, assim como pupilas anormalmente dilatadas ou constritas, mostram evidência de distúrbio central, ou podem indicar abuso de droga (pupilas estreitas, constritas). Pupilas não-reativas indicam dano cerebral central severo, por exemplo, privação prolongada de oxigênio, ou podem indicar lesões diretamente ao nervo óptico. Ambas as pupilas normalmente reagem de maneira simultânea até mesmo se uma luz é mostrada unilateralmente (reação pupilar indireta). Esteja alerta para próteses oculares ou cegueira unilateral.

Exame de Sensibilidade e Sensação de Toque

Sensibilidade da Pele Facial

V Nervo craniano (Nervo Trigêmeo). O componente sensitivo do nervo trigêmeo é responsável pela sensibilidade da superfície da face. Ramos do nervo trigêmeo deixam o crânio nos forames supra-orbitário, infra-orbitário e mentoniano e esses locais devem ser examinados individualmente (Schmidt, 1985).

A sensibilidade da pele facial é testada por percepção bilateral de um irritante externo. Com os olhos fechados, o paciente deve estar apto a distinguir entre um objeto afiado ou rombo; isto é facilmente obtido tocando-se a pele alternada e irregularmente com a ponta de um explorador dental e sua parte encurvada.

O limiar de percepção é testado usando-se uma pena ou um pincel de pintura extremamente fino. Dados fidedignos sempre podem ser obtidos comparando lados contralaterais da face.

A qualidade da sensibilidade é classificada como:
- sensibilidade normal
- sensibilidade reduzida
- sensibilidade elevada
- falta de sensibilidade (parestesia ou anestesia)

Particularmente importante, especialmente em questões forenses, é a discriminação de dois pontos, na qual a distância perceptível entre duas pontas de agulha posicionadas simultaneamente é medida em mm (1-3 mm é o normal para a ponta da língua, e 25 mm para a região frontal) (Schmidt, 1985).

Qualquer ocorrência espontânea de sensações anormais deve ser classificada como parestesia ou disestesia.

Testes mais específicos, por exemplo, sensibilidade de temperatura, limiar de sensibilidade, etc., permanecem dentro do âmbito de exames neurológicos executados por especialistas.

Reflexo da Córnea

A aproximação ou mesmo o toque na córnea, com uma tira de papel, por exemplo, leva a uma reação reflexa de fechamento da pálpebra. Se tal reação não acontece, isso é um sinal de distúrbio central do nervo trigêmeo.

Testes Funcionais

O exame do movimento do sistema mastigatório é freqüentemente negligenciado. Como com todos os outros elementos de coleta de dados, porém, este deve ser parte de um exame bucal completo. Distúrbios funcionais do sistema mastigatório podem responder por fenômenos de dor inexplicada em outras regiões (Jenni, 1988; Isler, 1984; Krogh-Poulsen, 1968; Schmid-Meier, 1980; Wiehl, 1983; Windecker, 1993).

Mobilidade da Mandíbula
A capacidade de abrir a boca é averiguada medindo-se a distância entre as bordas incisais dos incisivos centrais. O valor normal é 35 mm, até mesmo em crianças.

O movimento lateral e anterior é medido usando-se a linha média da maxila como um ponto de referência.

Qualquer inibição do movimento mandibular pode se tornar evidente por uma abertura bucal limitada (trismo) ou obstruções no fechamento mandibular.

O movimento mandibular limitado pode ser classificado como:
- resiliente
- elástico
- rígido ou bloqueado

Mobilidade Condilar
A palpação sensível da região condilar identificará a liberdade de mobilidade, interferências moderadas ou cliques. Distúrbios de movimento causados pelo disco articular podem ser descritos como inicial, terminal, intermediário ou recíproco, se o movimento reverso for associado com um clique na mesma localização. É mais fácil analisar sons da articulação com o uso de um estetoscópio. Freqüentemente o disco articular será palpável na área lateral da articulação durante o fechamento mandibular.

Oclusão
A oclusão do paciente deve ser observada e registrada de acordo com a classificação de Angle (Classes I, II ou III).

Quaisquer desvios na intercuspidação que ocorram durante o fechamento mandibular guiado ou espontâneo devem ser registrados. Quando indicado, um papel articular ou cera oclusal devem ser usados para registrar as relações ou desarmonias oclusais. Nós recomendamos que modelos de estudo e um registro da mordida sejam tomados em todos os casos.

Articulação
A articulação interoclusal representa o padrão de movimento dos dentes mandibulares em relação aos seus antagonistas maxilares. Esta relação de movimento pode ser descrita por várias marcações de cor nos dentes durante a intercuspidação. Uma análise precisa da oclusão e da articulação somente poderá ser executada com a utilização de modelos de estudo montados em um articulador ajustável.

Musculatura Mastigatória
Componente anterior do músculo masseter. O músculo é palpado entre o dedo polegar e o dedo indicador para descobrir áreas dolorosas ou endurecidas.

Músculo pterigóideo lateral. O dedo indicador ou mínimo de uma mão é pressionado entre o ramo mandibular e a tuberosidade maxilar em direção ao crânio, para procurar áreas endurecidas ou dolorosas.

Origem do músculo masseter. Pressão digital é aplicada na porção externa das bochechas nos lados direito e esquerdo, procedendo cranialmente para descobrir endurecimento ou áreas dolorosas.

Músculo temporal. As pontas dos dedos são usadas para descobrir áreas dolorosas na superfície do músculo sobre o crânio e as têmporas. Este exame é executado com o paciente abrindo e fechando a mandíbula.

Higiene durante o Exame

É imperativo que luvas e máscaras sejam usadas durante o exame. Se o paciente estiver sofrendo de uma doença imune (leucemia, infecção por HIV, imunossupressão) ou de doenças infecciosas (transmissão pelo ar), uma máscara facial é obrigatória, como também o uso de protetor ocular, como descrito nas diretrizes da FDI (1989).

Palpação de Linfonodos

Os seguintes linfonodos estão localizados na região buco-maxilo-facial: temporal, submentoniano, submandibular, cervical. Os linfonodos representam locais para a filtração de toxinas, microorganismos, fragmentos celulares, etc. Eles representam um papel importante na gênese, na proliferação e na diferenciação dos linfócitos. O exame clínico dos linfonodos pode proporcionar informação sobre distúrbios inflamatórios, infecciosos ou malignos.

Figura 3   Inspeção extra-oral
Esquerda: O cabelo deve ser afastado para observar a pele e o perfil facial.

Centro: Observação de assimetria esquerdo-direita em uma visão craniana.

Direita: Visão frontal com o cabelo do paciente preso para trás.

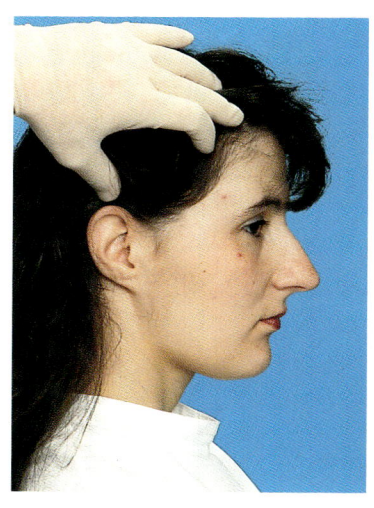
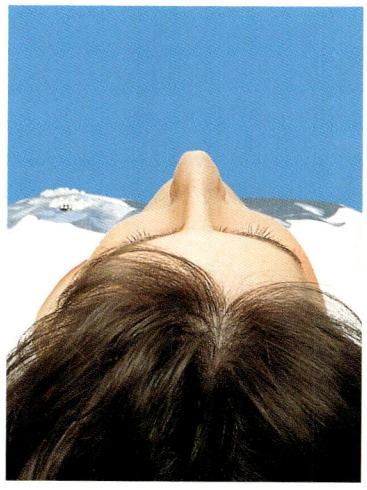
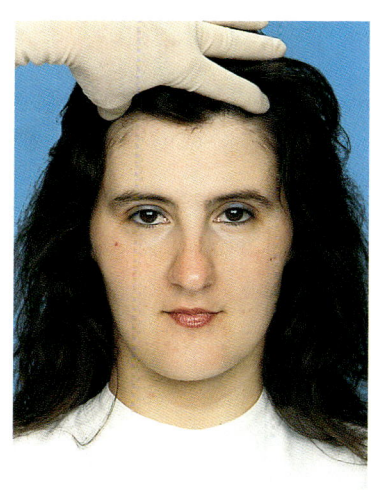

Figura 4   Verificação para simetria
Esquerda: O uso de uma espátula de madeira torna mais fácil a identificação de assimetrias faciais.

Centro e Direita: Determinando a orientação do plano oclusal em comparação com a linha interpupilar.

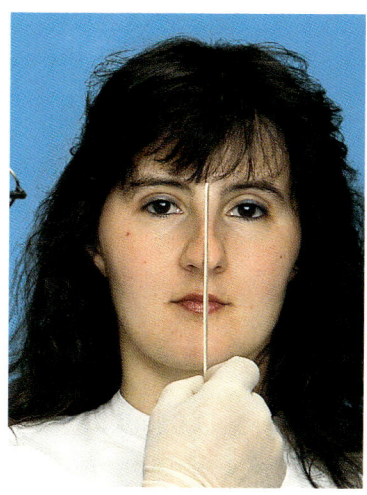
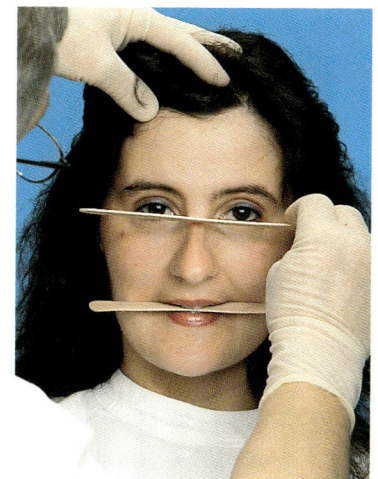
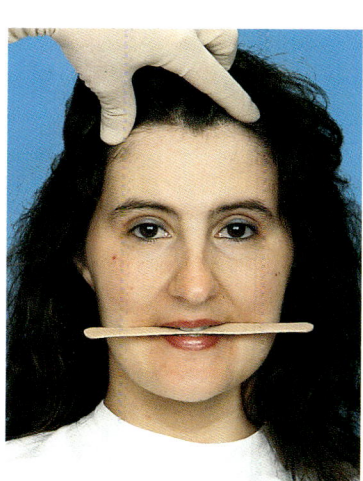

Figura 5   Verificando a função motora (Nervo Facial)
Esquerda: Mostrando os dentes.

Centro: Enrugando os lábios.

Esquerda: Levantando as sobrancelhas.

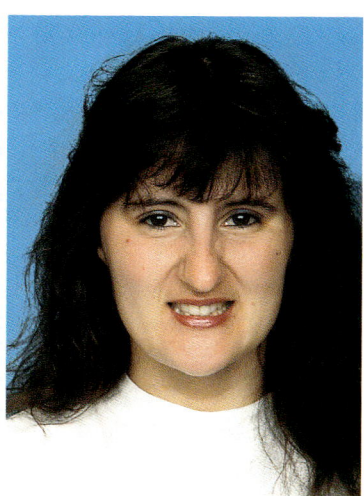
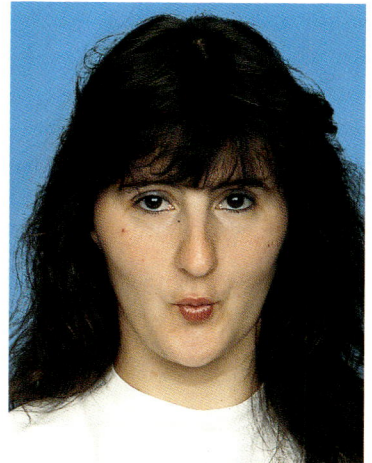
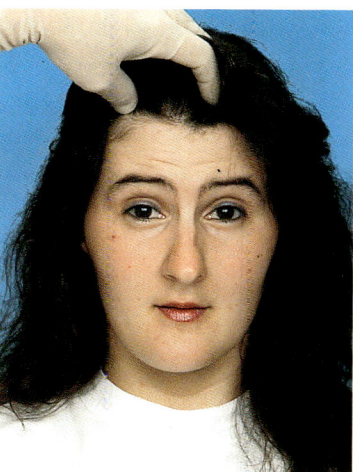

A palpação dos linfonodos submandibulares é realizada usando-se dois dedos, comparando o lado direito com o esquerdo. Os linfonodos temporais estão localizados superficialmente e são palpados com facilidade. Os linfonodos faciais e cervicais são palpados colocando-se uma mão na cabeça do paciente e inclinando-a ligeiramente para a frente. Isto relaxa o assoalho da boca e a musculatura do pescoço, permitindo ao examinador usar a outra mão para palpar os linfonodos submandibulares, mentonianos e cervicais para determinar seu tamanho, sua consistência (suave, duro) e sua mobilidade.

Os linfonodos dolorosos indicam uma inflamação aguda da mucosa ou das amígdalas. Os linfonodos indolentes são descobertos freqüentemente depois que um processo inflamatório tenha regredido, e podem persistir por muitos meses. Porém, eles também podem ser um sintoma de metástases de um tumor da área drenada pelo sistema linfático. Um aumento dos linfonodos também pode acontecer com leucocitose, linfogranulomatose e com várias doenças virais.

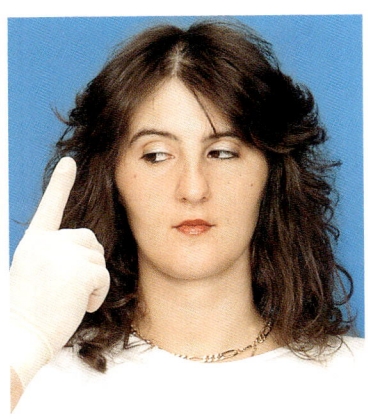
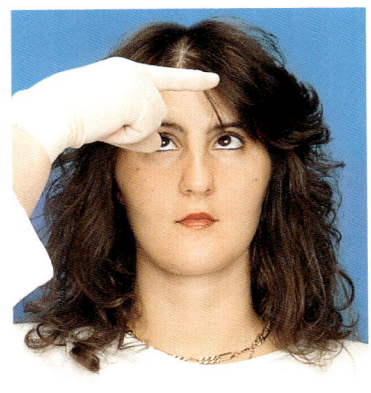
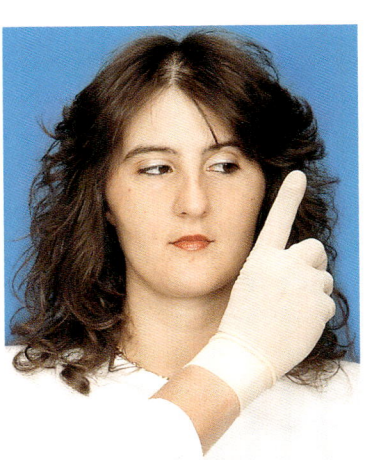

Figura 6 Exame dos movimentos oculares (nervo ocular)
Os olhos são testados para movimentos laterais e verticais e para a ocorrência de visão dupla.

Palpação dos Contornos Faciais

Os contornos da face devem ser palpados com as duas mãos, por meio de comparação entre os lados esquerdo e direito. A palpação deve ser executada sem pressão na ponta dos dedos. Quaisquer desvios do normal devem ser conferidos quanto à consistência, à mobilidade em relação às estruturas subjacentes e à superfície da pele, e à dor associada.

Inspeção das Cavidades Nasais Anteriores

Um exame completo inclui a inspeção da cavidade nasal usando-se um espéculo; tal inspeção pode descobrir anormalidades no segmento anterior do processo alveolar (cistos, abscessos, fístulas, tumores odontogênicos) as quais podem causar alterações no assoalho do nariz. O exame é executado colocando-se as pontas do espéculo nasal verticalmente, abrindo as narinas e examinando a cavidade nasal com uma iluminação satisfatória (Lehnhardt, 1992).

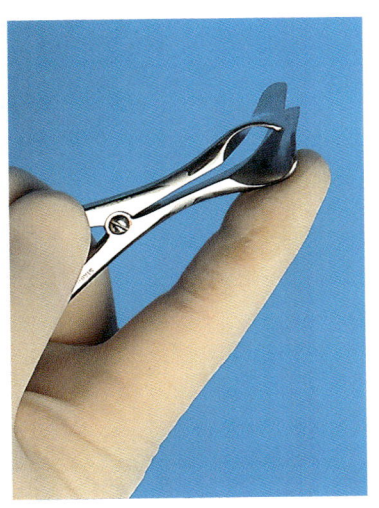
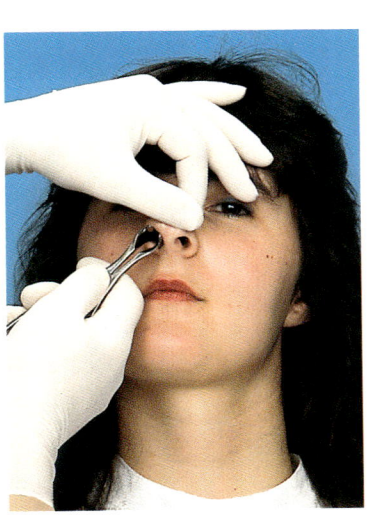
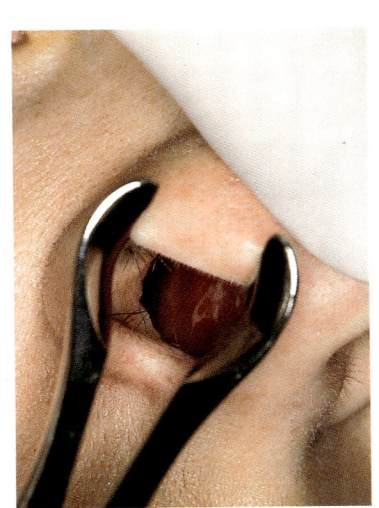

Figura 7 Inspeção das cavidades nasais anteriores
Esquerda: Segurando o espéculo nasal.

Centro: Colocação do espéculo nasal para exame da abertura nasal.

Direita: Inspeção da cavidade nasal anterior com colocação correta do espéculo nasal e iluminação suficiente.

Figura 8 Palpação do terço médio da face e região frontal

Esquerda: Palpação comparativa bimanual e bilateral da margem supra-orbitária.

Centro: Palpação da margem infra-orbitária e do ponto de saída do nervo infra-orbitário.

Direita: Palpação dos contornos mandibulares.

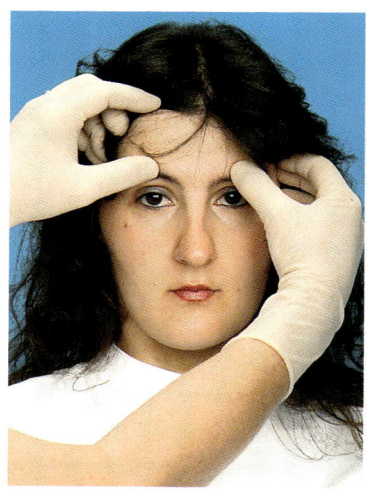
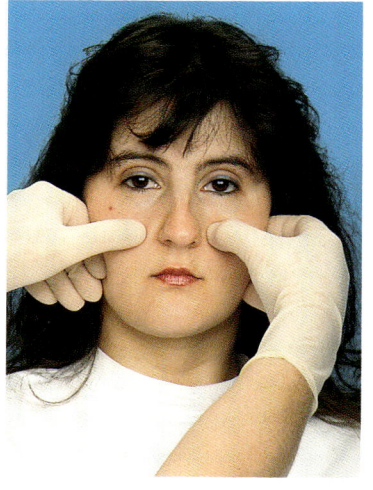
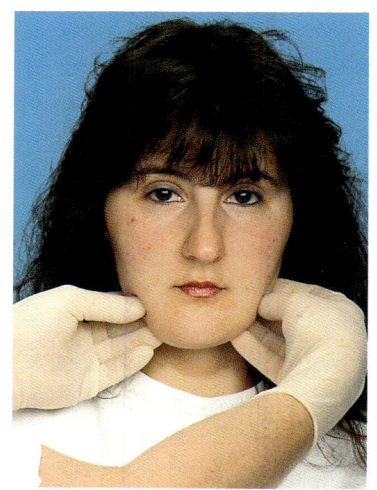

Figura 9 Palpação da mandíbula e das articulações têmporo-mandibulares

Esquerda: Testando a estabilidade da raiz do nariz no osso frontal.

Centro: Palpação do contorno do queixo.

Direita: Palpando as regiões das articulações têmporo-mandibulares bilateralmente.

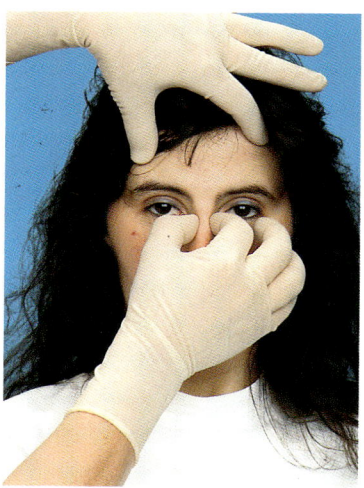
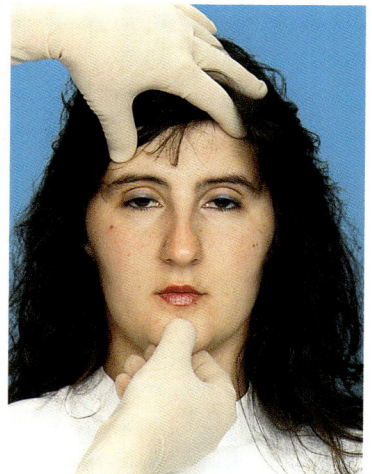
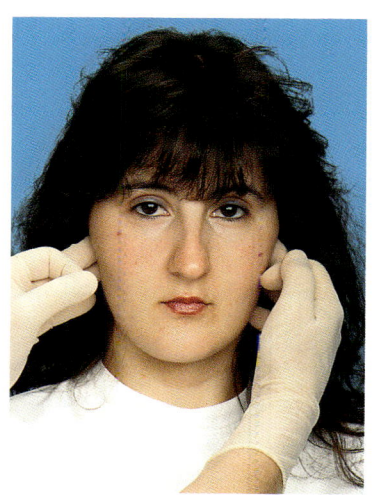

Figura 10 Palpação dos linfonodos na região mandibular

Esquerda: Os linfonodos angulares são palpados com a cabeça em uma posição relaxada. Note que a mão livre está apoiando a cabeça do paciente.

Centro: Palpação dos linfonodos cervicais ao longo do músculo esternoclidomastóideo para aliviar a tensão. A cabeça do paciente é inclinada ligeiramente para o lado oposto e é apoiada pela mão.

Direita: Palpação bimanual dos linfonodos esternoclidos.

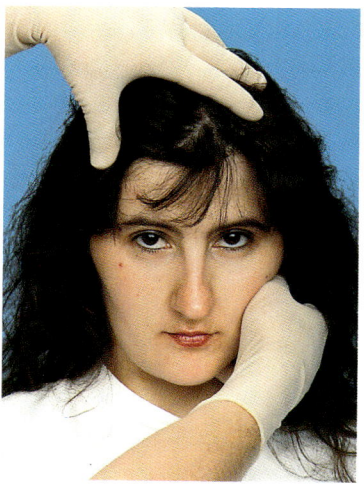
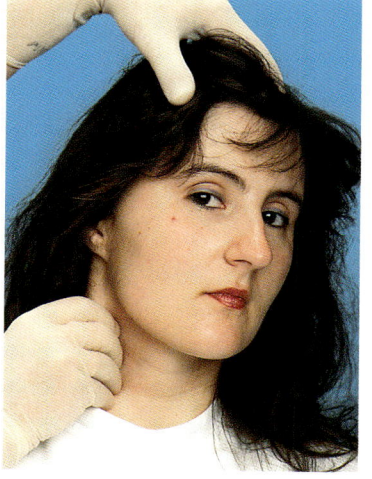
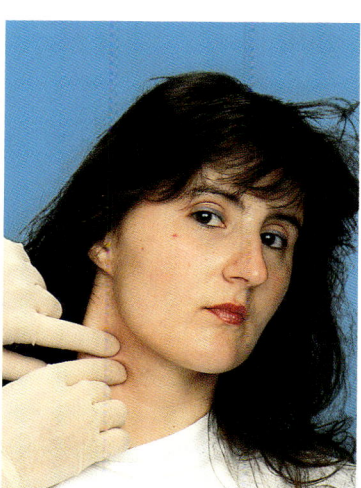

Figura 11 Palpação dos linfonodos cervicais

Esquerda: Com a cabeça do paciente inclinada ligeiramente à frente, podem ser palpados os linfonodos occipitais.

Centro: Para relaxar a musculatura do assoalho da boca, uma mão é usada para apoiar a cabeça, enquanto a outra mão apalpa os linfonodos submandibulares.

Direita: Palpação bimanual no assoalho bucal para exame dos linfonodos submentonianos.

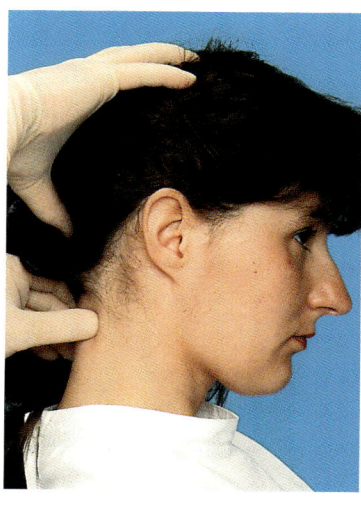
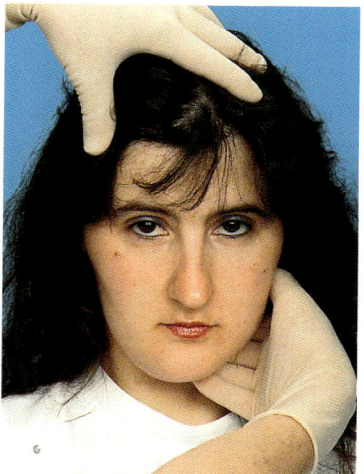
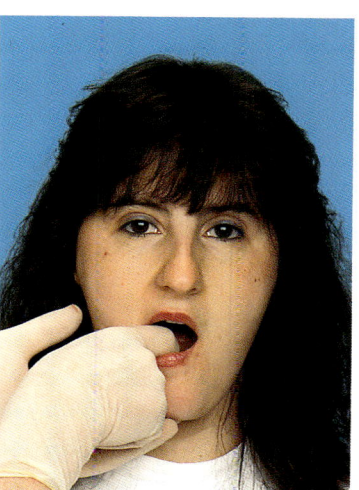

Métodos de Exame 13

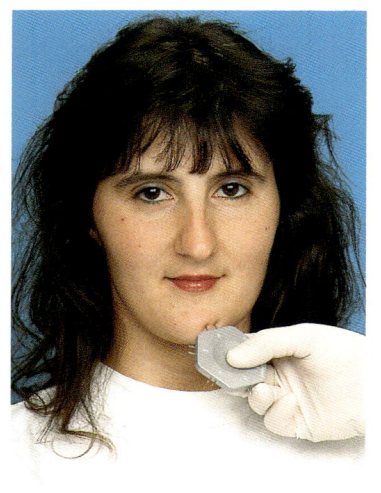 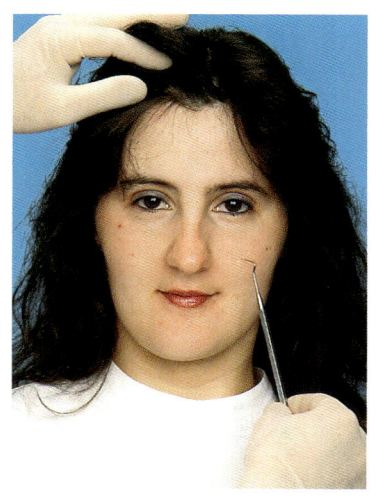 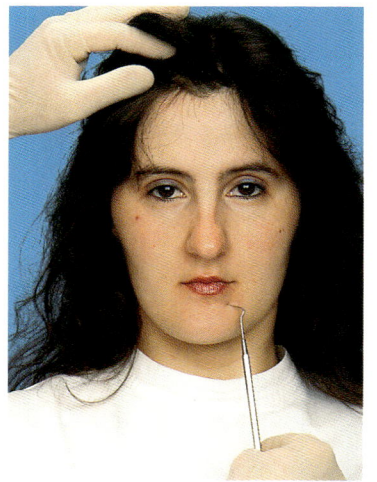

Figura 12 Teste de sensibilidade
Esquerda: A discriminação de dois pontos é um método muito preciso para testar a sensibilidade da pele.

Centro: Testando a sensibilidade superficial da pele na região do nervo infraorbitário usando-se uma sonda aguda.

Direita: Teste da sensibilidade na região do ramo mentoniano do nervo mandibular.

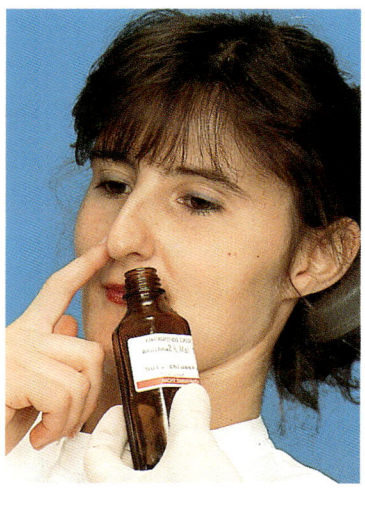 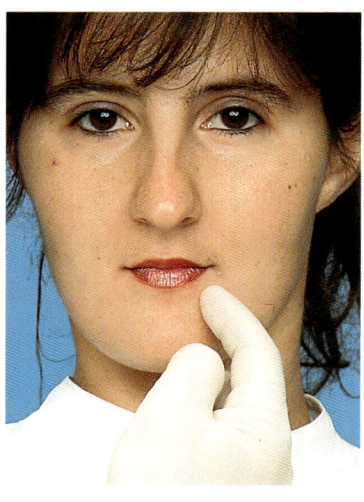 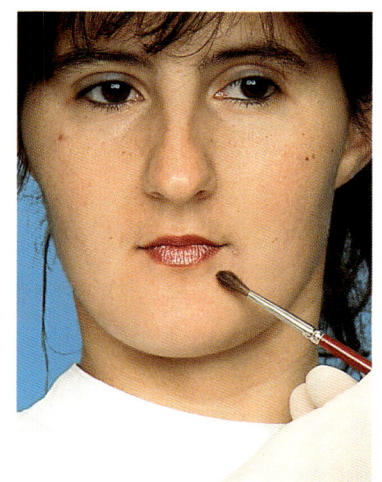

Figura 13 Teste sensorial
Esquerda: A sensação do olfato pode ser avaliada usando-se substâncias voláteis ou perfumadas.

Centro e Direita: A sensibilidade superficial da pele é avaliada por meio de um toque gentil na pele com as pontas dos dedos ou com uma escova suave.

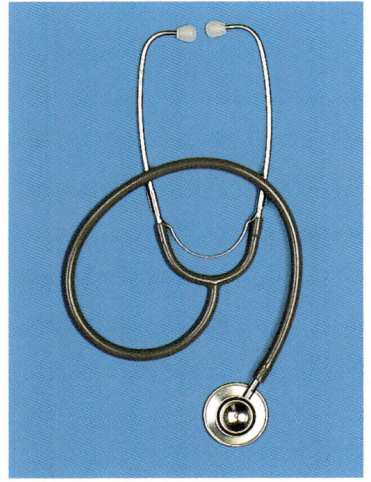 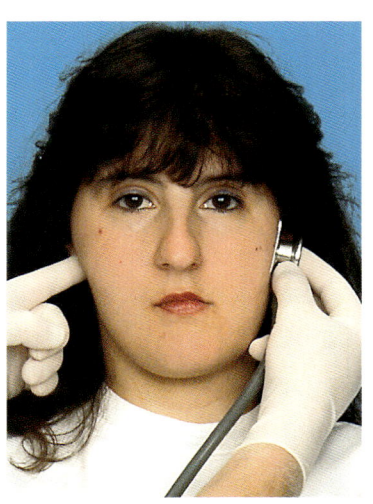 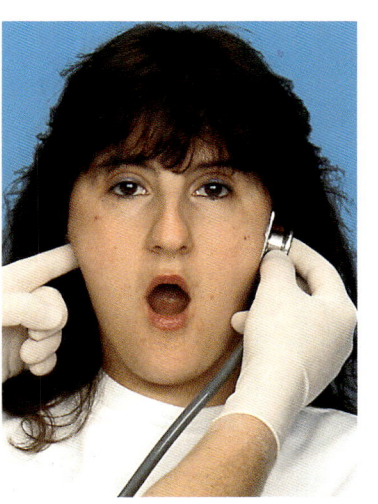

Figura 14 Auscultação
Esquerda: O instrumento apropriado para a detecção de ruídos dentro da articulação têmporo-mandibular é o estetoscópio comum.

Centro e Direita: Com o estetoscópio aplicado com leve pressão sobre a região da articulação, pede-se ao paciente para abrir e fechar a mandíbula. As características de qualquer som incomum na articulação são registradas, como também a posição da mandíbula quando tais sons são descobertos.

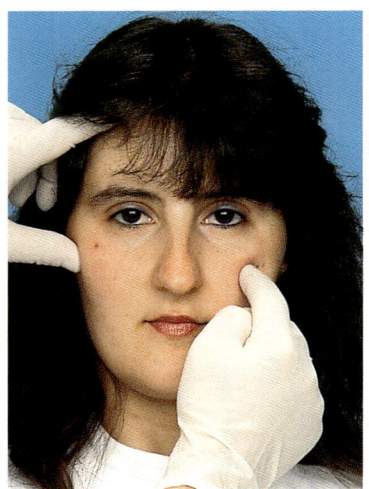 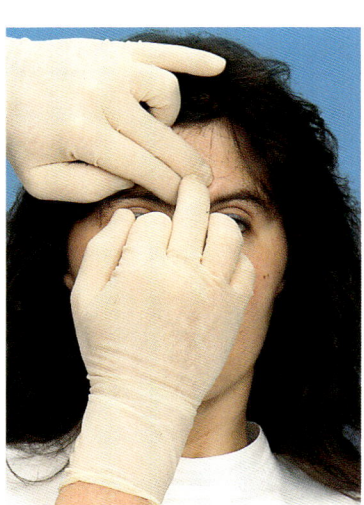 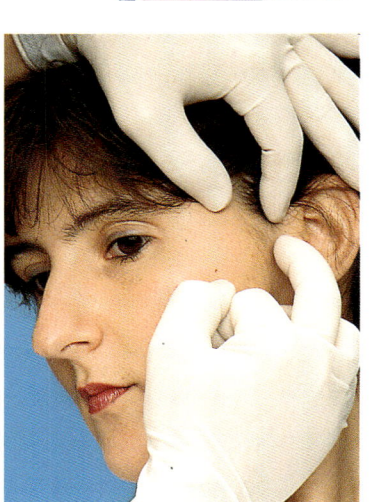

Figura 15 Percussão
Esquerda: Percussão do osso zigomático para avaliação da sensibilidade à dor.

Centro: Percussão dos seios cranianos anteriores.

Direita: Percussão da articulação têmporo-mandibular.

Exame Bucal

Os tecidos moles dentro e ao redor da cavidade bucal representam uma zona interna. O clínico deve adotar um comportamento atencioso durante o exame desta região. (Ingersoll, 1987; Mitchell, 1971; Morris, 1983).

Inspeção da Dentição

Com 28 dentes presentes, o paciente é considerado completamente dentado; os terceiros molares não são considerados, embora sua presença ou ausência deva ser notada.

Edentulismo parcial: Todos os dentes perdidos devem ser identificados; um quadro impresso simplifica a avaliação. Os quatro quadrantes são designados numericamente de um a quatro, começando com o quadrante maxilar direito (1) e terminando com o quadrante mandibular direito (4). A dentição decídua também é identificada usando-se quadrantes numéricos (5 a 8).

Exemplo: O primeiro molar permanente no quadrante maxilar direito é o dente de número 16 (um/seis)

Um *edentulismo aparente* deve ser confirmado por meio de radiografias.

Avaliação Geral da Dentição

Saudável: Nenhuma cárie sem tratamento ou restaurações defeituosas, nenhuma bolsa periodontal maior que 3 mm.

Não-Saudável: Lesões cariosas abertas, múltiplos dentes ausentes, bolsas periodontais supuradas maiores que 3mm, restaurações defeituosas.

Devem ser feitas anotações relativas à condição e à viabilidade de coroas unitárias, pontes fixas e próteses removíveis ou totais, se houver.

Testando a Vitalidade dos Dentes

Para o teste térmico, o CO_2 pode ser usado para a aplicação de frio (Obwegeser & Steinhäuser, 1963), e guta percha aquecida para a aplicação de calor.

Estes testes para sensibilidade de temperatura proporcionam informação sobre a condição da polpa dental:
- vitalidade
- inflamação (hiperemia)
- necrose pulpar

> **Atenção**
> O fato de um dente não reagir à aplicação de frio não constitui prova de que o dente não é vital.

A sensibilidade de um dente pode ser inibida apesar da vitalidade intacta de sua polpa, devido a danos nervosos centrais ou periféricos.

Condição Periodontal

Podem ser usados vários índices para padronizar e objetivar a coleta de dados periodontais (Ciancio, 1986; Lang *et al.*, 1990, Mühlemann e Son, 1971; Rateitschak *et al.*,1996):
- eritema gengival
- sangramento gengival
- aumento de volume gengival
- ulceração gengival
- recessão gengival
- formação de bolsa periodontal
- mobilidade dentária

Maiores referências devem ser feitas a Rateitschak, Wolfe e Hassell, Periodontology (terceira edição, Nova York: Thieme, 1999).

> **Atenção**
> A coleta de dados periodontais pode estimular a presença de bacteremia sistêmica. Pacientes que estão em risco para infecções focais (endocardite, imunossupressão) devem receber cobertura antibiótica prévia ao exame periodontal.

Avaliação da Mobilidade da Língua

Este teste simplesmente consiste em pedir que o paciente coloque a língua para fora da boca e a movimente de um lado para o outro. Devem ser notadas divergências do normal. O paciente pode mover a língua de forma que os lábios superior e inferior possam ser tocados? Qualquer impedimento anatômico, por exemplo, um freio lingual pequeno, deve ser notado.

Métodos de Exame

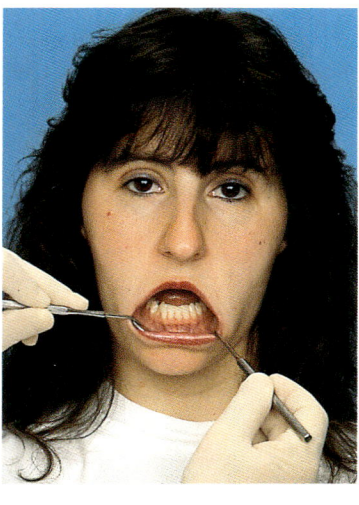
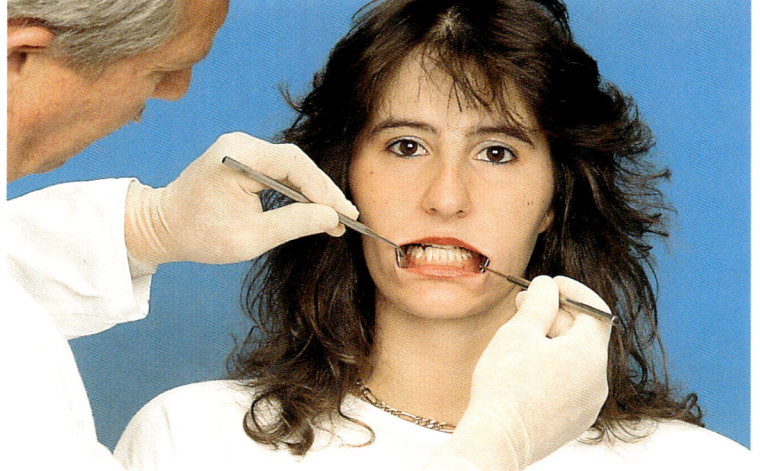

Figura 16   Inspeção bucal: avaliação geral
Inspeção da mucosa da bochecha.

Esquerda: A inspeção com o uso de dois espelhos dá um bom acesso visual para o exame das áreas internas dos lábios.

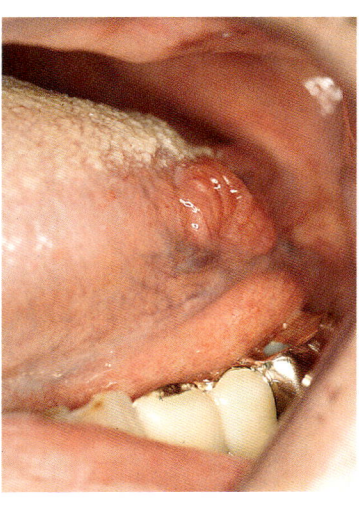
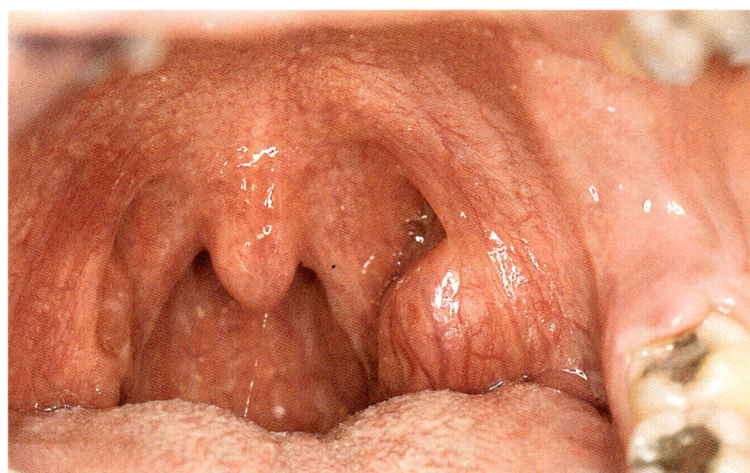

Figura 17   Base da língua e anel tonsilar
Exame do assoalho da boca e do anel tonsilar.

Esquerda: Este exame também deve incluir a base da língua assim como a região retromolar.

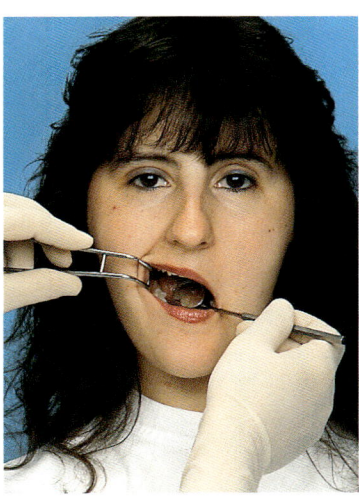
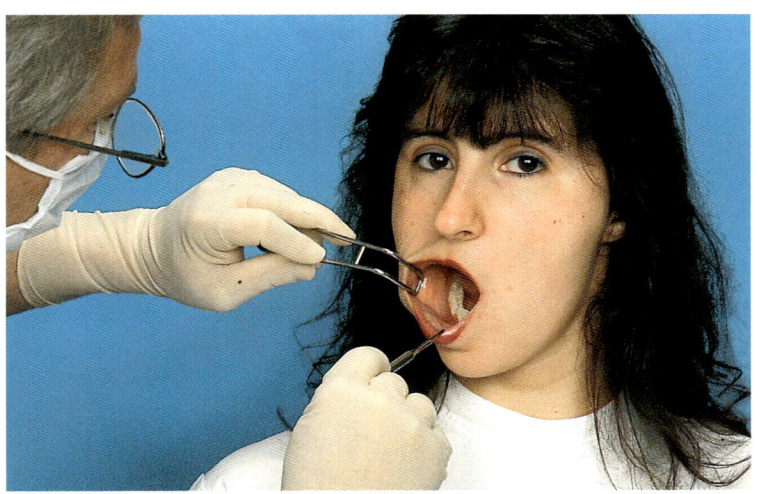

Figura 18   Mucosa oral
Um retrator simples de bochecha permite um exame irrestrito da mucosa oral.

Esquerda: Exame das áreas linguais e palatais é realizado com um espelho.

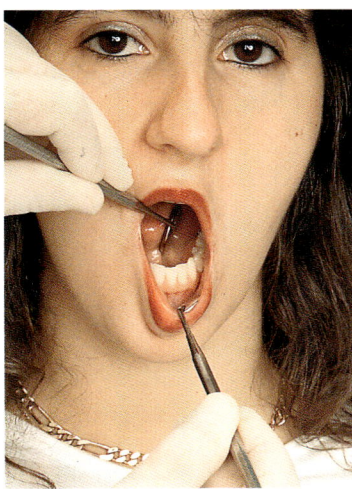
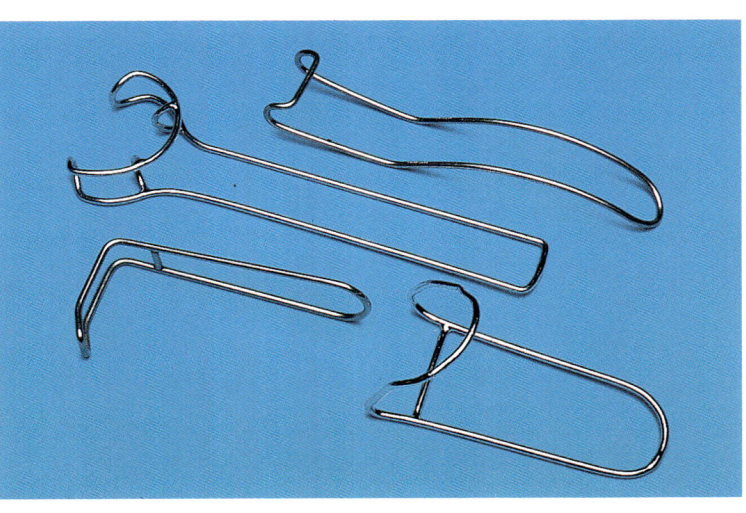

Figura 19   Retratores de bochecha
Vários tamanhos e formas de retratores de bochecha estão comercialmente disponíveis.

Esquerda: Um espelho dental pode ser usado para afastar a língua, permitindo um melhor acesso visual para o exame da parte lateral do assoalho da boca.

16 Exame do Paciente

Figura 20   Teste de compressão
Uma espátula transparente pode ser usada para examinar áreas azuladas, engorgitadas. Se for aplicada pressão e a mucosa perder sua cor, um diagnóstico de hemangioma pode ser feito.

Direita: Um cisto de retenção não desaparecerá quando a pressão for aplicada.

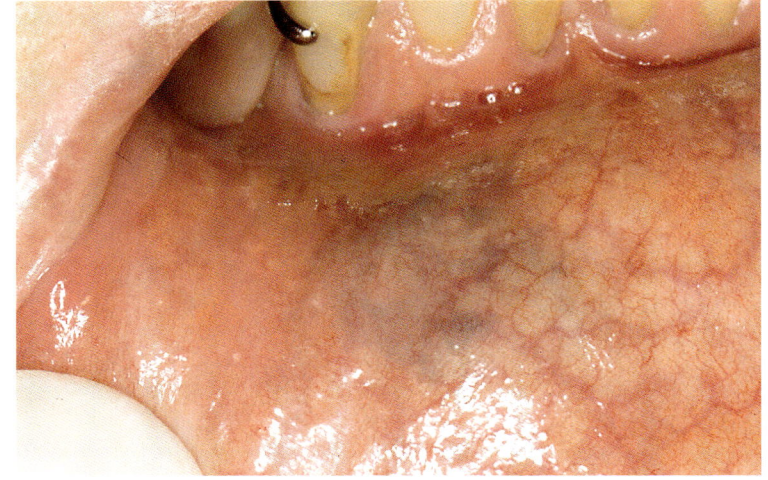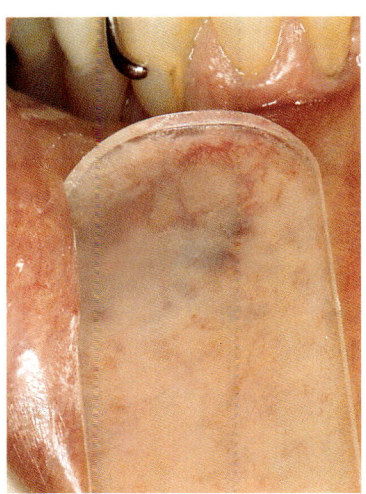

Figura 21   Teste de líquen, sinal de Nikolski
Se existirem lesões vesiculares, esfregá-las com suavidade e com pressão mínima na mucosa pode formar uma bolha; isto representa um sinal de Nikolski positivo.

Direita: Uma resposta semelhante pode ser produzida com a seringa de ar.

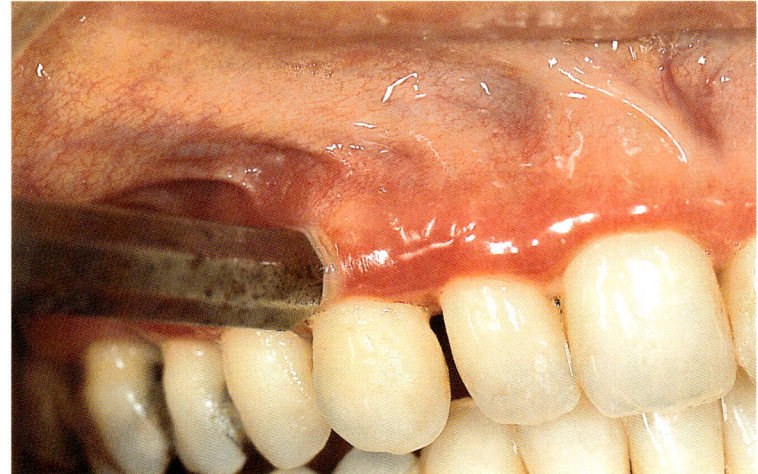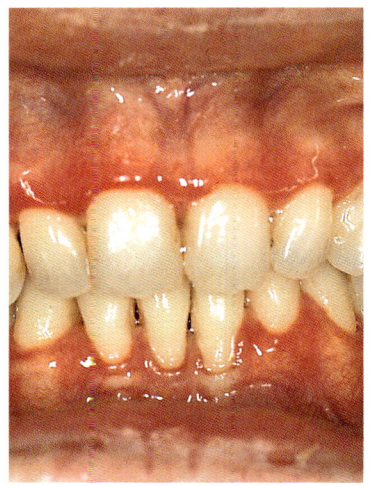

Figura 22   Teste da vitalidade dos dentes
Os resultados mais fidedignos podem ser alcançados com o teste com CO_2.

Direita: Sistemas modernos de gás carbônico são equipados com uma válvula eletrônica.

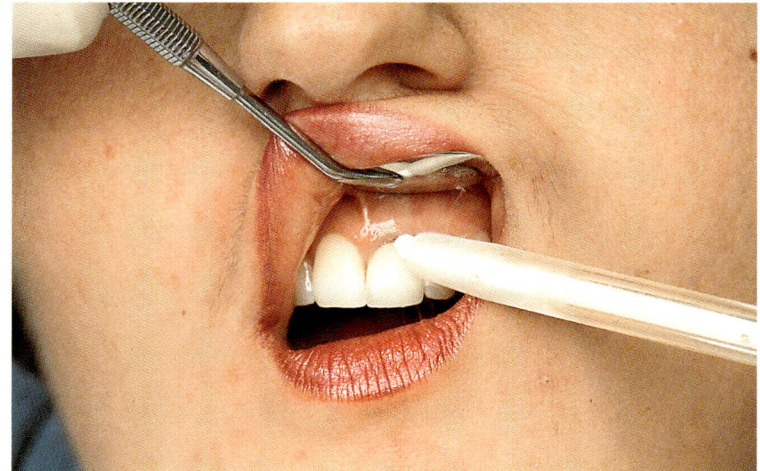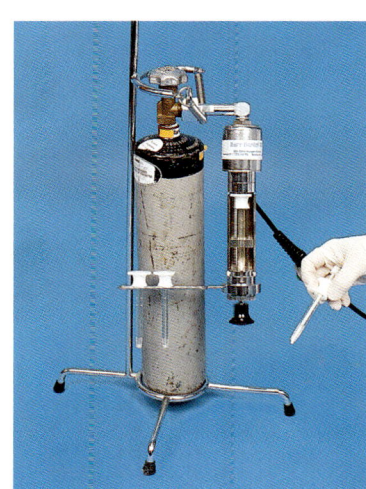

Figura 23   Exame periodontal
A mobilidade dentária pode ser objetivamente medida usando-se o instrumento Periotest.

Direita: Bolsas periodontais são medidas com uma sonda milimetrada.

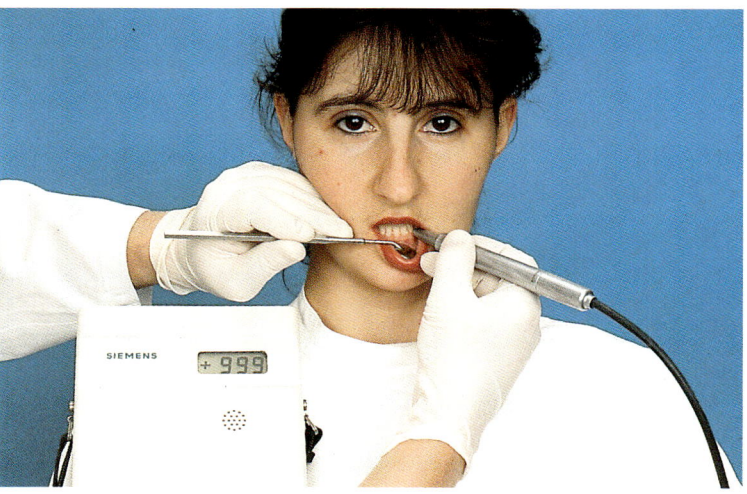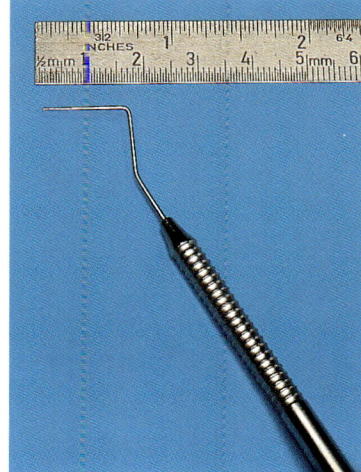

Métodos de Exame 17

Exame da Mucosa

A classificação anatômica da mucosa oral é principalmente baseada em sua estrutura microscópica. Porém, uma definição mais funcional descreve a mucosa oral como sendo de revestimento, mastigatória ou sensitiva (Bork *et al.*, 1993; Mitchell *et al.*, 1971; Pindborg, 1993; Schroeder, 1992; Strassburg e Knolle, 1991).

Uma busca completa por alterações patológicas da mucosa oral deve ser realizada. Os pacientes raramente estão conscientes dessas alterações, e até mesmo alterações malignas podem ser destituídas de qualquer sintoma subjetivo por períodos consideráveis.

Uma atenção particular deve ser dada aos locais de predileção de carcinomas durante a inspeção da cavidade bucal: assoalho da boca, superfície ventral da língua, borda lateral da língua, trígono retromolar e arco palatal.

É aconselhável executar essa inspeção de acordo com uma seqüência regular e padronizada, de forma a garantir que nenhuma área seja deixada de lado: 1. lábios; 2. mucosa bucal e labial; 3. palato duro e mole; 4. superfície da língua; 5. base da língua; 6. orofaringe; 7. superfície ventral da língua; 8. assoalho bucal, região lateral e anterior. (Pajarola e Sailer, 1995; Sonis *et al.*, 1995; Strassburg e Knolle, 1993).

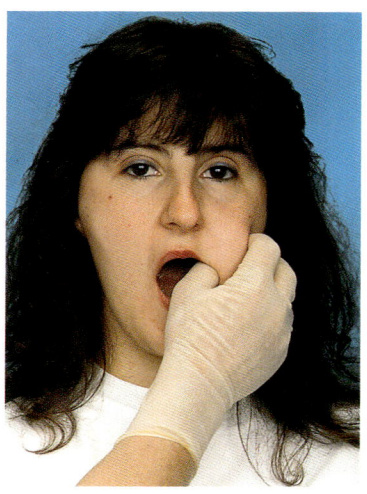
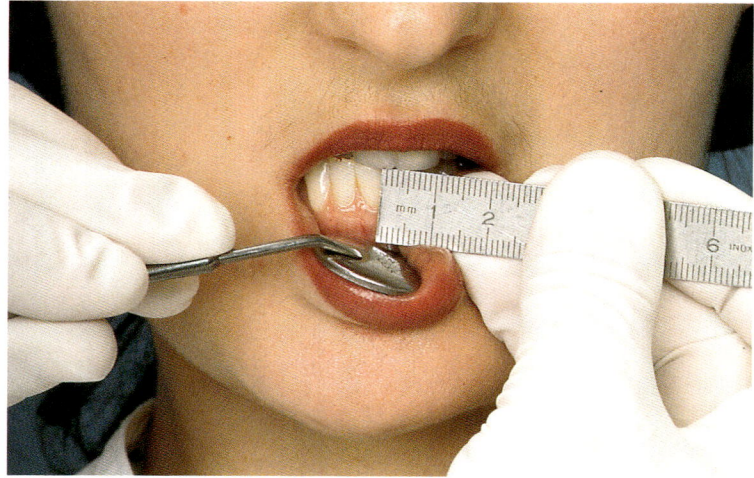

Figura 24   Testes funcionais
A abertura máxima mandibular deve ser medida em centímetros, como também a distância interincisal e a magnitude de movimentos excursivos da mandíbula.

Esquerda: Toda a musculatura mastigatória acessível deve ser palpada com dois dedos tanto na origem como na inserção. Endurecimentos ou pontos causadores de dor devem ser notados.

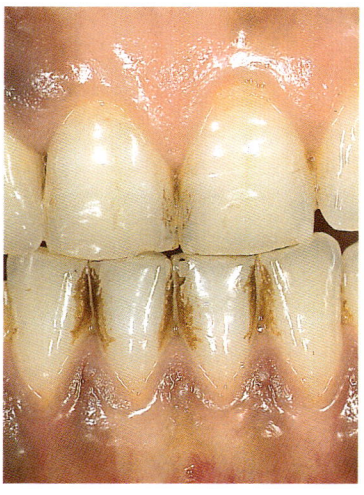
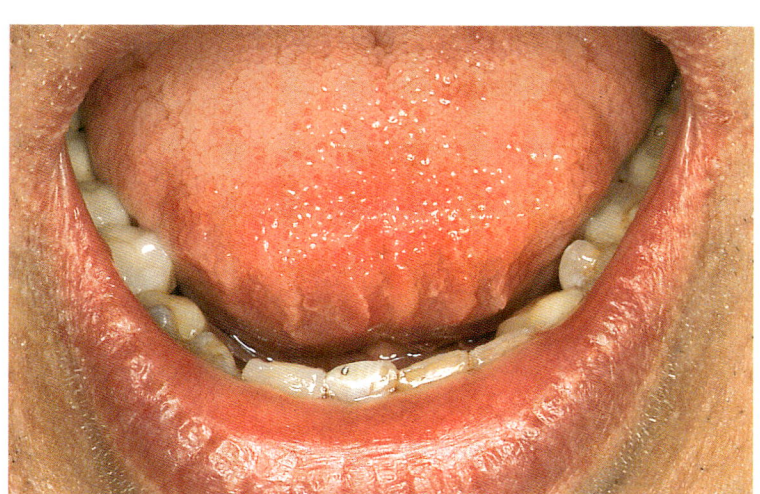

Figura 25   Parafunções
Pacientes com hábito crônico de projetar a língua exibirão impressões dos dentes na superfície das bordas da língua.

Esquerda: Movimentos mandibulares espontâneos e guiados identificarão abrasões dentais que tenham sido o resultado de apertamento ou bruxismo.

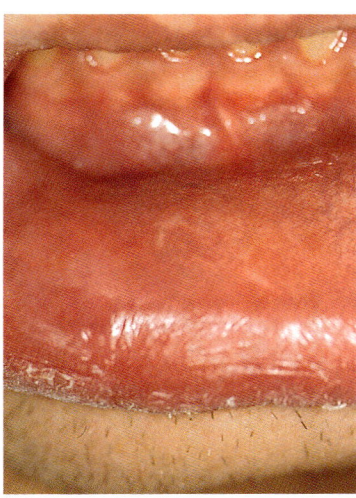
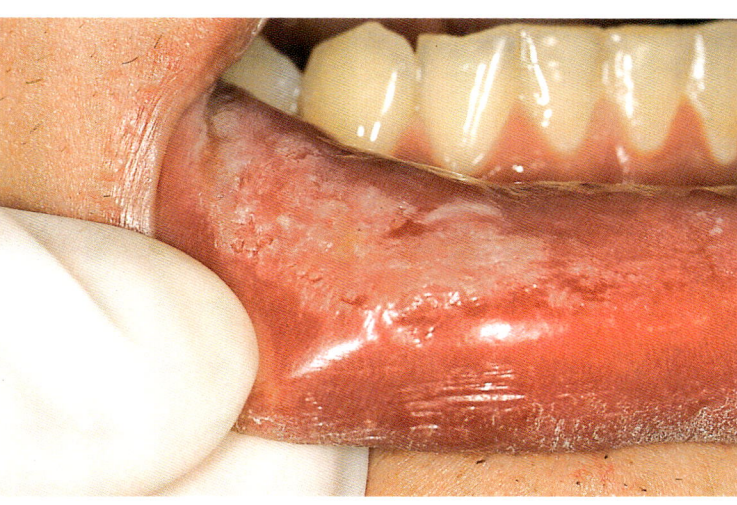

Figura 26   Alterações da mucosa
Hiperceratose ou fibrose da mucosa oral também podem ser sinais de parafunção. Tais sinais clínicos devem ser observados e registrados antes que o diagnóstico apropriado seja alcançado. Isto é exemplificado no caso aqui descrito, de um homem de 23 anos de idade.

Esquerda: Dez dias após o paciente cessar com o hábito de morder o lábio, os sintomas clínicos desapareceram.

Palpação da Cavidade Bucal

A palpação manual ou digital da cavidade bucal proporciona informação sobre a consistência, a configuração da superfície e a extensão da alteração tecidual, assim como sua relação com as estruturas vizinhas.

Palpação do Assoalho Bucal

Usando-se o dedo indicador da mão direita, os tecidos moles do assoalho da boca são pressionados contra os dedos da mão esquerda, posicionados embaixo da mandíbula. Isto revelará qualquer endurecimento do assoalho da boca, como também qualquer desconforto causado pela pressão.

É importante averiguar o tamanho, a consistência e a forma da glândula submandibular. Palpando o ducto submandibular ou aplicando pressão sobre a glândula submandibular, a qualidade da saliva pode ser avaliada: clara, turva, fina ou viscosa.

Palpação da Língua

A língua é segura com uma gaze, puxada para frente e palpada com dois dedos da outra mão. Segurando a língua entre o dedo polegar e dedo médio, o dedo indicador é usado para apalpar o dorso.

O examinador deve estar atento para a consistência, qualquer assimetria, inchações, endurecimentos, dor ou pressão e configuração da superfície.

> **Atenção**
> Reflexo de náusea. Sempre use máscara e proteção ocular.

Palpação do Espaço Parafaríngeo

O dedo indicador é usado para apalpar a abóbada palatal anterior:
- tecidos moles parafaríngeos (firmes?)
- amígdalas palatinas
- processo estilóide na região tonsilar

Exame do Palato Mole

Peça que o paciente diga "aah" e observe o movimento do palato mole e a posição da úvula em sua localização na linha média.

As radiografias laterais cefalométricas tomadas em posição de repouso e durante a fonação podem proporcionar informações adicionais sobre a suficiência ou insuficiência das regiões palatina e faríngea.

Teste de "Assoar o Nariz"

Uma resposta positiva para este teste indica a presença de uma comunicação buco-sinusal patente. Pede-se ao paciente que segure o nariz fechado e exale vigorosamente (assoar o nariz) com a boca aberta. O examinador pode detectar qualquer ar que seja expelido por um alvéolo ou fístula. Este procedimento nem sempre dá um resultado positivo mesmo se uma comunicação buco-sinusal estiver presente. A perfuração em um seio maxilar pode ser fechada por um retalho mucoso (defeito de válvula). Por outro lado, pedir ao paciente que tente soprar o ar com os lábios fechados pode dar uma evidência positiva de uma conexão para o nariz ou seio (Lehnhardt, 1992).

Exames Adicionais

Testando a Sensação de Gosto

Este teste é executado com comparação bilateral nas várias regiões da língua, do palato, da bochecha e da superfície interna dos lábios, testando a sensibilidade para "doce", "azedo", "salgado" e "amargo". Soluções apropriadas a serem preparadas: soluções concentradas de sal e açúcar, limão em água e solução de lidocaína (Altner, 1985). Os dois terços anteriores da língua são inervados pelo nervo trigêmeo (nervo lingual); a ponta da língua sente "doce", enquanto os bordos laterais da língua sentem "salgado" e "azedo". O terço posterior da língua é inervado pelo nervo glossofaríngeo, e esta área sente "amargo". Por esta razão, danos ao nervo lingual não inibem o paciente de sentir substâncias amargas.

Porém, estes testes simples não proporcionam uma avaliação completamente objetiva. Os métodos originam-se das descrições de Hanig em 1901, e têm sido utilizados relativamente sem críticas desde então. Collings (1974) mostrou que as áreas sensoriais da língua são individualmente distribuídas e que a classificação aceita é provavelmente baseada em um erro de interpretação. Investigações mais recentes (Bartoshuk, 1993; Bartoshuk e Beauchamp, 1994) demonstram que a sensação de gosto em indivíduos pode variar entre " superdegustadores" representados por aproximadamente 20% da população, os degustadores " médios" (60%), como também " os não-degustadores" (20%).

As qualidades da sensibilidade ao gosto são distribuídas sobre toda a superfície da língua. O dorso da língua não contém praticamente nenhuma papila gustativa. Mulheres são mais sensíveis ao "doce" e "amargo".

Estas descobertas mais recentes devem ser levadas em consideração ao se testar a função sensorial da língua, especialmente quando há suspeita de lesão ao nervo lingual.

Diagnóstico de Infecção Focal

Definição

Um foco de infecção é definido como qualquer alteração patológica na região maxilo-mandibular reconhecida como uma fonte de infecção aguda ou crônica.

Infecção Focal Ativa

Qualquer condição que represente uma alteração infecciosa deve ser considerada um foco ativo.

Infecção aguda. Abscessos, empiema, estomatite viral e bacteriana, ulcerações.

Infecção crônica. Bolsas periodontais exsudativas, formações de fístula, dentes ou restos radiculares necróticos, osteólise inflamatória, cistos infectados, fragmentos radiculares, dentes impactados e corpos estranhos com sinais clínicos ou radiográficos de inflamação, gengivite generalizada, sialolitíase.

Infecções Focais Potenciais

Qualquer condição que possa, no futuro, desenvolver um processo infeccioso representa um foco potencial de infecção. Tais condições incluem: dentes com restaurações extensas ou lesões cariosas que possam desenvolver pulpites, dentes ou corpos estranhos inclusos, mas livres de sintomas, todos os dentes tratados endodonticamente, bolsas periodontais profundas, cistos dentários, sialolitos.

Avaliação e Conseqüências Terapêuticas

A avaliação de efeitos potencialmente perigosos de focos de infecção ativos ou em potencial e suas conseqüências terapêuticas dependem do tipo de tratamento que é planejado (Sonis *et al.*, 1995) – por exemplo, se um paciente será submetido à radioterapia ou à quimioterapia, imunossupressão após transplante de órgão, ou um procedimento cirúrgico com o risco de endocardite (por exemplo, válvula cardíaca). Esta avaliação requer uma experiência clínica extensa.

Riscos Odontológicos da Radioterapia

Todos os focos potenciais e patentes de infecção devem ser eliminados. Um exame completo e extenso deve ser executado. Um esperado aumento na atividade de cáries, a maior suscetibilidade à osteomielite pela radiação na mandíbula do que na maxila, como também a higiene oral do paciente, devem ser levados em consideração, assim como a condição de saúde sistêmica geral e o estado auto-imune. Na maioria dos casos, um tratamento mais radical é indicado na área irradiada.

Riscos Odontológicos em Imunossupressão e Quimioterapia

As fontes de infecção insidiosas, assim como as crônicas, mas sem sintomas, devem ser consideradas como zonas de perigo.

Todo foco de infecção odontogênica deve ser eliminado, de forma que nenhum foco novo seja criado:
– tratamento periodontal completo;
– osteoplastia e apicectomia;
– tratamento endodôntico;
– extração dentária e remoção de corpos estranhos.

Todo tratamento odontológico deve ser completado antes do transplante de órgãos e da instituição de imunossupressão ou quimioterapia. Qualquer tratamento odontológico executado deste momento em diante demanda extrema precaução. O estado geral de saúde do paciente e a justificativa para o tratamento odontológico devem ser discutidos com o médico.

Focos de Infecção em Pacientes com Risco de Endocardite, Poliartrite e Outras Doenças Reumáticas

Todos os focos odontogênicos devem ser eliminados de tal forma que nenhum foco novo seja criado:
– tratamento periodontal completo;
– osteoplastia e apicectomia;
– tratamento endodôntico;
– extração de dentes e remoção de corpos estranhos.

Em consulta com o médico, a racionalização do tratamento odontológico planejado, assim como formas alternativas de tratamento mais limitadas, devem ser consideradas. A cobertura antibiótica sempre deve ser empregada.

Com certas doenças reumatológicas, dermatológicas e oftálmicas, é aconselhável identificar todos os focos latentes e todos os dentes retidos ou endodonticamente tratados. A seqüência de tratamento deve ser seletivamente priorizada, e uma discussão com o médico do paciente é recomendada.

Sugestão Clínica

O paciente deve ser plenamente informado do fato de que a eliminação do foco questionável poderá não ter nenhuma influência no processo global da doença, especialmente se o procedimento odontológico for irreversível.

Diagnóstico de Infecção Focal

A orientação completa do paciente sobre os objetivos e as metas do exame é um elemento importante no diagnóstico da infecção focal. Somente um paciente motivado poderá mostrar um entendimento para as medidas necessárias, freqüentemente radicais. A condição emocional do paciente também deve ser considerada; pacientes em tratamento para tumores são freqüentemente depressivos. Também existe o fato de que os pacientes normalmente não têm desconforto dentário algum e, portanto, consideram desnecessário o tratamento odontológico e cirúrgico. O exame periodontal com uma sonda poderá causar bacteremia (Jokinen, 1970). Para que isto seja evitado, uma cobertura antibiótica deve ser prescrita (ADA, 1991; Barco, 1991; Dajani *et al.*, 1990).

Figura 27 Ficha de coleta de dados para o diagnóstico de infecção focal
Todos os achados clínicos são anotados esquematicamente. A observação deve diferenciar entre foco ativo e potencial. O tratamento é decidido pelo padrão da doença ou pelo objetivo do diagnóstico focal. Para pacientes que sofrerão radioterapia, todos os focos, ativos e potenciais, devem ser eliminados.

Referente a:_____

Caro Colega

Muito obrigado por encaminhar o paciente acima referido para o diagnóstico de um possível **foco de infecção odontogênica**.

Seu diagnóstico_____

Nossos achados em _____ (data)
Exame clínico intrabucal
Avaliação dentária

87654321 | 87654321
87654321 | 87654321

/ = ausente. + = vital. - = não-vital. V = envolvimento periodontal, W = fragmento radicular, F = fístula

Mucosa:
Oclusão / Articulação:
Outras observações:
Exame radiográfico:
Panorâmica / Periapical

87654321 | 87654321
87654321 | 87654321

TE = tratamento endodôntico, O = osteólise, CE = corpo estranho, R = retido/impactado, C = cisto

Conclusão: foco de infecção

Ativo:

Potencial:

Recomendação de tratamento:

87654321 | 87654321
87654321 | 87654321

X = extração, TE = tratamento endodôntico, P = tratamento periodontal, Rc = ressecção, tratamento cirúrgico

Procedimento que realizamos em _____ (data)
Sugestão de tratamento adicional:_____

A eliminação do foco infeccioso será realizada em nossa clínica de acordo com os procedimentos recomendados. O cirurgião-dentista clínico geral realizará outros tratamentos clínicos adicionais, se necessários.

Atenciosamente,

Diagnóstico de Infecção Focal 21

Coleta de Dados

> **Sugestão Clínica**
> Pacientes com imunossupressão e aqueles com risco de endocardite devem receber cobertura antibiótica antes do exame clínico.

Um exame para descobrir uma infecção focal consiste de uma coleta completa de dados clínicos e radiográficos de toda a cavidade bucal e das estruturas adjacentes. Observações clínicas incluem dentes não-vitais livres de sintoma, bolsas periodontais dormentes, como também alterações inflamatórias da mucosa e ulcerações.

Uma radiografia panorâmica ajudará na procura por processos inflamatórios, dentes retidos, corpos estranhos e cistos dentro do osso alveolar. Qualquer dente que reaja negativamente ao teste com CO_2 deve ser visto com uma radiografia periapical para detectar patologias apicais ou inspecionar a qualidade de qualquer tratamento endodôntico. A incidência de Waters (radiografia maxilar axial) dá informações sobre processos inflamatórios dentro dos seios maxilares.

O uso de uma ficha especial para a coleta de dados (Fig. 27) é indicado em tais casos.

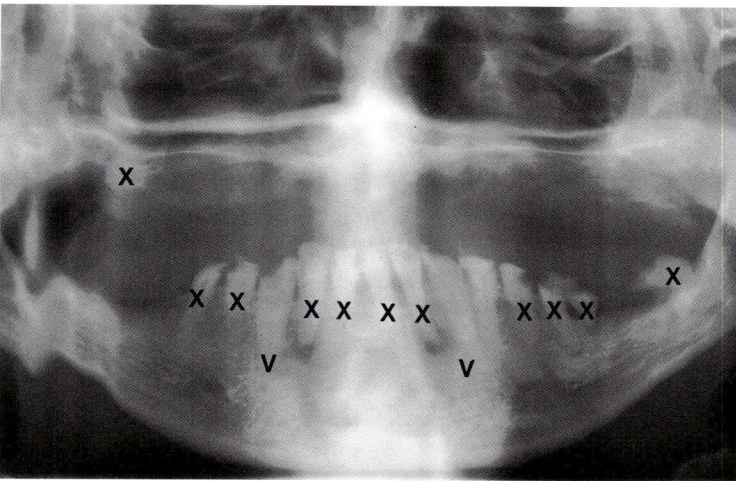

Figura 28 Diagnóstico de infecção focal
Para auxiliar no diagnóstico, o clínico necessita de uma radiografia panorâmica e de todos os dados clínicos, incluindo profundidade de bolsas, avaliação da mobilidade dos dentes e determinação de vitalidade dentária.

X = Extração
V = Tratamento endodôntico

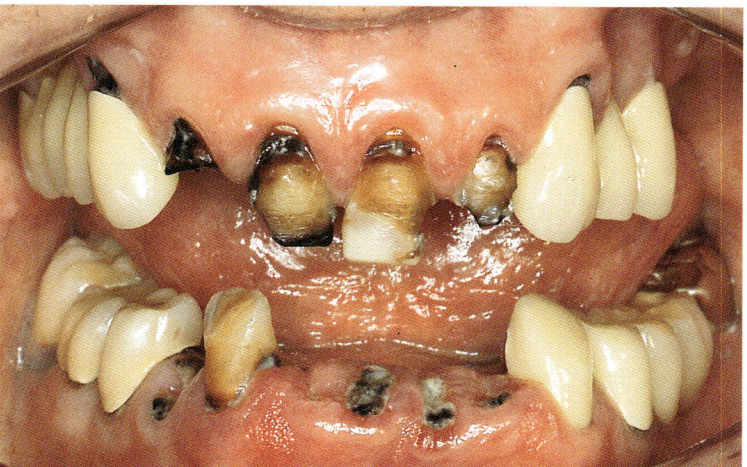

Figura 29 Conseqüências dentárias da radioterapia
Apesar de uma publicidade sistemática e de uma motivação para a manutenção da higiene bucal, um controle ideal de placa é difícil de ser mantido devido à xerostomia e à inflamação da mucosa. Uma conseqüência comum é a cárie generalizada de superfícies lisas.

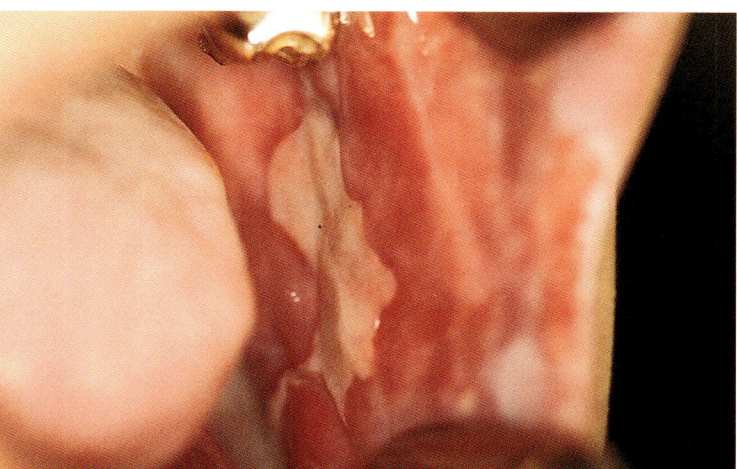

Figura 30 Efeitos da radioterapia na mucosa oral
A irradiação afeta diretamente a mucosa oral. A estomatite resultante da radiação, aqui descrita, é freqüentemente muito dolorosa, inibindo a higiene oral normal por parte do paciente. Por isto, tais pacientes devem ser orientados com instrução individual e visitas regulares de manutenção, incluindo limpezas dentárias profissionais durante e após a radioterapia.

Métodos Adicionais para o Exame Clínico

Estes incluem biópsia de perfuração, esfregaço citológico, coloração vital, anestesia investigativa, biópsia tecidual, punção com agulha fina e exame de ultra-som.

O método de perfuração é útil ao examinar-se exsudatos de fluidos acumulados (seios maxilares, cistos, abscessos, empiema no seio maxilar ou articulação têmporo-mandibular) e para a coleta de material para a análise de agentes causativos e teste de resistência bacteriana. A coloração vital da mucosa (por exemplo, com azul de toluidina) pode demonstrar atividade epitelial em lesões hiperceratóticas e sugere o local mais apropriado para a biópsia. (Mashberg e Samit, 1989).

Os esfregaços de secreções ou pus podem dar informações bacteriológicas (por exemplo, uso de Microstix para descoberta de *Candida*). Com relação a exames citológicos para descobrir tumores na cavidade bucal, preferimos uma biópsia direcionada a um esfregaço citológico.

> **Sugestão Clínica**
> O meio de transporte para o material coletado por punção ou esfregaço deve ser apropriado para a cultura de anaeróbios (por exemplo, Portagerm), porque, caso contrário, só uma porção do espectro bacteriológico pode ser examinada.

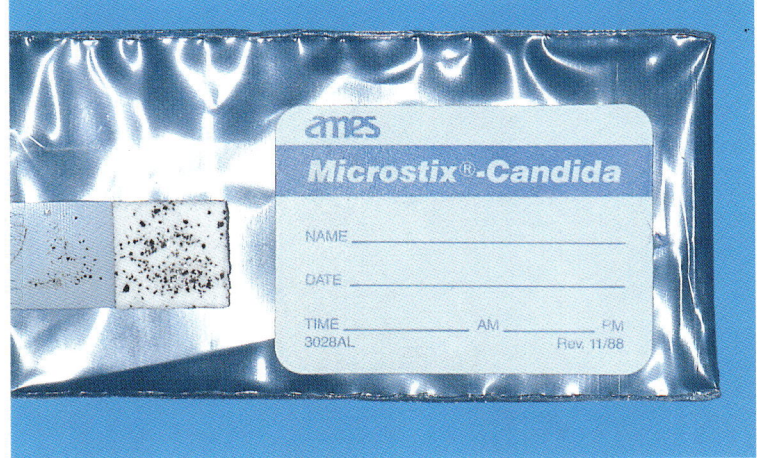

Figura 31 Teste simples para candidíase
Um esfregaço é realizado em um meio de cultura apropriado e incubado por 24 horas a 37° C.

O sistema Microstix é usado para revelar *Candida*: o esfregaço mostrado aqui revela claramente coloração puntiforme negra.

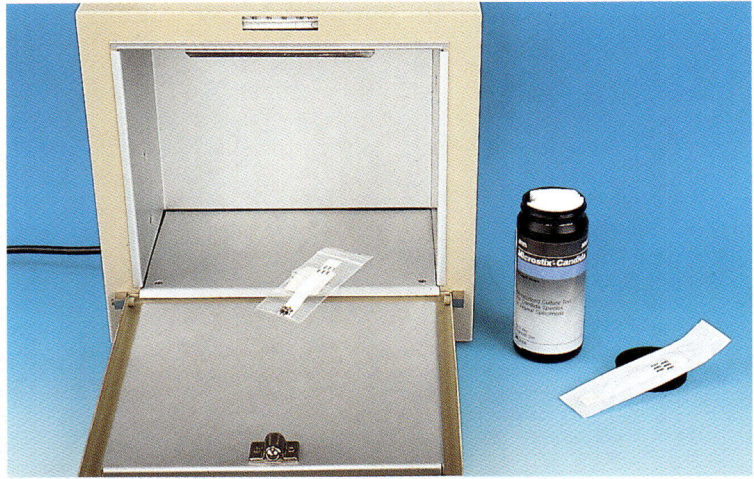

Figura 32 Incubadora
Uma incubadora simples é satisfatória se ela incorporar um termostato para manter a temperatura a 37° C.

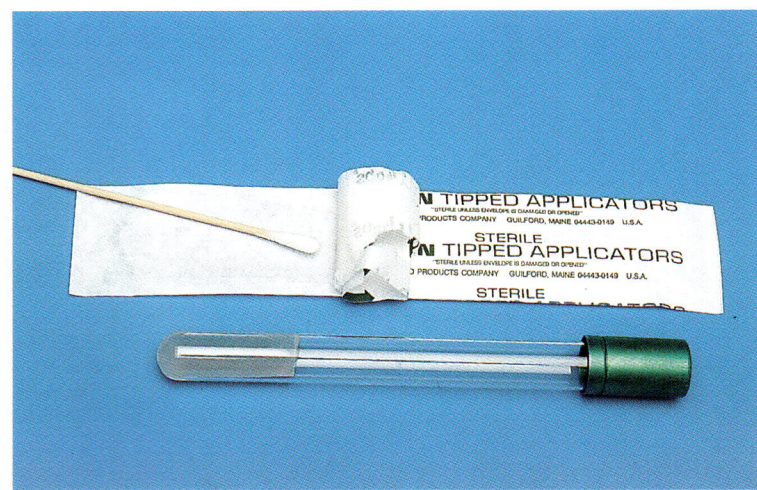
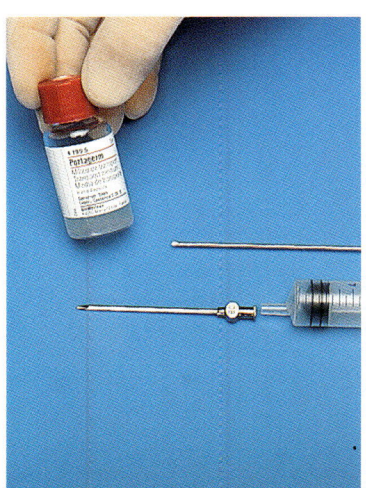

Figura 33 Esfregaço bacteriológico
A amostra deve ser obtida usando-se técnicas estéreis.

Direita: A identificação de bactérias anaeróbicas só é possível usando-se um meio de transporte apropriado (por exemplo, Portagerm).

Princípios Cirúrgicos

Sala Cirúrgica e Seqüência do Tratamento

Organização

Um procedimento cirúrgico requer planejamento. Não só o desenvolvimento da operação e os objetivos do procedimento devem ser estabelecidos, mas o pessoal requerido e o instrumental necessário devem ser definidos antes de se começar a operação. O instrumental e o material a serem utilizados devem estar estéreis e prontos para uso; o correto funcionamento de todos os itens do equipamento deve ser conferido. Medidas transoperatórias também devem ser conferidas. Será necessária uma goteira? Será usado algum material de substituição óssea? É esperada alguma conseqüência desfavorável - por exemplo, hemorragia?

Uma equipe cirúrgica mínima consiste, ao menos, do cirurgião, de um assistente e de uma enfermeira ou instrumentadora. Uma outra pessoa (circulante) deveria estar disponível no caso de circunstâncias inesperadas exigirem equipamentos ou materiais adicionais.

Higiene da Sala de Cirurgia

A sala de cirurgia deve ser fácil de limpar. Superfícies lisas em armários, balcões, chão e paredes simplificam os procedimentos de desinfecção.

Deverá existir espaço suficiente para permitir liberdade de movimento à equipe cirúrgica e o uso de instrumentos ou aparelhos adicionais que possam ser necessários. Uma sala de cirurgia abarrotada traz um risco de contaminação do campo cirúrgico.

Além disso, deverá haver espaço suficiente para permitir a entrada e a utilização de equipamento de ressuscitação, se necessário.

Zonas Higiênicas

Para definir precisamente a liberdade de movimento do cirurgião e da equipe cirúrgica dentro da sala de cirurgia, é prudente designar claramente certas zonas:

Zona estéril. Esta compreende o campo cirúrgico imediato, com campos estéreis e roupa estéril para o pessoal. Todos os instrumentos e equipamentos dentro desta zona estão esterilizados ou empacotados de uma maneira estéril.

Todas as outras áreas na sala cirúrgica são consideradas *zonas higiênicas*. Isto significa que somente o pessoal com roupas clínicas limpas pode entrar neste espaço, e todos os instrumentos, aparelhos e superfícies estão desinfetados.

Exigências Higiênicas

É impossível atingir condições assépticas na cavidade bucal; porém, a contaminação de fontes estranhas pode ser prevenida.

Um pré-requisito absoluto para esta condição é que a contaminação por microorganismos não associados com o paciente deve ser prevenida (Bössmann, 1989; W. Fischer, 1991; Greenspan *et al.*, 1987; Wiehl e Guggenheim, 1993; Heeg e Setz, 1994).

Vestimenta. Deve ser feita de tecido esterilizável ou material descartável e incluir avental, gorro, máscara, protetor ocular e luvas. Todos os artigos disponíveis devem ser repelentes a fluidos (impermeáveis).

Desinfecção das mãos. A lavagem das mãos em preparação para um procedimento cirúrgico também deve incluir atenção para as unhas.

Mesmo que luvas de borracha sejam usadas, a desinfecção das mãos merece uma atenção cuidadosa. Se as luvas forem danificadas durante um procedimento, existe a possibilidade de contaminação do campo cirúrgico.

Figura 34 Sala de cirurgia
Procedimentos cirúrgicos exigem espaço suficiente dentro da área operatória; deve haver espaço para a equipe cirúrgica, para seu equipamento e também para o equipamento de ressuscitação, se necessário.

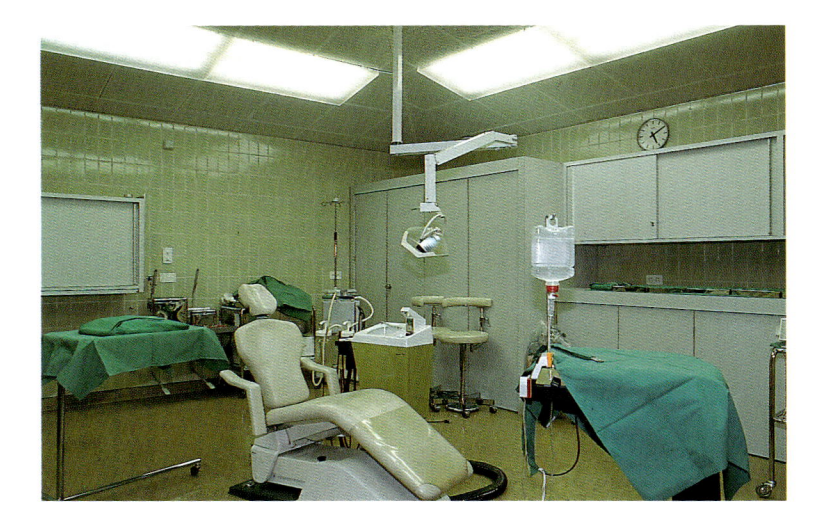

Figura 35 Zonas higiênicas
Um procedimento asséptico torna-se possível dividindo-se a sala cirúrgica em uma zona estéril e uma zona higiênica.

1 Entrada para o paciente
2 Entrada pela sala de esterilização
3 Zona higiênica
4 Enfermeira cirúrgica
5 Gabinete móvel
6 Assistente cirúrgico
7 Cirurgião

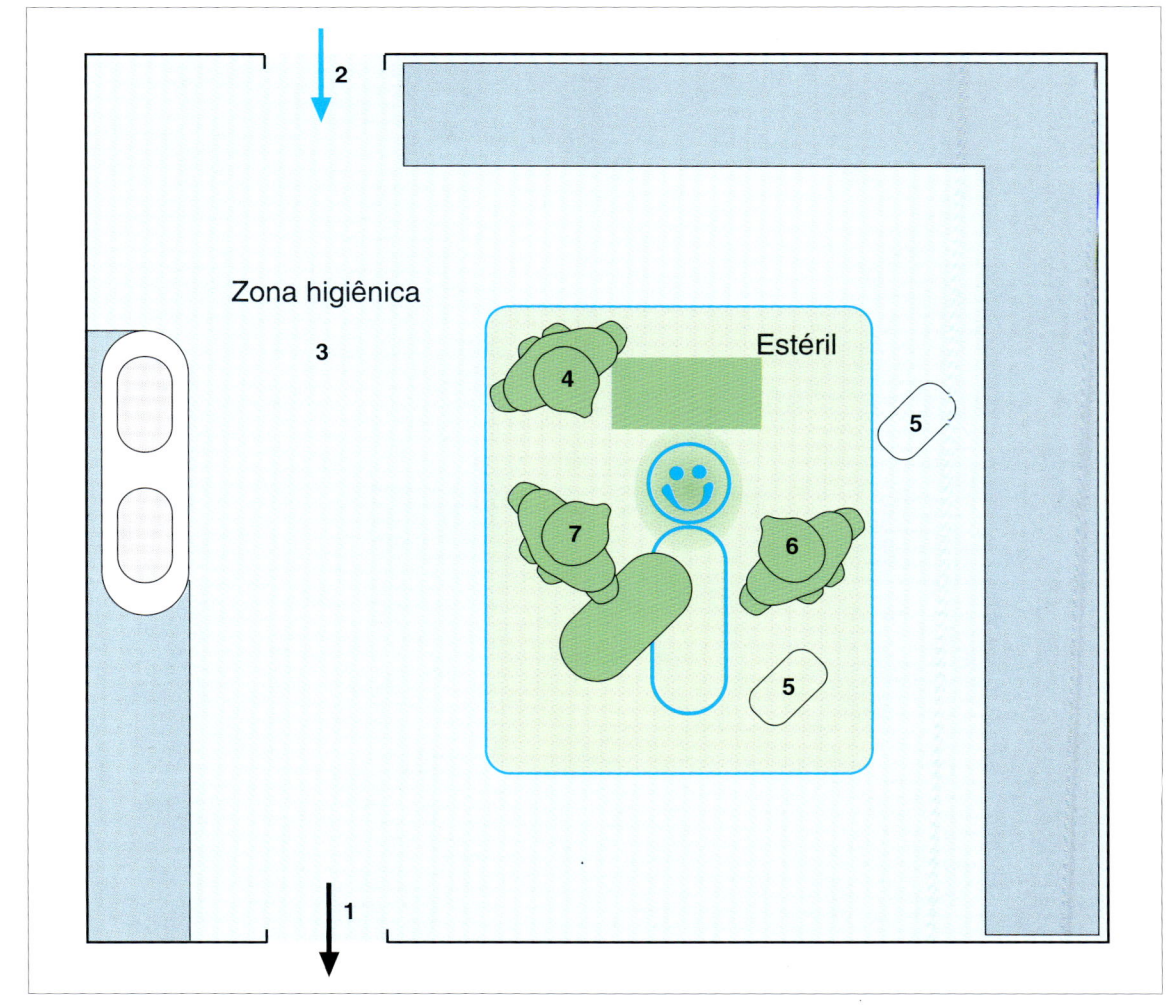

Medidas Pré-operatórias com o Paciente

Procedimentos Higiênicos

Além da informação pré-operatória que é fornecida, o paciente também deve ser preparado higienicamente para o procedimento (Heeg & Setz, 1994).

Se a higiene bucal do paciente é inadequada, medidas profiláticas devem ser tomadas pelo dentista ou por um técnico em higiene dental (THD) antes da cirurgia. Imediatamente antes de qualquer procedimento cirúrgico, o paciente deve bochechar por dois minutos com uma solução de clorexidina a 0,2%. Isto reduz drasticamente o número de micróbios intrabucais.

A região perioral é desinfetada com uma solução que não irrite a pele, tal como Betadine ou peróxido de hidrogênio a 3%.

Para a maioria dos procedimentos cirúrgicos bucais, o paciente está sentado em uma cadeira odontológica. Dois campos estéreis grandes são usados para cobrir o paciente: o primeiro cobre o peito e os ombros do paciente, enquanto o segundo é dobrado em uma forma triangular e cobre a cabeça e a face, sendo afixado ao outro campo com uma pinça. Esta técnica mantém o cabelo do paciente fora do campo cirúrgico.

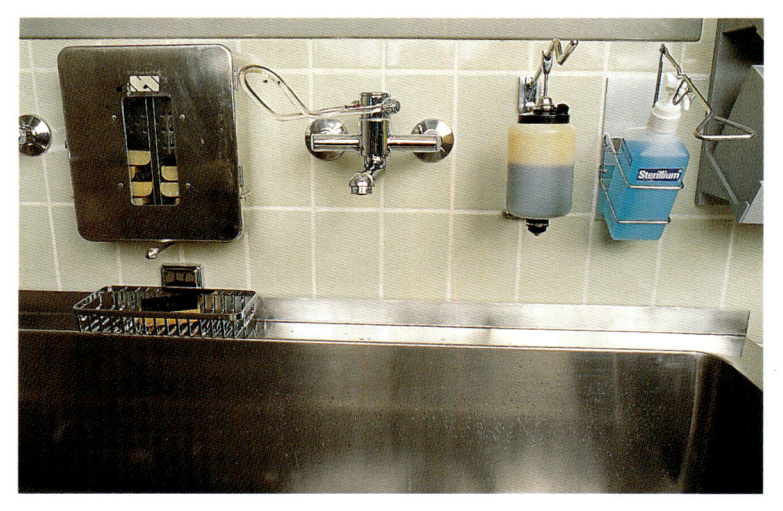

Figura 36 Disposição na pia de escovação
Um espaço adequado também deve estar disponível para a desinfecção e lavagem das mãos de todos os membros da equipe cirúrgica.

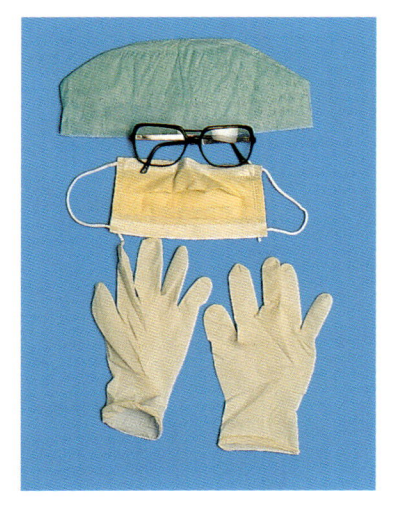

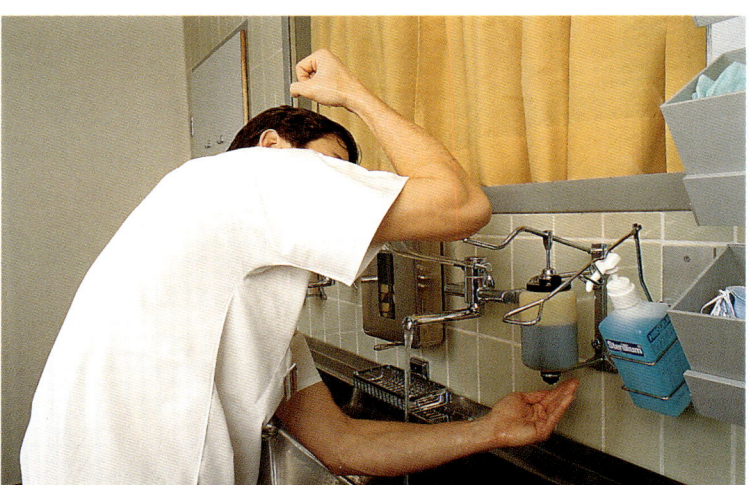

Figura 37 Desinfecção das mãos
A desinfecção e lavagem das mãos deve ser realizada antes de qualquer procedimento cirúrgico.

Esquerda: A proteção pessoal é proporcionada por um gorro cirúrgico, óculos protetores, máscara facial e luvas.

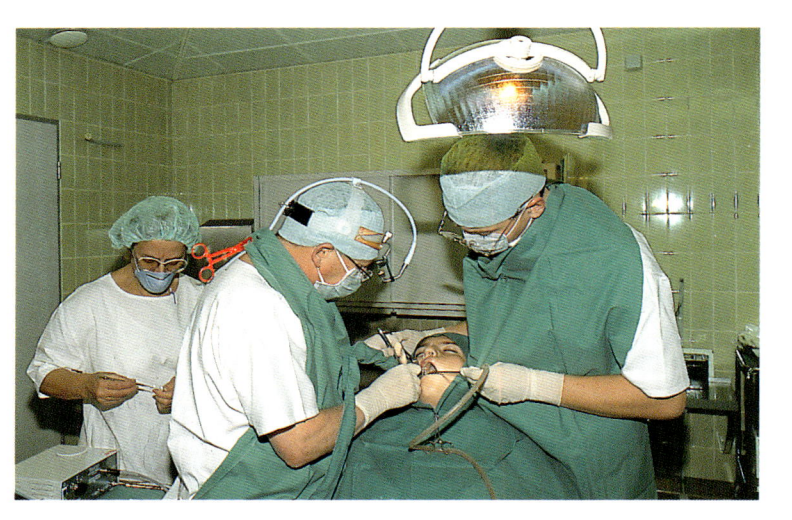

Figura 38 Equipe cirúrgica
Cada procedimento cirúrgico requer um cirurgião, um primeiro assistente, uma enfermeira cirúrgica e uma pessoa adicional (circulante), que fornecerá o equipamento ou os suprimentos não antecipados pelo cirurgião.

Pré-medicação

O melhor tipo de "pré-medicação" é dar ao paciente uma explicação dos procedimentos antes do dia da cirurgia e estabelecer confiança. Essas atitudes simples garantem a cooperação por parte do paciente. Qualquer medicação pré-operatória deverá ser discutida com antecedência com o médico do paciente; um adulto responsável deverá acompanhar o paciente no dia da cirurgia. Sedativos podem ser administrados por via oral, incluindo barbitúricos (Fenobarbital) ou diazepam (Valium). A dose do anestésico local deve ser ajustada de acordo.

Monitorização Médica

A maioria das situações em cirurgia bucal permite uma observação direta do paciente, de forma que não é necessário monitorizar funções vitais em pacientes saudáveis. Em casos especiais poderá ser interessante monitorizar as funções vitais de um paciente durante o procedimento – mesmo quando estiver sendo utilizada somente anestesia local – usando oxímetro de pulso, eletrocardiógrafo e monitor de pressão sangüínea. O cirurgião deve optar por ter um anestesista assistente (Fast, 1990; Rothlin & Babotai, 1988; Meier *et al.,* 1994) ou um cateter intravenoso colocado para assegurar o acesso venoso.

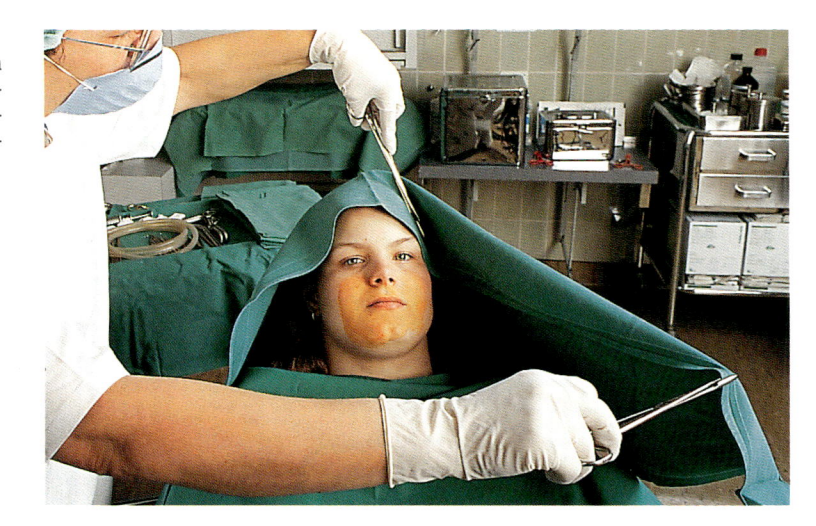

Figura 39 Preparando o paciente
Antes dos campos serem colocados, a região perioral é lavada com um desinfetante. A maior parte da face é subseqüentemente coberta com campos estéreis.

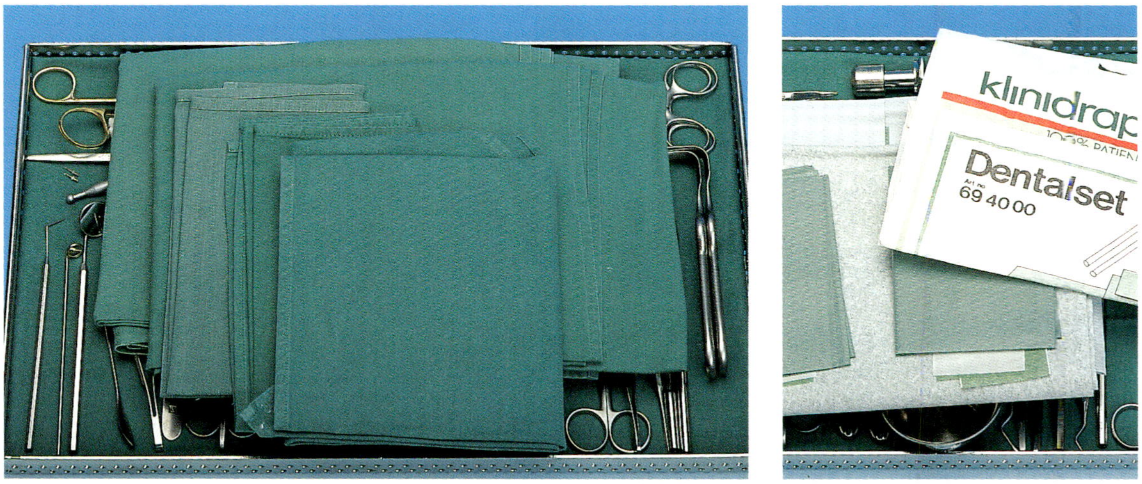

Figura 40 Campos estéreis
Tecidos esterilizados servem como material de campo cirúrgico.

Direita: Campo cirúrgico descartável.

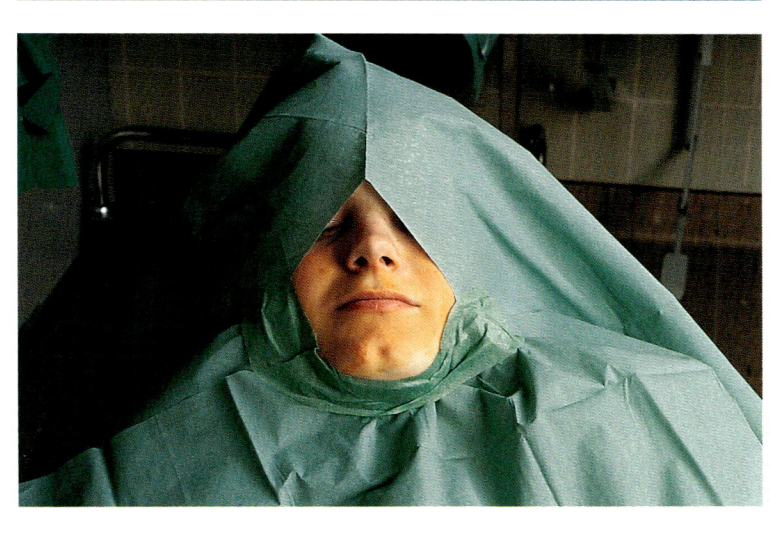

Figura 41 Campo cirúrgico
O tórax e a cabeça do paciente são envolvidos de tal forma que a equipe cirúrgica não possa entrar em contato com áreas não-estéreis durante o procedimento.
  Campos cirúrgicos estéreis descartáveis são uma alternativa útil em relação a tecidos esterilizáveis para uso infreqüente, mas são mais caros.

Armamentário

O armamentário básico de cirurgia bucal sofreu somente pequenas mudanças e modernizações durante décadas. Atualmente os instrumentos cirúrgicos são manufaturados com aço inoxidável de alta qualidade, resistente à corrosão. Muitos dos instrumentos simples e usados freqüentemente estão disponíveis hoje como itens estéreis e descartáveis. Os instrumentos descartáveis mais utilizados são aqueles utilizados para injeções, incisões ou lavagens.

Existe um amplo espectro de formas e tamanhos de instrumentos; muitos cirurgiões conhecidos têm contribuído para o desenvolvimento e a evolução contínua dos instrumentos para cirurgia bucal. Referência pode ser feita à discussão abrangente dos instrumentos cirúrgicos por Gharemani e Arndt (1994). A seguinte descrição está confinada àqueles instrumentos rotineiramente empregados em nossa clínica.

Conjuntos de Instrumentos

Cada cirurgião desenvolve um conjunto de instrumentos de preferência pessoal para o uso de rotina ou em procedimentos especiais. Nós começamos com um conjunto básico, o qual pode ser modificado ou melhorado dependendo do procedimento a ser realizado. Isto reduz o tempo e o esforço envolvidos na preparação e no reenvelopamento, e também reduz o desgaste do instrumental.

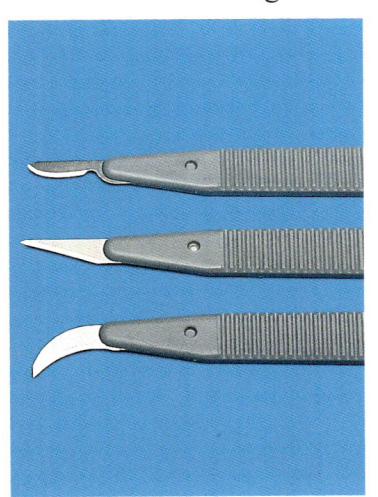

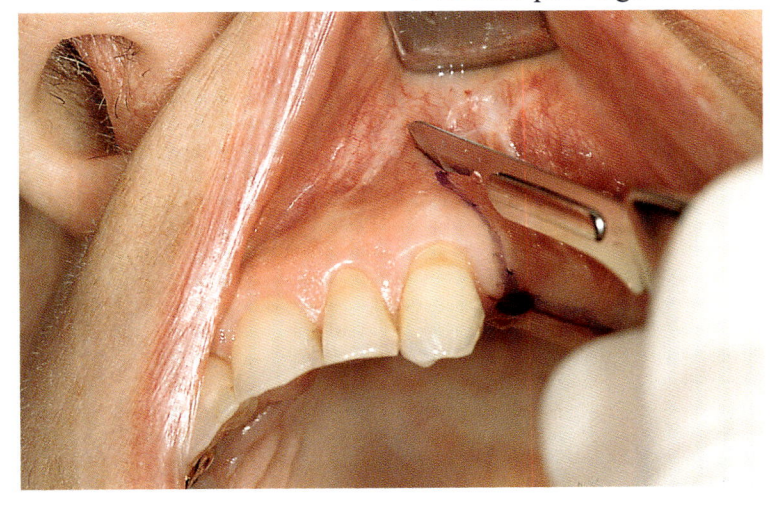

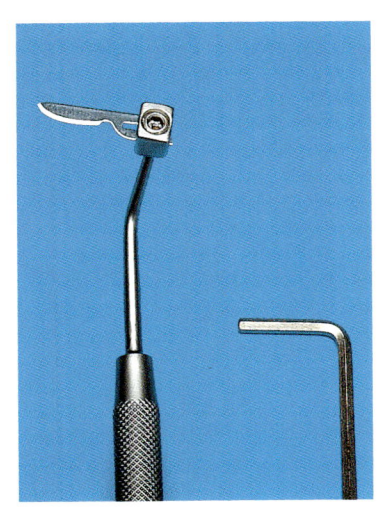

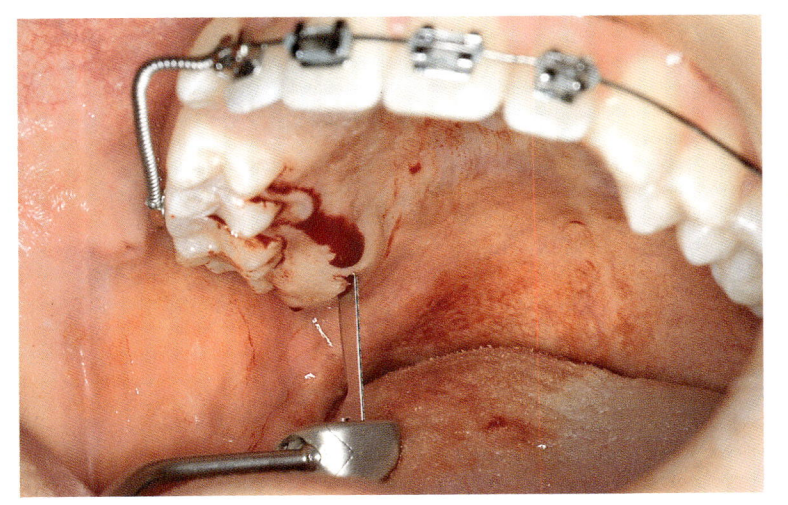

Instrumentos para Cirurgia de Tecidos Moles

Em cirurgia bucal, o cabo de bisturi reto com uma lâmina de nº 15 é o instrumento mais comumente utilizado. A lâmina é geralmente orientada de forma perpendicular ao osso adjacente. A incisão planejada é realizada com um movimento contínuo em uma única direção. Traçar repetidamente a incisão inicial invariavelmente leva a margens teciduais irregulares, a uma dor aumentada no pós-operatório devido ao edema, e pode favorecer a infecção.

A lâmina nº 11 (em ponta) é particularmente indicada para incisões mucosas delicadas ou excisões.

As lâminas anguladas são utilizadas para incisões em áreas de difícil acesso (tuberosidade, palato anterior).

As tesouras de ponta ou rombas trabalham bem para aparar ou dar formas aos tecidos moles.

Quando as incisões têm que ser feitas em tecidos altamente vascularizados, o bisturi elétrico tem vantagens distintas. As diversas pontas eletrocirúrgicas também podem ser utilizadas para gengivoplastia, como por exemplo utilizando *loops* eletrocirúrgicos.

Incisões precisas nos tecidos moles também podem ser obtidas utilizando-se os *lasers*. Entretanto, o equipamento ainda é extremamente caro, e para procedimentos ambulatoriais de rotina, o custo não é justificado por suas vantagens. O mesmo é verdade para alguns instrumentos ultra-sônicos.

Figura 42 Instrumentos para incisões em tecidos moles
O bisturi é utilizado para todas as incisões mucosas. Para uma típica realização de retalho, um movimento único e claro separa a mucosa e o periósteo. Cabos de bisturi descartáveis são muito pouco utilizados em cirurgia bucal. Bisturis especiais com várias formas podem ser utilizados com vantagens em situações específicas.

Esquerda: O instrumento clássico para incisões é um bisturi reto com uma lâmina descartável de número 15 (acima).

Figura 43 Bisturi angulado
Estes bisturis angulados são particularmente adequados para incisões precisas nos segmentos posteriores.

Esquerda: Este cabo de bisturi usa uma lâmina normal descartável, a qual pode ser ajustada em várias posições para criar incisões especiais dentro da cavidade bucal.

28 Princípios Cirúrgicos

Figura 44   Mucótomo mecânico
O mucótomo elétrico mecânico de Möhrmann tem vantagens distintas para remover mucosa para transplantes.

Direita: A lâmina é substituível e a cabeça pode ser ajustada para situações diferentes.

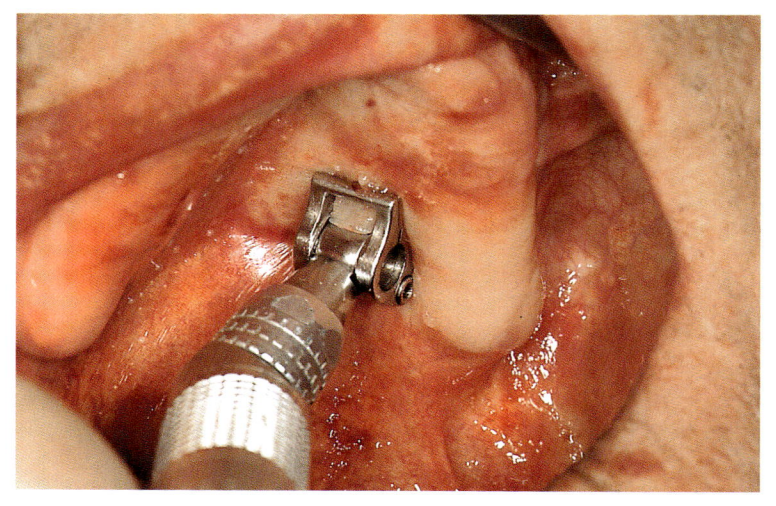

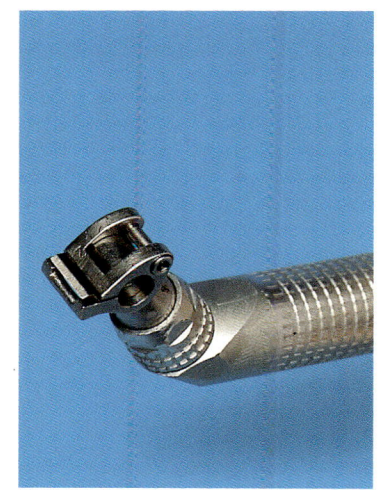

Figura 45   Mucótomo manual
Cirurgiões de experiência ainda podem preferir um mucótomo manual. A espessura do tecido removido a ser transplantado é determinada pela angulação da lâmina.

Direita: O mucótomo manual está disponível em várias espessuras.

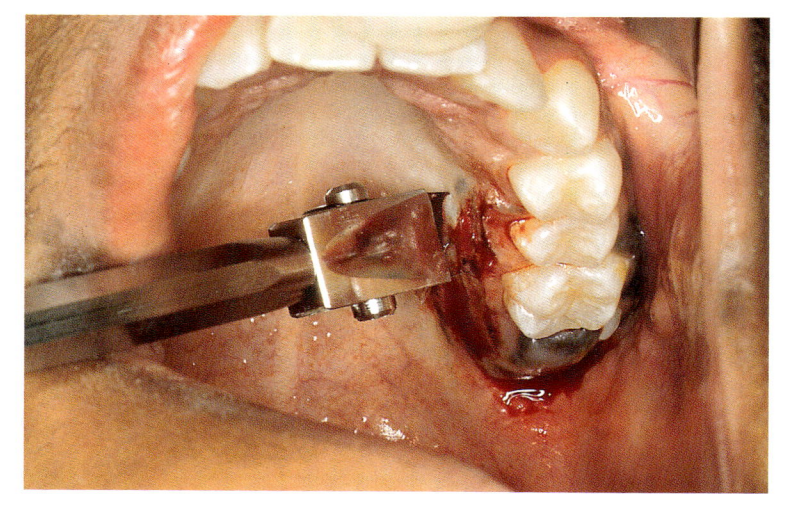

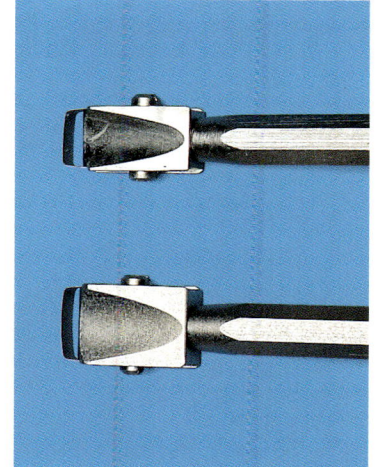

Figura 46   Tesouras
Tesouras rombas são indicadas para separar a mucosa dos tecidos subjacentes.

Direita: Muitas formas e tamanhos diferentes de tesouras estão disponíveis para várias aplicações em cirurgia bucal.

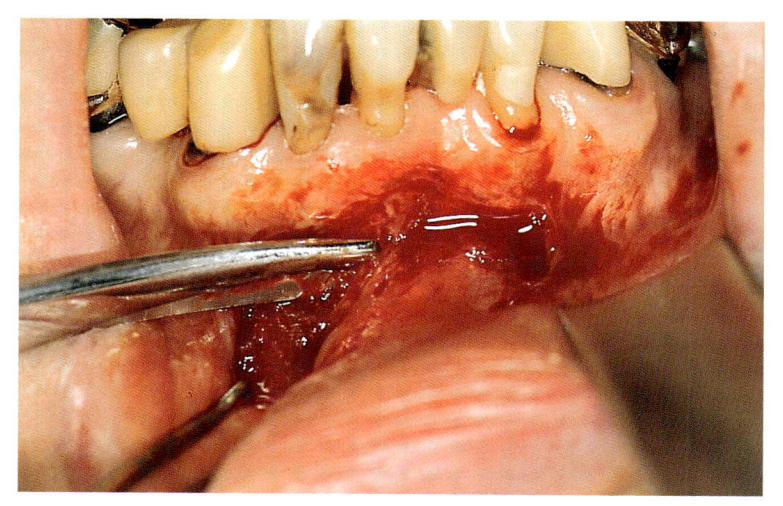

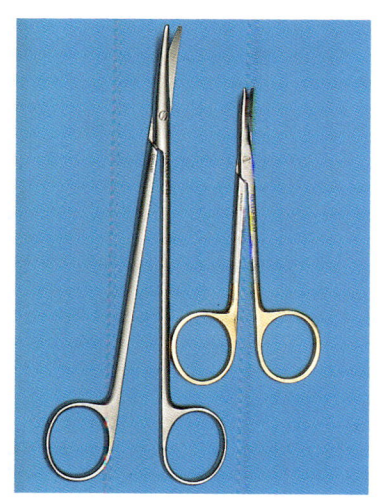

Figura 47   Eletrótomo
O *loop* eletrocirúrgico é indicado para gengivoplastia e para excisão de tumores hemorrágicos.

Direita: O *loop* eletrocirúrgico é útil para remover tecidos papilomatosos, enquanto o eletrodo em forma de agulha é indicado para cirurgia plástica na margem gengival.

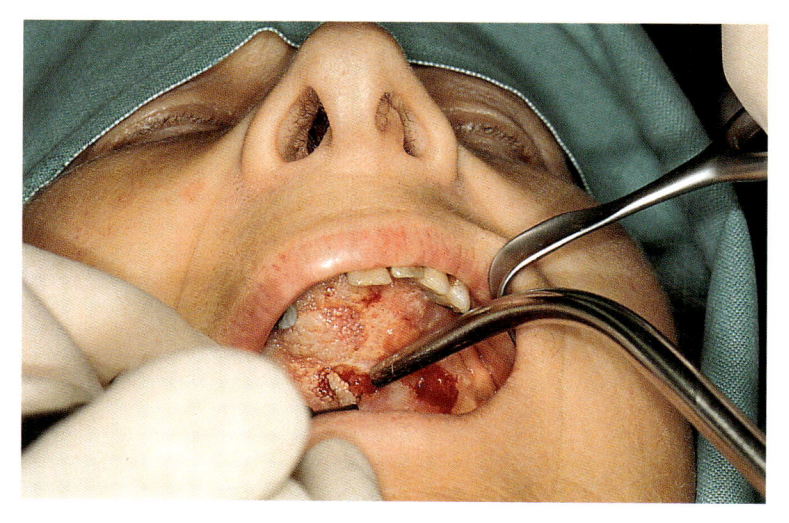

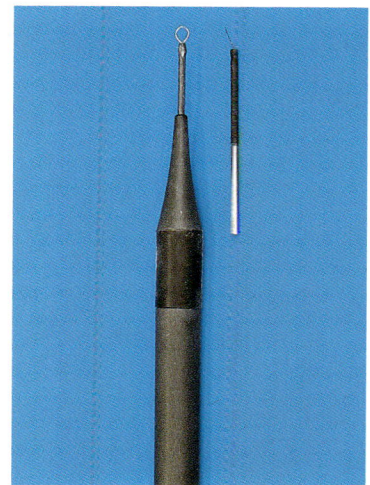

Armamentário

Criocirurgia

O tratamento para alterações superficiais da mucosa, porém expansivas, pode ser prontamente realizado utilizando-se a criocirurgia. Mesmo pequenos hemangiomas e cistos de retenção salivar podem ser tratados desta maneira. A criocirurgia é definida como a necrose de um tecido por meio de congelamento. Temperaturas variando desde –70° a –180°C são necessárias. Essas temperaturas congelam o citoplasma da célula levando a uma cessação irreversível da função celular. Vários efeitos diferentes de temperaturas ultrageladas contribuem para tal necrose celular (Hausamen, 1973; Leopard, 1975):
- ruptura da parede celular;
- desidratação e distúrbios nos eletrólitos;
- inibição das enzimas;
- desnaturação da proteína;
- efeito do descongelamento.

Um efeito indireto do frio é o dano aos capilares. Tal efeito leva horas para ocorrer, mas é de significância clínica, porque o dano leva a uma necrose isquêmica localizada.

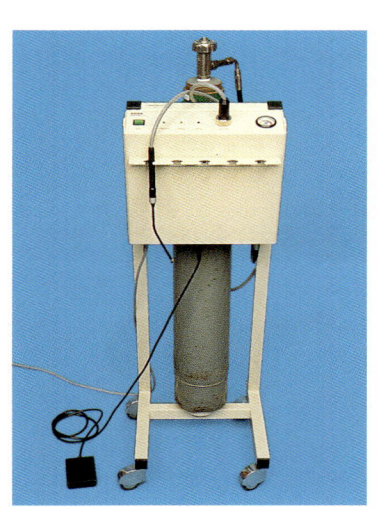

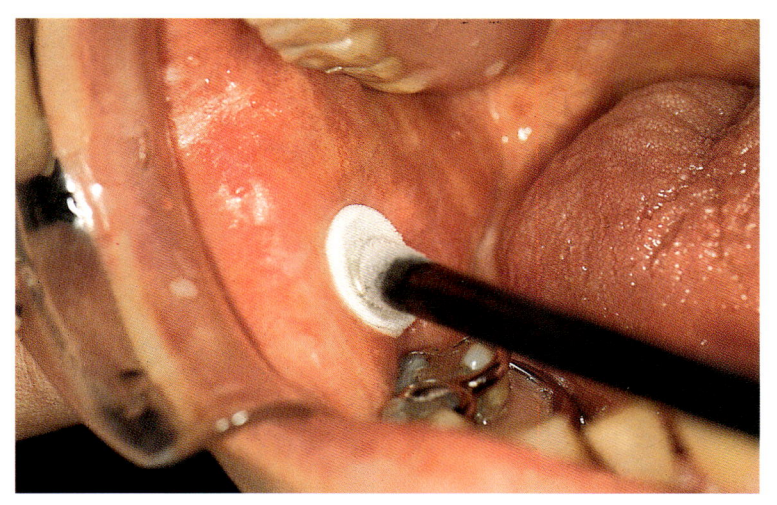

Figura 48   Criocirurgia: óxido nitroso
O congelamento focal causa necrose tecidual, a qual é seguida por reepitelização. Utilizando óxido nitroso, uma temperatura de –75°C pode ser atingida. Isto é adequado para o congelamento de lesões superficiais e finas.

Esquerda: O aparelho consiste em um tanque de óxido nitroso e uma sonda que é congelada com o efeito de Thompson.

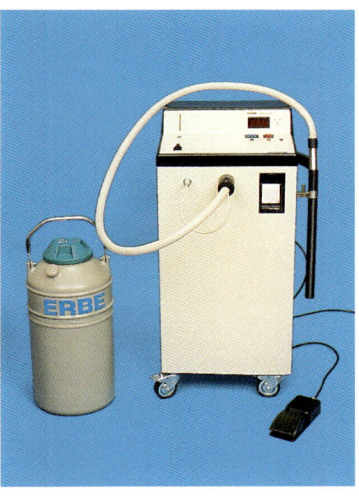

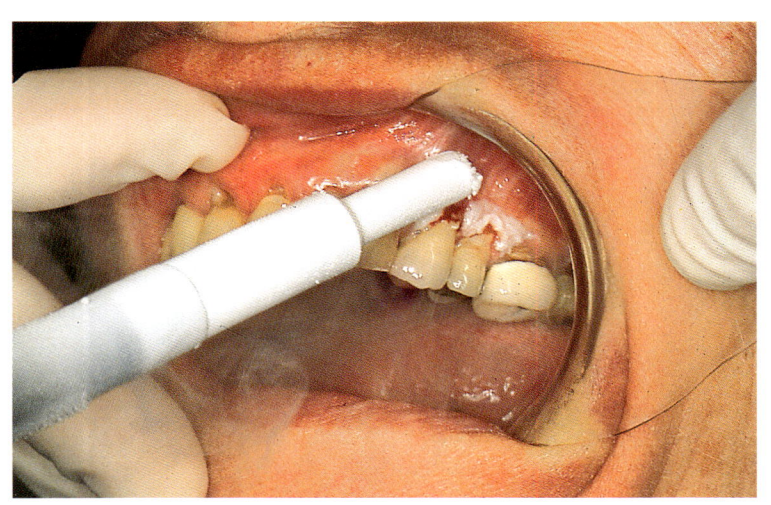

Figura 49   Criocirurgia: nitrogênio líquido
Com o nitrogênio líquido, uma temperatura de –180°C é atingida, mas isto requer um equipamento relativamente complicado. Entretanto, este grau de congelamento é adequado para congelar lesões firmes de até 2 mm de espessura.

Esquerda: O aparelho regula a temperatura automaticamente. O congelamento tecidual é conseguido por meio de contato direto com o nitrogênio líquido, o qual é liberado pela sonda.

Para aplicações de temperaturas ultrafrias na cavidade bucal, somente criossondas fechadas são indicadas. Dois fenômenos da física são explicados:

- frio devido à evaporação, à medida que o nitrogênio líquido evapora (-180°C);
- o efeito de Joule–Thompson, o qual permite que a pressão caia à medida que óxido nitroso escapa (-70°C).

Ao aplicar a criossonda, mantenha em mente que a zona de congelamento se irradia circunferencialmente a partir da ponta da sonda, e que a temperatura é mais alta à medida que se afasta da ponta. O fluxo sangüíneo nas adjacências dissipa o frio, criando assim uma zona autolimitante de congelamento. Essa zona envolve alguns milímetros da mucosa oral. Quanto mais fria for a temperatura, mais profunda será a profundidade da penetração dentro da mucosa.

Indicação

A criocirurgia tem sua indicação especial para o tratamento de lesões hiperceratóticas expansivas da mucosa oral e para pequenos hemangiomas da boca. A criocirurgia não é indicada para o tratamento de lesões malignas. É possível excisar tecidos para avaliação histológica imediatamente após a criocirurgia. Veja também o capítulo "Procedimentos de cirurgia plástica em tecidos moles e osso" e "Tumores".

Instrumentos para Cirurgia Óssea

Operar os tecidos calcificados exige a utilização de força. A energia que é aplicada é transformada em uma deformação do material e do calor. Instrumentos rotatórios, em particular, podem gerar um calor significativo, o qual é danoso aos tecidos duros vitais. Em uma temperatura de 47 °C, um dano irreversível ocorre no osso. A necrose óssea causada pelo calor é diretamente relacionada à temperatura, e isto é um fator ligado às revoluções por minuto (r.p.m.), à forma da broca, ao sistema de resfriamento e à quantidade de pressão aplicada. (Fuchsberger, 1987; Grunder & Strub, 1986). Em velocidades de 500 - 1000 rpm, a lesão térmica é mínima e a cicatrização óssea sem seqüestração pode ser esperada. Para uso de brocas em osso, brocas de fissura são indicadas. Em todos os momentos, a broca deve ser continuamente resfriada usando-se solução salina fisiológica ou solução de Ringer.

Figura 50 Brocas de corte ósseo
A cirurgia óssea é realizada cautelosamente, usando-se brocas cirúrgicas. Brocas com lâminas muito finas devem ser evitadas, porque elas tendem a se obliterar, levando a um hiperaquecimento ósseo. O conjunto típico de cirurgia bucal inclui várias brocas cortantes, para diferentes aplicações.

Direita: Uma peça de mão e contra-ângulo expande o espectro da aplicabilidade dos instrumentos rotatórios da cavidade bucal.

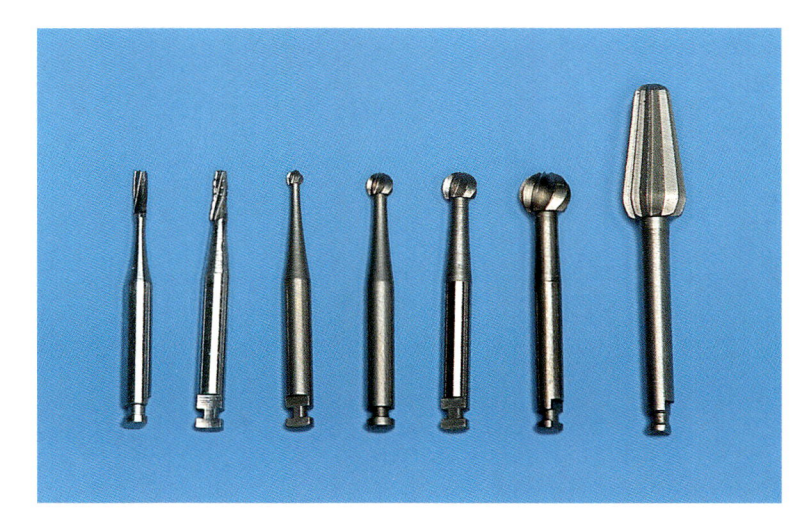

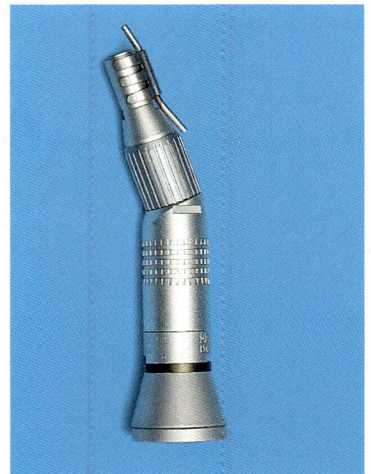

Figura 51 Osteotomia
O trabalho no osso com instrumentos rotatórios requer um resfriamento contínuo. Isto exige um sistema de dispensa de fluidos confiável, que possa ser controlado simultaneamente com o motor. Para osteotomia, as brocas de fissura são indicadas, ou as brocas de corte ósseo de Lindemann, que foram desenvolvidas especificamente para cirurgia óssea. Os dentes agudos dessas brocas podem aprisionar e traumatizar tecidos moles adjacentes, e elas devem, portanto, ser utilizadas por cirurgiões experientes.

Direita: Brocas de corte ósseo de Lindemann.

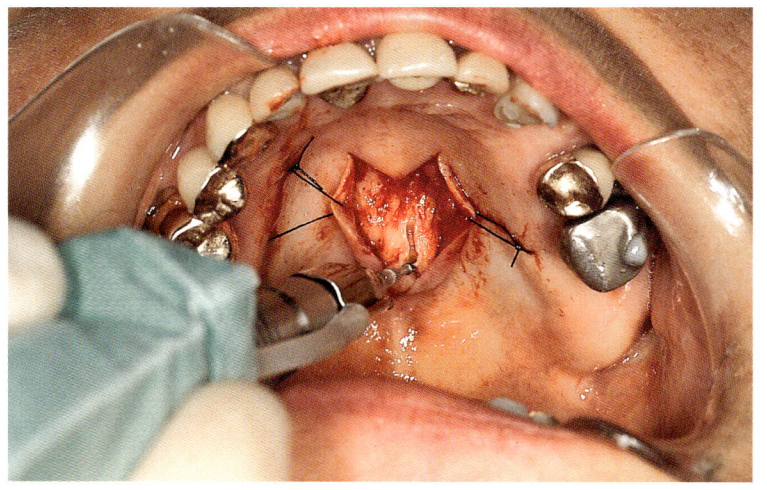

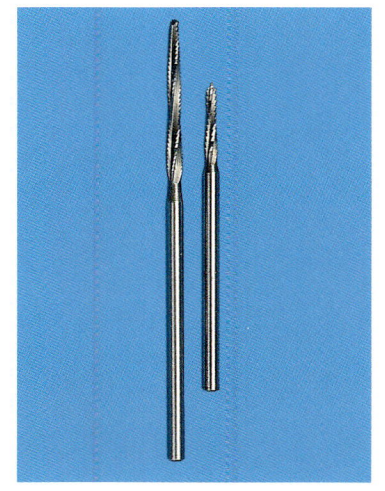

Figura 52 Broca de trefina
A broca de trefina oca é particularmente indicada para a remoção de espécimes ósseos para exame histológico.

Direita: Brocas de trefina ocas estão disponíveis em vários diâmetros.

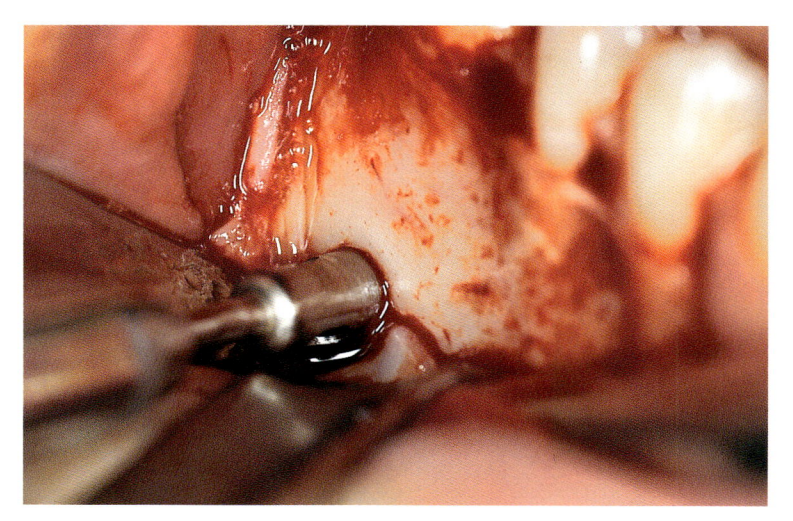

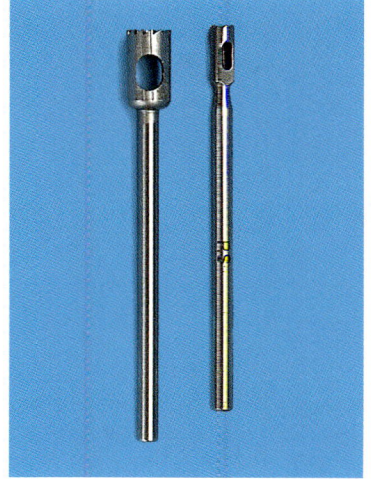

Armamentário 31

Resfriamento por Irrigação Interna ou Externa?

Para evitar lesão térmica durante uma cirurgia óssea com instrumentos rotatórios, um sistema para resfriamento interno para as brocas foi desenvolvido (Kirschner & Meyer, 1975). Esse sistema de resfriamento é capaz de reduzir significativamente o desenvolvimento da temperatura durante o uso das brocas, mas somente se a solução de resfriamento for liberada sem obstrução (Bolz & Kalweit, 1976). Quando a perfuração profunda dentro do osso estiver sendo realizada, o excesso de calor que é criado deve ser dissipado através da superfície.

A osteotomia deve ser realizada lenta e intermitentemente, de preferência com brocas maiores; isto assegura que a fricção e o calor sejam mantidos em níveis aceitáveis. (Schmitt *et al.*, 1988).

Embora não exista risco de geração de calor quando cinzéis e osteótomos manuais forem utilizados, a experiência com seu uso é necessária, e estes instrumentos não podem ser utilizados como substitutos para o uso de brocas na maioria das circunstâncias.

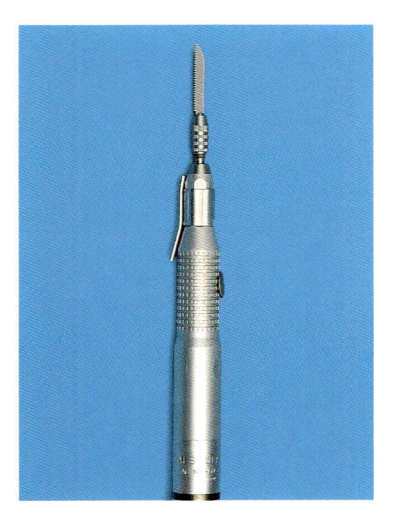

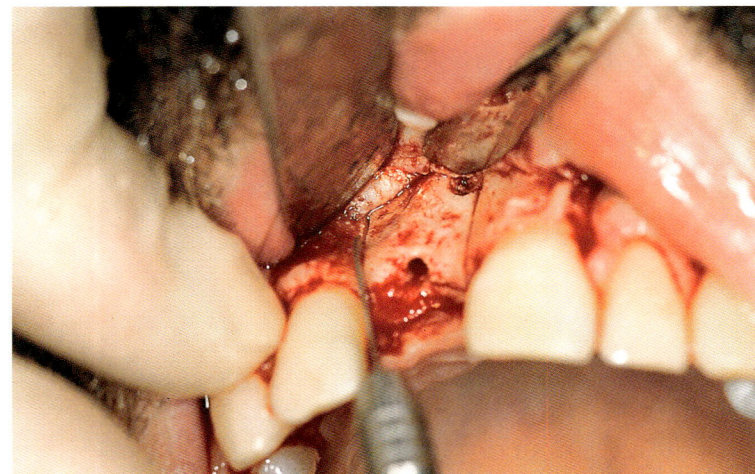

Figura 53 Broca de corte oscilatório
A broca de corte oscilatório é indicada para osteotomia na parte alveolar da maxila.

Esquerda: Este modelo elegante é excelente para criar áreas de osteotomia ótimas e delicadas.

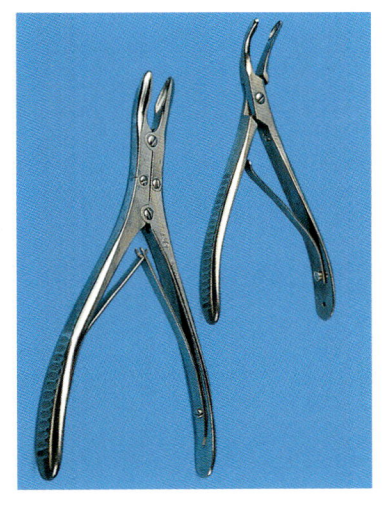

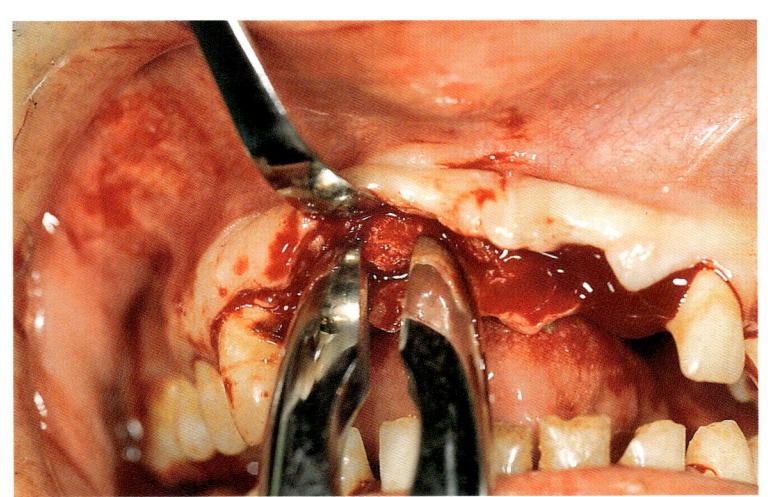

Figura 54 Fórceps de Luer (Alveolótomos)
Este instrumento manual pode ser utilizado quando um remodelamento ósseo menos preciso for necessário.

Esquerda: Vários modelos estão disponíveis para diferentes aplicações em cirurgia óssea.

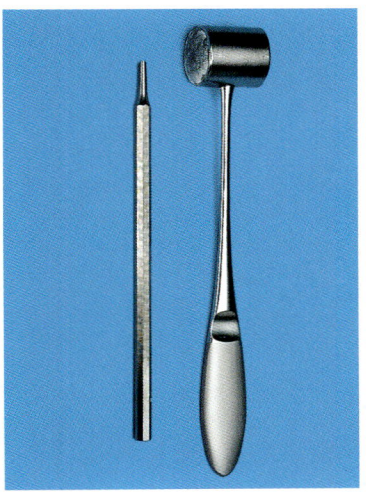

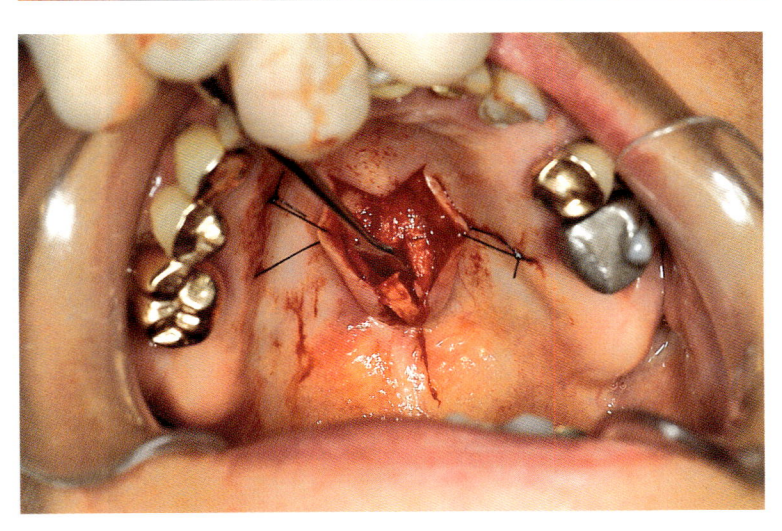

Figura 55 Cinzel e martelo
Estes instrumentos cirúrgicos antigos ainda são utilizados mesmo no armamentário de hoje, e são feitos para a remoção de osso ou de processos patológicos ligados ao osso (dentes anquilosados, tumores). Os pacientes devem ser tranqüilizados antes do procedimento, porque esses instrumentos podem ser vistos como relativamente brutais.

Esquerda: Vários tipos e tamanhos diferentes de cinzéis e martelos estão disponíveis para aplicações em cirurgia bucal.

Princípios Cirúrgicos

Esterilização e Higiene da Sala Cirúrgica

Macro-higiene

Os arranjos espaciais em uma sala de cirurgia bem-organizada devem ter os seguintes elementos:

Zona limpa: ambiente do consultório, salas de uso comuns.

Zona higiênica: sala de cirurgia ou odontológica.

Zona estéril: o ambiente ao redor da cadeira do paciente.

Micro-higiene

Este termo se aplica a todos os métodos e materiais utilizados para desinfecção e esterilização.

É de máxima importância que a sala de cirurgia e o *lay-out* do consultório tornem impossível que instrumentos esterilizados sejam contaminados pelos instrumentos usados. Isto pode ser garantido por uma organização especial da área de esterilização dentro da área infectada, da área higiênica (limpa) e da área estéril.

Figura 56 Zona higiênica
A sala de esterilização deve ser arrumada para receber e dispensar instrumentos, sem contaminação cruzada. A sala deve ser identificada em áreas infectadas, higiênicas e estéreis.

1. Área de recebimento para materiais contaminados
2. Limpeza inicial e desinfecção
3. Preparação de instrumentos limpos
4. Esterilização
5. Armazenamento estéril
6. Entrada para a sala de cirurgia

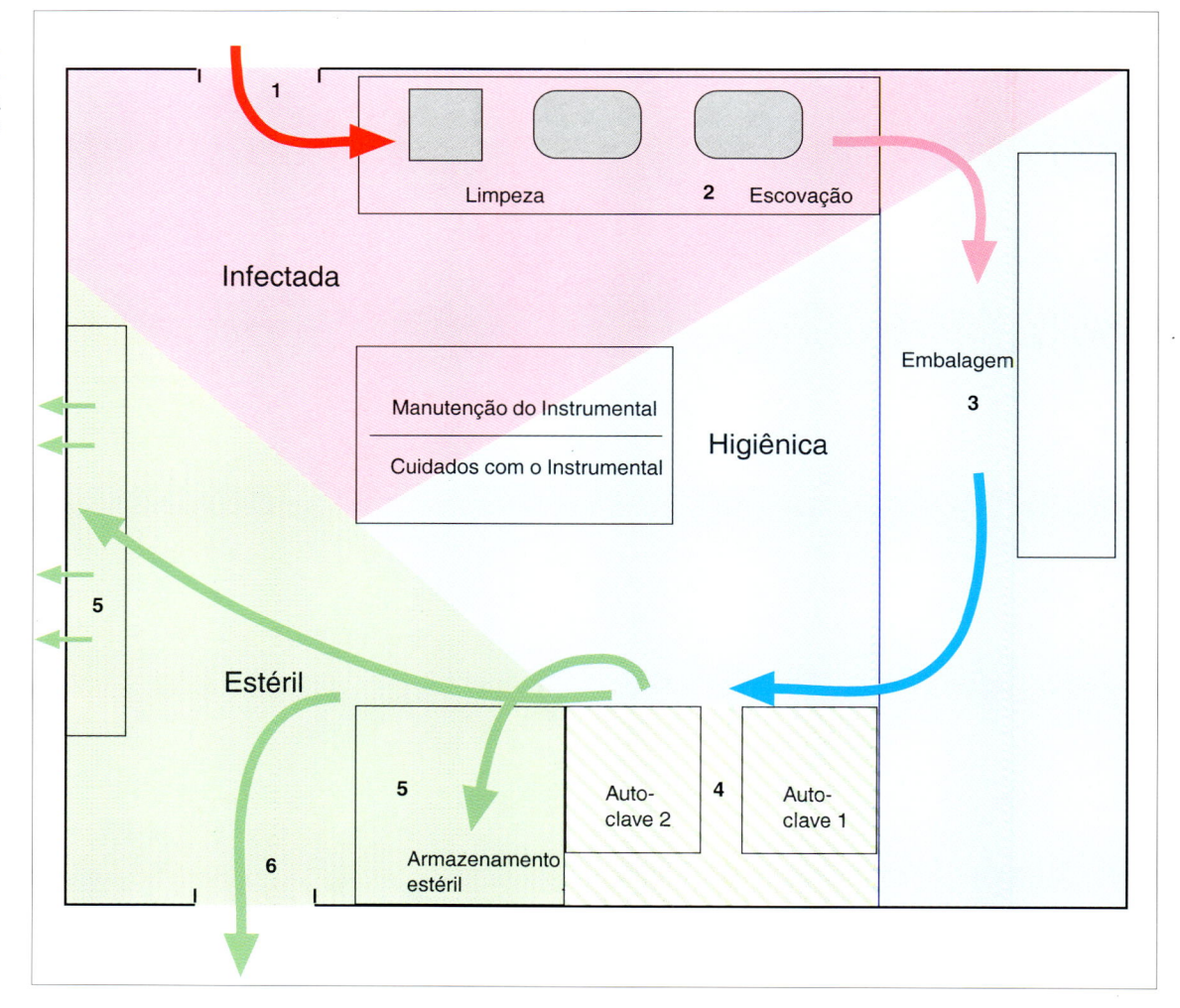

Figura 57 Instrumentos agudos descartáveis
Recipientes apropriados devem estar disponíveis, para que sejam descartados instrumentos agudos não-reutilizáveis.

Direita: Lâminas devem ser removidas do cabo de bisturi usando-se uma pinça hemostática, para evitar lesões pessoais.

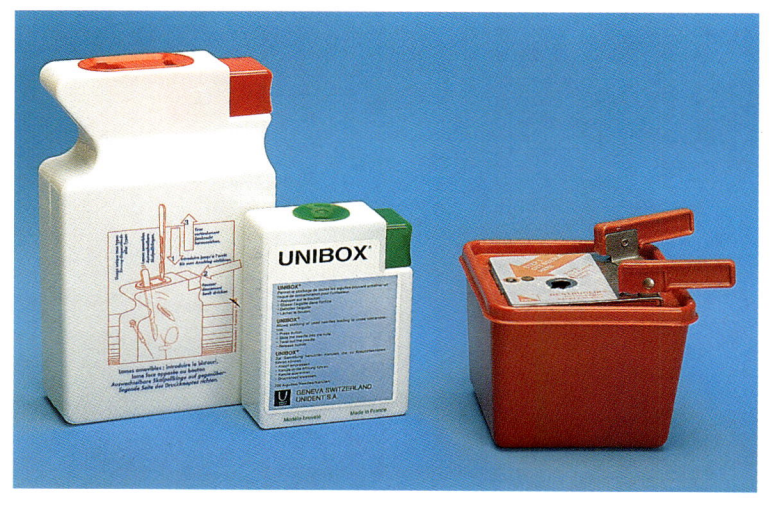

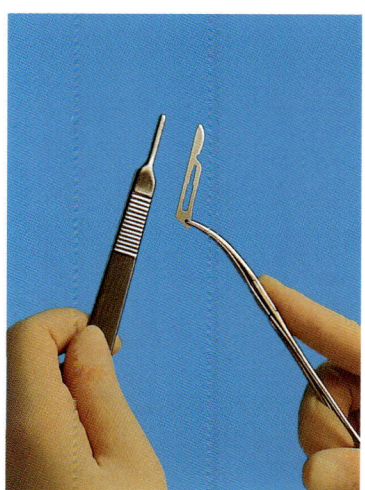

Esterilização e Higiene da Sala Cirúrgica 33

Plano de Higiene

Em algumas regiões, existem regulamentos oficiais para a higiene da sala cirúrgica. O plano de higiene explica os procedimentos que asseguram a implementação das medidas de higiene. O plano especifica os agentes e os procedimentos a serem utilizados para desinfecção e esterilização, e onde cada um deve ser aplicado. Diretrizes e materiais dispostos em formas de tabela são fáceis de serem seguidos e proporcionam uma visão geral do plano. Da mesma forma, uma lista de checagem para áreas individuais, por exemplo, para equipamentos e para desinfecção da sala, ajudam os funcionários responsáveis para cada procedimento. As medidas de higiene também devem incluir diretrizes de orientação para regular os horários dos pacientes: o tratamento de pacientes infectados deve ser agendado para o final do dia.

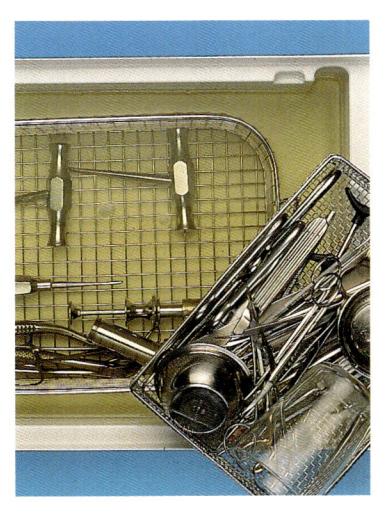

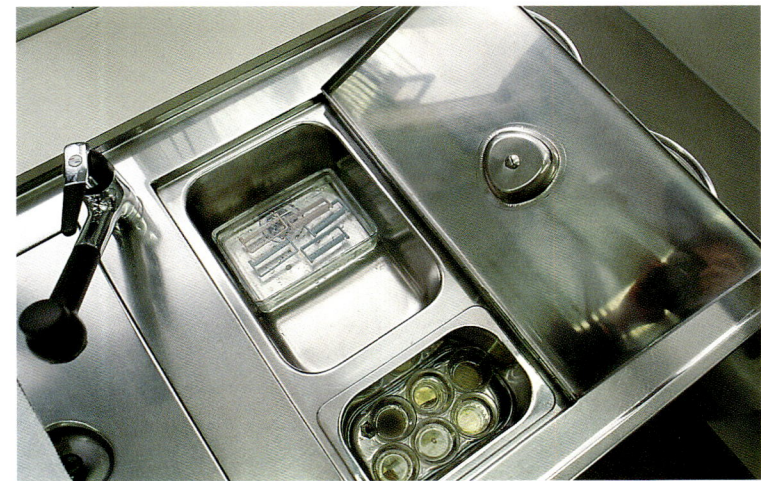

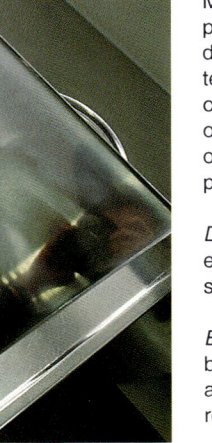

Figura 58   Desinfecção
Mesmo antes de serem lavados e separados, os instrumentos devem ser desinfetados em um banho desinfetante ou utilizando-se máquinas para este objetivo. Isto reduz consideravelmente o risco de uma infecção se uma lesão ocorrer durante os procedimentos preparatórios subseqüentes.

Direita: Um banho de desinfecção como este pode ser adicionado a qualquer sala de esterilização.

Esquerda: Instrumentos vão dentro da banheira de desinfecção imediatamente após os itens descartáveis terem sido removidos da bandeja de instrumentos.

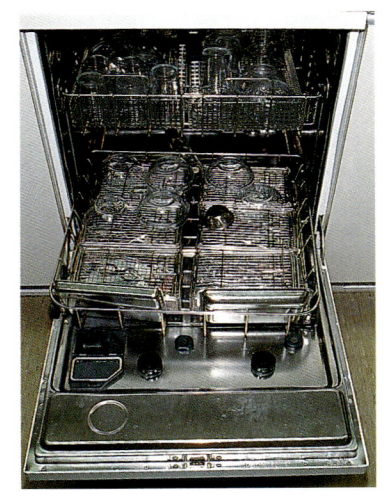

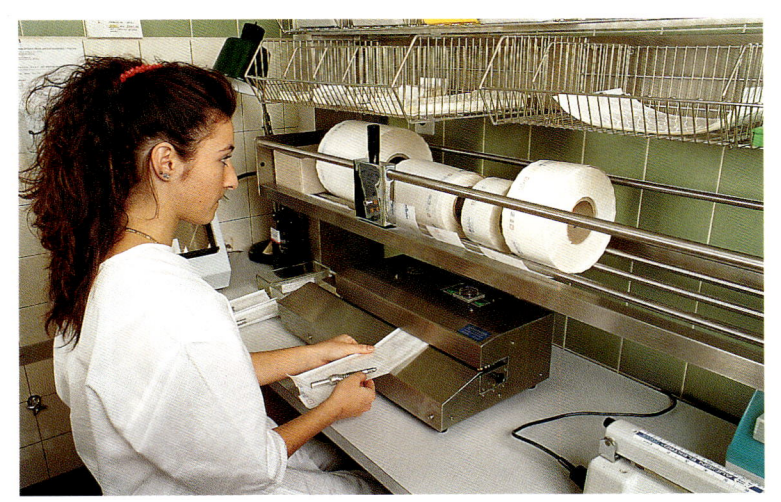

Figura 59   Embalagens
Os instrumentos são primeiramente checados para verificar se estão completos e funcionando, e então embalados e datados.

Esquerda: Máquina de lavagem automática para limpeza de instrumentos previamente desinfetados. Esta máquina também proporciona um ciclo de desinfecção térmica.

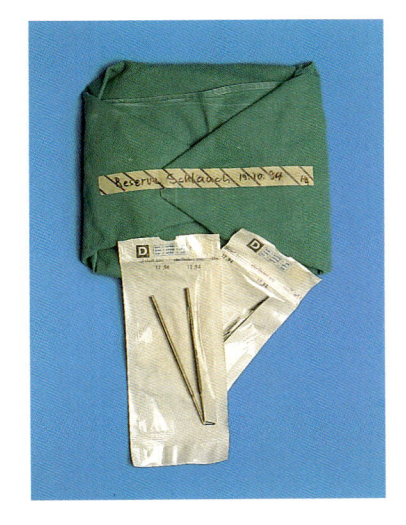

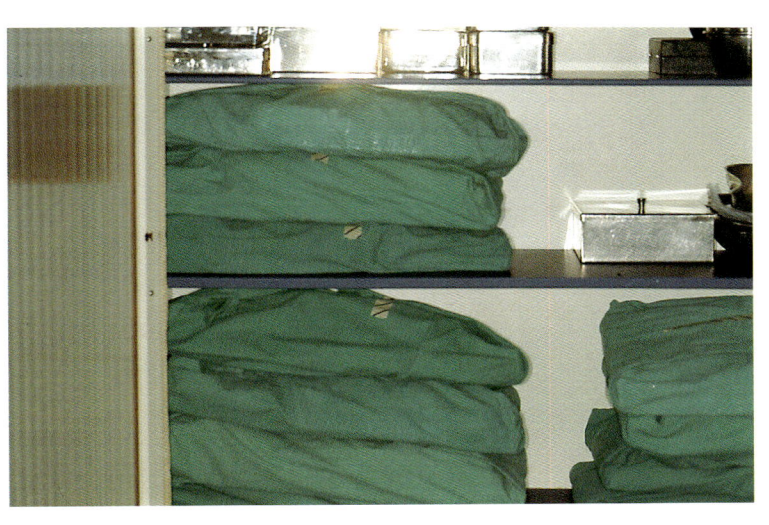

Figura 60   Armazenamento
Todos os materiais estéreis, tais como bandejas básicas, devem ser armazenados em prateleiras ou armários fechados.

Esquerda: Instrumentos são selados em pacotes de esterilização ou embalagens duplas e fechados com fita indicadora. Cada pacote deverá ter a data de esterilização junto com a assinatura ou as iniciais da pessoa que o preparou.

Procedimentos Cirúrgicos em Detalhe

Retalhos Mucoperiostais

A realização (ou rebatimento) do retalho consiste em levantar a mucosa junto com o periósteo, separando-o da superfície óssea. Um retalho que mantém a integridade do periósteo é menos traumático, pode ser perfeitamente reposicionado e proporciona uma visão direta do osso alveolar no campo cirúrgico.

Retalho vestibular. Este tipo de retalho é quase universalmente utilizado em cirurgia bucal para expor o processo alveolar. Ele pode ser realizado tão largo quanto necessário; proporciona uma visualização direta perfeita do campo operatório e pode ser precisamente reposicionado.

As variações incluem um *retalho paramarginal* e um *retalho com rebatimento coronal*. Estes são indicados para proporcionar acesso a pequenas áreas do osso alveolar, e proporcionam um acesso visual ligeiramente limitado. O reposicionamento poderá ser difícil e, subseqüentemente, a formação de uma cicatriz pode tornar-se um problema.

Figura 61   Realização do retalho
Seguindo a incisão inicial através da mucosa e do periósteo, um descolador é usado para criar o retalho e expor o osso subjacente. A integridade do periósteo deverá ser mantida.

Direita : Descoladores com pontas arrendondadas e afiladas são os ideais.

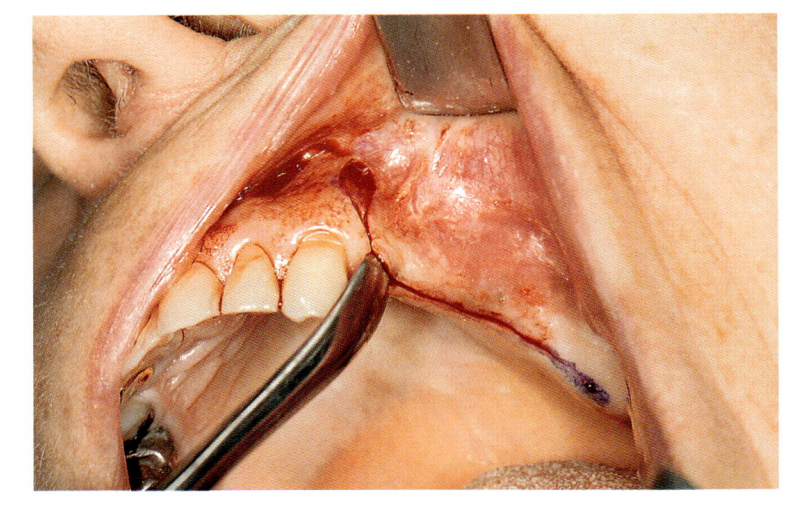

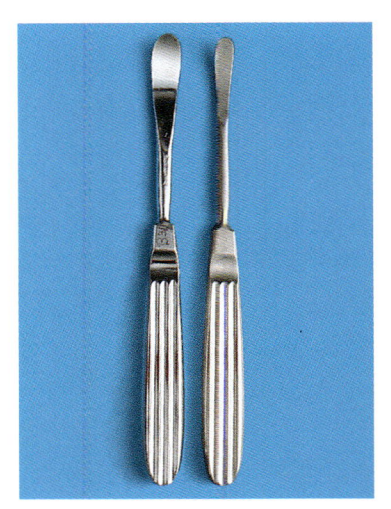

Figura 62   Pinça cirúrgica
Estas pinças pequenas são as ideais para segurar o retalho rebatido e para remover restos do campo operatório. O seu uso, contudo, deverá ser limitado, porque as pontas agudas podem causar pequenas lesões na mucosa.

Direita: Vários tamanhos e formas de pinças cirúrgicas estão disponíveis.

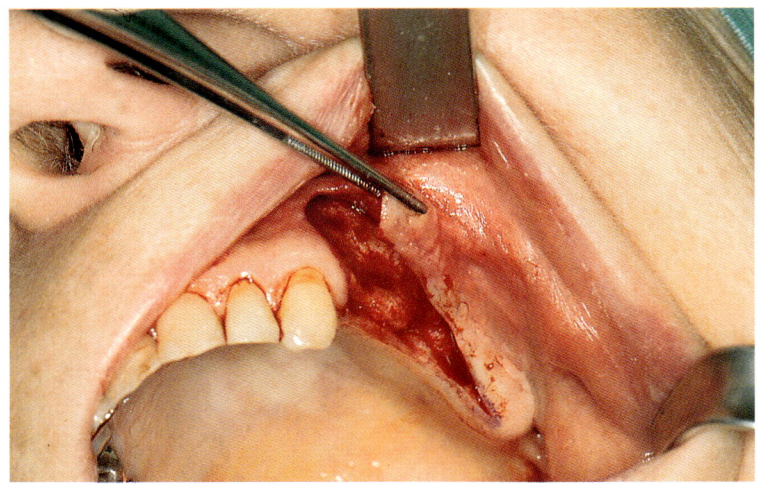

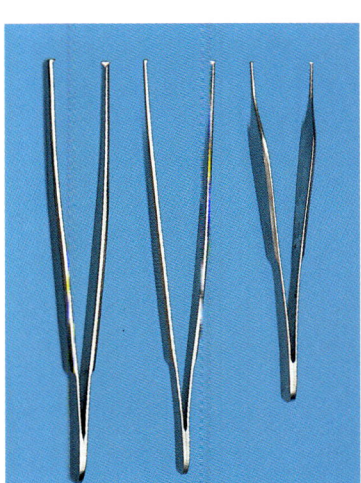

Figura 63   Afastador (retrator) de tecido
Este instrumento proporciona um método excelente para manter afastado um retalho mucoperiostal, causando um trauma tecidual muito pequeno.

Direita: O afastador (ou retrator) tecidual de duas pontas também está disponível para manter afastado retalhos mais largos.

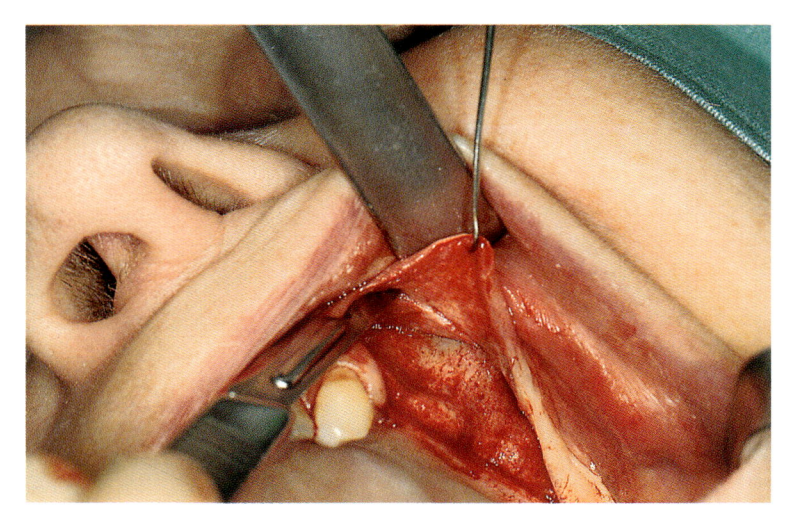

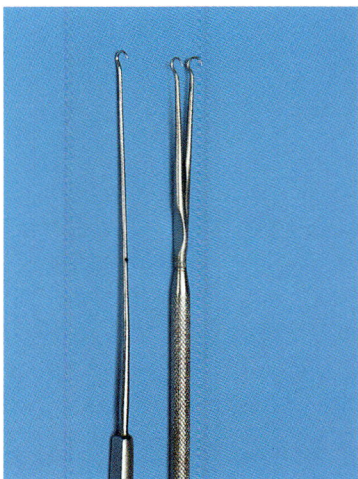

Procedimentos Cirúrgicos em Detalhe

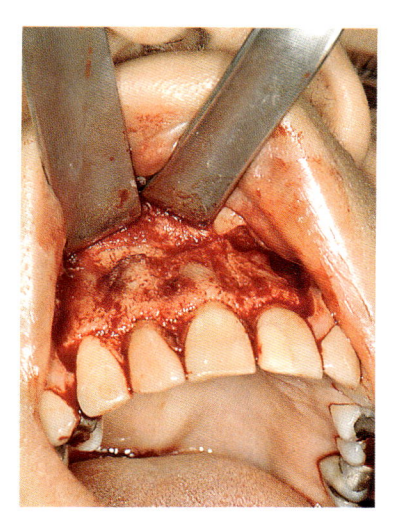

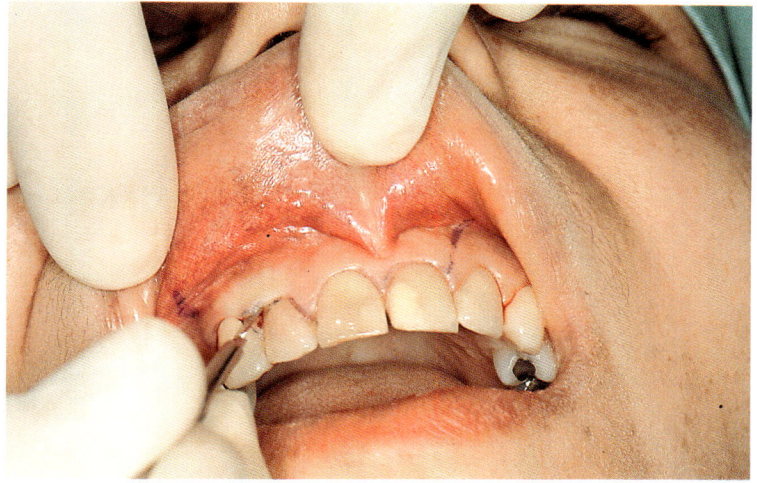

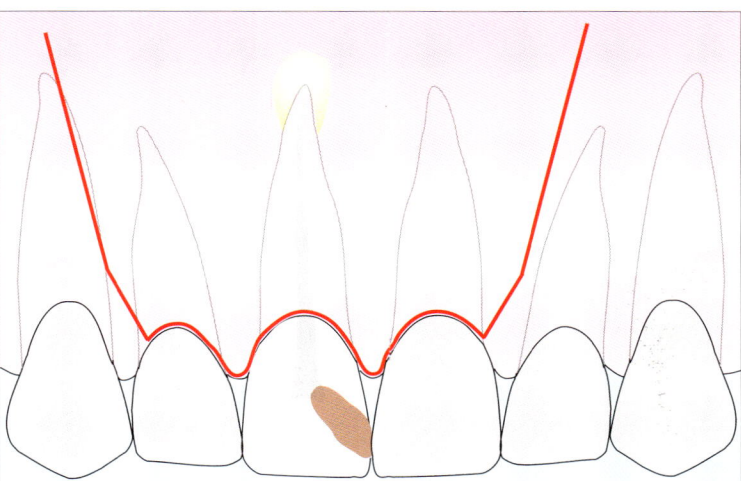

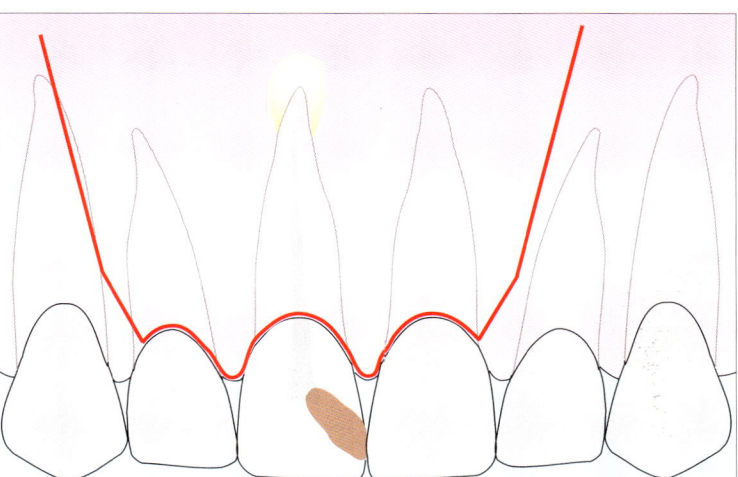

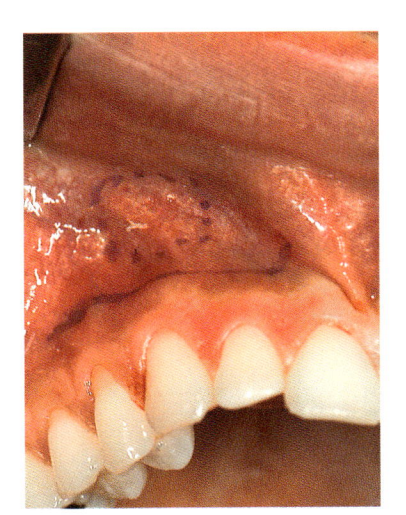

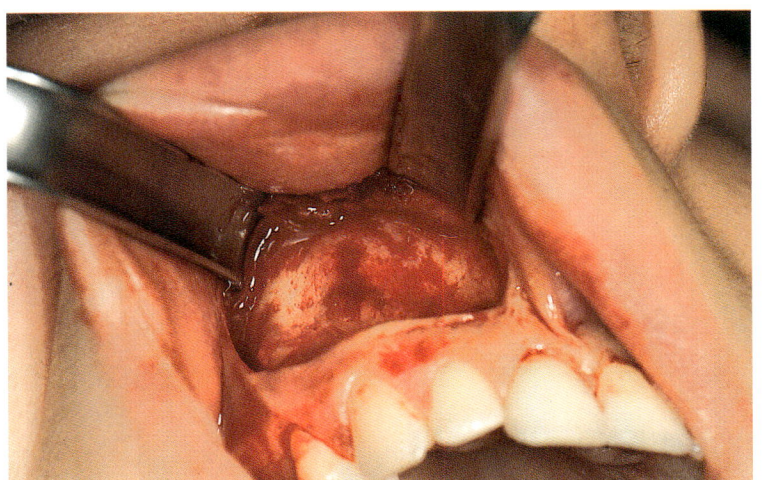

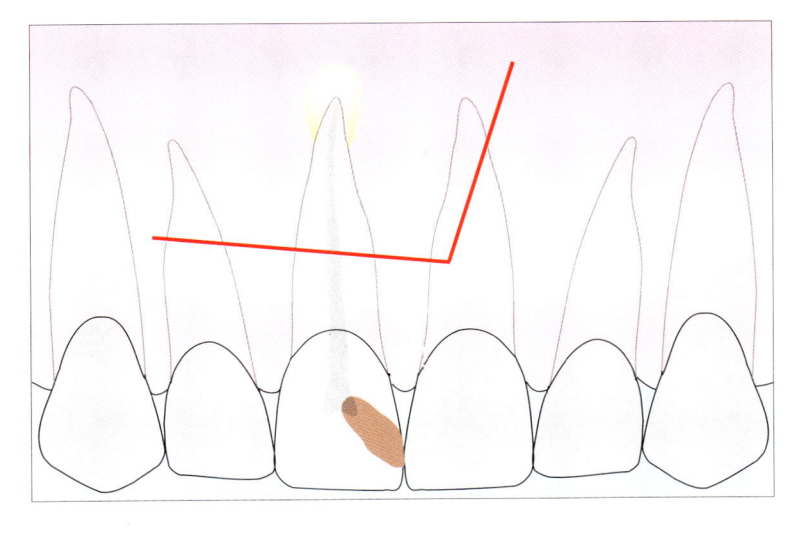

Figura 64 Retalhos trapezoidais
Esta é uma forma de retalho universal para criar acesso ao aspecto vestibular do processo alveolar.
Vantagens: acesso visual, reposicionamento seguro, reparação livre de cicatrizes.
Desvantagens: Se houver bolsas periodontais profundas, uma recessão gengival e raízes expostas poderão ficar mais evidentes.

Esquerda: Acesso visual perfeito à região apical.

Figura 65 Incisão principal
O ponto de divergência de incisões de alívio nas margens gengivais é importante; note como as papilas interdentárias são mantidas intactas.

Figura 66 Retalhos vestibulares
Se for necessário evitar o envolvimento do periodonto marginal, a incisão principal poderá ser realizada na junção mucogengival, seguida pela realização de um retalho apical. Uma incisão de alívio angulada torna o reposicionamento do retalho mais fácil.
Vantagens: a margem gengival permanece intacta.
Desvantagens: acesso visual limitado, formação de cicatriz durante a reparação, possível defeito ósseo diretamente abaixo da margem de tecidos moles.

Esquerda: A incisão principal é realizada na linha de transição entre a gengiva inserida e a mucosa móvel.

Figura 67 Incisão principal
Tanto um retalho triangular como um retalho trapezoidal poderá ser criado. Um ângulo agudo e claro na divergência da incisão de alívio simplifica o reposicionamento do retalho.

Retalhos Mucosos

Neste procedimento, o periósteo não é refletido junto com o retalho. O tecido é separado imediatamente acima e de forma adjacente ao periósteo, ou dentro dos tecidos moles submucosos. Retalhos mucosos podem ser criados com uma lâmina de bisturi nº 15 angulada obliquamente, ou com tesouras de ponta bem fina ou de dissecção.

Indicação
O retalho mucoso é utilizado para obter tecido mole para cobrir defeitos em outras partes da boca, ou para criar um vestíbulo aprofundado em segmentos de arco dentados ou edentados. Este é o retalho de escolha para vestibuloplastia com epitelização secundária, para vestibuloplastia submucosa, para enxerto livre gengival e para correção de freios labiais ou bucais.

Figura 68 Preparação da mucosa
Se somente a mucosa for liberada, tesouras rombas podem ser usadas para a reflexão supraperiostal.

Direita: Reflexão a níveis profundos pode incluir o tecido conectivo submucoso, como, por exemplo, durante uma vestibuloplastia submucosa.

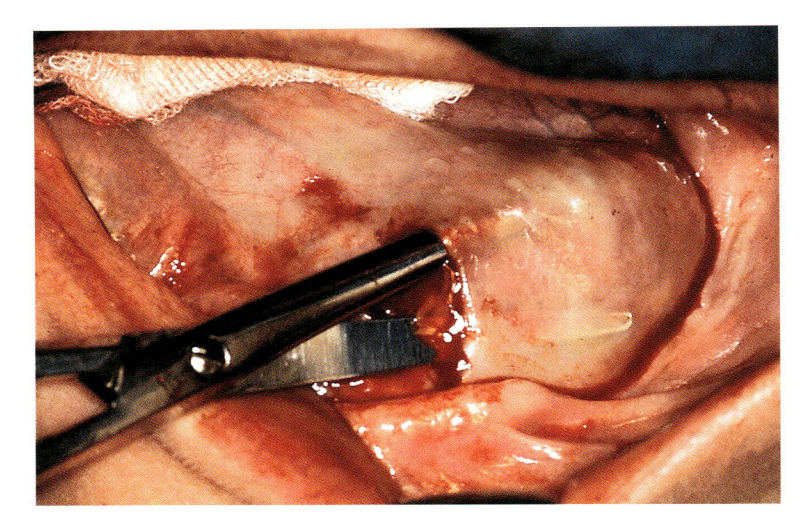

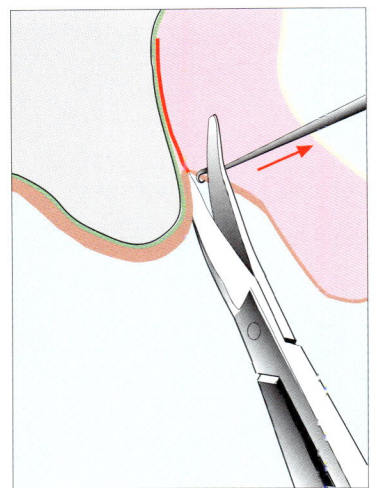

Figura 69 Preparação supraperiostal
Com o posicionamento do bisturi mais paralelo à superfície mucosa, é possível criar um retalho mucoso sem atingir o periósteo.

Direita: Cuidados devem ser tomados para evitar lesão a estruturas adjacentes, como, por exemplo, o nervo lingual.

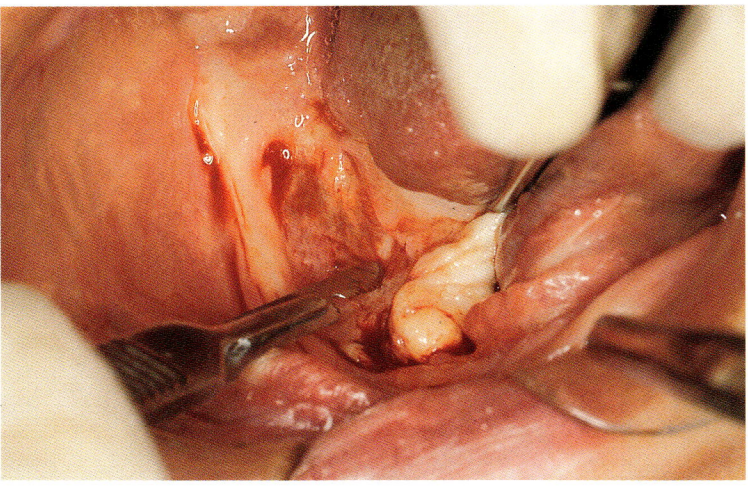

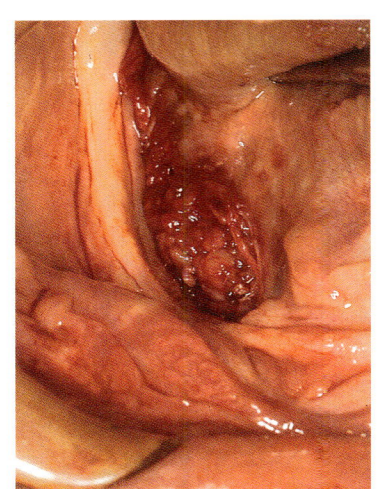

Figura 70 Extensão do retalho
Incisões horizontais através do periósteo permitem o alongamento de um retalho mucoperiostal para, por exemplo, criar um retalho de tecidos moles com o objetivo de cobrir uma abertura buco-sinusal.

Direita: O retalho pode ser deslocado para longe, em direção ao aspecto palatino.

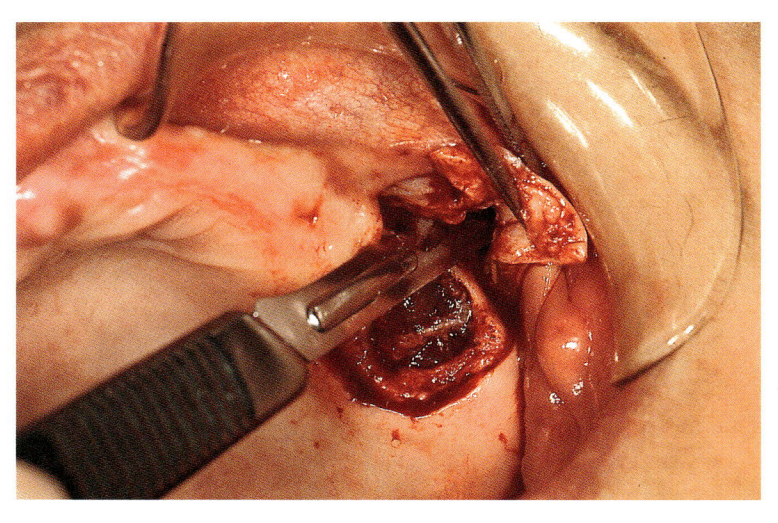

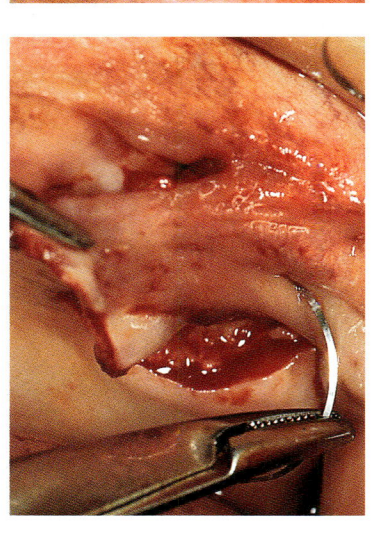

Procedimentos Cirúrgicos em Detalhe

Extensão do Retalho

A mucosa oral da região vestibular é elástica e expansível; entretanto, um retalho mucoperiostal não pode ser esticado, porque o periósteo subjacente não é elástico. O retalho residual pode ser estendido somente depois do periósteo ter sido cortado perpendicularmente em relação à direção do rebatimento.

Retalho Reposicionado Lateralmente

Esta técnica pode ser usada para cobrir um defeito mucoso existente. Entretanto, o procedimento cria uma desnudação não desejada da ferida, a qual cicatriza por segunda intenção, podendo ser coberta se a mucosa for suficientemente expansível. A definição de um retalho para reposicionamento demanda um planejamento geométrico preciso, assim como uma atenção cuidadosa para preservar o suprimento sangüíneo adequado ao segmento a ser reposicionado.

Indicação

É geralmente necessário seccionar através do periósteo para a cobertura do processo alveolar após uma extração dentária, ou para o fechamento de uma comunicação buco-sinusal utilizando um retalho vestibular.

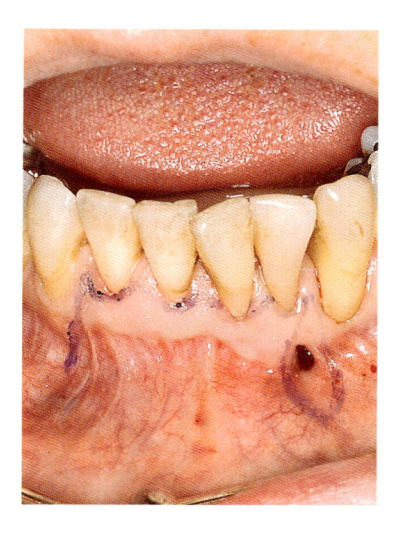

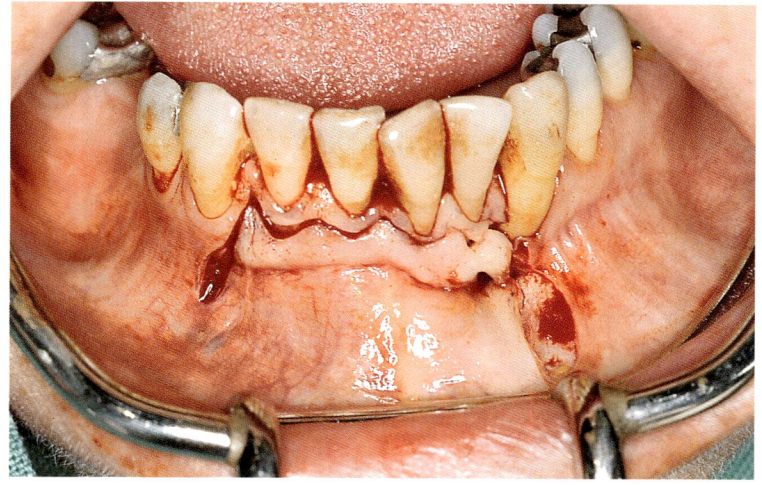

Figura 71 Incisão principal e retalhos lateralmente reposicionados
Indicados para uma cobertura de defeitos mucosos do processo alveolar. Note aqui a fístula acima de um defeito ósseo próximo ao dente 32. O retalho delineado se estende sobre 4 dentes.

Esquerda: Marcando as bordas do retalho antes de realizar a incisão principal para um retalho para reparar uma fístula mucosa.

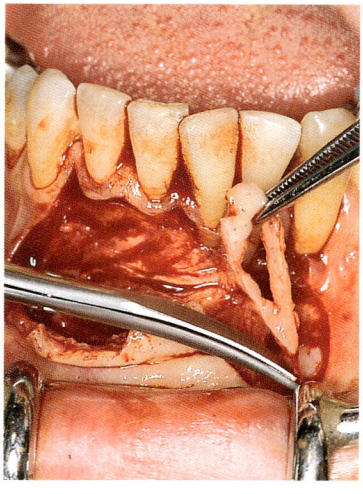

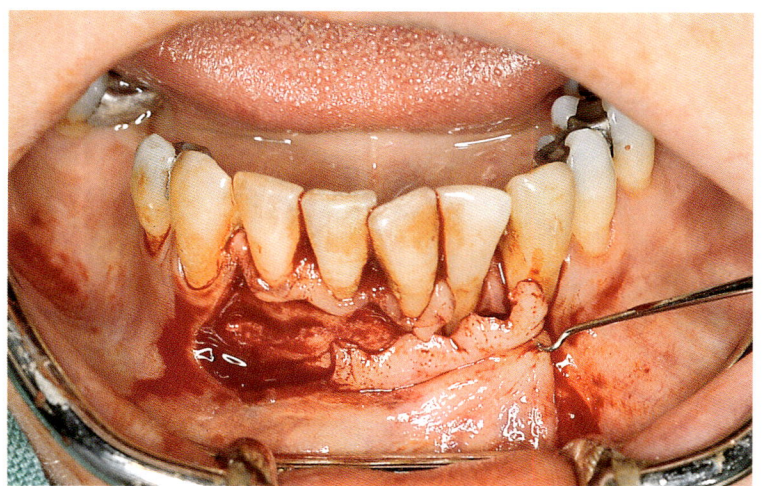

Figura 72 Rebatimento (reflexão) do retalho
O retalho é reposicionado lateralmente próximo à espessura de um dente, para cobrir o defeito.

Esquerda: O tecido circundando o defeito é excisado e o retalho é reposicionado lateralmente para cobrir a área do defeito.

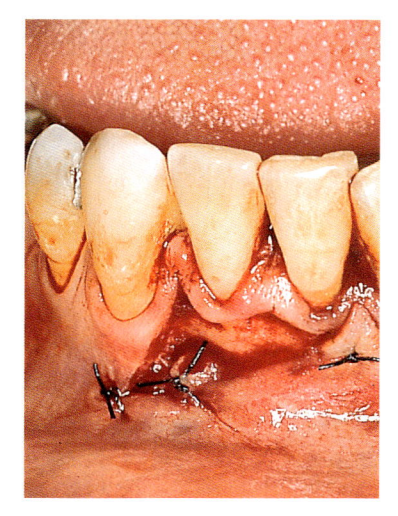

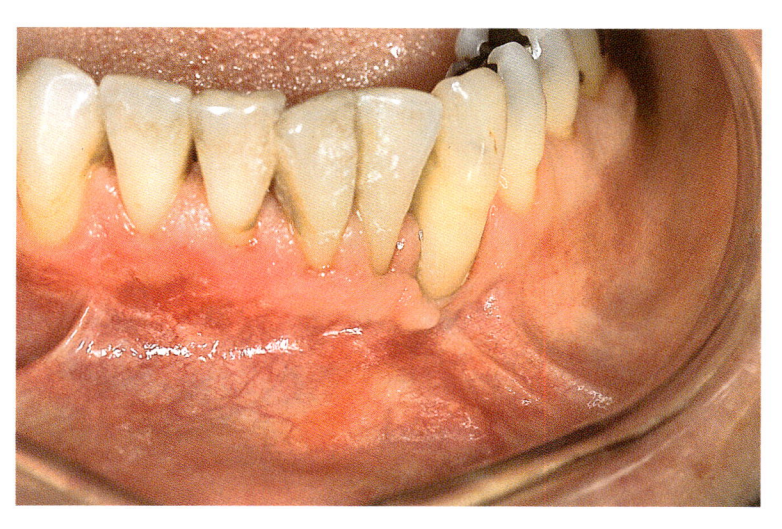

Figura 73 Controle pós-operatório
A situação clínica após um ano de cirurgia.

Esquerda: A desnudação próxima ao dente 42 foi parcialmente recoberta através da extensão do retalho. O defeito tecidual cicatrizou por epitelização secundária.

Procedimentos de Rotina durante a Intervenção Cirúrgica

Manuseio dos Tecidos: Cicatrização Tecidual

Uma distinção é realizada entre uma cicatrização tecidual aberta e fechada. O cuidado pós-operatório é determinado, pelo tipo de cicatrização que é antecipada.

Cicatrização em Feridas Fechadas

Isto é atingido pela adaptação e fixação das margens teciduais com suturas ou, em certas situações especiais, utilizando-se adesivos teciduais. O fechamento da ferida primária e sua cicatrização melhoram não somente pela precisa reflexão do retalho e pelo reposicionamento do mesmo, mas também pelo uso de uma técnica de sutura adequada. A qualidade e a consistência da mucosa devem ser levadas em consideração quando as suturas são colocadas. Na maioria dos casos, as margens teciduais da mucosa são fechadas por suturas individuais, interrompidas. A técnica de sutura de colchoeiro proporciona uma adaptação apertada das margens teciduais. Suturas contínuas são indicadas somente quando a mucosa está em contato direto com o osso adjacente (por exemplo: gengiva).

Se uma cobertura de antibiótico não for iniciada, uma ferida fechada contaminada rapidamente tornar-se-á infectada.

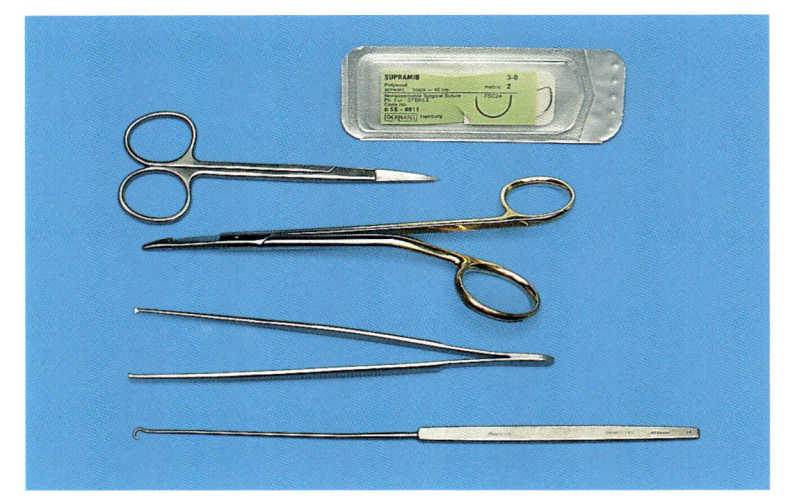

Figura 74 Armamentário para a realização de suturas
Porta-agulhas (Gillies), pinça cirúrgica, pinça anatômica e gancho tecidual (Gillies).

Direita: Material de sutura. Fio de Monofilamento (Supramid 2-5) é preferível. Materiais absorvíveis (CATGUT, Dexon, etc.) podem ser utilizados para suturas submucosas ou em situações nas quais a remoção de suturas poderá ser difícil.

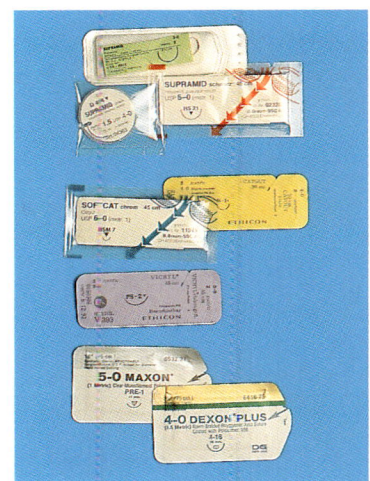

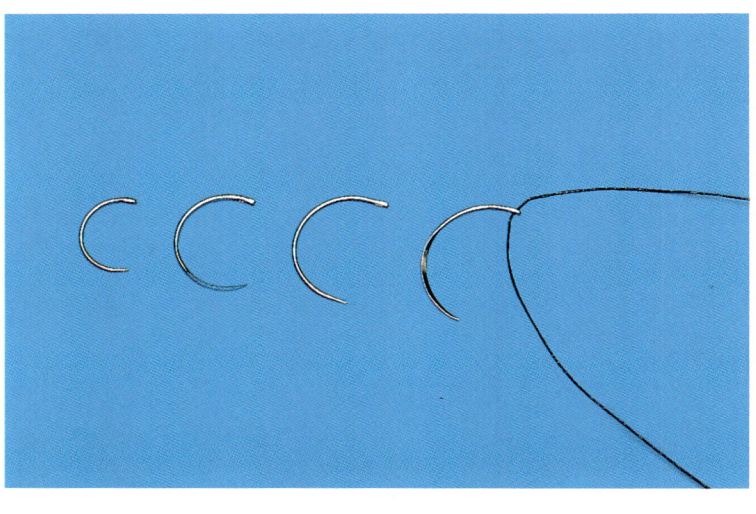

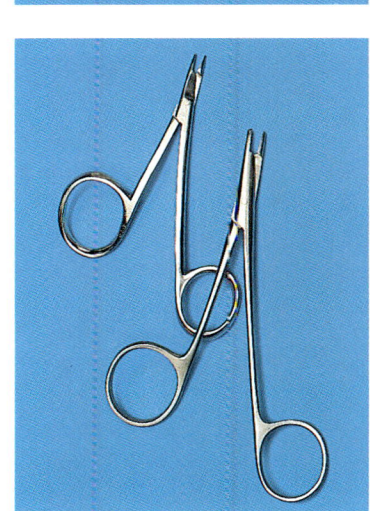

Figura 75 Agulhas de suturas
Para a colocação de sutura na cavidade bucal, agulhas 5/8 com um perfil plano e uma ponta arredondada são preferidas. Outras formas estão disponíveis para situações especiais.

Direita: Diferentes formas do porta-agulhas de Gillies; sua forma elegante simplifica a colocação das suturas na cavidade bucal, onde o espaço e o acesso visual são freqüentemente limitados.

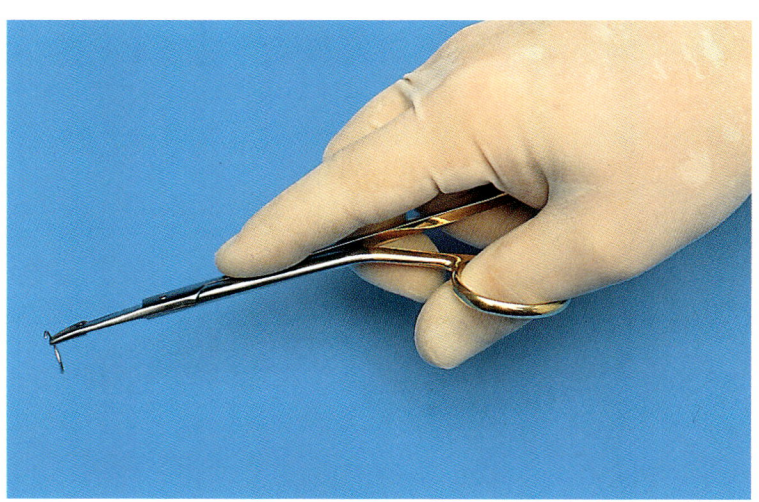

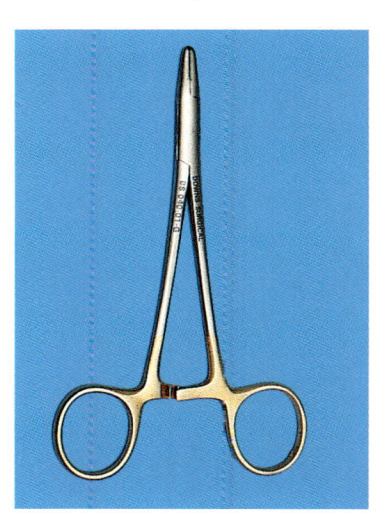

Figura 76 Porta-agulhas
O porta-agulhas de Gillies encaixa-se bem na mão. Em contraste com as tesouras, somente o dedo polegar é inserido dentro do cabo.

Direita: Alguns porta-agulhas possuem partes que trancam; estas podem restringir a liberdade de movimento.

Procedimentos de Rotina Durante a Intervenção Cirúrgica 39

Material de Sutura
Não-reabsorvível. Para suturar a mucosa bucal, fios não-expansíveis monofilamento são ideais (Polyamida, Supramid).

Reabsorvível. Catgut (colágeno), Dexon ou Vicryl (Acido Poliglicólico) são utilizados para suturas subcutâneas ou em áreas onde a remoção da sutura é difícil ou impossível (por exemplo: fixação da mucosa ao periósteo durante uma vestibuloplastia). Maxon ou Dexon (Polyglatina) são indicados para suturas em áreas mucosas onde o acesso é limitado.

Tamanho. Para mucosa normal: 3–0 = 3 = 0,3 mm. Para suturas extremamente finas: 4-0=2=0,2 mm.

Agulhas
Devido ao acesso limitado, as agulhas curvas de 5/8 com uma ponta inclinada e um perfil plano são indicadas para a cavidade bucal. As agulhas com perfil arredondado podem girar dentro do porta-agulhas, impedindo o posicionamento preciso da sutura.

> **Atenção**
> Suturas reabsorvíveis e trançadas não são indicadas para uso na cavidade bucal por causa de seu efeito de absorção, o qual pode contaminar a base do ferimento com a saliva.

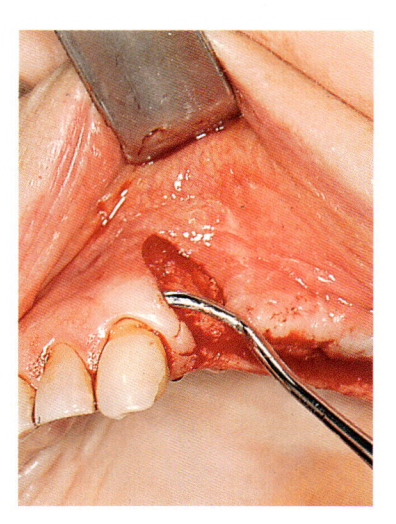

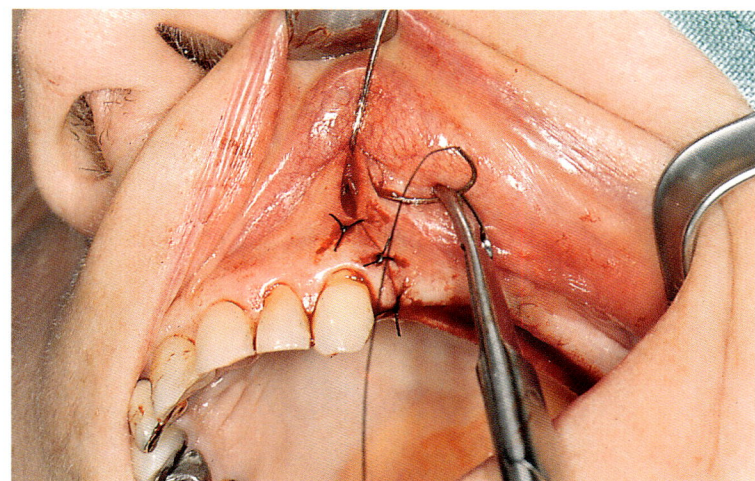

Figura 77 Suturas isoladas
O reposicionamento preciso do retalho mucoperiostal é um pré-requisito para a reparação sem a formação de cicatrizes. A distância entre suturas isoladas deverá ser de 3 mm.

Esquerda: Para melhor adaptação, um fino descolador pode ser utilizado para mobilizar o tecido adjacente.

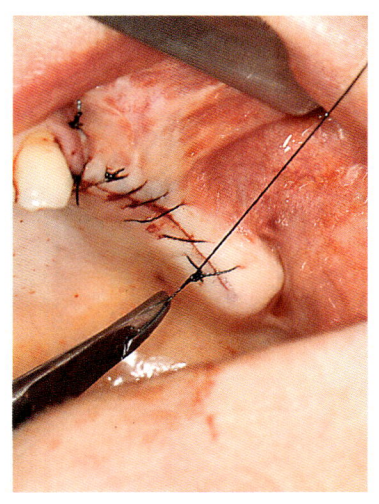

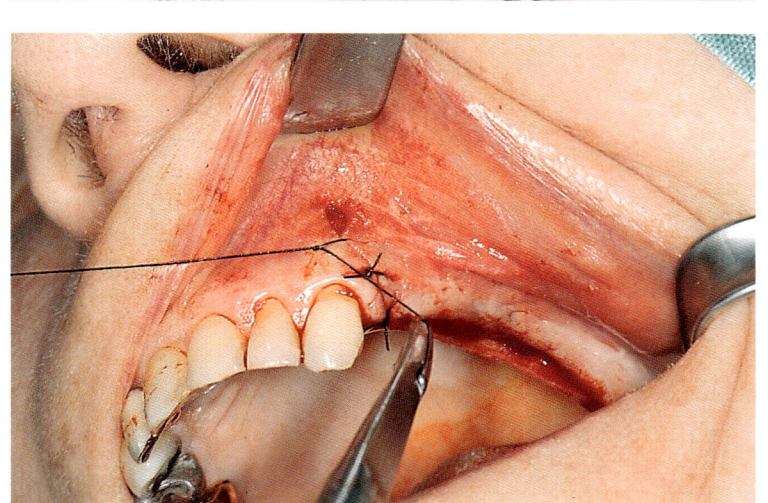

Figura 78 Suturando: suturas contínuas
A incisão de alívio é fechada utilizando-se suturas isoladas.

Esquerda: Ao longo do processo alveolar, com gengiva queratinizada, suturas contínuas podem atingir um excelente fechamento das margens teciduais.

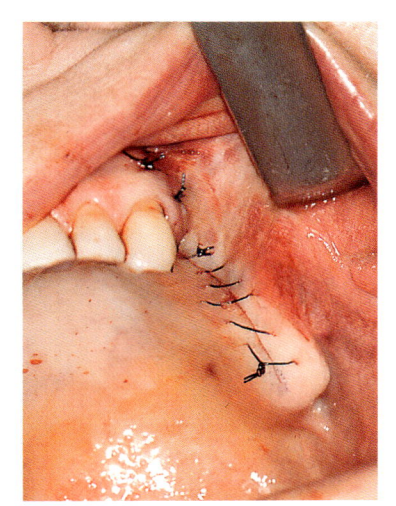

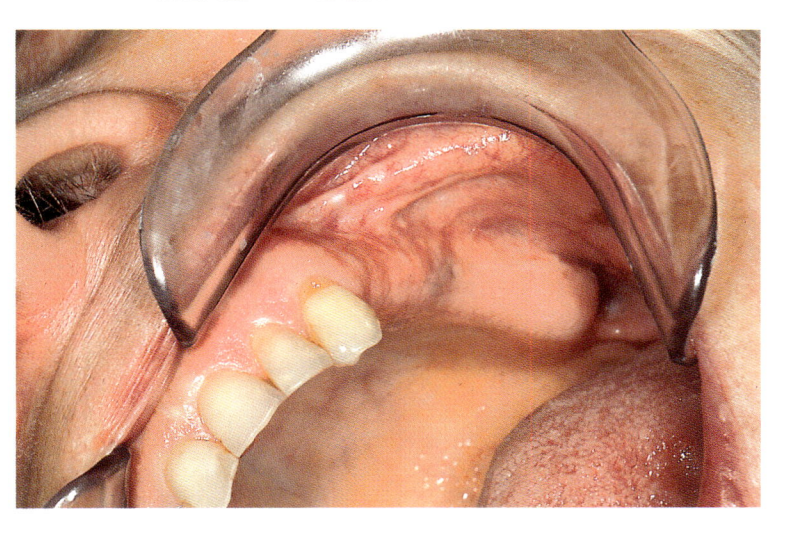

Figura 79 Controle pós-operatório
A vista clínica revela uma reparação livre de cicatrizes em três meses pós-cirúrgicos.

Esquerda: Colocação completa da sutura.

40 Princípios Cirúrgicos

Figura 80 Suturas de colchoeiro
Esta técnica é indicada quando um fechamento efetivamente apertado de uma ferida bucal for necessário, como aqui, durante o fechamento de uma comunicação buco-sinusal. Todas as suturas são colocadas inicialmente, para permitir a manipulação dos retalhos teciduais.

Esquerda: O retalho tecidual adjacente ao dente 26 é completamente suturado em posição.

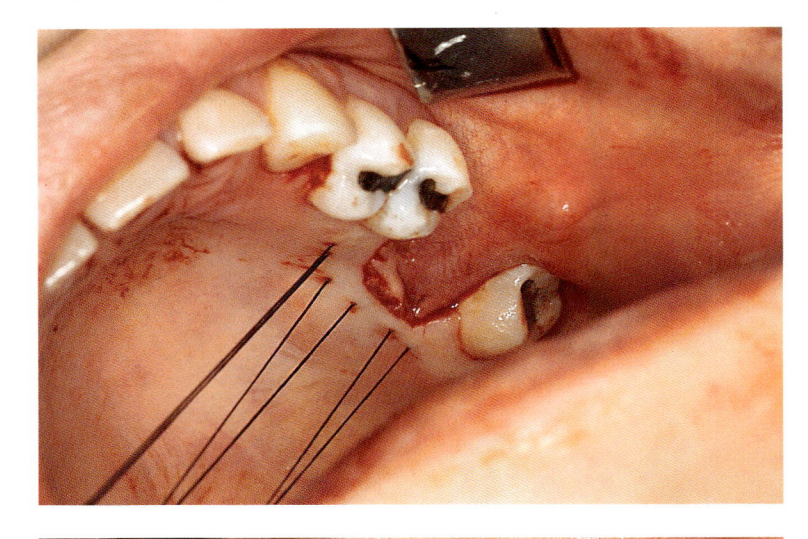

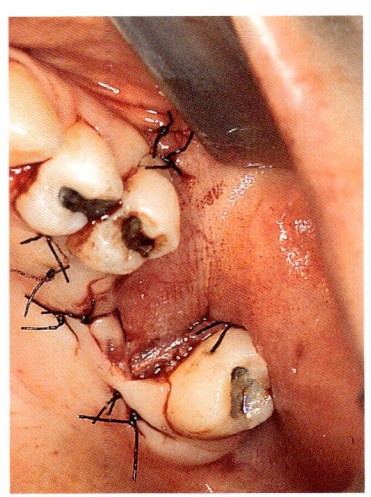

Figura 81 Material de sutura reabsorvível
Este material é utilizado em situações nas quais a remoção da sutura pós-operatória não será possível, como neste caso, onde a mucosa está sendo ligada ao periósteo.

Direita: O retalho mucoso é suturado ao periósteo, próximo ao dente 16.

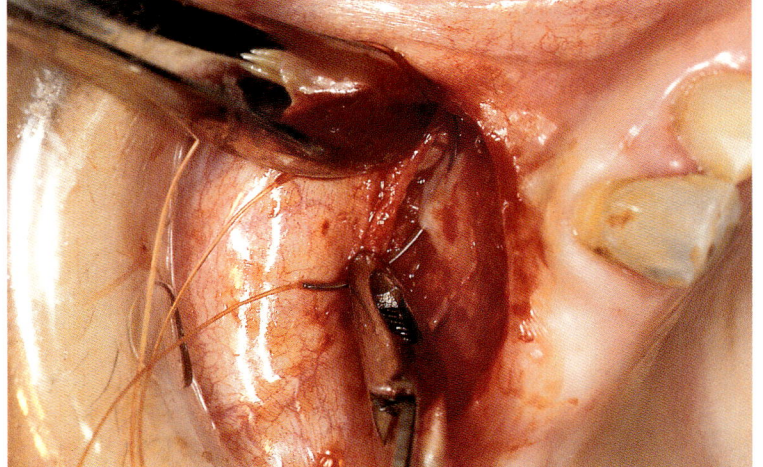

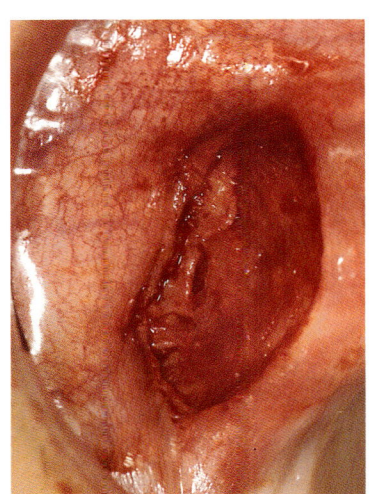

Figura 82 Técnica de sutura subcutânea
Afastando as margens teciduais e aproximando o tecido conjuntivo subcutâneo utilizando-se material de sutura reabsorvível.

Direita: A sutura é colocada precisamente nos tecidos subcutâneos em cada lado da ferida.

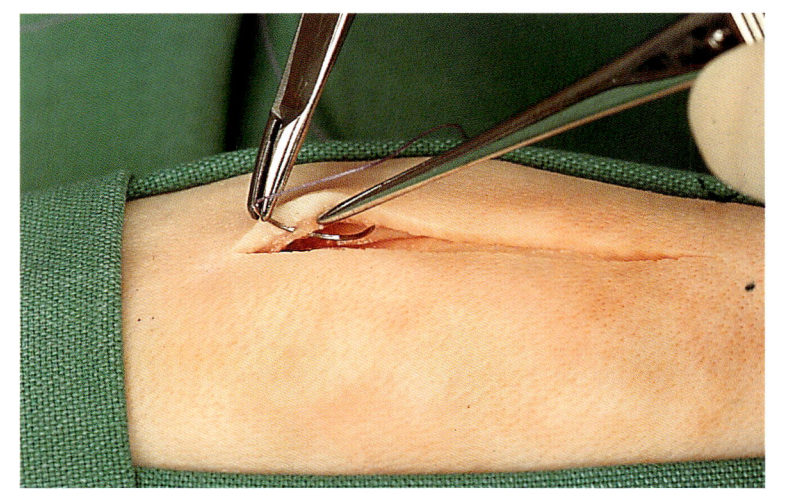

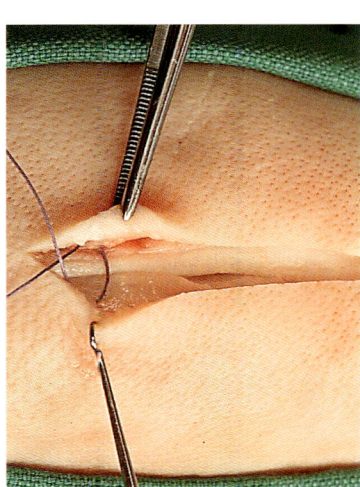

Figura 83 Sutura horizontal reversa
Esta sutura é útil para uma justa adaptação das margens teciduais. As margens são ligeiramente evertidas. Este tipo de sutura também pode ser colocado de forma contínua.

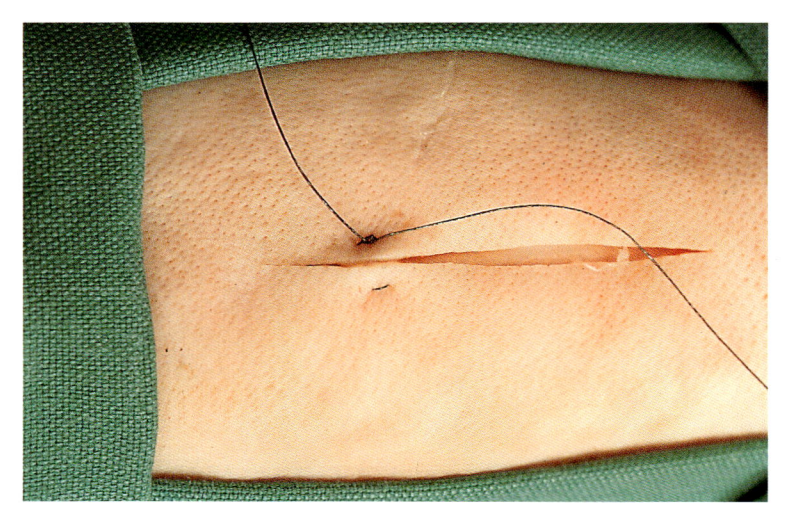

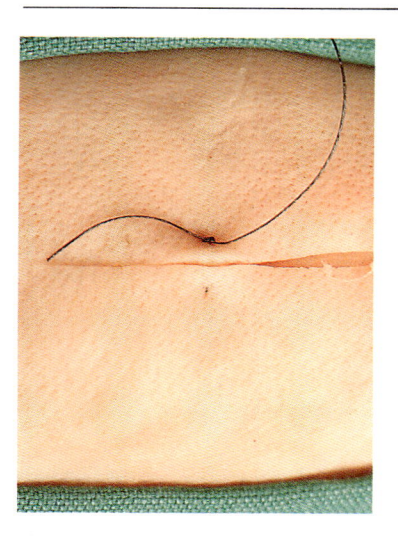

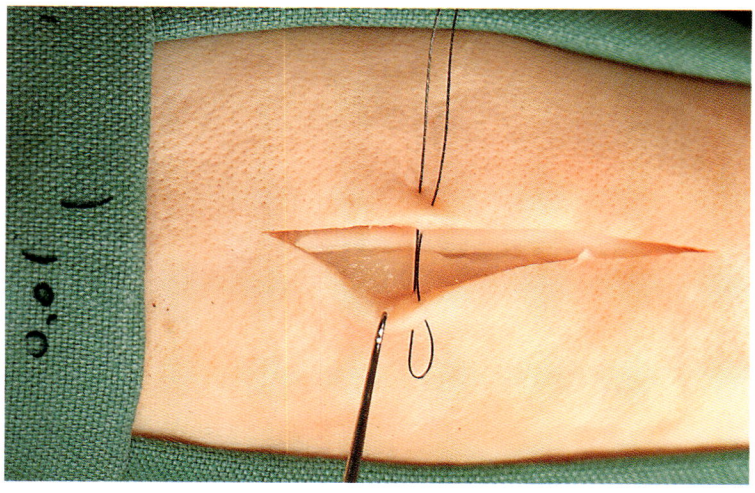

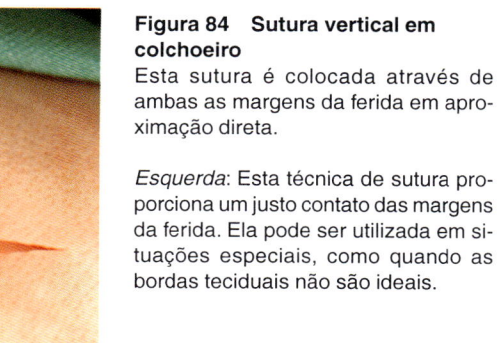

Procedimentos de Rotina Durante a Intervenção Cirúrgica 41

Figura 84 Sutura vertical em colchoeiro
Esta sutura é colocada através de ambas as margens da ferida em aproximação direta.

Esquerda: Esta técnica de sutura proporciona um justo contato das margens da ferida. Ela pode ser utilizada em situações especiais, como quando as bordas teciduais não são ideais.

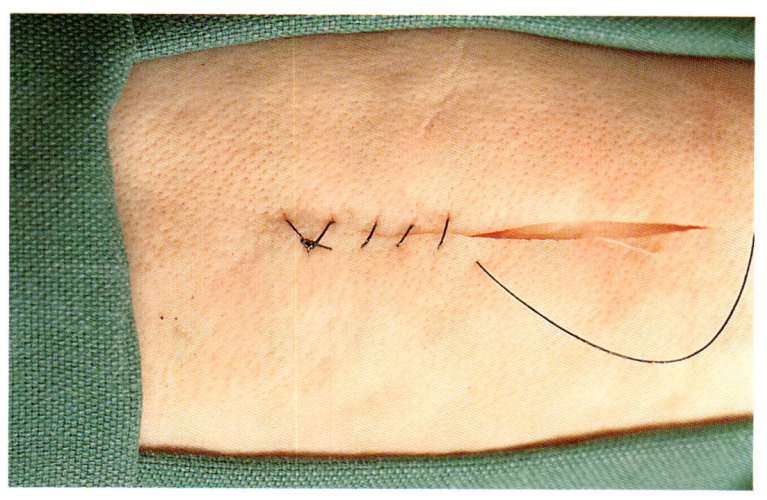

Figura 85 Sutura contínua
Este tipo pode ser utilizado para fechar feridas em tecidos especialmente macios. Ela também proporciona uma excelente hemostasia.

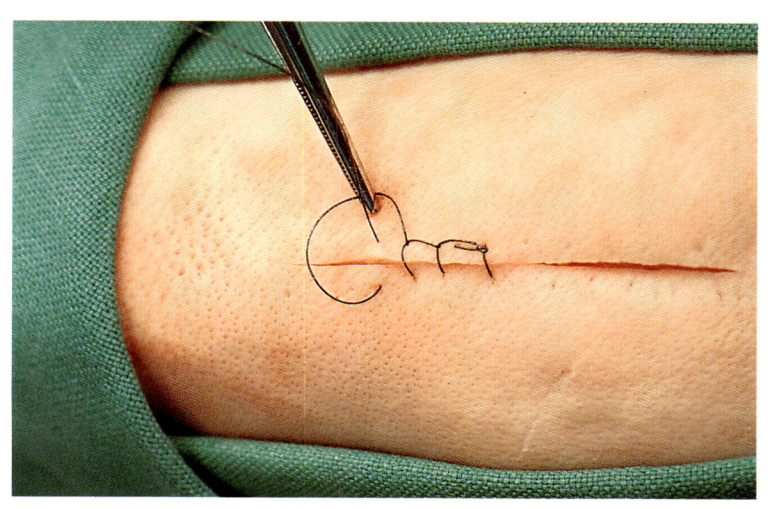

Figura 86 Sutura das margens
Esta sutura é muito útil para hemostasia.

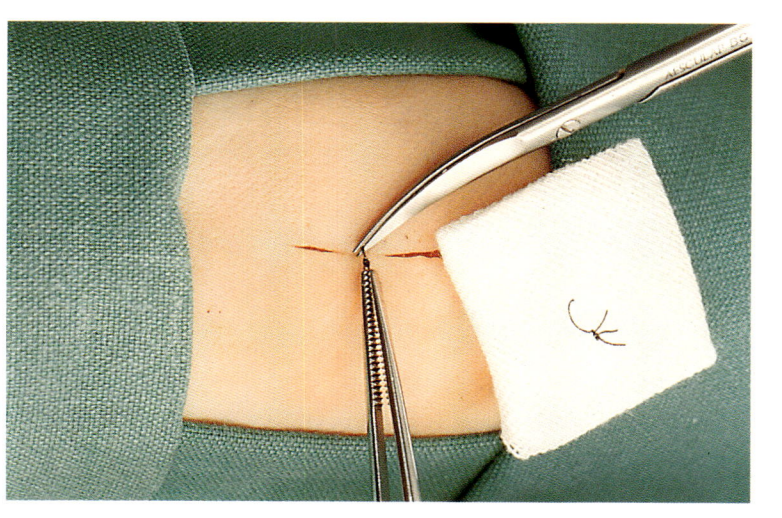

Figura 87 Remoção de sutura
A sutura é segura com uma fina pinça anatômica e então cortada utilizando-se tesouras com ponta. Se a sutura estiver encravada dentro da cicatriz, a aplicação de peróxido de hidrogênio ou solução de NaCl tornará a remoção mais fácil. Se partes da sutura forem deixadas dentro dos tecidos, complicações tais como infecção ou formação de granulomas podem ocorrer.

Manuseio de Feridas Abertas

A cicatrização por segunda intenção é o objetivo – isto é, a ferida é deixada aberta para permitir a formação de tecidos de granulação. A epitelização secundária da ferida vem a seguir. Na cicatrização de feridas abertas, o tecido exposto pode ser coberto com um curativo cirúrgico, ou a superfície da ferida pode ficar exposta à cavidade bucal. Em ambos os casos, uma camada de fibrina cobre a ferida em poucas horas.

O objetivo deste tipo de tratamento é manter essa camada de fibrina. Devido ao fato de a ferida permanecer aberta, a infecção do local cirúrgico é evitada. Embora a superfície da ferida possa ser contaminada, a infecção clínica não aparece porque os mecanismos de autolimpeza da cavidade bucal são suficientes para limpar a ferida. A fase de cicatrização até a completa epitelização demora em média de 3 a 4 semanas.

O tratamento de feridas abertas é indicado se existir um alto risco de infecção – por exemplo, após extração de terceiros molares mandibulares, cirurgias em tecidos com infecção aguda, em defeitos mucosos extensos (vestibuloplastia com epitelização secundária). Em feridas de tecidos moles severamente traumatizados, a cicatrização por segunda intenção é aconselhada para prevenir a infecção.

Figura 88   Curativo tecidual
Defeitos mucosos extensos podem ser deixados para cicatrizar por segunda intenção por meio da aplicação de um curativo tecidual não-adesivo (iodofórmio gase vaselinada).

Direita: O curativo tecidual é mantido em posição por uma goteira de acrílico palatina.

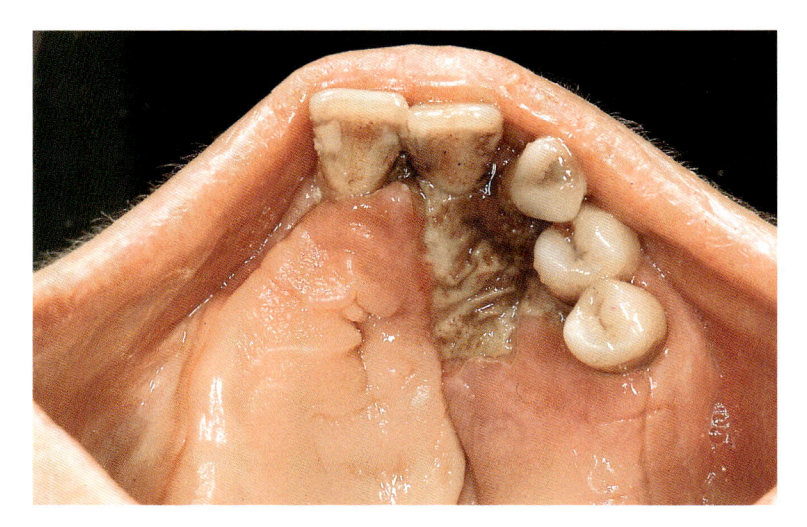

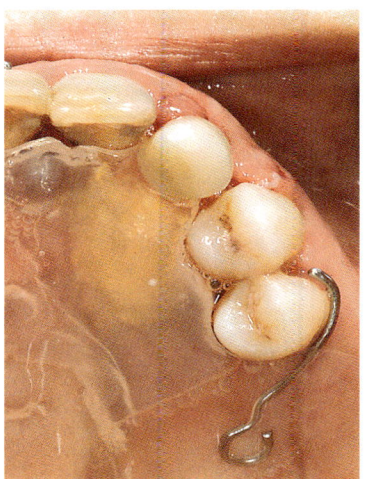

Figura 89   Preparando o curativo com iodofórmio
Vaselina estéril (parafina branca macia) é colocada em uma cubeta plana. A gaze com iodofórmio é colocada sobre esta, e a cubeta é levada a um ambiente morno para liquefazer a vaselina. O excesso da vaselina é então removido, e a cubeta é selada. Estas operações devem ser realizadas em condições estéreis.

Direita: Colocando a gaze iodoformada na vaselina líquida.

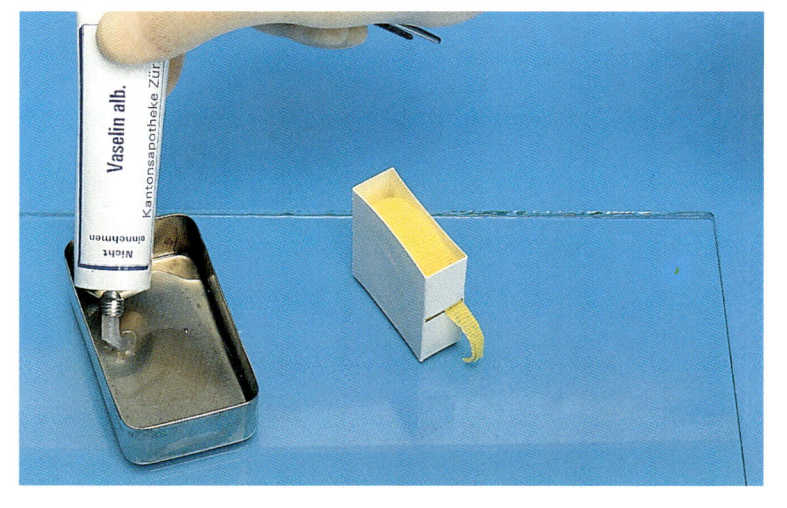

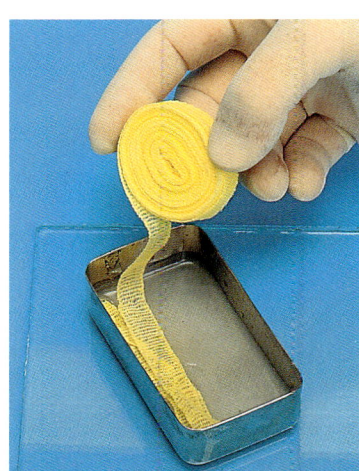

Figura 90   Vida média
O curativo estéril é guardado em uma cubeta fechada. Ele pode ficar armazenado por aproximadamente 8 semanas, após as quais a gaze começa a se descolorir devido à oxidação. O curativo não deve mais ser utilizado.

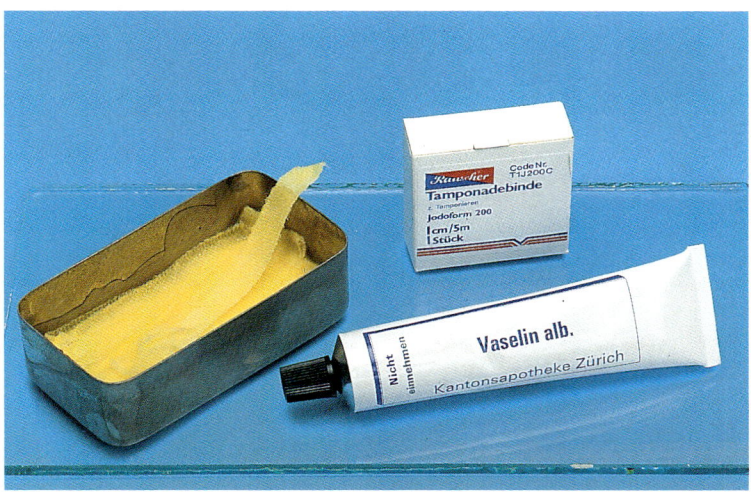

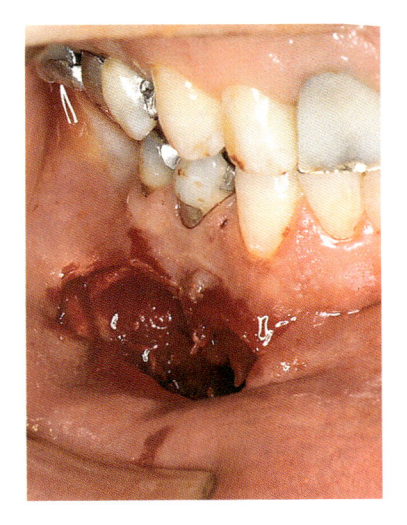

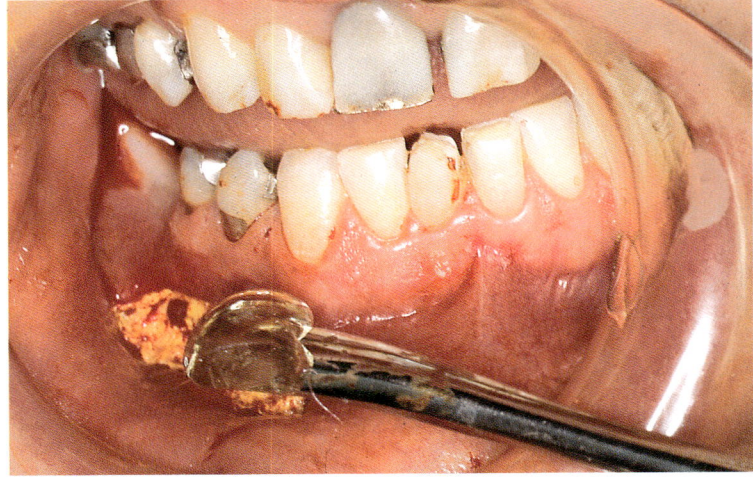

Procedimentos de Rotina Durante a Intervenção Cirúrgica 43

Figura 91 Fechamento tecidual utilizando um adesivo de acetona
Quando é necessário preencher um defeito, um adesivo tecidual de acetona pode ser utilizado para fechar a área, prevenindo a intrusão da saliva.

Esquerda: Vista clínica após enucleação de um cisto radicular no lado direito da mandíbula, vista vestibular.

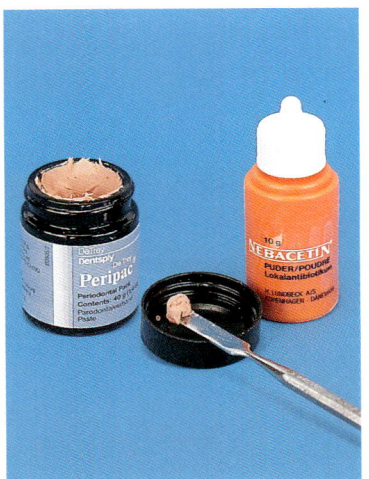

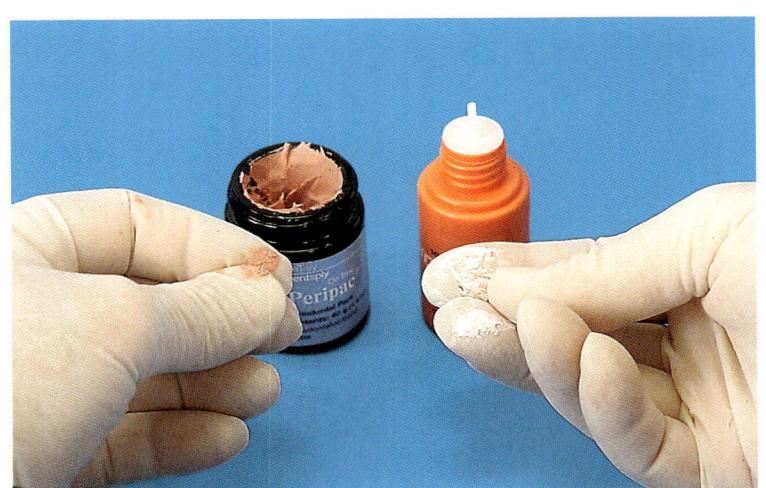

Figura 92 Preparação de um curativo gengival
Curativos teciduais (curativos periodontais) têm uma consistência pastosa, mas endurecem quando em contato com a umidade. Para prevenir a colonização pela microbiota oral, um pó de antibiótico, (por exemplo, Nebacetin) pode ser misturado ao curativo antes da aplicação.

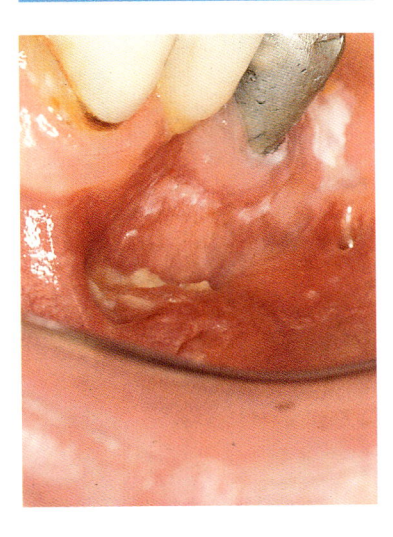

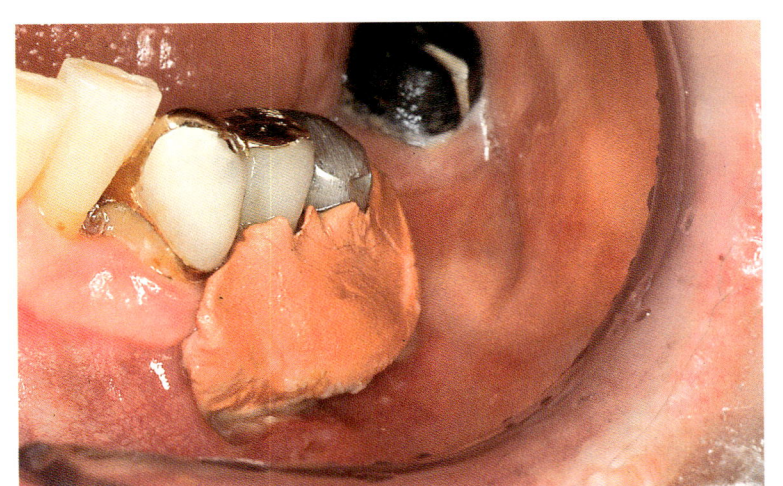

Figura 93 Curativo gengival (periodontal)
Um curativo periodontal (Peripack) está sendo usado aqui para proteger um retalho gengival livre próximo ao dente 34. Esta fotografia foi tirada três dias depois da cirurgia, e o transplante permaneceu na posição adequada.

Esquerda: Dez dias após a remoção do curativo. O tecido transplantado tem uma cor rósea-avermelhada, indicando uma revascularização bem-sucedida.

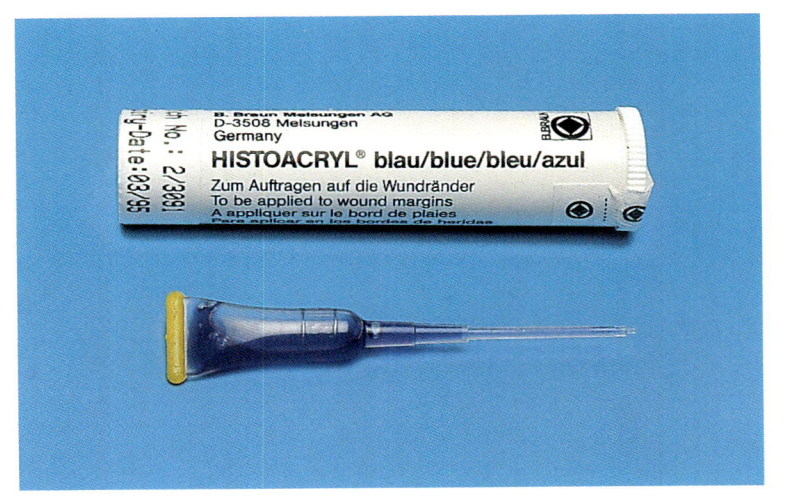

Figura 94 Adesivos teciduais
Adesivos teciduais são compostos de acrílicos, os quais endurecem quando expostos à umidade. Em situações especiais, por exemplo, quando não é possível colocar suturas, ou quando a sutura não é indicada, estes adesivos proporcionam uma alternativa. Uma desvantagem é que a maioria dos agentes são tóxicos aos tecidos.

44 Princípios Cirúrgicos

Figura 95 Fazendo uma placa protetora do curativo tecidual
Uma placa de acrílico claro, aquecido, é colocada sobre um modelo de gesso e então recortada apropriadamente. Se necessário, este tipo de placa pode ser reforçado utilizando-se um acrílico autopolimerizável. Esta placa deve ser facilmente removível, de forma que o paciente possa realizar a higiene oral.

Direita: Tesouras, facas e limas podem ser utilizadas para aliviar e ajustar a placa.

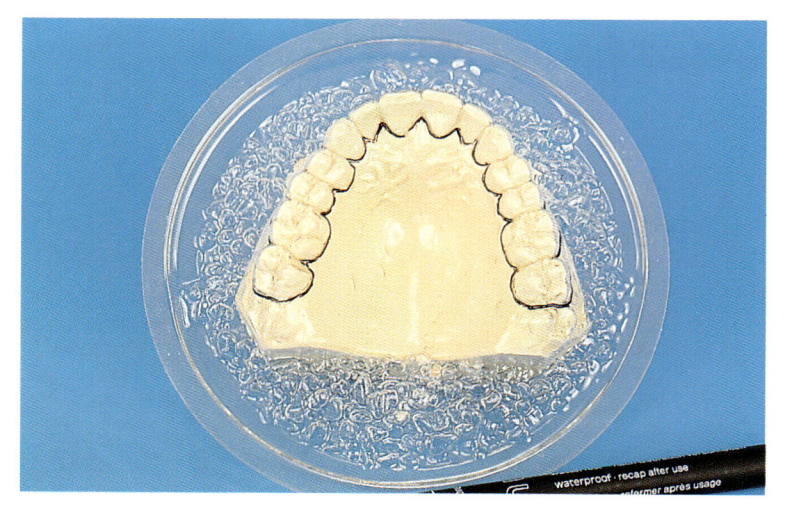

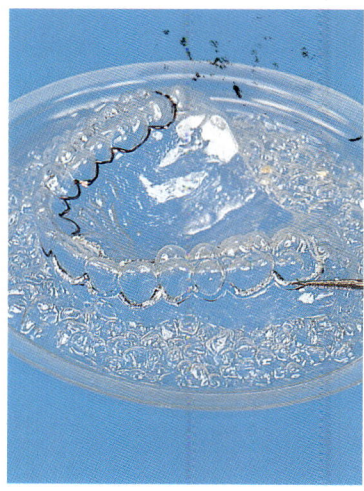

Figura 96 Placa terminada
A placa terminada é transparente; a cicatriz pode ser visualizada através dela.

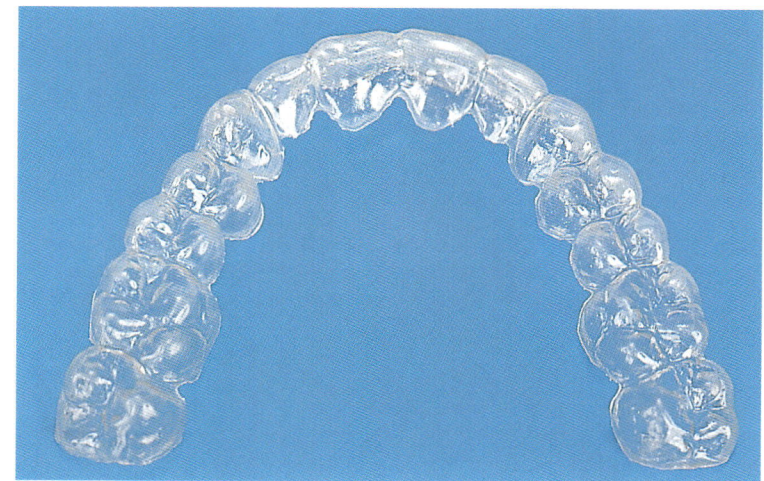

Figura 97 Bandagens externas
Feridas na pele são cobertas com gaze estéril e mantidas em posição com um curativo adesivo.

Direita: Suturas logo após uma excisão do lado direito do mento.

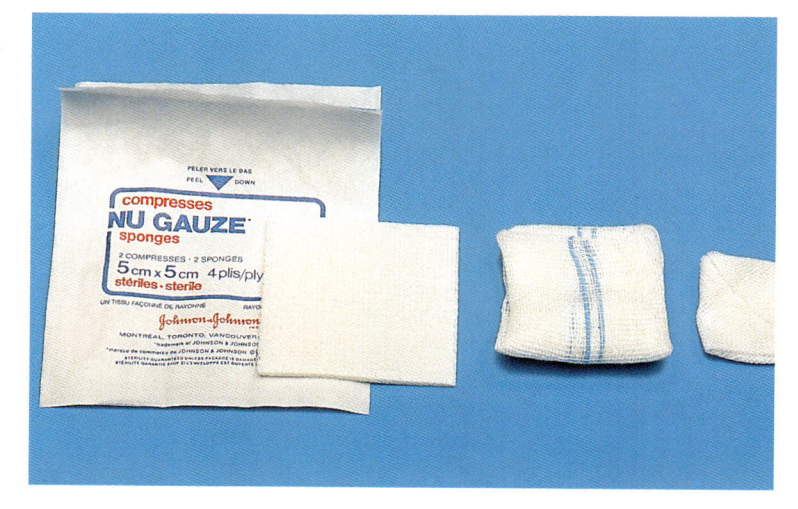

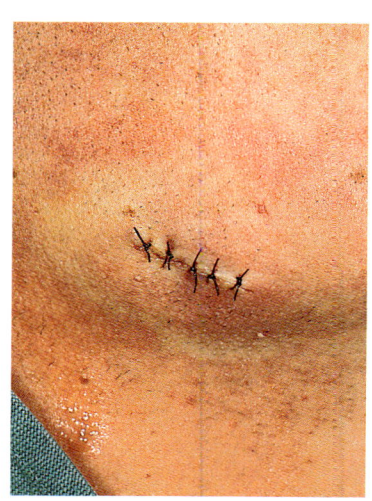

Figura 98 Tiras adesivas
Uma adaptação adequada das margens teciduais suturadas pode ser mantida com a utilização de tiras adesivas (Steri-Strip).

Direita: Tiras adesivas aplicadas a uma ferida suturada.

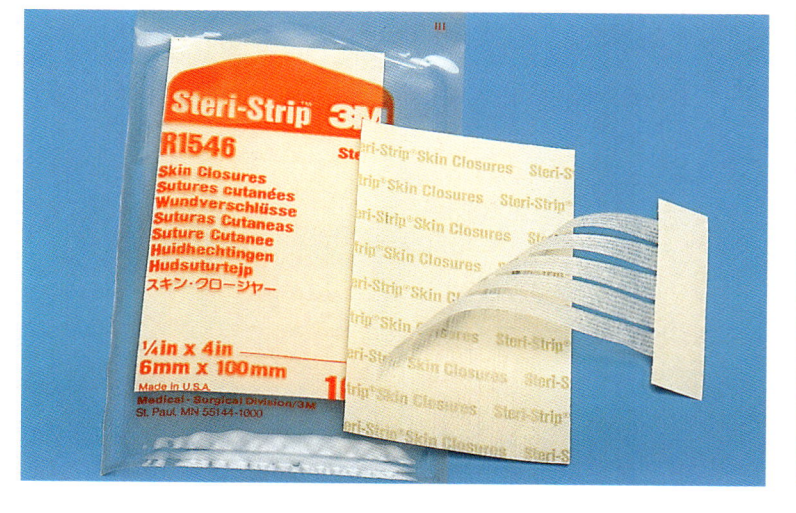

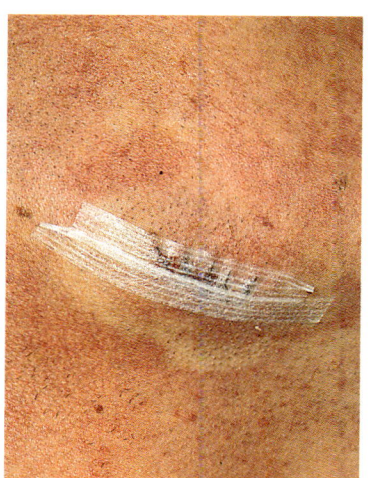

Hemostasia

A origem e o tipo de hemorragia devem ser determinados por meio de uma aspiração e secagem cuidadosa e sistemática do campo cirúrgico. A diferenciação deve ser realizada entre o sangramento dos tecidos moles ou do osso e entre hemorragia difusa e arterial. Contramedidas incluem a aplicação de compressas, a ligadura, a cauterização (eletrocirurgia) ou o tamponamento. A aplicação de cera para osso é uma possível alternativa. A aplicação tópica de epinefrina concentrada é uma contramedida que nós evitamos, devido ao risco de choque sistêmico. Se o paciente tem um distúrbio de coagulação, o uso de adesivos de fibrina deve ser considerado (p. 47).

Atenção
Independentemente da técnica usada para cessar o sangramento, a anatomia do local deve estar sempre em mente, para que seja evitada a ligadura ou a cauterização de um nervo.

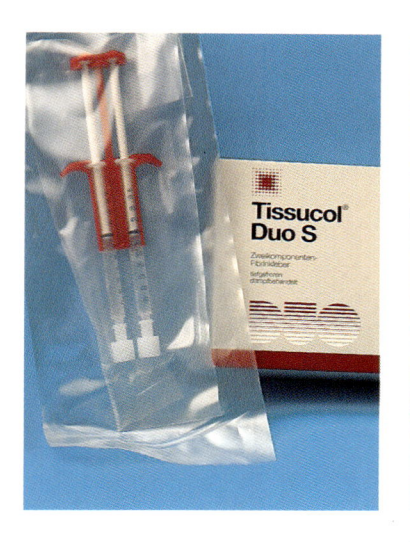

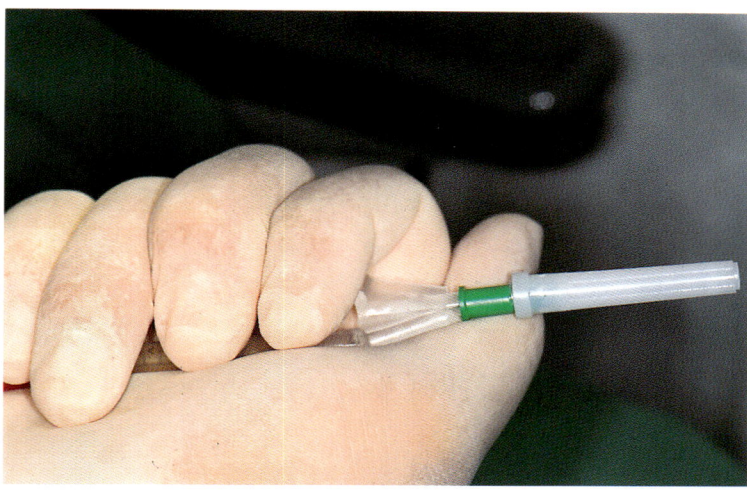

Figura 99 Adesivo tecidual
Em circunstâncias especiais, tais como quando existem problemas com hemorragia, um adesivo tecidual à base de fibrina (ex.: Tissucol) pode ser aplicado para estancar um sangramento pós-cirúrgico e para cobrir as margens teciduais. O procedimento é muito simples: uma seringa dupla é descongelada, e o adesivo é aplicado diretamente.

Esquerda: Os dois componentes do adesivo tecidual são fornecidos em uma seringa combinada.

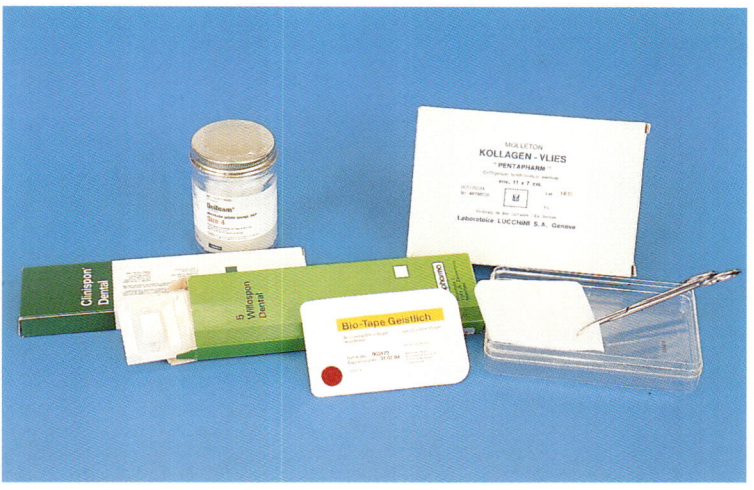

Figura 100 Substâncias para aplicação
Para a aplicação em áreas ósseas, o adesivo de fibrina pode ser combinado com uma substância carregadora para a aplicação, tal como o colágeno.

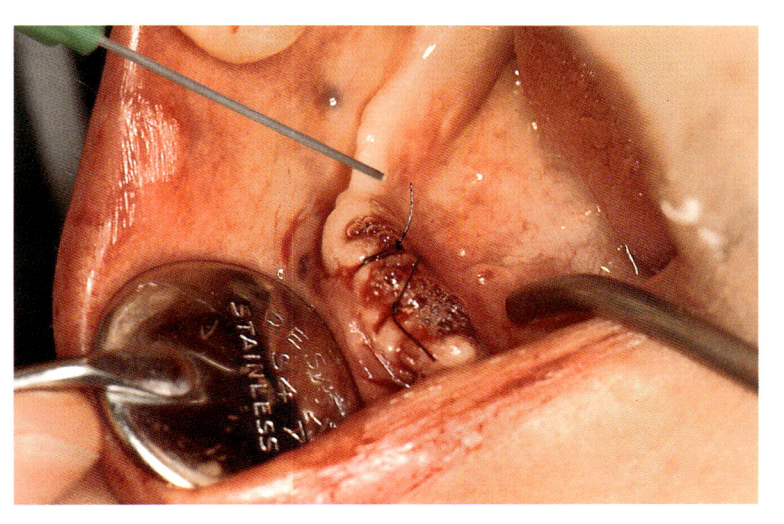

Figura 101 Cobertura da ferida
O adesivo de fibrina é simplesmente injetado dentro da ferida suturada; a reação de presa é virtualmente instantânea.

Preparação dos Instrumentos

Desinfecção. Instrumentos contaminados devem primeiramente ser desinfetados antes que a equipe tente trabalhar com eles. Isso reduz de modo considerável o risco de infecção se ocorrer uma lesão inadvertidamente. O risco pode ser reduzido ainda mais se os instrumentos contaminados forem primeiramente colocados através de um ciclo de desinfecção térmica antes que eles sejam manuseados.

Lavagem. Os instrumentos desinfetados são lavados manualmente utilizando-se uma escova e água fria, e então secados.

Preparação e inspeção. Os instrumentos limpos são propriamente dispostos, e então checados para verificar seu funcionamento e qualquer dano ou desgaste excessivo. Os instrumentos não-funcionais são descartados e partes motoras são lubrificadas com um óleo especial.

Embalagem. Os instrumentos são arranjados em conjuntos ou "kits", e então embrulhados com uma camada dupla de um campo resistente ao calor. Este pacote é fechado com uma fita indicadora; instrumentos individuais podem ser embalados em envelopes especiais de esterilização. Os materiais para esterilização devem ser datados e assinados pela pessoa responsável.

Esterilização. Os instrumentos cirúrgicos são esterilizados na autoclave. Os instrumentos ou equipamentos sensíveis podem ser esterilizados a gás. As instruções dos fabricantes para os equipamentos esterilizadores devem ser rigorosamente observadas.

Armazenamento. Os instrumentos e *kits* estéreis devem ser armazenados em gavetas ou armários chaveados. Com um armazenamento apropriado, a esterilização pode ser mantida por três meses.

Figura 102 Conjunto básico de instrumentos
Os instrumentos mostrados aqui representam um conjunto básico de instrumentos de cirurgia bucal, em combinação com um conjunto odontológico padrão: cabo de bisturi, lâminas, tesouras de preparação, elevadores estreitos e largos, escavador agudo em forma de colher, escavador de Black, sonda, cureta, pontas finas de sucção, ponta de irrigação, cubetas para solução irrigadora, retratores de bochecha com cabo curto, pinça arterial, pinça para campo, porta-agulhas, retrator tecidual e gazes.

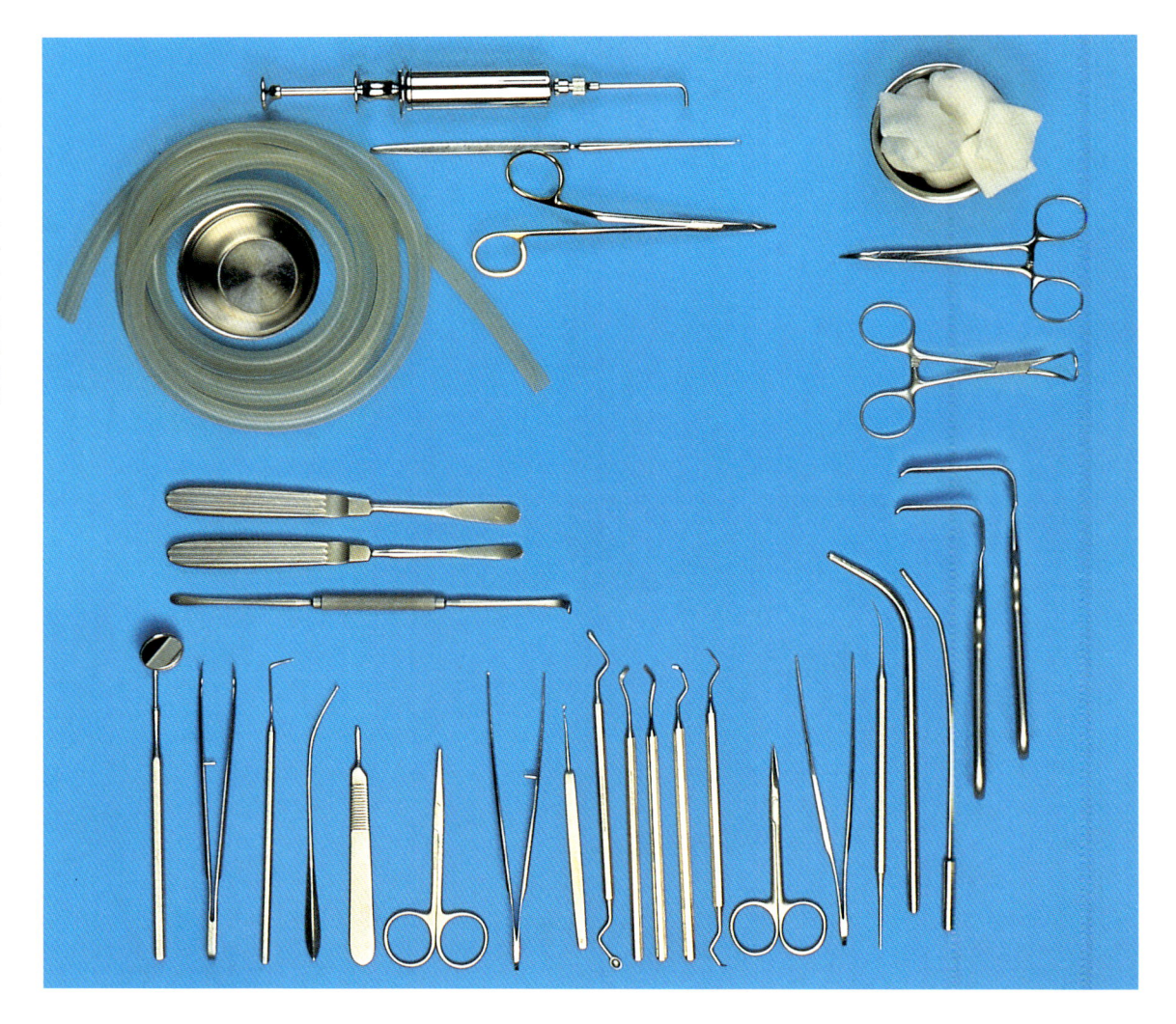

Princípios Médicos

Coagulação Sangüínea

Além da regeneração tecidual (cicatrização tecidual), a coagulação sangüínea é um pré-requisito crítico para a sobrevivência de todos os tipos de lesões físicas.

A capacidade do corpo de fechar espontaneamente vasos sangüíneos lesados e de coagular o sangue que tenha escapado é um fenômeno biológico muito complexo. A coagulação do sangue ocorre de forma estagiada. Uma característica importante desse processo é a prevenção da formação espontânea de um trombo dentro dos tecidos saudáveis.

Evolução Normal

Trombogênese
A trombogênese é um processo biológico multifatorial em três fases:
- contração vascular;
- agregação dos trombócitos ou formação do trombo (conversão da protrombina em trombina e conversão da trombina em fibrina);
- retração do coágulo de fibrina em um trombo.

Fibrinólise
A fibrinólise ocorre como um processo biológico de três fases:
- ativação das lisoquinases (reação tecidual);
- conversão de plasminogênio em plasmíneo;
- proteólise da fibrina em fibrinopeptídeos.

Distúrbios da Coagulação Sangüínea

Diátese hemorrágica, fatores ausentes:
- hemofilia;
- doença de Von Willebrand;
- doenças do fígado.

Efeitos de medicamentos:
- direcionado (anticoagulação);
- abuso de medicamentos (Aspirina).

Trombocitopenia:
- Doença de Werlhof.

Tendência à trombose:
- intervenções cirúrgicas;
- tumores;
- corticóides;
- cessação abrupta de terapia anticoagulante.

Sugestão Clínica
Se a decisão de não usar substituição para fatores coagulantes que estejam ausentes for tomada no início, a utilização de adesivos de fibrina proporciona um método potencial de hemostasia e tratamento da ferida, em combinação com uma sutura cuidadosa.

Cicatrização da Ferida Cirúrgica

Evolução Normal

Objetivo. O objetivo é prevenir um defeito tecidual por meio da reaproximação de segmentos teciduais separados e da reposição de tecidos moles mucosos por intermédio de reações físicas espontâneas.

Regeneração. O processo de cicatrização resulta em substituição do tecido perdido por um novo tecido idêntico.

Reparação. O tecido perdido é substituído por um tecido não-semelhante (tecido conjuntivo, cicatriz).

A cicatrização tecidual é influenciada pela capacidade do organismo de se regenerar e pela natureza da destruição tecidual. A excelente vascularização dos tecidos na região buco-maxilo-facial, assim como a capacidade da resposta local do hospedeiro da mucosa oral, proporcionam ótimas condições para uma rápida cicatrização tecidual. Distúrbios de cicatrização tecidual são extremamente incomuns, e geralmente indicam alguma doença sistêmica relacionada.

A natureza da lesão pode afetar a evolução de uma cicatrização tecidual.

Lesão mecânica:
- Incisões, cicatrização cirúrgica (Bisturi)
- Ruptura ou lesão por apertamento
- Abrasão
- Ferida por impacto
- Lesões ósseas: fraturas

Lesões térmicas:
- Queimaduras, eletrocirurgia, congelamento, *laser*.
- Criocirurgia

Lesões químicas:
- Queimaduras químicas, queimaduras cáusticas

Lesões por radiação:
- Radioterapia

Fases da Cicatrização Tecidual

Fase 1: Exsudato
Fase 2: Proliferação
Fase 3: Regeneração

Cicatrização Tecidual Primária (por primeira intenção)

O termo em latim é *sanitatio per primam intentionem*. Isto é caracterizado por uma evolução sem perturbação da cicatrização, com adaptação perfeita das margens teciduais e uma reação inflamatória mínima. Um exemplo é a cicatrização de uma incisão cirúrgica que tenha sido fechada com suturas primárias.

Cicatrização Tecidual Secundária (por segunda intenção)

O termo em latim é *sanitatio per secundam intentionem*. Isto é caracterizado por uma cicatrização tecidual demorada, na qual todas as três fases são aumentadas, devido à necrose do tecido traumatizado, e a uma resposta inflamatória exagerada.

Exemplos incluem feridas por extração, feridas não-suturadas e complicações resultantes de deiscências de suturas.

Distúrbios da Cicatrização Tecidual

As deiscências de suturas em feridas podem resultar de:
- técnica de sutura inadequada (margens teciduais invertidas);
- posicionamento incorreto das margens teciduais (mobilização insuficiente);
- tensão dentro dos retalhos teciduais.

A infecção das feridas pode ocorrer devido a:
- formação de hematomas;
- corpo estranho ou contaminação da ferida;
- tratamento não-estéril da ferida;
- rupturas ou compressão, levando à necrose.

Cuidados Pós-operatórios

A cicatrização tecidual é sempre associada com uma reação inflamatória local. Isto significa que o período pós-operatório será caracterizado por edema e dor na área operada. Este sintoma de inflamação pode ser mantido dentro de limites toleráveis por meio de um tratamento adequado, físico e medicamentoso. O edema excessivo poderá levar à falha nas suturas e a uma demora na cicatrização tecidual, enquanto a dor do pós-operatório terá um impacto negativo na vida normal do paciente. O pré-requisito mais importante para a evolução normal de uma cicatrização inclui o uso cuidadoso de todos os instrumentos cirúrgicos, incisões precisas e uso gentil de retratores teciduais para evitar danos aos tecidos.

Remoção das Suturas

As suturas devem ser removidas das cicatrizes na pele e na região facial de 3 a 6 dias pós-operatórios, e das feridas da mucosa intrabucal após 7 a 12 dias, dependendo da complexidade do procedimento, das condições dos tecidos e da localização anatômica, como por exemplo:
– margem gengival não-irritada: 7 dias
– mucosa atrófica do vestíbulo: 10 dias
– área retromolar (mucosa móvel): 12 dias

A remoção das suturas é realizada utilizando-se tesoura com pontas e uma pinça anatômica. Cada sutura deve ser cuidadosamente examinada para assegurar sua remoção completa. O material de sutura residual dentro dos tecidos poderá levar à infecção ou à formação de um granuloma.

Medicamentos Antiinflamatórios e Analgésicos

Os sinais clínicos de inflamação resultam principalmente de reações vasculares. Portanto, é aconselhável que tais ações sejam imediatamente minimizadas no pós-operatório, por meio de medidas apropriadas.

As drogas antiinflamatórias não-esteróides são ideais para a eliminação da dor e para a redução de sintomas inflamatórios. A administração destes medicamentos deve ser limitada a um período de três dias pós-operatórios.

Antibióticos

Não é necessário prescrever antibióticos rotineiramente para prevenir infecção após procedimentos habituais de cirurgias bucais. O tratamento direcionado com antibióticos é indicado, entretanto, se complicações pós-operatórias são esperadas devido a uma infecção preexistente, como por exemplo após um transplante dentro de uma área infectada, com fraturas abertas, se uma osteíte estiver presente na região de uma fratura, ou se o procedimento cirúrgico bucal for precedido por uma terapia com radiação. O uso de antibióticos também pode ser indicado se a resposta do paciente hospedeiro estiver alterada ou ausente – por exemplo, em caso de diabete não-controlado, imunossupressão, AIDS, ou em pacientes idosos. Onde existir um perigo de infecção focal (endocardite, artrite reumatóide,) uma cobertura pré-operatória de antibióticos é obrigatória (Pallasch & Slots, 1991).

Desinfecção Tópica

Se o regime normal de higiene oral de um paciente possivelmente for afetado pelo procedimento cirúrgico, bochechos orais com uma solução de clorexidina a 0,2% devem ser prescritos. Os pacientes devem ser avisados para evitar tipos de alimentos que aumentem o acúmulo de placa.

Terapia Tópica Térmica

Frio

Bolsas frias devem ser aplicadas externamente durante as primeiras duas a seis horas pós-operatórias. Isso irá reduzir qualquer hiperemia reativa e a formação de edema, reduzindo a dor e diminuindo a tensão dentro da mucosa. A tensão reduzida diminui consideravelmente o perigo de uma deiscência das margens teciduais. Recomendamos bolsas de gelo à prova d'água ou bolsas frias disponíveis no comércio para aplicação externa, assim que a cirurgia seja terminada.

Calor

A aplicação de calor aumenta a circulação sangüínea, mas simultaneamente também acelera o processo inflamatório. Um importante efeito do calor é aumentar a cicatrização de inflamações sem qualquer tendência para o desenvolvimento de infecções, além de produzir uma consolidação tecidual mais rápida, subseqüente a uma infecção crônica. O calor externo não deve ser aplicado durante os primeiros dias pós-operatórios, porque poderá levar a um aumento exagerado do edema. Uma infecção superficial de baixo índice, sem formação de abscesso, pode ser favoravelmente afetada pela aplicação de calor, tornando mais fácil a terapia cirúrgica subseqüente (incisão e drenagem).

O calor úmido tem um efeito hiperêmico e de amaciamento. Isto pode ser utilizado para amaciar lesões endurecidas com infiltrados inflamatórios pós-abscessos e para acelerar processos inflamatórios.

Luz Ultravioleta e Luz Infravermelha

Uma luz com um curto comprimento de onda (ultravioleta) ou longo comprimento de onda (infravermelha) produz calor e poderá ter alguns efeitos positivos no processo de cicatrização. A luz ultravioleta também é prejudicial à bactéria e, portanto, tem propriedades desinfetantes, embora apenas muito superficiais.

Este tipo de tratamento poderá ser útil durante processos inflamatórios crônicos.

Ultra-som e Microondas

Ondas de ultra-som penetram os tecidos mais profundamente e causam aquecimento. Isto estimula a circulação sangüínea e o processo de cicatrização. Em processos inflamatórios com infecção, a formação de abscessos é acelerada.

> **Sugestão Clínica**
> A aplicação tópica de calor em uma região da face anestesiada poderá levar a queimaduras. Qualquer equipamento para a aplicação de calor deverá ser conectado a um dispositivo limitador de tempo (temporizador).

Fisioterapia

Movimentos passivos da musculatura podem liberar a tensão.

Uma massagem específica direcionada pode produzir respostas favoráveis em tecidos moles inflamados.

Em particular, massagear o sistema linfático poderá acelerar a drenagem de fluidos intersticiais. Isto pode liberar regiões intersticiais previamente bloqueadas, permitindo a entrada de fluidos nutritivos, os quais acelerarão os processos regenerativos.

Alguns relatos têm sugerido que massagear zonas reflexas específicas pode ajudar a reduzir a dor. Entretanto, não consideramos que esses efeitos tenham sido claramente demonstrados, e há ausência de experiências bem-sucedidas sobre isso.

Métodos Complementares

Terapia com *Laser* de Baixa Intensidade

Raios *laser* de baixa energia (até 120 MW) podem causar diretamente a bioativação dos processos celulares e, portanto, podem acelerar o processo de cicatrização. Entretanto, ainda não foi possível demonstrar um efeito terapêutico clínico confiável.

Acupuntura

A acupuntura é baseada em descobertas realizadas na medicina chinesa, nas quais as funções corporais balanceadas e o inter-relacionamento entre os órgãos do corpo são significativos, devido aos caminhos reguladores (meridianos). O estímulo de certos pontos ao longo dos meridianos pode influenciar algumas funções. Dada uma certa profundidade de conhecimento, a acupuntura poderá ter um papel razoável no tratamento. Como exemplo, a acupuntura pode ser utilizada para influenciar certos processos de cicatrização e condicionar o corpo para o procedimento cirúrgico planejado. Experimentos clínicos têm demonstrado que substâncias endógenas à base de morfina são liberadas por tratamento de acupuntura (Bahr, 1989).

Eletroterapia

Para condições pós-traumáticas nas quais há dor e função muscular perturbada, a eletroterapia individual, apropriada e objetiva, poderá freqüentemente atingir a analgesia, somando-se à aceleração da restauração de funções motoras. O fisioterapeuta deve ser informado sobre o diagnóstico, a localização do distúrbio funcional, a intensidade e os intervalos de tratamento. A eletroterapia geralmente consiste em uma corrente galvânica e várias correntes de impulso.

Medicina Homeopática

A medicina homeopática é um tipo de procedimento de cura relativamente não-invasivo, que também pode ser utilizado com vantagens na odontologia e que possui um alto nível de aceitação pelos pacientes. Para os clínicos com pouca experiência neste campo, as indicações para o uso da medicina homeopática serão limitadas. Neste livro, as limitações de espaço impedem qualquer discussão mais extensa desta interessante especialidade médica.

Pacientes de Alto Risco

Distúrbios Circulatórios

Os procedimentos de cirurgia bucal em pacientes com problemas cardíacos ou circulatórios sempre envolvem o risco de complicações cardiovasculares agudas, tais como ataques de angina *pectoris*. Outras complicações podem ocorrer mais tarde, particularmente em pacientes com endocardite preexistente. O cirurgião bucal deve conseguir uma informação completa a respeito dos riscos existentes, tomando uma história médica abrangente e consultando o médico do paciente. Estudos laboratoriais pré-operatórios não são freqüentemente necessários ou úteis (Wagner & Moore, 1991), e estes devem sempre ser realizados pelo médico. Um cuidado extremo deverá ser tomado ao administrar-se anestesia local (aspiração para prevenir a injeção intravascular, injeção lenta, redução de aditivos vasoconstritores), possível pré-medicação (Bromazepan, 1,5 mg), monitorização das funções circulatórias e pulmonares (oximetria de pulso) e profilaxia antibiótica se existir risco de endocardite (cobertura antibiótica) (Rothlin & Babotai, 1988).

Se o paciente tem um marcapasso cardíaco poderá ser necessário restringir o uso de quaisquer instrumentos que criem um campo eletromagnético (Jaquériy e Burkart, 1993). De modo geral, todos os pacientes que apresentem riscos médicos devem ser escrutinizados sobre sua aceitabilidade para um tratamento ambulatorial, assim como sobre a necessidade de uma observação pós-operatória ou de algum tratamento concomitante (Fast, 1993).

Tendência ao Sangramento

Existem inúmeras condições que requerem profilaxia para uma possível trombose, por exemplo, pacientes que tiveram um infarto do miocárdio, pacientes em hemodiálise, aqueles com constrições dos vasos cardíacos, aqueles que recentemente foram submetidos a cirurgias, etc. O tipo de tratamento determina a tendência de uma hemorragia excessiva ou de distúrbios de coagulação após o procedimento. Para a maior parte dos casos, esses pacientes têm uma documentação estabelecendo a sua medicação e sua dosagem, assim como os defeitos atuais de coagulação. O valor do teste de Quick é geralmente apontado como um critério para distúrbios de coagulação que possam ser esperados. Se a situação for duvidosa, o contato com o médico do paciente torna-se obrigatório (Mäglin, 1974; Mounce, 1990).

Abuso de Drogas ou Medicamentos

Um grande número de medicamentos está disponível sem prescrição (analgésicos, pílulas para dormir) e muitos pacientes têm medicamentos de outras condições prévias (antibióticos, tranqüilizantes); portanto, somente uma história médica precisa, com um questionamento objetivo, poderá proporcionar informações sobre o estado atual do uso de drogas por um paciente.

O uso de drogas contendo ácido acetilsalicílico por vários dias poderá levar a distúrbios de coagulação com risco de hemorragia. A automedicação não-controlada com antibióticos poderá criar um quadro clínico que mimetiza a infecção.

O uso de tranqüilizantes ou outros sedativos poderá influenciar a efetividade da anestesia local.

Infecção

Os pacientes com alto risco de infecção, ou para aqueles nos quais a infecção se apresenta como um perigo especial (por exemplo, pacientes com endocardite, imunossupressão, AIDS, radioterapia, leucemia em certos estágios, etc.) devem somente ser tratados após o estabelecimento de cobertura antibiótica; esses pacientes podem requerer internação para procedimentos cirúrgicos bucais. Todos os procedimentos cirúrgicos envolvem o risco de bacteremia.

A profilaxia para endocardite deve ser prescrita de acordo com as normas apropriadas (p. ex., American Heart Association).

Risco de Endocardite

A endocardite bacteriana é uma infecção das válvulas cardíacas ou do endotélio cardíaco. O tratamento odontológico é considerado a causa mais freqüente de bacteremia, o que poderá levar à endocardite. As estruturas cardíacas endoteliais previamente alteradas são particularmente suscetíveis – por exemplo, danos valvulares após febre reumática, endocardite preexistente, defeitos valvulares cardíacos congênitos ou hereditários e especialmente pacientes com substituição de válvula cardíaca.

As bactérias que são comumente encontradas na cavidade bucal são freqüentemente as responsáveis: estreptococos alfa-hemolíticos, enterococos, pneumococos e estafilococos. Heimdahl *et. al.*, 1990 usaram tipagem sorológica para demonstrar que os microorganismos do sangue em pacientes com endocardite eram iguais às cadeias encontradas na placa bacteriana dental. O risco de bacteremia a partir da cavidade bucal depende da extensão da lesão dos tecidos moles e da gravidade da infecção preexistente. Nesses pacientes, o exame intrabucal deverá somente ser realizado com cobertura de antibiótico, porque mesmo a sondagem de uma bolsa periodontal poderá causar a bacteremia.

Radioterapia

Como é também o caso com a pele, a radiação da mucosa oral está associada com reações primárias e reações secundárias. Mesmo com uma dose de radiação de 5 Gy, um eritema é observado, seguido por mucosite, atrofia e finalmente ulceração da mucosa oral. O palato mole, a hipofaringe e o assoalho da boca são especialmente sensíveis, seguidos pelas zonas de gengiva queratinizada mais resistente, pelo palato duro e pelo dorso da língua. As reações teciduais que se desenvolvem mais tarde incluem atrofia da mucosa, edema, cicatrizes e desenvolvimento de candidíase.

Outra conseqüência da radioterapia é a suscetibilidade à cárie, a qual é aumentada pela xerostomia, pela descalcificação acelerada do esmalte e pela higiene oral inadequada.

A irradiação provoca a degeneração do tecido das glândulas salivares, resultando em hipossalivação. A qualidade (composição) da saliva também é alterada. Seguindo a irradiação, a saliva torna-se acídica e mais viscosa. A capacidade de tamponamento é reduzida; íons de sódio, cálcio, cloro e magnésio aumentam, assim como os contentos de proteínas. Tais alterações persistem por longos períodos de tempo. Uma relação com o aumento de cáries dentárias é fácil de ser verificada.

A flora microbiana intrabucal mostra um aumento de S*treptococcus mutans*, lactobacilos, fungos e *Actinomyces naeslundii*. Outras bactérias, tais como *Neisseria sp*, *Streptococcus sanguinis* e fusobactérias diminuem. Os sintomas clínicos resultantes incluem uma sensação de queimadura, hipersensibilidade e alterações na percepção do gosto. Isto pode ser atribuído à xerostomia, principalmente porque a diluição do bolo alimentar é reduzida, e, portanto, os mecanismos sensitivos da língua e outras áreas da mucosa não são despertados.

O efeito mais importante da terapia com radiação é o dano vascular. Isto tem efeito direto nas capacidades reacionais de todos os tipos de tecidos, particularmente o osso. Os fatores determinantes para o desenvolvimento de osteonecrose ou osteomielite pela radiação são a natureza e a duração da irradiação, a expansão do segmento maxilomandibular que é irradiado, o tamanho do tumor ósseo e a condição de dentição remanescente. A osteonecrose causada pela radiação pode ser esperada após uma dose total acima de 66 Gy (Glanzmann & Gratz, 1995). Particularmente na mandíbula, o receio de um dano ósseo é o incentivo principal para detectar e eliminar focos de infecção antes que a terapia com radiação seja instituída.

Imunossupressão

Os medicamentos podem ter efeitos diretos. Por exemplo, a ciclosporina pode causar aumento gengival, especialmente em pacientes jovens. Manifestações clinicamente óbvias de um supercrescimento gengival serão observadas de 4 a 6 meses após o início do regime imunossupressivo. Além disso, existe um risco aumentado de infecção por causa da inibição das funções celulares no osso esponjoso. Infecções dentárias crônicas, porém constantes, tais como bolsas periodontais, ou osteítes apicais, podem ser exacerbadas. Devido aos efeitos antiinflamatórios das drogas imunossupressivas, os sintomas cardinais de uma infecção são restritos à dor com febre e possíveis sinais radiográficos. As infecções da mucosa oral ulceram rapidamente, mas o típico avermelhamento das margens da úlcera não é observado, por causa da reação reduzida. As ulcerações mucosas representam um ponto de entrada para infecções gerais quando nenhuma outra fonte de contaminação for identificada.

Quimioterapia para Tumores Malignos

Problemas relacionados com o paciente. Quarenta por cento dos pacientes que recebem quimioterapia desenvolvem sintomas na cavidade bucal. Estes efeitos são estritamente relacionados com a idade. Com pacientes jovens (abaixo de 12 anos), sintomas intrabucais podem ser esperados em 90% dos casos (mucosite, ulceração). O tumor maligno por si só pode ter um papel acessório por seu efeito direto na mucosa oral, como em doenças hematológicas. Pacientes com pobre higiene oral e infecções endodônticas e periodontais preexistentes têm um risco mais alto de desenvolver infecções bucais durante a quimioterapia. Por outro lado, uma cavidade bucal livre de inflamações possui um risco muito mais baixo de desenvolver qualquer problema infeccioso durante a quimioterapia.

Problemas relacionados com o tratamento. Nem todos os agentes quimioterapêuticos são igualmente estomatotóxicos, nem todos eles têm efeito idêntico na mucosa oral. Os antimetabólitos, que inibem a síntese do DNA, estão mais propensos a causar mucosite. Os derivados do alquil têm um efeito similar. A seqüência temporal de administração também influencia os efeitos colaterais. Uma quantidade específica administrada como dose única poderá ter efeitos muito mais graves do que a mesma dosagem administrada por um período mais longo de tempo. Todos os efeitos de drogas quimioterápicas são potencializados se a radioterapia for administrada na região da cabeça e do pescoço ao mesmo tempo.

Extrações Dentárias

Cada dentista usa uma técnica favorita como um procedimento de rotina. O objetivo desta seção será, portanto, proporcionar alguns princípios e algumas sugestões básicas a respeito da remoção de dentes. O método mais comum é a extração utilizando um fórceps. Antes de aplicar o fórceps, entretanto, um sindesmótomo é utilizado para liberar os tecidos periodontais marginais. As pontas do fórceps são posicionadas ao longo do eixo do dente, entre a gengiva, o periodonto e a margem alveolar para segurar firmemente o dente. Usando uma manobra com força de empurrar e puxar em uma direção axial, com movimentos de luxação determinados pela forma das raízes ou raiz, as fibras periodontais mais profundas podem ser separadas, e o dente poderá ser removido.

Este procedimento geralmente expande as paredes alveolares, as quais podem ser fraturadas em alguns locais (Partsch, 1917; Frenkel, 1989a). Cada dente que é removido deve ser cuidadosamente inspecionado para nos assegurarmos de que nenhum fragmento radicular foi deixado para trás. As conseqüências médico-legais de fragmentos não-removidos podem ser significativas (Freyberger, 1979). O número e a variedade de instrumentos para extração dentária são tão grandes que a presente discussão concentrar-se-á somente nos instrumentos mais importantes, usados universalmente.

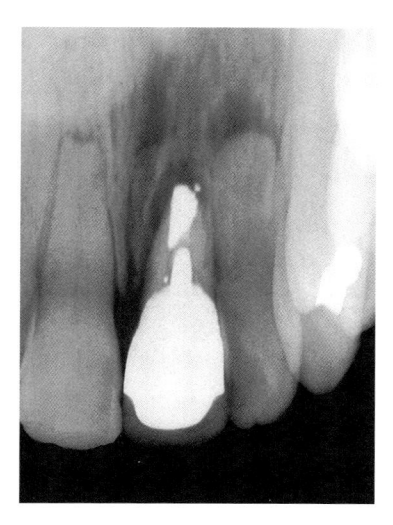

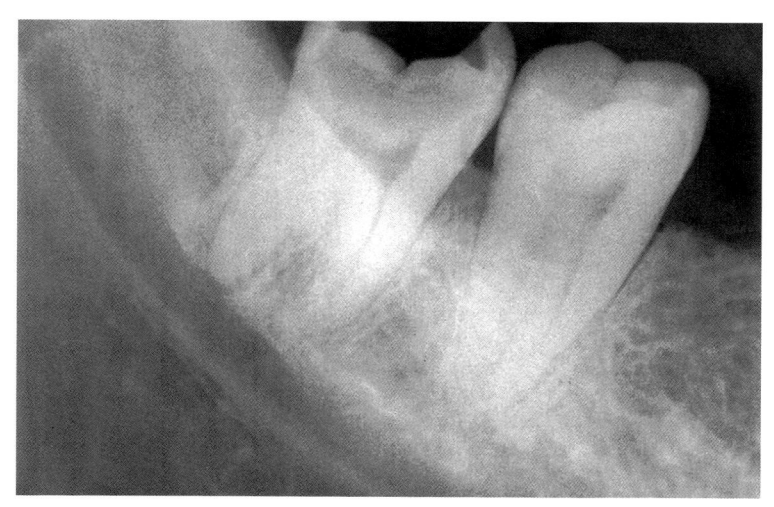

Figura 103 Indicações para extrações dentárias: cáries profundas
A radiografia mostra um dente de número 47 gravemente lesado, com o ligamento periodontal aumentado na região apical.

Esquerda: Este dente tratado endodonticamente mostra uma osteólise apical persistente, um sintoma clássico de infecção crônica.

Indicações

Os dentes têm que ser extraídos quando não podem ser salvos por medidas conservadoras periodontais, protéticas, ortodônticas ou cirúrgicas, ou quando sua retenção não for razoável em vista da condição sistêmica do paciente, da situação bucal geral e das condições locais.

Algumas indicações para extração dentária incluem:
- Cáries profundas, uma taxa de custo benefício não-favorável e uma razoável certeza de que o paciente não poderá ser motivado a implementar uma higiene oral adequada.
- Osteíte apical, particularmente quando a intervenção cirúrgica ou endodôntica não parece prometer bom resultado.
- Fraturas radiculares.
- Bolsas periodontais extremamente profundas.
- Infecção local aguda, se a extração for prevenir a disseminação da infecção, e se parece não valer a pena salvar o dente. Os dentes podem ser extraídos em qualquer estágio do processo infeccioso. Aguardar para que o edema reduza somente irá causar um atraso desnecessário na cicatrização de uma infecção. "Existe uma idéia errônea... que é uma prática imprópria remover o dente quando a face está inchada" (Winter, 1943). A única exceção a essa regra é a pericoronarite de terceiros molares mandibulares.

54 Extrações Dentárias

Figura 104 Indicações para extrações dentárias
Fraturas radiculares, infecção periodontal interna.
Fratura radicular no dente 25: Este dente não pôde ser salvo.

Direita: Contaminação periodontal e osteólise apical no dente 31; a infecção periodontal interna não pôde ser tratada com sucesso devido à perda tecidual avançada.

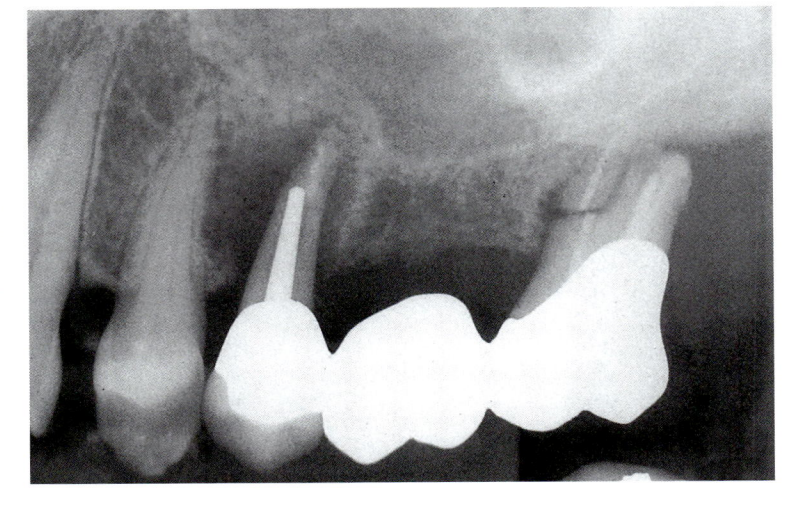

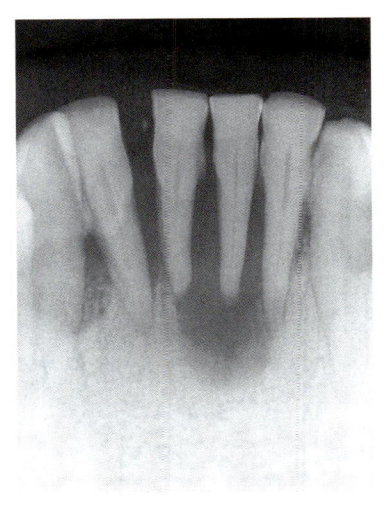

Figura 105 Infecções agudas
Infecção aguda do dente 26 não-vital. A lesão está disseminada e a condição do dente remanescente requer que um acesso radical seja tomado para eliminar a causa.

Direita: Vista clínica da formação de um abscesso no aspecto vestibular do dente 26.

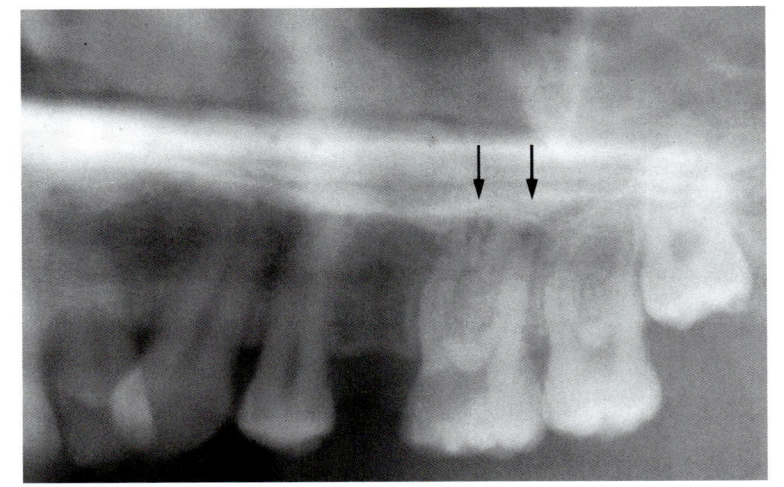

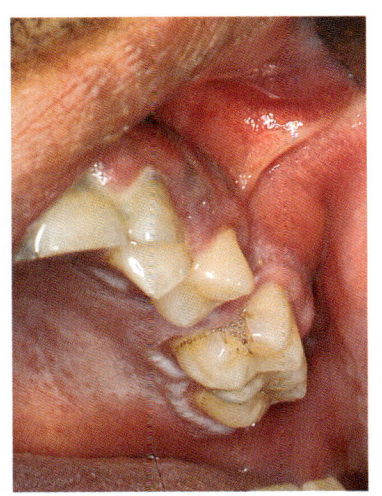

Figura 106 Comunicação buco-sinusal
No aspecto apical do dente 18, existe uma conexão patente com o seio maxilar, próximo à raiz desnudada do dente adjacente. O fechamento completo desse defeito por regeneração óssea somente será possível após a extração do dente 17.

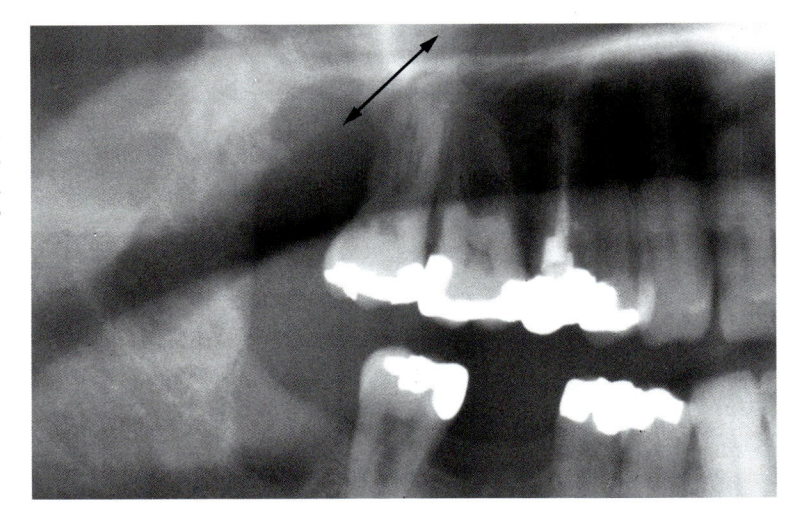

Figura 107 Espaço inadequado
A remoção dentária pode ser indicada quando o espaço ao longo do arco é inadequado, ou se existirem distúrbios funcionais, como ocorre com esse adulto jovem, no qual um tratamento ortodôntico foi realizado e o dente 23 representava um risco para a dentição remanescente, em termos de higiene oral e de condições periodontais.

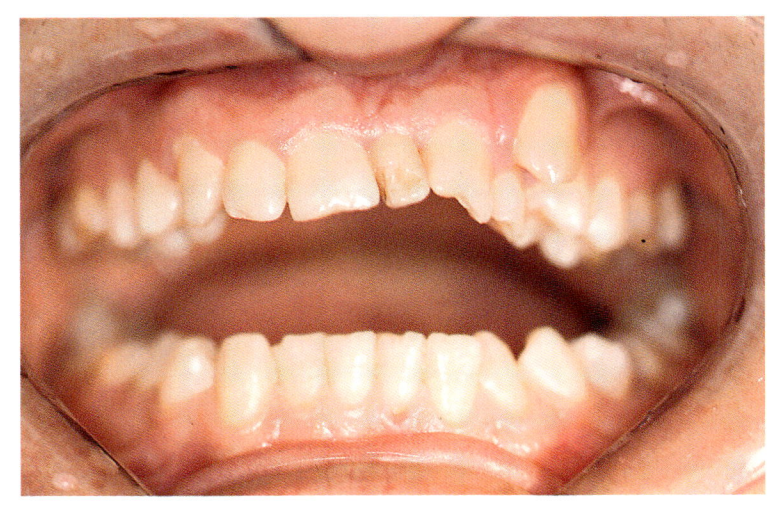

Indicações Adicionais para a Remoção de Dentes

Antes de radioterapia, quimioterapia ou terapia imunossupressiva, e para o tratamento de uma infecção focal.

Para eliminar uma infecção focal de pacientes em risco de endocardite. Razões ortodônticas.

Em casos de comunicações buco-sinusais, e se houver ausência de cobertura óssea na raiz do dente adjacente: geralmente o dente afetado tem de ser removido para que se obtenha um completo fechamento do defeito.

Por motivos protéticos: por exemplo, um dente funcionalmente questionável que apresente dificuldades reconstrutivas consideráveis, e para o qual outros métodos de retenção não são indicados.

Dentes em uma linha de fratura que representem um perigo real ou potencial de infecção.

Em adultos, dentes luxados, com um pobre prognóstico a longo prazo.

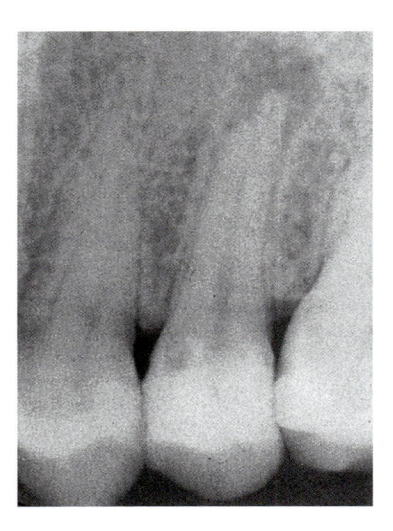

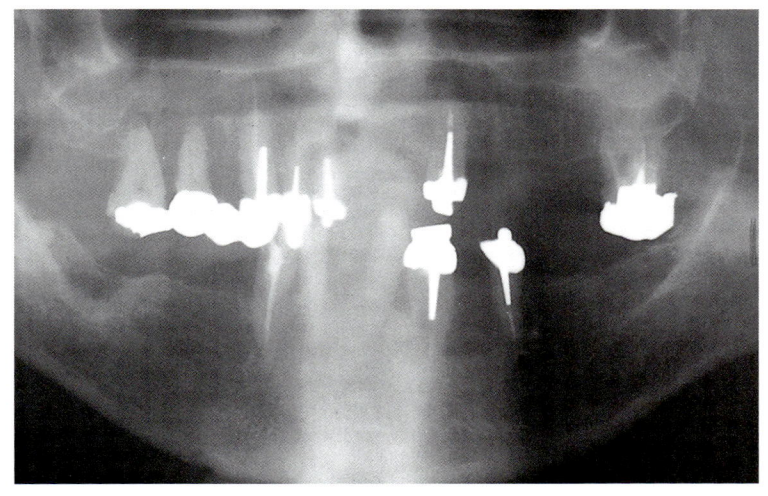

Figura 108 Indicações adicionais – antes de radioterapia
A área a ser irradiada envolve a mandíbula até a região de pré-molares; a maxila não receberá radiação. Apesar disso, todos os focos potenciais de infecção devem ser eliminados, a fim de evitar a necessidade de procedimentos cirúrgicos subseqüentes.

Esquerda: Existe um risco considerável para este paciente de radioterapia, devido aos múltiplos focos de infecção em potencial, assim como ao foco de infecção ativo no ápice do dente 25.

Procedimentos para Pacientes em Risco de Infecções

Radioterapia, Quimioterapia e Imunossupressão

A extração dentária deverá ser cuidadosamente realizada, com um fechamento de tecidos moles por primeira intenção, sempre que possível. Margens ósseas agudas devem ser limadas, e todos os fragmentos ósseos soltos devem ser removidos.

A extração dentária deverá ser executada ao menos três semanas antes do início da terapia sistêmica; a primeira fase da cicatrização tecidual (fechamento dos tecidos moles) deverá estar completa.

Para pacientes submetidos à radioterapia, um programa individual de higiene oral deverá ser implementado, assim como um programa de prevenção de cáries. A aplicação de vários tipos de fluoretados é de máxima importância. Para a dentição natural remanescente, uma moldeira individual poderá ser preparada para a aplicação de gel fluoretado por um longo tempo. Uma limpeza dentária profissional poderá ser realizada em intervalos regulares, durante o período semanal da radioterapia. Os pacientes devem ser instruídos a entrarem em uma dieta anticariogênica.

Entretanto, a indicação é restrita, uma vez que novos focos de infecção devem ser evitados.

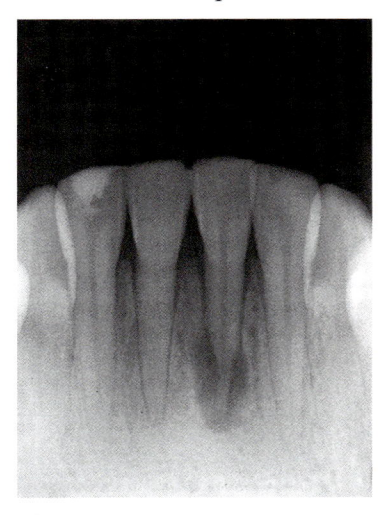

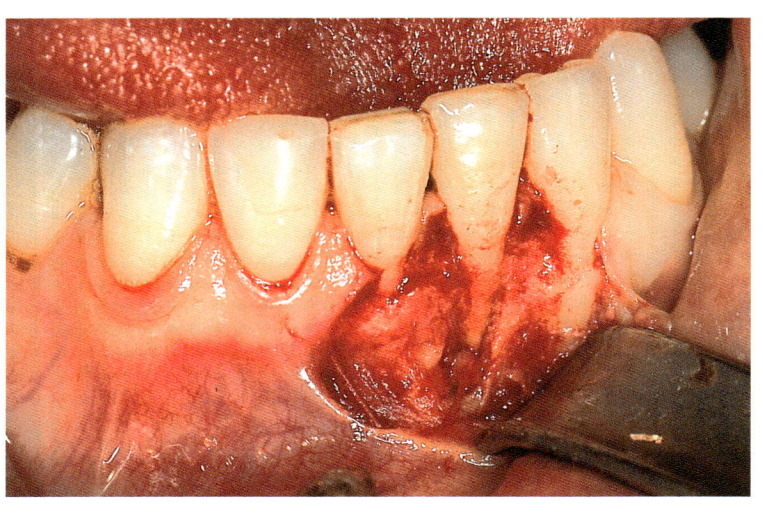

Figura 109 Risco de endocardite
Com cobertura antibiótica profilática, mesmo pacientes em risco para endocardite podem ser tratados cirurgicamente.

Esquerda: A radiografia mostra um prognóstico questionável para o dente 41.

Direita: Retalho rebatido, mostrando a real situação. Uma bolsa profunda, com deiscência vestibular, torna duvidosa a possível realização de um tratamento bem-sucedido, se o dente for preservado.

56   Extrações Dentárias

Figura 110 Indicações para prótese
Após a perda dos dentes 13 e 11, um tratamento protético completo tornar-se-ia mais difícil com a presença do dente 23. Assim, o dente 23 é indicado para extração.

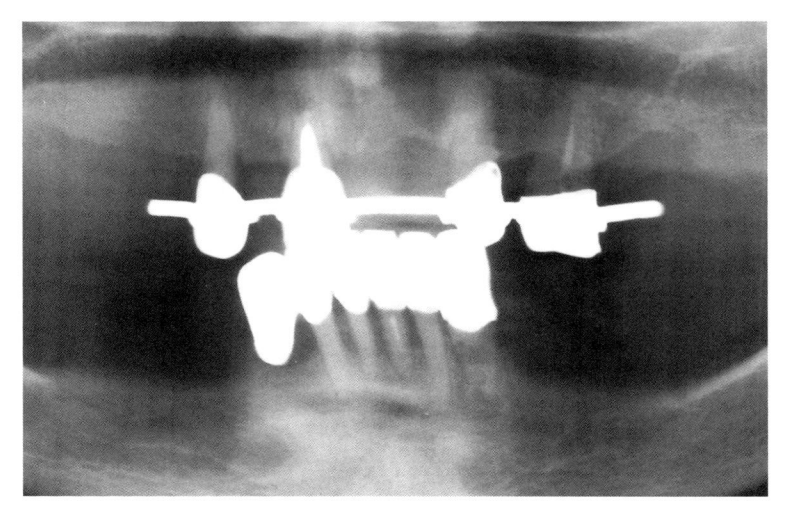

Figura 111 Dentes na linha de fratura
Esta radiografia panorâmica mostra a situação após um trauma, com o dente 48 posicionado na linha de fratura. Este dente perturbará o reposicionamento dos fragmentos ósseos, e também apresenta um alto risco de infecção. Por estas razões, o dente 48 deverá ser extraído antes da redução da fratura mandibular.

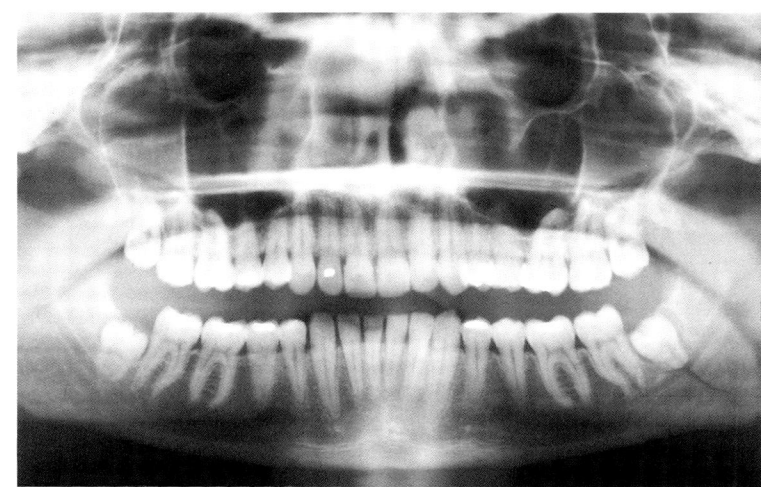

Contra-indicações

As contra-indicações para a remoção de dentes geralmente são temporárias ou condicionais.

Contra-indicações típicas incluem:
- Pacientes tomando medicamentos anticoagulantes, com um valor do teste de Quick abaixo de 25%.
- Diátese hemorrágica.
- Localização de um dente dentro da área de um tumor.
- Doenças agudas da mucosa oral.
- Infecções em bolsas periodontais ao redor de terceiros molares mandibulares.
- Dor crônica sem achados patológicos discerníveis.

Nas seguintes situações, medidas especiais podem ser necessárias, ou o paciente poderá ser hospitalizado para o tratamento:
- Leucocitose aguda ou agranulocitose.
- Imunossupressão e quimioterapia.
- Após radioterapia.

Sugestão clínica
A extração dentária é um procedimento irreversível, o qual requer uma clara indicação, assim como um entendimento e um consentimento dado por um paciente adequadamente informado.

Procedimentos para Pacientes em Risco de Infecções 57

Figura 112 Forma radicular: pré-molares maxilares
O primeiro pré-molar geralmente possui duas raízes que se inclinam distalmente. Os ápices radiculares são freqüentemente muito finos, exigindo um cuidado especial.

Esquerda: Vista radiográfica.

Centro: Corte transversal radicular e vista axial do aspecto vestibular.

Direita: Corte transversal e vista lateral das raízes com curvatura distal.

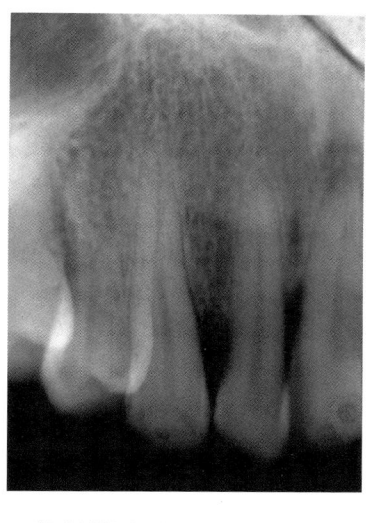

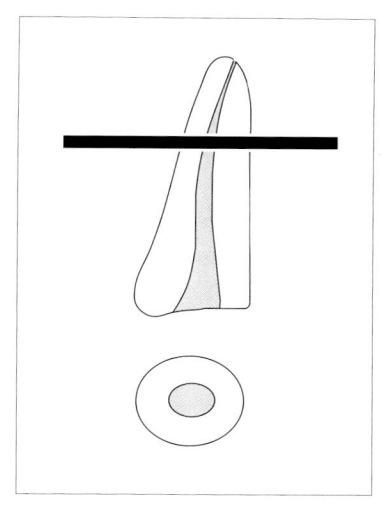

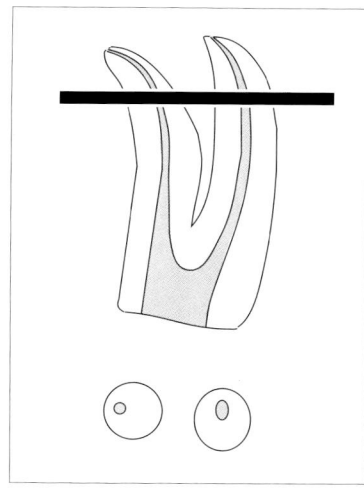

Figura 113 Forma radicular: molares maxilares
Os molares superiores geralmente apresentam três raízes, e algumas vezes com variações muito amplas na forma e na largura.

Esquerda: Vista radiográfica.

Centro: Corte transversal radicular e vista vestibular.

Direita: Corte lateral e vista em corte transversal.

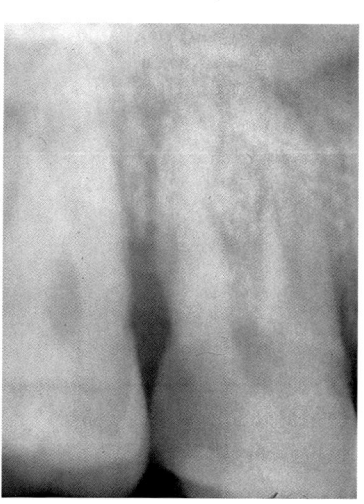

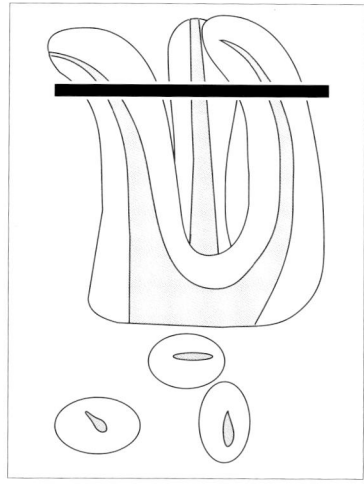

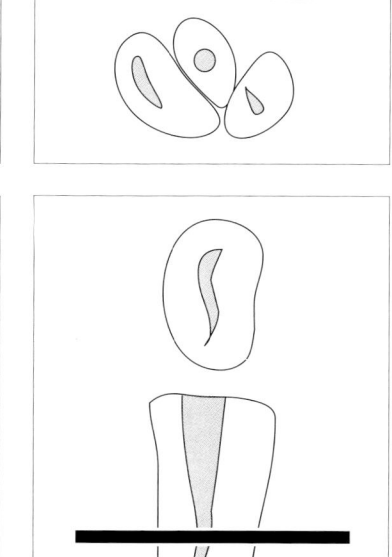

Figura 114 Forma radicular: pré-molares mandibulares
Os pré-molares mandibulares geralmente têm um perfil oval, algumas vezes com uma raiz segmentada.

Esquerda: Vista radiográfica.

Centro: Vista em corte transversal e perfil vestibular.

Direita: Corte transversal e vista longitudinal do aspecto lateral.

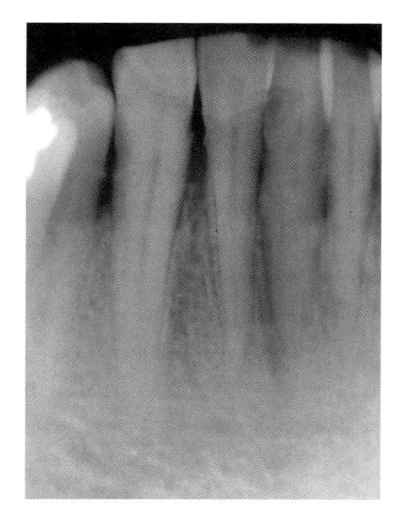

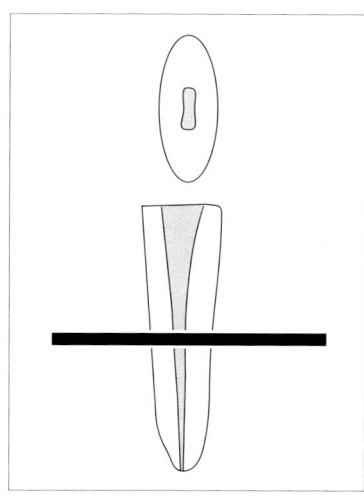

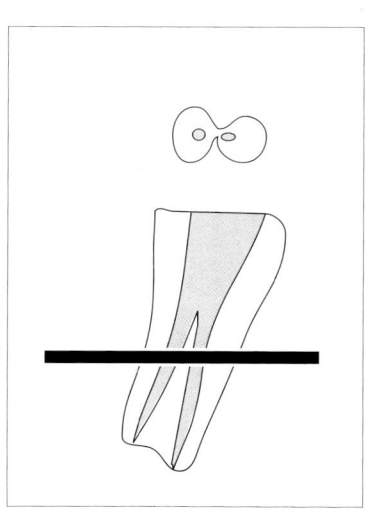

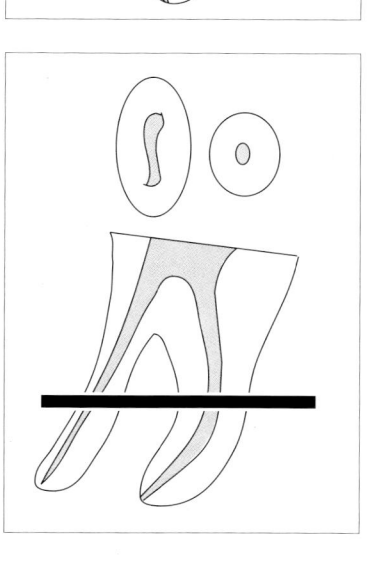

Figura 115 Forma radicular: molares mandibulares
Molares mandibulares freqüentemente têm duas raízes, as quais podem se aproximar em suas terminações apicais; as raízes de dentes mandibulares geralmente podem apresentar-se curvadas para distal.

Esquerda: Vista radiográfica.

Centro: Corte transversal e vista vestibular.

Direita: Corte transversal e vista do aspecto lateral.

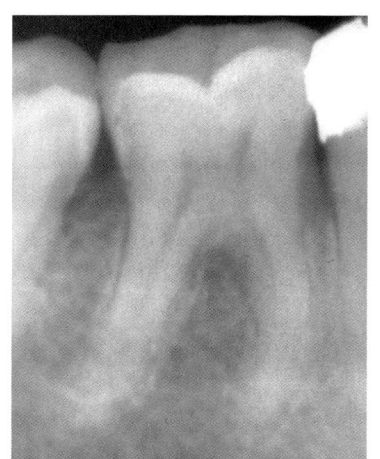

Técnica de Extração

O processo de remover um dente começa com o seccionamento das fibras periodontais marginais, com um sindesmótomo. Isto reduz o trauma gengival durante a extração e também afrouxa levemente a ligação do dente às suas estruturas adjacentes. Um elevador reto é utilizado para deslocar o dente em seu próprio alvéolo, o que, na verdade, alarga ligeiramente o alvéolo. Isto evita qualquer dano aos dentes vizinhos; entretanto, os efeitos recíprocos causados pelo elevador devem ser cuidadosamente observados. Um fórceps é então aplicado o mais profundamente possível sobre o dente, que é primeiramente pressionado apicalmente. Esta pressão apical elimina as fibras periodontais que permanecem aderidas à raiz. Dependendo da forma da raiz e da sua curvatura, a força é então aplicada ao fórceps para remover o dente de seu alvéolo. Curetas são usadas para remover qualquer tecido de granulação ou detritos do alvéolo. As paredes alveolares expandidas ou fraturadas são pressionadas conjuntamente, com pressão manual. O tratamento das feridas consiste simplesmente em permitir a formação de um coágulo sangüíneo, ou, se não houver um sangramento significativo, uma gaze com vaselina e iodofórmio pode ser colocada.

Figura 116 Extração de um molar maxilar: separando as fibras de tecidos moles com um sindesmótomo
O sindesmótomo é usado para separar completamente as fibras periodontais marginais. Isto permite a extração dentária sem causar danos à gengiva marginal.

Direita: Um sindesmótomo típico.

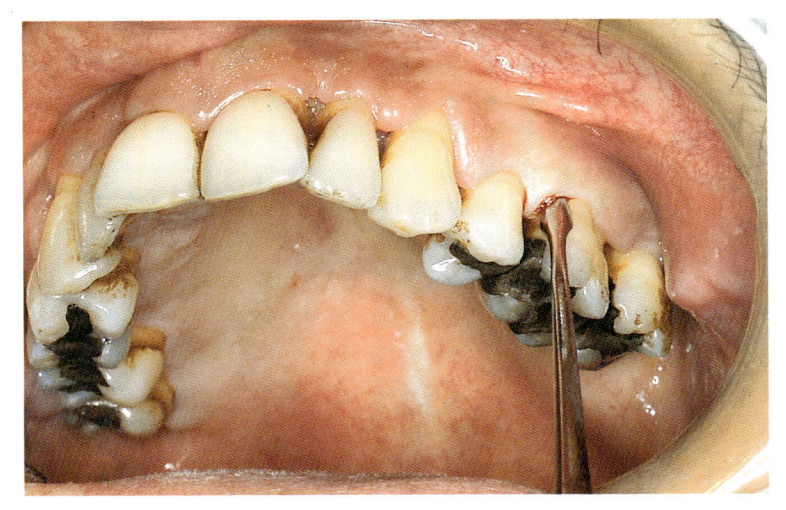

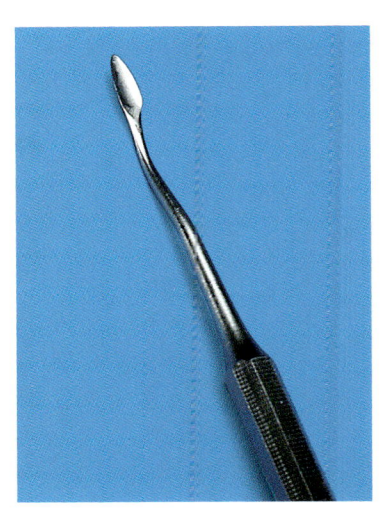

Figura 117 Separando o tecido conectivo periodontal utilizando um pequeno elevador de periósteo
Um elevador de periósteo pequeno, reto, pode ser usado com força apropriada e movimentos circulares dentro do espaço do ligamento periodontal, para tirar o tecido conectivo do dente.

Direita: Um elevador de periósteo típico.

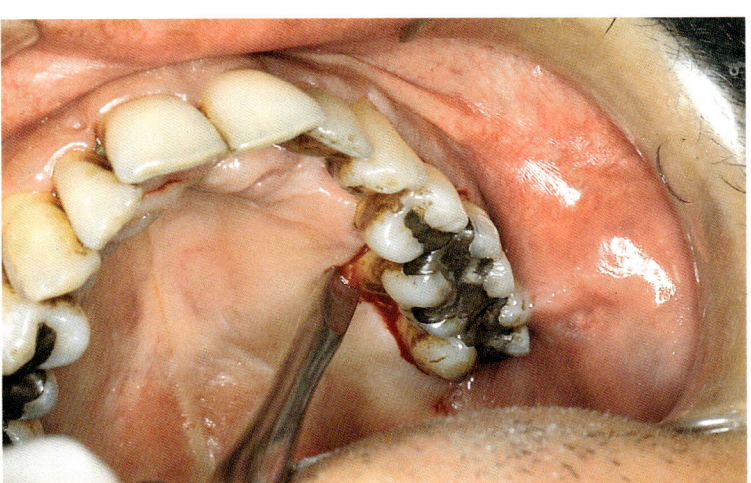

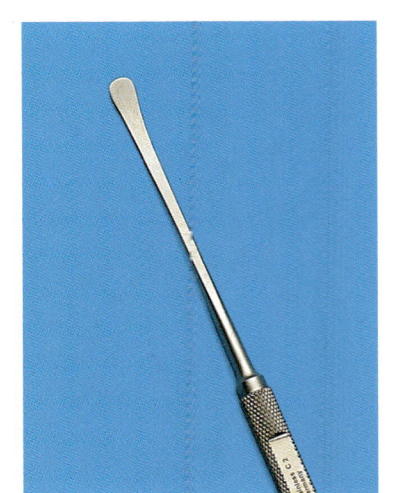

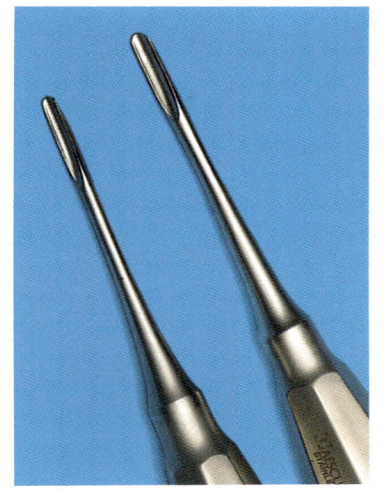

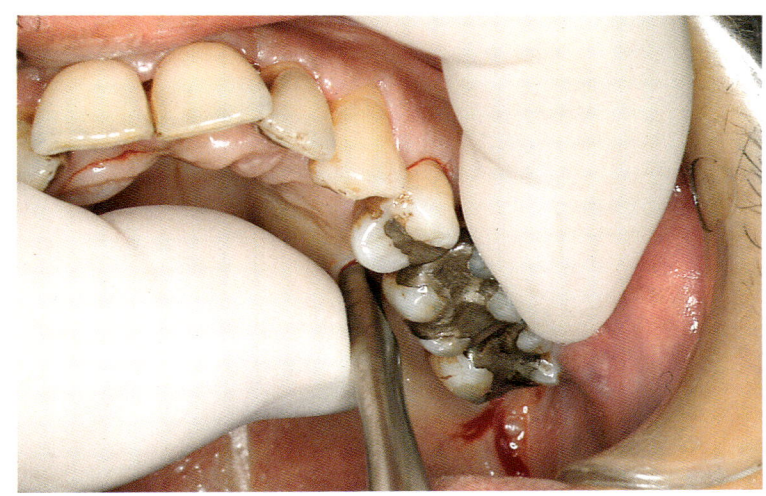

Procedimentos para Pacientes em Risco de Infecções

Figura 118 Luxação do dente: uso do elevador reto
Usando uma pressão mínima e movimentos rotatórios dentro do espaço do ligamento periodontal, o dente é movimentado dentro do alvéolo de tal forma que qualquer fibra de tecido conectivo remanescente seja liberada.

Esquerda: O tamanho do elevador deve ser determinado pelo tamanho e pelo perfil do corte transversal da raiz dentária.

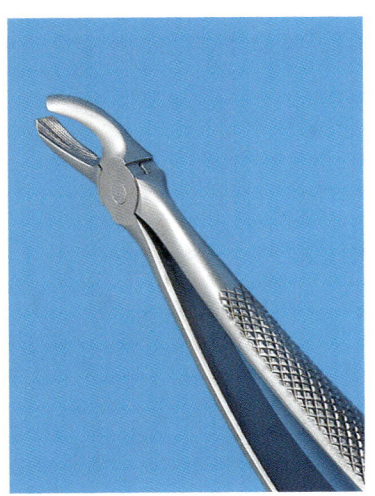

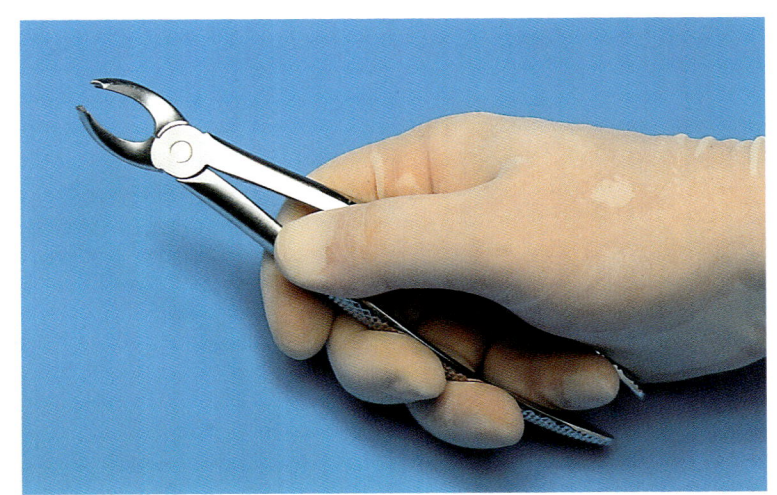

Figura 119 Extração dentária: uso do fórceps
Fórceps específicos são indicados para os molares maxilares direito e esquerdo, baseados na forma de suas raízes. Estes fórceps permitem uma manipulação forçada, com segurança e direção.

Esquerda: Fórceps para a extração de molares maxilares direitos.

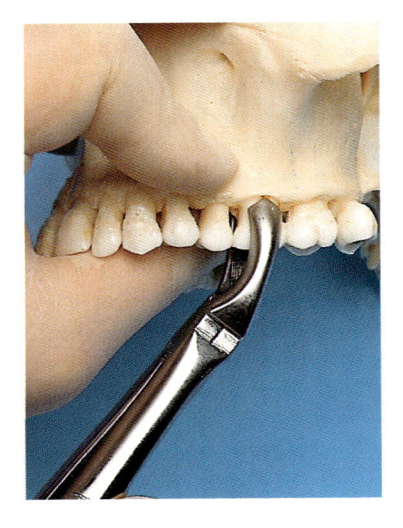

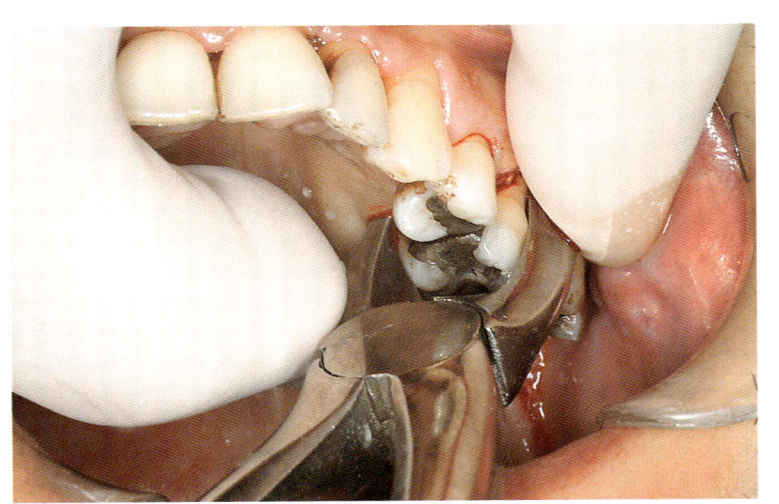

Figura 120 Uso do fórceps
Uso do fórceps no segmento maxilar posterior direito. Note que as pontas aprisionam o dente na região de transição entre a coroa e as raízes.

Esquerda: Luxação do dente é efetuada por movimentos sagitais e uma força adequada, mas com proteção simultânea do processo alveolar feita com os dedos da mão oposta. Freqüentemente uma fratura "controlada" da parede alveolar vestibular pode ocorrer.

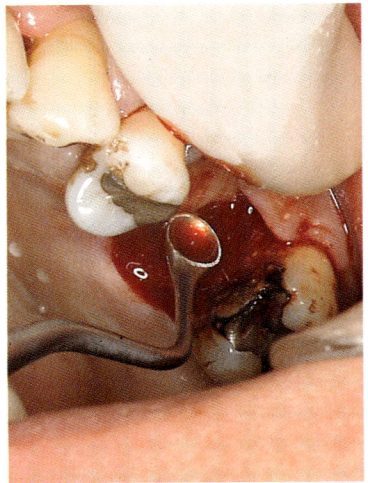

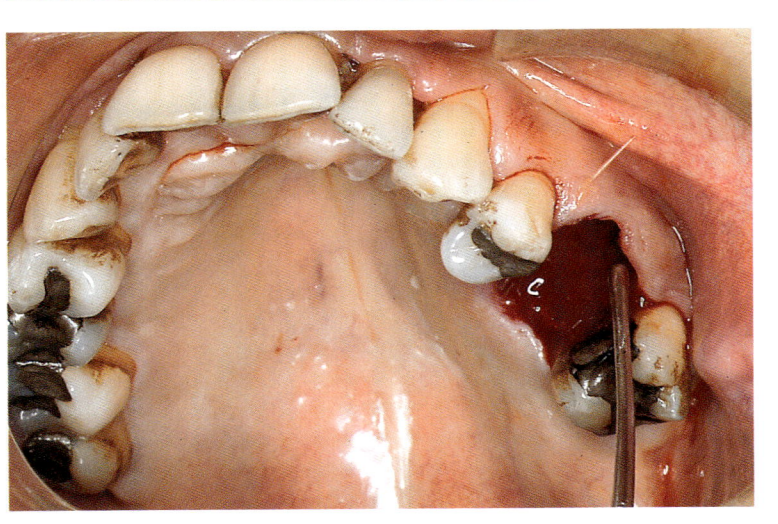

Figura 121 Curetagem do alvéolo
Uma sonda romba é utilizada para explorar o fundo do alvéolo para revelar qualquer perfuração do seio maxilar. A popular técnica de fazer o paciente fechar o nariz e assoar o ar nem sempre é um sinal confiável de uma comunicação buco-sinusal.

Esquerda: Após a remoção do dente, o alvéolo é curetado com uma cureta em forma de colher, para remover qualquer tecido inflamatório.

60 Extrações Dentárias

Figura 122 Removendo raízes individuais
A remoção de molares que estejam severamente destruídos, ou que tenham raízes extremamente curvas, é realizada de forma mais eficiente por meio do seccionamento radicular e da remoção individual das raízes.

Direita: Um sulco realizado no dente, com broca, permite o acesso para que a separação das raízes da coroa seja feita com um elevador.

Ⓢ

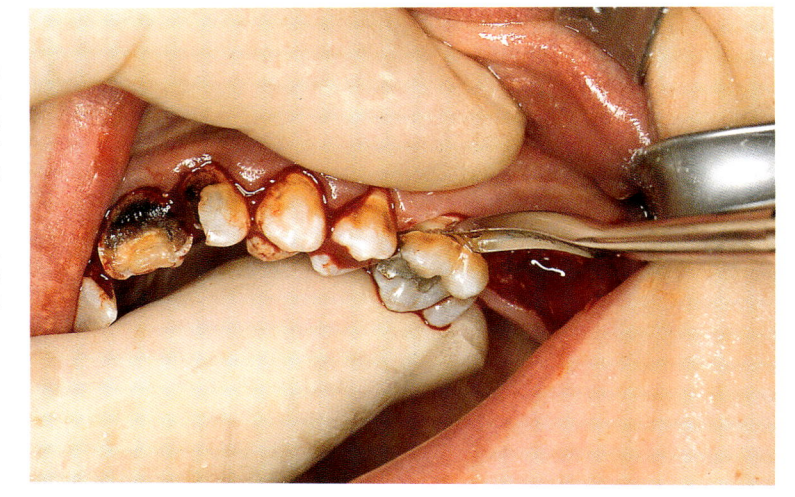

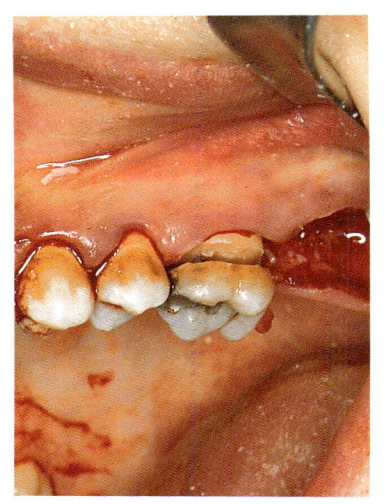

Figura 123 Separando as raízes
Após a coroa ser removida, as raízes são tiradas utilizando-se uma broca carbide de fissura.

Direita: O molar maxilar mostrado aqui foi seccionado de acordo com a localização anatômica de suas três raízes.

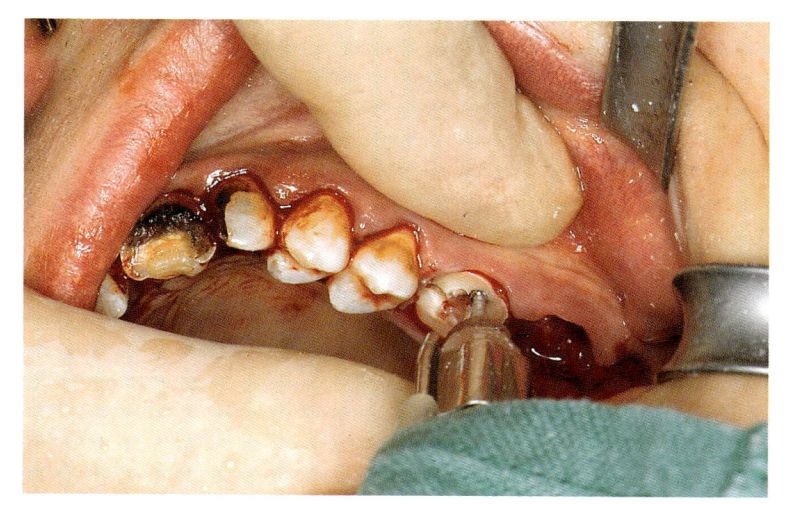

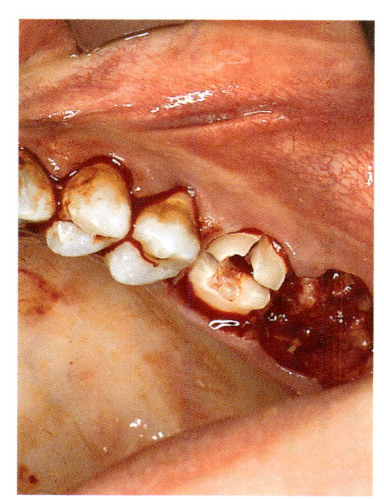

Figura 124 Uso de um elevador reto
Leves movimentos rotatórios do elevador reto são utilizados para deslocar as raízes separadas. Qualquer pressão aplicada na região apical envolve o risco de forçar um ápice radicular para dentro do seio maxilar.

Direita: Uso de um elevador reto.

1. Luxação da raiz com pressão leve e principalmente movimentos rotatórios do elevador.
2. Luxação da raiz como em 1, mas com um movimento adicional de inclinação distal.

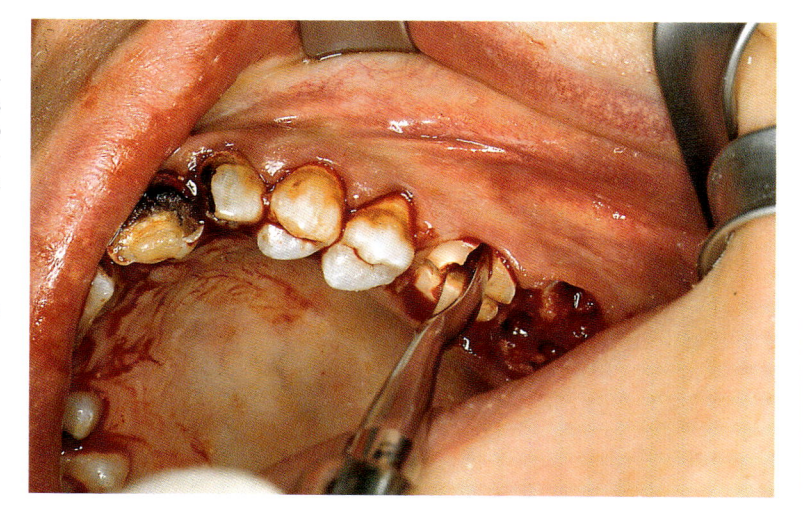

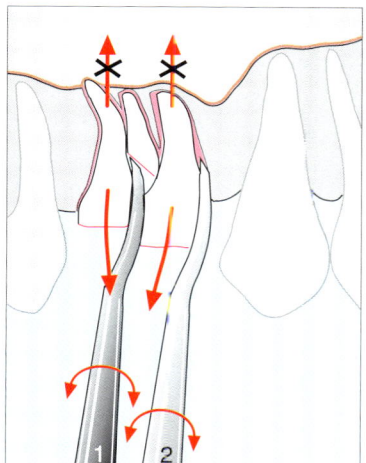

Figura 125 Fórceps radiculares
Raízes que tenham sido liberadas dos tecidos de suporte podem ser removidas utilizando-se um fórceps de pontas finas, preferencialmente com pontas diamantadas.

Direita: Fórceps radiculares para uso na maxila.

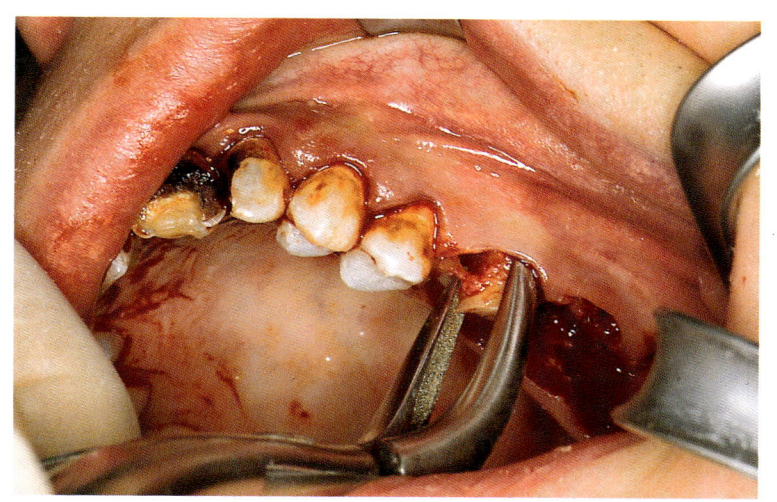

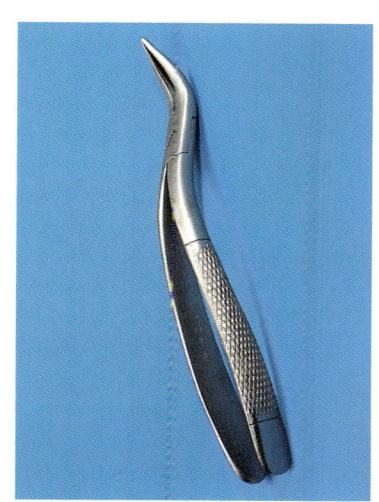

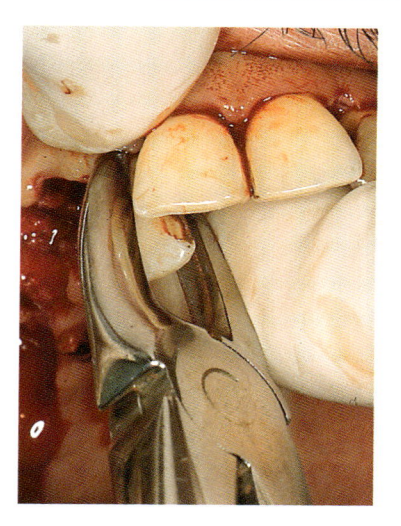

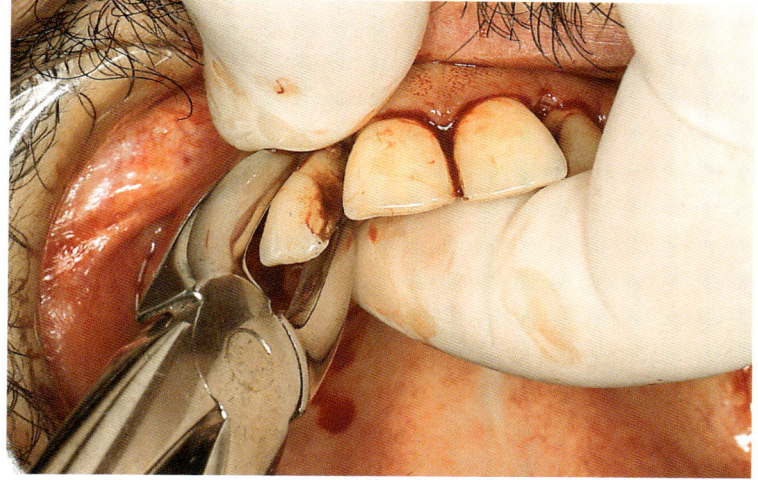

Procedimentos para Pacientes em Risco de Infecções   61

Figura 126   Extração de pré-molares maxilares e dentes anteriores
Com a devida consideração à forma radicular, os dentes são extraídos utilizando-se uma combinação de forças de inclinação e de rotação. O alvéolo é subseqüentemente comprimido.

Esquerda: O dente 12 sendo luxado, com deslocamento palatino.

Ⓢ

Figura 127   Fechamento da ferida
Em extrações múltiplas, as margens gengivais devem ser readaptadas utilizando-se suturas interrompidas. Um cuidado deve ser tomado para manter as papilas gengivais. A sutura das papilas de forma cruzada poderá criar dificuldades estéticas para as subseqüentes restaurações protéticas fixas.

Esquerda: O excesso de tecido gengival é cuidadosamente removido.

Figura 128   Terceiros molares maxilares
Estes dentes são geralmente fáceis de serem removidos em direção ao aspecto vestibular, utilizando-se um elevador com cabo em forma de T, tal como o elevador de Seldin, aplicado palatalmente.

Esquerda: Elevador de Seldin sendo utilizado pelo aspecto palatino.

Ⓢ

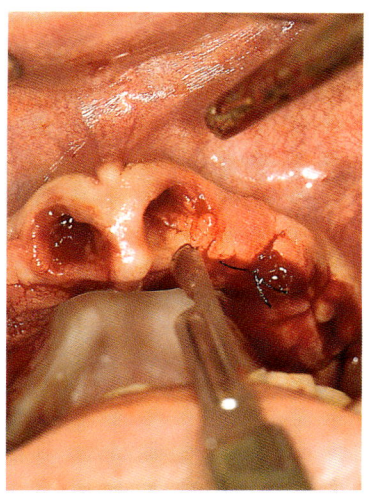

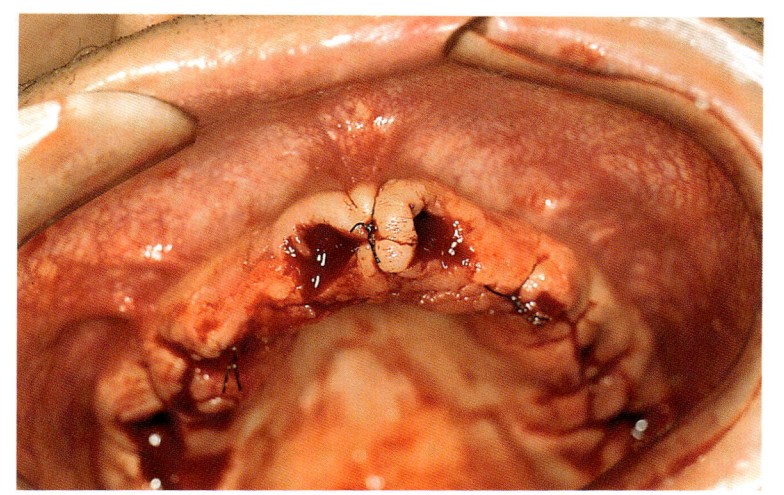

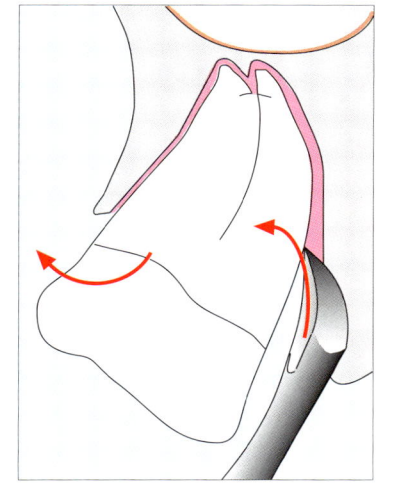

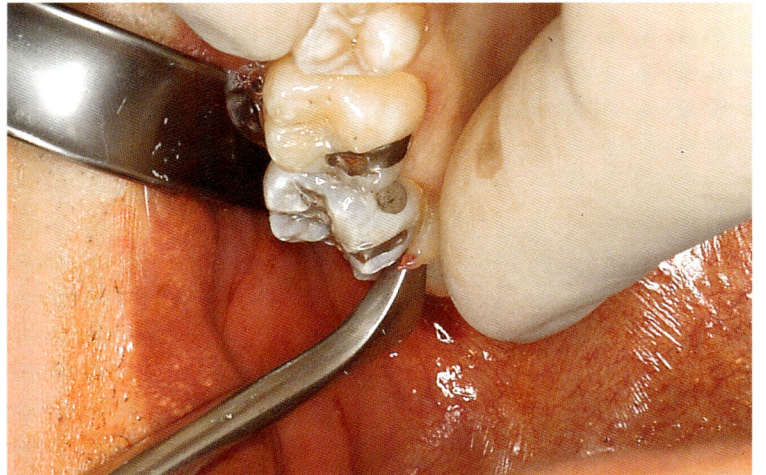

Figura 129   Tratamento da ferida
Um leve tamponamento poderá ser colocado, se não houver a formação do coágulo. Se ocorrer uma abertura inadvertida do seio maxilar, deve-se tomar a decisão entre realizar um fechamento tecidual completo e seguro, ou colocar um curativo superficial e fechar com adesivo de acetona, para esperar por um fechamento natural, espontâneo (pequenas perfurações, grandes alvéolos).

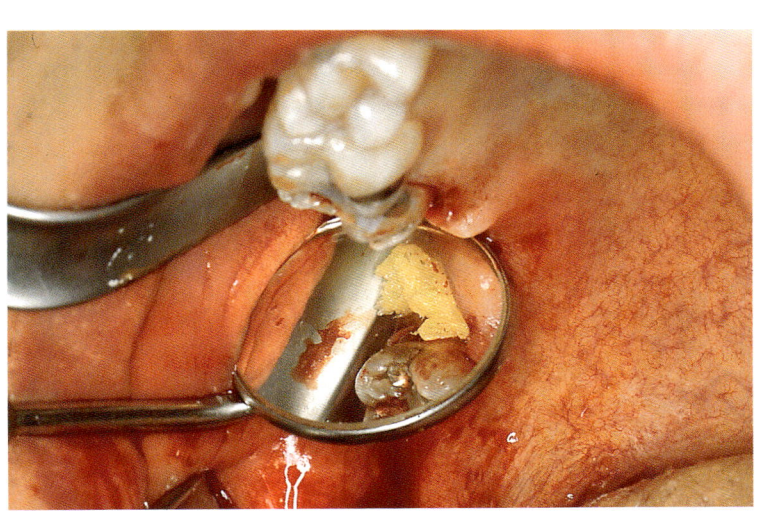

62 Extrações Dentárias

Extrações Múltiplas

Ao extrair-se vários dentes adjacentes, as seguintes medidas devem ser tomadas:

- Manutenção da borda alveolar por extração cuidadosa das raízes, individualmente, com separação das raízes dos molares.
- Osteoplastia da borda alveolar para remover segmentos ósseos agudos, utilizando um fórceps de Luer ou uma broca esférica grande. A remoção do septo interradicular permite que as paredes alveolares laterais sejam comprimidas (ver também recontornamento ósseo, p.297).
- Aplicação de suturas papilares para adaptar as margens do ferimento no segmento anterior e manter o contorno gengival, bem como usar suturas papilares alternadas nos segmentos posteriores para o rápido restabelecimento.

Figura 130 Extrações múltiplas: contorno da borda alveolar
Quando extrações seriadas são realizadas, as bordas ósseas agudas devem ser arredondadas.

Direita: O fórceps de Luer é ideal para nivelar as irregularidades ósseas.

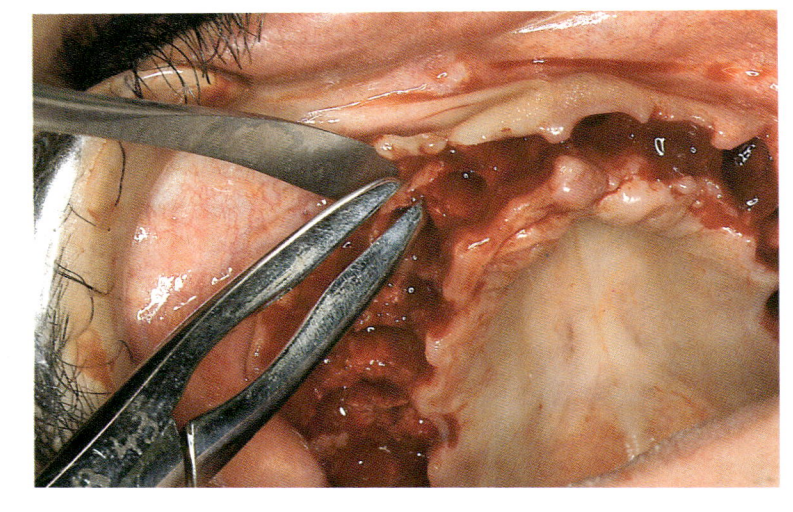

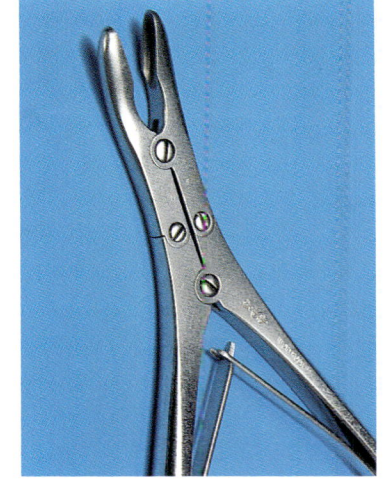

Figura 131 Fechamento tecidual
Após a extração de todo um arco dentário, todo esforço deve ser realizado para fechar completamente a ferida óssea.

Direita: Se o seio maxilar for aberto, um retalho vestibular pode ser estendido e suturado no local, para cobrir o defeito ósseo.

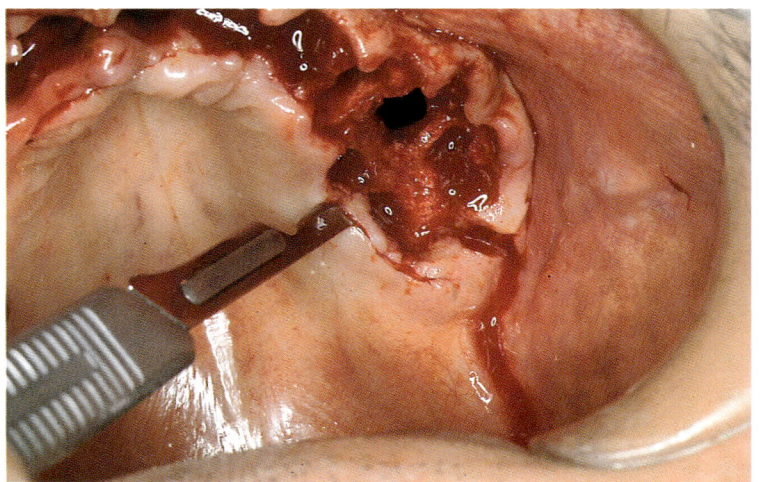

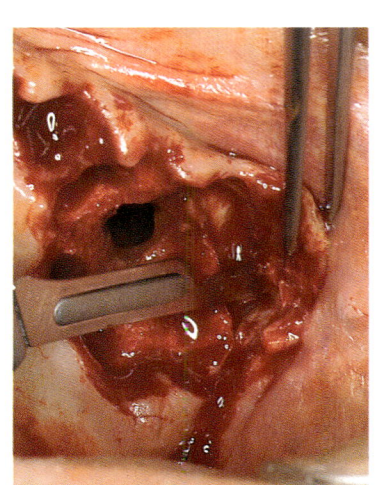

Figura 132 Fechamento tecidual
Suturas contínuas sobre a borda alveolar e uma sutura em colchoeiro na área do dente 26 proporcionam um fechamento adequado de um seio maxilar aberto.

Direita: A dentadura imediata previamente preparada é modificada e adaptada, e imediatamente colocada.

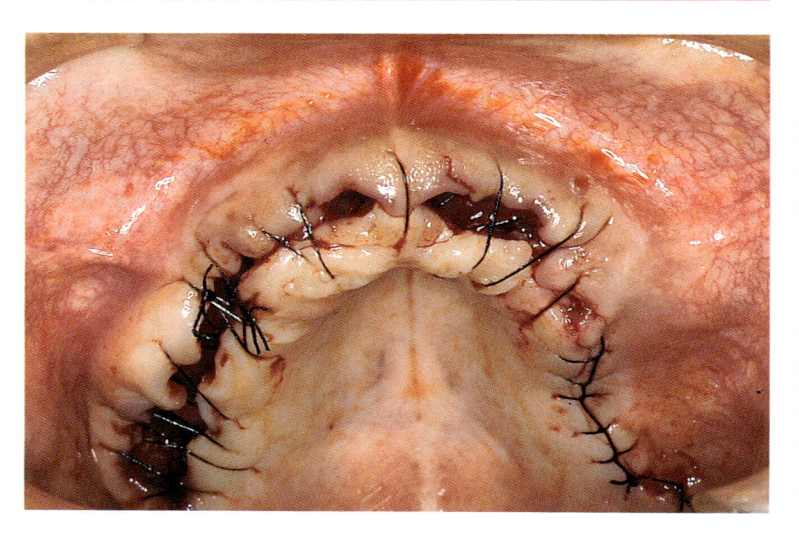

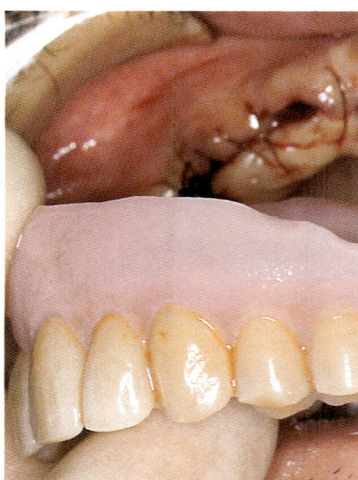

Procedimentos para Pacientes em Risco de Infecções 63

Extrações na Mandíbula

A densidade da estrutura óssea da mandíbula é muito maior que a da maxila e, portanto, requer o seccionamento de dentes multirradiculares antes da extração com maior freqüência.

A posição do canal mandibular deve sempre ser considerada ao curetar-se o alvéolo no segmento posterior.

Devido à sua estrutura óssea compacta, e a um sistema circulatório relativamente pobre, o potencial de cicatrização na mandíbula é menor do que na maxila. Uma extração dentária acompanhada pela compressão óssea causada por manipulação dos elevadores, e mesmo a remoção rotineira de dentes, freqüentemente leva a distúrbios de cicatrização e/ou dor pós-operatória. Complicações deste tipo podem ser evitadas com a colocação de um curativo alveolar em forma de tiras embebidas em vaselina e iodofórmio.

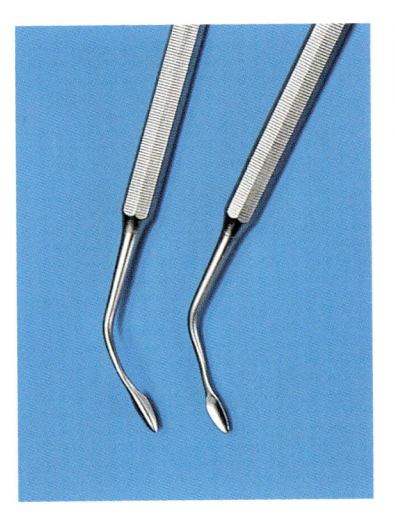

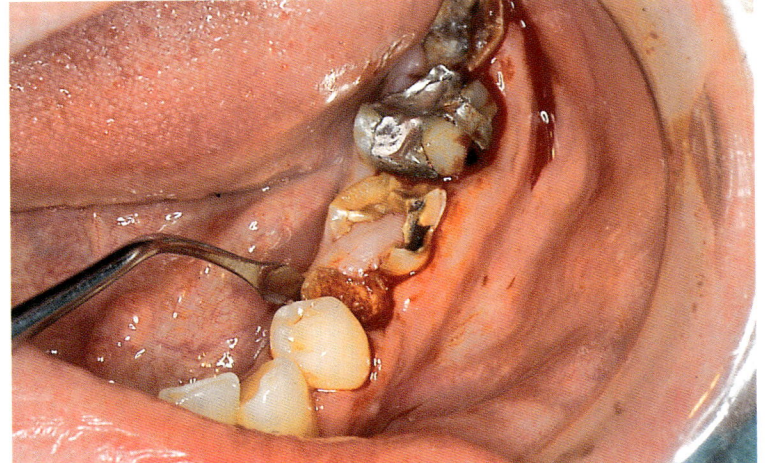

Figura 133 Remoção de molares mandibulares
Separação das fibras periodontais utilizando o sindesmótomo.

Esquerda: Sindesmótomos com várias angulações estão disponíveis para o uso na mandíbula.

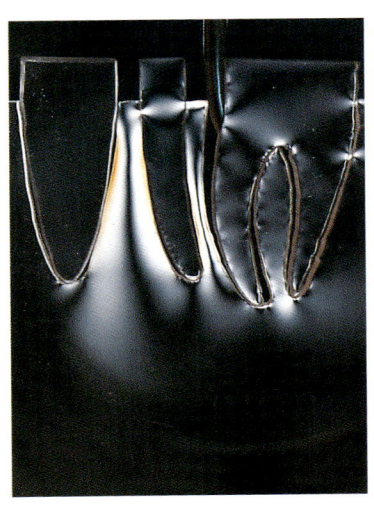

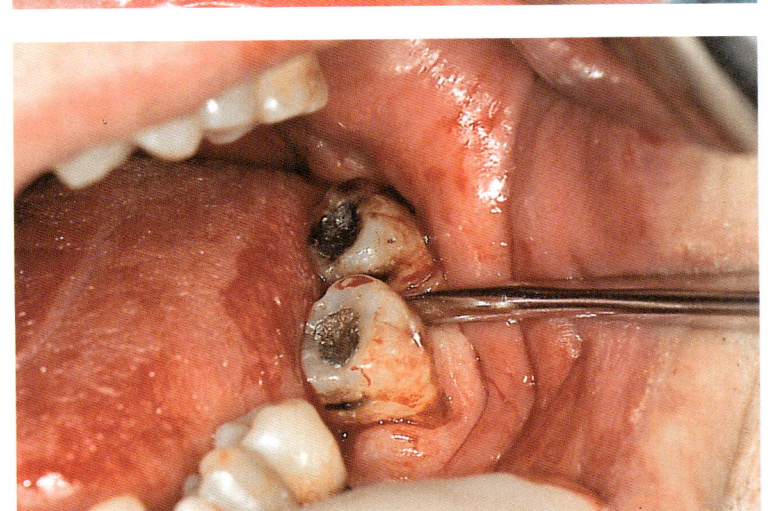

Figura 134 Uso de um elevador reto
Ao luxar-se um dente com um elevador reto, deve-se ter em mente a força aplicada ao dente adjacente. Lembre-se de que as forças são recíprocas se o elevador for usado inapropriadamente.

Esquerda: A luz polarizada demonstra as forças que têm de ser absorvidas pelos dentes vizinhos.

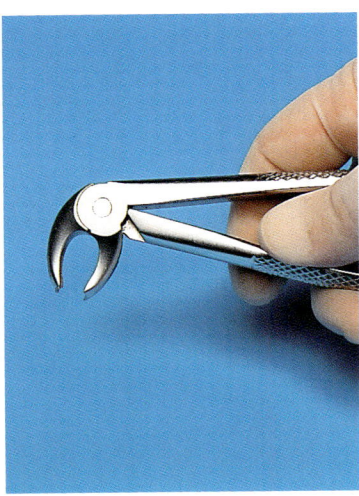

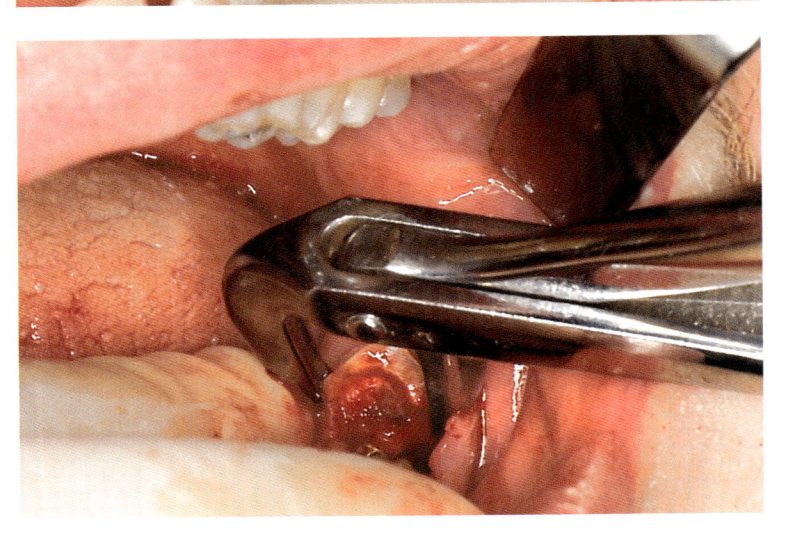

Figura 135 Uso do fórceps
A remoção de fato de um dente que tenha sido preparado para a extração com o elevador é realizada com um fórceps.

Esquerda: Os fórceps para uso na mandíbula são adequadamente angulados e têm pontas afiladas, proporcionando um bom aprisionamento dos dentes mandibulares.

64 Extrações Dentárias

Figura 136 Extração de molares mandibulares utilizando o fórceps "Chifre de Boi"
Este fórceps especial permite a remoção de molares mandibulares que tenham uma furca aberta.

Direita: As pontas deste fórceps aprisionam o dente nas bifurcações e o levantam para fora de seu alvéolo.

Ⓢ

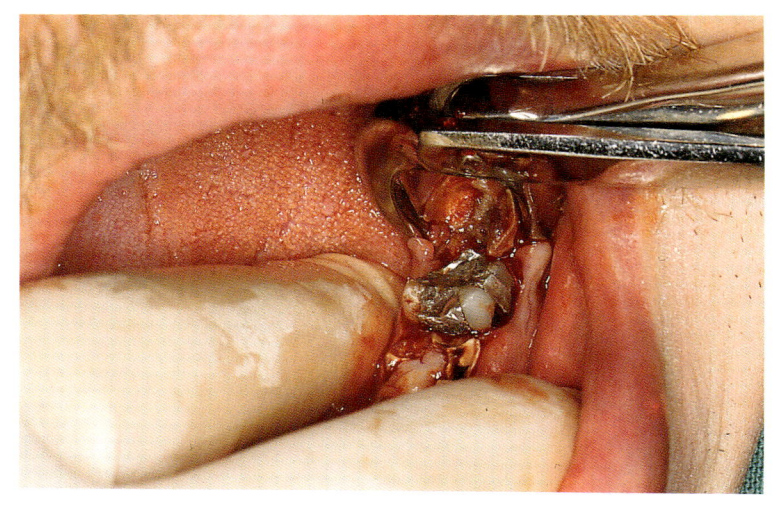

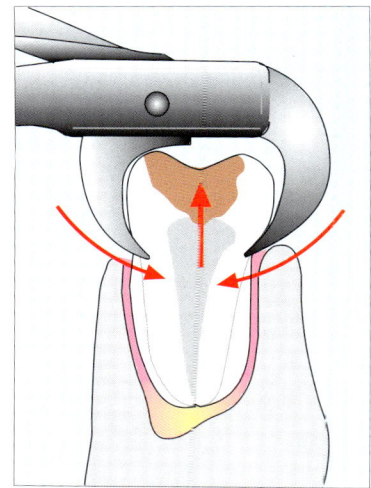

Figura 137 Remoção de raízes individuais: segmentando as raízes
Molares severamente destruídos, e aqueles com raízes muito dilaceradas, geralmente são seccionados na bifurcação, e as raízes são individualmente removidas.

Direita: O uso de um elevador reto para separar e remover individualmente as raízes.

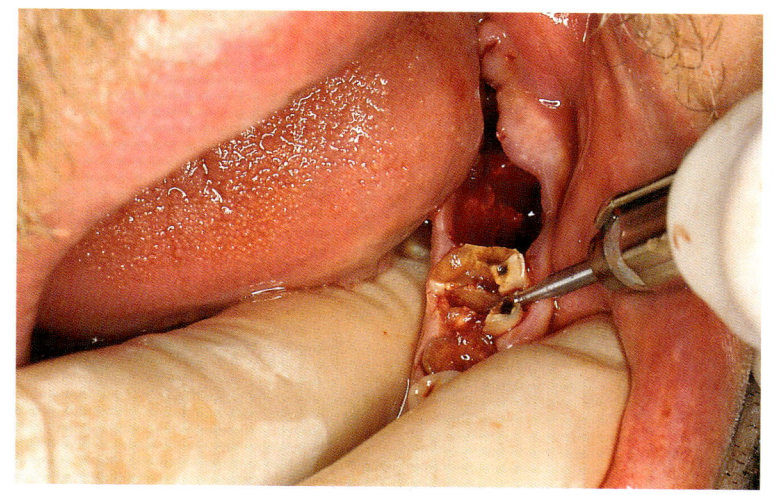

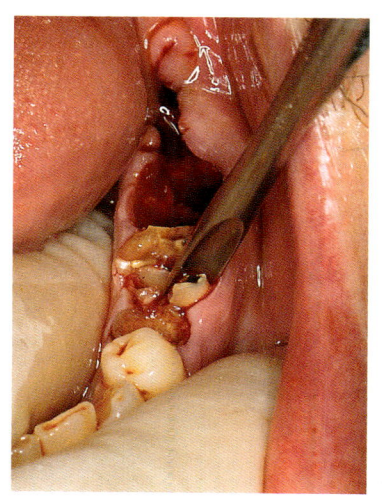

Figura 138 Elevador de Cryer
Após de uma raiz ser removida, a raiz remanescente pode ser luxada através do acesso pelo alvéolo vazio.

Direita: Uso de um elevador de Cryer.

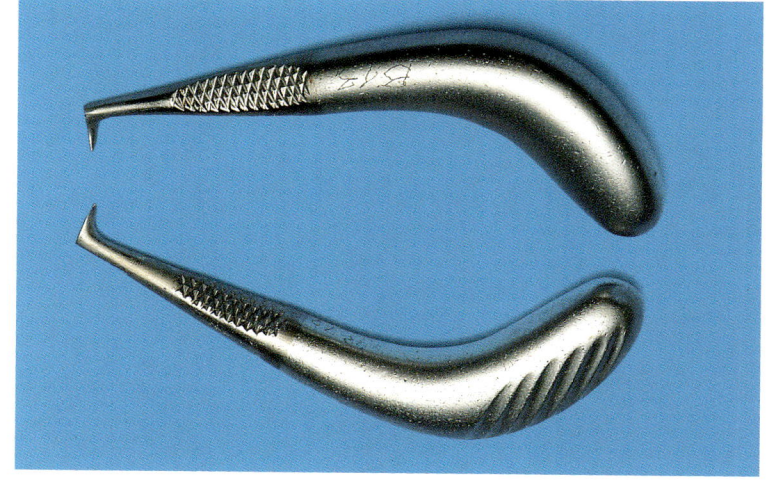

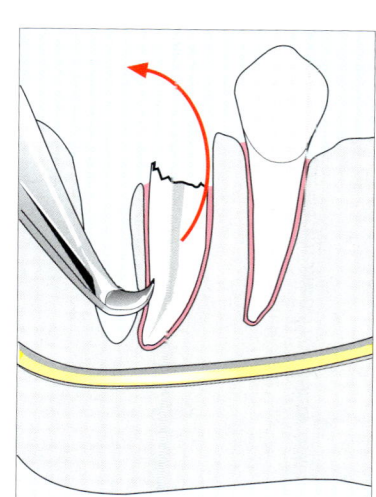

Figura 139 Posição manual ao utilizar o elevador de Cryer
Dependendo de como o elevador seja empunhado, mais ou menos força pode ser aplicada.

Direita: Segurar o elevador dentro do punho torna possível a aplicação de forças maiores que são altamente direcionadas.

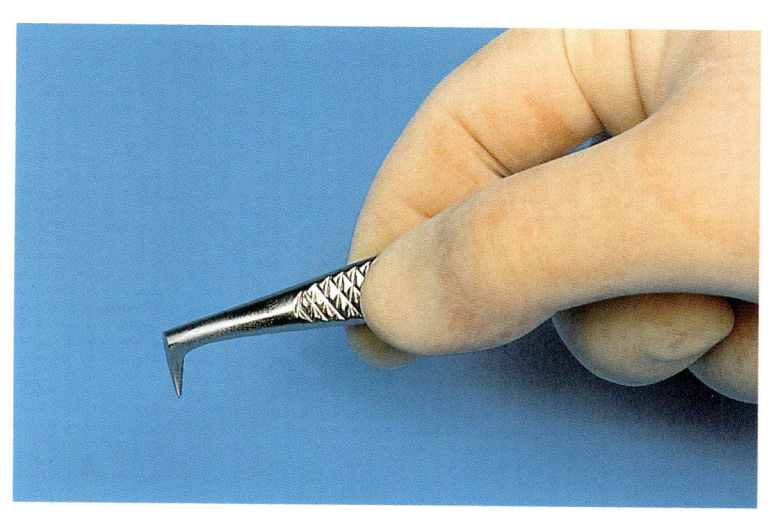

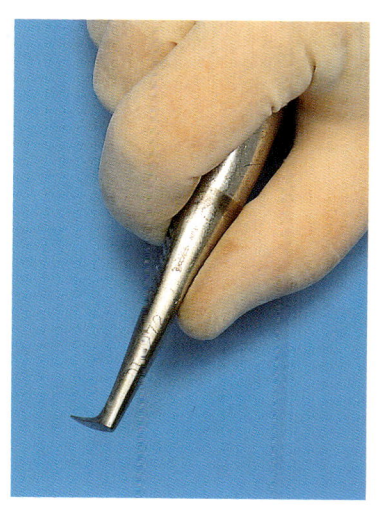

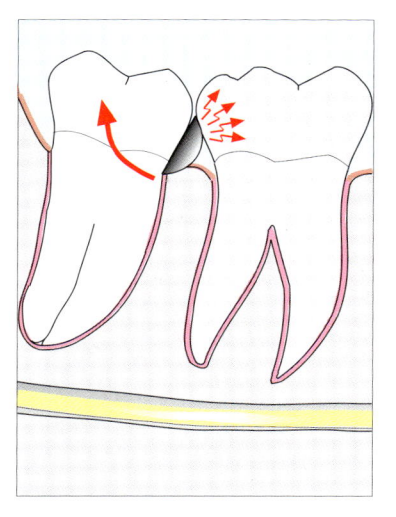

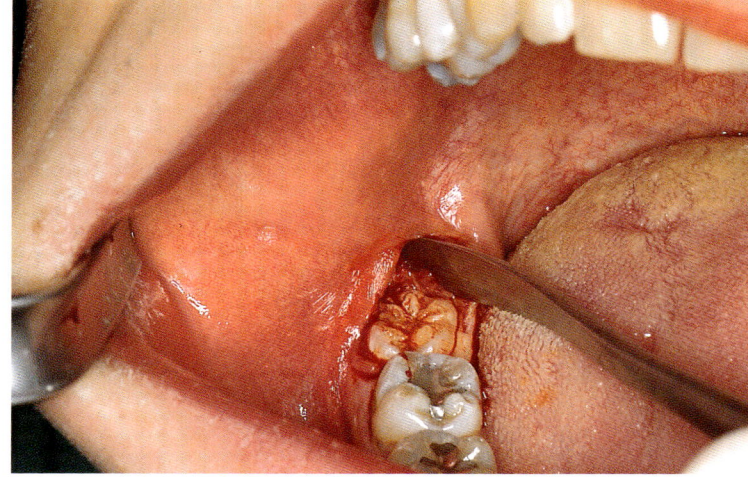

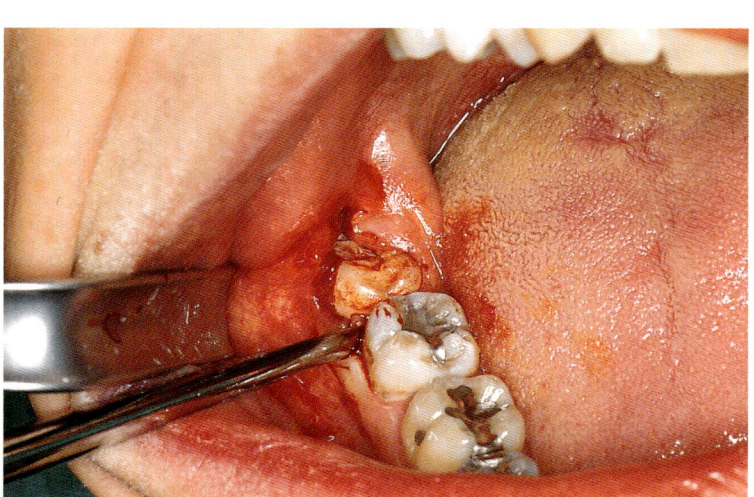

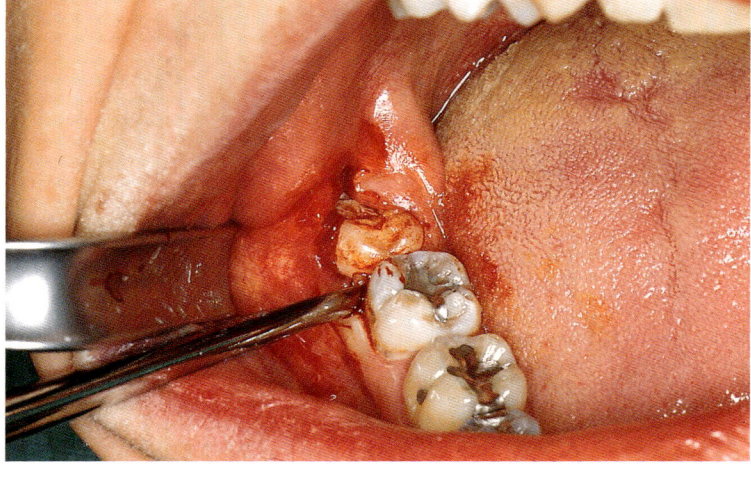

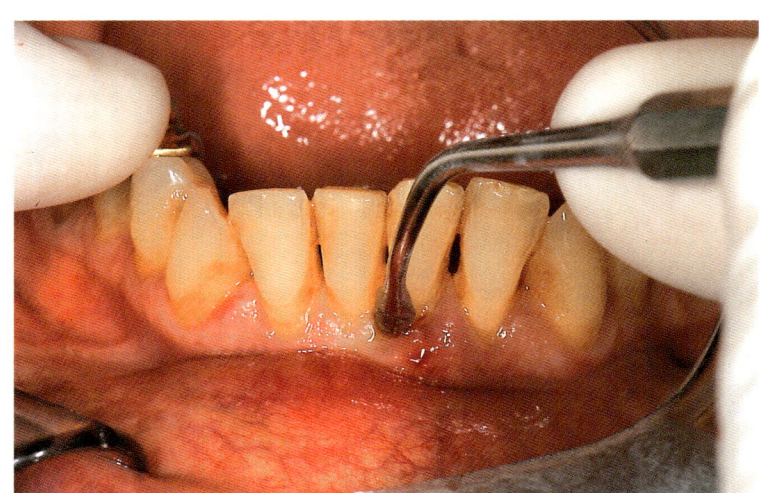

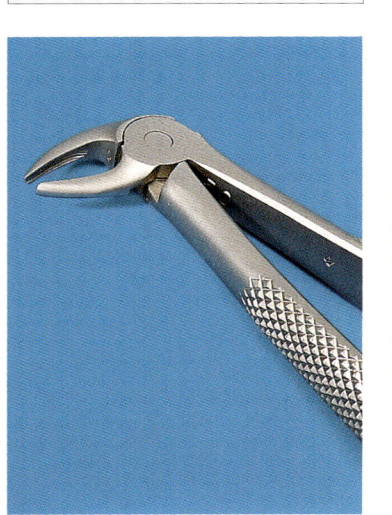

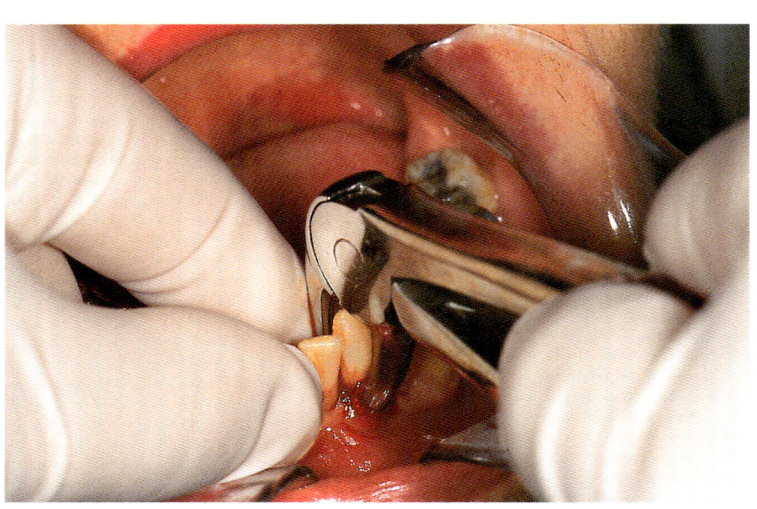

Procedimentos para Pacientes em Risco de Infecções 65

Figura 140 Remoção de terceiros molares mandibulares: uso do elevador de Seldin
Dentes em posição relativamente normal, e que não tenham uma forma radicular desfavorável, podem ser removidos em direção disto-vestibular, utilizando-se o elevador de Seldin. Deve haver espaço suficiente na região distal à coroa, para permitir movimentos de luxação com o elevador.

Esquerda: Uso de elevador de Seldin. Note a força recíproca no dente adjacente.

Ⓢ

Figura 141 Elevador de Seldin
Ao usar este instrumento, deve-se tomar cuidado para evitar dano ao segundo molar adjacente. Se o dente adjacente estiver ausente, cuidado especial deve ser tomado para evitar danos a restaurações ou outros dentes adjacentes comprometidos.

Esquerda: Elevadores de Seldin para uso nos lados direito e esquerdo.

Figura 142 Extração dos dentes anteriores da mandíbula
A remoção do dente é obtida por movimentos vestíbulo-linguais do mesmo.

Esquerda: Usando um elevador estreito e reto, a remoção da raiz pode ser obtida com a aplicação de uma força rotatória delicada, em direção apical.

Ⓢ

Figura 143 Uso do fórceps
O dente é extraído com o fórceps, e as paredes alveolares são comprimidas com pressão digital.

Esquerda: Este fórceps é indicado para a extração de dentes mandibulares com raízes estreitas.

Deslocamento do Retalho Tecidual

Um acesso para osteotomia é obtido com o deslocamento de um retalho mucogengival, criado por uma incisão na margem gengival, e uma ou duas incisões laterais de alívio. A incisão deve respeitar a anatomia local. Quando trabalhamos na região de pré-molares inferiores, o nervo mentoniano deve ser exposto no seu ponto de emergência no forame mentoniano.

Para manter altura alveolar e evitar defeitos ósseos laterais, a osteotomia é realizada apicalmente, e o fragmento radicular é luxado coronalmente com o elevador de Cryer. A remoção da parede vestibular de osso compacto para a extração de uma raiz é um procedimento clínico que não recomendamos.

Figura 144 Remoção de fragmentos radiculares: deslocamento de retalho tecidual
O retalho é refletido para expor completamente a tábua óssea vestibular, até a região apical das raízes. Neste caso, a remoção cirúrgica dos fragmentos radiculares dos dentes 34 e 35 é mostrada; o nervo mentoniano deve ser exposto em seu ponto de saída do forame, para evitar qualquer dano não-intencional ao nervo. Uma broca esférica é utilizada para penetrar a tábua óssea cortical na região dos ápices radiculares.

Direita: Radiografia mostrando as raízes dos dentes 34 e 35.

Ⓐ

Figura 145 Osteotomia apical
A osteotomia proporciona uma abertura por meio da qual as raízes podem ser empurradas em direção coronal, sem sacrificar a tábua vestibular remanescente.

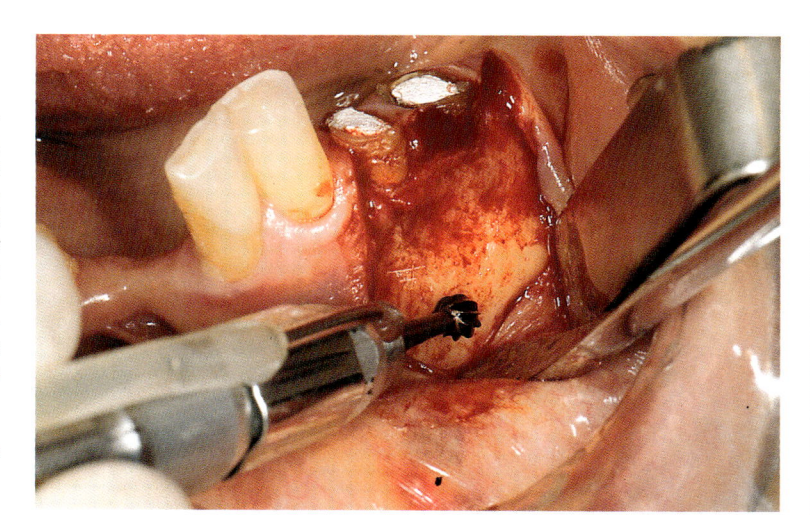

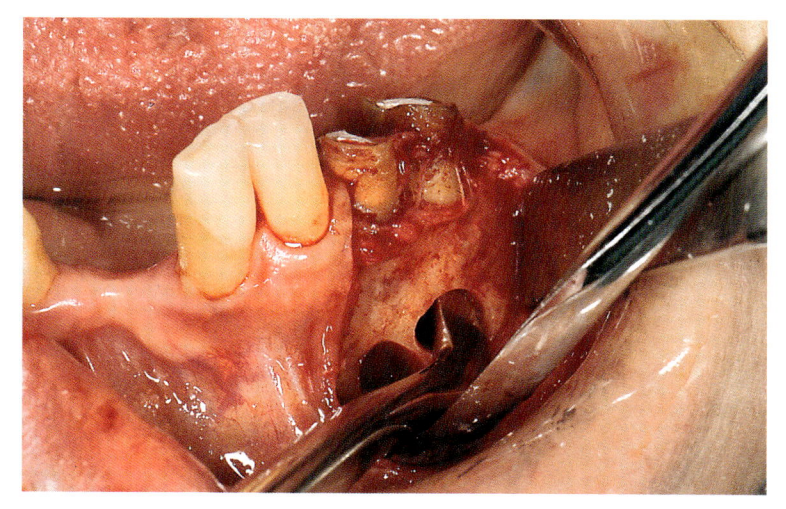

Figura 146 Luxação pelo acesso apical
Um fórceps de ponta fina é usado para remover os fragmentos radiculares, e o retalho de tecidos moles é suturado sobre a parte óssea. O alvéolo vazio sob o retalho mucoperiostal cicatriza por regeneração óssea secundária.

Direita: A criação de um sulco na região apical do fragmento radicular proporciona um ponto de apoio para a ponta do elevador.

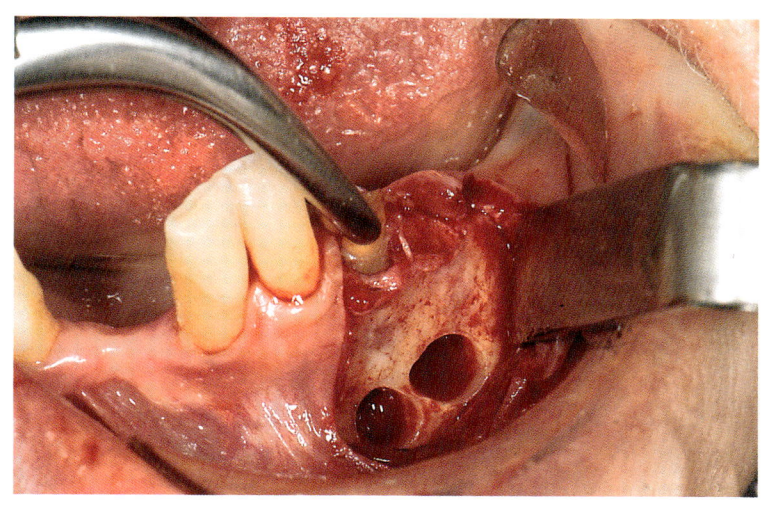

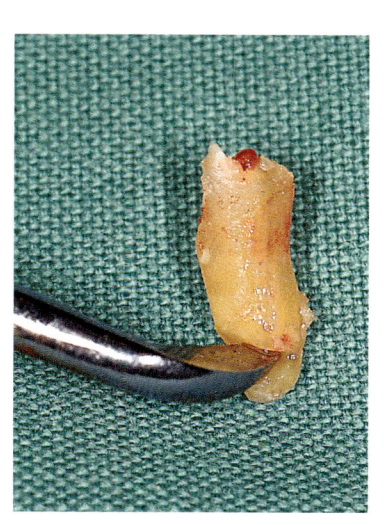

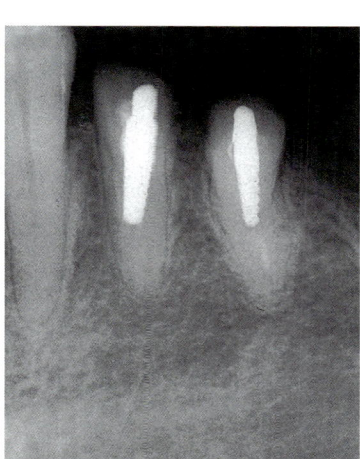

Ápices Radiculares Retidos

Para preservar a crista óssea alveolar, fragmentos de ápices radiculares retidos podem ser removidos cirurgicamente por uma osteotomia apical lateral. Uma radiografia em dois planos deve ser utilizada para localizar adequadamente restos radiculares ou corpos estranhos. Uma placa de cera com vários corpos metálicos inseridos (por exemplo, clipes de papel) pode servir como um guia radiográfico para a localização espacial definitiva dentro do osso, como mostrado na radiografia. Em casos extremos, e onde existirem grandes riscos anatômicos, uma tomografia computadorizada (TC) é necessária.

A indicação para a remoção de fragmentos radiculares retidos deve ser determinada caso a caso. Basicamente, fragmentos radiculares mostrando sinais de inflamação devem ser removidos antes que qualquer tratamento dentário reconstrutivo seja realizado na área. Uma vez que fragmentos radiculares representam possíveis focos de infecção, é imperativo removê-los antes de radioterapia ou terapia imunossupressiva.

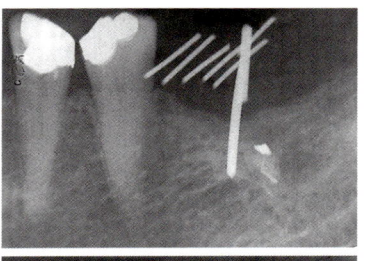

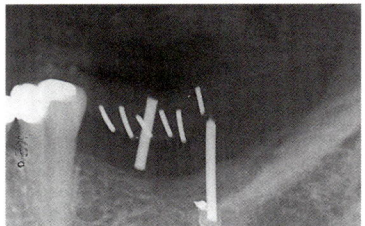

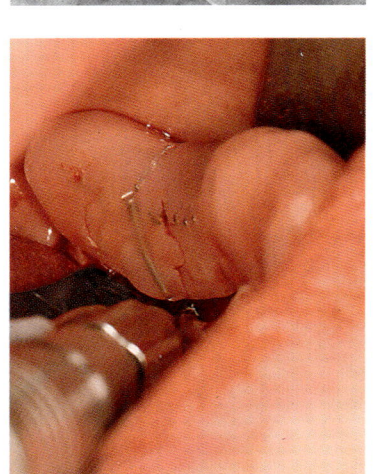

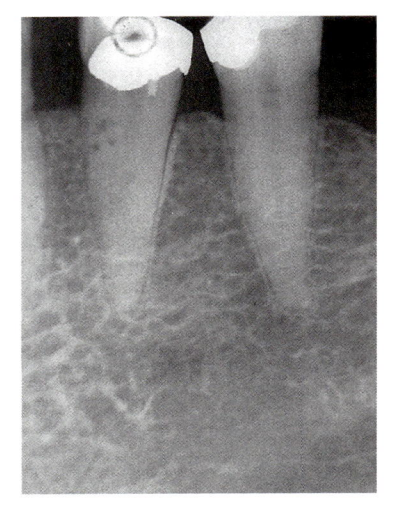

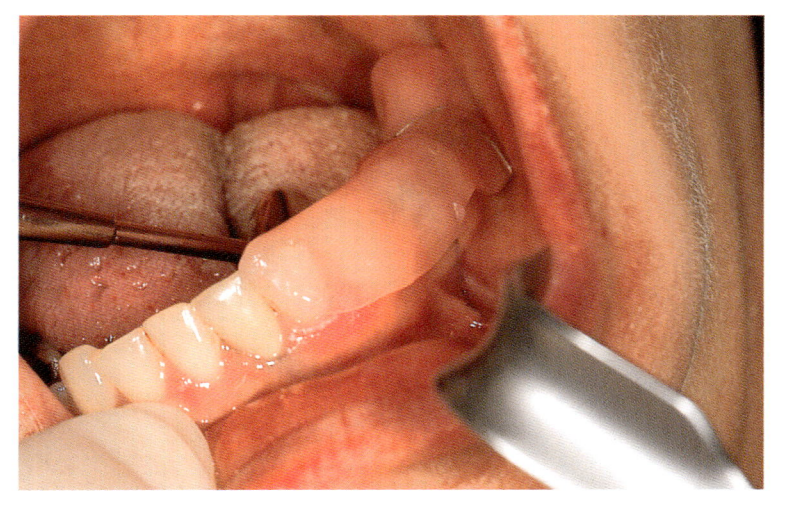

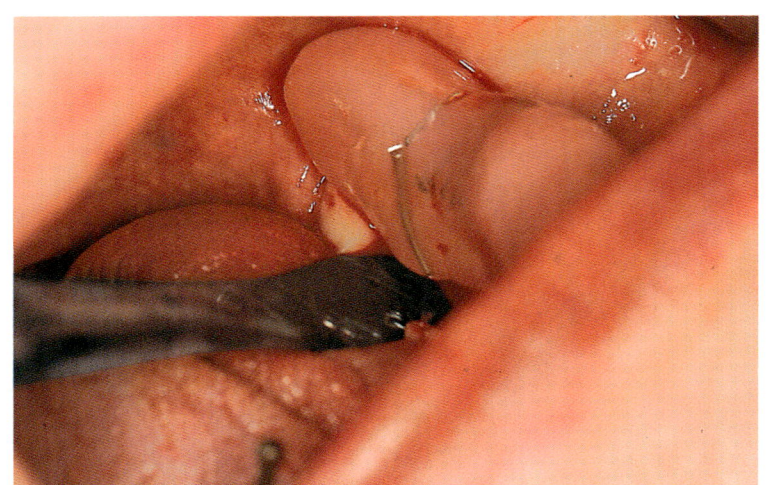

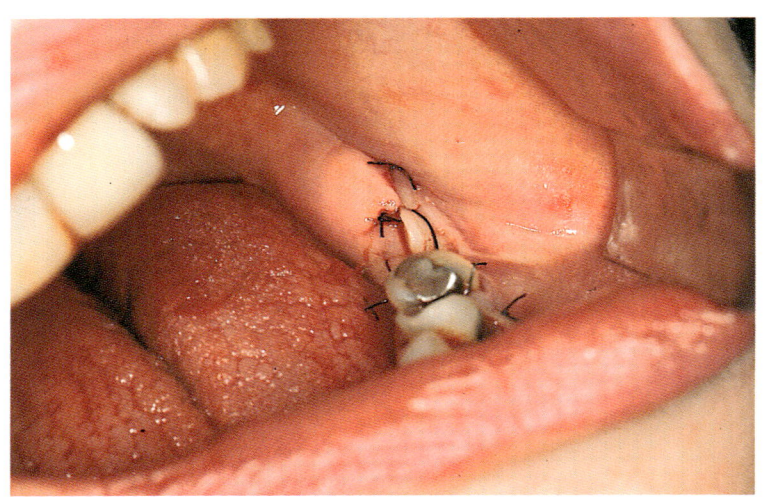

Figura 147   Localizando um fragmento radicular retido
Um fragmento radicular antigo, bem-cicatrizado, deve primeiramente ser localizado. Um importante auxiliar para este objetivo é uma goteira de cera, com fios metálicos colocados por lingual e vestibular; com a goteira no local, duas radiografias são realizadas, com diferentes ângulos de projeção.

Esquerda: Estas duas radiografias, realizadas com diferentes ângulos de projeção, revelam a posição lingual do corpo estranho.

Figura 148   Deslocamento de um retalho lingual
Com a goteira de cera em posição, o fragmento radicular é removido de sua posição lingual. Para fazer isto, um retalho tecidual estendendo-se do dente 37 até o dente 42 foi necessário para garantir uma visualização adequada do aspecto lingual.

Esquerda: Osteotomia realizada de acordo com a posição guiada pela goteira de cera.

Figura 149   Confirmação radiográfica
Quando o procedimento cirúrgico estiver completo e as margens teciduais fechadas, uma radiografia deve ser tirada para assegurar que o fragmento radicular residual tenha sido completamente eliminado.

Esquerda: Margens teciduais fechadas com suturas simples isoladas, e suturas de colchoeiro no local da osteotomia.

Complicações

Dor Pós-extração

Se não houver a formação de um coágulo dentro do alvéolo, ou se o coágulo se desintegrar ou for deslocado (devido à infecção ou durante um bochecho, por exemplo), uma osteíte localizada pode acontecer (alveolite seca dolorosa – "dry socket" – ou alveolite fibrinolítica).
Estes distúrbios da cicatrização tecidual são acompanhados de intensa dor no local, e geralmente ocorrem de dois a três dias após a extração.

O exame clínico geralmente revela eritema da mucosa e gengiva adjacente, e dor intensa quando a área é palpada. O alvéolo geralmente está vazio, ou preenchido com detritos (Zimmermann *et al.*, 1992). Não há tecido de granulação em evidência, e a superfície óssea é bem visível.

Figura 150 Complicação: dor pós-extração
O tratamento consiste em limpar cuidadosamente o alvéolo para remover quaisquer remanescentes do coágulo degenerado, irrigando com peróxido de hidrogênio a 3% e colocando um curativo analgésico, como gaze vaselinada com iodofórmio e gel de lidocaína.

Direita: O curativo terapêutico no alvéolo.

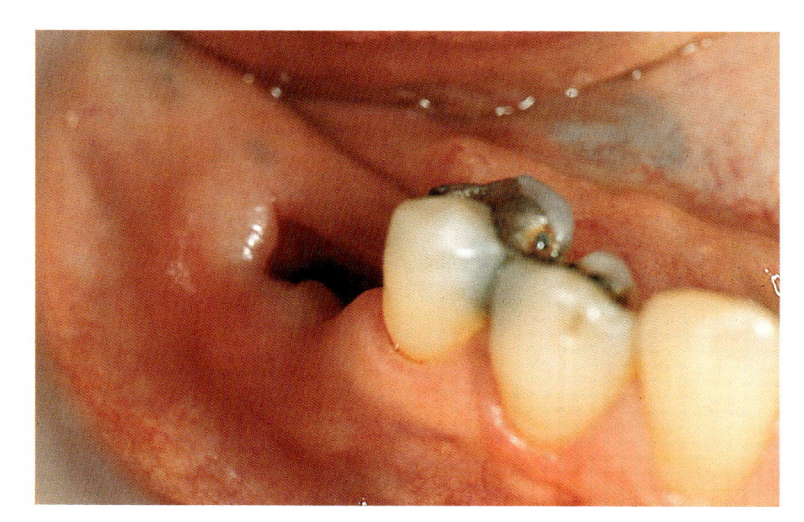

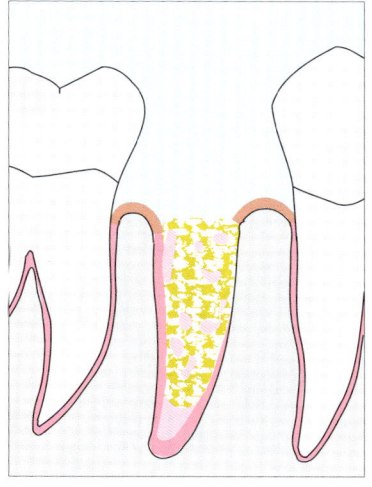

Tratamento

O clínico deve primeiramente ter certeza de que não existe outra causa para a condição infecciosa (por exemplo, um fragmento radicular). É aconselhável fazer uma nova radiografia. Após a administração de anestesia local, a ferida é cuidadosamente limpa com uma curetagem delicada e irrigação com solução fisiológica ou peróxido de hidrogênio. Um curativo com gaze vaselinada, recoberta com iodofórmio e gel de lidocaína, é então colocado. Este procedimento, incluindo a troca do curativo, é repetido a cada três dias até que a dor diminua e o tecido de granulação fique visível dentro do alvéolo. Nos casos em que esta rotina terapêutica falhe em trazer o alívio, poderá ser necessário revisar a ferida, sob anestesia local. Um regime de antibióticos é indicado se existir evidência de que a infecção esteja se espalhando.

Fratura Dentária e Deslocamento de Raízes

Uma importante consideração durante o plano de tratamento para a extração dentária deve incluir a possibilidade de fratura radicular e retenção deliberada de um ápice radicular.

Tratamento

Se um fragmento radicular de um dente infectado for forçado para dentro do osso trabeculado adjacente, ele deverá ser removido com cuidado, cirurgicamente. Uma cobertura antibiótica para prevenir a infecção deve ser iniciada sempre que for apropriado (Freyberger, 1971; Paulsen e Reinmann, 1979).

Fratura Óssea

Isto geralmente envolve a fratura do processo alveolar, e é geralmente bem localizada e unilateral, tanto vestibular como lingual.

Tratamento

Na maioria dos casos, o fragmento ósseo pode ser reposicionado e suturas podem ser utilizadas para estabilizar as margens teciduais. Defeitos extensos podem resultar da perda dos fragmentos ósseos, e freqüentemente requerem um curativo tecidual e procedimentos reconstrutivos subseqüentes.

Dano a Dentes Adjacentes ou Folículos Dentários

O uso inadequado de instrumentos pode levar a danos ou mesmo luxação dos dentes adjacentes.

Tratamento

Reposicione o dente e monitorize-o por pelo menos seis meses para realizar qualquer outra intervenção, se for necessária. O paciente deverá ser completamente informado da situação, e deve ser liberado de quaisquer custos adicionais de possíveis tratamentos necessários; isto pode ajudar a evitar alguma ação legal subseqüente.

Hemorragia Pós-operatória

Isto envolve a recorrência de um sangramento contínuo do local da extração, o qual inicia horas ou dias após a extração. As causas podem incluir falha do paciente em seguir as instruções pós-operatórias, técnica cirúrgica pobre envolvendo lesão aos tecidos duros ou moles e diátese hemorrágica (doenças de coagulação não-conhecidas, uso de anticoagulantes ou abuso de analgésicos), pressão sangüínea alta, ou excesso de exercícios físicos pelo paciente. Uma infecção potencial deve ser excluída (Becker, 1974; Oatis et al., 1986).

Tratamento

Hemostasia temporária com tamponamento e compressão. Avalie as condições sistêmicas do paciente e estime a gravidade da perda sangüínea. Monitorize o pulso e a pressão sangüínea. Se o sangramento persistir por um longo período de tempo, o hematócrito deve ser avaliado.

Uma avaliação mais detalhada da história médica pode revelar fatores não-detectados. Um contato com o médico do paciente geralmente proporciona informações úteis.

A fonte do sangramento deve ser identificada, geralmente sob anestesia local. É importante evitar a infiltração de anestésico na área imediatamente adjacente ao local da hemorragia, porque o efeito hemostático do anestésico pode impedir o reconhecimento da fonte do sangramento. O sangramento de tecidos moles geralmente é parado por meio de tamponamento. Uma gaze com vaselina e iodofórmio, que pode ser combinada com suturas e um material termoplástico (goteira) para compressão, é útil para este objetivo. O sangramento visível de um vaso é uma indicação para a ligadura ou coagulação (eletrocirurgia). A colocação de suturas compressivas geralmente é suficiente para dar fim ao sangramento.

Quando houver sangramento ósseo, a percussão do local sangrante freqüentemente é suficiente. Se o sangue estiver saindo do osso trabecular, poderá ser necessário obter um fragmento de osso compacto e pressioná-lo no local do osso esponjoso. Osso liofilizado estéril, de um banco de ossos, pode ser usado com este fim. Tais procedimentos devem levar em consideração a anatomia local (canal mandibular). A aplicação de uma goteira junto com um tamponamento sob pressão também poderá ser útil.

Se existir algum distúrbio de coagulação, o uso de adesivos de fibrina é muito efetivo (Ilgenstein et al., 1987; Fuchsjäger, 1984).

O efeito de quaisquer medidas tomadas deve ser cuidadosamente observado por pelo menos 30 minutos antes de o paciente ser liberado. Em situações críticas, ou em pacientes com instabilidade circulatória, a hospitalização poderá ser indicada.

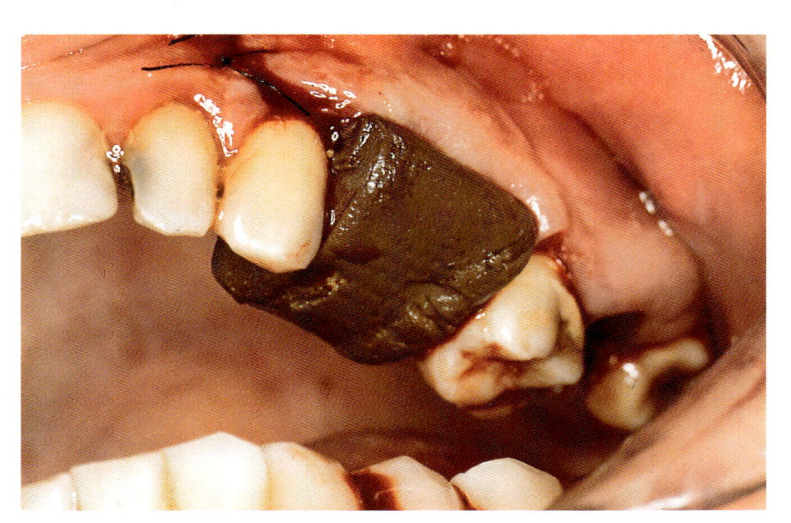

Figura 151 Hemorragia pós-operatória
Debride a área e identifique a origem do sangramento. Um tamponamento local geralmente reduz o fluxo.

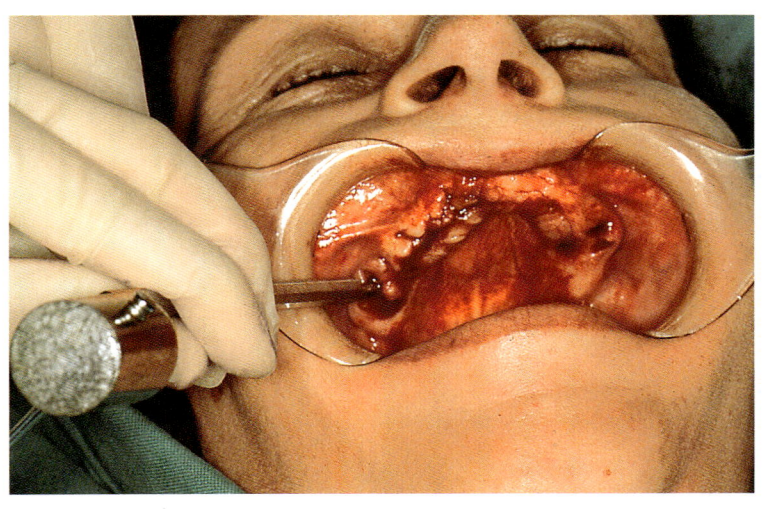

Figura 152 Hemorragia pós-operatória
O sangramento dos tecidos moles pode ser parado com a colocação de suturas apertadas. O sucesso de qualquer medida tomada para estancar um sangramento pós-operatório deverá ser monitorizado.

Extração de Dentes Decíduos

A forma radicular e a presença de germes de dentes permanentes devem ser levadas em consideração. Molares decíduos devem ser seccionados, e seus fragmentos removidos individualmente. Fragmentos radiculares resistentes podem ser deixados no osso, para proteger o germe dentário permanente subjacente. Nesses casos excepcionais, o paciente e seus pais ou responsáveis devem ser informados. Existe uma extensa literatura que diz respeito à dentição decídua e à extração de dentes decíduos, à qual deve ser feita referência para maiores detalhes.

Figura 153 Extração de dentes decíduos
Fórceps para a extração de dentes decíduos são geralmente pequenos, devido ao tamanho e à forma dos próprios dentes, e à menor cavidade bucal do paciente.

Direita: O manuseio do fórceps é melhorado devido ao cabo com apoio flexível.

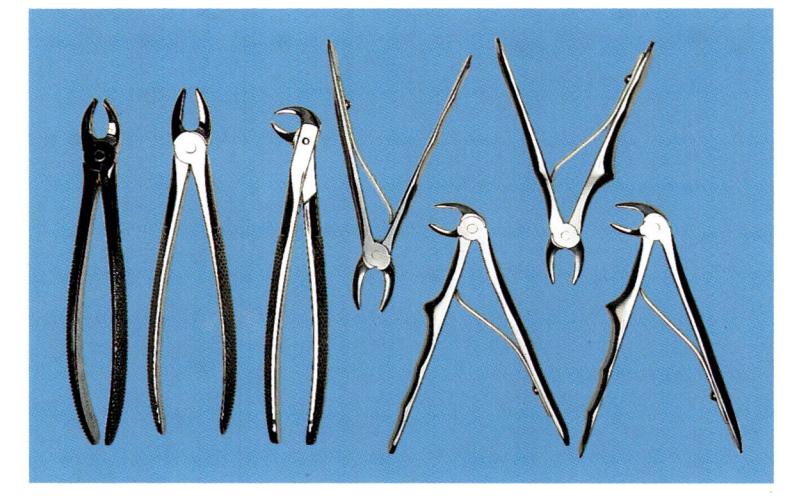

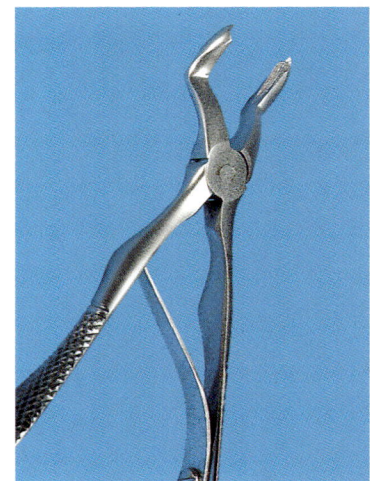

Figura 154 Seccionando um molar decíduo
Molares decíduos com raízes que ainda não tenham sido reabsorvidas são melhor manuseados se separados, com a subseqüente remoção individual dos fragmentos. Isto é necessário devido à extrema divergência das raízes dos molares decíduos.

Direita: A radiografia mostra o pequeno molar decíduo, com raízes mesial e distal excepcionalmente divergentes.

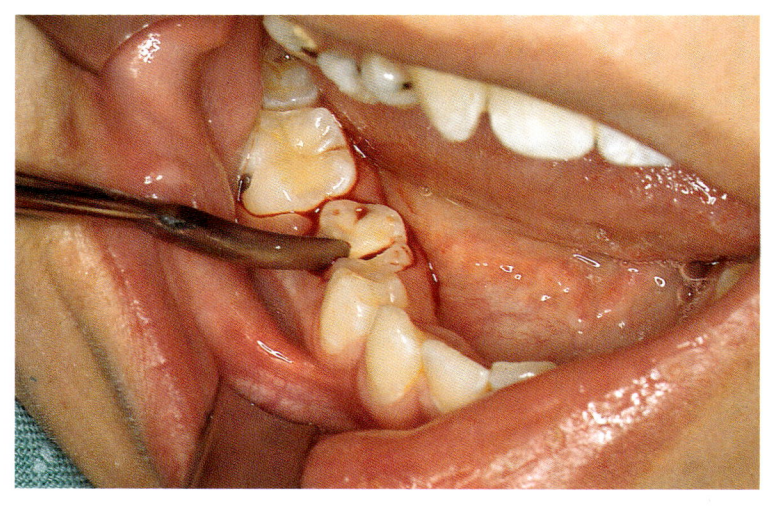

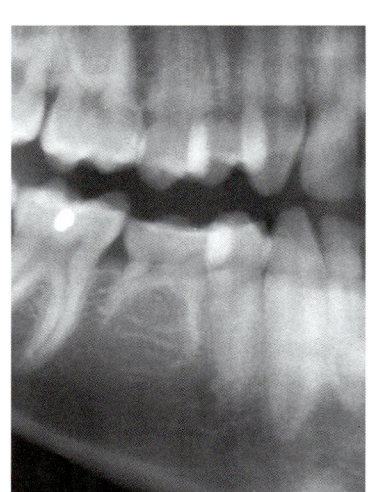

Figura 155 Extração de molar decíduo
Remoção individual das raízes usando um fórceps.

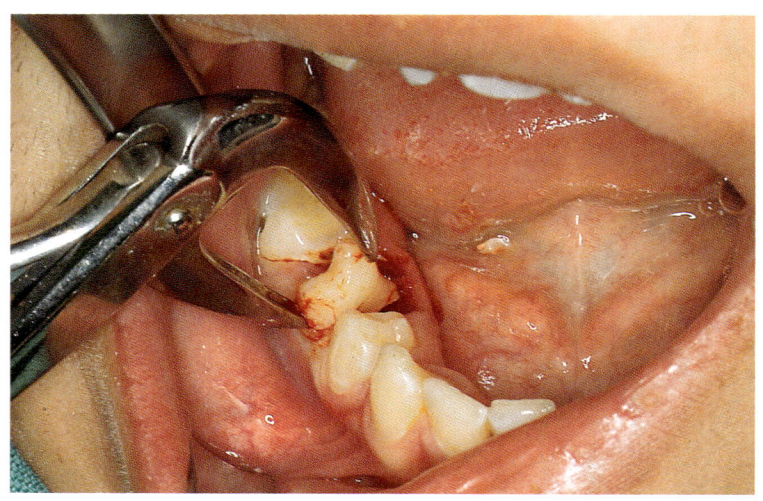

Dentes Retidos (Não-erupcionados)

Introdução

Definições

Um "dente retido" é definido como aquele que não erupcionou na cavidade bucal no momento normal.

O termo "dente impactado" diz respeito a um dente retido que está completamente circundado por osso.

"Aberração" ou "dente ectópico" são termos aplicados a um dente que se desenvolve distante de sua localização normal.

Múltiplos dentes retidos freqüentemente acompanham as seguintes síndromes:

Disostose cleidocraniana, distrofia congênita de brevicole, síndrome de Klippel-Feil.

Várias condições patológicas freqüentemente acompanham os dentes retidos. Estes requerem a obtenção cuidadosa da história médica e uma avaliação radiográfica precisa. Em casos de cicatrização atípica ou manifestações sem explicação, uma análise histopatológica deve ser realizada. Dentes retidos exigem uma atenção individual e especial a todos os achados clínicos e radiográficos, com considerações também aos aspectos preventivos do diagnóstico e do tratamento.

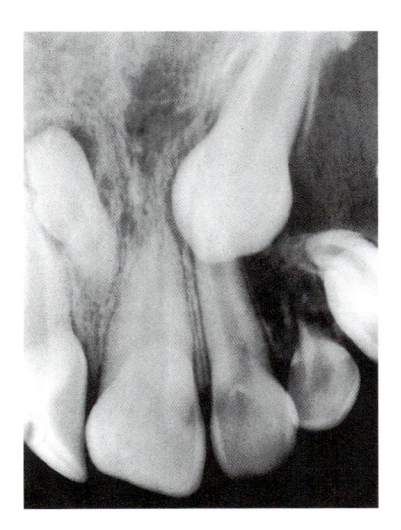

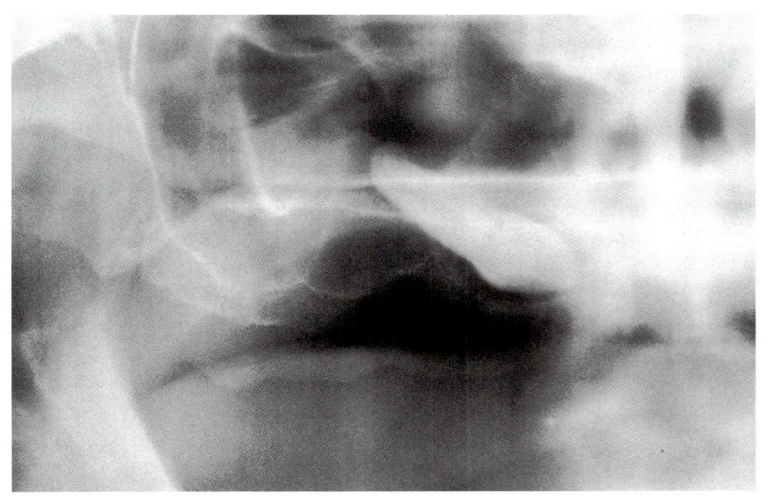

Figura 156   Dentes retidos: formação de cisto
Dentes retidos são freqüentemente associados à formação de cistos, como nesse paciente edêntulo, de 68 anos de idade. A radiografia panorâmica revela um cisto na região de dente 13 retido.

Esquerda: Esta radiografia oclusal mostra um mesiodente e um dente 23 retido, que parece estar circundado por uma formação cística ao redor da coroa. A raiz dos dentes decíduos próximos foi parcialmente reabsorvida pelos cistos foliculares.

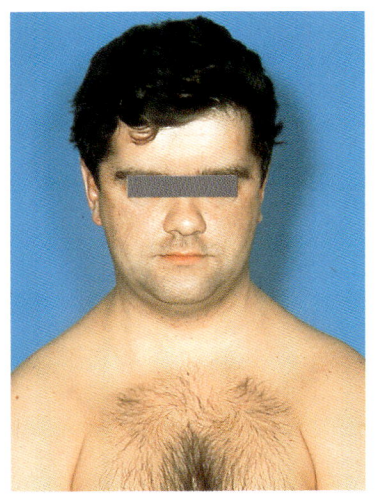

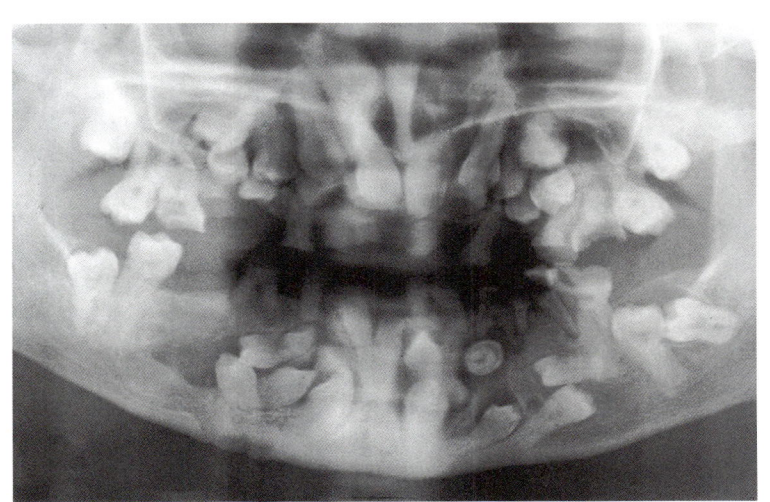

Figura 157   Disostose cleidocraniana
Síndromes médicas individuais são freqüentemente associadas com múltiplos cistos, como o mostrado aqui, neste caso de disostose cleidocraniana.

Esquerda: Um sintoma clínico característico dessa síndrome é a ausência completa das clavículas.

Indicações para a Remoção

O simples fato de um dente não erupcionar no momento correto não representa uma indicação para sua extração. Esta decisão deve ser tomada individualmente em cada caso. A princípio, somente aqueles dentes retidos que possuam um potencial patológico devem ser removidos. As indicações para a remoção podem ser classificadas da seguinte forma:
- Erupção difícil, acompanhada por uma infecção local (pericoronarite).
- Retenção com formação cística (por exemplo, cisto folicular, queratinizado ou periodontal).
- Dentes parcialmente erupcionados devem ser removidos mesmo que não haja sinais inflamatórios evidentes; isto pode ser considerado como uma medida profilática, uma vez que mesmo condições com aparência saudável podem conter microflora patogênica (Mombelli *et al.*, 1990).

Figura 158 Indicações para a remoção de dentes retidos
Este gráfico mostra as diferentes indicações que levam à extração de dentes retidos (Departamento de Cirurgia Bucal, Universidade de Zurique, 1995). No caso de terceiros molares mandibulares, a principal indicação foi a infecção, enquanto a extração de dentes retidos em outros locais foi primariamente por motivos profiláticos.

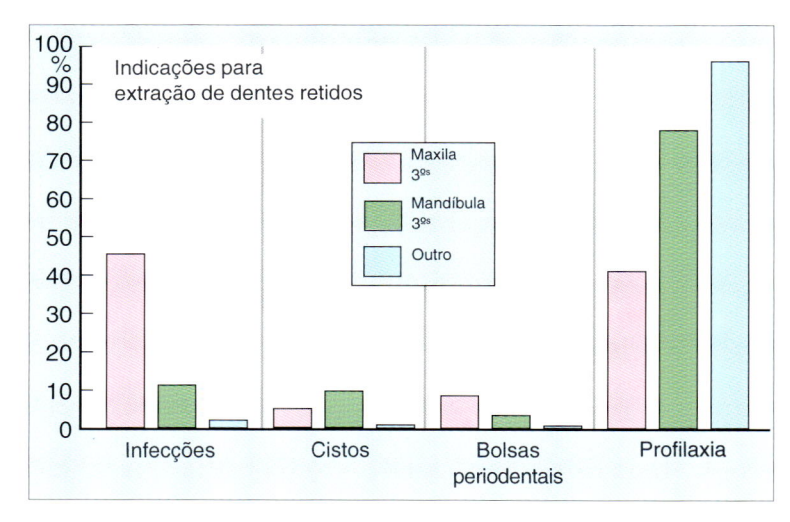

Figura 159 Pericoronarite
Uma infecção que ocorre ao redor de terceiros molares em erupção pode causar edema dos tecidos moles, assim como dor, aumento de tamanho dos linfonodos, dificuldade de deglutição e limitação na abertura bucal.

Direita: Este homem de 24 anos mostra os sintomas clássicos da erupção do terceiro molar.

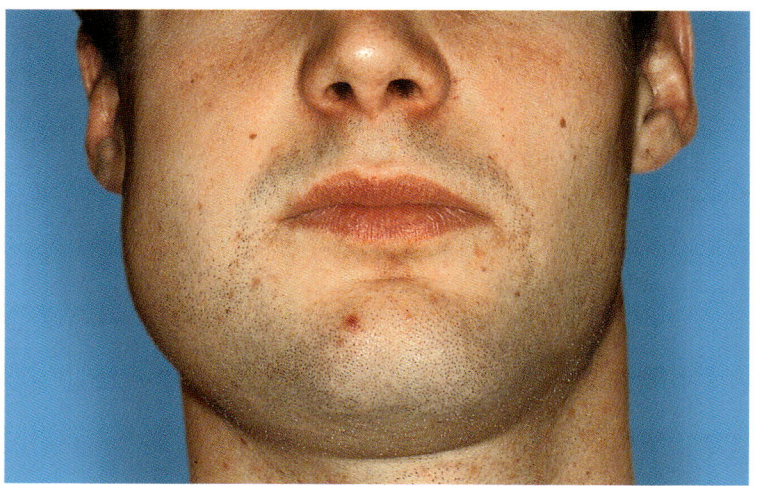

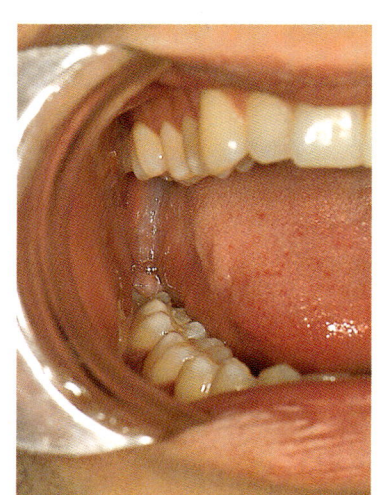

Figura 160 Pericoronarite
O terceiro molar inferior direito está parcialmente erupcionado; ele está circundado por uma gengiva inchada e edematosa.

Direita: A radiografia mostra uma zona radiolúcida em meia-lua, distal à coroa do dente 48, indicando infecção crônica.

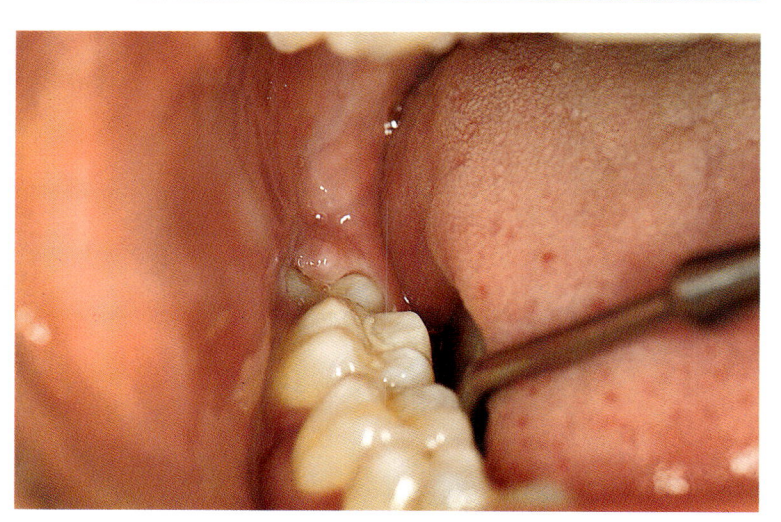

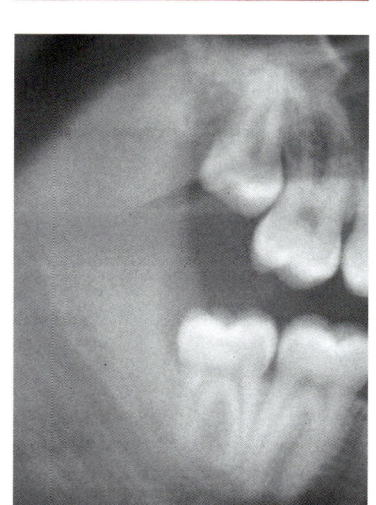

- Cárie e pulpite aguda dos dentes retidos só são possíveis se existir uma conexão entre a cavidade bucal e o dente; isto pode constituir uma indicação para a remoção do dente. A reabsorção dos dentes adjacentes também é uma indicação.
- Se o paciente reclama de dores indefinidas nos maxilares e na face, é necessário esclarecer se um dente retido ou impactado é a causa de tal dor. Em casos duvidosos, a extração do dente pode ser uma atitude razoável.
- Formação de bolsas periodontais ao redor de um dente adjacente.
- Inibição da erupção de outros dentes.
- Antes de reconstruções protéticas, um dente retido pode ser extraído se existir a expectativa de que tal dente possa ser perturbado. Um dente impactado nunca deve ser deixado embaixo de uma prótese fixa, porque sua possível remoção subseqüente poderá causar defeitos estéticos e funcionais não-desejados.

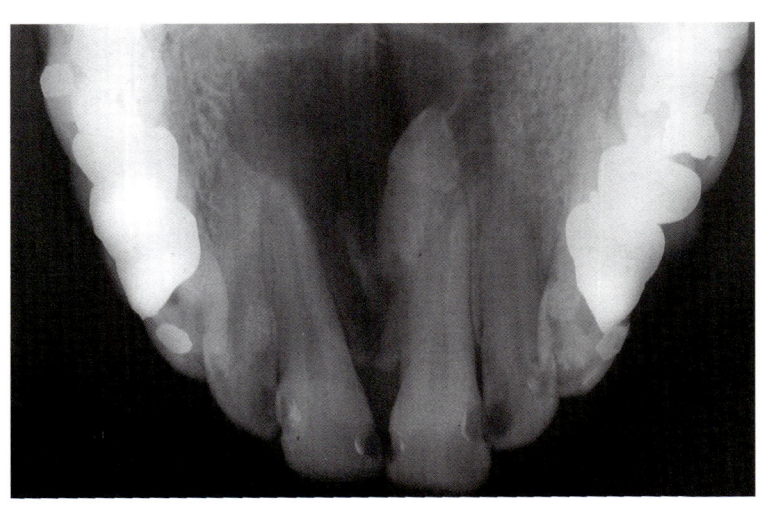

Figura 161 Alteração patológica acompanhando um dente retido: cisto folicular
Esta mulher de 42 anos estava sofrendo de um aumento de volume sensível à pressão, na região subnasal medial. O exame radiográfico mostrou um dente parcialmente retido na linha média da maxila, o qual estava circundado por uma zona osteolítica em forma de coração, com bordas escleróticas.

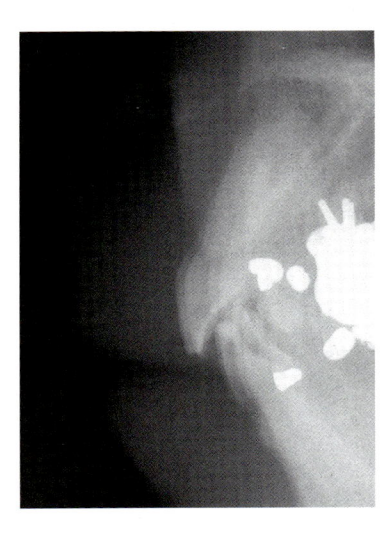

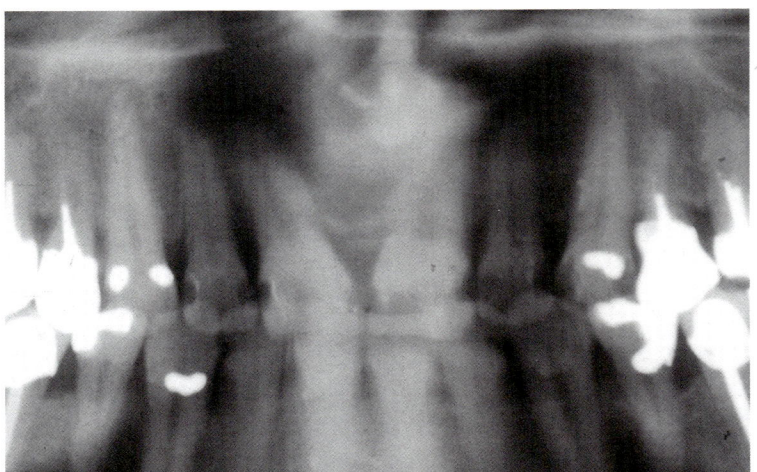

Figura 162 Cisto folicular
Esta radiografia panorâmica revela a extensão da formação cística lateralmente e abaixo das raízes dos dentes 11 e 21, que foram deslocados lateralmente.

Esquerda: A radiografia cefalométrica lateral também revela o dente formado incompletamente, abaixo do assoalho nasal.

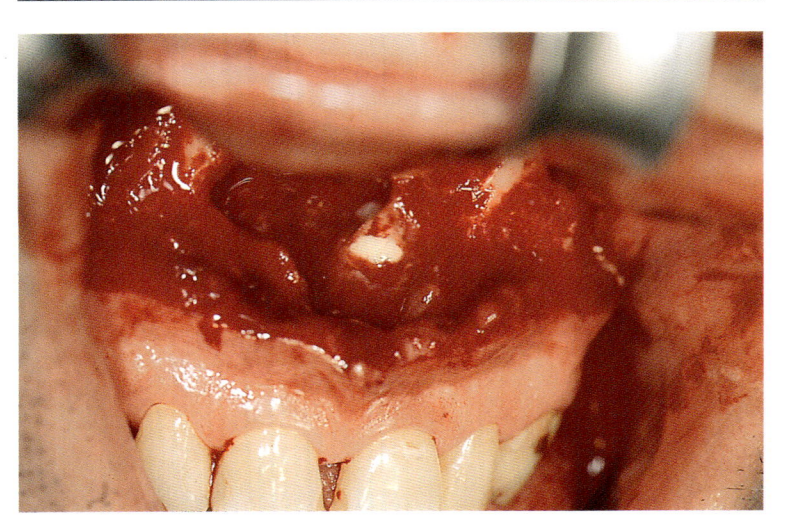

Figura 163 Cisto folicular
Remoção do dente retido e criação de uma comunicação entre o cisto folicular e o assoalho nasal, realizado neste caso por mobilização da maxila (Osteotomia Le Fort I), com reposicionamento.

Dentes Retidos (Não-erupcionados)

Indicações Adicionais para a Remoção

- Razões ortodônticas.
- Dentes supranumerários.
- Na linha de fratura: dentes presentes em uma linha de fratura e que mostrem sinais de inflamação devem ser removidos, uma vez que podem prejudicar o reposicionamento e a fixação dos fragmentos ósseos (p.340).
- Antes de procedimentos ortodôntico-cirúrgicos, como, por exemplo, previamente à realização de uma osteotomia sagital do ramo mandibular (Obwegeser, 1955).
- No caso de se remover um potencial foco de infecção para prevenir uma potencial causa de infecção; particularmente antes de radioterapia, quando a remoção de dentes retidos freqüentemente é indicada (ver seções em história médica, princípios cirúrgicos e extração dentária).

Figura 164 Ceratocisto
Este tipo de cisto pode ser associado com um dente retido; entretanto, em contraste com os cistos foliculares, a coroa do dente não fica dentro do lúmen do cisto. No caso do jovem paciente aqui representado, o ceratocisto comprimiu o germe do dente 18 e também impediu a erupção normal do dente 17.

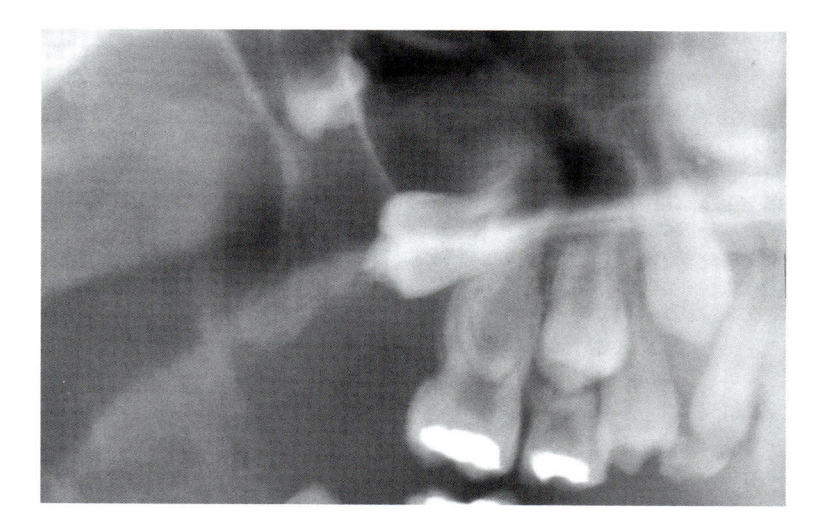

Figura 165 Cistos periodontais
Estes normalmente se encontram laterais à raiz dentária, como mostrado aqui nesta radiografia do dente 48.

Direita: Note o extenso cisto na raiz do dente 48.

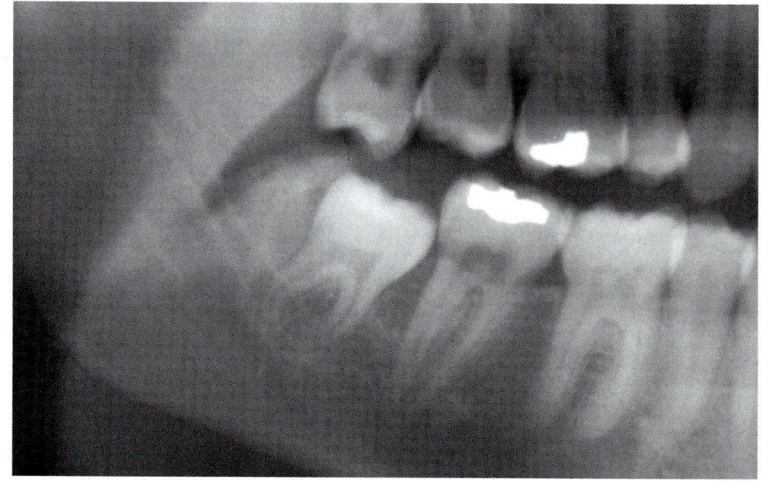

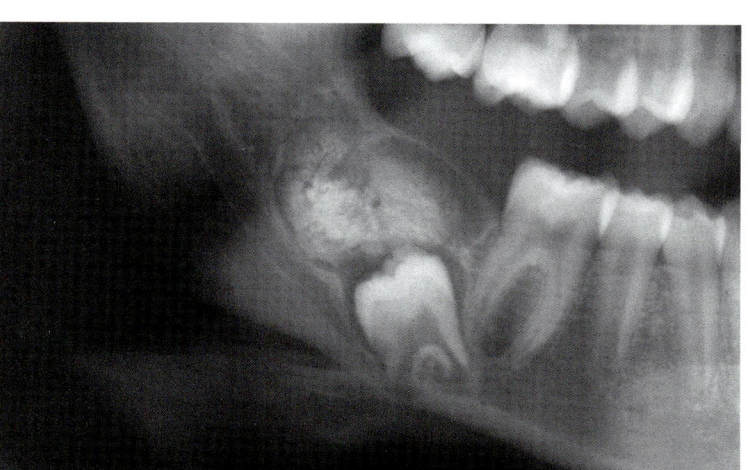

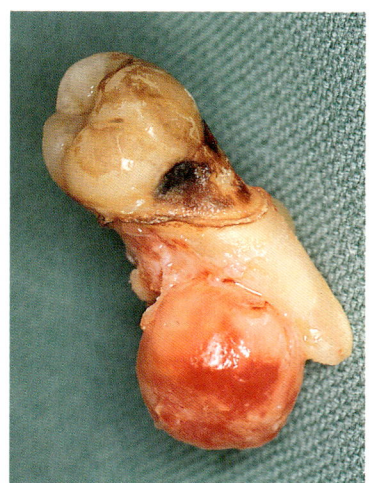

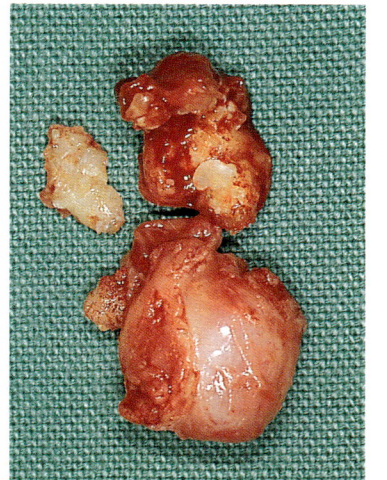

Figura 166 Tumores
A formação de um tumor também pode representar uma indicação para a remoção de um dente retido, como neste caso, onde um odontoma complexo está inibindo a erupção do terceiro molar.

Direita: Componentes dentários incompletamente desenvolvidos, formando o odontoma.

Introdução 75

Prognóstico para os Dentes Retidos

A erupção dos terceiros molares inferiores pode ser esperada por volta dos 16 anos. Não existe nenhum dado com relação aos outros dentes; entretanto, é razoável admitir-se que quando o período de erupção dentária tenha terminado, qualquer dente ainda retido possui muito poucas chances de erupcionar espontaneamente. Uma vez que as complicações são mais freqüentes em idades mais avançadas, a indicação para a remoção ou erupção forçada de dentes retidos deve ser avaliada, sempre que possível, antes dos 20 anos de idade.

Em todos os casos, o paciente deve ser informado sobre a presença do dente retido, e seu potencial para causar futuras dificuldades, tais como a formação de cistos e a reabsorção de dentes adjacentes.

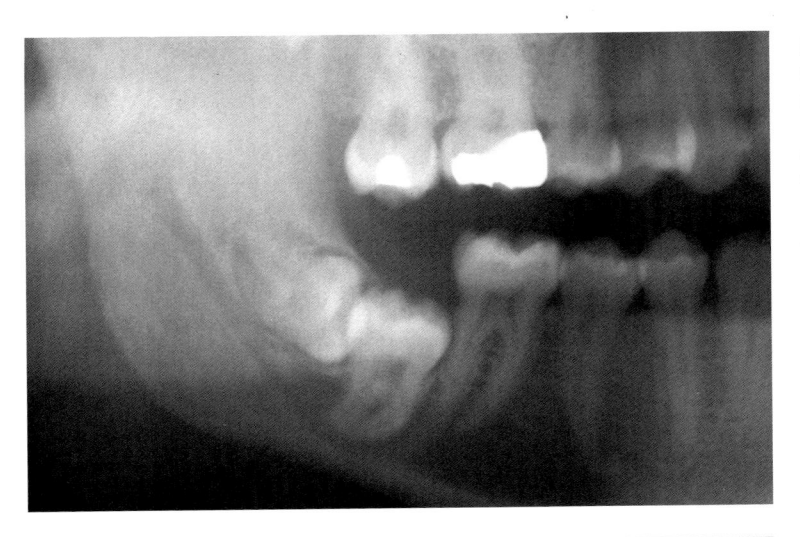

Figura 167 Impedindo a erupção de dentes adjacentes
Esta radiografia panorâmica mostra a íntima relação entre o segundo e o terceiro molares mandibulares ("beijo dentário").

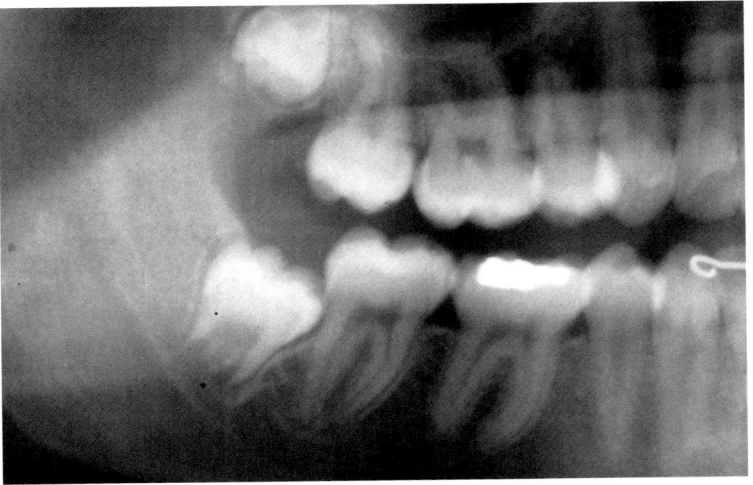

Figura 168 Espaço inadequado no ângulo mandibular
Um espaço insuficiente freqüentemente leva à retenção dentária, como mostrado aqui, na conclusão de um tratamento ortodôntico.

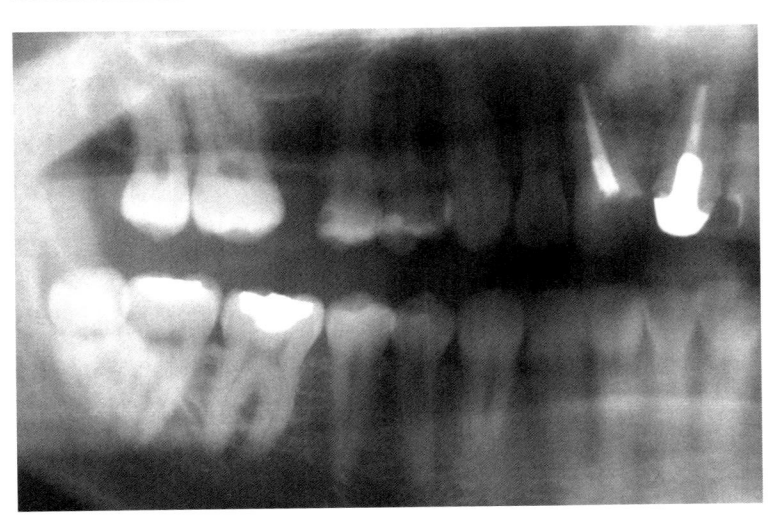

Figura 169 Dentes supranumerários
Sempre que prudente, dentes ou germes supranumerários devem ser removidos, uma vez que eles podem perturbar o desenvolvimento dentário normal, como neste caso, com o dente "49".

76 Dentes Retidos (Não-erupcionados)

Remoção Dentária: Grau de Dificuldade

Embora a remoção de dentes retidos represente um dos procedimentos mais comuns em cirurgia bucal – uma tarefa de rotina no dia-a-dia do consultório – problemas transoperatórios ocorrem de vez em quando, e estes estão relacionados a uma avaliação incorreta ou inapropriada das dificuldades técnicas deste procedimento cirúrgico. Uma estimativa do grau de dificuldade do procedimento cirúrgico planejado deve ser feita antes da cirurgia, e o paciente deverá ser totalmente informado. A equipe cirúrgica deve estar preparada para dificuldades cirúrgicas não-previstas.

> **Atenção**
> Deve-se realizar somente procedimentos cirúrgicos nos quais as possíveis complicações possam ser resolvidas com sucesso.

Figura 170 Dentes retidos dentro de uma linha de fratura
Se existir um dente retido na linha de uma fratura alveolar, e se ele estiver em comunicação com a cavidade bucal, o mesmo deve ser removido, desde que isto não prejudique o reposicionamento adequado dos segmentos ósseos.

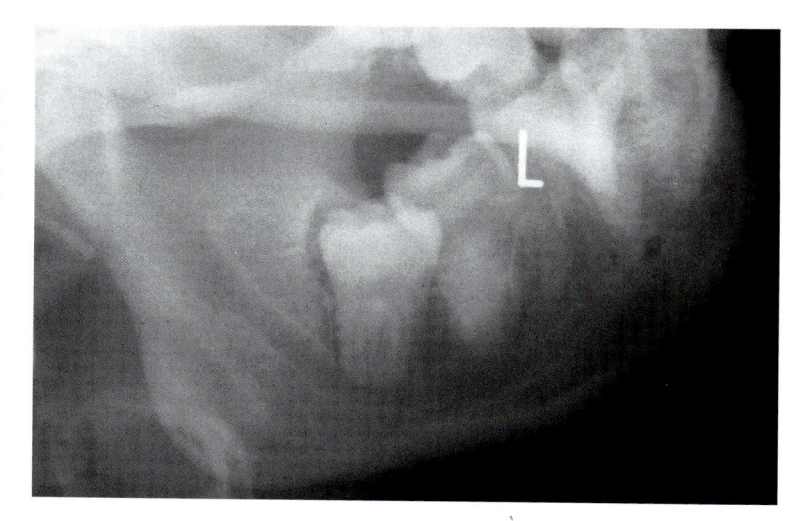

Figura 171 Cáries, pulpites e reabsorção de dentes adjacentes
Estas condições apresentam uma clara indicação para a remoção dos dentes afetados.

Direita: Em raras circunstâncias, a fusão dos dentes poderá ocorrer se houver um contato íntimo entre o dente retido e as raízes do seu vizinho.

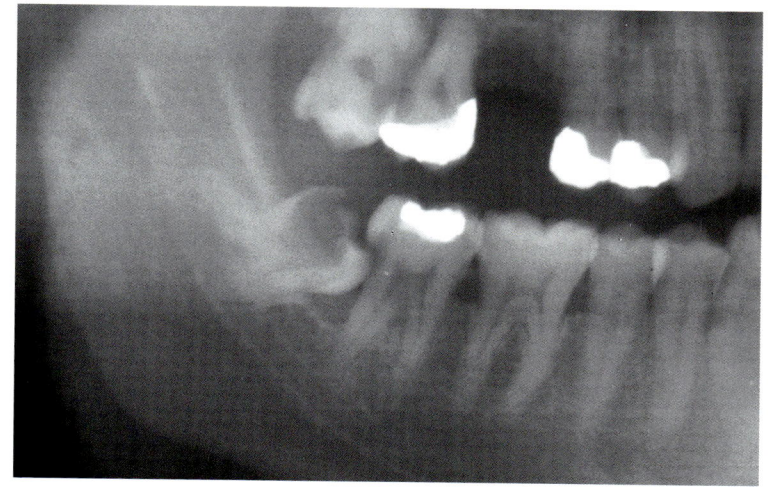

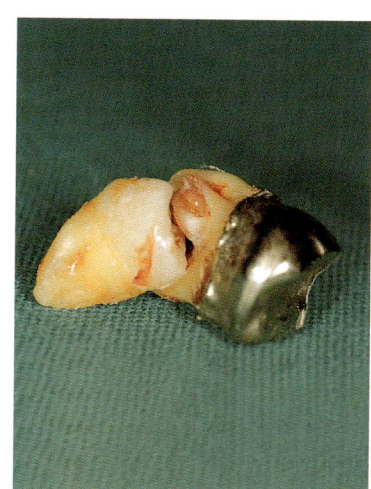

Figura 172 Antes de radioterapia
Nestes casos, dentes retidos apresentam uma potencial fonte de infecção. A decisão sobre a extração ou manutenção do dente retido deve ser tomada individualmente, caso a caso. No caso aqui mostrado nesta radiografia panorâmica, um homem de 58 anos apresentou-se antes da radioterapia para o tratamento de um carcinoma de laringe. Pelo aspecto intrabucal, foi notada uma comunicação entre o dente retido e a cavidade bucal, caracterizando um possível foco de infecção; isto representou uma indicação para a extração do dente retido.

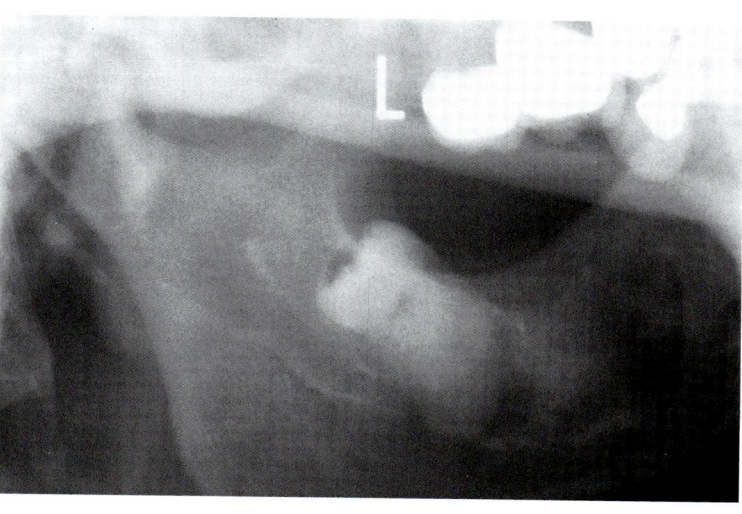

Procedimento Cirúrgico

Preparação para a cirurgia:
- Para o tratamento de dentes retidos, impactados ou malposicionados, nós recomendamos o arranjo da área cirúrgica e do paciente como o descrito na página 24.
- Para a remoção de fragmentos radiculares que persistam após a extração, o procedimento utilizado na página 66 pode ser utilizado. É recomendável a cobertura antibiótica.
- O paciente deve ser preparado como o descrito na página 26.
- Para informação sobre a medicação transoperatória, veja a página 49.

Os seguintes procedimentos cirúrgicos são necessários:
- Criação de um acesso visual adequado, por meio da reflexão de um retalho mucoperiostal e de uma possível osteotomia.
- Divisão do dente em segmentos, para permitir a remoção mecânica, com proteção e preservação dos tecidos circundantes.
- Tratamento cuidadoso da ferida cirúrgica, para permitir uma cicatrização por primeira intenção ou uma cicatrização tecidual guiada livre de complicações, dependendo de cada caso.

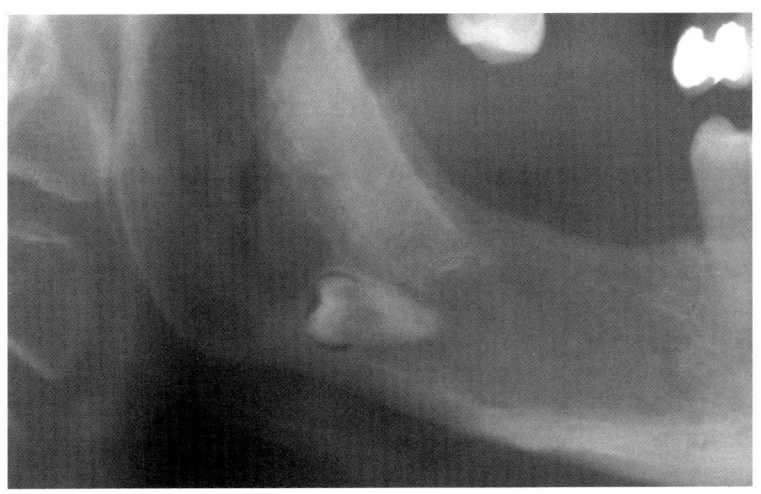

Figura 173 Dor nebulosa
Nesta mulher de 47 anos, uma dor facial crônica tem persistido por 8 anos, sem uma etiologia clara. Esta seria uma possível indicação para a remoção deste molar com impacção profunda, mesmo sem quaisquer indicações clínicas ou radiográficas.

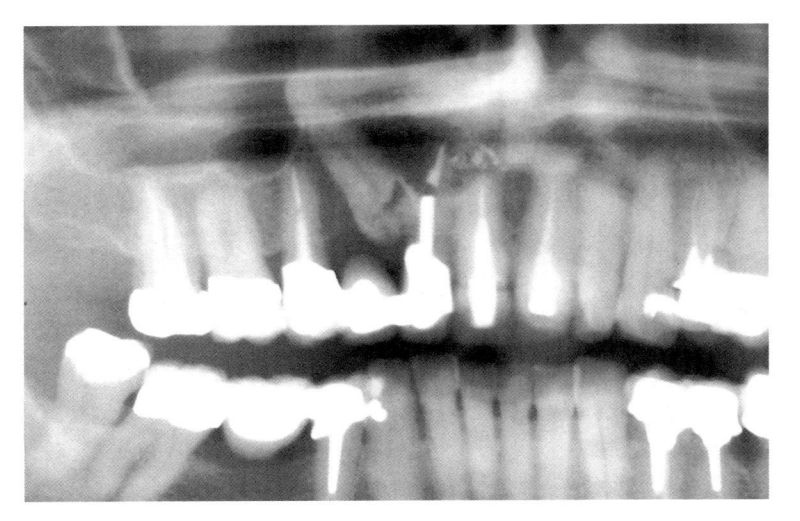

Figura 174 Dentes retidos abaixo de pontes fixas
Dentes como este devem ser imediatamente removidos, a menos que o paciente recuse o tratamento, mesmo que tenha sido informado dos riscos envolvidos se ocorrerem complicações subseqüentes.

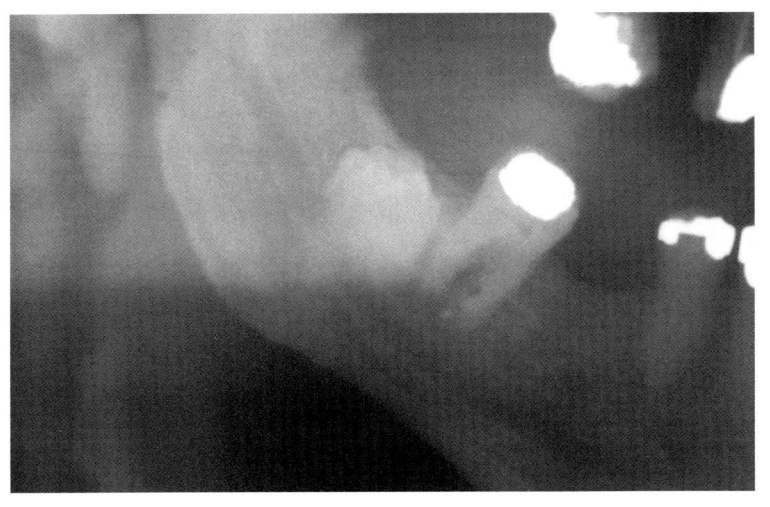

Figura 175 Infecção focal
Na tentativa de remover qualquer foco de infecção possível, um dente retido sem sintomatologia pode ser extraído devido à fonte de infecção que ele representa. No caso mostrado aqui, o paciente estava esperando por um transplante de rim, com subseqüente terapia imunossupressiva, e foi indicado para a eliminação deste possível foco de infecção. O dente 48 representa um possível foco de infecção, e sua remoção foi recomendada.

Dentes Retidos (Não-erupcionados)

Contra-indicações para a Remoção

As contra-indicações absolutas são raras. Entretanto, é aconselhável evitar a remoção cirúrgica em pacientes ambulatoriais nas situações descritas a seguir. O grau de dificuldade do procedimento operatório também deve ser considerado. Geralmente, qualquer contra-indicação é temporária, e após um tratamento apropriado ou depois da realização de medidas preventivas, os procedimentos cirúrgicos normais podem ser executados.

Contra-indicações temporárias:
- Presença de infecção aguda na região cirúrgica (p. ex., pericoronarite).
- Distúrbios hemorrágicos, como por exemplo subseqüentes ao abuso de aspirina ou tratamento com anticoagulantes.
- Alterações patológicas não-diagnosticadas na área circundando um dente retido. O esclarecimento sobre a lesão e o diagnóstico definitivo são necessários, inclusive por meio de biópsia.
- Higiene oral deficiente por parte do paciente.
- Imunossupressão.
- Condições que exijam tratamento sob anestesia geral, incluindo localizações aberrantes do dente, ou falta de colaboração do paciente. (A hospitalização proporciona uma melhor infra-estrutura para lidar com exposição de nervos ou posições e formas radiculares extremamente diferentes ou aberrantes).
- Dentes retidos em uma área que tenha sido irradiada. A remoção de tais dentes somente deverá ser realizada por um especialista experiente.

Figura 176   Contra-indicação: infecção aguda
Uma contra-indicação para a remoção cirúrgica de dentes retidos é a presença de infecções agudas. Esta mulher de 24 anos esteve sofrendo de um aumento de volume progressivo no lado direito, e dificuldade de abertura bucal e deglutição por 14 dias. Ela visitou o dentista somente quando os sintomas estavam muito graves.

Direita: A fotografia clínica mostra uma gengiva altamente inflamada e parcialmente necrótica ao redor do dente 48.

Figura 177   Infecção aguda
Direita: A radiografia mostra o dente 48 retido com uma osteólise disto-coronal em forma de meia-lua. A tentativa de remover este dente nas condições atuais deste paciente envolveria o risco de disseminar a infecção local.

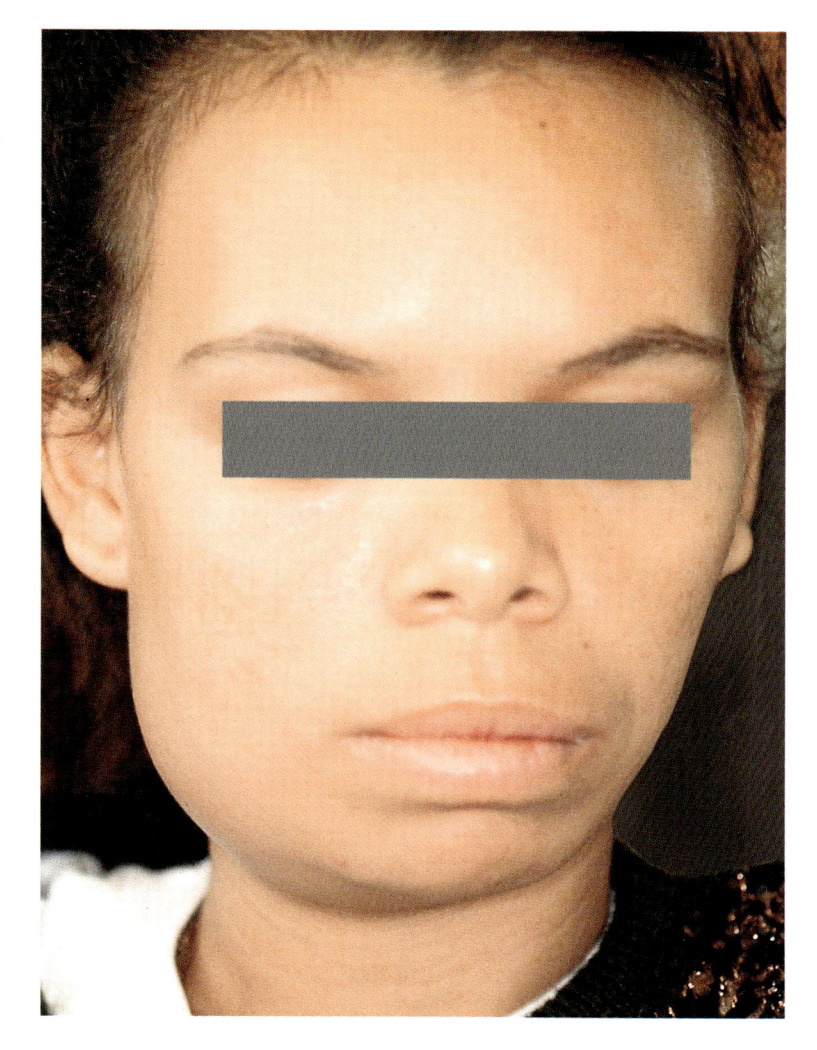

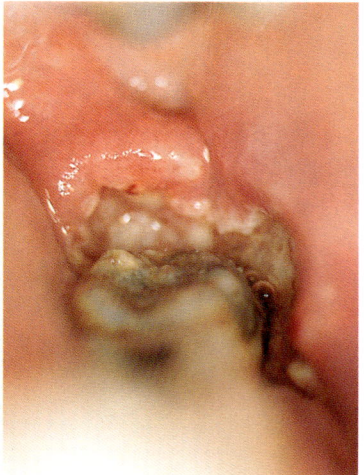

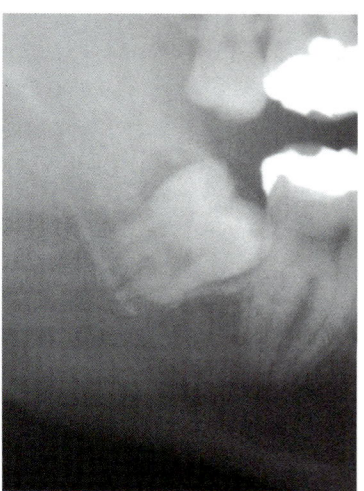

Introdução 79

Figura 178 Posição dentária extrema
Este dente 46 retido e parcialmente anquilosado não deve ser removido em ambiente ambulatorial (consultório), devido à dificuldade de sua posição na mandíbula.

Esquerda: A TC mostra a posição do canal mandibular e sua posição extremamente próxima ao dente retido.

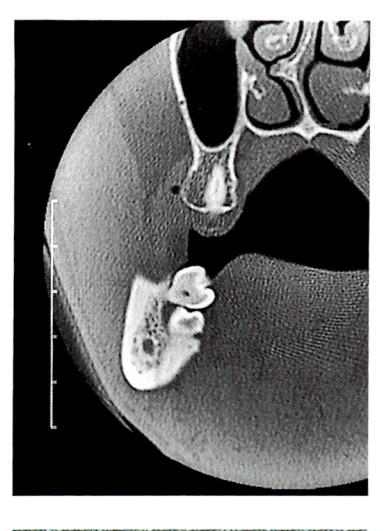

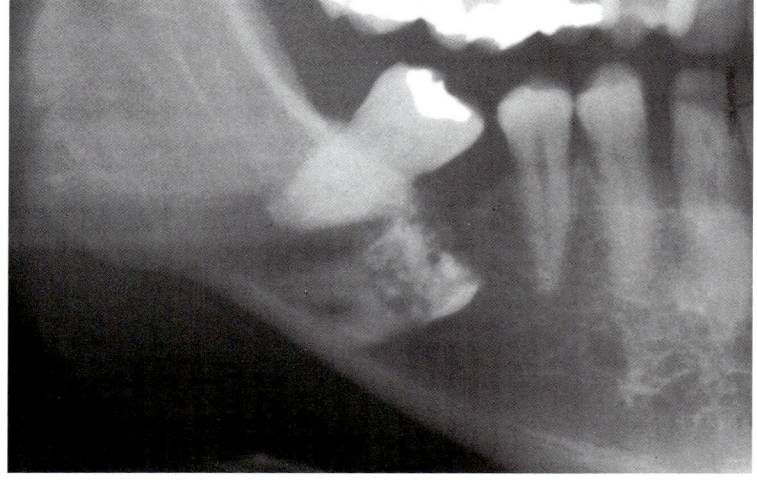

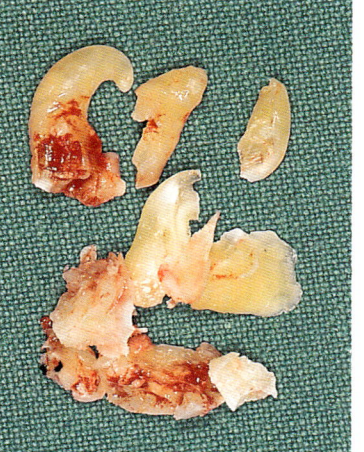

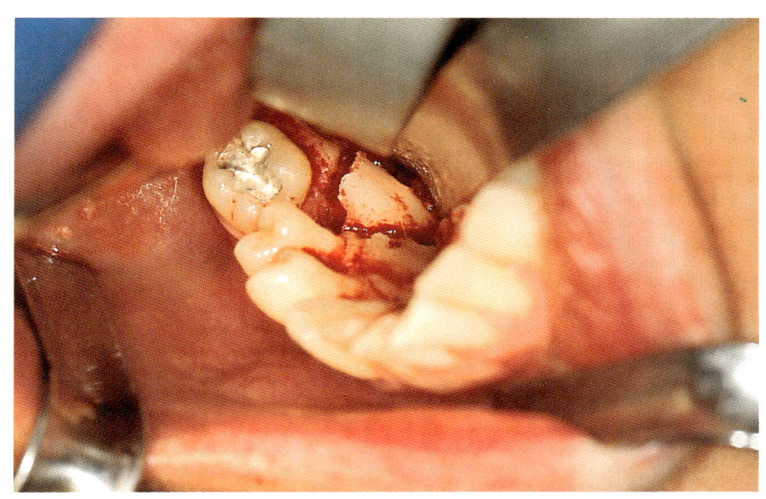

Figura 179 Remoção
O dente retido foi removido sob anestesia geral, em uma clínica. A cortical lingual do osso foi removida, e o dente foi cuidadosamente seccionado.

Esquerda: Os fragmentos individuais do dente foram conferidos, para assegurar a completa remoção do dente.

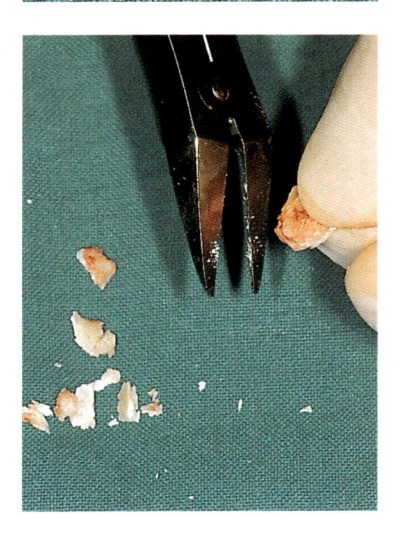

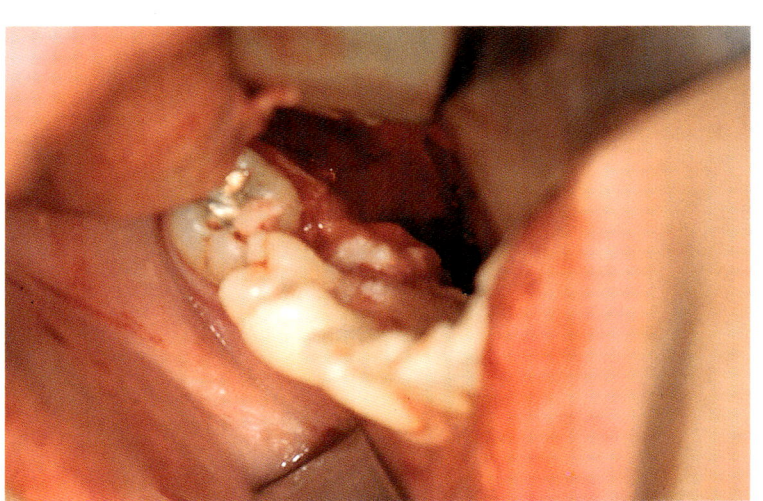

Figura 180 Preenchimento do defeito
O osso cortical que havia sido removido foi misturado com cartilagem liofilizada para preencher o defeito.

Esquerda: Uso de um osteótomo manual para reduzir o osso cortical a pequenas partículas.

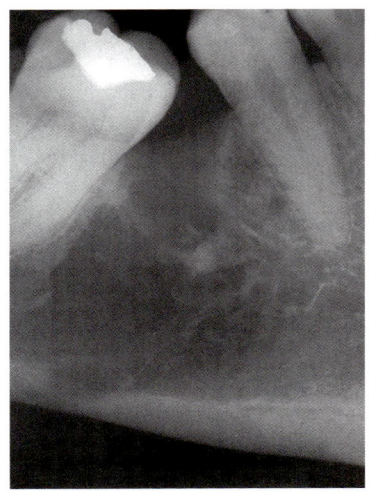

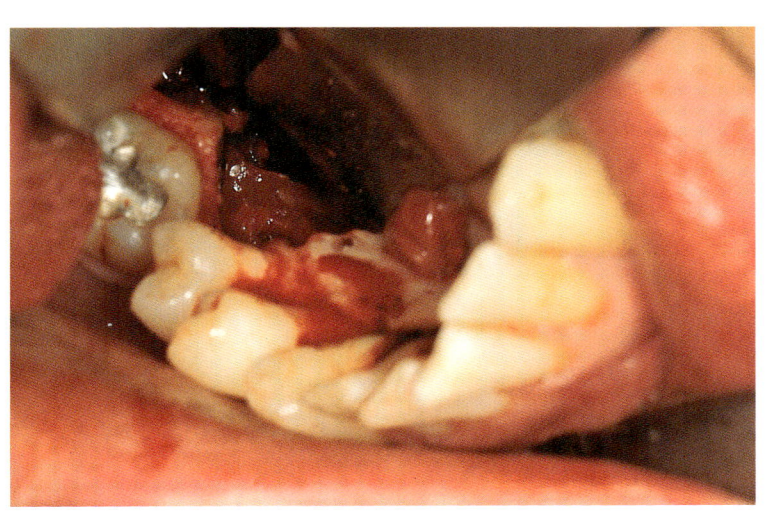

Figura 181 Aspecto clínico e radiográfico
A fotografia clínica revela o defeito lingual antes de ser preenchido com a mistura de osso cortical triturado e cartilagem liofilizada.

Esquerda: Esta radiografia periapical foi tirada imediatamente após a cirurgia para assegurar que o dente retido foi completamente eliminado.

Terceiros Molares Mandibulares

A remoção cirúrgica dos terceiros molares mandibulares é um dos procedimentos cirúrgicos ambulatoriais mais freqüentes em clínicas dentárias e de cirurgia buco-maxilofacial.

Indicações para a Remoção

No grupo de 20 anos de idade, a incidência de terceiros molares mandibulares retidos é em torno de 84%. Dependendo da posição do dente, até 97% permanecerão *in situ* (Ventä, 1993). A incidência de terceiros molares mandibulares retidos parece estar aumentando, provavelmente porque as medidas para prevenir a cárie levaram a uma menor perda dentária na região de molares (Rajasuo *et al.*, 1993). Em princípio, as relações de crescimento na mandíbula e o espaço insuficiente na região retromolar são os responsáveis pela retenção dos terceiros molares mandibulares. Mesmo aos 13 anos o exame radiográfico pode proporcionar uma avaliação da probabilidade de erupção normal dos terceiros molares (Ganss *et al.*, 1993). Entretanto, a indicação para a remoção cirúrgica de dentes retidos deve sempre ser feita de uma forma individual (Jaquiéry *et al.*, 1994).

As indicações para a remoção cirúrgica dos terceiros molares mandibulares incluem:
- Pericoronarite e *dentitio difficilis*
- Reabsorção e cárie nos dentes adjacentes
- Expansão cística do espaço folicular, ou tendência para a formação de cistos
- Indicação ortodôntica para eliminar o apinhamento
- Para prevenir infecção e durante a remoção de focos de infecção
- Dor facial de etiologia indeterminada
- Procedimentos cirúrgicos combinados durante a remoção de cistos
- Fraturas mandibulares na presença de processos patológicos
- Preparação para próteses bucais

Figura 182 Indicações para a remoção de terceiros molares mandibulares retidos

I *Dentitio difficilis* e pericoronarite
II Pequenos cistos
III Possível fonte de erupção
IV Espaço inadequado
V Cáries, pulpites
VI Dor vaga, não-diagnosticada

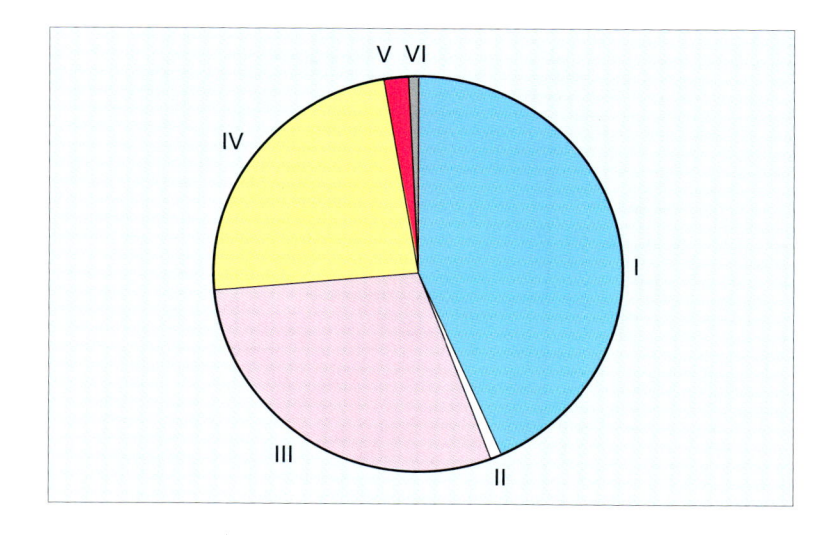

Terceiros Molares Mandibulares

Quaisquer dificuldades que possam ser esperadas dependem da posição do dente e de seu relacionamento com as estruturas vizinhas, do procedimento cirúrgico em si, e particularmente do tipo de cuidados pós-operatórios (pp.96, 140). Geralmente terceiros molares maxilares e mandibulares retidos em um mesmo lado são removidos em uma única sessão.

> **Sugestão Clínica**
> É muito importante dar ao paciente, antes do procedimento cirúrgico, informações sobre os possíveis riscos da cirurgia, assim como das possíveis conseqüências de seu adiamento.

Quando Extrair?

A indicação para a extração deve ser avaliada quando o paciente estiver entre os 18 e 25 anos de idade. Durante este período, todos os possíveis riscos de complicações, por todos os aspectos cirúrgicos, estão em seu ponto mais baixo (Pajarola e Sailer, 1994). Não é raro que a remoção de terceiros molares totalmente impactados de pacientes mais velhos leve a complicações não-previstas.

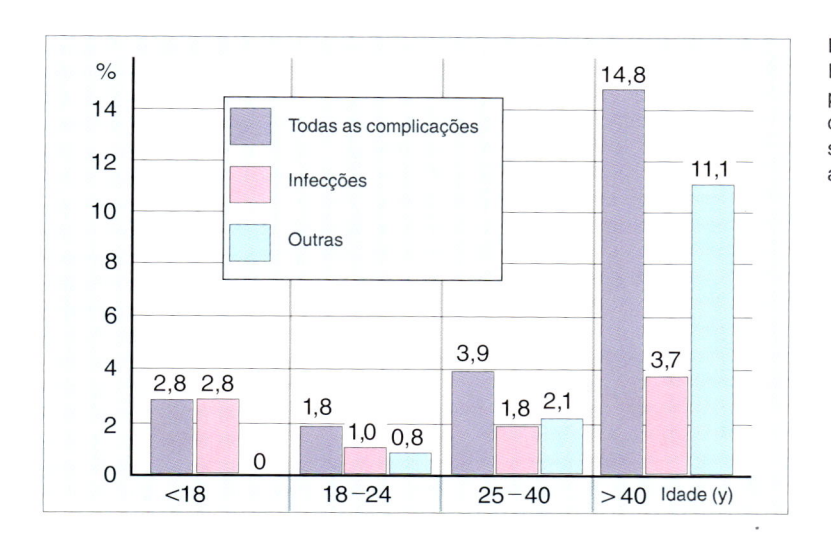

Figura 183 Momento da extração
Este gráfico ilustra a freqüência de complicações de acordo com a idade. É recomendado que os terceiros molares sejam removidos durante a fase de adulto jovem.

Evolução Pós-operatória

A evolução pós-operatória normal incluirá algum inchaço edematoso dos tecidos moles circundantes por dois ou três dias e dor moderada à abertura até 10 dias. Os pacientes podem achar que não são capazes de abrir completamente a boca.

82 Dentes Retidos (Não-erupcionados)

Tipos de Impacção

Considerando que a posição do dente e a forma de sua raiz têm um papel importante na determinação da técnica de remoção de dentes retidos, esses aspectos serão discutidos aqui em mais detalhes. Antes de qualquer tentativa de remoção cirúrgica, a posição do dente, sua relação espacial com as estruturas vizinhas e a forma exata das raízes devem ser determinadas. Antes de iniciar qualquer procedimento, o cirurgião deve formular um plano para a técnica a ser utilizada, baseado na situação clínica e na evidência radiográfica.

Sete tipos de *impacções* podem ser diferenciados:

Tipo 1 – Germe dentário com a coroa completamente formada, que fica como uma esfera dentro do espaço folicular. Este tipo de dente não pode ser removido usando-se um elevador; ele simplesmente fica girando dentro do espaço.

Tipo 2 – Crescimento radicular incompleto; a coroa é circundada por um espaço folicular relativamente amplo. Devido ao crescimento incompleto, a resistência às forças de extração é geralmente baixa.

Tipo 3 – Dente completamente formado, com orientação axial normal. A técnica para extração depende da forma da raiz.

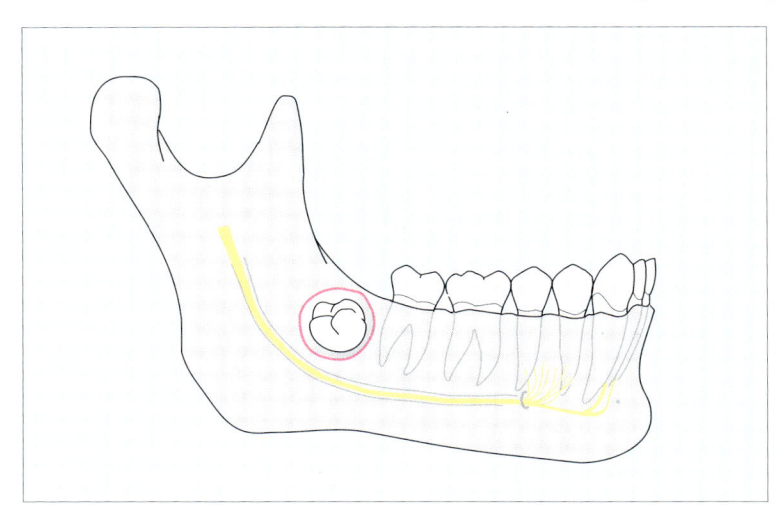

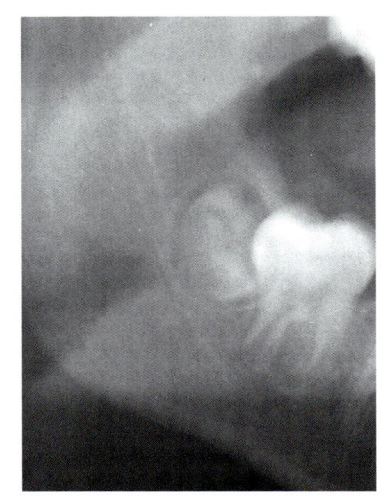

Figura 184 Impacção tipo 1
Germe dentário com coroa completamente formada.

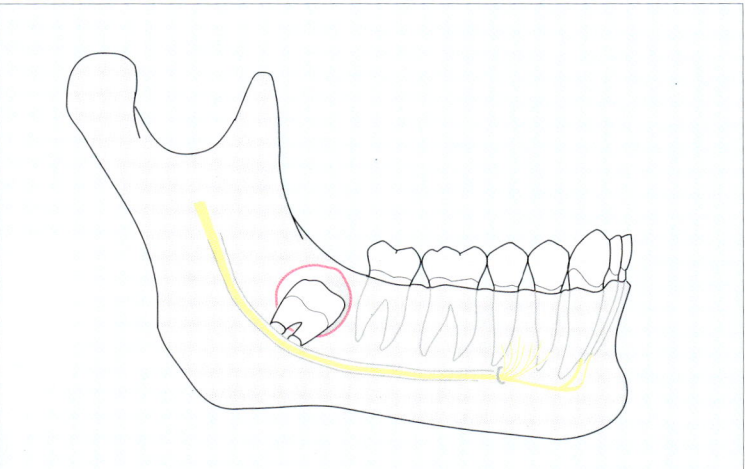

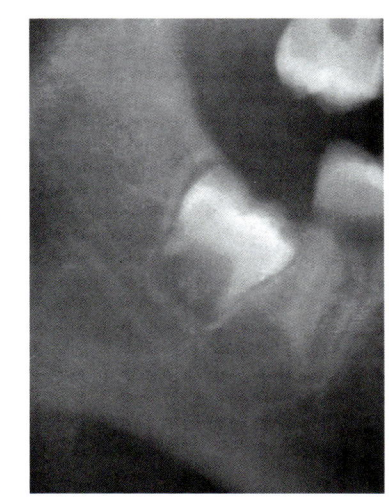

Figura 185 Impacção tipo 2
Um "dente jovem", cujo desenvolvimento radicular está aproximadamente dois terços completo.

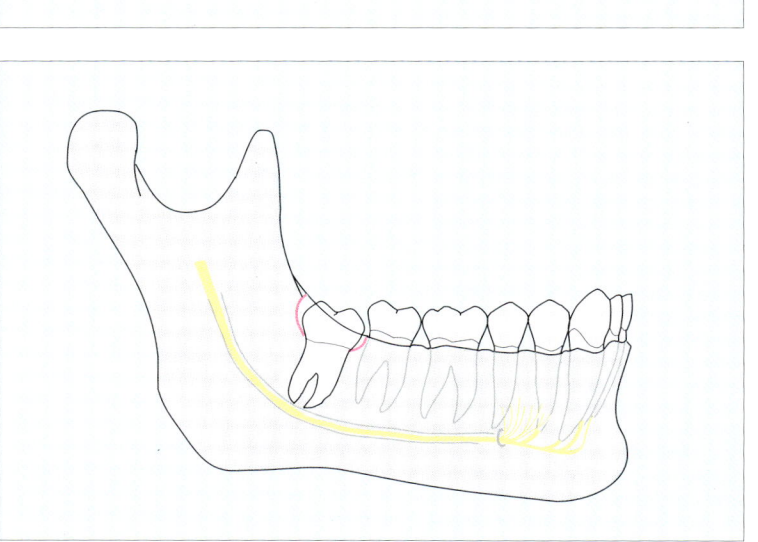

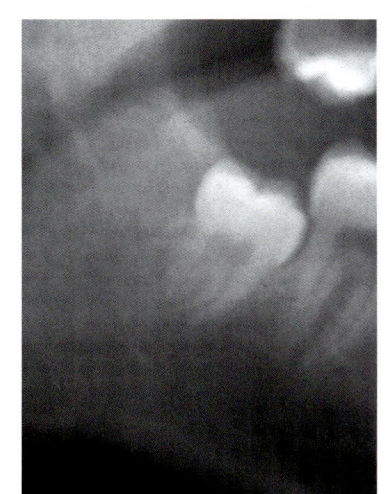

Figura 186 Impacção tipo 3
Dente retido em posição normal.

Terceiros Molares Mandibulares

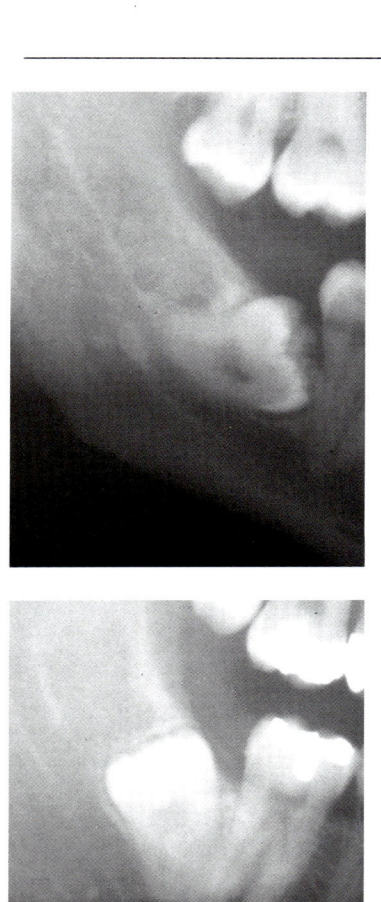

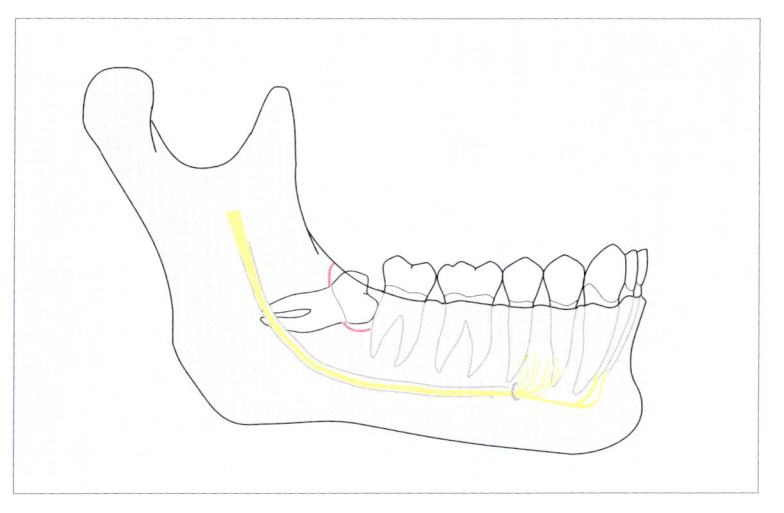

Figura 187   Impacção tipo 4
Dente com inclinação mesial.

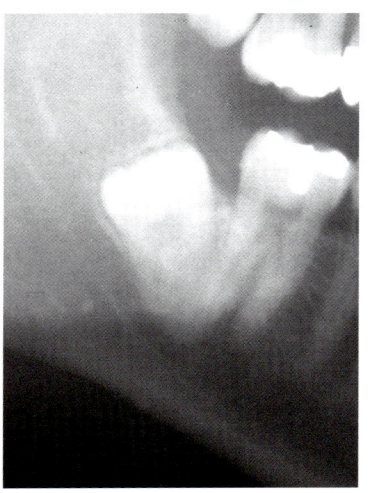

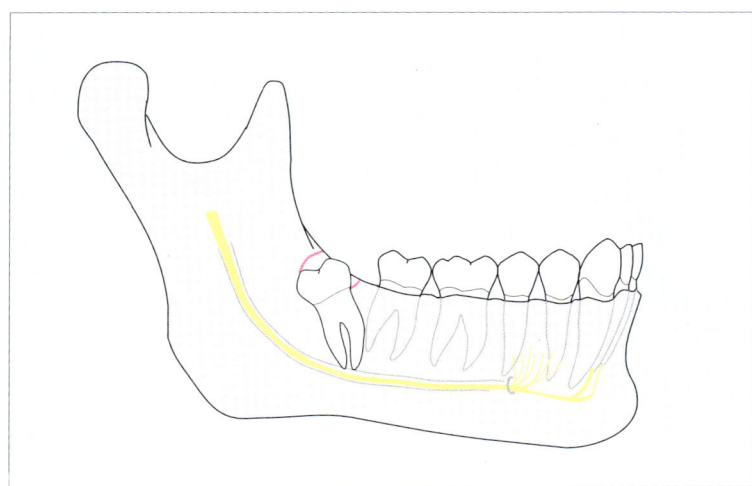

Figura 188   Impacção tipo 5
Dente com inclinação distal.

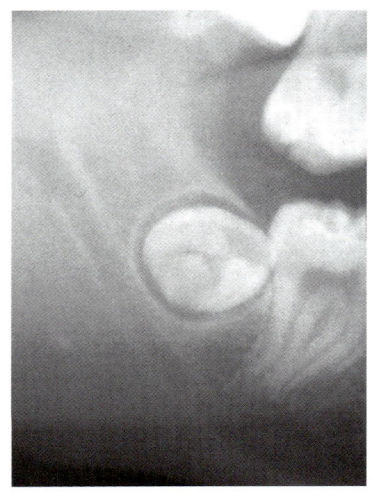

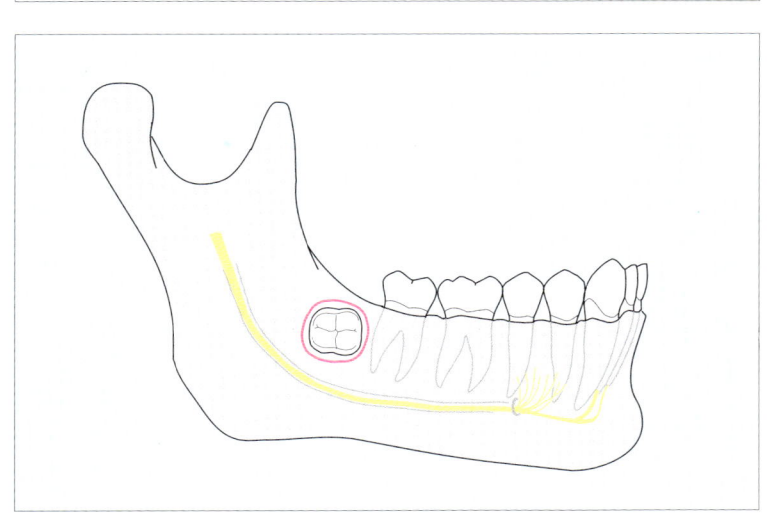

Figura 189   Impacção tipo 6
O dente está posicionado transversalmente dentro do processo alveolar.

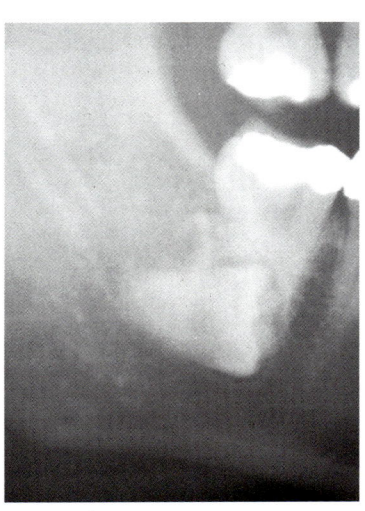

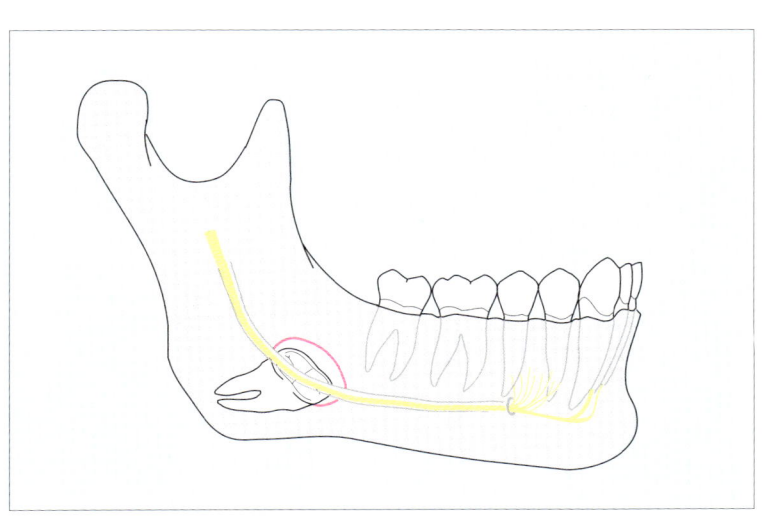

Figura 190   Impacção tipo 7
Um terceiro molar em posição completamente aberrante.

Dentes Retidos (Não-erupcionados)

Tipo 4 – O dente está posicionado com sua coroa inclinada mesialmente. O contato com a raiz distal do segundo molar pode ser bem íntimo.

Tipo 5 – O dente está posicionado com sua coroa inclinada distalmente. As raízes do segundo e do terceiro molares podem estar em muita proximidade uma com a outra.

Tipo 6 – O dente está posicionado transversalmente dentro do processo alveolar, com a superfície oclusal orientada para vestibular ou, com menor freqüência, para lingual.

Tipo 7 – O dente está consideravelmente deslocado de sua posição normal. A posição dentária poderá ser muito bizarra – por exemplo, subjacente ao canal mandibular ou dentro do ramo ascendente.

Uma análise cuidadosa das radiografias pode evitar surpresas. Por outro lado, mesmo a radiografia periapical mais corretamente direcionada nem sempre proporciona todos os detalhes. Em situações de dúvida, portanto, o cirurgião pode esperar por alguns problemas. Se a relação entre as raízes e o canal mandibular for incerta, um maior esclarecimento com uma tomografia computadorizada deve ser considerado; secções coronais diretas (cortes de 1,5 mm de espessura), no eixo do dente impactado, devem ser solicitadas. Freqüentemente não é possível, mesmo com uma imagem reformatada, atingir a precisão necessária para determinar a relação espacial entre as raízes e o nervo alveolar inferior.

Formação Radicular

Em extrações dentárias, não somente a posição do dente mas também a configuração das raízes são importantes.

Tipos de raízes

Tipo A – Raízes únicas, retas. Esta forma radicular geralmente não apresenta dificuldades técnicas.

Tipo B – Raízes divergentes, rombas. Geralmente é necessário seccionar o dente antes de sua extração.

Tipo C – Projeções em forma de gancho no final de uma ou mais raízes. É necessário seccionar o dente e as raízes antes da extração.

Tipo D – Conglomeração das raízes. O seccionamento em vários fragmentos é necessário.

Tipo E – Raízes em forma de bico. Estas particularmente causam problemas quando em próxima relação ao canal mandibular; o seccionamento é necessário.

Figura 191 Tipos de raízes
Uma radiografia nem sempre permite uma visualização precisa da forma e da orientação das raízes. Terceiros molares impactados freqüentemente apresentam raízes com formas grotescas. Esta radiografia panorâmica mostra um dente 48 impactado, tipo 4, com raízes estendendo-se para dentro do canal mandibular.

Direita: Surpreendentemente, as raízes aproximavam-se uma da outra próximo ao ápice. O nervo alveolar inferior passava através da abertura.

Figura 192 Tipos de raízes
Nesta radiografia, um terceiro molar com impacção profunda tipo 3 parece ter várias raízes.

Direita: O posicionamento real das raízes somente se tornou claro após a remoção do dente.

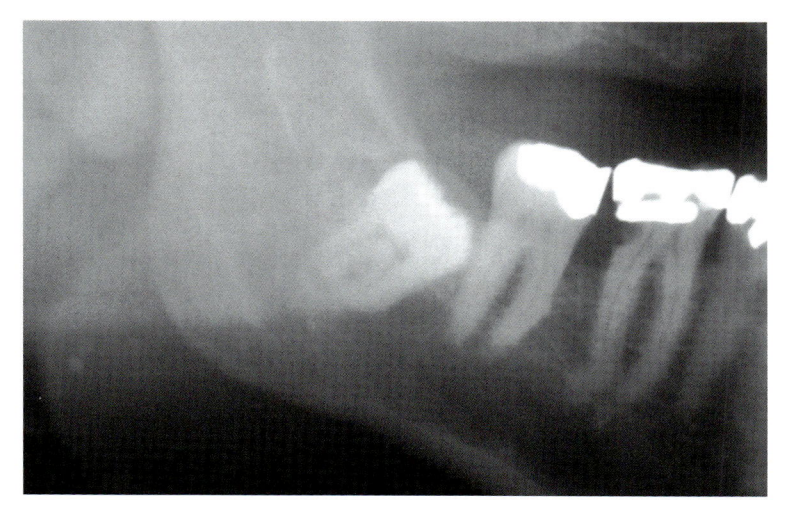

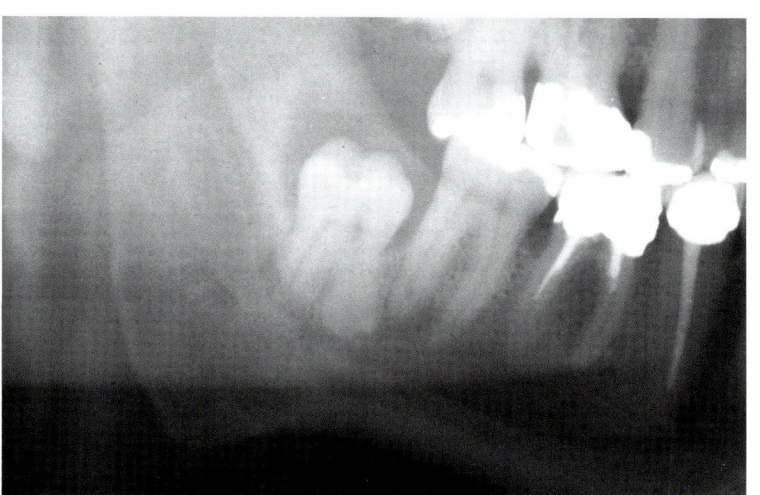

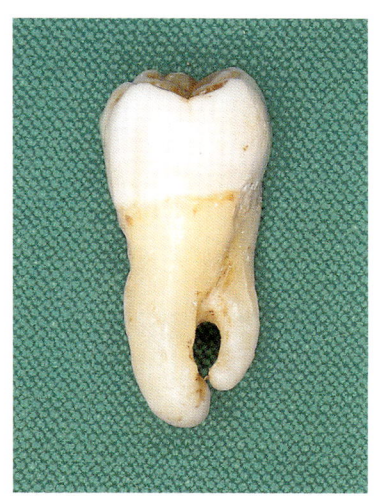

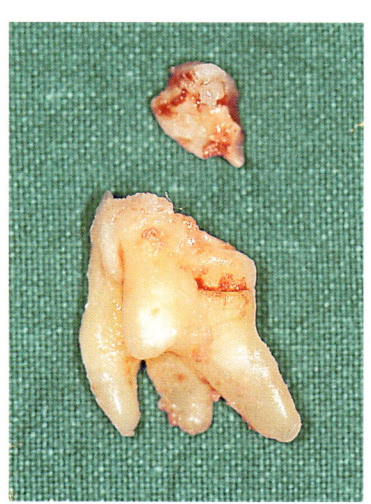

Procedimento Cirúrgico

Documentação
Radiografia panorâmica ou várias incidências laterais da mandíbula. Se o dente parece estar muito próximo ao nervo alveolar inferior, radiografias adicionais podem ser necessárias: uma tomografia frontal ou computadorizada (TC) com secções radiais (Dental Scan) para mapear o trajeto do canal mandibular (Feifel *et al.*, 1991).

Armamentário
Para a remoção cirúrgica de terceiros molares mandibulares, o jogo de instrumental básico é aumentado pelo seguinte:
- Elevadores retos, largos e estreitos.
- Elevadores de Cryer, direito e esquerdo.
- Fórceps radiculares com pontas de superfície diamantadas.
- Peça de mão cirúrgica.
- Brocas esféricas, para cirurgia óssea.
- Brocas carbide de aço, para seccionar dentes.

Um contra-ângulo para peça de mão e instrumentos especiais para luxação podem ser adicionados, se necessário.

Anatomia
Os trajetos do nervo lingual e do nervo alveolar inferior dentro do canal mandibular são importantes, assim como a forma e o número de raízes e a relação espacial da coroa e das raízes com os nervos.

Nervo lingual: Seu trajeto até a língua se dá através dos tecidos moles do assoalho da boca, lingual à mandíbula. A relação anatômica do nervo com a margem óssea lingual da região retromolar varia consideravelmente, e não pode ser prevista.

Nervo alveolar inferior: A relação deste nervo com um terceiro molar deve ser deduzida da radiografia. Se a situação for crítica, especialmente se o estreitamento do canal mandibular perto de uma raiz for radiograficamente óbvio, a necessidade de um melhor esclarecimento da posição (p. ex., uma TC coronal) deve ser discutida com o paciente.

A forma radicular deve ser classificada pré-operatoriamente, de forma a se planejar adequadamente o procedimento cirúrgico.

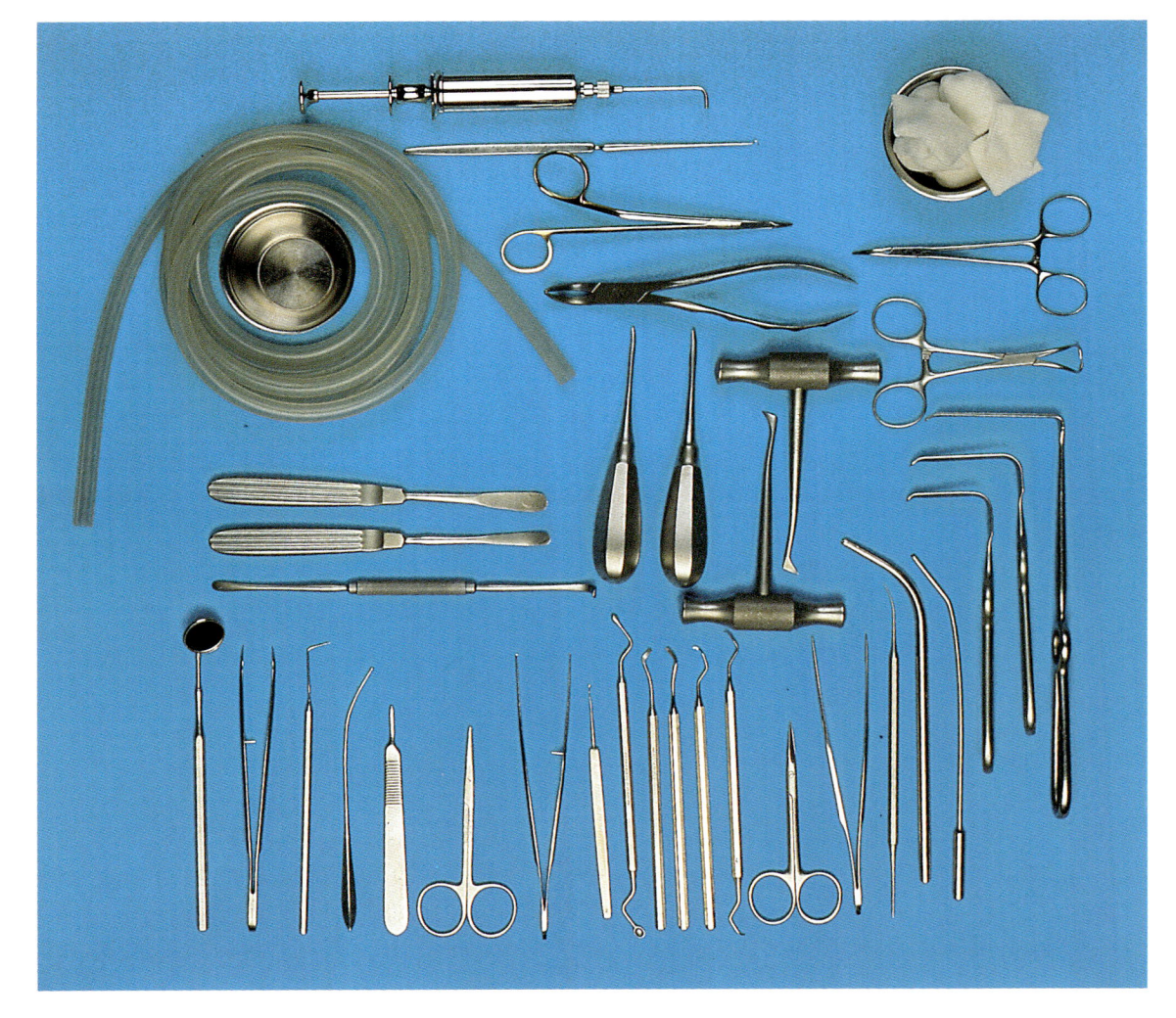

Figura 193 Instrumental
O jogo de instrumental básico é melhorado pela adição de um elevador de Cryer, elevadores retos largos e estreitos e um fórceps radicular com pontas diamantadas.

Dentes Retidos (Não-erupcionados)

Anestesia
1. Anestesia por bloqueio do nervo alveolar inferior.
2. Anestesia infiltrativa do nervo bucal.
3. Anestesia infiltrativa por vestibular.

Acesso
A orientação é sobre a coroa do segundo molar até a linha oblíqua do ramo ascendente. O polegar é usado para esticar lateralmente a mucosa contra o ramo, para manter a incisão sobre o osso e evitar um deslize acidental em direção lingual.

Incisão Principal
A forma do retalho mucoperiostal vai depender primariamente do cuidado pós-operatório que foi previsto. As incisões ilustradas neste capítulo são planejadas tendo-se em mente um tratamento pós-operatório aberto.

A incisão primária tem aproximadamente 20 mm de comprimento, estendendo-se da margem óssea disto-lingual do segundo molar em um sentido disto-vestibular em direção ao ramo, em um ângulo de aproximadamente 45°, vestibular ao segmento do arco dentário. O contato da lâmina de bisturi com o osso deve ser contínuo, evitando o deslize em direção lingual.

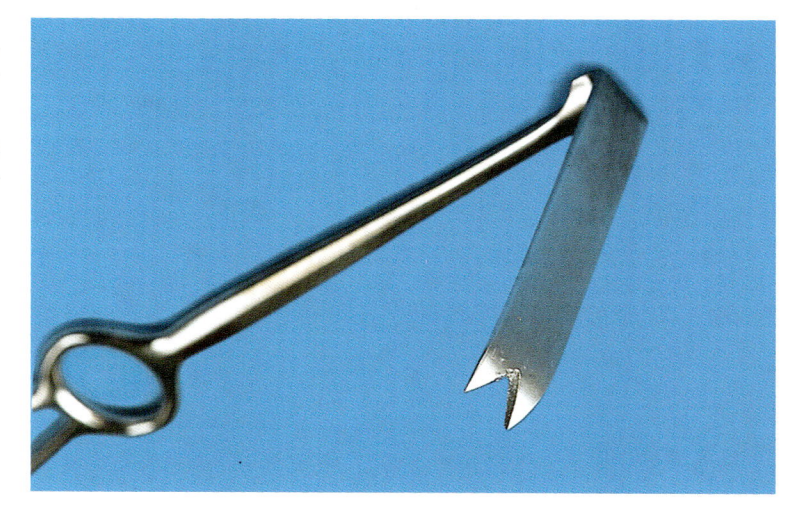

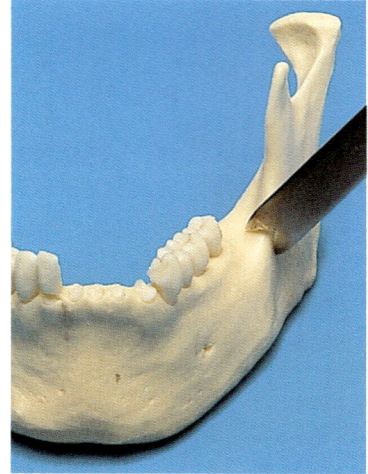

Figura 194 Retrator em V
Este retrator tecidual é usado para afastar os tecidos moles que são deslocados para vestibular.

Direita: A endentação em forma de V é colocada diretamente sobre a superfície óssea do ramo mandibular.

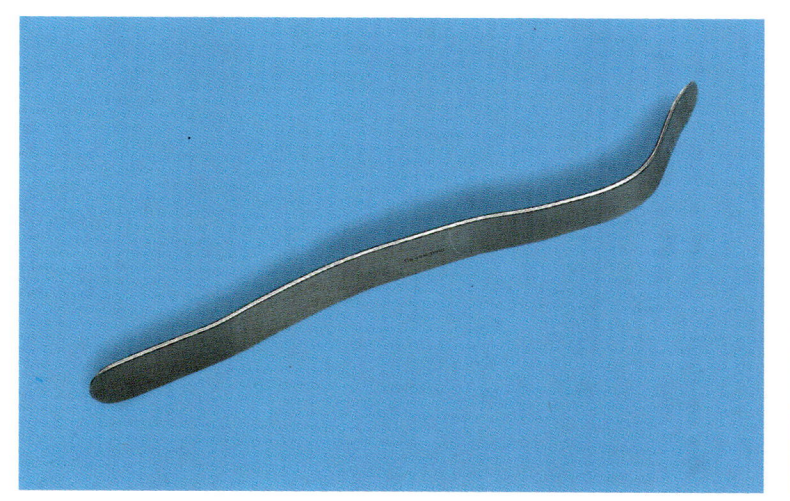

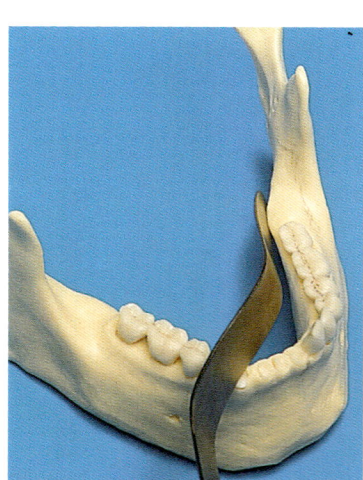

Figura 195 Espátula maleável
Uma espátula de metal larga, flexível, que pode ser dobrada em qualquer forma desejada, é utilizada para proteger os tecidos que são afastados em direção lingual.

Direita: Posicionamento da espátula sobre a linha oblíqua interna.

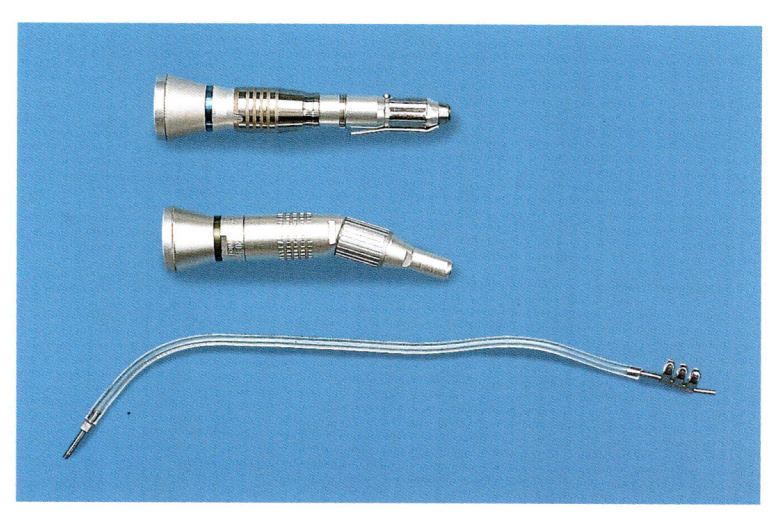

Figura 196 Peças de mão reta e em contra-ângulo
A osteotomia vestibular é realizada utilizando-se brocas cirúrgicas em uma peça de mão, com resfriamento contínuo com água. O contra-ângulo pode ser utilizado em situações difíceis para atingir a direção desejada na osteotomia ou para seccionar os dentes.

A segunda incisão é colocada distal ao segundo molar e perpendicular à incisão vestibular. A linha de incisão mesialmente divergente deixa uma parte do osso exposta para um tratamento pós-operatório aberto, o que também pode retardar a cicatrização tecidual e aumentar a dor pós-operatória.

A terceira incisão é na margem, lingualmente e dentro do sulco gengival do segundo molar, com um movimento distal do bisturi. Quaisquer desvios podem levar à lesão do nervo lingual. (Pajarola *et al.*, 1994).

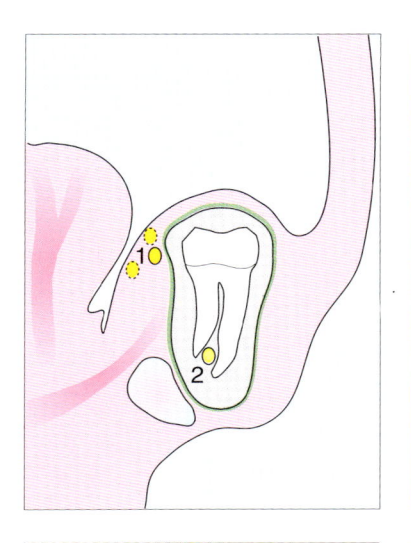

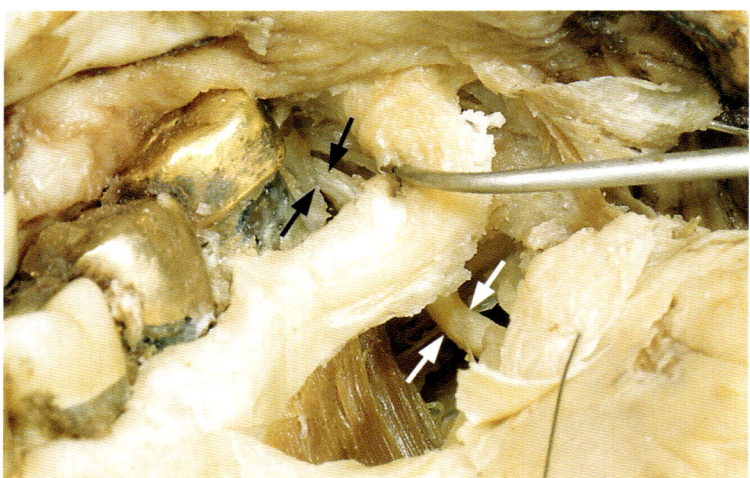

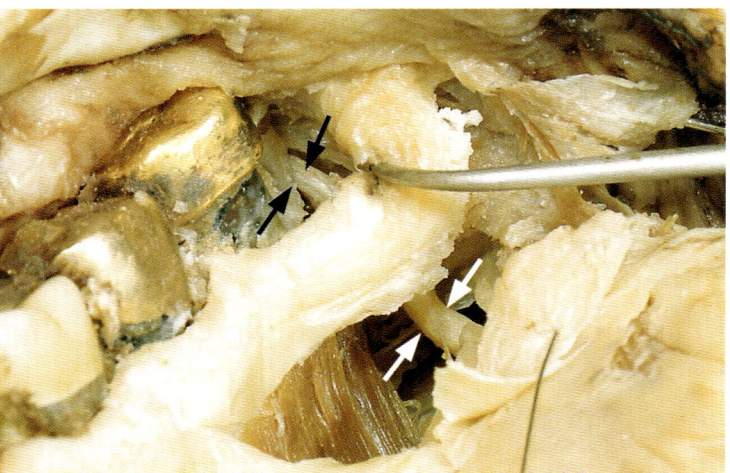

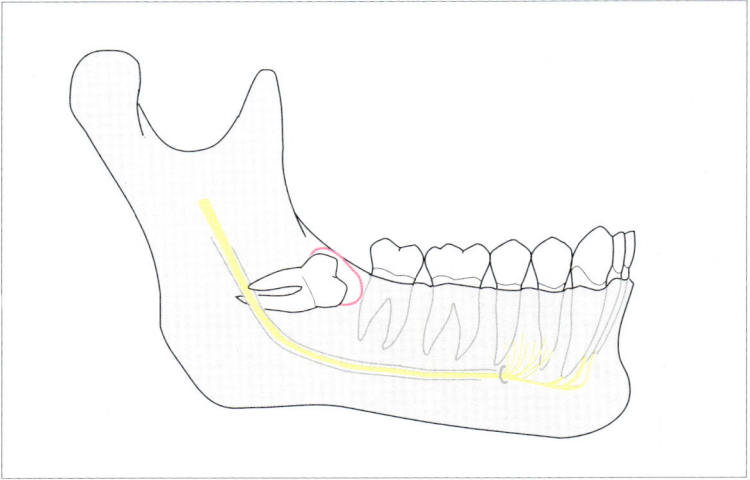

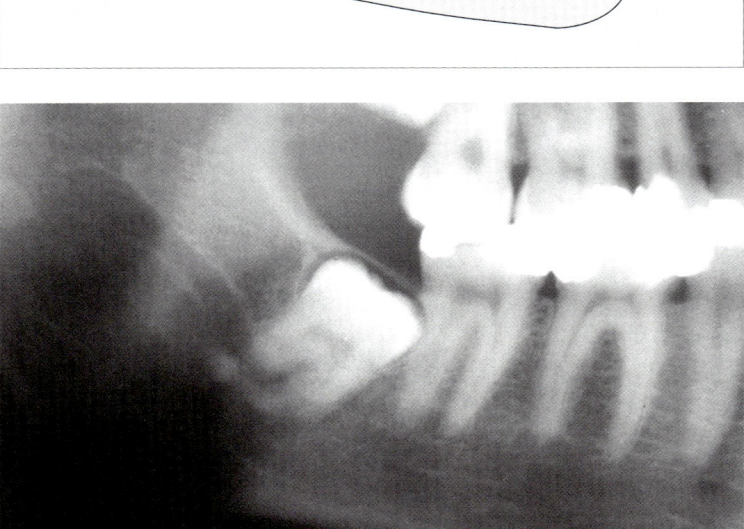

Figura 197 Anatomia do nervo lingual
Esta preparação em cadáver mostra a superfície interna da mandíbula e o relacionamento do nervo lingual com a gengiva próxima ao terceiro molar.

Esquerda: As variações mais comuns na localização deste importante nervo:

1 Nervo lingual
2 Nervo alveolar inferior

Figura 198 Anatomia do nervo alveolar inferior
O relacionamento espacial potencialmente próximo entre as raízes do dente 48 e o canal mandibular.

Esquerda: Trajeto dos dois nervos importantes na área do terceiro molar mandibular.

Figura 199 Trajeto crítico do nervo alveolar inferior
Esta secção de uma radiografia panorâmica mostra claramente o trajeto curvo do canal mandibular ao redor da raiz distal do dente 48.

Esquerda: Durante o procedimento cirúrgico, o nervo alveolar inferior é claramente visualizado passando entre as raízes do dente 48. A lesão do nervo só pode ser evitada com a separação das raízes.

88 Dentes Retidos (Não-erupcionados)

Figura 200   Documentação: radiografias
Além do exame clínico, a documentação radiográfica é especialmente importante. No caso de dentes retidos ou impactados, é importante ter uma imagem completa dos tecidos circundando o dente, assim como das dimensões da mandíbula.

Direita: Esta radiografia periapical não é adequada para a avaliação pré-cirúrgica.

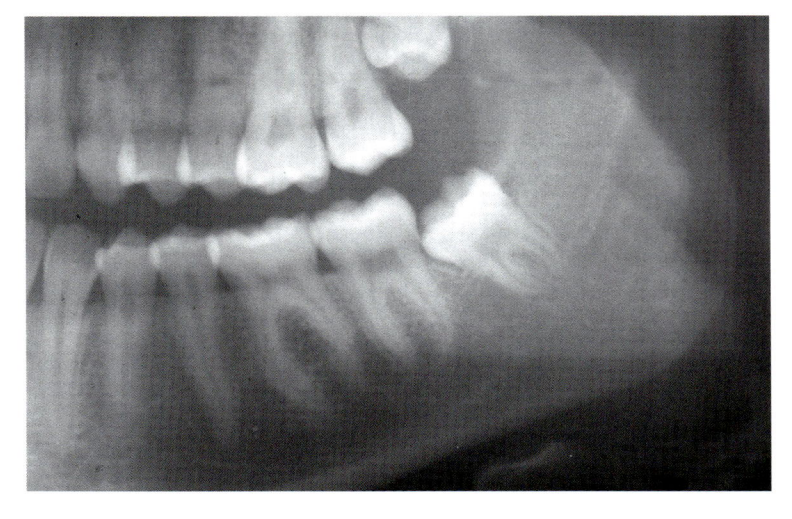

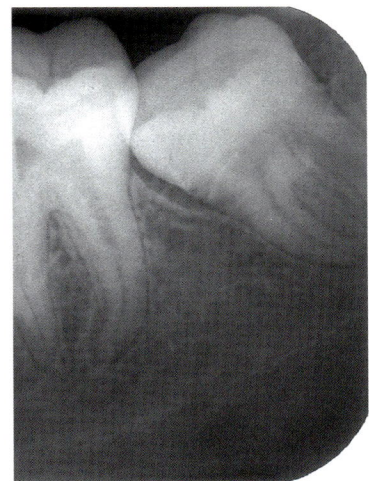

Figura 201   Documentação: TC
Em casos particularmente críticos, uma TC pode dar informações importantes sobre a relação entre a raiz e o canal mandibular, em virtualmente qualquer direção desejada (cortes radiais são usados neste exemplo).

Direita: Esta radiografia lateral do ângulo da mandíbula pode dar informações adicionais.

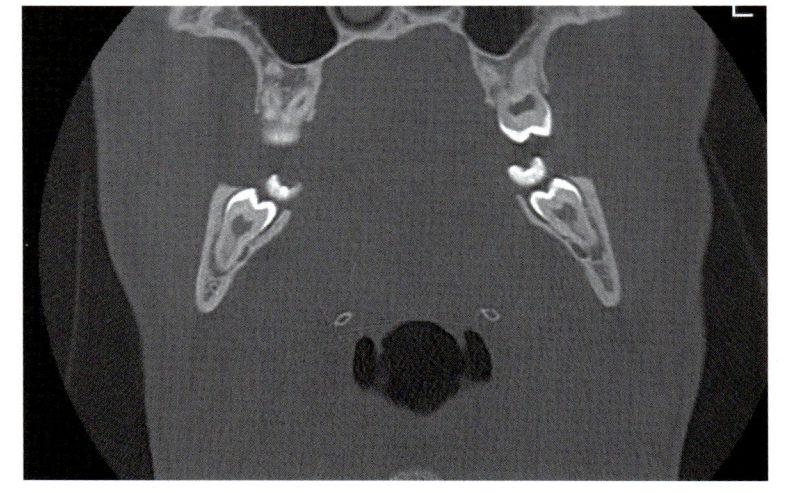

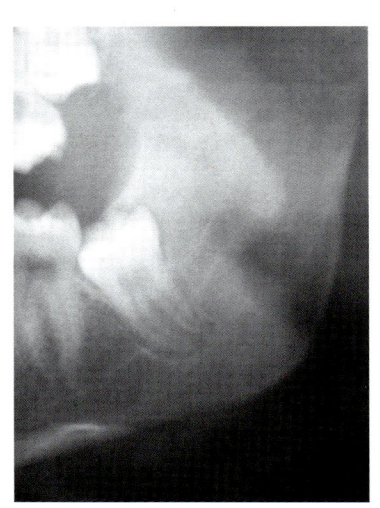

Figura 202   Anestesia
Para a extração de terceiros molares mandibulares, é usada uma anestesia por bloqueio do nervo alveolar inferior, assim como anestesia local do nervo bucal e infiltração vestibular ao segundo molar.

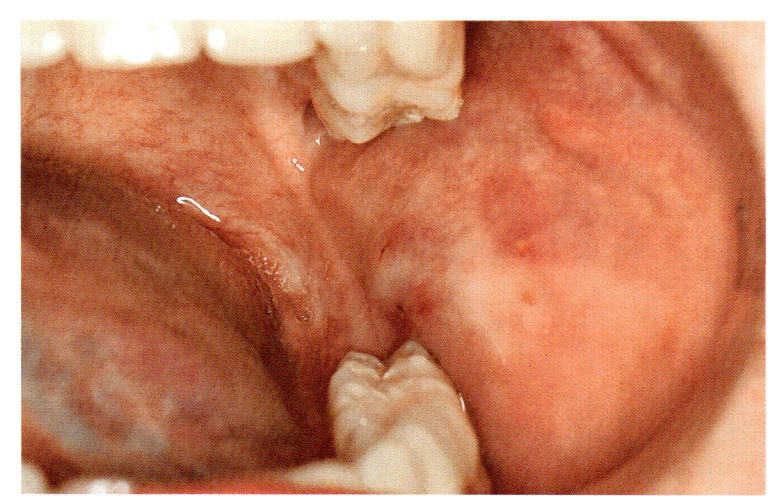

Figura 203   Acesso
O acesso para a remoção de um terceiro molar mandibular com osteotomia é atingido pelo aspecto vestibular, por meio da criação de um retalho mucoperiostal.

Direita: As três incisões.

1 Perpendicular dentro do vestíbulo
2 Sobre o ramo ascendente
3 Dentro do sulco, lingual ao segundo molar

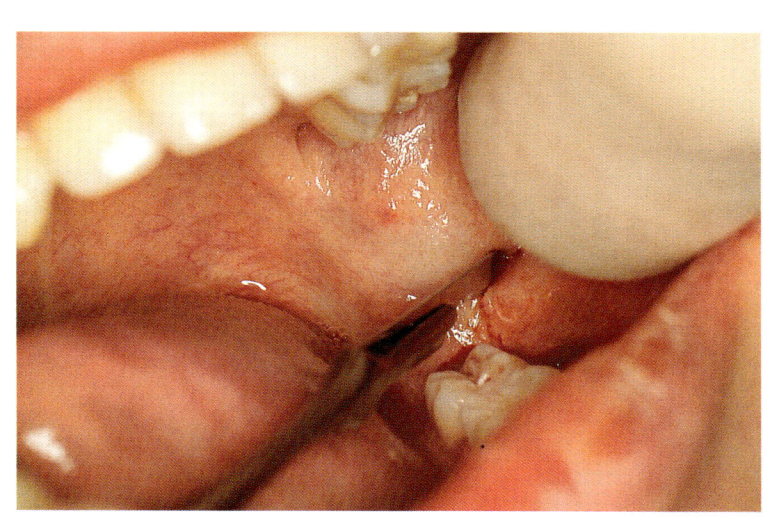

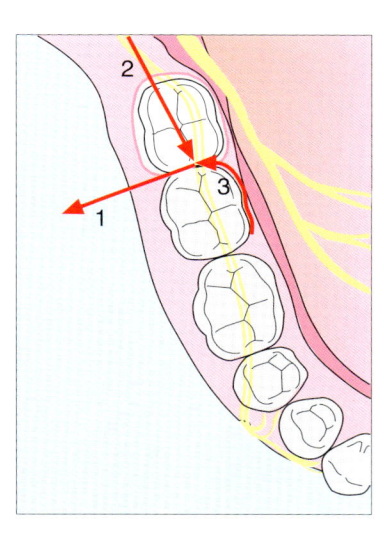

Terceiros Molares Mandibulares **89**

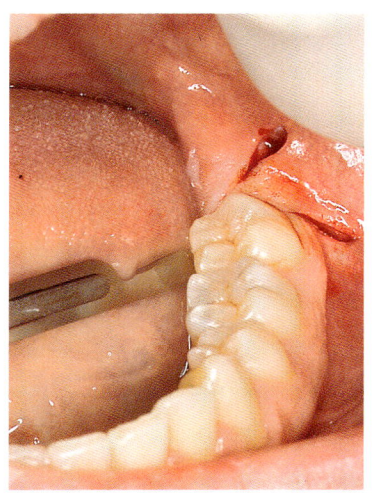

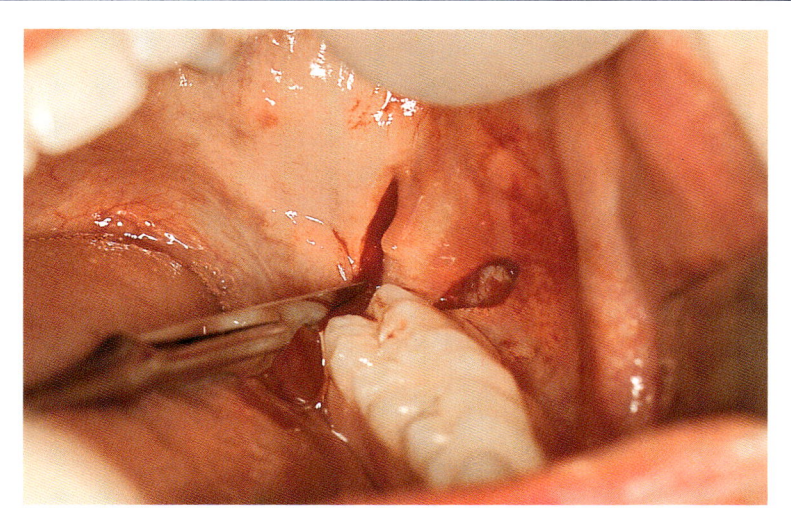

Figura 204 Reflexão do retalho
Após liberar o mucoperiósteo, um retalho tecidual é realizado, que pode ser descolado no sentido distal, em direção ao ramo.

Esquerda: Incisão cuidadosa dentro do sulco gengival lingual do segundo molar.

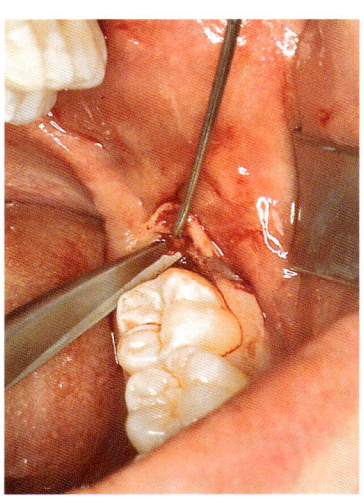

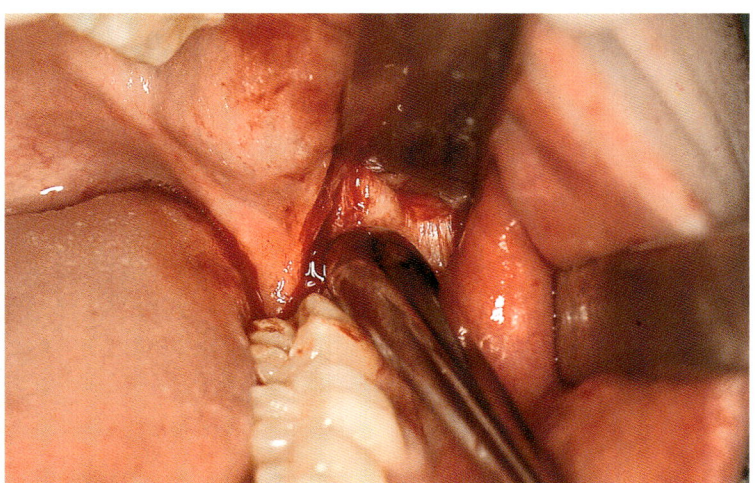

Figura 205 Proteção dos tecidos moles: retrator de Minnesota
O retrator de Minnesota é útil para manter afastados os tecidos moles em direção craniana, melhorando simultaneamente o acesso visual ao campo.

Esquerda: Inserções firmes podem ser separadas com visão direta, usando tesouras ou lâminas.

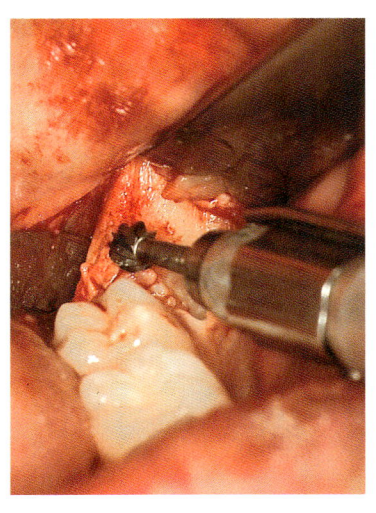

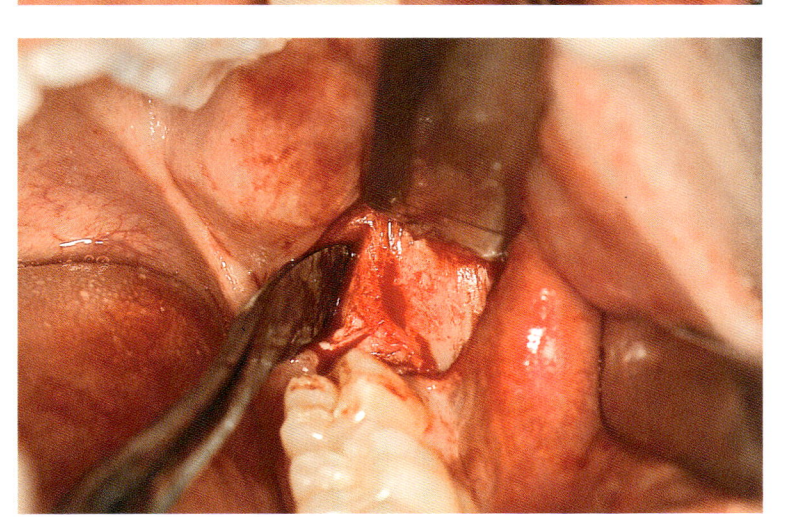

Figura 206 Espátula maleável
Para a proteção dos tecidos moles linguais, um elevador largo ou uma espátula de metal individualmente adaptada é inserida entre a superfície óssea e os tecidos moles.

Esquerda: Note a espátula de metal que está afastando os tecidos linguais, mantendo-os protegidos durante a osteotomia.

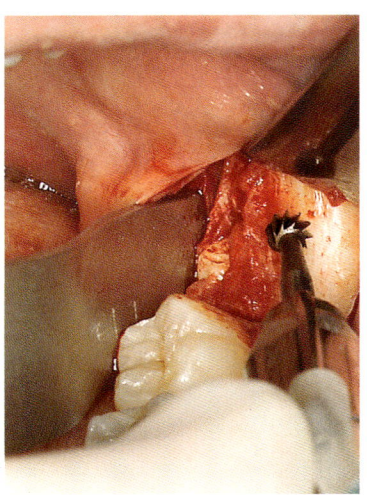

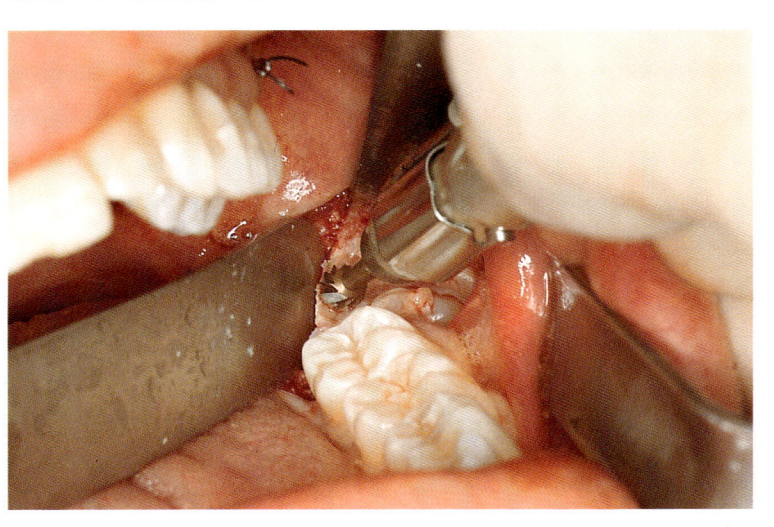

Figura 207 Osteotomia
Brocas cirúrgicas são usadas sob um resfriamento contínuo com solução salina para efetivar a osteotomia necessária. A espátula maleável de metal protege os tecidos moles.

Esquerda: A espátula maleável de metal pode ser dobrada da forma que for necessária para proteger os tecidos moles linguais.

90 Dentes Retidos (Não-erupcionados)

Figura 208 Anatomia: posição dentária e geometria radicular
Este preparo em cadáver mostra a relação com dois nervos importantes: o nervo lingual pode passar muito próximo à margem gengival sob a mucosa.

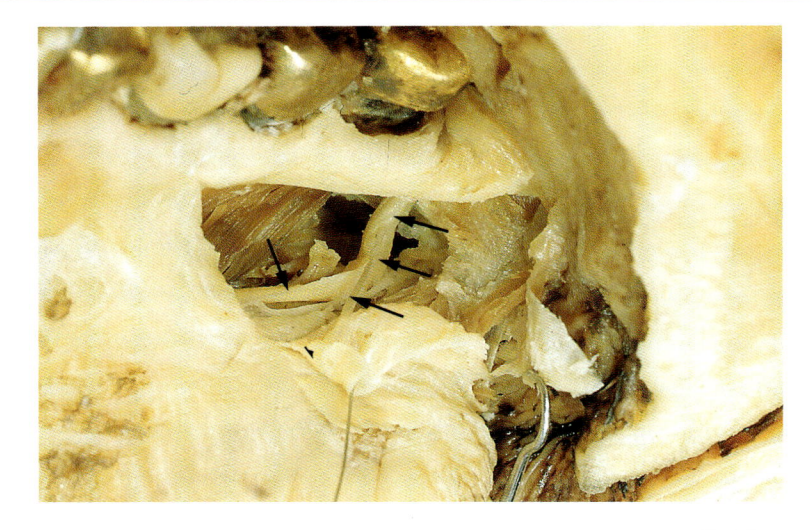

Figura 209 Extração dentária, "tipo 1"
Note que o primórdio do dente não mostra formação radicular e está em um espaço aparentemente oco, circundado pela membrana. Esta secção de uma radiografia panorâmica mostra a situação em um menino de 14 anos que estava sob tratamento ortodôntico. Foi planejada a extração dos terceiros molares mandibulares para evitar qualquer futuro relacionamento espacial negativo.

Direita: A coroa do dente impactado.

Ⓐ

Figura 210 Seccionando a coroa
Após a osteotomia pelo aspecto vestibular, a coroa pode ser seccionada sob visão direta. O seccionamento é necessário porque a coroa simplesmente gira dentro de seu espaço se um elevador for aplicado.

Direita: Seccionamento da coroa após a osteotomia.

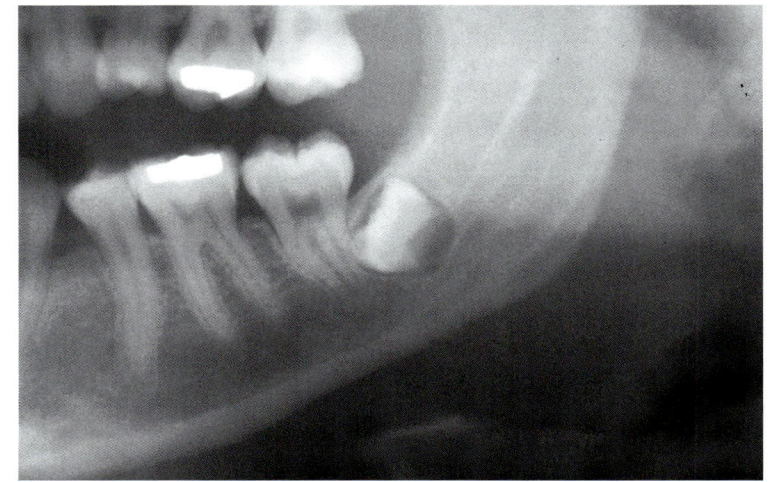

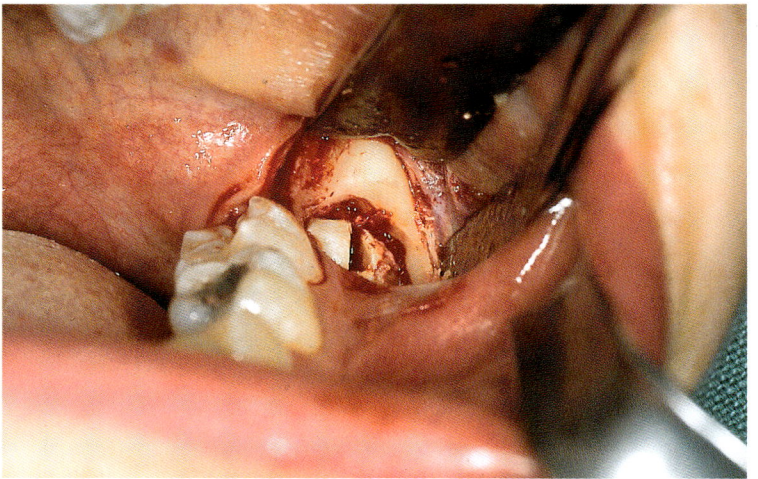

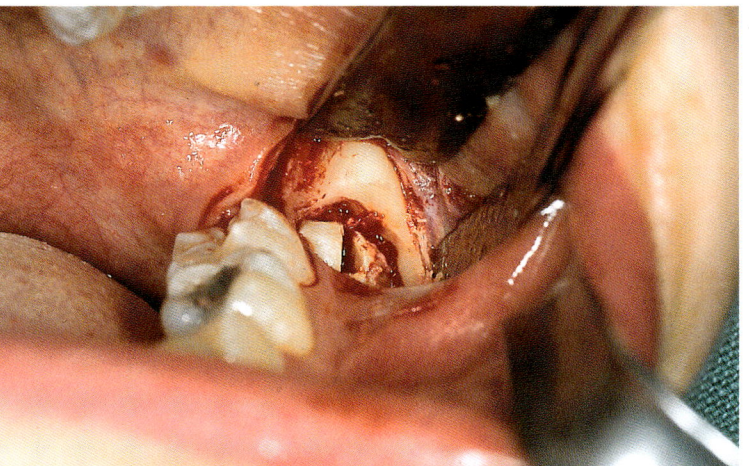

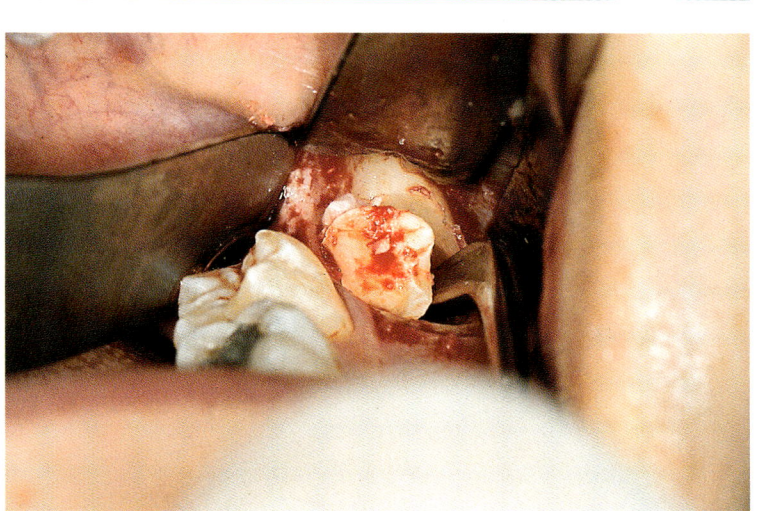

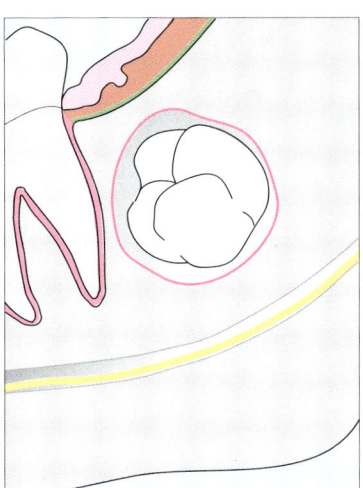

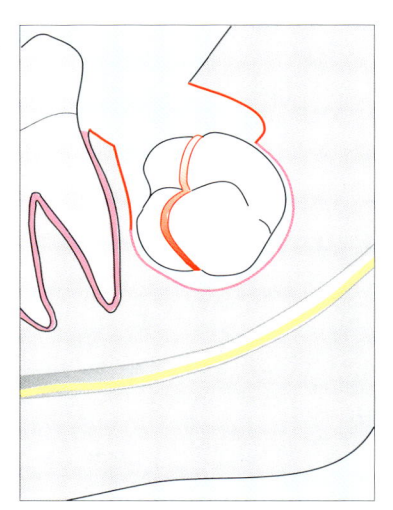

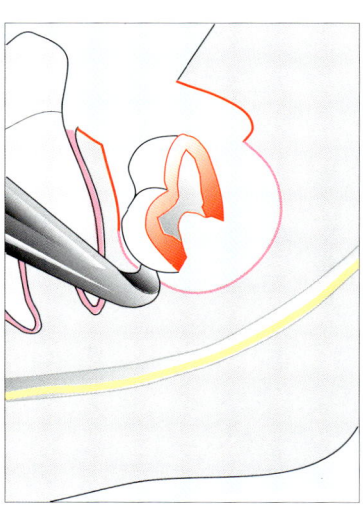

Figura 211 Remoção das partes seccionadas da coroa
Um elevador de Cryer é usado para remover as duas partes.

Direita: Luxação dos fragmentos coronários usando o elevador de Cryer.

Extração Dentária

Tipo 1 – Osteotomia vestibular, seccionamento da coroa com brocas carbide de fissura, remoção em dois fragmentos.

Tipo 2 – A coroa é exposta por vestibular ou por oclusal. Um sulco é realizado no aspecto vestibular, e um elevador de Cryer é usado para luxar o dente em direção oclusal. Se o espaço for limitado, a coroa pode ser seccionada.

Tipo 3 – Um sulco é feito no nível da junção cemento-esmalte. O elevador de Cryer usa esse sulco como um ponto de apoio para luxar o dente no sentido corono-distal. Poderá ser necessário separar a coroa das raízes e remover os dois segmentos individualmente.

Tipo 4 – Secção da coroa e uso de um elevador ou de um fórceps radicular para a remoção dos fragmentos. Cortes adicionais da coroa e das raízes podem ser necessários algumas vezes.

Tipo 5 – Osteotomia, secção da coroa e luxação das raízes, individualmente. Secções ou osteotomias adicionais podem ser necessárias.

Tipo 6 – Osteotomia, seccionamento da coroa com uma peça de mão em contra-ângulo e remoção das raízes, algumas vezes com seccionamento adicional.

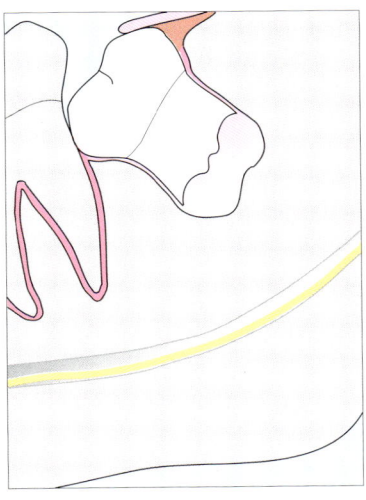

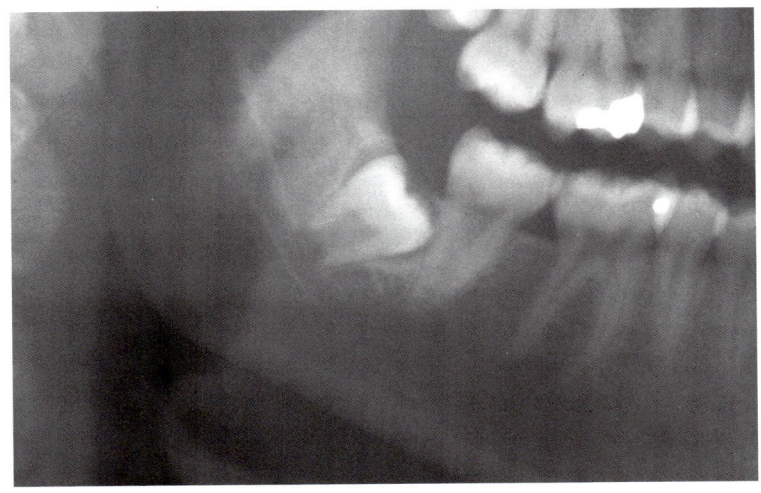

Figura 212   Extração dentária: "tipo 2"
Dente 48 mostrando formação radicular incompleta e marcado para extração após tratamento ortodôntico em um homem de 18 anos; o objetivo é evitar a recorrência do apinhamento no arco inferior.

Esquerda: O germe dentário, com formação radicular incompleta.

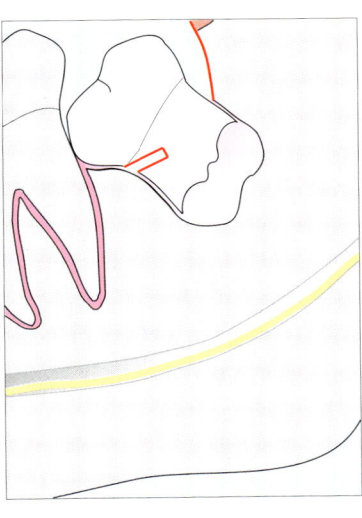

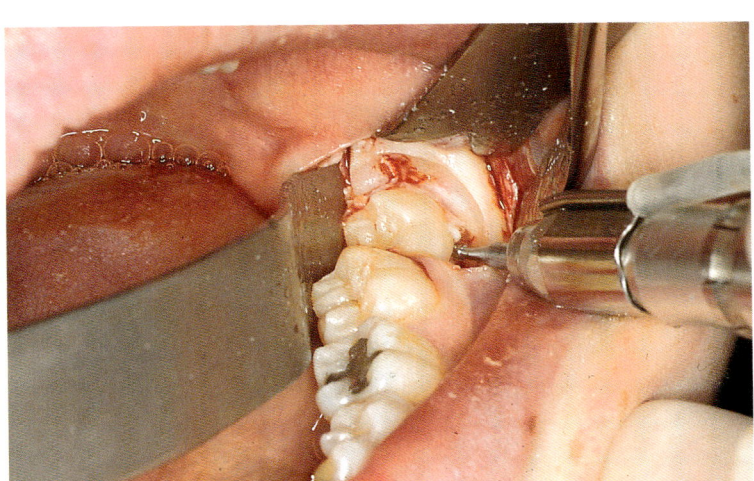

Figura 213   Realizando um sulco
Após osteotomia distal e vestibular, um sulco é realizado no dente, a partir do aspecto mesial, na junção coroa-raiz.

Esquerda: O sulco, que serve como um ponto de apoio para o elevador de Cryer.

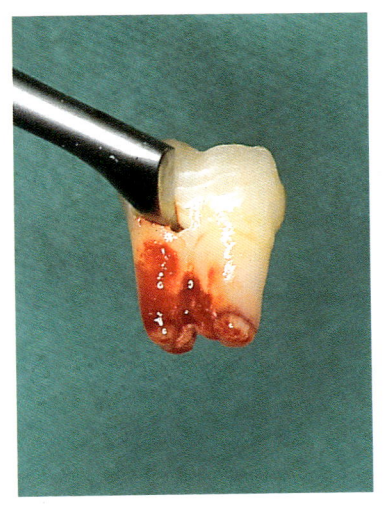

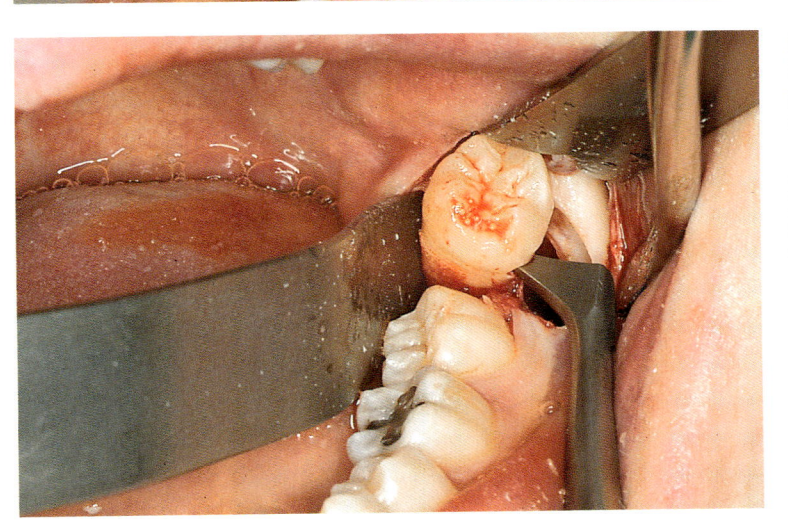

Figura 214   Elevador de Cryer
Usando o sulco mesial no dente como ponto de apoio, o elevador de Cryer é usado para luxar distalmente o dente.

Esquerda: O terceiro molar mandibular, mostrando formação radicular incompleta, foi extraído com o uso do elevador de Cryer.

92 Dentes Retidos (Não-erupcionados)

Figura 215 Extração dentária: "tipo 3"
A radiografia panorâmica revela o dente 38 retido em posição vertical. As raízes se estendem até o nível do canal mandibular. Se existir contato direto da raiz com o nervo, a evolução pós-operatória certamente incluirá algum distúrbio sensitivo na região servida por aquele nervo. O mesmo é verdade para o nervo lingual.

Direita: Note o posicionamento adequado da espátula de metal após a reflexão de retalho e osteotomia.

Ⓢ

Figura 216 Espátula
Após a reflexão do retalho vestibular e a colocação de um retrator de Minnesota, o mucoperiósteo também é afastado para lingual para permitir a colocação da espátula em contato direto com o osso. Isto evitará trauma ao nervo lingual. A coroa é exposta, seccionada em três fragmentos com uma broca de fissura, e separada com um elevador reto ou de Cryer.

Direita: O dente imediatamente antes da remoção do segmento coronário.

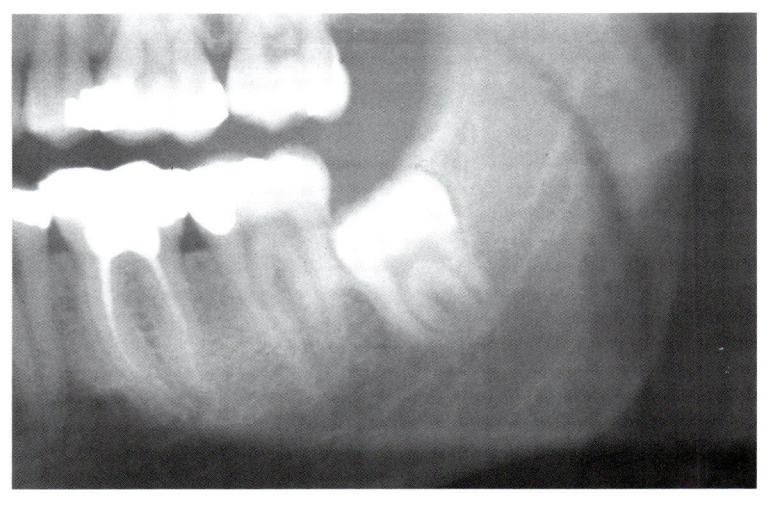

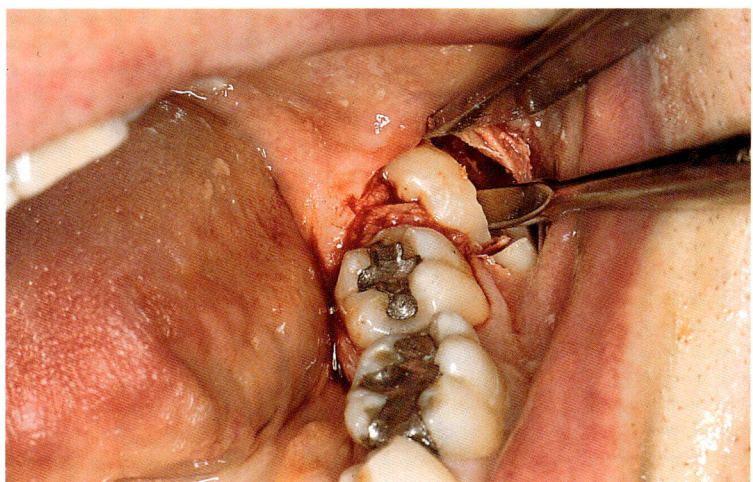

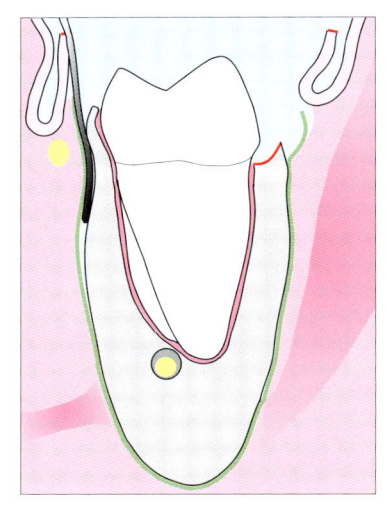

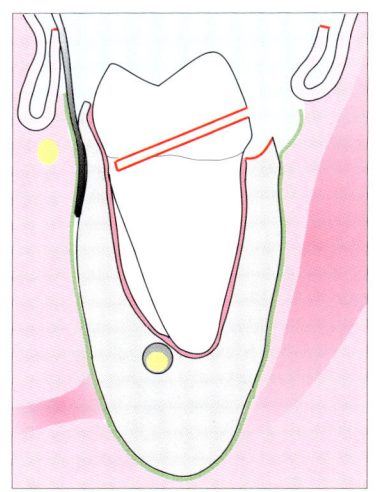

Figura 217 Secção das raízes
Após a remoção da coroa, um sulco é feito verticalmente nas raízes e um elevador reto é usado para separar as duas raízes.

Direita: Remoção da coroa com o uso de um elevador de Cryer.

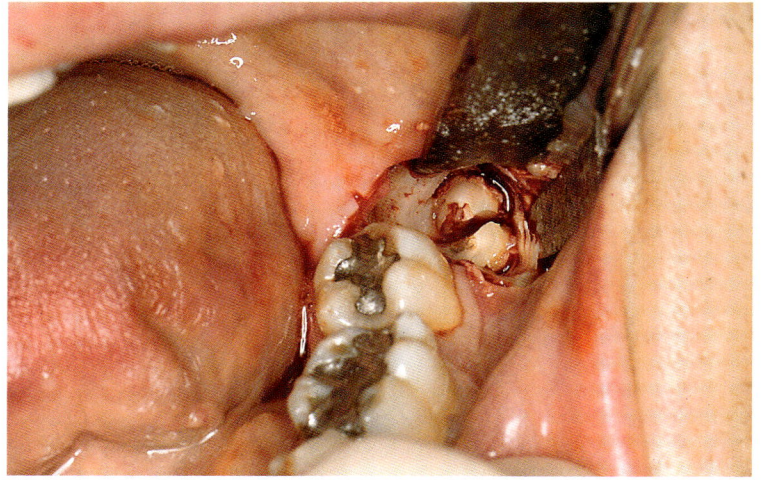

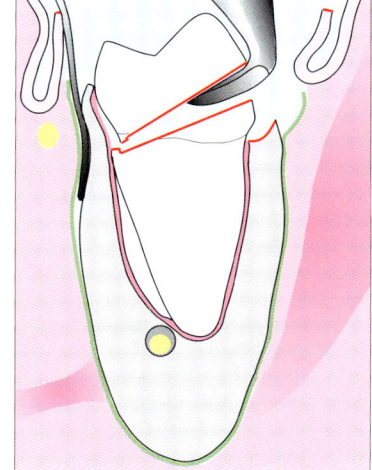

Figura 218 Remoção individual das raízes
As raízes são agora cuidadosamente luxadas. Dependendo da curvatura da raiz, um sulco adicional na sua margem pode permitir um movimento apropriado. Durante todo o procedimento, a espátula de metal deve permanecer imóvel em seu local.

Direita: Secção parcial das raízes, antes da separação com um elevador reto.

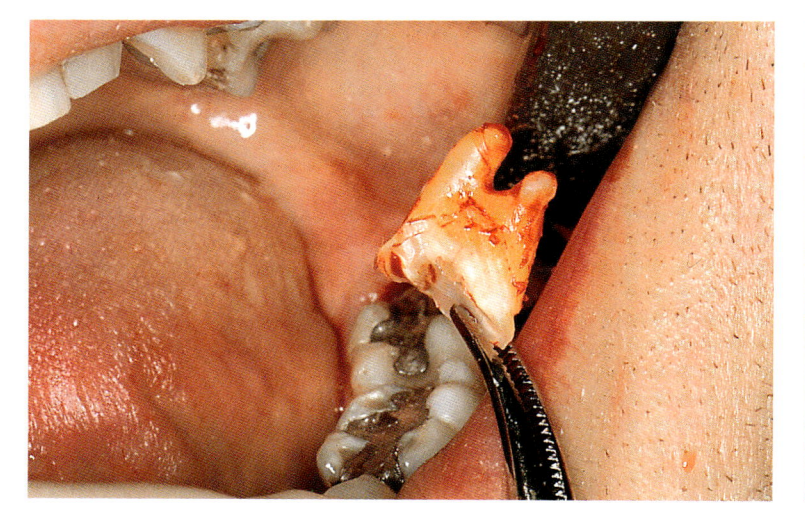

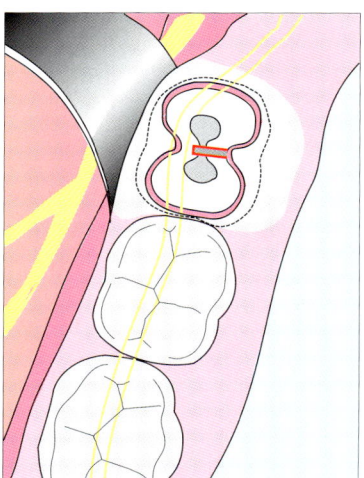

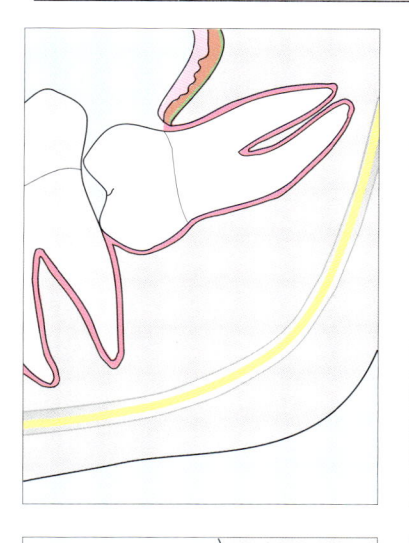

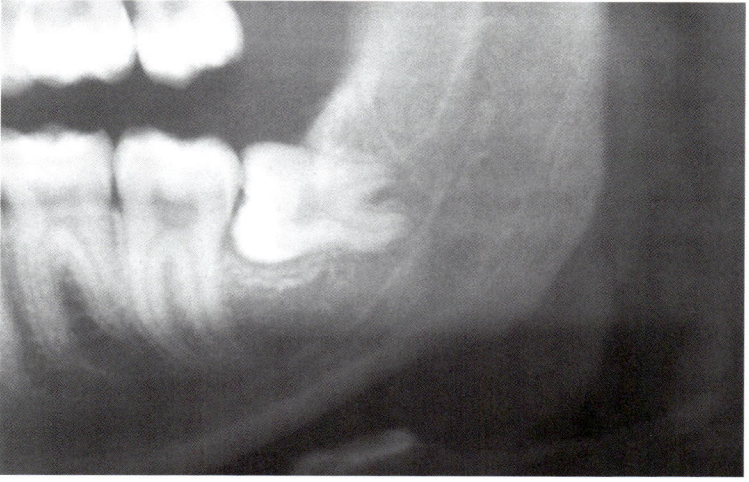

Terceiros Molares Mandibulares 93

Figura 219 Extração dentária: tipo 4
A radiografia panorâmica mostra um terceiro molar com inclinação mesial posicionado imediatamente distal ao segundo molar. Note a zona esclerótica imediatamente subjacente à coroa do terceiro molar; isto é um sinal de inflamação crônica. Na boca, o dente está parcialmente visível e uma infecção aguda pode desenvolver-se a qualquer ponto nesta situação.

Esquerda: Visão geral.

Ⓐ

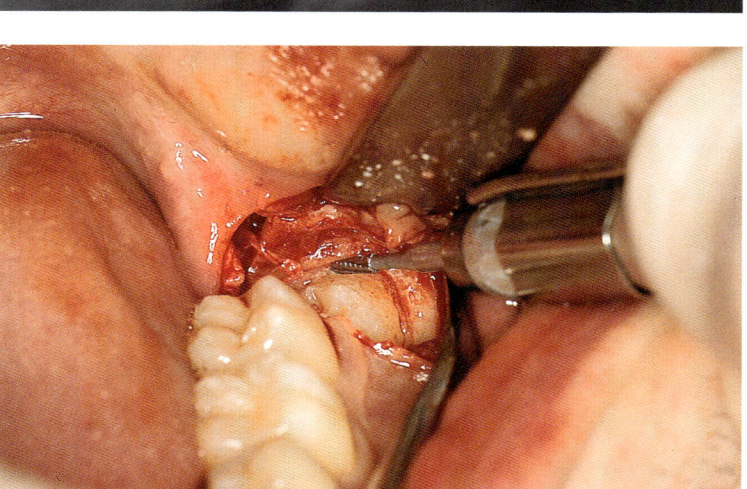

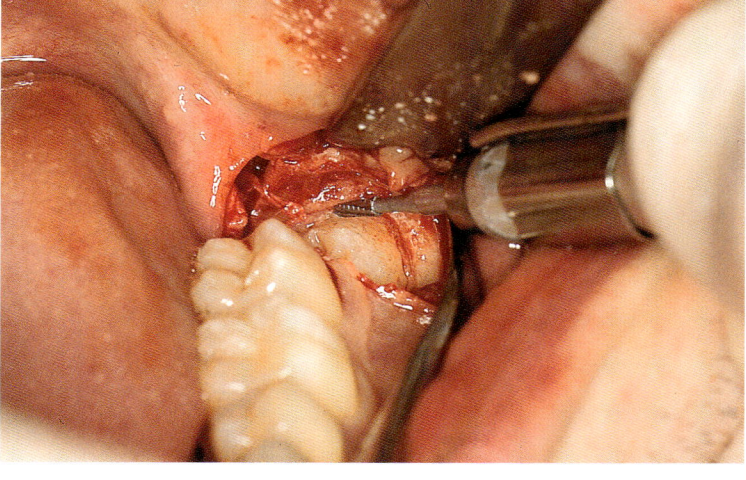

Figura 220 Seccionando a coroa
A coroa de um dente com inclinação mesial é exposta por um acesso vestibular e então seccionada perpendicularmente ao seu longo eixo. A profundidade do sulco não deve incluir a parede de esmalte lingual. Se for necessário expor a coroa por um acesso lingual, a espátula de metal deve ser adequadamente posicionada para evitar lesão aos tecidos moles linguais.

Esquerda: A profundidade do sulco separando as duas raízes.

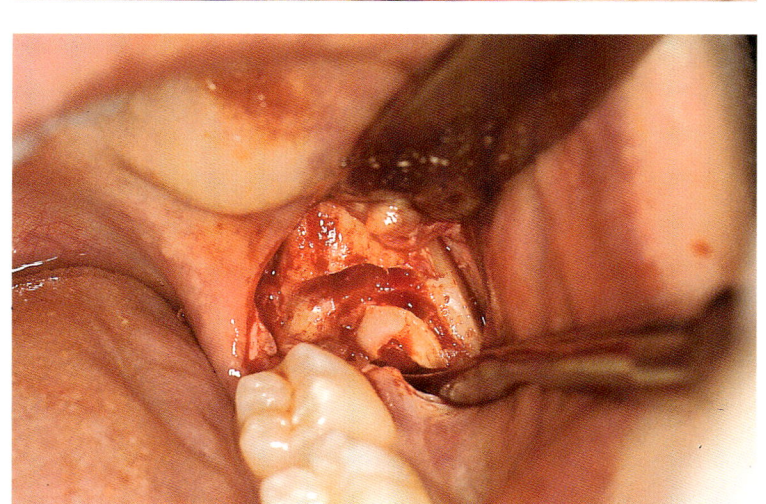

Figura 221 Seccionando as raízes
Após a remoção da coroa, uma broca de fissura é usada para separar as duas raízes.

Esquerda: Sulcos para separar as raízes.

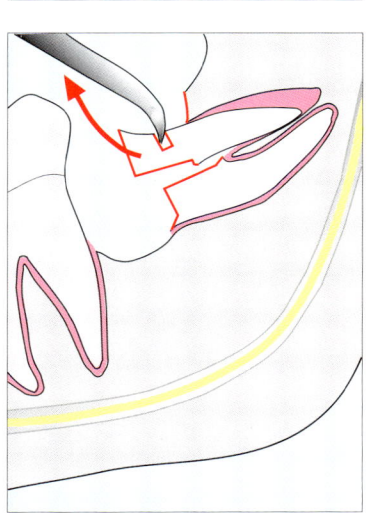

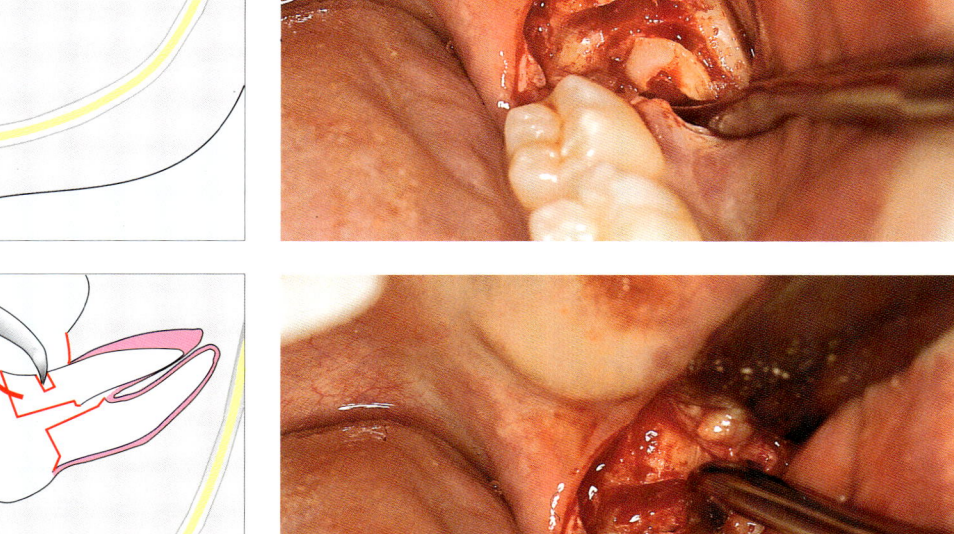

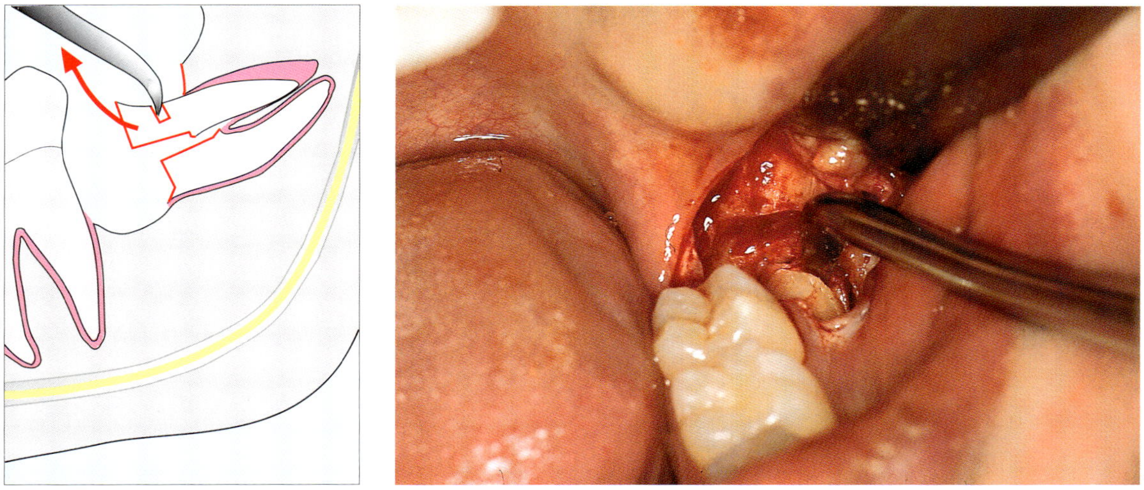

Figura 222 Remoção individual das raízes
Se necessário, um pequeno sulco pode ser feito na raiz para dar um ponto de apoio para um elevador. Dependendo da curvatura radicular, as raízes são removidas uma a uma com um elevador de Cryer. Em casos particularmente difíceis, poderá ser aconselhável cortar as raízes em pequenos segmentos, para reduzir o trauma durante a remoção.

Esquerda: A colocação de um pequeno sulco na raiz proporciona um ponto de apoio para o elevador.

94   Dentes Retidos (Não-erupcionados)

Figura 223   Extração dentária: tipo 5
A radiografia panorâmica mostra um terceiro molar com inclinação distal; note sua proximidade com a raiz distal do segundo molar. Uma lesão cariosa profunda na coroa do terceiro molar está visível como uma radiolucidez distinta.

Ⓐ

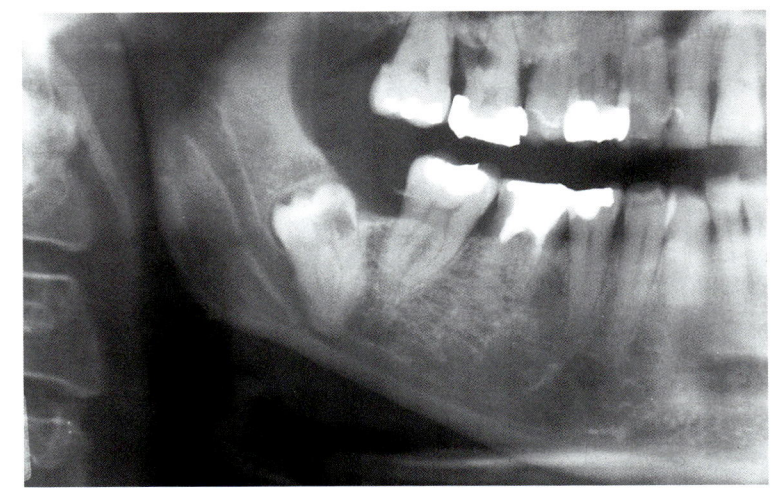

Figura 224   Segmentando a raiz
O acesso através dos tecidos moles e duros é obtido de acordo com o descrito acima para as extrações tipo 3 e 4. Após a remoção da coroa, as raízes podem ser extraídas pelo espaço anteriormente ocupado pela coroa.

Direita: Extração das raízes. A direção da luxação será determinada pela curvatura das raízes.

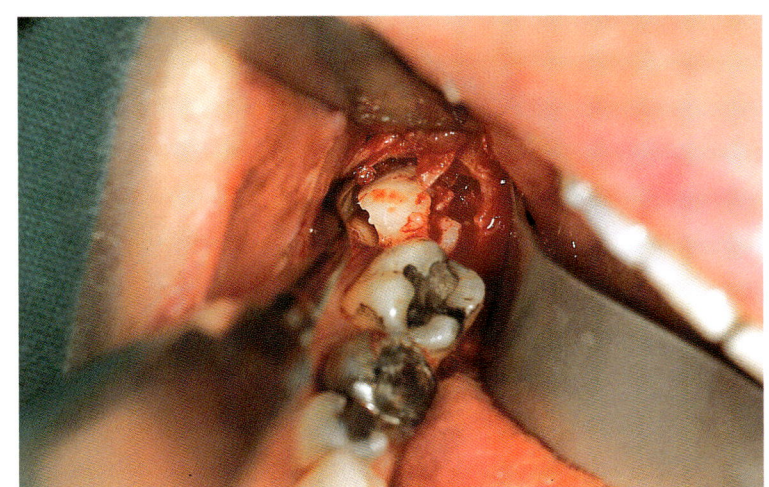

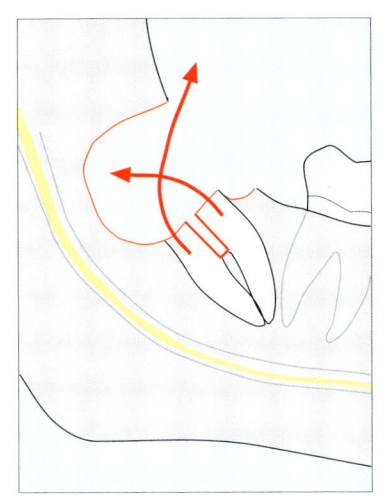

Figura 225   Extração dentária: tipo 6
A TC mostra que um terceiro molar impactado está posicionado horizontalmente no processo alveolar. A indicação para a extração do dente é a eliminação de um potencial foco de infecção.

Direita: Uma secção transversal da mandíbula através do longo eixo do dente. Note o sulco profundo que foi cortado perpendicularmente ao longo eixo, para facilitar a remoção da coroa. Se a situação exigir, a própria coroa pode ser segmentada antes da remoção.

Ⓐ

Figura 226   Segmentando as raízes
O acesso é obtido pela reflexão de um retalho vestibular e osteotomia apropriada. Uma vez que a coroa tenha sido removida, há espaço suficiente para a remoção das raízes, juntas ou em fragmentos separados.

Direita: Remoção das duas raízes.

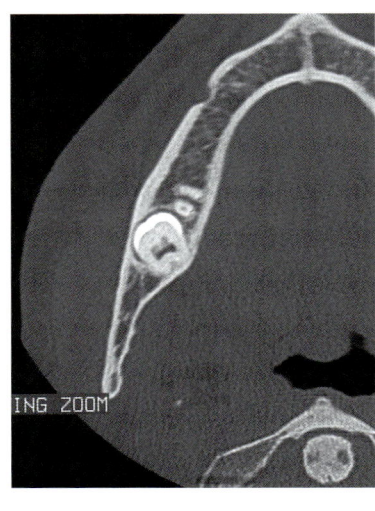

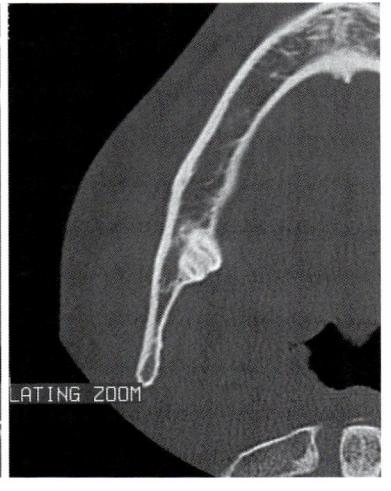

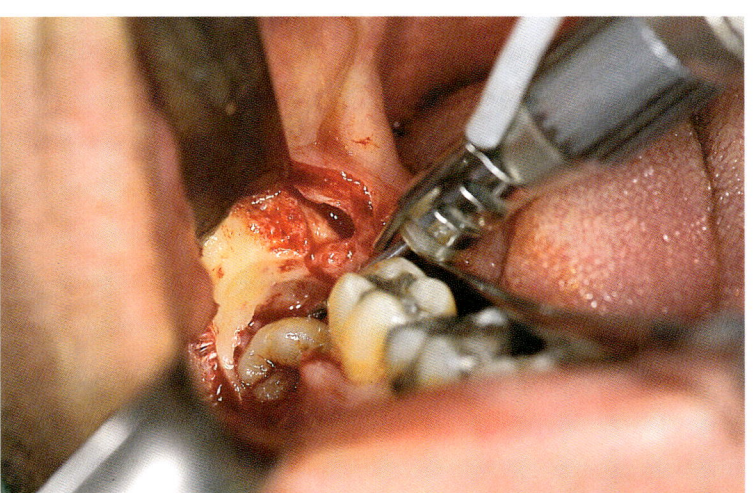

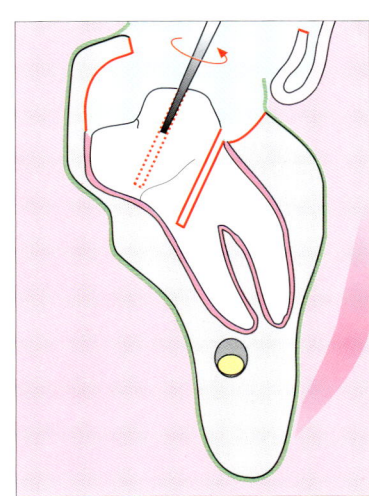

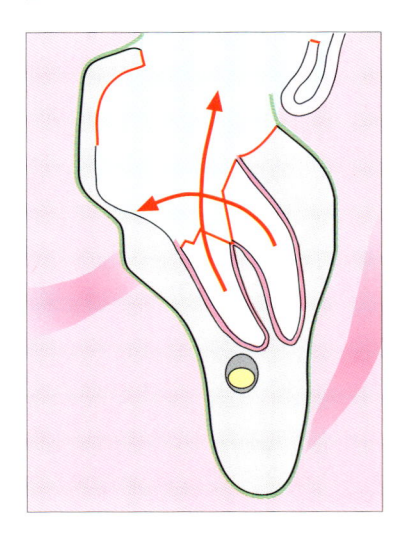

Localização Incomum e Patologias Associadas

Os terceiros molares com impacções graves demandam um exame clínico e radiográfico particularmente cuidadoso. O tratamento desses casos requer uma experiência considerável por parte do cirurgião. Os procedimentos necessários são complexos e geralmente envolvem uma síntese de diferentes técnicas cirúrgicas. Este tipo de cirurgia está nos limites do que é possível realizar em ambiente ambulatorial em uma clínica de cirurgia buco-facial.

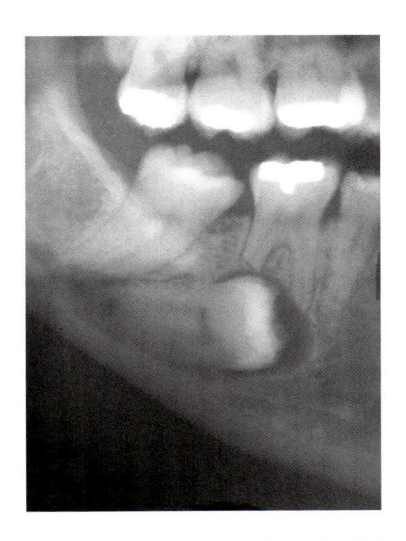

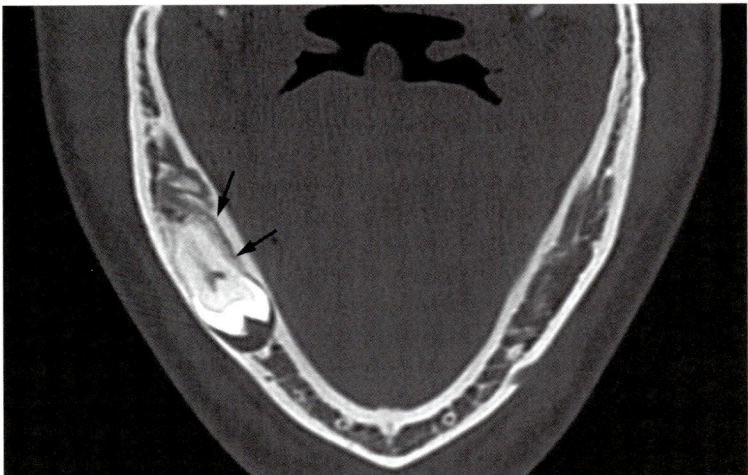

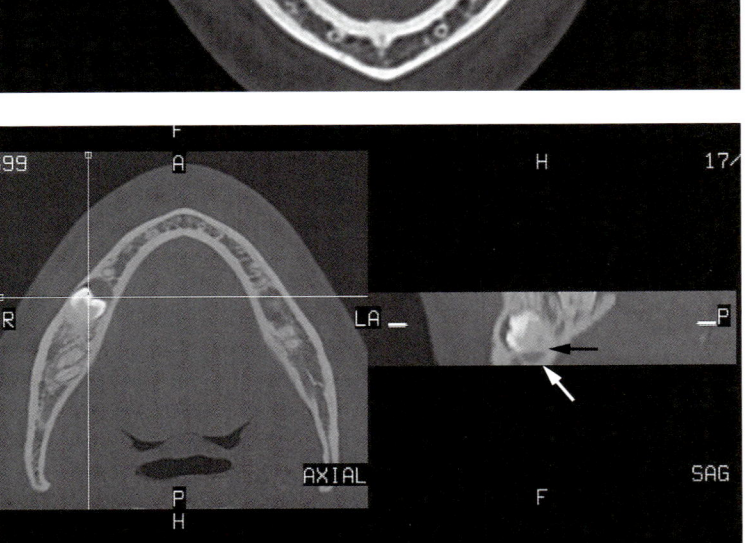

Figura 227 Extração dentária: tipo 7
Este terceiro molar com impacção severa está circundado por uma cavidade cística. Existe uma proximidade extrema com o canal mandibular, mas a relação espacial precisa não pode ser vista com a radiografia. Uma TC esclarece a extensão do cisto e a posição do canal mandibular (setas).

Esquerda: A radiografia revela um dente impactado dentro de uma cavidade cística, e severa reabsorção da raiz distal do segundo molar.

Figura 228 Extração dentária, tipo 7: Dental Scan
A reformatação da TC axial em secções sagitais mostra o relacionamento do dente impactado (setas) com o canal mandibular.

Esquerda: Esta radiografia foi tirada sete meses após a remoção do molar impactado.

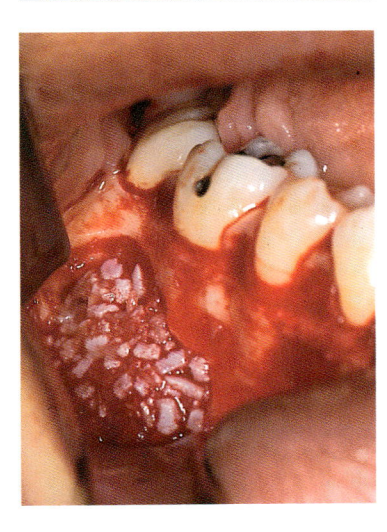

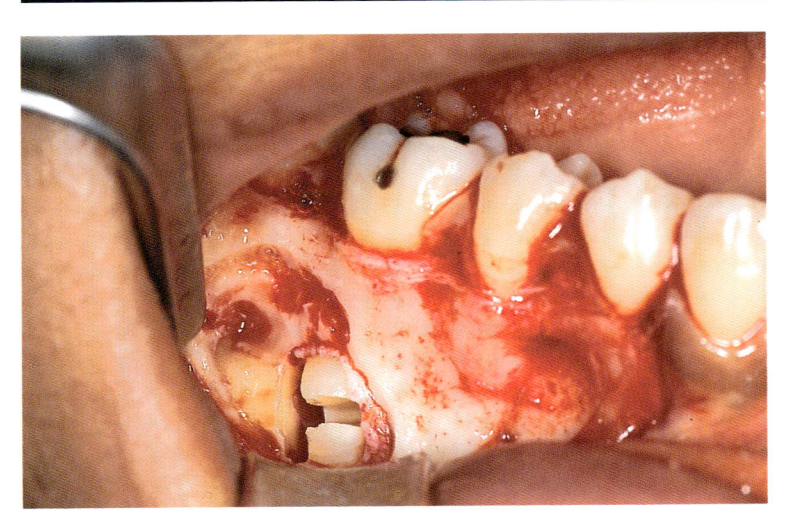

Figura 229 Extração dentária, tipo 7: acesso
O acesso é obtido pelo aspecto vestibular. Um retalho mucoperiostal é refletido, o qual pode ser reposicionado após a cirurgia e firmemente seguro com suturas, para fechar o defeito ósseo considerável. A coroa foi segmentada e separada das raízes. Após a remoção do dente, o nervo alveolar inferior é visto na posição esperada, lingualmente e caudalmente.

Esquerda: O grande defeito ósseo é preenchido com pedaços pequenos (chips) de cartilagem liofilizada, antes do fechamento primário.

Tratamento da Ferida

Após assegurar que todos os fragmentos do terceiro molar foram completamente removidos, qualquer tecido folicular é retirado. Quaisquer remanescentes de tecido do ligamento periodontal sobre a face distal da raiz do segundo molar são deixados no lugar.

Usando-se uma broca esférica grande, margens ósseas agudas são alisadas; isto se aplica também a todas as áreas que foram apertadas pelo elevador. Um *spray* de água é utilizado por vestibular e lingual para eliminar e lavar completamente todos os segmentos e restos de osso.

A condição do defeito ósseo distal ao segundo molar é cuidadosamente conferida, usando-se um espelho e uma sonda. Qualquer segmento radicular desnudado é medido com uma sonda periodontal e anotado na pasta.

O retalho mucoperiostal refletido para vestibular é então reposicionado de tal forma que todos os segmentos ósseos sejam completamente recobertos. O retalho é coberto com uma tira de gaze vaselinada com iodofórmio, que ajuda a manter o retalho durante a cicatrização. Um coágulo se forma na profundidade do alvéolo e é mantido em posição por um fechamento seguro do retalho. Após uma semana de pós-operatório, o curativo é trocado.

A área é irrigada após a remoção do curativo e, se a lavagem se mantiver limpa, uma nova tira de gaze é colocada.

Figura 230 Tratamento da ferida: debridamento
Tecido de granulação e qualquer remanescente do folículo pericoronário são removidos com um escavador em forma de colher afiado, ou um escavador de Black, tomando o cuidado para não atingir os tecidos periodontais marginais do segundo molar.

Direita: Uma pinça hemostática é usada para remover o saco folicular em forma de cisto.

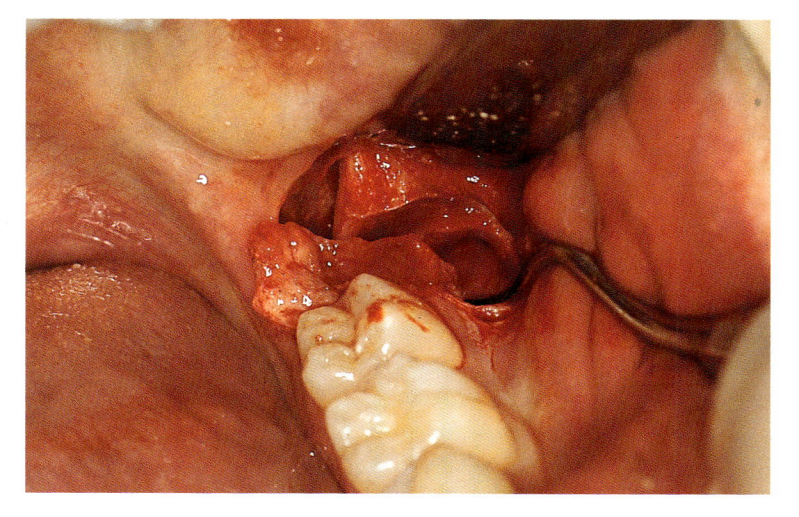

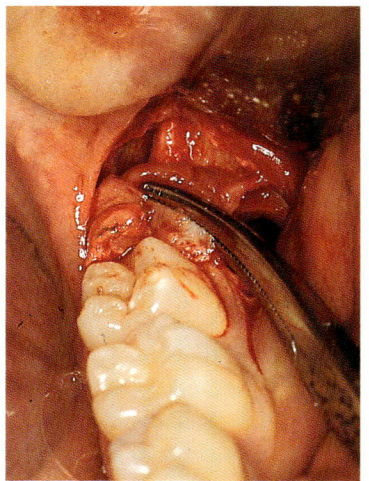

Figura 231 Regularização óssea
Necrose óssea localizada pode ser evitada por meio de uma cuidadosa regularização de qualquer margem óssea aguda ou de qualquer tecido ósseo que tenha sido amassado pelo uso dos elevadores.

Direita: Os tecidos moles lingual e vestibular devem ser protegidos durante o procedimento de regularização óssea.

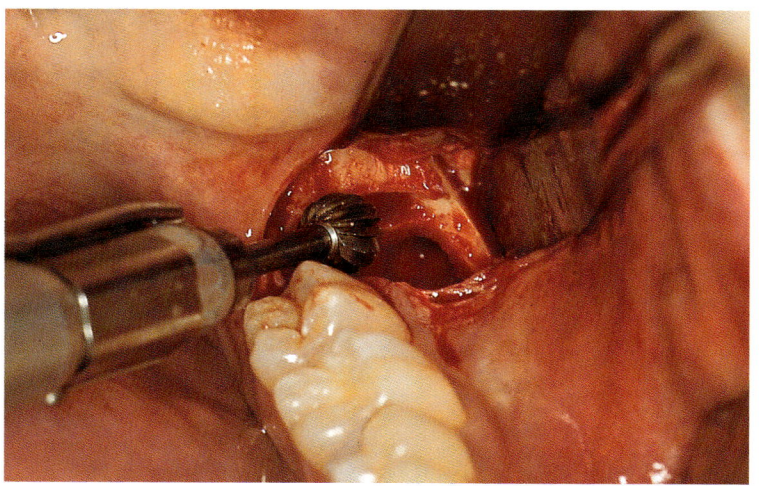

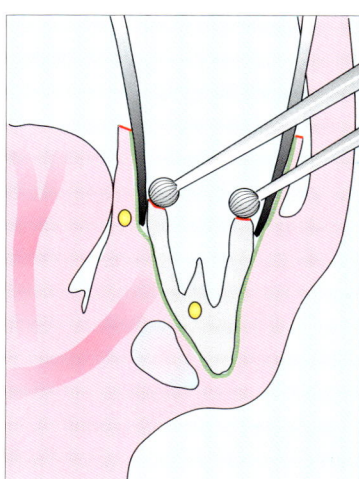

Figura 232 Irrigação da ferida
O campo cirúrgico é inteiramente lavado utilizando-se solução fisiológica salina. Isto deverá lavar quaisquer fragmentos ósseos da área entre o periósteo e o osso cortical. A ferida limpa pode então ser examinada. A condição dos tecidos distais ao segundo molar é cuidadosamente observada, assim como a posição do nervo alveolar inferior, se este for exposto durante o procedimento cirúrgico. Todas as observações clínicas são anotadas na pasta do paciente.

Direita: Irrigando a área cirúrgica.

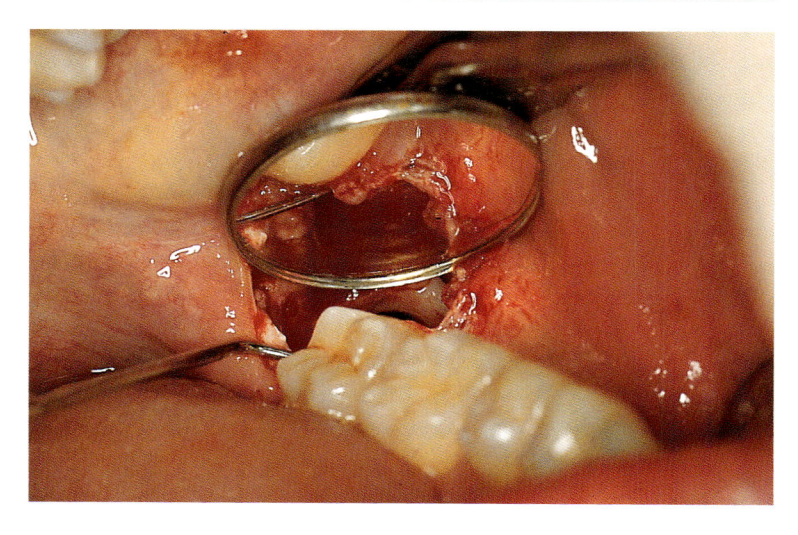

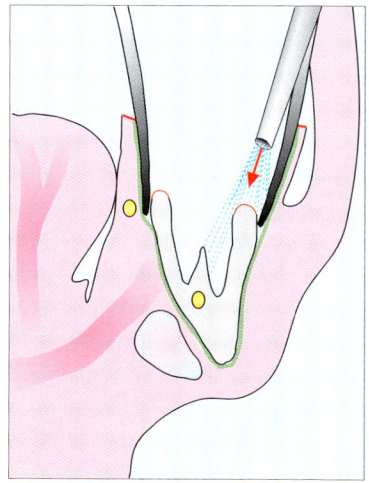

Terceiros Molares Mandibulares

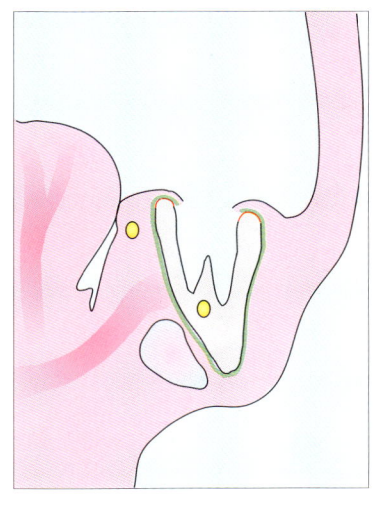

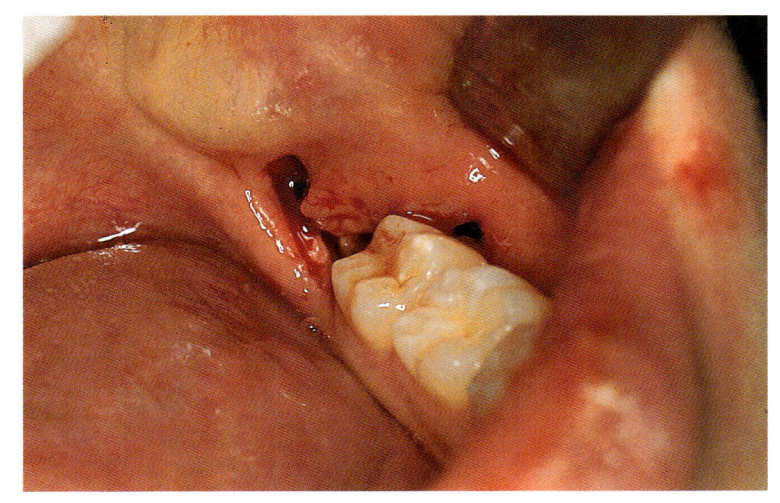

Figura 233 Curativo
O retalho mucoperiostal é colocado de volta no defeito ósseo. A ferida é deixada aberta para cicatrizar por segunda intenção.

Esquerda: Após o reposicionamento dos tecidos moles vestibular e lingual.

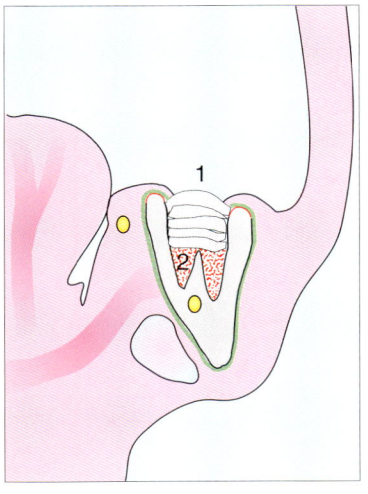

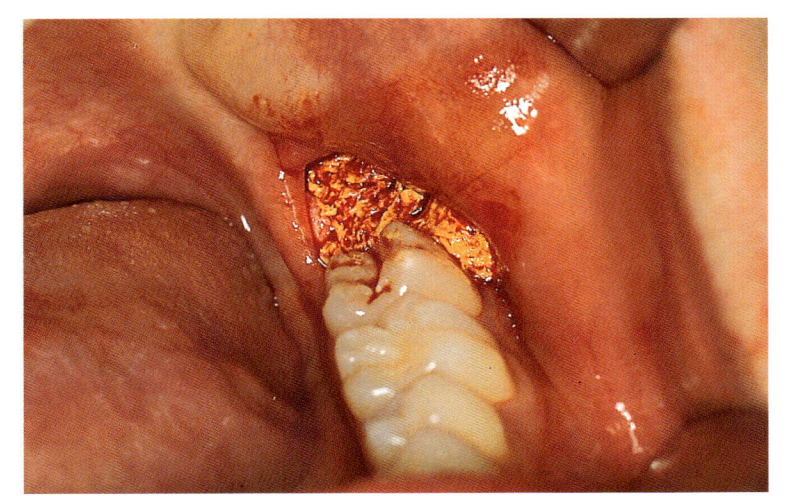

Figura 234 Dreno de iodofórmio e vaselina
A ferida é coberta usando-se um dreno de iodofórmio e vaselina (DIV). Um coágulo ósseo deve ser deixado na base da loja cirúrgica.

Esquerda:
1 Dreno de iodofórmio e vaselina.
2 Coágulo.

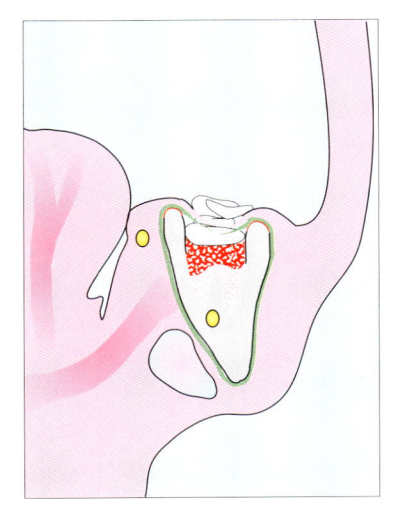

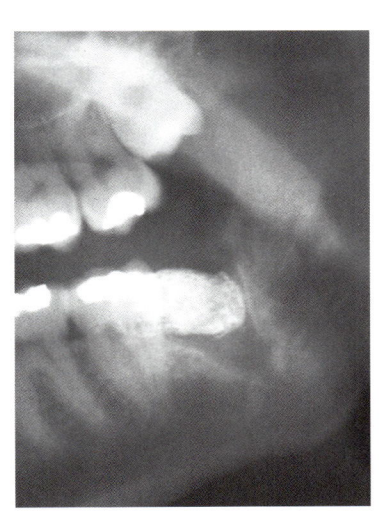

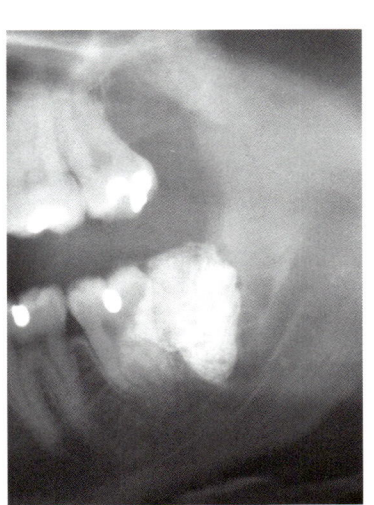

Figura 235 Cicatrização tecidual, primeira semana
Esquerda: Correto posicionamento do curativo imediatamente após a primeira troca.

Centro: Correto posicionamento do DIV.

Direita: Neste caso, o DIV foi colocado muito profundo no defeito, impedindo a formação de um coágulo.

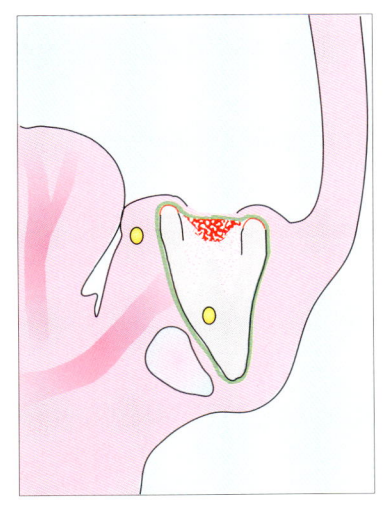

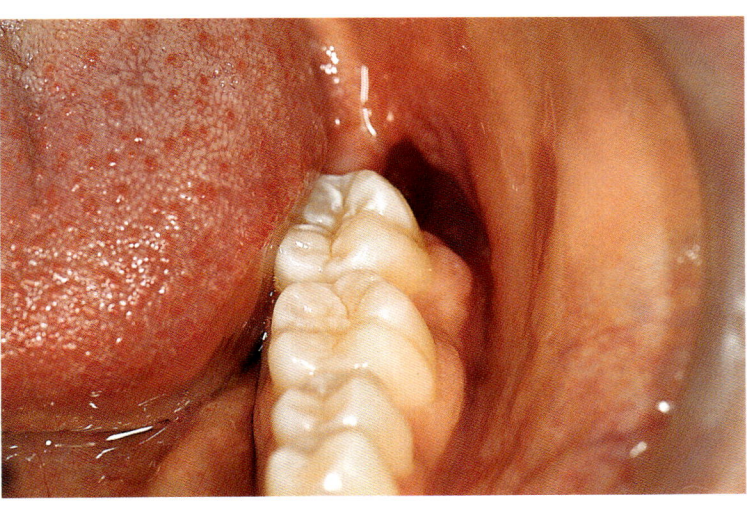

Figura 236 Período de cicatrização, segunda semana
O curativo é trocado em sete a dez dias pós-operatórios. A área é completamente lavada, e um novo curativo DIV é colocado. Este procedimento é repetido uma ou duas vezes em intervalos de dez dias. Com o tempo, o defeito cirúrgico se torna mais plano, e a reepitelização ocorre para dentro, a partir das margens teciduais.

Esquerda: Condição imediatamente após a remoção do dreno.

98 Dentes Retidos (Não-erupcionados)

Possíveis Complicações

Infecção imediata ou tardia (osteomielite). O tratamento aberto da ferida após a extração do terceiro molar mandibular raramente leva à infecção pós-operatória. Outros tipos de complicações dependem da técnica cirúrgica e da situação anatômica ao redor do terceiro molar. Casos de osteomielite crônica com manifestações radiográficas têm sido relatados.

Fraturas: Quando houver uma osteotomia extensa no momento da remoção do terceiro molar mandibular, a fratura da mandíbula não é incomum, ocorrendo geralmente dentro de três semanas pós-operatórias, especialmente se a mandíbula for atrófica. Se existir um risco de fratura mandibular, o paciente deverá ser orientado para ter apenas uma alimentação macia, e uma imobilização profilática poderá ser necessária. Se mesmo assim ocorrer uma fratura, o tratamento apropriado deverá ser imediatamente realizado (p. 333).

Outras possíveis complicações incluem lesões a nervos, hemorragia pós-operatória, sensibilidade nos dentes adjacentes, defeitos de osteotomia, assim como fraturas e deslocamentos radiculares.

Figura 237 Complicações: fraturas
Uma infecção crônica foi a indicação para a extração do dente 38 neste paciente de 65 anos de idade. A cicatrização pós-operatória parecia ser normal até o 18º dia pós-operatório, quando o paciente sentiu edema e dor no ângulo da mandíbula, após notar a ocorrência de um estalido.

Direita: Este detalhe de uma radiografia mandibular mostra claramente a fratura deslocada próxima ao local de onde foi removido o terceiro molar.

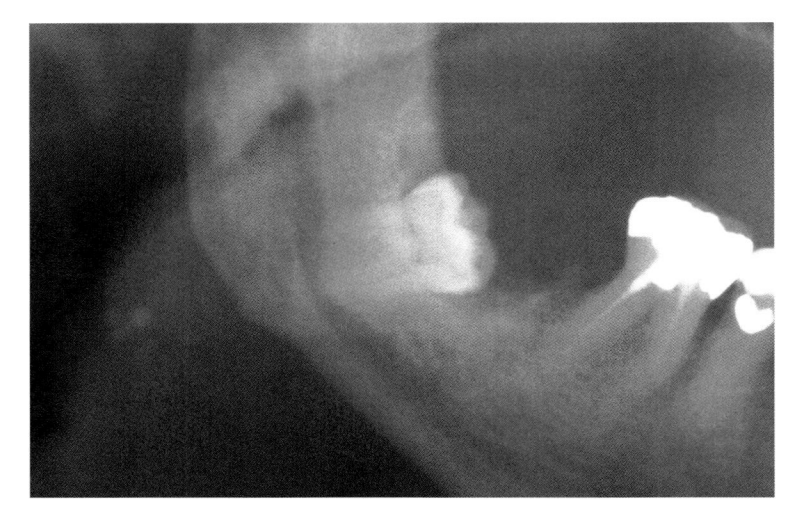

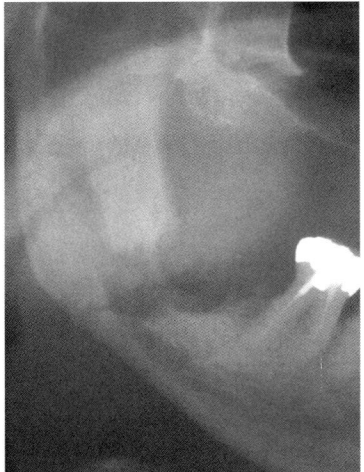

Figura 238 Imobilização
Uma cicatrização sem complicações, e a consolidação da fratura foi observada quatro semanas após a imobilização maxilo-mandibular em oclusão cêntrica e a administração profilática de antibióticos.

Direita: Visão radiográfica após 4 meses pós-operatórios.

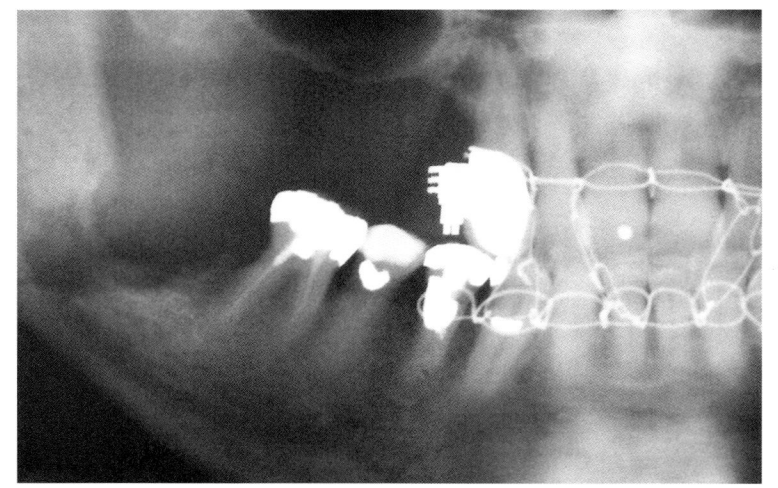

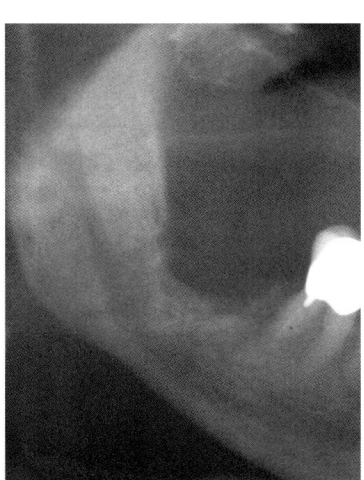

Figura 239 Fragmentos remanescentes
Visualização inadequada e uma avaliação inapropriada durante o procedimento cirúrgico podem resultar na presença de fragmentos do dente no alvéolo, após o procedimento. Estes poderão causar infecção, requerendo um procedimento cirúrgico adicional, e possíveis conseqüências legais.

Direita: Esta radiografia claramente revela que fragmentos do terceiro molar não foram removidos durante o procedimento da extração.

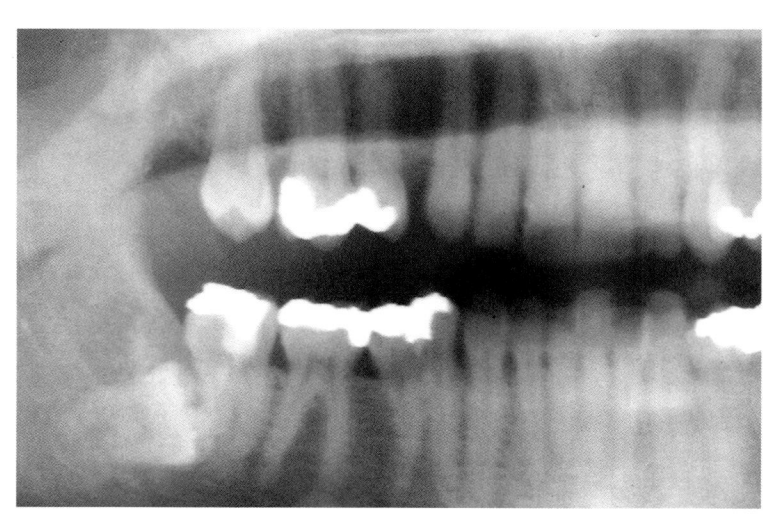

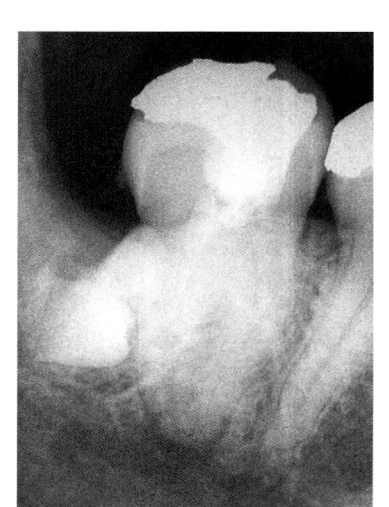

Terceiros Molares Mandibulares **99**

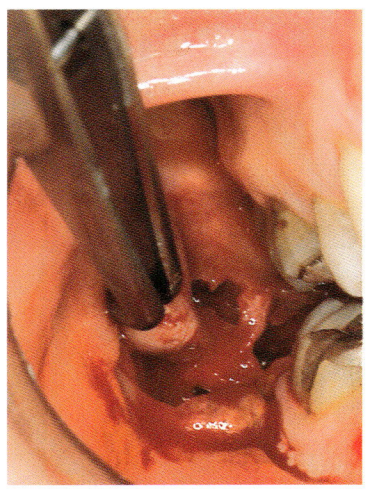

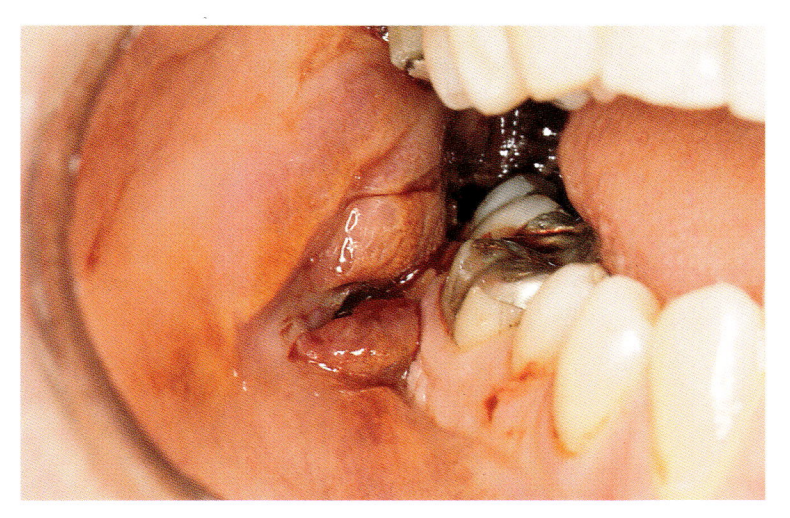

Figura 240 Seqüestro
Neste caso, a cicatrização tecidual estava demorada, e existiam sinais de inflamação local, acompanhados de dor na área cirúrgica. Um exame radiográfico de controle revelou um fragmento esclerótico, que foi removido após a reabertura da ferida. Seguiu-se uma cicatrização aberta, como após a primeira intervenção.

Esquerda: O fragmento seqüestrado foi removido com um fórceps.

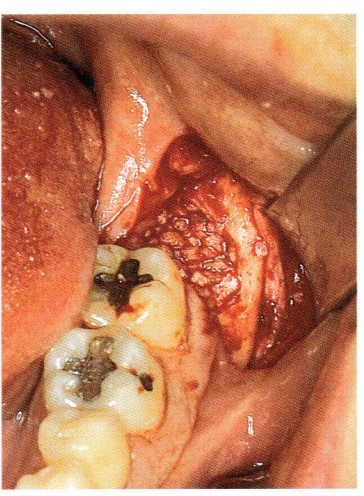

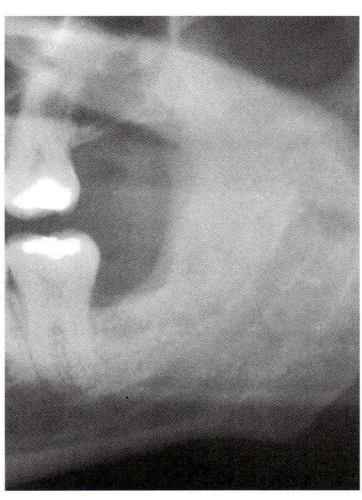

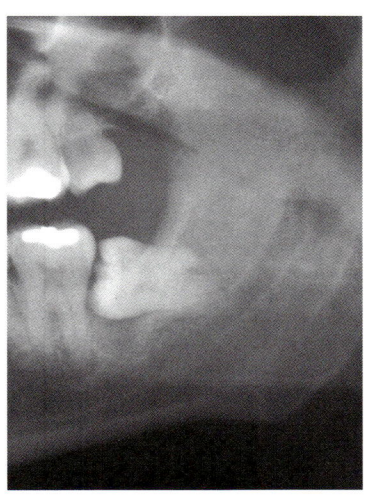

Figura 241 Formação de bolsa no dente adjacente
Esquerda: Após a extração (tipo 4) do terceiro molar, a superfície distal da raiz do segundo molar foi exposta. O defeito foi preenchido com cartilagem liofilizada, e o defeito foi fechado. O paciente recebeu antibióticos.

Centro: Regeneração óssea após um ano.

Direita: Esta radiografia pré-operatória mostra a situação inicial.

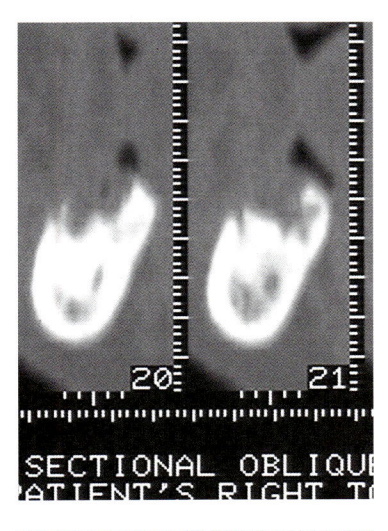

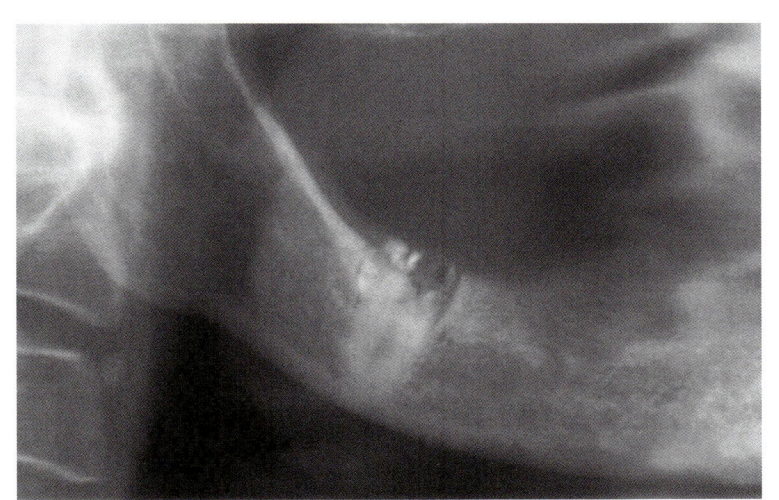

Figura 242 Seccionamento do nervo alveolar inferior
Procedimentos reconstrutivos imediatos devem ser realizados se o nervo alveolar inferior for seccionado. Esta radiografia mosta um dente 48 impactado.

Esquerda: As imagens coronais da TC indicam que o trajeto do canal mandibular corre através ou entre as raízes do dente 48.

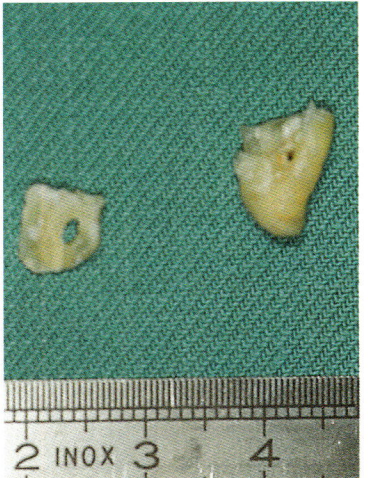

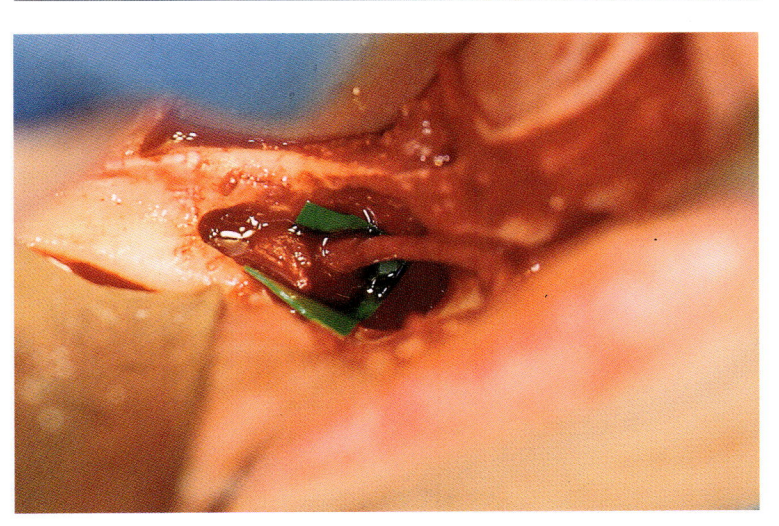

Figura 243 Aproximação do nervo
Enquanto o dente estava sendo extraído, o nervo foi lesado. No mesmo dia, a reaproximação do nervo foi tentada, em um ambiente hospitalar. Três meses após a cirurgia, a sensibilidade da área estava parcialmente recuperada.

Esquerda: O nervo realmente passava diretamente através das raízes do dente 48.

Pré-molares e Caninos Mandibulares

Indicações para a Extração

A retenção ou impacção de pré-molares e caninos ocorre com menor freqüência na mandíbula que na maxila. Geralmente, é a persistência de um dente decíduo que revela a retenção de seu parceiro permanente subjacente. A razão para a persistência do dente decíduo deverá ser identificada radiograficamente. A indicação para a remoção deve ser estabelecida caso a caso. Em uma dentição adulta jovem saudável, um dente retido deverá ser extraído caso torne-se claro que não há chance de trazê-lo até a oclusão normal, ou se isto não for indicado.

A posição das raízes dos dentes adjacentes deve ser levada em consideração, assim como qualquer alteração patológica adjacente ou circundando o dente retido (p. ex., esclerose, formação cística ou tumores). Freqüentemente a indicação para a extração de um dente retido coincide com o tratamento de um processo patológico dos maxilares. Geralmente, é recomendável que um ortodontista seja consultado, para saber se a extração é ou não indicada ou recomendada.

Figura 244 Anatomia do nervo mentoniano
Existe um íntimo relacionamento entre um pré-molar impactado e o canal e o forame mandibular, onde o nervo mentoniano emerge do processo alveolar.

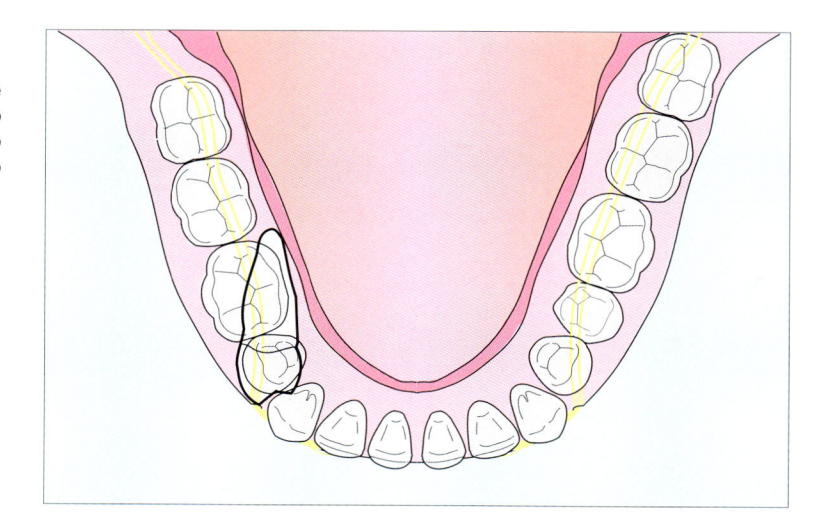

Figura 245 Assoalho bucal
Este preparo em cadáver mostra as estruturas na porção anterior do assoalho bucal.

1 Artéria lingual anterior
2 Ducto da glândula submandibular
3 Músculo miloióideo
4 Nervo lingual

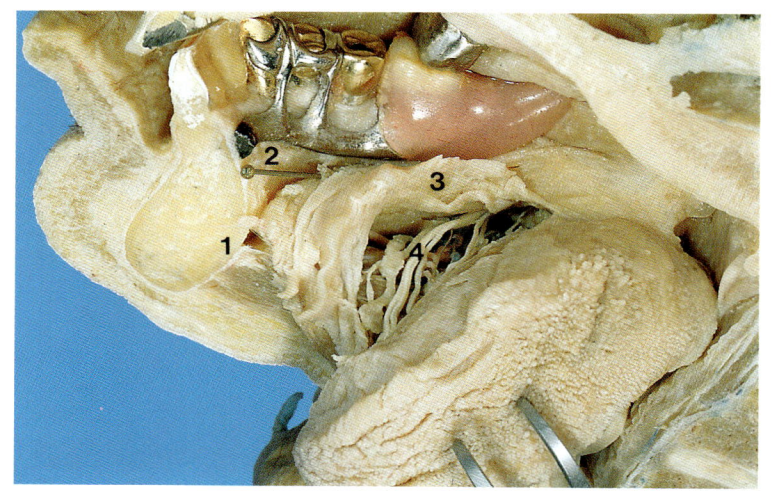

Procedimento Cirúrgico

Documentação Pré-cirúrgica

O exame clínico deve incluir exame dos dentes, teste de vitalidade, medidas de bolsas periodontais e palpação dos tecidos moles. A função e a sensibilidade do nervo mentoniano devem ser observadas.

Uma radiografia panorâmica é necessária para proporcionar uma visão geral, para planejar o procedimento cirúrgico. A localização precisa do dente impactado na mandíbula e sua posição em relação aos dentes adjacentes são avaliadas usando-se radiografias periapicais individuais tomadas em duas direções (p. ex., de mesial e distal).

As radiografias oclusais podem dar informações adicionais. A tomografia computadorizada pode ser necessária se as radiografias não proporcionarem informações suficientes.

A razão para extrair o dente, e os detalhes do procedimento cirúrgico, incluindo quaisquer riscos de atendimento, devem ser discutidos com o paciente e/ou seus pais. Se o caso envolver dentes decíduos retidos, as conseqüências a longo prazo e as possíveis modalidades de tratamento também devem ser discutidas.

Pré-molares e Caninos Mandibulares **101**

Anatomia
O trajeto do nervo alveolar inferior e seu local de saída através do forame mentoniano são importantes, e também a relação da coroa e da raiz do dente impactado com os dentes adjacentes. Se for preciso remover o dente impactado por meio de um acesso lingual, é necessário um conhecimento preciso das relações anatômicas da musculatura do assoalho bucal e dos contentos dos tecidos moles linguais.

Anestesia
1. Anestesia por bloqueio do nervo mandibular.
2. Infiltração anestésica próxima ao forame mentoniano.
3. Anestesia infiltrativa por vestibular e no assoalho da boca, se o acesso cirúrgico for por lingual.

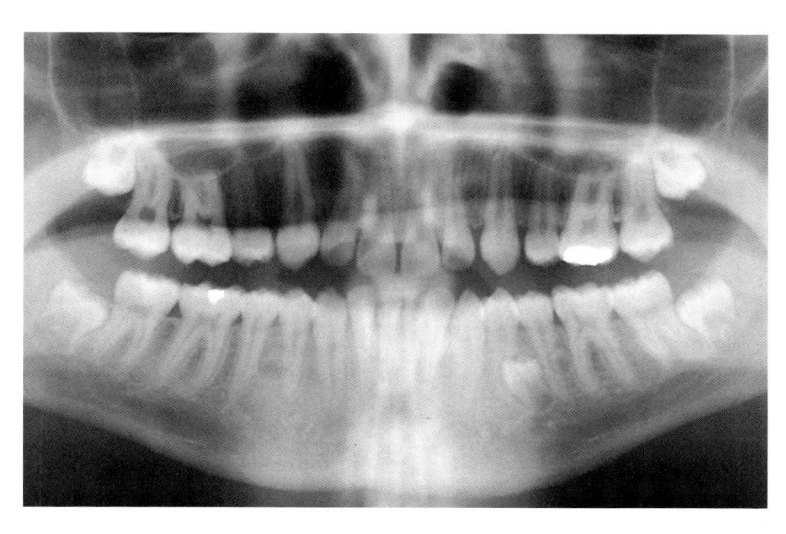

Figura 246 Documentação: radiografia panorâmica
A radiografia panorâmica proporciona uma excelente visão geral, e é indispensável para avaliar a indicação de cirurgia, assim como para o planejamento do procedimento.

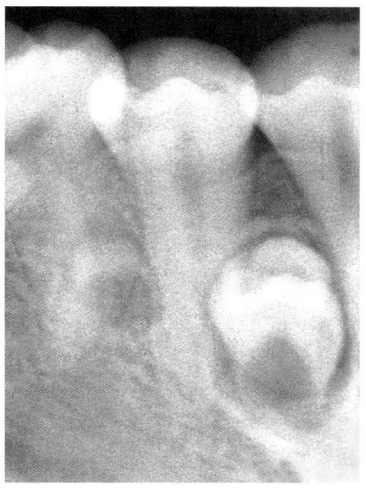

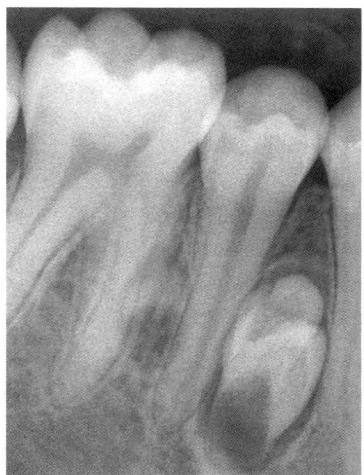

Figura 247 Determinação da posição
Radiografias tomadas usando projeções diferentes do raio central são necessárias para determinar a posição exata dos dentes impactados e para planejar o procedimento cirúrgico. Radiografias tiradas de ângulos mesial e distal mostram que o dente supranumerário está posicionado em direção ao aspecto lingual das raízes dentárias adjacentes.

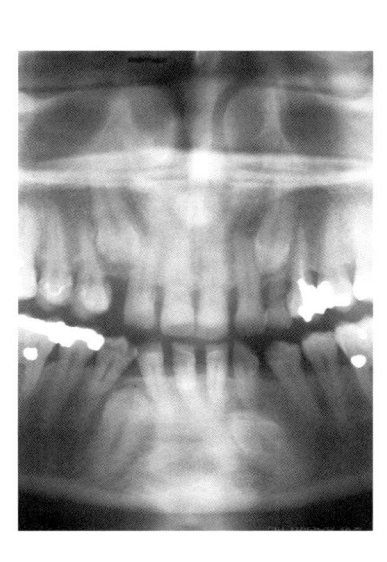

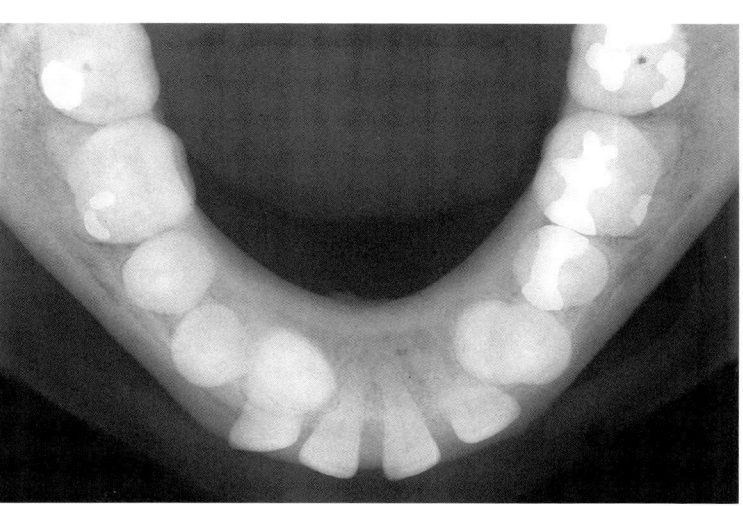

Figura 248 Filme oclusal
Uma radiografia oclusal mandibular nem sempre mostra a posição precisa do dente impactado. Nesta vista, os caninos mandibulares impactados são parcialmente vistos.

Esquerda: Esta seção da radiografia panorâmica revela claramente o canino impactado.

Uma broca esférica para osso é usada para abrir o espaço intra-ósseo ao redor da coroa. Dependendo da posição desta, a remoção pode ser conseguida com um elevador reto ou um elevador de Cryer.

Na maioria dos casos, é vantajoso separar a coroa das raízes.

Posição vestíbulo-lingual. A abertura inicial deve proporcionar acesso à coroa pelo aspecto vestibular ou lingual, dependendo da posição do dente. Com raízes dos tipos B e C, poderá ser necessário abrir ambos os aspectos vestibular e lingual. Isto resulta em um defeito do tipo túnel, que requer um tratamento especial (descrito na seção sobre defeitos ósseos).

Posição subjacente aos ápices dos dentes adjacentes. O acesso vestibular deve ser usado porque proporciona melhor acesso visual (cuidado: forame mentoniano).

Margens ósseas agudas devem ser regularizadas e quaisquer remanescentes do folículo devem ser removidos. Confira se as raízes adjacentes foram expostas ou lesadas.

Suture com pontos interdentais.

Cuidados Pós-operatórios

As suturas são removidas após uma semana. A sensação nas áreas inervadas pelo nervo mentoniano, assim como a vitalidade dos dentes adjacentes, deve ser conferida.

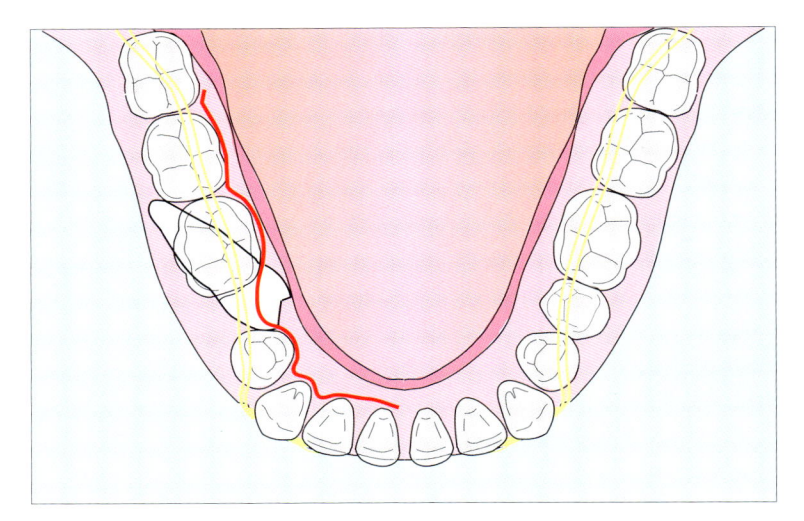

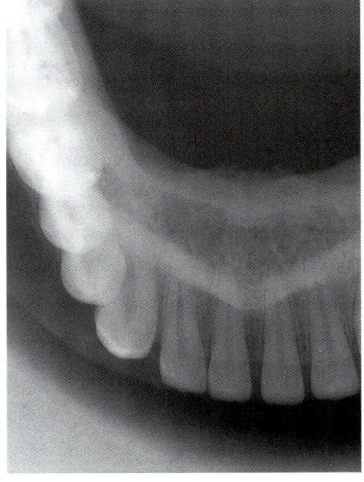

Figura 256 Acesso lingual
A incisão principal (*linha vermelha*). Com um acesso lingual, geralmente não são necessárias incisões verticais de alívio, mas a incisão principal no sulco é levada mais anteriormente, para dar uma maior mobilização do retalho. A anestesia é obtida de acordo com o descrito na figura 249.

Direita: A radiografia oclusal mostra a localização lingual do dente 44 impactado.

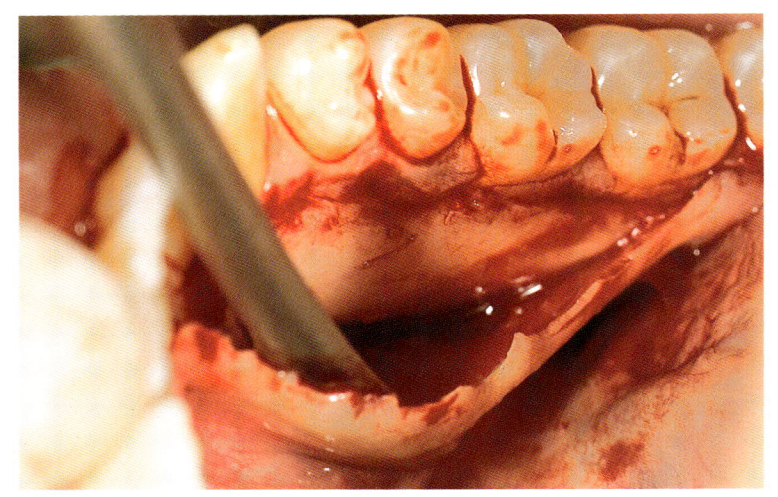

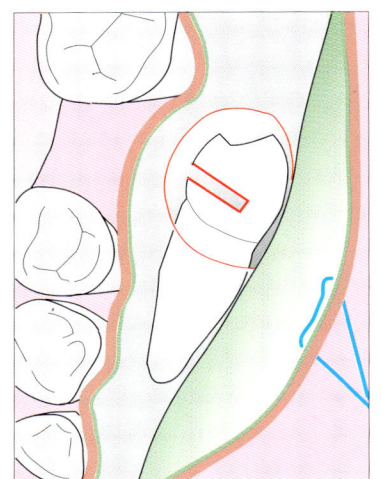

Figura 257 Mobilização do retalho
A incisão principal no sulco estende-se do dente 46 ao dente 32, permitindo a reflexão do retalho.

Direita: Reflexão do retalho, osteotomia e seccionamento da coroa.

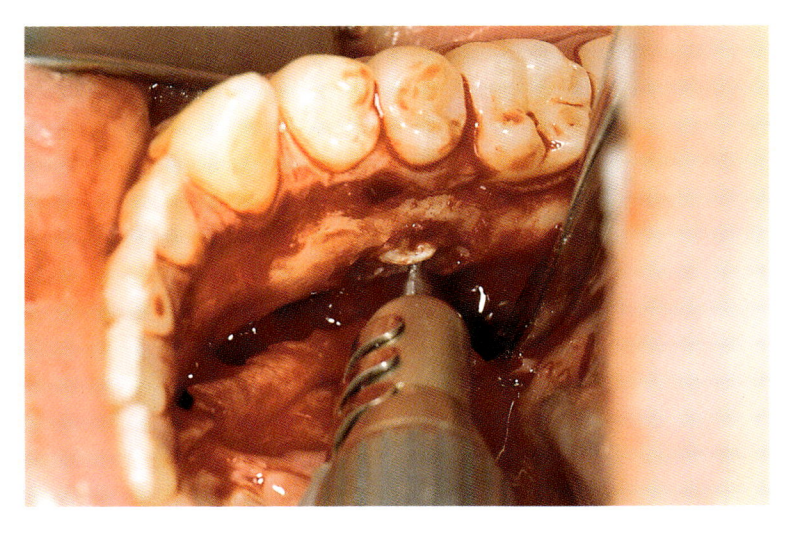

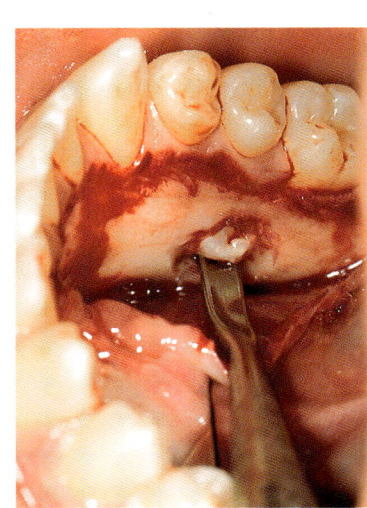

Figura 258 Remoção do dente
A coroa é exposta usando-se uma broca esférica e seccionada com um elevador reto. Após a remoção dos fragmentos, a ferida é completamente limpa e o retalho é reposicionado e estabilizado com suturas isoladas.

Direita: Fratura da coroa com um elevador reto.

Possíveis Complicações

Se existir infecção pós-operatória, algumas das suturas são removidas e a ferida é lavada e drenada. Este procedimento pode ser realizado diariamente até que regridam os sinais da infecção aguda. A vitalidade dos dentes adjacentes deve ser conferida para assegurar que eles não foram afetados pela infecção.

Qualquer distúrbio de sensação na região de V/3 deve ser cuidadosamente controlado durante a fase de cicatrização. Se o procedimento cirúrgico foi realizado adequadamente, qualquer hipossensibilidade será reversível.

Hemorragia dos tecidos moles do assoalho bucal: aplique compressas temporárias ou ligue vasos individuais, se necessário. Cuidado: ducto submandibular.

Hemorragia da canal mandibular: aplicação de pressão gentil, temporária. Confira um possível dano ao nervo e documente a evolução da cicatrização.

Dano às raízes adjacentes: se ocorrer a desvitalização, são necessárias a endodontia e a ressecção do ápice radicular.

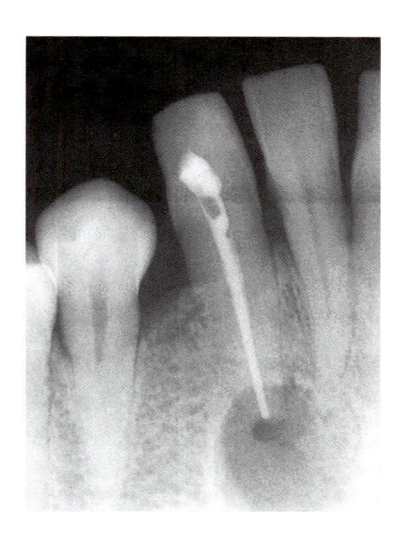

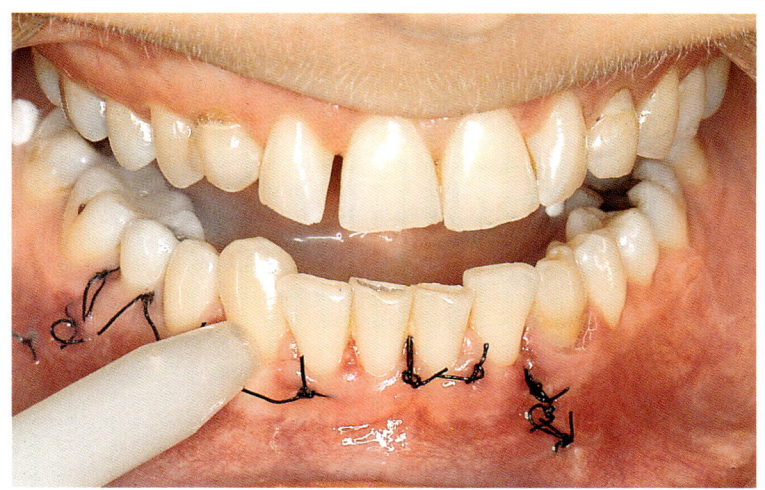

Figura 259 Complicações: desvitalização de dentes adjacentes
Durante a remoção do saco folicular ao redor do dente impactado, o ápice do dente 43 foi exposto. Um exame subseqüente, incluindo um teste de vitalidade, mostrou que o dente foi desvitalizado. Um tratamento de canal pode ser realizado no momento da cirurgia do ápice, se as condições permitirem e se a situação estiver estável.

Esquerda: A radiografia mostra uma obturação adequada do canal do dente 43.

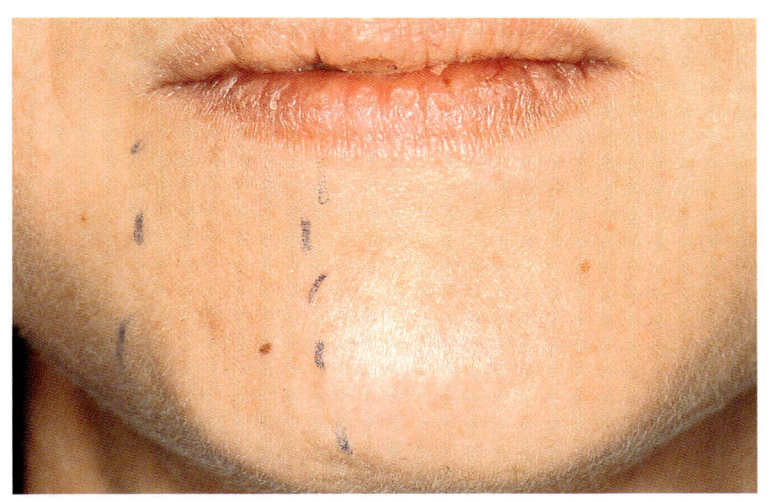

Figura 260 Distúrbios na sensação
Ocasionalmente, quando o paciente retorna para a remoção de sutura, uma hipoestesia pode ser encontrada na área do queixo inervada pelo nervo mentoniano. A região afetada é demarcada na superfície da pele para documentação.

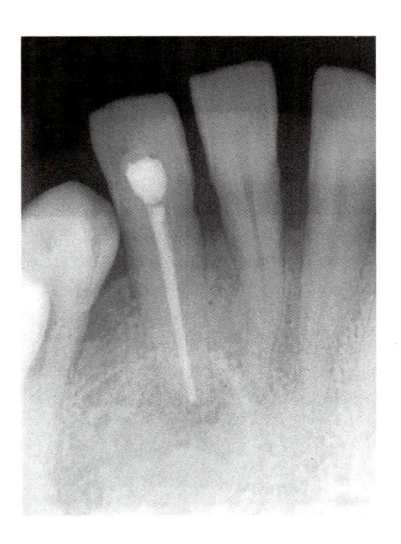

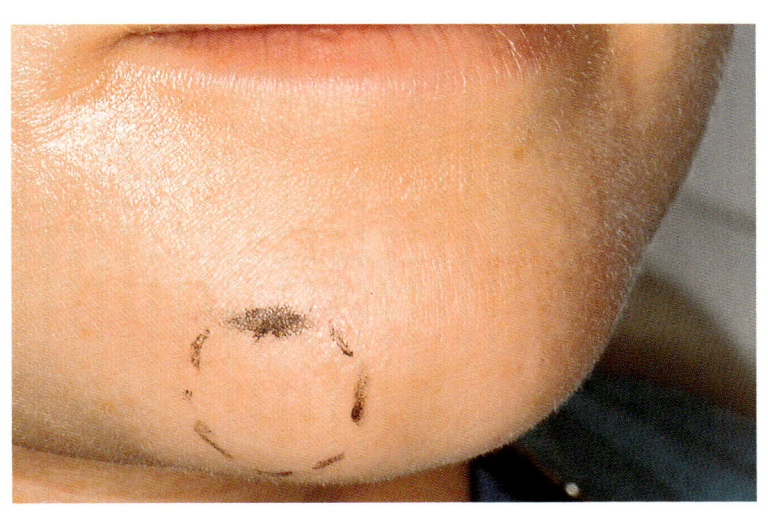

Figura 261 Consultas subseqüentes
Um exame duas semanas após mostra que a área dessensibilizada tornou-se significativamente menor, sugerindo um prognóstico favorável.

Esquerda: Uma radiografia tirada seis meses depois mostra a cicatrização normal no ápice do dente 43.

Terceiros Molares Maxilares

Indicações para a Extração

A impacção de terceiros molares maxilares é vista com uma freqüência ligeiramente menor do que a impacção de terceiros molares mandibulares. Provavelmente isto deve-se às relações espaciais mais favoráveis da maxila. Terceiros molares maxilares podem desviar-se para vestibular. Eles são encontrados nesta posição com freqüência, diretamente abaixo da mucosa, ou cobertos somente por uma camada muito fina de osso sobre a coroa. Devido a esta topografia mais favorável, os sintomas clínicos de pericoronarite são observados em menor quantidade na maxila. Dependendo de quão severa for a inclinação do terceiro molar, poderá haver contato com a raiz do segundo molar. A fusão das raízes do segundo e do terceiro molar é vista algumas vezes. A posição e a localização dos terceiros molares maxilares impactados também podem ser classificadas (tipos 1 a 6). Existe uma variação particularmente ampla na forma da raiz, e com freqüência é difícil defini-la radiograficamente. Uma preocupação anatômica primária é o seio maxilar adjacente.

Em geral, as indicações para a remoção dos terceiros molares mandibulares também se aplicam à maxila.

Procedimento Cirúrgico

Documentação

Além da inspeção clínica, deverá haver uma documentação radiográfica, incluindo uma radiografia panorâmica e, se indicado, projeções maxilares axiais. Com impacções severas, uma radiografia lateral cefalométrica ou uma incidência ântero-posterior do crânio podem dar uma informação topográfica adicional. Uma tomografia computadorizada pode dar informações úteis a respeito da posição do dente impactado e seu relacionamento com as estruturas adjacentes.

> **Atenção**
> Em radiografias, o processo muscular da mandíbula freqüentemente está superposto sobre a tuberosidade maxilar.

Anatomia

Tecido adiposo será encontrado nos tecidos moles por vestibular e em direção craniana fica a artéria alveolar póstero-superior. A artéria palatina emerge do forame palatino. Os seios maxilar e nasal podem estar em grande proximidade.

Figura 262   Tipos de impacção
Esquerda: **Tipo 1** – germe dentário.

Centro: **Tipo 2** – formação radicular incompleta.

Direita: **Tipo 3** – impacção com posição e orientação de eixo normais.

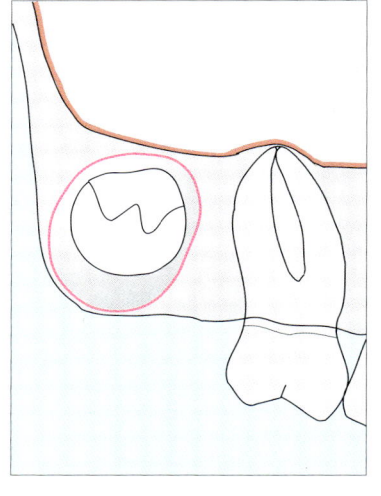

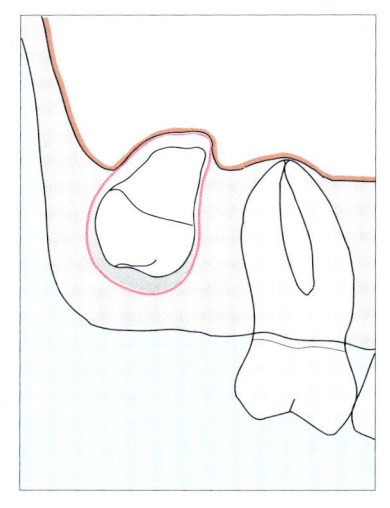

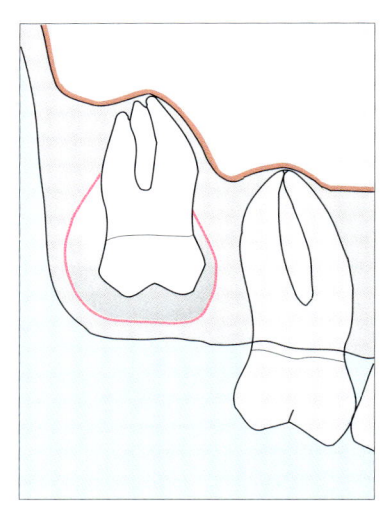

Figura 263   Tipos de impacção
Esquerda: **Tipo 4** – dente com inclinação mesial.

Centro: **Tipo 5** – dente com inclinação distal.

Direita: **Tipo 6** – impacção vestíbulo-palatina.

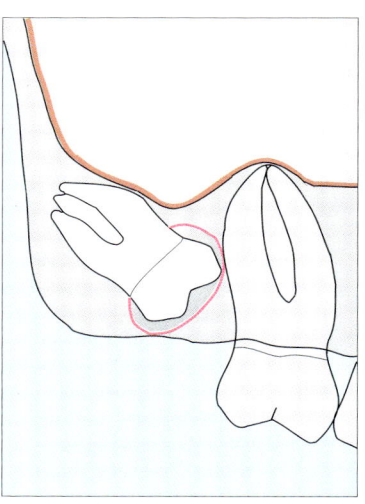

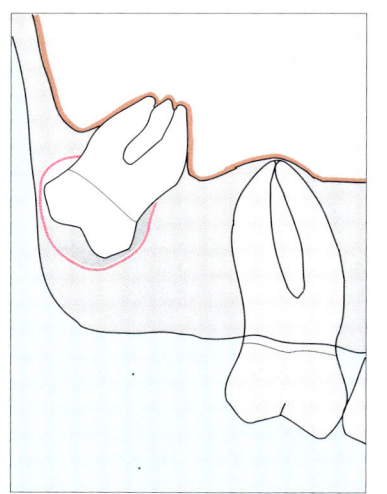

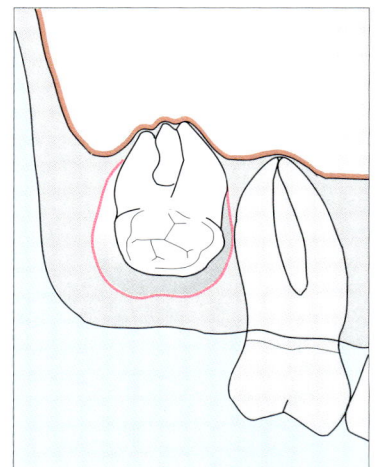

Anestesia
1. Infiltração próxima à tuberosidade.
2. Infiltração próxima ao forame palatino.
3. Anestesia infiltrativa vestibular próxima ao primeiro molar.

Acesso
A incisão principal deve ser feita de forma a possibilitar o fechamento apropriado da ferida sobre a área da osteotomia. Como o retalho mucoperiostal é refletido para vestibular, o corpo adiposo da bochecha deve ser protegido, uma vez que, se o periósteo for cortado, o tecido adiposo poderá ficar exposto, tornando mais difíceis os procedimentos subseqüentes. Em direção mais craniana, a artéria alveolar póstero-superior deve ser protegida. Deve-se tomar cuidado durante a remoção do terceiro molar, porque provavelmente o segundo molar estará muito próximo. As raízes destes dois dentes freqüentemente estão em íntimo contato, e fusões radiculares são possíveis.

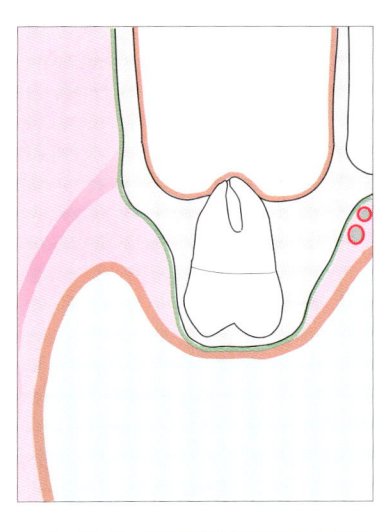

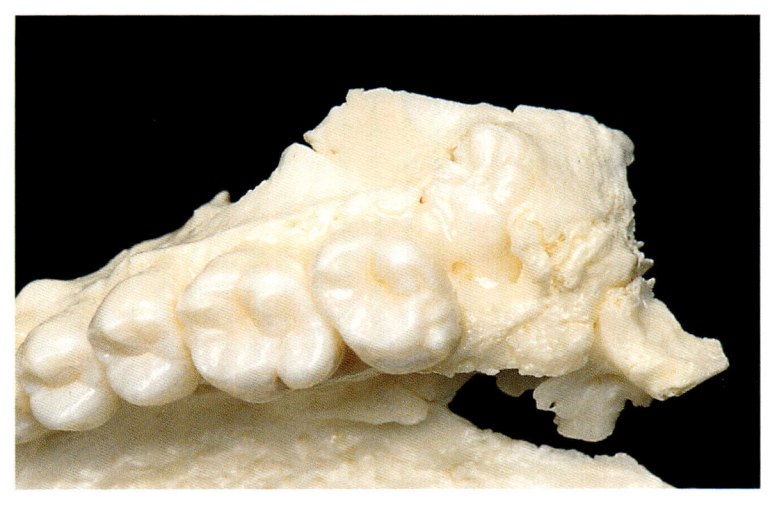

Figura 264 Anatomia
A estrutura óssea da maxila é caracterizada por um fino osso cortical e um osso trabecular (esponjoso) grosseiro. Terceiros molares maxilares impactados são freqüentemente posicionados com a coroa voltada para vestibular.

Esquerda: Posicionamento vestibular da coroa, coberta por uma fina camada de osso cortical por vestibular.

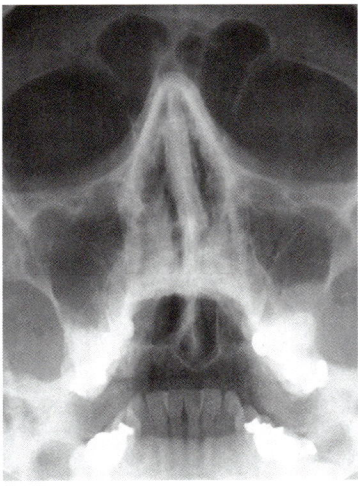

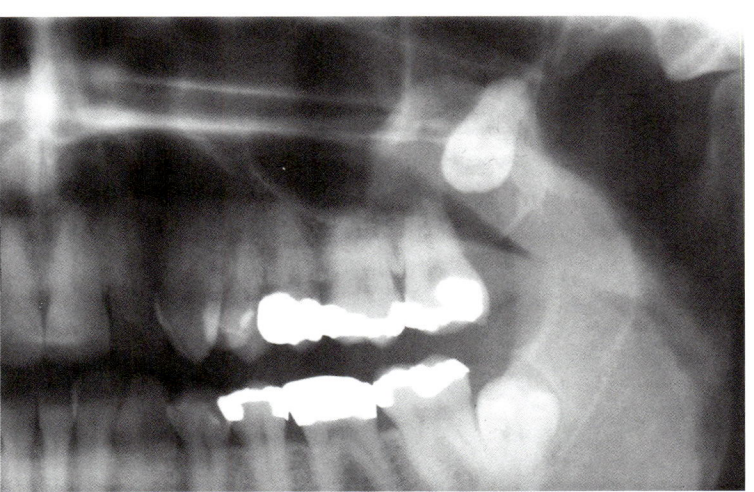

Figura 265 Documentação: radiografia
Uma radiografia panorâmica geralmente é suficiente. Uma radiografia periapical não mostra, na maioria das vezes, a relação entre o dente impactado e o seio maxilar.

Esquerda: Em circunstâncias especiais, uma projeção axial da maxila proporcionará informações adicionais sobre a condição dos seios maxilares. Nesta incidência, note as indurações esféricas de tecidos moles na base do seio maxilar esquerdo, representando sinais de um cisto folicular no dente 18.

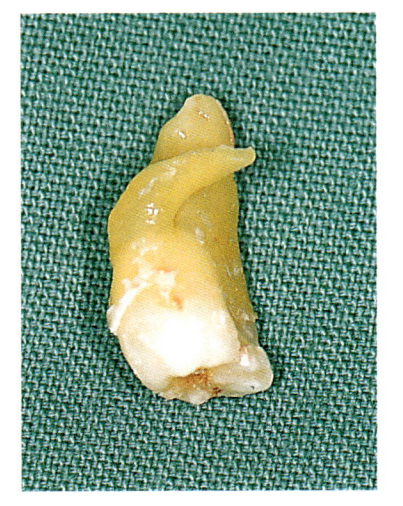

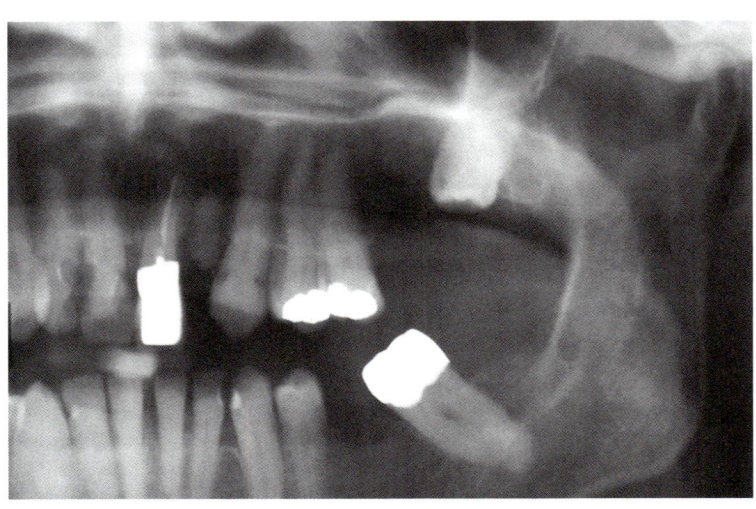

Figura 266 Dilaceração radicular
As radiografias nem sempre identificam todos os detalhes da forma radicular.

Esquerda: A dilaceração radicular não usual neste terceiro molar maxilar não foi detectada na radiografia panorâmica.

Extração Dentária

Tipos 1 e 2: O acesso à coroa é feito por vestibular. O elevador de Cryer é encaixado por palatino, e o dente é luxado para oclusal. O elevador deve ser completamente apoiado na coroa por palatino, para evitar o risco de luxar o dente para o seio maxilar ou para os tecidos moles vestibulares.

Tipo 3: A coroa impactada, exposta por acesso vestibular, é apoiada por palatino com o elevador de Cryer, e luxada no sentido disto-vestibular. A força aplicada ao elevador não deve ser dirigida somente para distal, uma vez que esta manobra está associada com o risco de fratura da tuberosidade.

Se as raízes do terceiro molar impactado forem muito divergentes, é aconselhável seccionar o dente e remover suas raízes separadamente. Isto evita o perigo de pequenos fragmentos radiculares; tais fragmentos podem ser forçados para dentro do seio maxilar durante as tentativas feitas para removê-los.

Figura 267 Anestesia
Para a remoção de um dente 28 impactado, uma anestesia infiltrativa é aplicada próxima ao forame palatino e por vestibular, próxima à tuberosidade. Além disso, a solução anestésica é injetada por vestibular, na região apical do primeiro molar.

Direita: Esta parte de uma radiografia panorâmica revela claramente o terceiro molar impactado.

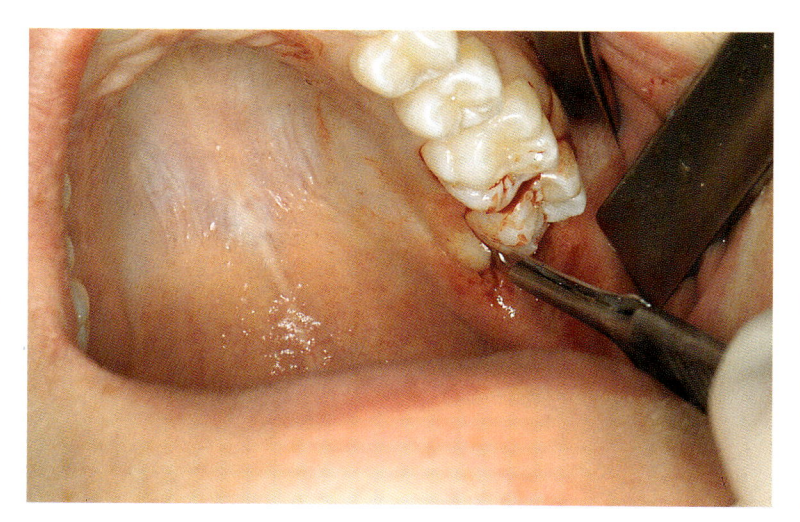

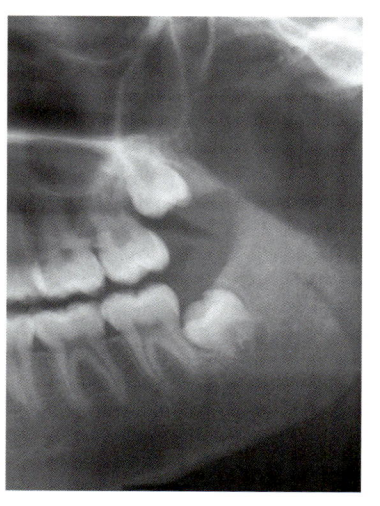

Figura 268 Acesso
Os terceiros molares maxilares estão com freqüência posicionados com a coroa voltada para vestibular. O acesso, portanto, é obtido com um retalho vestibular.

Direita: A incisão principal (*linha vermelha com setas*).

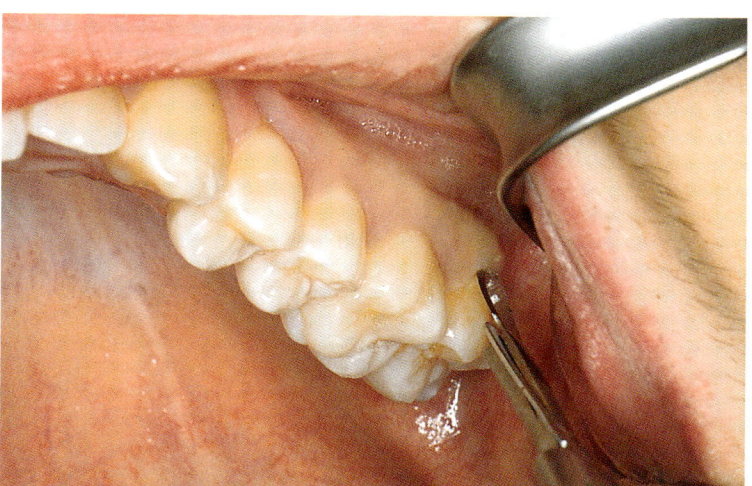

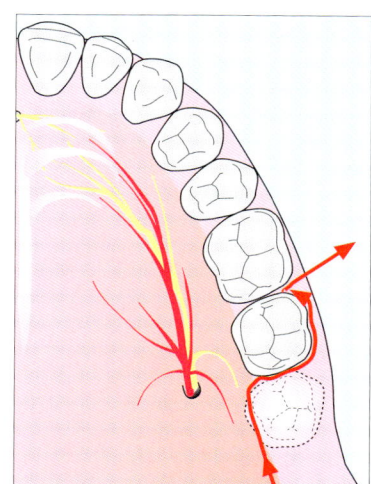

Figura 269 Criando o retalho
A incisão principal é realizada verticalmente, mesial ao segundo molar; a segunda incisão é intra-sulcular, ao redor do segundo molar; e a terceira incisão é sobre a tuberosidade maxilar, pelo aspecto palatino (ver o diagrama acima). Este tipo de retalho permite um fechamento sem complicações se o seio maxilar for inadvertidamente aberto.

Direita: Reflexão do retalho mucoperiostal, iniciado na linha da incisão de alívio.

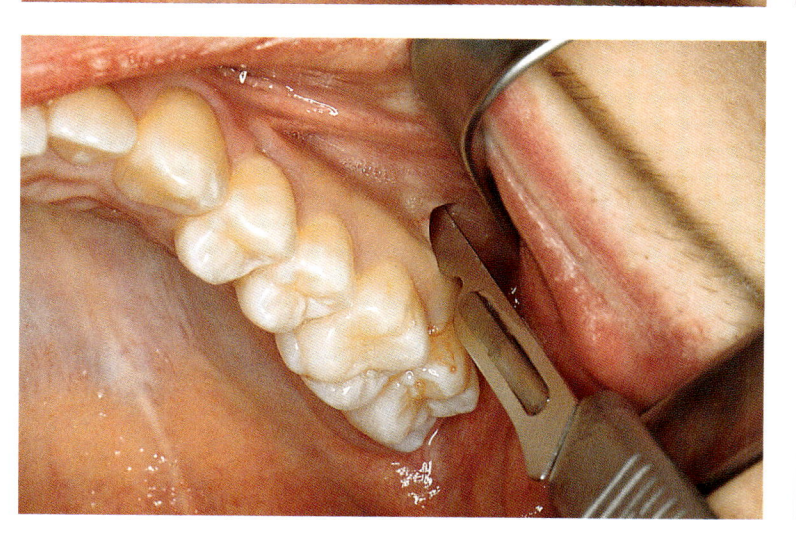

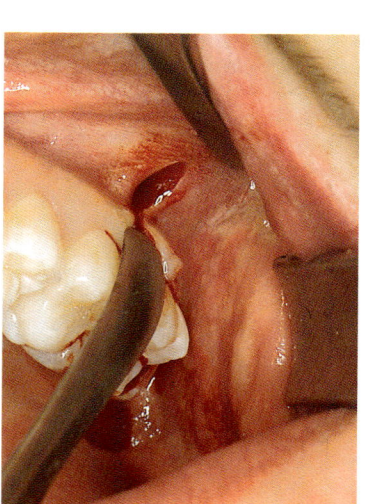

Tipos 4 e 5: Geralmente existe um íntimo contato com o segundo molar. É altamente recomendado separar a coroa da raiz. A situação anatômica determinará se a coroa é removida primeiro, ou se as raízes devem ser luxadas primeiramente. O vetor de força do elevador é sempre dirigido de apical para oclusal. Se o dente estiver severamente impactado em uma posição craniana, abrir o seio maxilar e usar o elevador de Cryer por cima poderá ser a única solução.

Tipo 6: Sempre é aconselhável seccionar o terceiro molar se existir contato íntimo com o segundo molar. Se não existir contato, o elevador de Cryer é usado para luxar o terceiro molar pelo aspecto palatino.

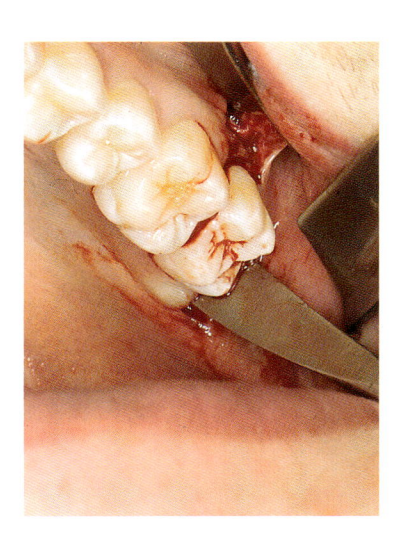

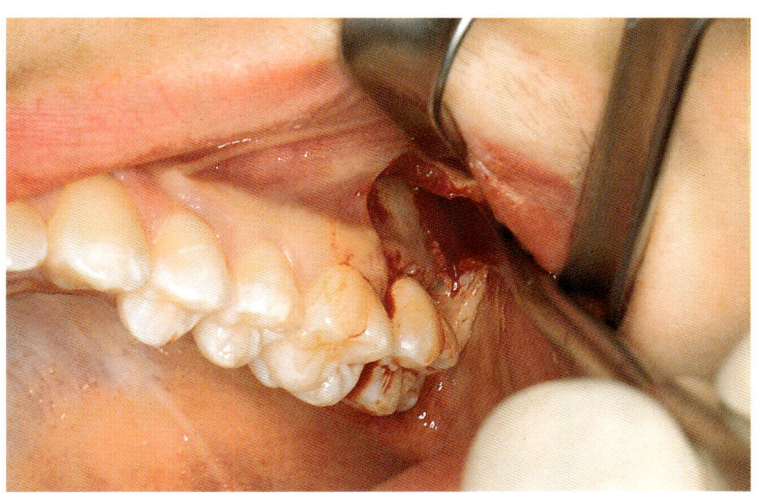

Figura 270   Osteotomia
Um retalho mucoperiostal é refletido usando-se um elevador, e mantido afastado do campo cirúrgico com um afastador de Langenbeck. Durante o procedimento de osteotomia, os tecidos moles são protegidos por meio da colocação de um elevador de periósteo ou um retrator tecidual de metal.

Esquerda: Uso de um elevador de periósteo plano para liberar os tecidos mucoperiostais na região da tuberosidade.

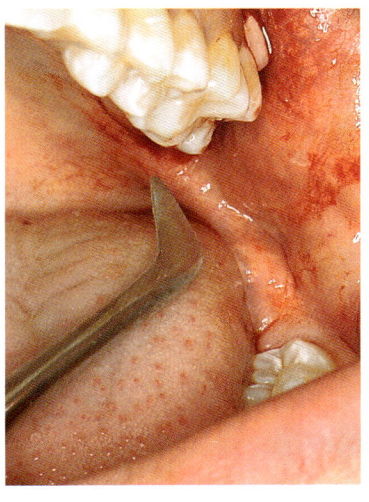

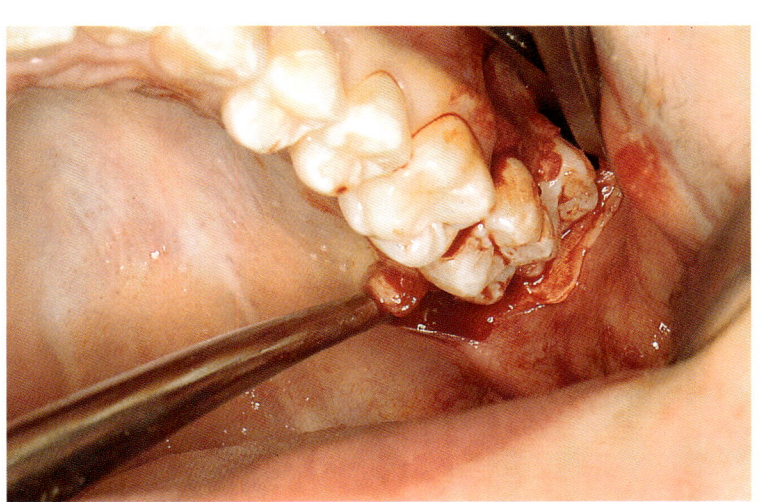

Figura 271   Remoção do dente
Uma vez que a via de extração esteja criada por vestibular, o dente pode ser apoiado pelo aspecto palatino usando-se o elevador de Cryer, e deslocado no sentido disto-vestibular.

Esquerda: Correto posicionamento do elevador de Cryer para encaixar no terceiro molar impactado pelo seu aspecto palatino.

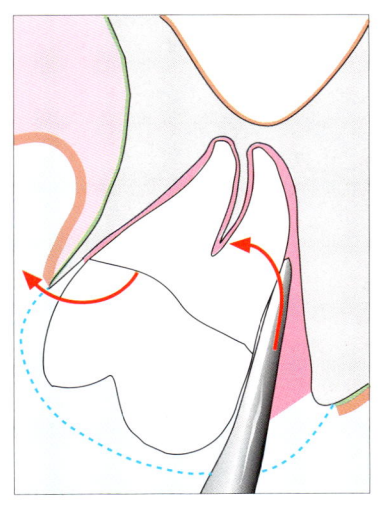

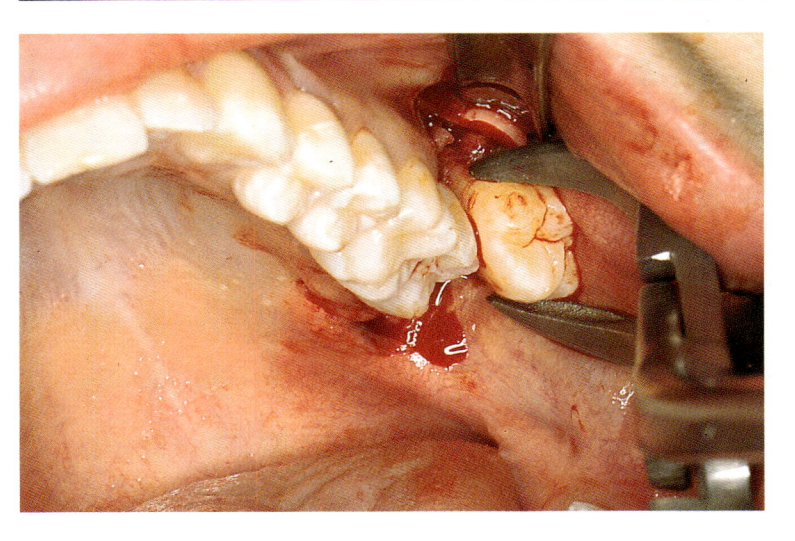

Figura 272   Proteção dos tecidos moles
O dente é extraído usando-se um fórceps apropriado. Durante o procedimento de extração, o retrator permanece no local para evitar que o dente seja deslocado para os tecidos moles.

Esquerda: A direção da remoção do dente (*setas vermelhas*), com encaixe palatino do elevador.

Posições Excêntricas

Os terceiros molares maxilares geralmente são fáceis de serem localizados pelo acesso vestibular. Os problemas associados com a extração do terceiro molar maxilar geralmente estão relacionados às raízes dentárias, as quais freqüentemente são muito finas e com grandes dilacerações, e têm uma tendência à fratura. Dificuldades adicionais podem resultar da falta de acesso visual devido a um campo cirúrgico restrito.

Os terceiros molares que estejam impactados em uma posição extremamente craniana podem ser impossíveis de serem removidos por um acesso vestibular. A remoção destes dentes pode ser feita por meio da criação de uma janela vestibular na altura da fossa canina, em direção ao seio maxilar.

A perfuração do seio nasal é possível, e a hemorragia decorrente poderá ser difícil de controlar. Em casos nos quais os terceiros molares estejam impactados além dos limites do processo alveolar, especialistas em cirurgia devem ser chamados. Casos deste tipo apresentam muitos riscos para serem tratados em ambiente ambulatorial.

Figura 273   Raízes divergentes
Se um terceiro molar maxilar a ser extraído tiver raízes múltiplas e divergentes, é melhor remover primeiro a coroa, por um acesso vestibular, após a osteotomia.

Direita: Um terceiro molar maxilar com raízes amplamente divergentes.

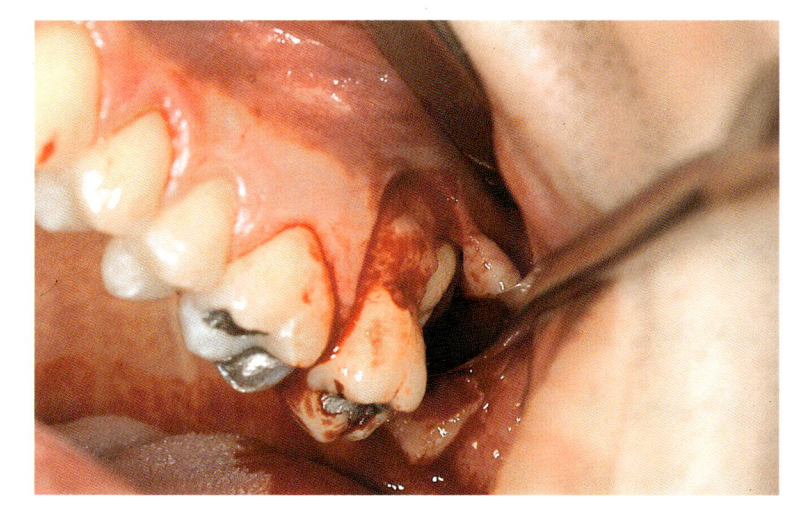

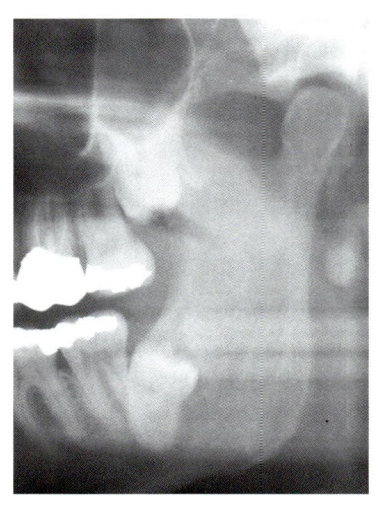

Figura 274   Seccionando o dente
Por um acesso vestibular, um sulco é realizado através da coroa, a qual pode então ser separada usando-se um elevador reto.

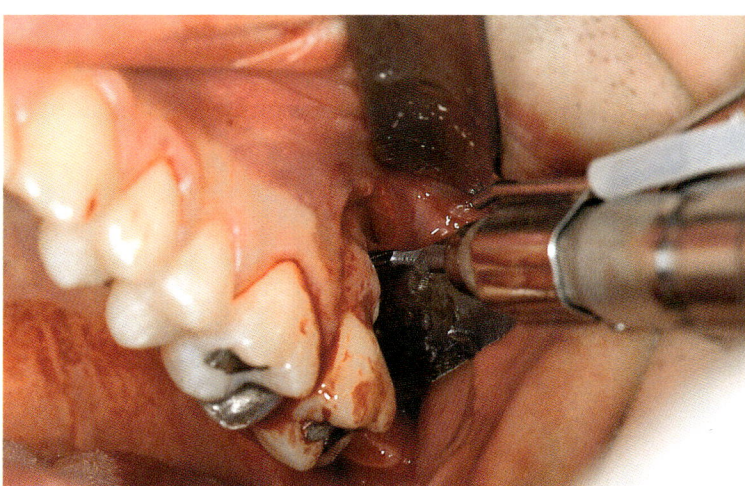

Figura 275   Separando as raízes
Se necessário, as raízes podem ser segmentadas múltiplas vezes, e removidas parte a parte usando um elevador de Cryer ou um elevador reto. (Cuidado: não force as raízes para dentro do seio maxilar).

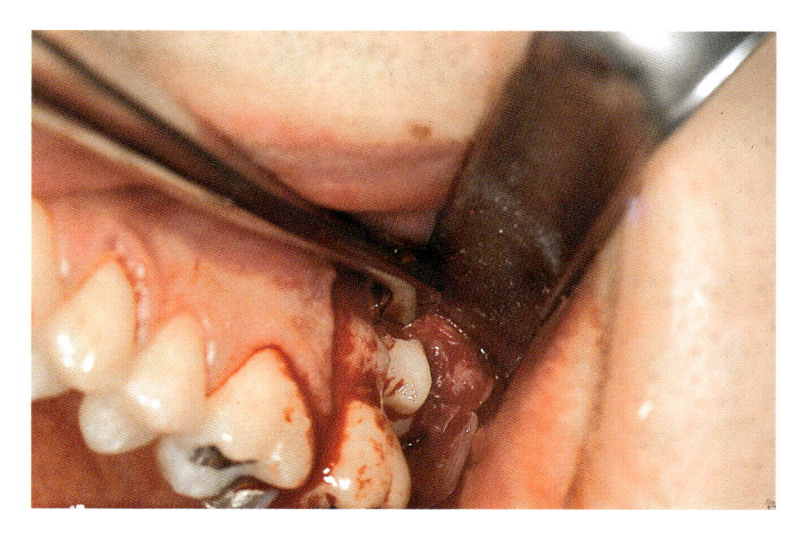

Terceiros Molares Maxilares 111

Tratamento da Ferida Cirúrgica

A abertura do seio maxilar pode ser descartada observando-se cuidadosamente o local da extração com uma sonda romba grande, e fazendo o paciente segurar o nariz fechado e assoprar (pelo nariz).

As margens ósseas agudas são regularizadas e quaisquer remanescentes do folículo pericoronário são removidos sem causar danos ao periodonto do segundo molar. Os retalhos teciduais são reposicionados e fixados usando-se suturas isoladas por vestibular e sobre a tuberosidade maxilar. Se o seio maxilar estiver aberto, o fechamento da ferida deverá ser bem apertado. O paciente deverá ser aconselhado a manter a boca aberta quando for espirrar. A cobertura com antibiótico é indicada se houver algum potencial para o desenvolvimento de enfisema.

Em contraste com a mandíbula, o osso maxilar é primariamente trabecular, muito bem vascularizado, e coberto com uma fina camada de osso cortical.

Cuidados Pós-operatórios

Não é necessário tratar a ferida diariamente. O paciente deve ser chamado uma semana após a extração para a remoção das suturas.

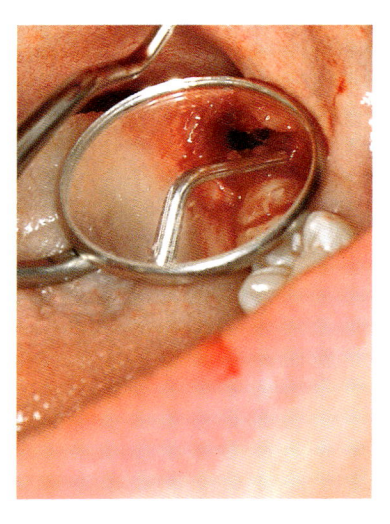

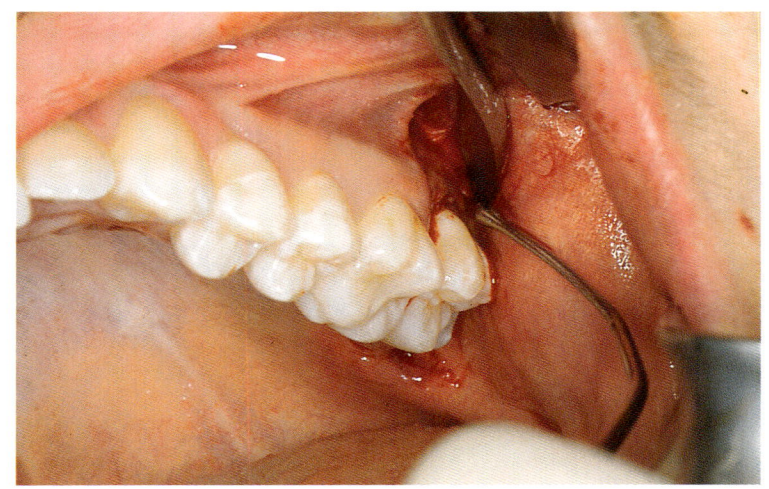

Figura 276   Debridamento tecidual
O alvéolo é limpo, e quaisquer margens ósseas agudas são regularizadas. Uma sonda romba é usada para determinar se o seio maxilar foi perfurado.

Esquerda: Um espelho e uma sonda são usados para inspecionar o local da extração e determinar se o dente adjacente foi comprometido.

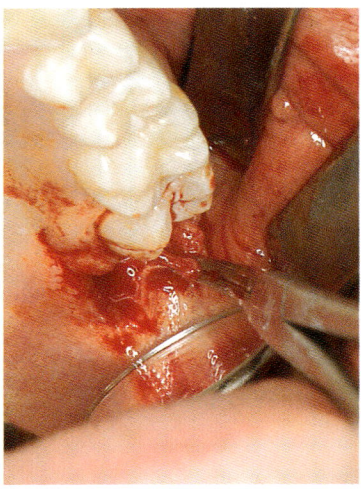

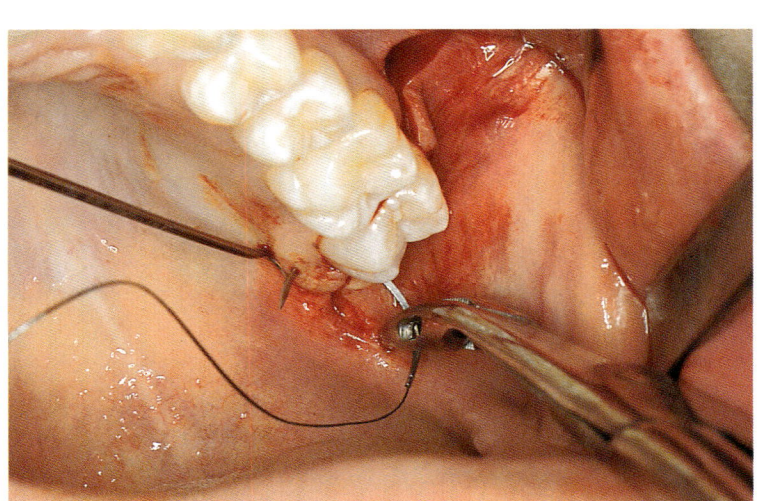

Figura 277   Folículo dentário
Os retalhos de tecidos moles são reposicionados e suturados por palatino, distal ao segundo molar.

Esquerda: Uma pinça hemostática é usada para remover os remanescentes do saco folicular.

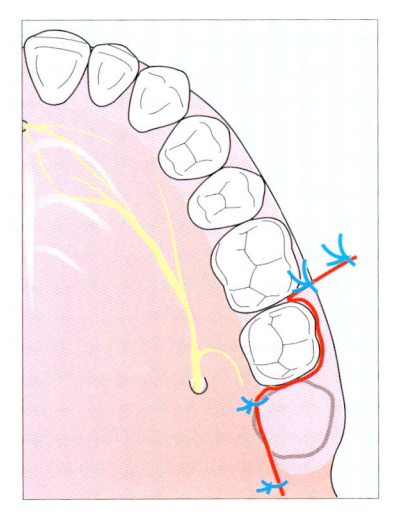

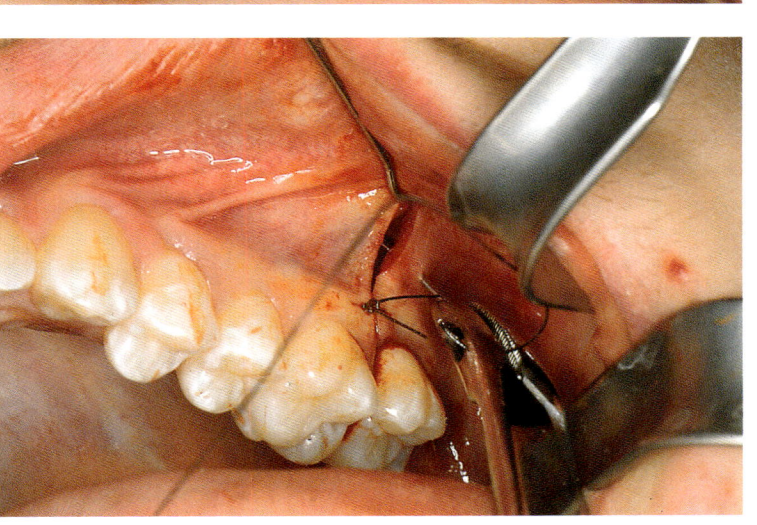

Figura 278   Sutura
Suturas adicionais são usadas para fechar a incisão vertical. Se o seio maxilar foi aberto, suturas adicionais devem ser feitas para assegurar o fechamento adequado da ferida.

Esquerda: Este diagrama mostra a colocação das suturas para um fechamento seguro da ferida.

Dentes Retidos (Não-erupcionados)

Possíveis Complicações

Complicações Transoperatórias

Durante o procedimento cirúrgico, hemorragia dos tecidos moles pode ocorrer na região da tuberosidade. Uma vez que o acesso visual nessa área é extremamente limitado, o tratamento primário consiste em aplicar compressas nos tecidos moles vestibulares para obter a hemostasia. Se um vaso for lesado, uma ligadura com fio de sutura reabsorvível poderá ser necessária.

Se o seio maxilar tiver sido aberto, um cuidado extra deve ser tomado para assegurar o reposicionamento adequado do retalho e um fechamento tecidual bem apertado. Se o retalho necessitar de extensão à custa de incisão no periósteo, o tecido adiposo da bochecha poderá extrudar, e necessitar de reposicionamento. Durante este procedimento, não deve ser usada a ponta de aspiração, uma vez que isso tende a encorajar a mobilização do tecido adiposo.

A superfície da raiz distal do segundo molar pode ser exposta durante a extração do terceiro molar. Se a abertura simultânea do seio maxilar não ocorrer, o defeito ósseo pode ser compensado pela aplicação de cartilagem liofilizada. (ver p. 307, defeitos ósseos).

Figura 279 Complicações: extrusão do tecido adiposo da bochecha
Deve-se ter cuidado ao usar a aspiração, uma vez que ela pode puxar o tecido adiposo que está solto sobre o tecido conectivo. Se isto ocorrer, o tecido gorduroso é cuidadosamente reposicionado, e o retalho é fechado da maneira usual.

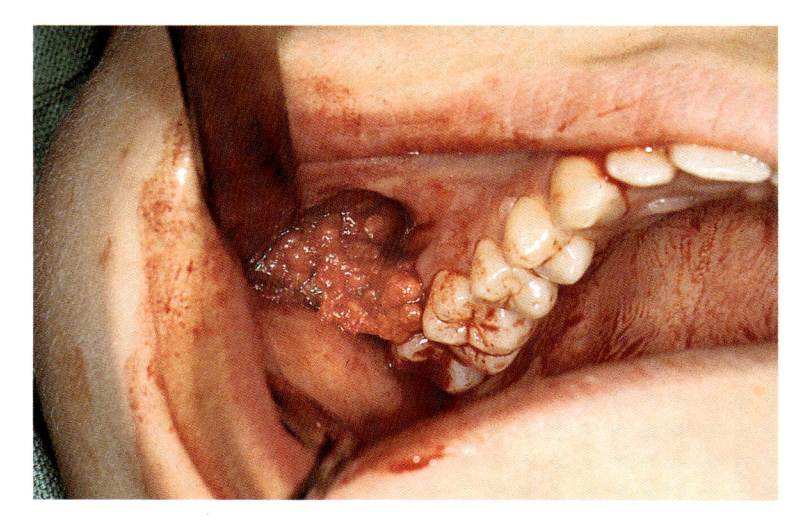

Figura 280 Fratura da tuberosidade
Se a porção distal da tuberosidade for fraturada durante a remoção do dente, é provável que o seio maxilar tenha sido perfurado. Se o fragmento ósseo permanecer ligado ao seu periósteo, ele pode ser reposicionado e estabilizado abaixo do retalho tecidual. Os fragmentos ósseos que estejam completamente não-inseridos são removidos, e os tecidos moles são usados para cobrir o defeito.

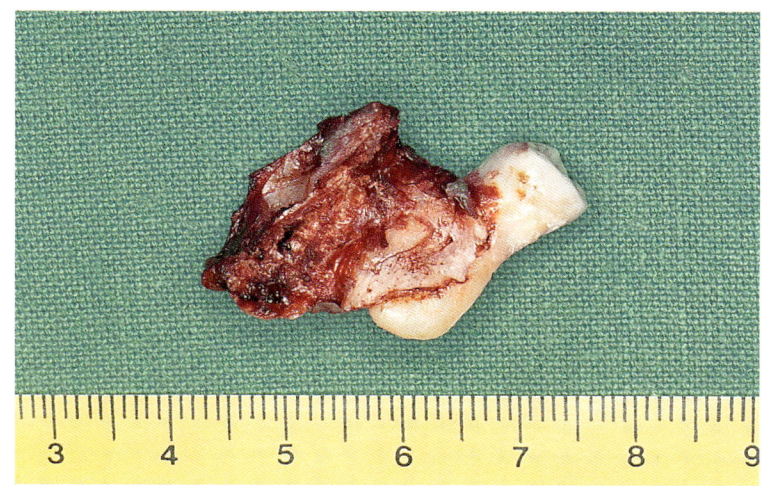

Figura 281 Fusão radicular
Nestes casos, a extração do terceiro molar não pode ser realizada sem dano ao segundo molar adjacente e, geralmente, ambos os dentes devem ser extraídos. Este risco deve ser explicado ao paciente antes da cirurgia, para evitar quaisquer problemas legais.

Direita: A radiografia mostra uma confluência virtual entre os dentes 18 e 17.

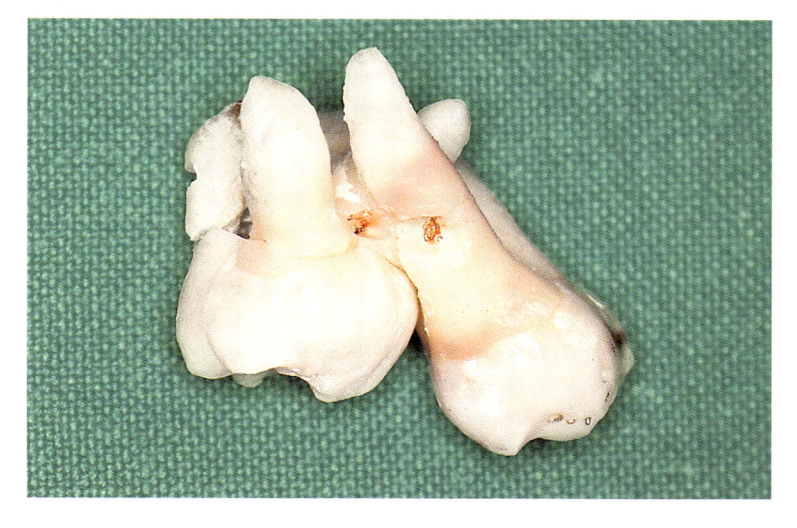

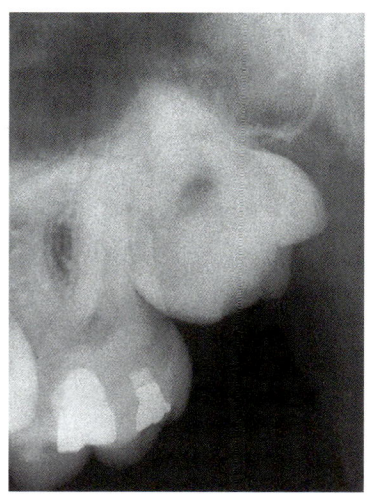

Se ocorrer uma fratura da tuberosidade, os fragmentos ósseos podem ser reposicionados e estabilizados usando-se os retalhos teciduais suturados. Pequenos fragmentos ósseos são removidos.

Se o dente for forçado para dentro da cavidade sinusal, ele deve ser imediatamente removido, ou o paciente deve ser encaminhado a um especialista. A cobertura com antibiótico é indicada.

Se o dente for deslocado em direção vestibular, radiografias adicionais devem ser feitas para localizar de modo preciso o dente e removê-lo imediatamente; poderá ser necessário encaminhar o paciente a um especialista. Se não for possível remover o dente no mesmo dia, a administração de antibióticos é imperativa.

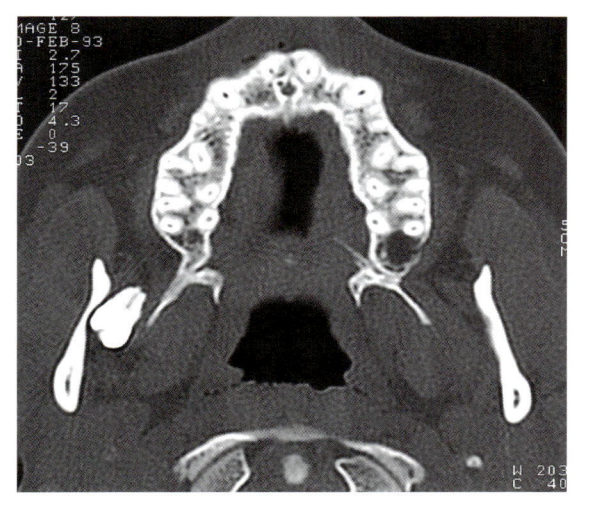

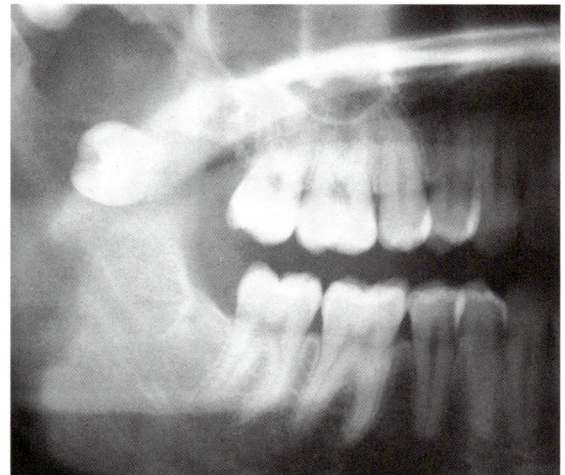

Figura 282   Deslocamentos
É aconselhável encaminhar o paciente a um especialista se um dente deslocado não pode ser imediatamente localizado e mobilizado.

Esquerda: A TC mostra claramente o terceiro molar entre o ramo ascendente da mandíbula e a parte lateral do processo pterigóide.

Direita: A radiografia mostra o dente 18 deslocado, posicionado dentro da fossa infratemporal, em uma mulher de 22 anos de idade.

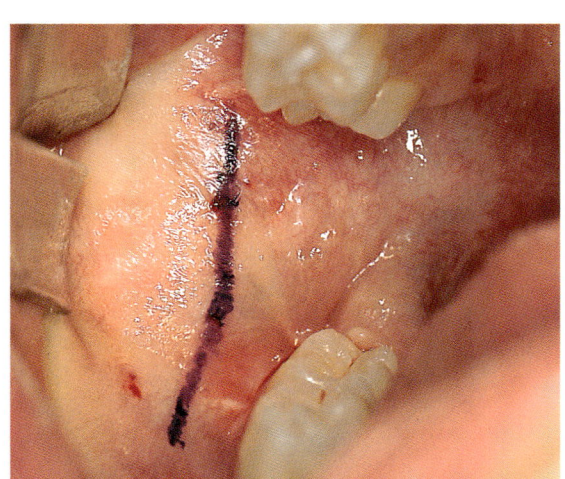

Figura 283   Remoção do dente da fossa infratemporal

Esquerda: Em um procedimento exploratório, os tecidos moles são refletidos. O dente é localizado pelo tato, usando-se uma sonda romba.

Direita: Com o paciente sob anestesia geral, uma incisão é feita paralelamente ao ramo ascendente da mandíbula.

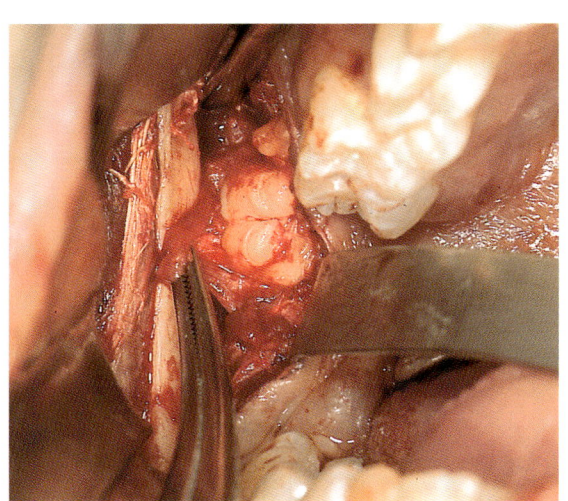

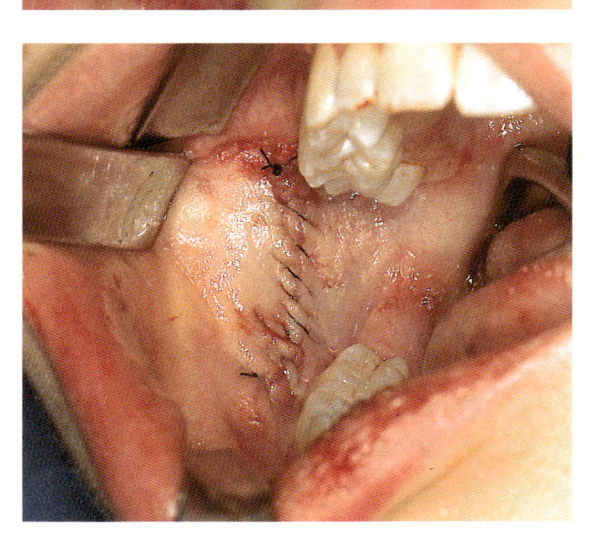

Figura 284   Extração e fechamento tecidual

Esquerda: O dente é removido usando-se um fórceps com ponta diamantada ou uma pinça.

Direita: Fechamento cuidadoso da ferida de tecidos moles.

Complicações Pós-operatórias

Pode ocorrer infecção após o procedimento cirúrgico. As infecções devem ser tratadas de acordo com o descrito na página 155.

Se houver desenvolvimento de hematoma, uma sutura deve ser removida para permitir a irrigação e a drenagem.

Se houver enfisema – por exemplo, após a abertura do seio maxilar devido à pressão excessiva na área nasofaríngea (espirros, assoar o nariz) – o paciente deve ser informado sobre essa situação, de forma a evitar quaisquer medos. Mais uma vez, o regime de antibiótico está indicado.

> **Atenção**
> Não use ponta de aspiração de alta velocidade porque o tecido adiposo da bochecha pode ser aspirado. A cobertura com antibióticos é indicada.

Figura 285 Infecções
A formação de abscessos pode ser esperada após procedimentos cirúrgicos demorados que envolvam trauma aos tecidos moles ou formação de hematoma. Abscessos podem se disseminar para a fossa infratemporal retromaxilar e até mesmo para a órbita (p. 145). Situações deste tipo requerem intervenção cirúrgica imediata.

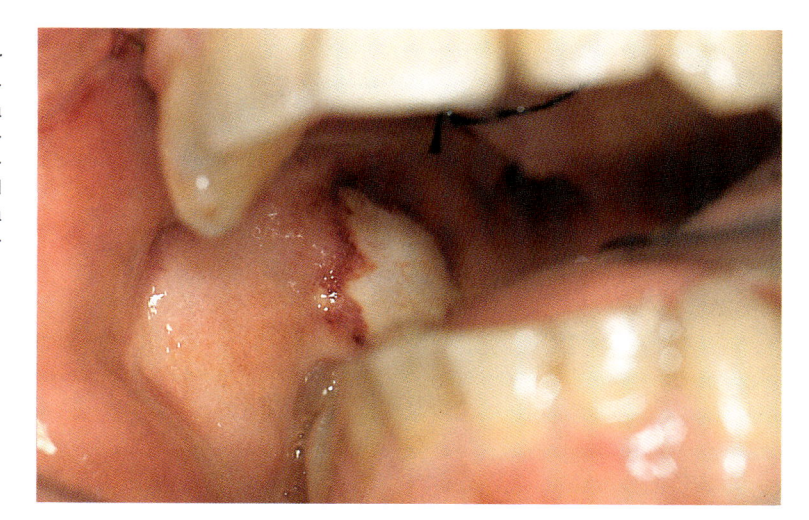

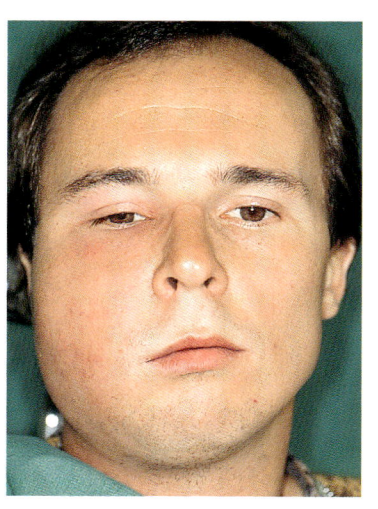

Figura 286 Desenvolvimento de enfisema
Se as cavidades sinusais forem abertas, e especialmente se o periósteo for traumatizado, o ar pode escapar para dentro dos tecidos moles. O paciente experimentará uma sensação de pressão, aumento de volume de rápido desenvolvimento e um típico som de crepitação à palpação. Esta TC mostra extensas áreas de ar nos tecidos moles da região do terço médio da face no lado esquerdo.

Direita: Este paciente assoou o nariz poucas horas após a extração do dente 28 e experimentou um rápido aumento de volume nos tecidos moles do lado esquerdo da face.

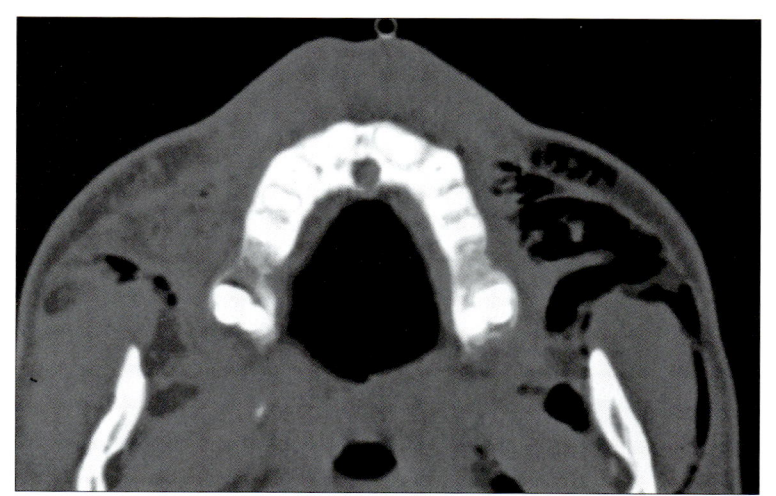

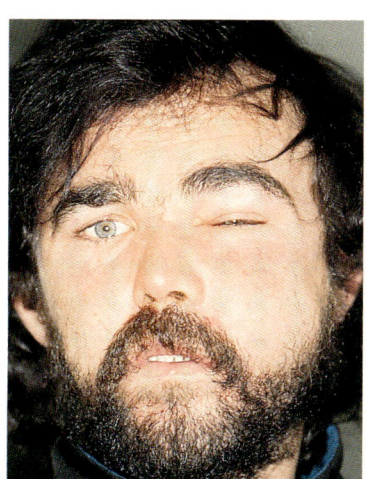

Caninos e Pré-molares Maxilares

Indicações para a Extração

A impacção ou retenção de caninos maxilares é a forma mais freqüente de impacção após os terceiros molares. Com menor freqüência, os pré-molares maxilares podem estar impactados na maxila. A indicação para a remoção destes dentes impactados pode variar de um caso para outro. A extração pode ser indicada devido a um dente decíduo retido. Qualquer patologia pertinente deve ser esclarecida. Em alguns casos, poderá ser possível trazer o dente impactado para uma oclusão funcional por meio da Ortodontia. Com pacientes jovens, a consulta com um ortodontista é aconselhável.

Em todos os casos, medidas pré-operatórias incluirão uma determinação precisa da localização e da posição do dente impactado, um diagnóstico definitivo de quaisquer condições patológicas associadas, e o fornecimento ao paciente – ou, em caso de crianças ou adolescentes, aos pais do paciente – de um completo esclarecimento e informação.

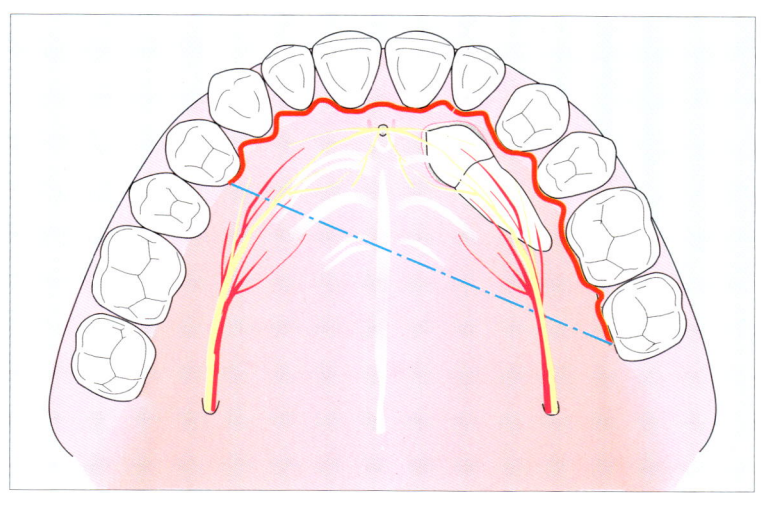

Figura 287 Canino maxilar impactado: anatomia
A incisão principal (*linha vermelha*) no sulco gengival pelo aspecto palatino, para a criação de um retalho mucoperiostal. Note a posição anatômica da artéria palatina maior e dos nervos adjacentes.
 A artéria e o nervo incisivo serão seccionados quando o retalho for descolado; poderá ser necessária a coagulação para estancar qualquer hemorragia.

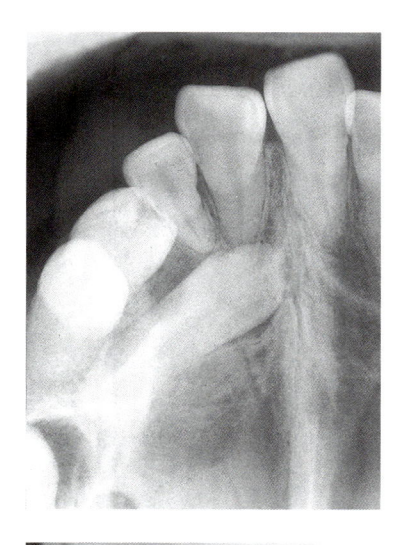

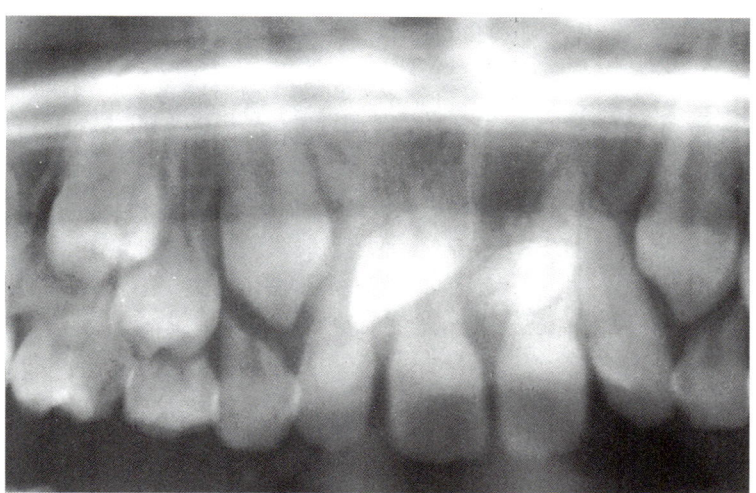

Figura 288 Documentação: radiografia panorâmica
O diagnóstico e o planejamento para o procedimento cirúrgico devem ser realizados usando-se radiografias, que incluirão um filme panorâmico, assim como filmes periapicais.

Esquerda: Esta projeção maxilar oclusal mostra claramente o canino impactado.

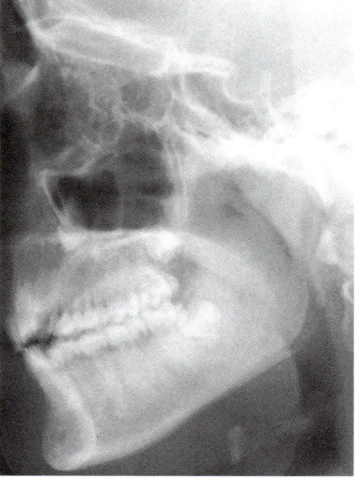

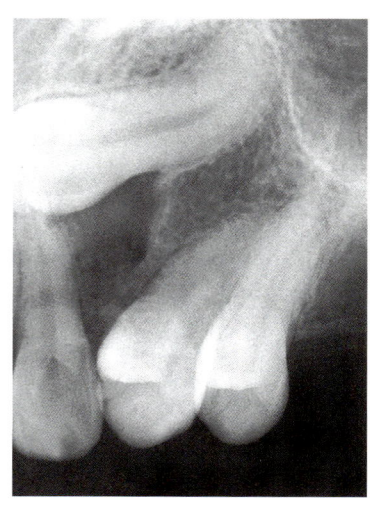

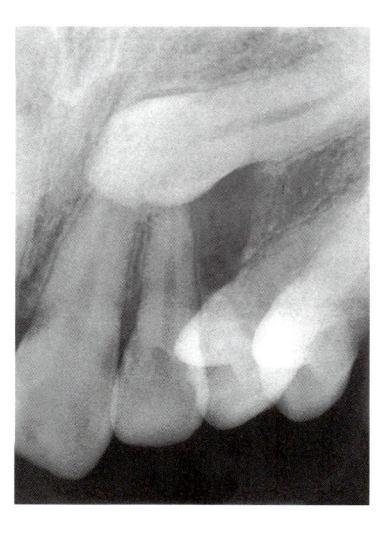

Figura 289 Localização
Esquerda: Em casos extremos, uma radiografia cefalométrica lateral pode fornecer informações adicionais; por exemplo, o dente 21 impactado deste caso está colocado imediatamente abaixo do assoalho nasal.

Centro: Radiografia periapical tomada por um ângulo distal.

Direita: Radiografia periapical tirada por um ângulo mesial. Comparando as duas radiografias, pode-se notar que o dente impactado está localizado por palatino em relação às raízes dos dentes 22 e 24.

116 Dentes Retidos (Não-erupcionados)

Procedimento Cirúrgico

Documentação
A relação entre o dente impactado e as raízes do dente adjacente deve ser esclarecida radiograficamente. Uma radiografia panorâmica proporciona uma visão geral, que pode ser melhorada por meio de radiografias cefalométricas laterais e projeções axiais da maxila. As radiografias periapicais tiradas com o raio central projetado com inclinação mesial ou distal fornecerão informações sobre a posição exata do dente impactado em uma dimensão vestíbulo-palatina. Uma radiografia oclusal da maxila pode dar informações adicionais.

Anatomia
Deve ser levado em consideração o relacionamento espacial entre o dente impactado e o assoalho do nariz e os seios maxilares, assim como a posição do canal incisivo, do forame palatino, do trajeto da artéria palatina e do forame infra-orbitário.

Anestesia
1. Infiltração próxima ao nervo infra-orbitário, bilateralmente.
2. Infiltração próxima ao forame palatino.
3. Infiltração no forame incisal.

O dente impactado poderá estar com vitalidade.

Figura 290   Acesso pelo aspecto palatino
Este homem de 23 anos de idade apresentou-se com impacções palatinas dos dentes 13 e 23.

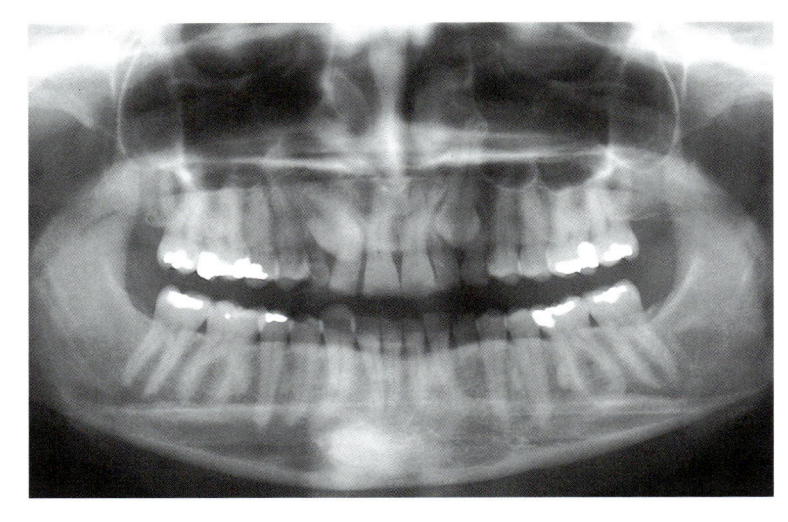

Figura 291   Determinando a posição
A radiografia periapical e o filme oclusal (*direita*) proporcionam informação suficiente para determinar que o dente está posicionado por palatino.

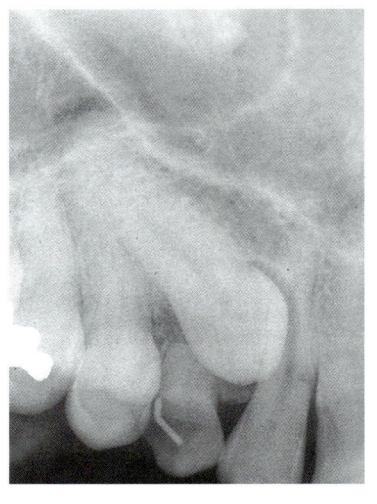

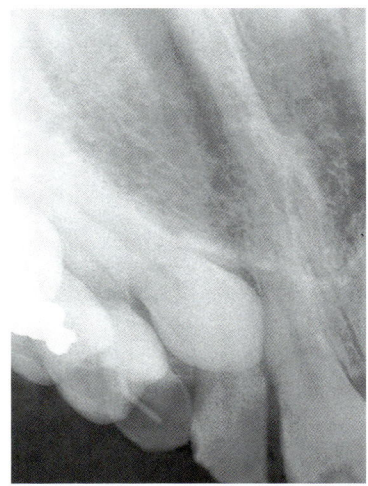

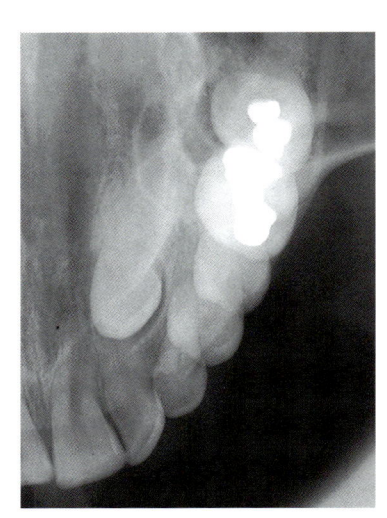

Figura 292   Anestesia e acesso
A solução anestésica é infiltrada bilateralmente no forame palatino, com infiltração adicional no forame incisal, e anestesia por bloqueio do nervo infra-orbitário no lado direito. O retalho mucoperiostal é delineado por uma incisão primária intra-sulcular estendendo-se do primeiro molar ao canino, pelo aspecto palatino da maxila.

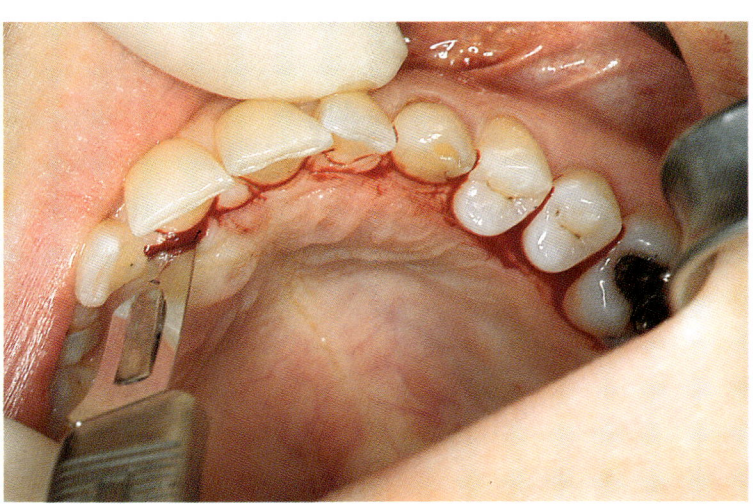

Caninos e Pré-molares Maxilares 117

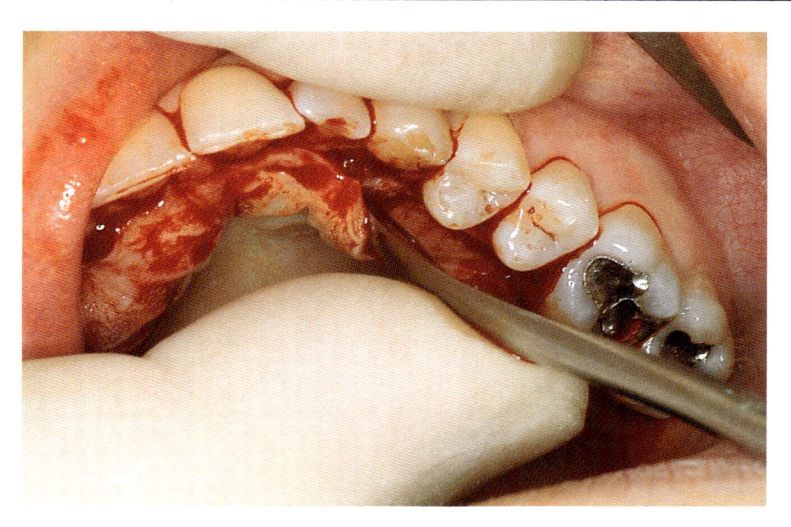

Figura 293 Descolamento do retalho
Quando o retalho palatino estiver sendo descolado, a ponta do descolador deve ser sempre mantida em contato com o osso. A artéria palatina tem seu trajeto no interior do retalho mobilizado.

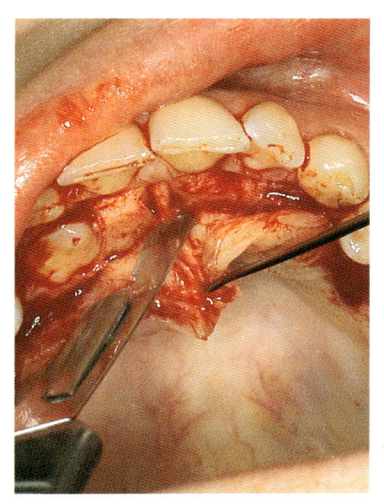

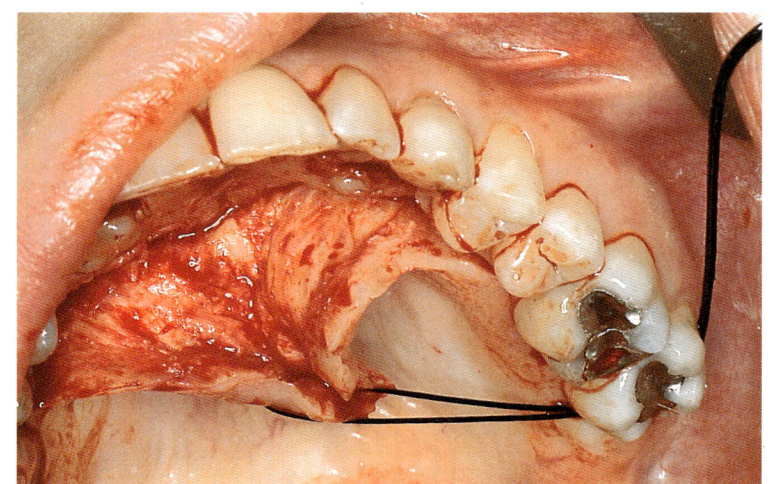

Figura 294 Nervo incisal
Um fio de sutura de Vicryl (2-0) é usado para manter o retalho palatino afastado do campo cirúrgico.

O pequeno feixe neurovascular que emerge do forame incisal é seccionado (*esquerda*); qualquer hemorragia resultante é contida aplicando-se pressão ou por eletrocoagulação.

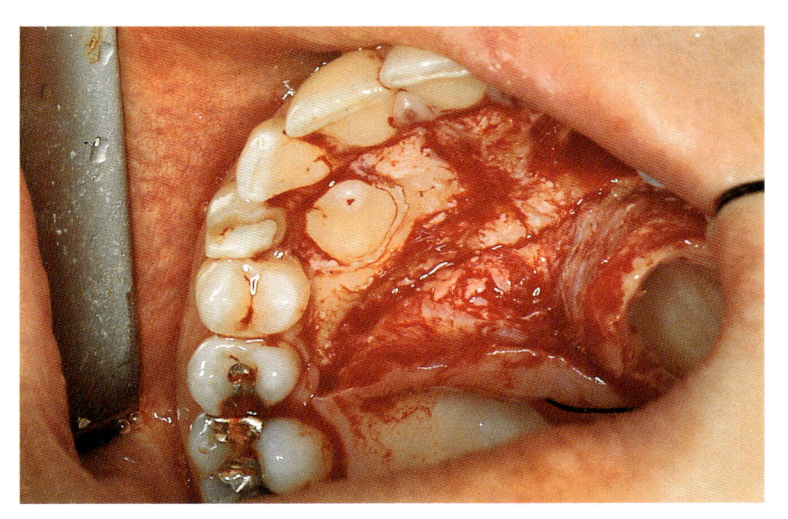

Figura 295 Osteotomia
Uma broca esférica é usada para remover o osso sobre a coroa impactada.

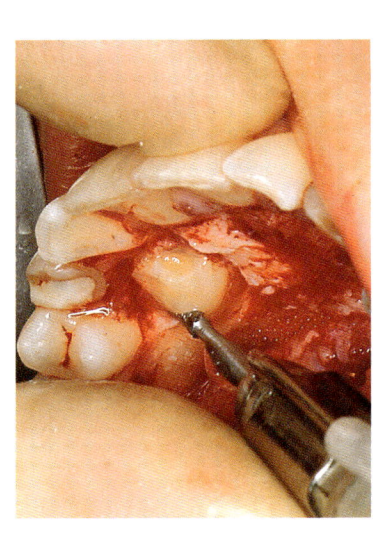

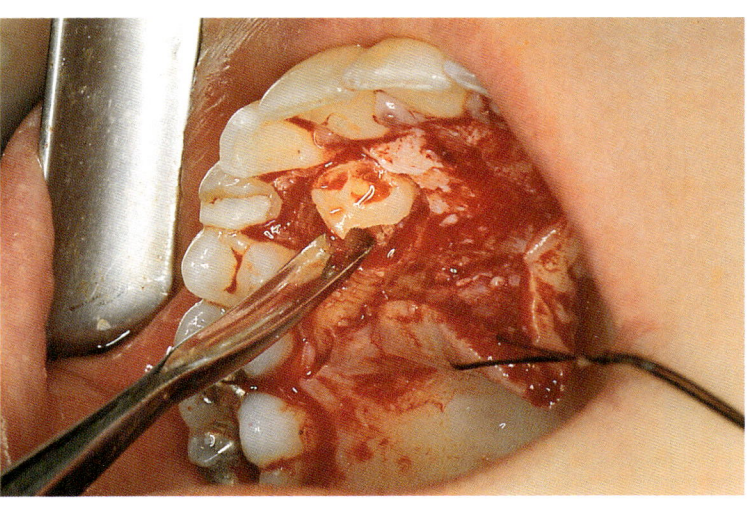

Figura 296 Extração do dente
Primeiramente é feito um sulco profundo na coroa, usando-se uma broca de fissura (*esquerda*), e ela é então fraturada com aplicação de força com um elevador reto. A proximidade das raízes dos dentes adjacentes deve ser levada em consideração.

Acesso para Impacções Palatinas

A incisão intra-sulcular primária estende-se desde o aspecto palatino do canino do lado oposto até o primeiro molar do lado de trabalho. O descolamento do retalho deve incluir o periósteo, de forma a evitar lesão aos ramos da artéria palatina. É necessário um cuidado especial ao trabalhar próximo ao forame palatino. O pequeno feixe neurovascular que emerge do forame incisal é seccionado.

Uma broca esférica é usada para expor a coroa do dente impactado, e esta é então seccionada com uma broca carbide de fissura. Se a coroa impactada estiver localizada próxima à margem da crista, poderá ser necessário dividir a coroa em vários fragmentos pequenos, para evitar a destruição da margem óssea estreita.

A raiz é exposta e extraída com um elevador de Cryer.

Uma pinça hemostática é usada com muito cuidado para remover quaisquer remanescentes do folículo, mas sem danificar as raízes dos dentes adjacentes.

A loja cirúrgica é limpa e cuidadosamente inspecionada para verificar a presença de quaisquer bolsas ósseas ou exposições radiculares.

Figura 297 Osteotomia
Geralmente é necessário realizar uma osteotomia adicional ao redor da raiz, antes que ela possa ser apoiada pelo elevador.

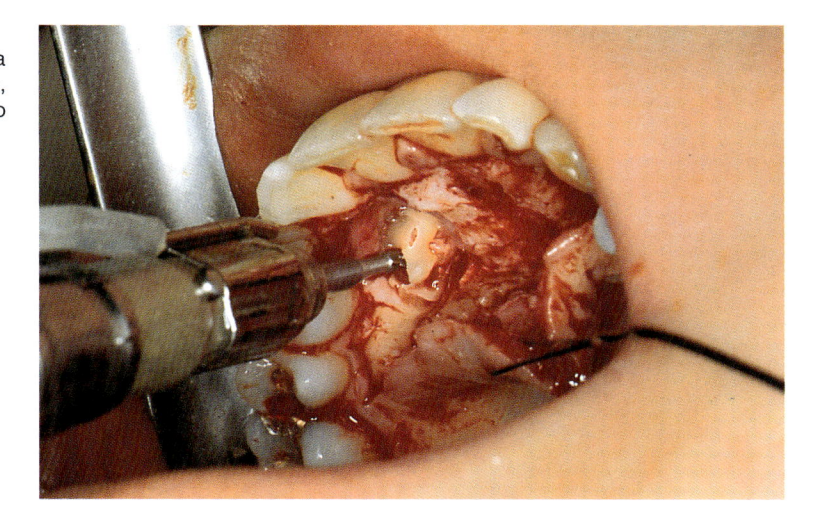

Figura 298 Extração da raiz
A raiz luxada é removida usando-se uma pinça hemostática ou um fórceps radicular pequeno.

Direita: A raiz deve ser inspecionada para confirmar que o ápice está intacto.

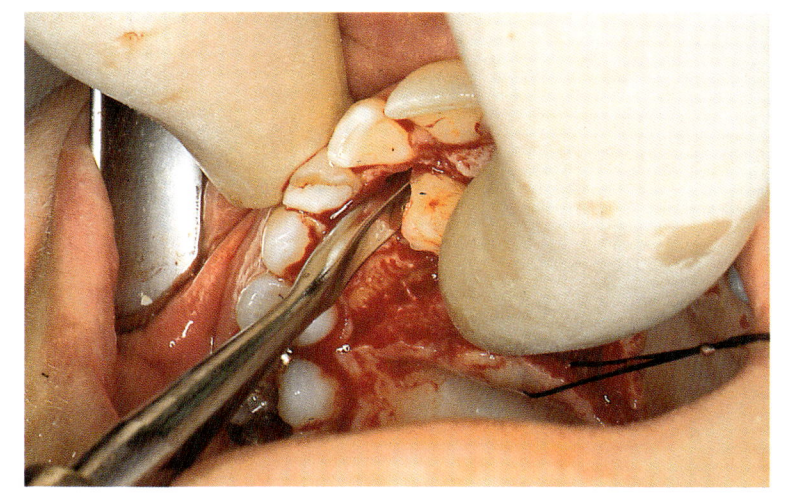

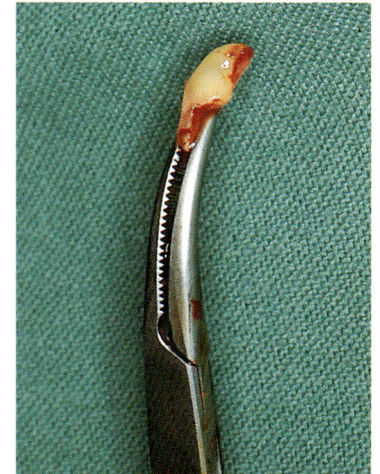

Figura 299 Tratamento da ferida
Após a remoção de remanescentes do saco folicular, a loja cirúrgica é inspecionada para verificar qualquer trauma aos seios maxilares ou nasais, superfícies de raízes expostas, ou uma bolsa óssea em comunicação com o defeito cirúrgico.

Direita: Uma pinça hemostática é cuidadosamente usada para remover o saco folicular, sem destruir a ponte óssea marginal.

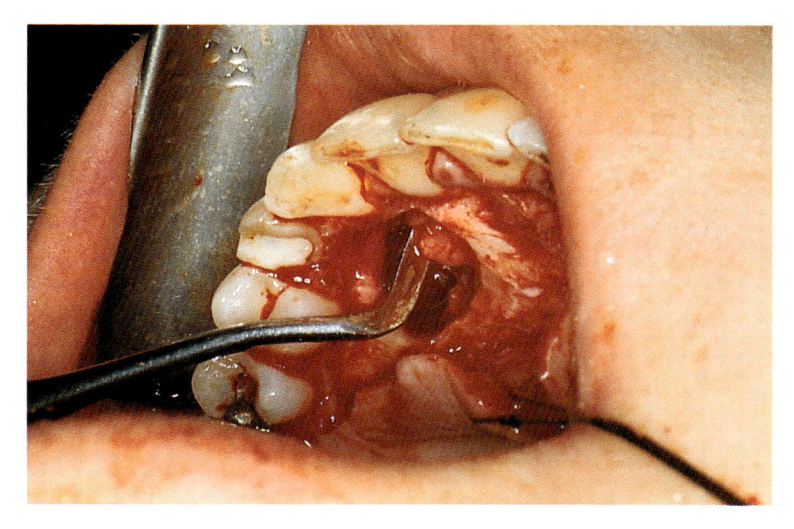

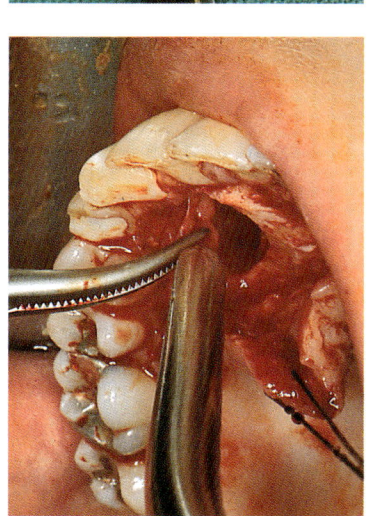

Caninos e Pré-molares Maxilares

Fechamento e Curativo de Feridas Palatinas

O retalho de tecidos moles é reposicionado e estabilizado com suturas interdentais interrompidas. A formação de hematoma e o conseqüente risco de infecção podem ser evitado com aplicação de pressão no local. Pacientes jovens podem ser orientados a usar o polegar para aplicar pressão ao céu da boca durante a primeira hora após a cirurgia, para prevenir a formação de hematoma. Uma placa palatina feita sob medida é um excelente acessório para auxiliar na prevenção de um hematoma palatino, e também pode auxiliar com compressão se ocorrer uma hemorragia pós-operatória. Uma placa palatina é indicada para adultos e para crianças menos cooperativas. Se uma placa palatina não foi fabricada, compressas de gaze podem ser pressionadas no palato e estabilizadas compressivamente com suturas. Este tipo de compressa deve ser inspecionado 24 horas após, e removido, por motivos de higiene.

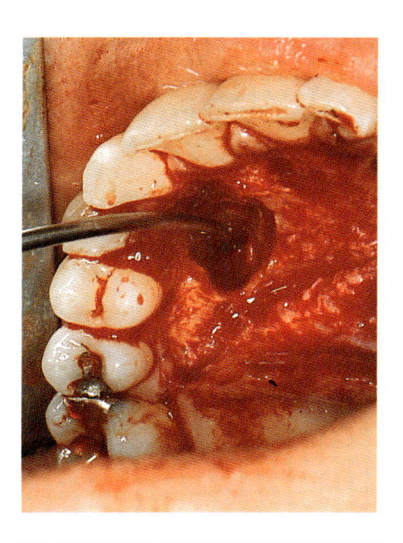

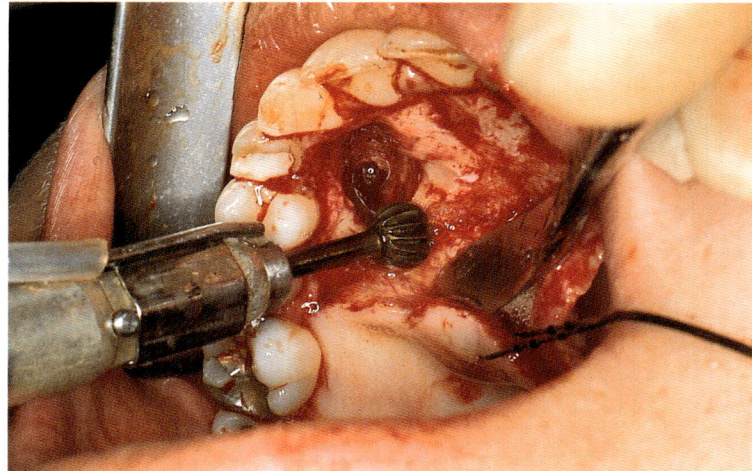

Figura 300 Limpeza da ferida
Após a loja cirúrgica ser irrigada e inspecionada, quaisquer margens ósseas agudas são removidas, com uma irrigação abundante. O retalho palatino é então reposicionado.

Esquerda: Inspecionando e irrigando a loja cirúrgica.

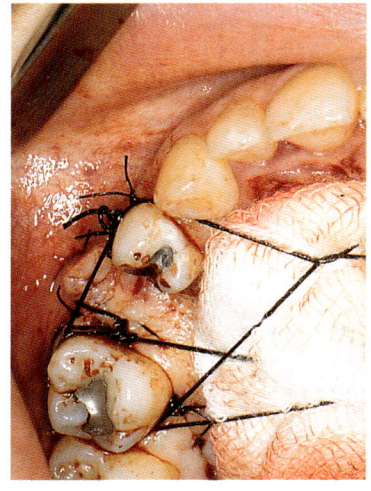

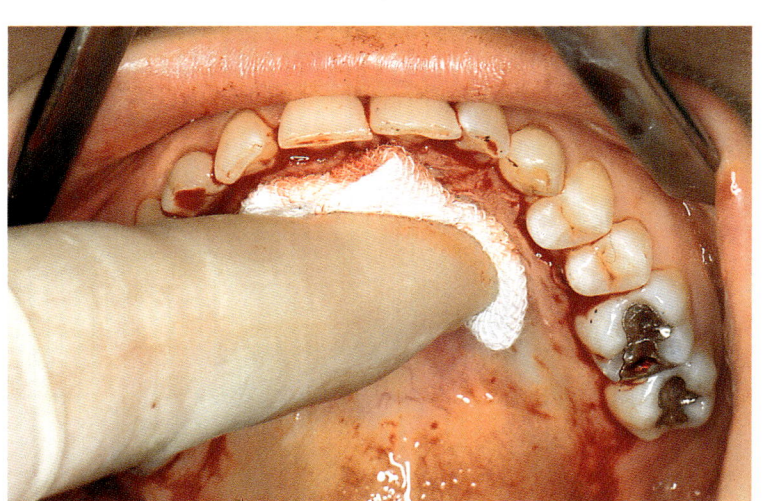

Figura 301 Compressão
Para prevenir a formação de hematoma, o retalho é comprimido contra o osso.

Esquerda: Um pedaço grosso de gaze pode ser amarrado com suturas, como o mostrado aqui.

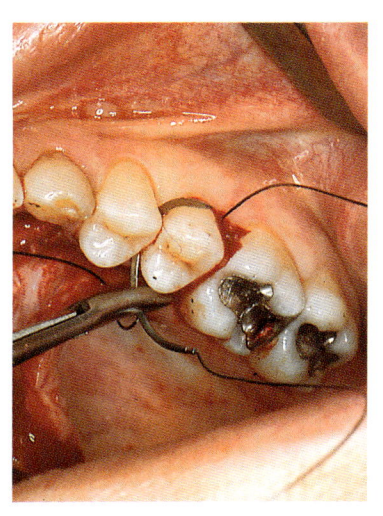

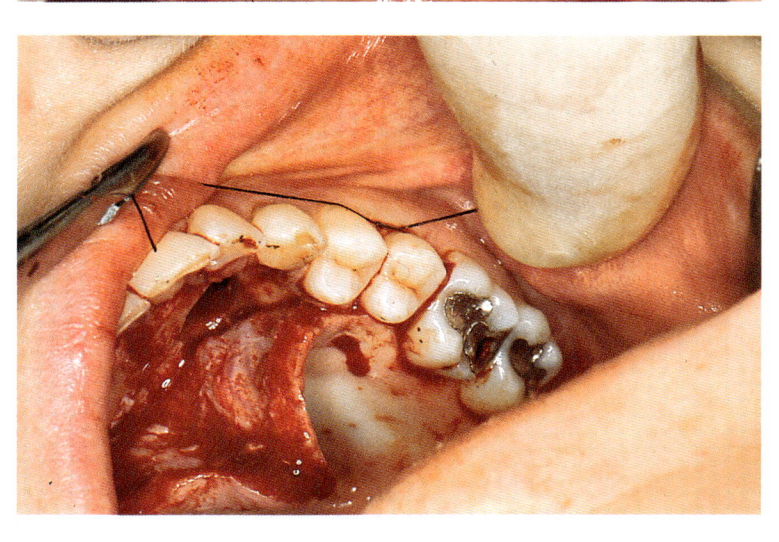

Figura 302 Fechamento com suturas
O retalho é fechado usando-se suturas em alça ou suturas em colchoeiro ao redor dos dentes (*esquerda*).

Direita: As suturas devem ser amarradas pelo aspecto vestibular.

120   Dentes Retidos (Não-erupcionados)

Figura 303   Placa palatina
Uma placa palatina com grampos retentivos pode ser usada no pós-operatório para aplicar pressão sobre o palato, para prevenir a formação de hematoma e reduzir o risco de infecção. A placa transparente permite a inspeção visual do local operado. O paciente deve remover a placa à noite, limpá-la completamente e realizar os procedimentos de higiene oral de rotina antes de recolocá-la. A placa também deve ser limpa após cada refeição.

Direita: Aspecto clínico após a colocação das suturas.

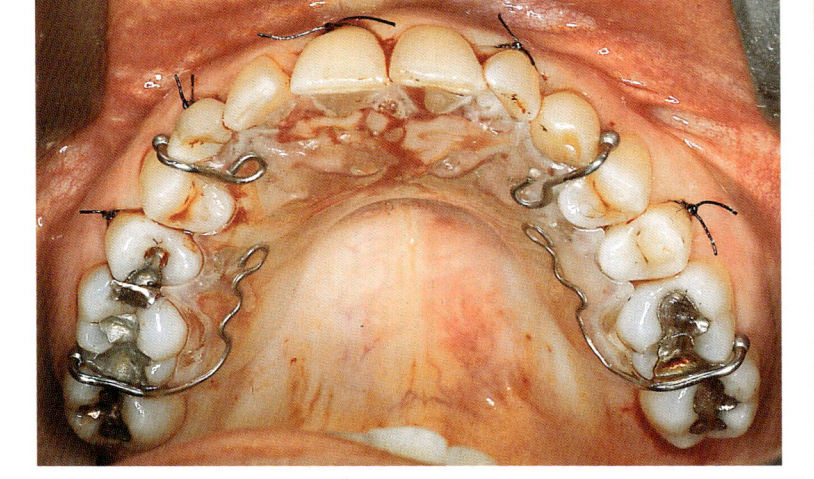

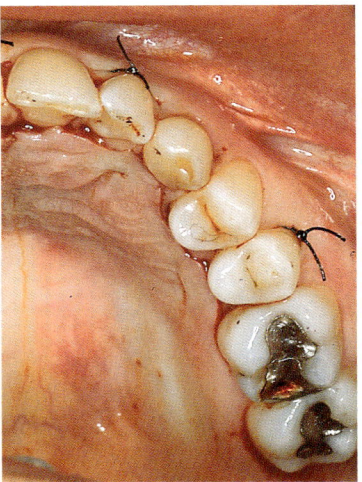

Figura 304   Controle
Em uma consulta inicial no terceiro dia após a cirurgia, a placa palatina é removida e a ferida é limpa. Durante a fase de cicatrização, os pacientes podem se sentir mais confortáveis se continuarem a usar a placa palatina, mas ela deverá ser removida e limpa, junto com a escovação dos dentes, após cada refeição.

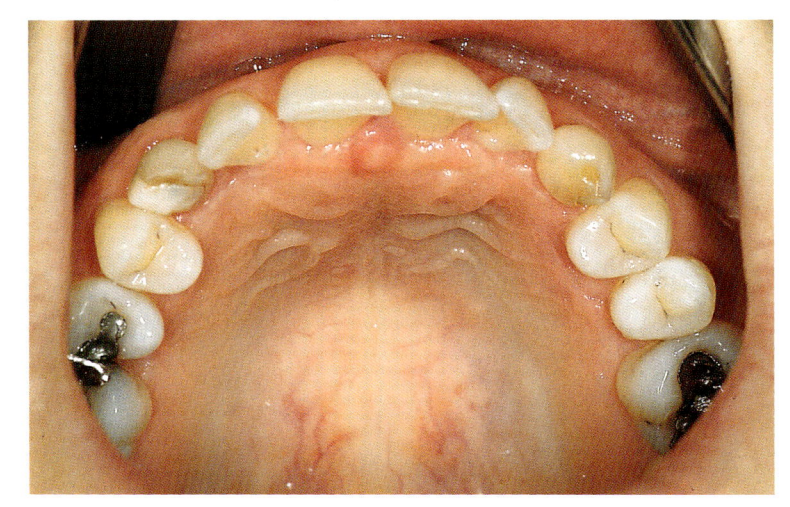

Figura 305   Remoção de sutura
Uma semana após a cirurgia, as suturas são removidas e os dentes têm sua vitalidade testada. Em casos especiais, é indicada a avaliação radiográfica da regeneração óssea do defeito.

Direita: Visão radiográfica seis meses após a cirurgia.

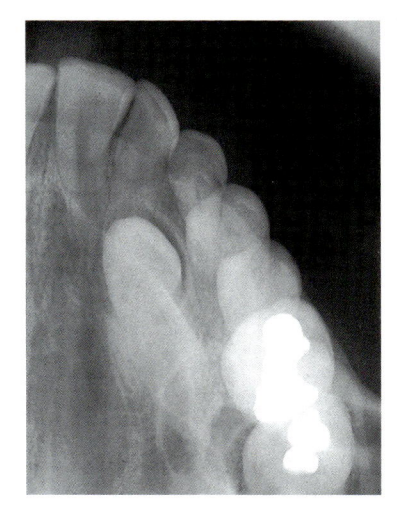

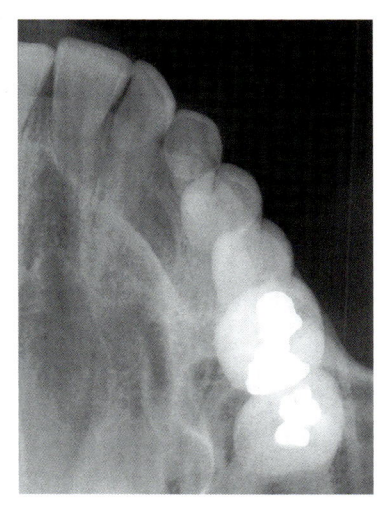

Caninos e Pré-molares Maxilares

Fabricação de uma Placa Palatina

A placa palatina de acrílico usada para prevenir a formação de hematoma sob o retalho mucoperiostal deve ser confeccionada antes da cirurgia. São necessárias impressões de alginato da maxila e da mandíbula. A placa é construída usando-se componentes pré-fabricados (grampos com ponta esférica) e resina autopolimerizável transparente.

Com a placa no local após a cirurgia, deve ser possível visualizar a área cirúrgica através dela. A placa não é removida durante os dois primeiros dias pós-operatórios. A higiene oral durante este período deve ser melhorada com um anti-séptico bucal (antimicrobiano). Após dois dias, a placa é removida e pode ser reinserida se necessário, por exemplo, durante a alimentação.

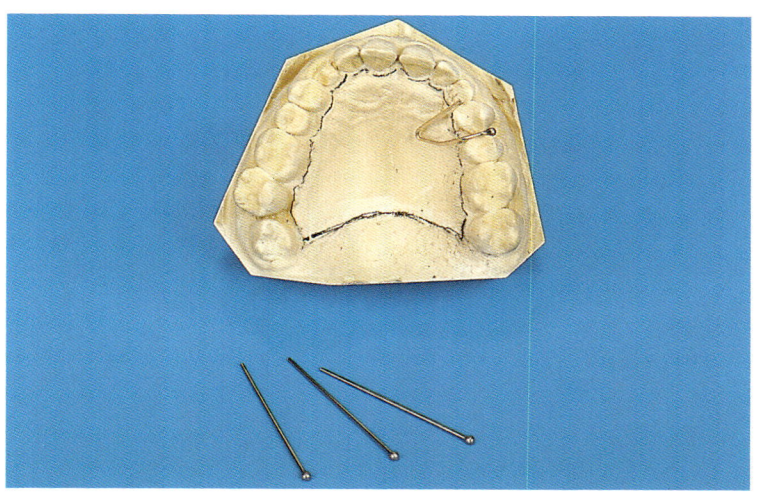

Figura 306 Materiais usados para confeccionar a placa palatina
Um modelo de gesso pedra, resina autopolimerizável e grampos são necessários. Os fios com ponta esférica são dobrados na configuração necessária para retenção adequada, e fixados ao modelo de gesso com cera pegajosa. Geralmente quatro grampos são incorporados na placa, dois entre os pré-molares, bilateralmente, e dois entre os molares, bilateralmente, para dar maior estabilidade.

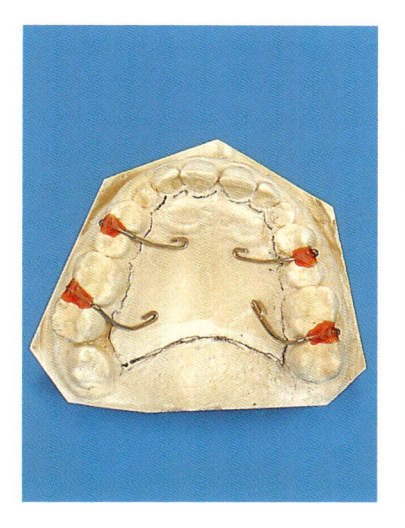

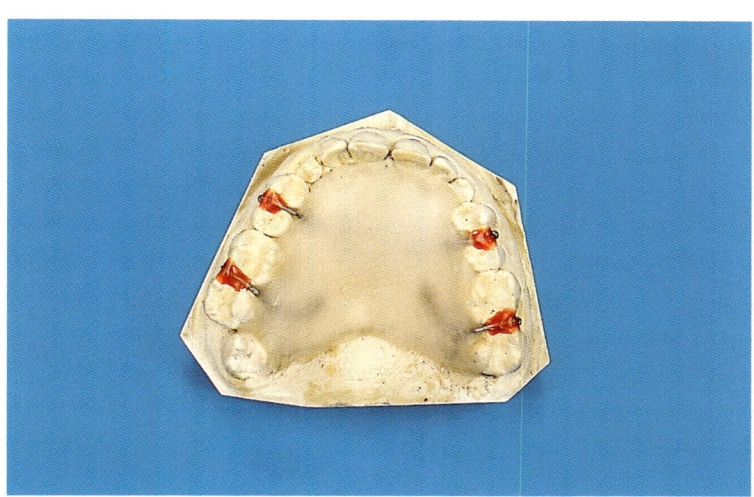

Figura 307 Aplicação da resina
Resina autopolimerizável transparente é aplicada à superfície palatina para criar uma placa de aproximadamente 2 mm de espessura.

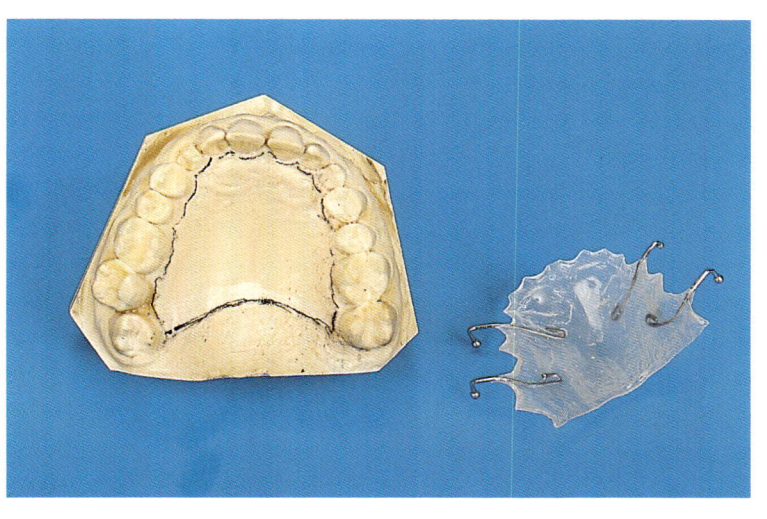

Figura 308 Acabamento
A placa é finalizada usando-se métodos de laboratório convencionais, e então polida até um alto brilho.

Acesso Vestibular

O acesso cirúrgico aqui é o mesmo descrito para a remoção de ápices radiculares retidos: uma incisão primária intra-sulcular e duas incisões laterais relaxantes. O retalho deve ser amplo o suficiente para proporcionar um acesso visual adequado durante o procedimento e para assegurar que a sutura do retalho ocorrerá sobre uma base óssea.

Se o dente estiver impactado horizontalmente, isto é, com o eixo longo em uma orientação vestíbulo-palatina, o acesso cirúrgico inicial deve visualizar primeiro a coroa. Se as raízes estiverem severamente diaceradas, poderá ser necessário abrir também pelo aspecto palatino.

Isto resultará em um defeito tipo túnel, o qual é tratado pela colocação de cartilagem liofilizada (ver em defeitos ósseos, p. 307).

Cuidados Pós-operatórios

O paciente deverá ser visto três dias após a cirurgia para checar a possibilidade de formação de um hematoma palatino; a ferida é irrigada e drenada, se necessário. As suturas podem ser removidas após uma semana. A vitalidade de todos os dentes na vizinhança da área cirúrgica deve ser confirmada.

Figura 309 Acesso vestibular: documentação
A radiografia panorâmica mostra que o dente 11 está impactado próximo à espinha nasal anterior. A localização precisa destes dentes pode ser obtida com um filme oclusal da maxila e uma radiografia cefalométrica lateral. O caso apresentado aqui resultou de um trauma quando o paciente tinha 9 anos de idade. Um ortodontista conseguiu fechar o espaço com a movimentação do dente 12. O dente 11 impactado pode ser palpado na porção mais alta do vestíbulo.

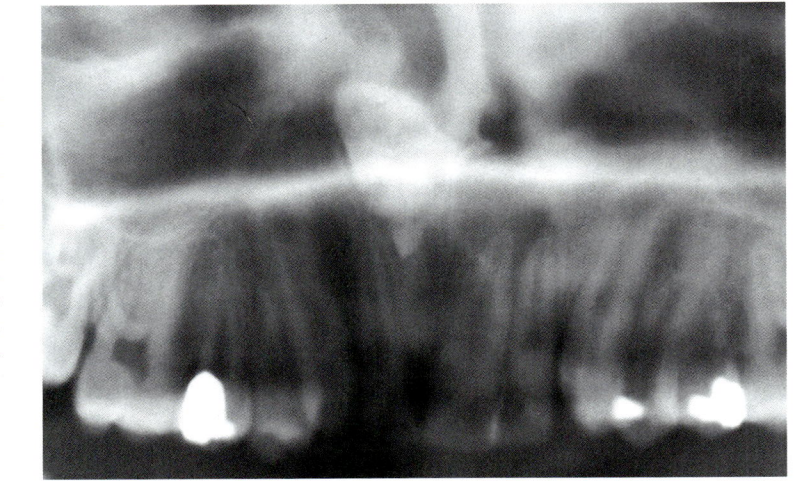

Figura 310 Anestesia e acesso
Anestesia infiltrativa do nervo infra-orbitário direito, infiltração no vestíbulo próximo ao dente 11 e no lado oposto, assim como infiltração no forame incisal. O assoalho do nariz é tratado com anestesia tópica.

Direita: O retalho é definido por uma incisão intra-sulcular e incisões verticais de alívio bilaterais, distais aos dentes 12 e 21. Note que o polegar é usado para prevenir que haja um deslize durante o descolamento do retalho com um elevador.

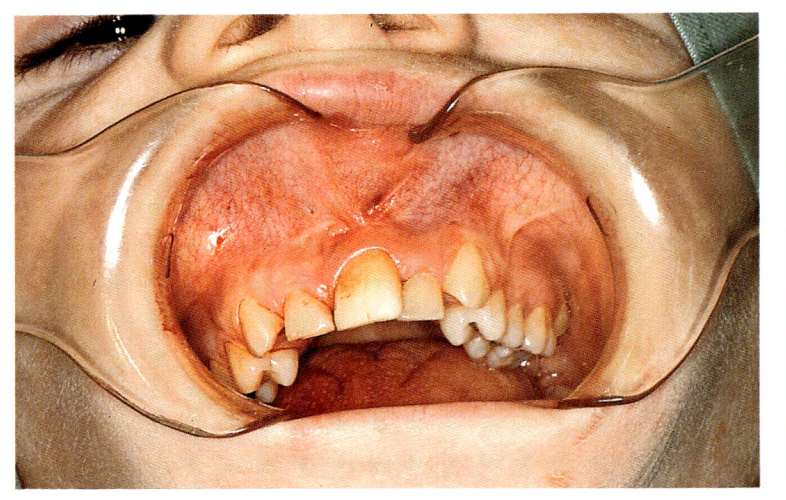

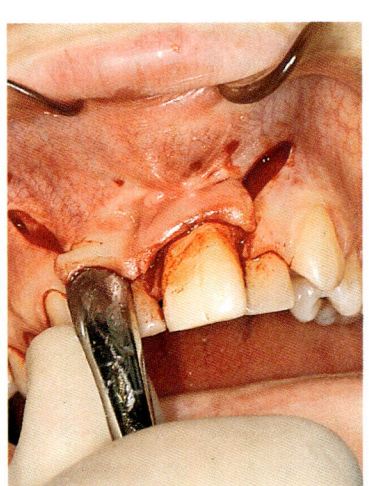

Figura 311 Descolamento do retalho
Quando o retalho estiver completamente descolado, a protuberância do osso cortical próximo ao dente 11 pode ser visualizada.

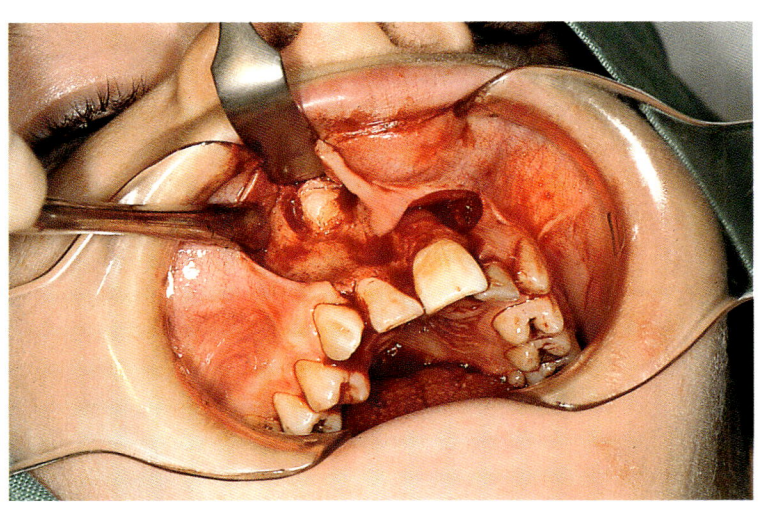

Caninos e Pré-molares Maxilares

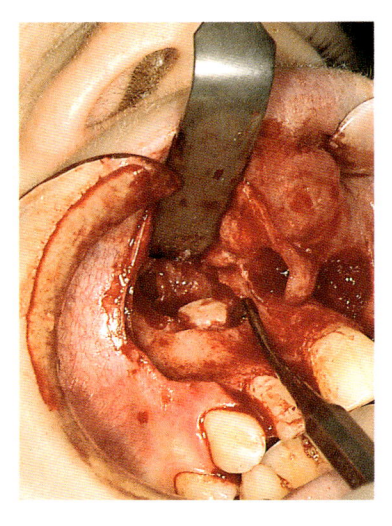

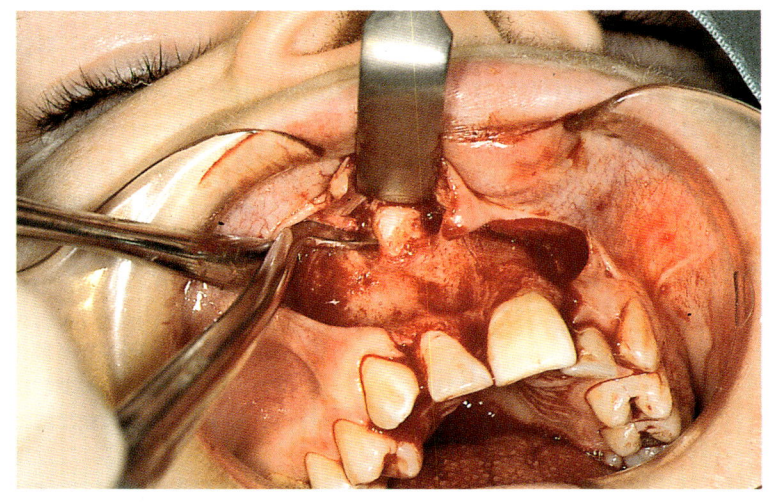

Figura 312 Luxação do dente
A coroa é exposta por osteotomia, e o dente é luxado com um elevador de Cryer.

Esquerda: Aqui, um escavador de Black é cuidadosamente usado para a luxação inicial.

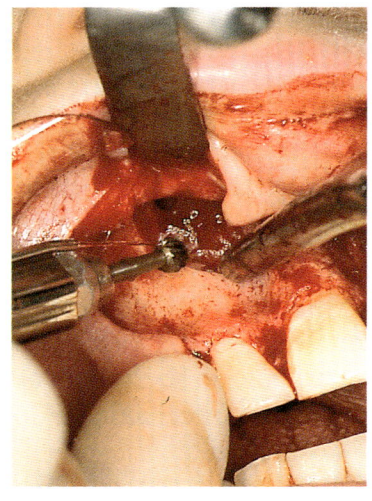

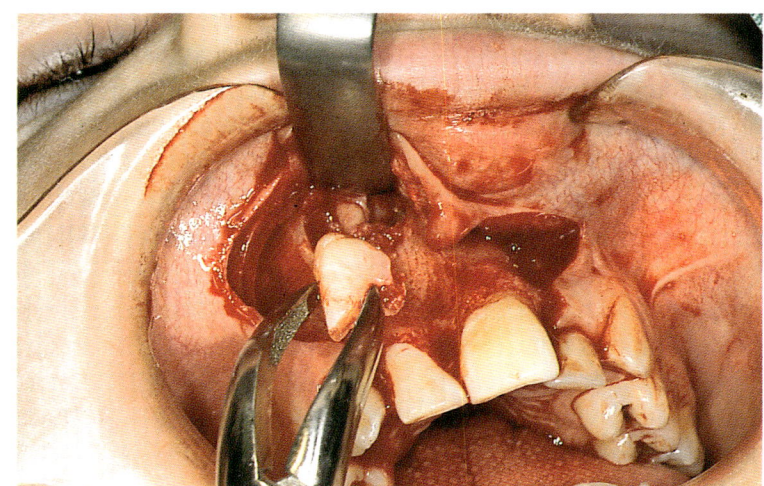

Figura 313 Remoção do dente
Um fórceps com ponta diamantada é usado para remover o dente, parcialmente desenvolvido.

Esquerda: As margens ósseas são regularizadas.

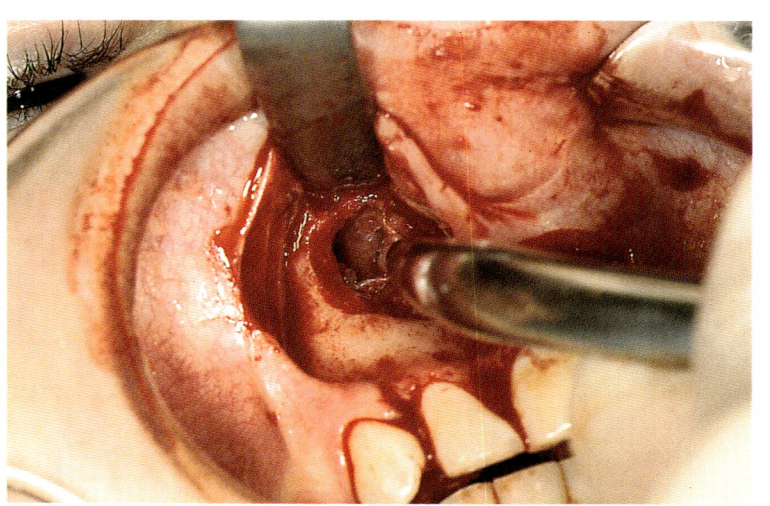

Figura 314 Inspeção
Após remover todos os remanescentes do saco folicular, a loja cirúrgica é inspecionada para possíveis perfurações na cavidade nasal.

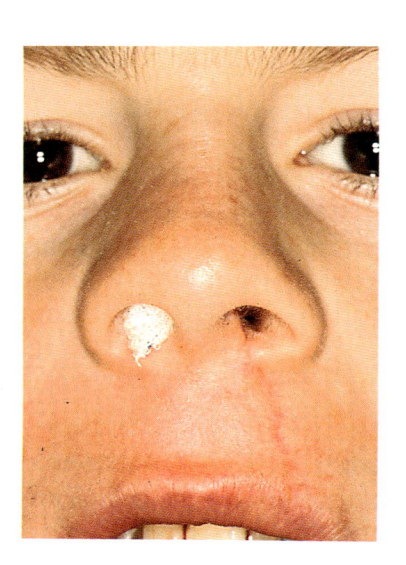

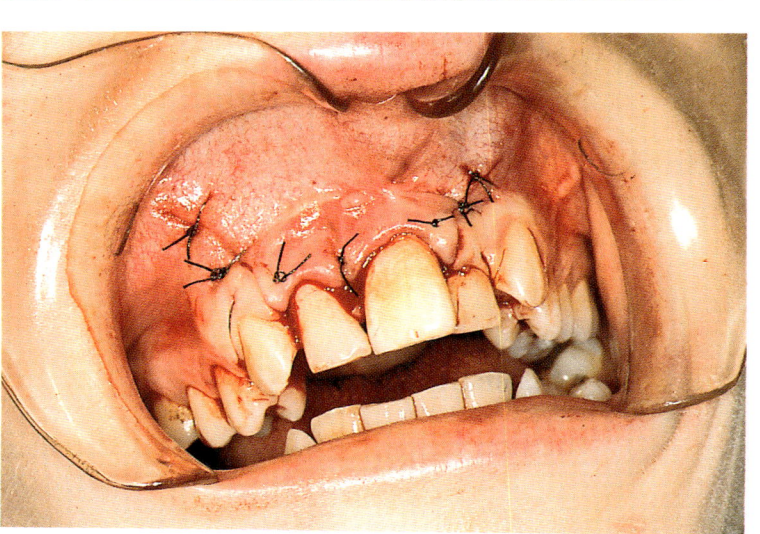

Figura 315 Sutura da ferida
O retalho é reposicionado e suturas isoladas são colocadas para fechar as incisões de alívio; suturas em alça são usadas para aproximar as margens gengivais ao redor dos dentes.

Esquerda: Devido à possibilidade de hemorragia, um pedaço de gaze vaselinada é colocada na narina.

134 Dentes Retidos (Não-erupcionados)

Figura 343   Remoção do dente 18
O terceiro molar maxilar (18) é cuidadosamente removido antes de ser medido e temporariamente recolocado em seu alvéolo.

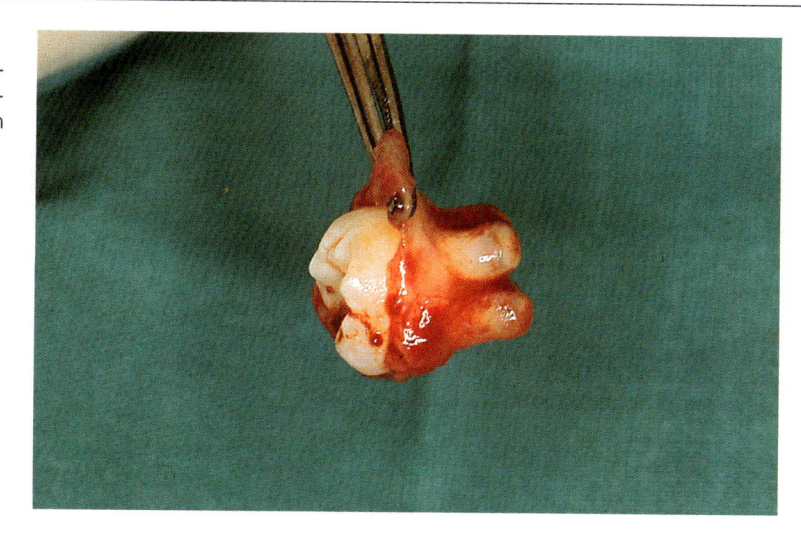

Figura 344   Transplante
Uma vez que o alvéolo artificial na mandíbula tenha sido apropriadamente adaptado, o dente 18 pode ser colocado em sua nova posição. Uma tesoura é usada para remover cuidadosamente os remanescentes do folículo dentário.

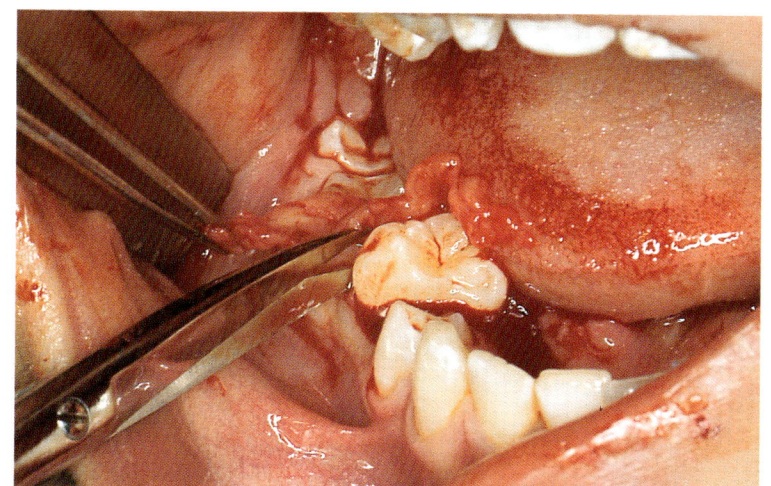

Figura 345   Imobilização do dente transplantado
O dente 18 é fixado no alvéolo novo usando uma sutura com fio de aço que se estende a partir dos dois dentes adjacentes. Uma pequena mobilidade é aceitável, dentro dos limites fisiológicos. A imobilização rígida de um dente transplantado leva à anquilose e à reabsorção radicular.

Direita: O dente transplantado é cuidadosamente documentado com radiografias periapicais.

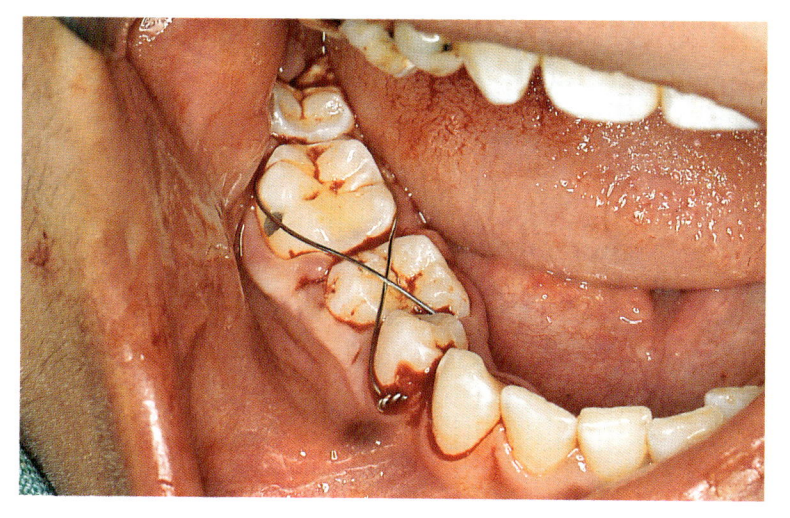

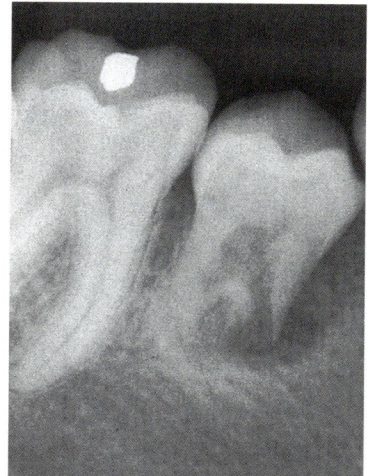

Figura 346   Evolução clínica
O aspecto clínico seis meses após a cirurgia. O dente transplantado está sólido, periodontalmente intacto e não mostra nenhum sintoma de necrose pulpar, embora continue a reagir negativamente à aplicação de frio (gelo e CO_2) para o teste de vitalidade pulpar.

Direita: A radiografia periapical mostra que o crescimento radicular continuou, e existem sinais de estreitamento dos canais radiculares, um sinal de reação vital. A regeneração do osso circundante permanece incompleta.

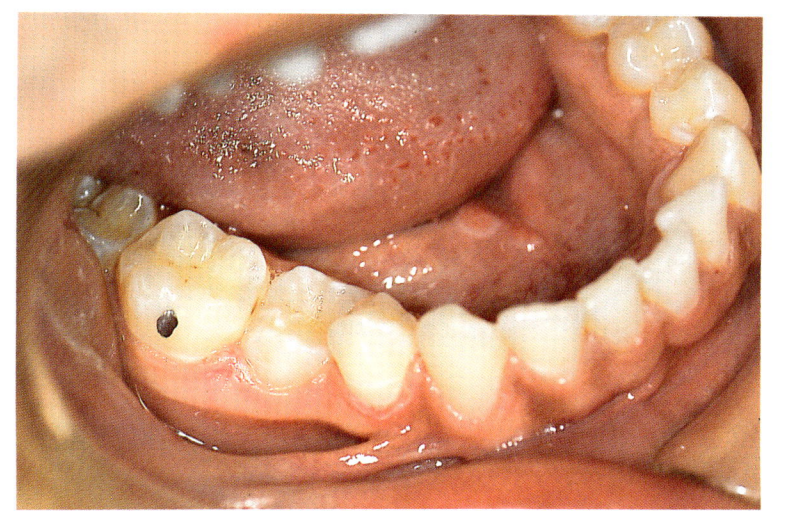

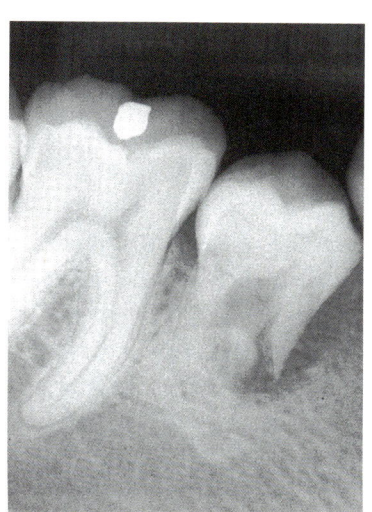

Procedimento Cirúrgico

Esta operação é muito semelhante à cirurgia para a remoção de dentes impactados. Uma grande diferença, entretanto, é que o dente a ser transplantado não pode ser danificado durante a manipulação cirúrgica. O saco folicular deve ser deixado no lugar como um colar; se o dente não encaixar no novo alvéolo criado, ele é recolocado em seu alvéolo original.

Dentes decíduos retidos não são raros. Após a remoção desses dentes decíduos e a cicatrização do alvéolo residual (aproximadamente um mês depois), um dente selecionado pode ser transplantado. O dente transplantado deve a princípio ficar ligeiramente abaixo do plano oclusal, de forma a proporcionar espaço para o desenvolvimento e crescimento radicular esperado.

Consultas Pós-operatórias

A evolução pós-operatória é seguida radiograficamente para documentar e observar o desenvolvimento do dente transplantado. Aos três meses, o dente transplantado tem sua vitalidade testada, e a profundidade de bolsa e a mobilidade são verificadas. Consultas subseqüentes devem ser feitas a cada seis meses até que o dente transplantado tenha atingido sua posição final no arco. Qualquer movimentação ortodôntica necessária pode ser iniciada após três meses.

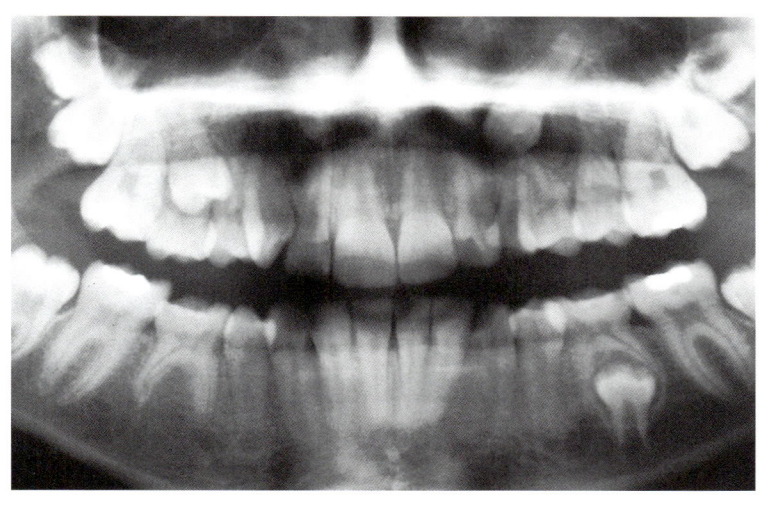

Figura 347 Transplante do dente 14 na região do dente 45: planejamento e documentação
Esta radiografia panorâmica mostra a ausência congênita do dente 45. O plano de tratamento completo envolve a extração bilateral dos pré-molares na maxila. O momento, no entanto, é desfavorável para o transplante, porque o desenvolvimento radicular dos pré-molares já atingiu três quartos do comprimento radicular.

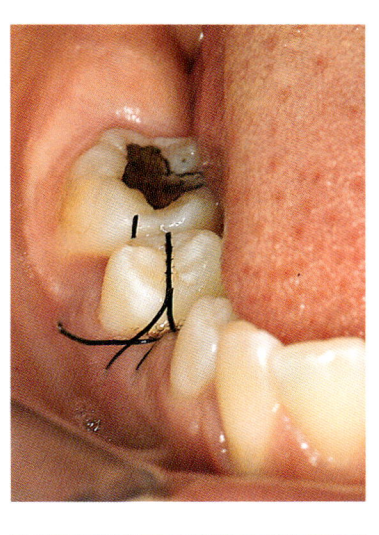

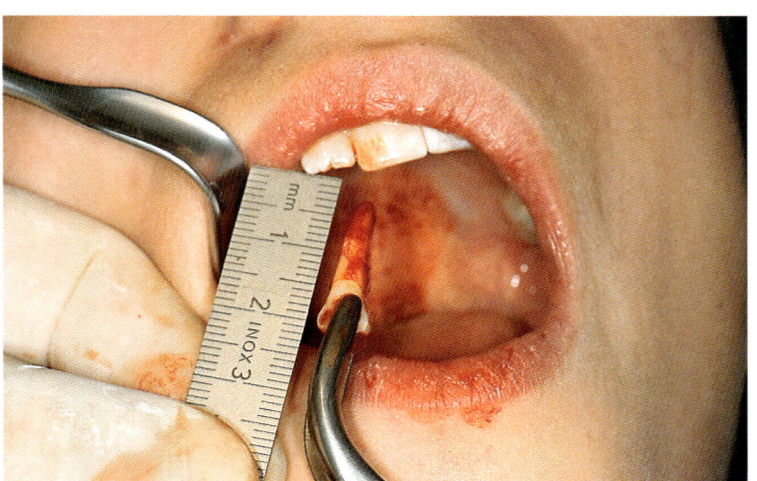

Figura 348 Transplante
Após a extração cuidadosa do dente decíduo 5 da mandíbula, o dente 14 é removido e medido.

Esquerda: Após o aprofundamento do alvéolo, o dente 14 foi transplantado e estabilizado com uma ligadura.

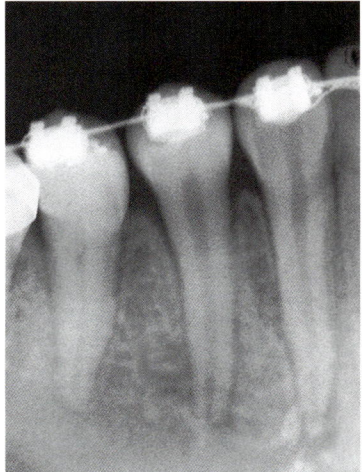

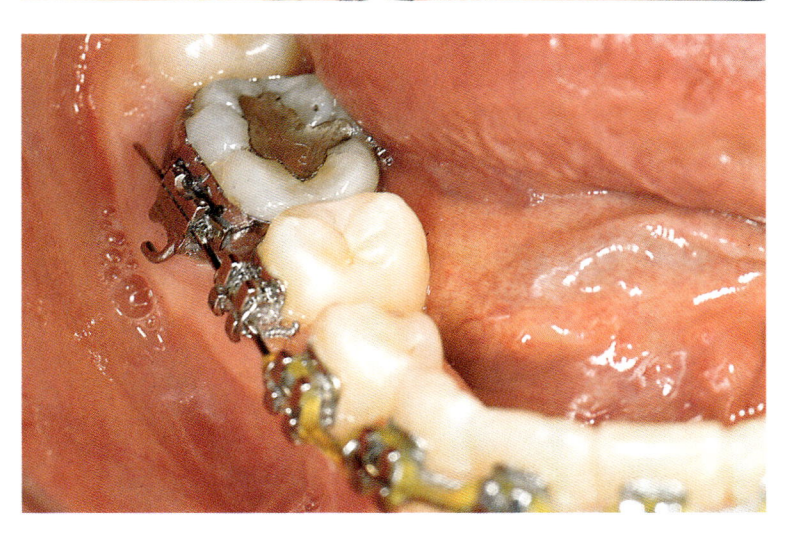

Figura 349 Evolução clínica
Após uma fase de cicatrização de três meses, o dente 14 transplantado é ortodonticamente movimentado até a posição desejada.

Esquerda: Esta radiografia periapical mostra as condições 12 meses após o transplante. O desenvolvimento radicular cessou, e o canal radicular sofreu ligeiro estreitamento; estes sinais indicam processos vitais.

136 Dentes Retidos (Não-erupcionados)

Transplantes Dentários da Maxila para a Mandíbula

A forma e o tamanho dos terceiros molares maxilares geralmente os tornam bons candidatos para a substituição de um molar decíduo retido, se o dente permanente sucessor estiver congenitamente ausente. Pré-molares maxilares que são transplantados na mandíbula devem ser invertidos de tal forma que a cúspide palatina fique voltada para vestibular, de forma a otimizar a oclusão. O tamanho variável desses dentes geralmente significa que o espaço na mandíbula deve ser fechado ortodonticamente. Se o transplante dentário for realizado no mesmo momento em que a remoção do dente decíduo, o novo alvéolo deve ser preparado para receber tanto a raiz mesial quanto a distal. Durante o planejamento, as considerações para o transplante devem incluir as relações espaciais e a oclusão.

> **Sugestão Clínica**
> Ao transplantar um pré-molar maxilar para a mandíbula, ele deve ser girado 180°graus – isto é – a cúspide palatina deve ser posicionada pelo aspecto vestibular.

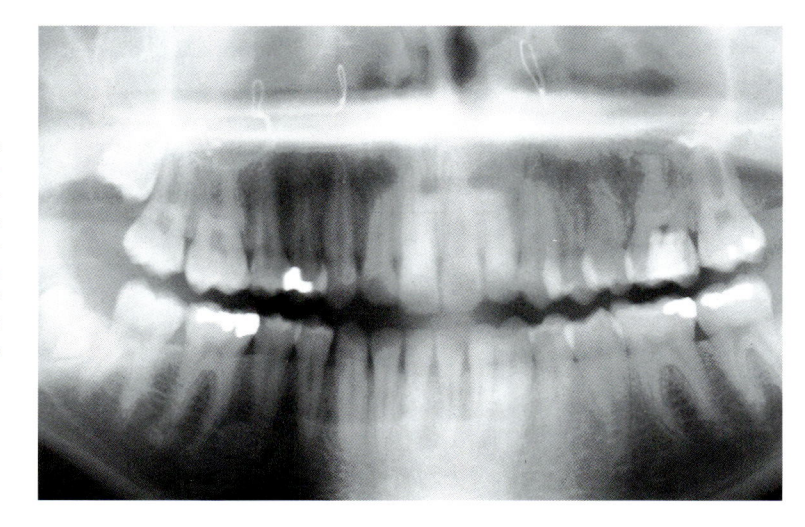

Figura 350 Transplante do dente 18 para a região do dente 26: documentação e planejamento

Esta radiografia panorâmica mostra que o dente 26 está severamente danificado e necessita ser extraído. O desenvolvimento radicular do dente 18 está aproximadamente dois terços completo. O transplante deve ser realizado na mesma consulta em que o dente 26 for extraído. (Os fios de aço visíveis aqui devem-se a um prévio procedimento de osteotomia maxilar deslizante).

Ⓐ

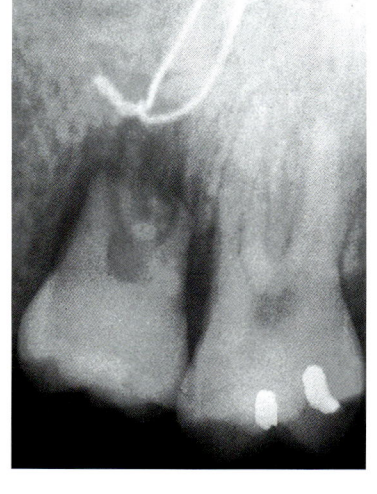

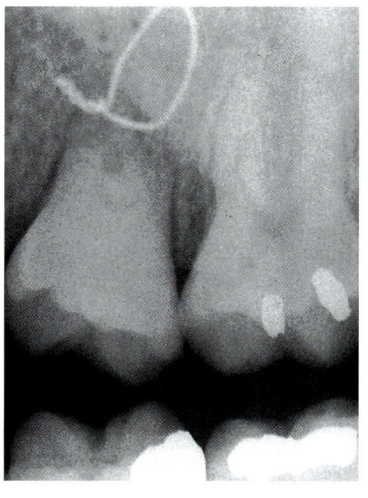

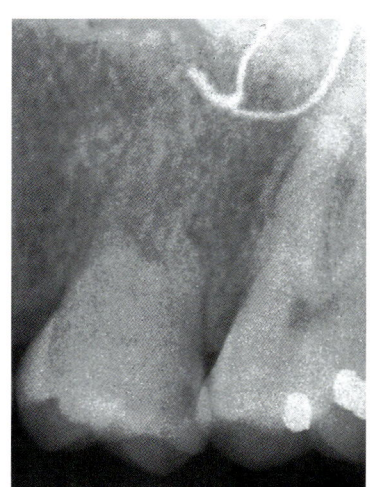

Figura 351 Evolução radiográfica
Esta série de radiografias periapicais mostra a evolução da cicatrização do dente 18 após o transplante para a região do dente 26. A comparação das radiografias da esquerda e do centro mostram o progresso do desenvolvimento radicular.

Direita: Esta radiografia foi tirada com 18 meses pós-operatórios. Os ápices radiculares estão constritos, e existe um espaço intacto do ligamento periodontal.

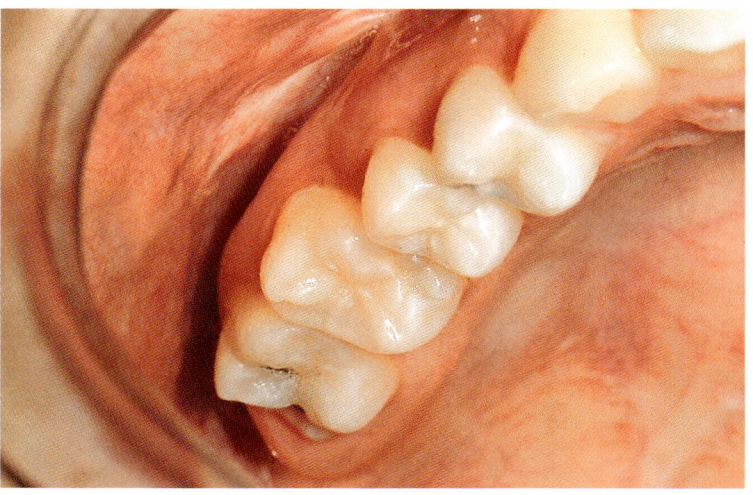

Figura 352 Conclusão do tratamento
Dezoito meses após o transplante do dente 18 para a região do dente 26, são vistas condições fisiológicas, sem sintomas. A mobilidade dentária está dentro dos limites normais, e o periodonto está intacto.

Transplantes dentro da Maxila

Durante o estágio do planejamento, é importante notar o osso disponível no local receptor. O assoalho do seio maxilar não deve ser perfurado. É possível realizar a extração do dente e o transplante durante o mesmo procedimento. Ao substituir um molar maxilar (a indicação mais comum é a impossibilidade de restaurar o dente adequadamente com um prognóstico de sucesso a longo prazo), um procedimento em dois estágios é o mais apropriado, devido à inflamação crônica apical que geralmente acompanha o dente a ser extraído. Após a extração do molar, o alvéolo é deixado para cicatrizar por um período de quatro semanas. Este tempo geralmente é suficiente para a regressão do processo inflamatório.

Os critérios para o transplante de um pré-molar são os mesmos que aqueles para o transplante de molares, e o procedimento cirúrgico também é semelhante. Na região do pré-molar, o perigo de uma perfuração do seio maxilar geralmente é menor. Cada caso individual deve ser discutido com o ortodontista para estabelecer com segurança a indicação para a remoção de um pré-molar em um lado de forma a substituir uma ausência congênita no lado oposto. Os procedimentos devem ser coordenados para evitar quaisquer discrepâncias de arco.

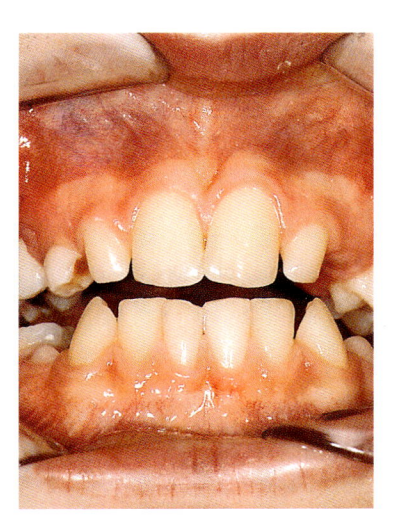

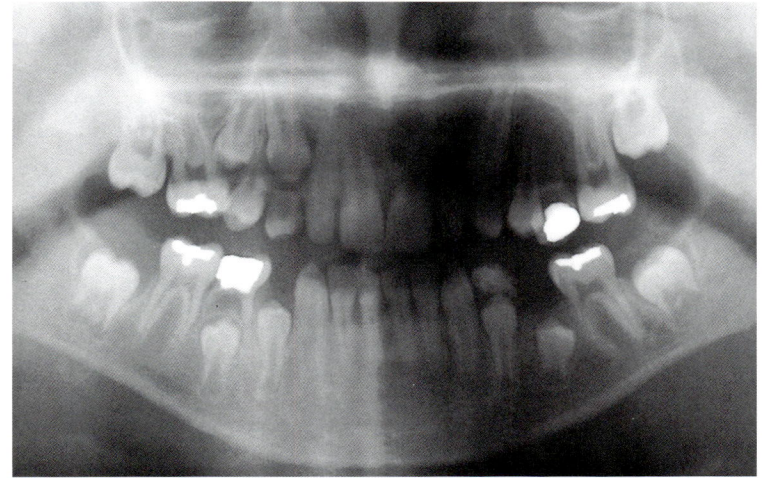

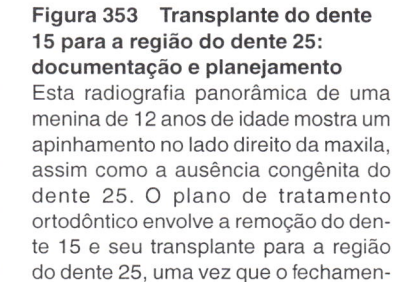

Figura 353 Transplante do dente 15 para a região do dente 25: documentação e planejamento
Esta radiografia panorâmica de uma menina de 12 anos de idade mostra um apinhamento no lado direito da maxila, assim como a ausência congênita do dente 25. O plano de tratamento ortodôntico envolve a remoção do dente 15 e seu transplante para a região do dente 25, uma vez que o fechamento do espaço no lado esquerdo não é possível.

Esquerda: Aspecto clínico antes do transplante.

Ⓐ

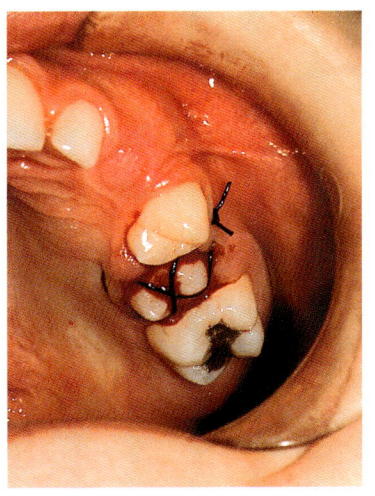

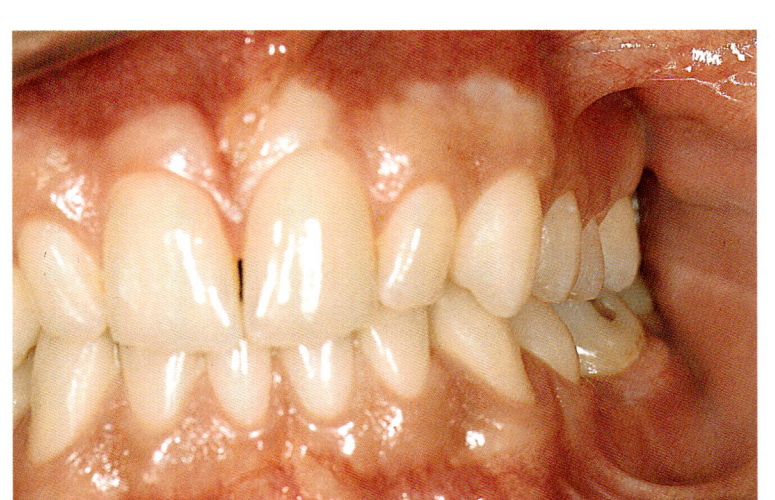

Figura 354 Evolução clínica
Achados seis meses após a cirurgia; o dente transplantado está estabelecido no esquema oclusal.

Esquerda: Vista pós-operatória imediata: devido à disponibilidade óssea, o dente 15 é posicionado ligeiramente para palatino.

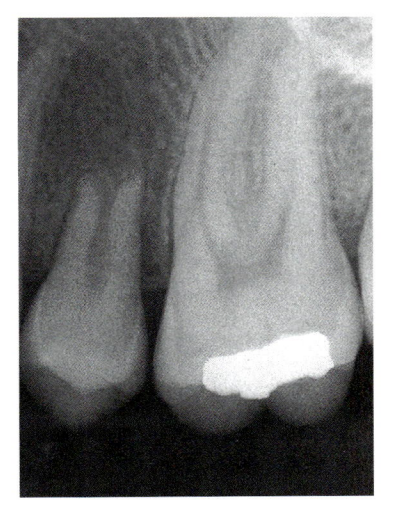

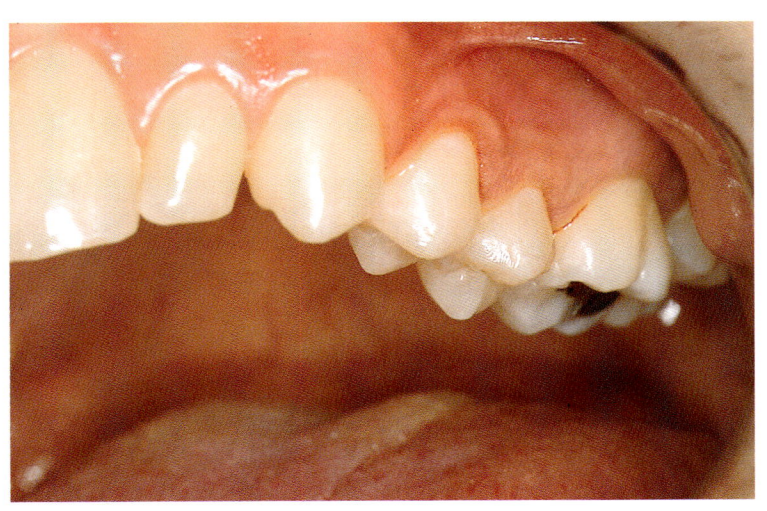

Figura 355 Término do tratamento
Aspecto clínico 16 meses após a cirurgia; o relacionamento intra-arco e intermaxilar estão estáveis.

Esquerda: A radiografia periapical mostra um desenvolvimento radicular incompleto, com o ápice aberto e um espaço periodontal normal. Não existe evidência de reabsorção.

Transposição de um Dente

O termo "transposição" se refere à alteração da posição usual de um dente no arco por meio de osteotomia e remoção temporária do dente.

O planejamento para este procedimento é realizado em colaboração com o ortodontista. A transposição é um procedimento de risco em relação aos objetivos a serem atingidos. Por essa razão, a fase de planejamento deve também levar em consideração tratamentos alternativos, no caso de falha do procedimento. É criticamente importante informar o paciente sobre os riscos inerentes ao procedimento.

O procedimento cirúrgico irá variar em cada caso. É essencial que o dente a ser transplantado seja extraído sem trauma, e que o defeito ósseo criado permita o reimplante no local desejado.

Pequenas correções usando-se ortodontia podem ser realizadas de quatro a seis semanas pós-operatórias, com as devidas considerações clínicas feitas ao dente transplantado. O movimento do dente dentro de um defeito ósseo preexistente só deve ser tentado após a regeneração óssea.

Figura 356 Transposição do dente 45: planejamento e indicação
Não parece ser possível mover o dente 45 impactado para sua posição adequada por meio de erupção forçada, e a extração do dente parece indicada. Uma decisão foi tomada para tentar o posicionamento do dente no local apropriado por transposição. O primeiro passo foi a remoção do dente 75 e a manutenção do espaço.

Esquerda: A radiografia panorâmica mostra a vista pré-operatória.

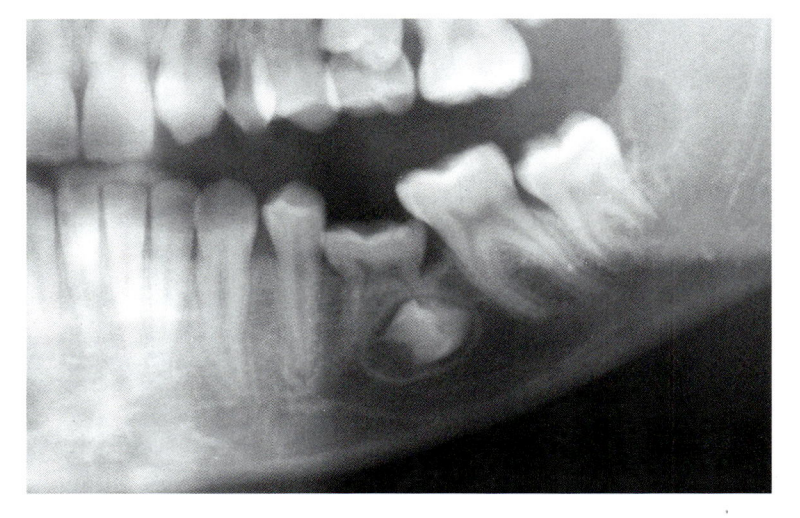

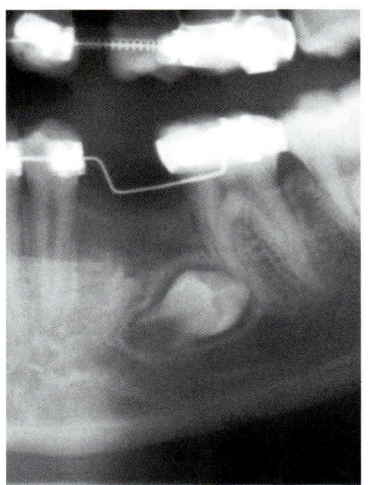

Figura 357 Evolução do tratamento
A situação com um mês pós-operatório. O dente ainda não atingiu sua posição adequada no arco mandibular. O movimento ortodôntico do dente pode iniciar após um mês.

Direita: Vista pós-operatória imediata, mostrando a posição vestibular do dente.

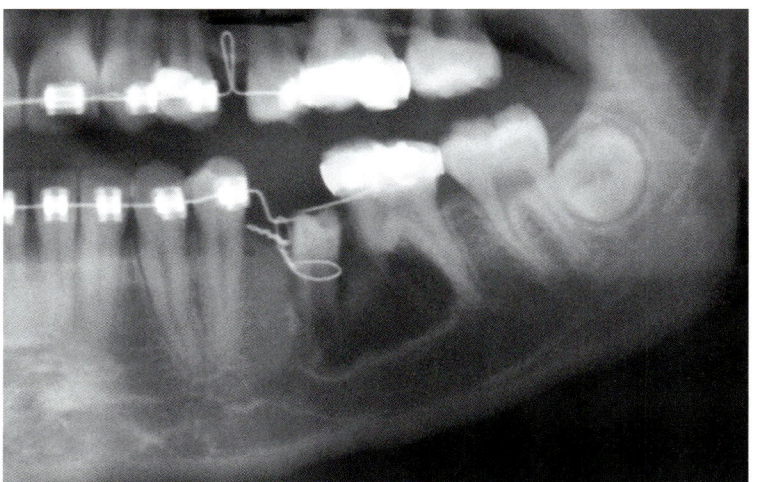

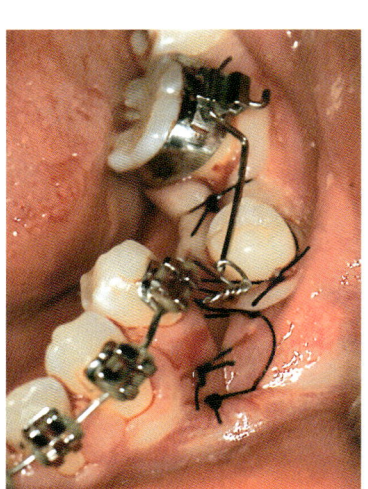

Figura 358 Tratamento completo
Esta fotografia clínica, tirada um ano após a cirurgia, mostra o dente em sua posição definitiva.

Direita: Estas radiografias são irretocáveis na sua exposição da transposição do dente 35 (*acima*) e o estágio intermediário seis meses mais tarde, quando iniciaria normalmente o movimento ortodôntico do dente em questão.

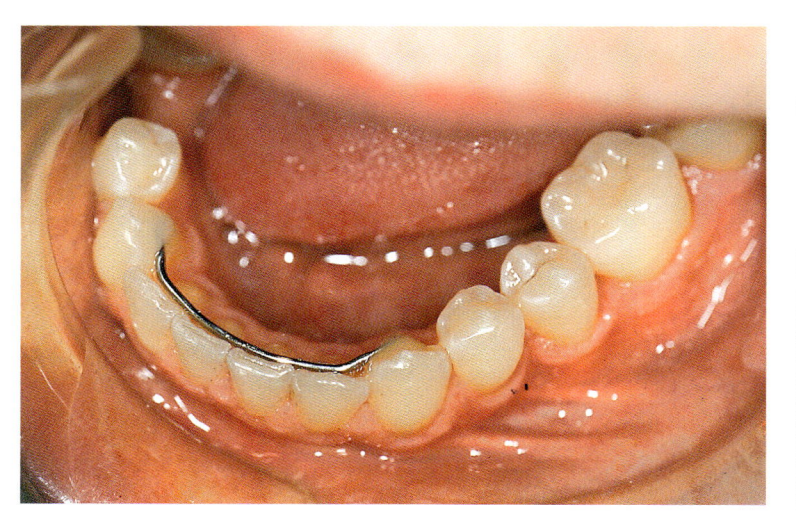

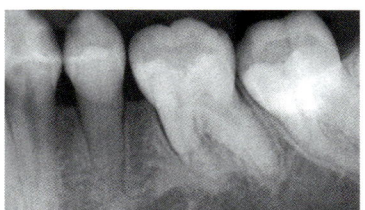

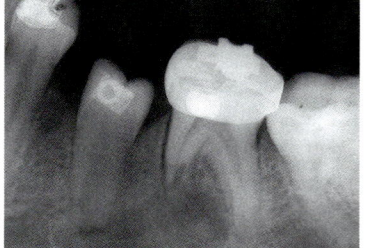

Considerações Especiais

Momento do transplante. Se o desenvolvimento radicular estiver completo no momento do transplante, é provável o aparecimento de necrose pulpar com uma possível infecção e subseqüente reabsorção radicular.

Escolha do dente para o transplante. O dente deve ser de fácil acesso, e deve ser possível extraí-lo sem traumas. O tamanho deve corresponder ao espaço disponível no arco. O desgaste do dente para que ele caiba em um espaço pequeno não deve ser tentado.

Local do transplante. O leito receptor deve ser constituído de osso trabecular bem-vascularizado, que permita a criação de um alvéolo. Os dentes não devem ser transplantados próximos ao nervo alveolar inferior ou aos seios maxilares.

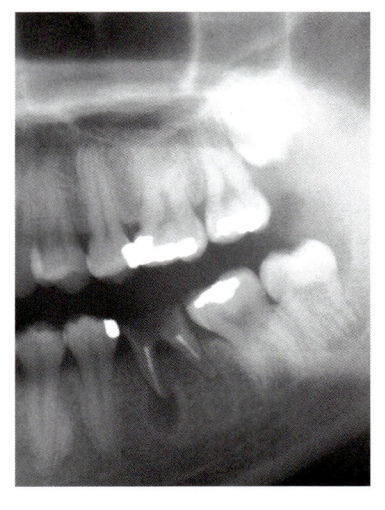

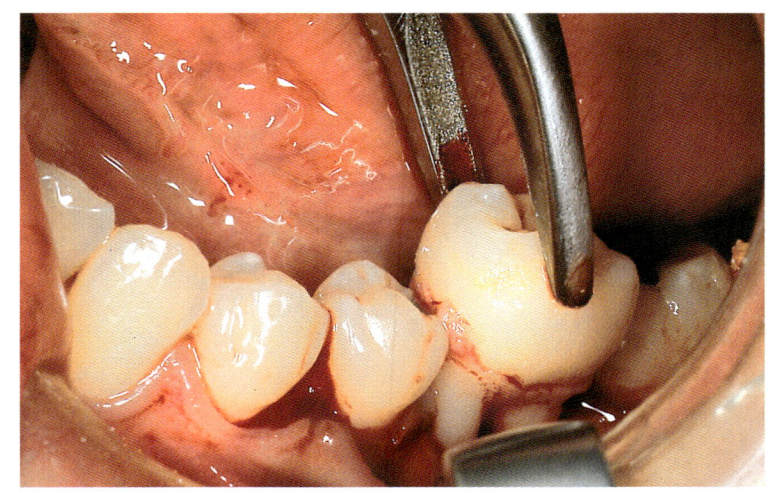

Figura 359 Complicações: espaço inadequado
O espaço mesio-distal é inadequado; o dente 38 é muito grande para o espaço criado pela extração do dente 36. Os terceiros molares maxilares geralmente cabem no espaço de um molar decíduo mandibular.

Esquerda: Radiografia pré-operatória mostrando o dente 36, que não pôde ser preservado.

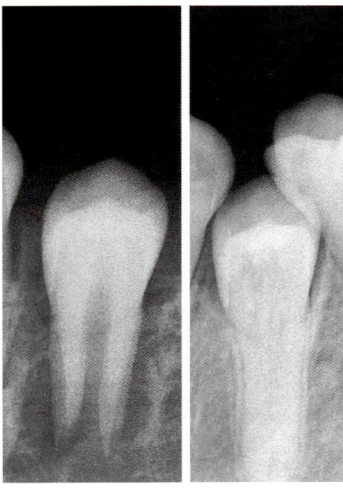

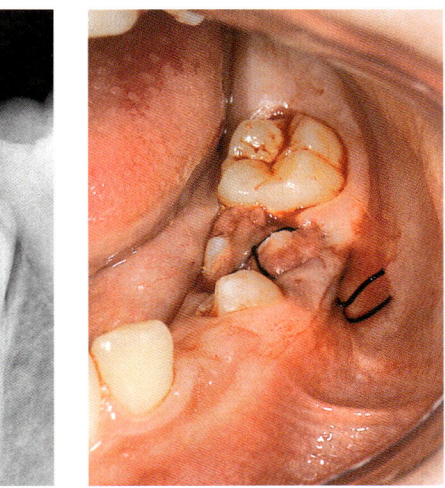

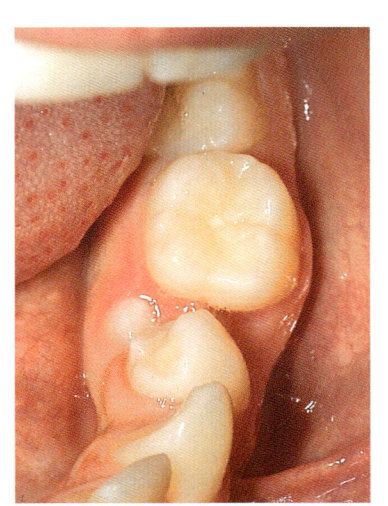

Figura 360 Cooperação inadequada
Esquerda: O dente 24 foi transplantado com sucesso para a região do dente 35, mas o tratamento ortodôntico subseqüente foi encerrado devido à cooperação inadequada do paciente.

Centro: Aspecto clínico imediatamente após o transplante. O espaço mesio-distal é suficiente.

Direita: Aspecto clínico dois anos após o transplante. O dente 35 permanece incompletamente erupcionado.

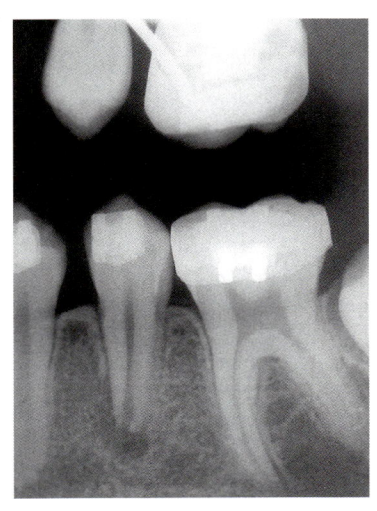

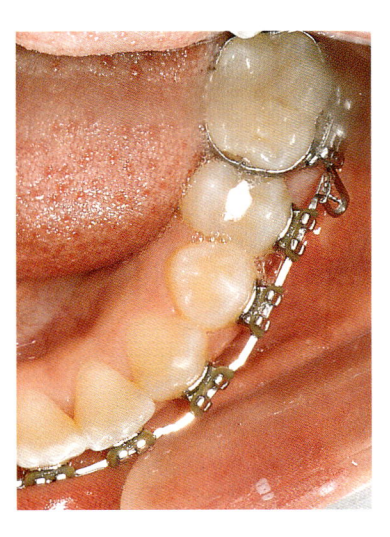

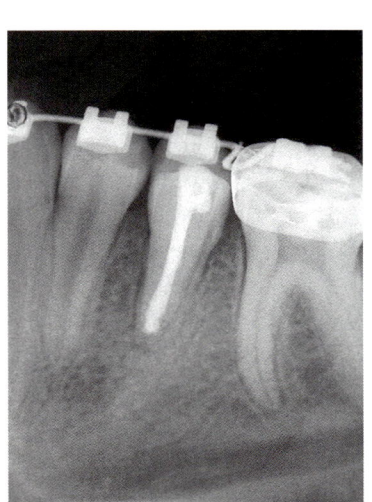

Figura 361 Necrose pulpar
Esquerda: O dente 24 foi transplantado na região do dente 35, mas tornou-se necrótico, e foi submetido a tratamento endodôntico. A radiografia mostra uma osteólise inflamatória periapical seis meses após o transplante.

Centro: Graças ao cuidadoso tratamento endodôntico, foi possível obter condições clínicas e radiográficas saudáveis.

Direita: A radiografia tomada no mesmo momento mostra um ligamento periodontal intacto, sem sinais de inflamação.

Cuidados Pós-operatórios após a Extração de Terceiros Molares: Ferida Aberta *versus* Parcialmente Fechada

Até este ponto, nós descrevemos somente o tratamento da ferida aberta após a extração de terceiros molares mandibulares. Nós estamos conscientes de que este método não é amplamente usado; entretanto, na rotina clínica diária, ele oferece vantagens significativas sobre outros métodos de cuidados pós-operatórios.

Taxas de Complicação

Existem diferenças claras entre os vários métodos de tratamento e sua relação com as taxas de complicações. Dois critérios particularmente importantes – distúrbios de cicatrização e infecção pós-operatória – são sabidamente dependentes do método de cuidados pós-operatórios. Quando o método de tratamento da ferida aberta é usado, um total de 3% de complicações pode ser esperado (1% infecção, 0,6% distúrbios de cicatrização, 1,4% outras complicações); quando o método de tratamento de feridas parcialmente fechadas é usado, a taxa de complicações sobe para 26% (6% infecção e 19,3% de distúrbios de cicatrização, entre os quais 7,3% envolvem dor pós-operatória e 12% relacionados com deiscência na ferida). A alta porcentagem de deiscência demonstra claramente os problemas associados com o fechamento tecidual de alvéolos de extração de terceiros molares envolvendo ostectomia e retalho planejado para proteger o nervo lingual. Isto leva a uma situação clínica na qual a margem do retalho de tecidos moles é apenas parcialmente suportada pelo osso subjacente. Não existe dúvida de que a cicatrização primária de um retalho mucoperiostal imediatamente acima de um defeito ósseo é extremamente difícil de ser obtida.

Efeitos da Higiene Oral

A cicatrização de uma ferida aberta não é atrasada se a higiene oral for insuficiente. Pelo contrário, com o fechamento parcial do local de extração do terceiro molar, um paciente com uma higiene oral deficiente pode esperar um maior risco de infecção e uma cicatrização tecidual demorada.

Custos

A parte econômica da cicatrização tecidual pode ser calculada medindo-se a duração do tratamento e o tempo necessário para as consultas pós-operatórias. Logicamente, menos consultas significam menores custos (tanto em tempo quanto em dinheiro) para o dentista e para o paciente.

O tratamento de uma ferida pós-operatória aberta requer, em média, três consultas pós-operatórias para trocar ou remover os curativos. O tempo total de tratamento dura em média 17 dias. Com o método parcialmente fechado, duas consultas pós-operatórias são necessárias, com um tempo total de tratamento de 12 dias, em média. Entretanto, 50% dos casos tratados com o método de ferida parcialmente fechada requerem mais tempo de tratamento. A maior taxa de complicações com essa técnica está associada com um tempo de tratamento significativamente maior. Qualquer vantagem de um tempo de tratamento mais curto é perdida em comparação com a estatística de 50% de casos sem complicações na evolução pós-operatória dos casos abertos.

Conclusões

Os resultados aqui apresentados derivam da experiência de nossa própria clínica. Essa experiência provavelmente é relevante ao clínico geral, uma vez que em nossa clínica não buscamos condições absolutamente assépticas durante a remoção cirúrgica de terceiros molares. Por exemplo, o líquido de irrigação para o resfriamento de nossas peças de mão é água tirada diretamente do sistema de distribuição pública de água, que é sabidamente menos do que completamente estéril. Nossa pesquisa foi direcionada à avaliação do tratamento pós-operatório aberto usando drenos de gaze colocados frouxamente no alvéolo, e os resultados desta técnica em comparação com outras modalidades de tratamento pós-operatório.

Em conclusão, o tratamento pós-operatório aberto usando drenos de gaze pode ser considerado prático e muito seguro, em diversos critérios. A extensão do tratamento pós-operatório necessário é aceitável e, devido à baixa taxa de complicações, completamente justificável para o uso na prática odontológica moderna.

Sugestão Clínica

O tratamento aberto da ferida após a remoção cirúrgica dos terceiros molares mandibulares é o método associado com menos complicações. A taxa de infecção é extremamente baixa (1%). A cobertura com antibióticos sistêmicos não é necessária. A extração dos terceiros molares é indicada principalmente no grupo de 18 a 24 anos de idade. Dentro dessa faixa etária, o tempo total de crescimento é mais curto e a taxa de complicações é menor.

Em vista do risco de complicações com o método parcialmente fechado, o cuidado pós-operatório aberto após a remoção cirúrgica dos terceiros molares mandibulares parece ser o método mais econômico. O método parcialmente fechado de tratamento da ferida após a extração dos terceiros molares mandibulares somente pode ser justificado em pacientes com uma higiene oral perfeita, e quando o procedimento cirúrgico for realizado sob condições assépticas.

Tratamento dos Abscessos

> **Sugestão Clínica**
> Um abscesso requer uma intervenção cirúrgica. Antibióticos não são um substituto para a terapia cirúrgica.

Patologia e Diagnóstico

Critérios para Avaliação

A avaliação de uma infecção envolve o exame da extensão local do processo, as condições gerais do paciente, e a virulência do agente causador.

O exame clínico deve determinar se existe uma infecção localizada ou se os sintomas sugerem a disseminação regional da infecção, e se todo o complexo sistêmico está envolvido.

Achados Locais

As infecções dentárias produzem normalmente os sinais clássicos de infecção na proximidade imediata do agente etiológico. Os microorganismos mais comumente envolvidos são os estreptococos e estafilococos, derivados da necrose de um dente não-vital. O microorganismo mais comum é o *Streptococcus viridans*. *S. aureus* é freqüentemente encontrado em aspirações, tanto sozinho quanto como um componente em uma infecção mista.

Com a formação de uma bolsa periodontal, os abscessos periodontais não são incomuns, e estes têm uma causa bacteriológica diferente – primariamente organismos Gram negativos, acompanhados por anaeróbios e também actinomicetos. (Obwegeser *et al.*, 1989; Schmelzle *et al.*, 1978).

Uma distinção é feita entre abscessos subperiostais e abscessos submucosos.

Fístula Cutânea

As infecções crônicas granulomatosas, que usualmente se originam de infecções apicais dos dentes anteriores e molares mandibulares, podem perfurar o osso e o periósteo e emergir externamente através da superfície cutânea.

A principal terapia é puramente causal – eliminar o agente causador. A fístula primária normalmente cicatriza espontaneamente. A excisão ou correção cirúrgica geralmente só é necessária se o trajeto fistuloso tornar-se epitelizado.

Infecções Disseminadas

Os abscessos amplamente disseminados usualmente originam-se de um abscesso local, e espalham-se ao longo dos espaços teciduais anatomicamente demarcados.

Se tais infecções não são controladas, um processo de doença com risco de vida pode se desenvolver. A sepse geralmente pode ocorrer, e o abscesso pode também se estender em direção a centros funcionais críticos. Abscessos cerebrais de origem dentária têm sido freqüentemente descritos. Abscessos na maxila podem espalhar-se para o seio cavernoso através da veia facial (onde há ausência de válvulas) ou da veia angular. Sintomas tais como edema periorbitário ou sulcos nasolabiais edemaciados são típicos.

A formação difusa de pus sem demarcação é chamada "flegmão". Tipicamente, ela se origina no assoalho bucal, com uma possível disseminação caudal para o mediastino. Tais situações representam risco de vida.

> **Sugestão Clínica**
> Os abscessos que se estendem além do processo alveolar somente devem ser tratados por um especialista.

Fatores de Resistência do Hospedeiro

Uma saúde geral pobre ou doenças sistêmicas podem afetar substancialmente a resistência do hospedeiro à infecção. O diabete mal-controlado está associado com uma resistência comprometida contra as infecções bacterianas. Em pacientes imunossuprimidos, aqueles submetendo-se à quimioterapia, ou sofrendo de leucemia ou anemia aplástica, a resistência à infecção é severamente reduzida ou completamente ausente. Tais pacientes devem receber tratamento agressivo para sua infecção, geralmente em um regime de internação hospitalar.

Sintomas Cardinais do Abscesso

Um abscesso representa o estágio agudo de uma infecção, e mostra os sinais clássicos da inflamação:
- Tumor: causado pelo edema e por acumulação de pus.
- Dor: causada pela pressão no interior dos tecidos e nas terminações nervosas.
- Calor: causado pela aceleração do metabolismo local.
- Rubor: causado pelo fluxo sangüíneo elevado.
- *Functio laesa**: causado pelo reflexo doloroso.
- Flutuação: sinal típico da acumulação de fluido (pus).

Os pacientes nem sempre apresentam este amplo espectro de sintomas. O diagnóstico é baseado na evolução, nas possíveis causas e na observação das alterações patológicas. É importante identificar a localização precisa e a extensão do abscesso. Isto é então seguido pela terapia cirúrgica, a qual consiste em abrir e drenar a cavidade do abscesso e, sempre que possível, eliminar ao mesmo tempo os fatores etiológicos (Andrä e Naumann, 1991; Becker, 1968).

Os abscessos amplamente disseminados, ou aqueles que mostrem uma evolução atípica, devem ser tratados por um especialista (Grätz, 1989; Schottland *et al.*, 1979).

Figura 362 Sintomas cardinais: tumor, dor e rubor
Nesta mulher de 47 anos de idade, o inchaço vestibular no lado direito da maxila está causando um edema dolorido e avermelhado.

Direita: Inchaço extrabucal na bochecha direita com edema da pálpebra inferior, eritema e ligeira queda do lábio inferior são sinais clínicos típicos.

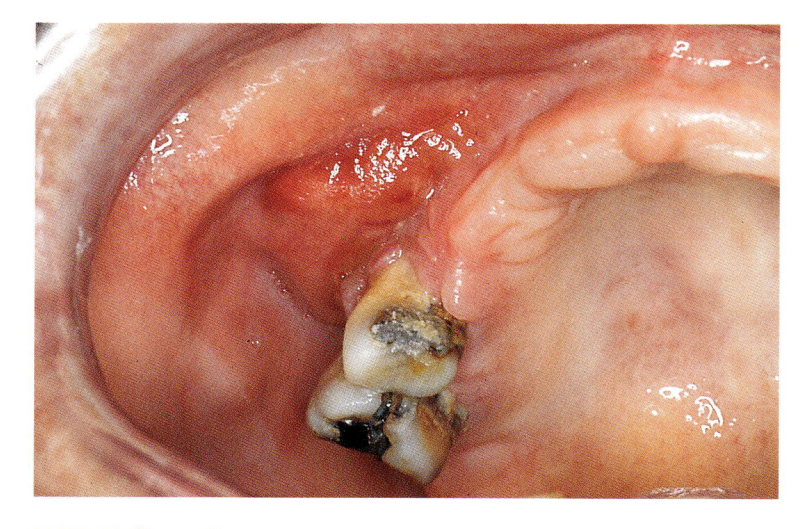

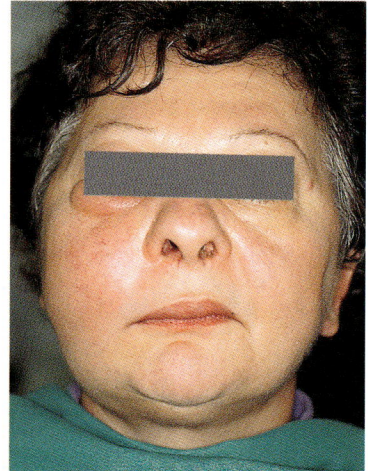

Figura 363 Sintoma cardinal: calor
O calor que sempre acompanha um processo inflamatório pode ser sentido por palpação da área edemaciada.

Direita: Este termograma mostra o aquecimento de um abscesso perimandibular no lado direito da mandíbula (ilustração cortesia de N. Hardt).

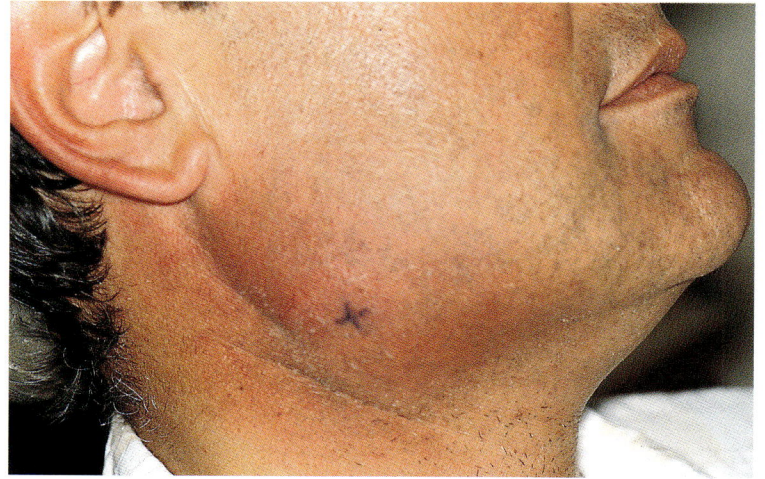

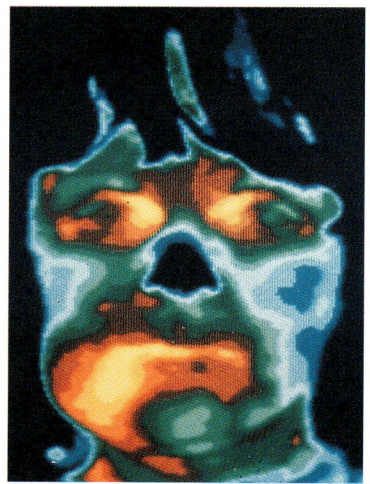

Osteomielite

Durante a formação do abscesso, pode ocorrer inflamação do osso esponjoso, particularmente na mandíbula.

Os sinais clínicos incluem dor, formação de fístula, expansão óssea e distúrbios sensitivos. A evolução é intermitente, mas pode esperar-se que persista por semanas ou meses, com intervalos sem sintomas. Os possíveis fatores etiológicos incluem corpos estranhos, infecção dentária crônica que persiste sem cicatrização após a eliminação da causa, seqüestro e doenças sistêmicas, tais como diabete e distúrbios de circulação periférica. Sinais radiográficos típicos incluem osteólise mal-demarcada, que pode ser detectada a alguma distância do foco original da infecção. O osso cortical também pode estar envolvido. Além disso, esclerose reativa, formação de seqüestro e neoformação óssea subperiostal podem ser observadas. O exame radiográfico não pode excluir a possibilidade de um processo maligno. A tomografia computadorizada e a imagem por ressonância magnética (Hardt, 1991) podem proporcionar informações valiosas para o diagnóstico.

---

* N. de T. Termo em Latim para ausência de função.

Osteorradiomielite

A osteorradiomielite é uma forma especial de osteomielite. Freqüentemente, é impossível diferenciar-se entre a densidade do osso trabecular e do osso cortical. O diagnóstico correto é baseado na história médica. Mesmo depois de anos após um tratamento com radiação, a osteorradiomielite pode ocorrer em conjunto com procedimentos cirúrgicos menores realizados na cavidade bucal (curetagem ou cirurgia periodontal, extração dentária).

Os sinais iniciais da osteorradiomielite incluem áreas de mucosa que não cicatrizam sobre o osso e dor nebulosa na região mandibular (Obwegeser e Sailer, 1978; Sailer, 1976).

> **Sugestão Clínica**
> O tratamento da osteomielite deve ser realizado somente por especialistas.

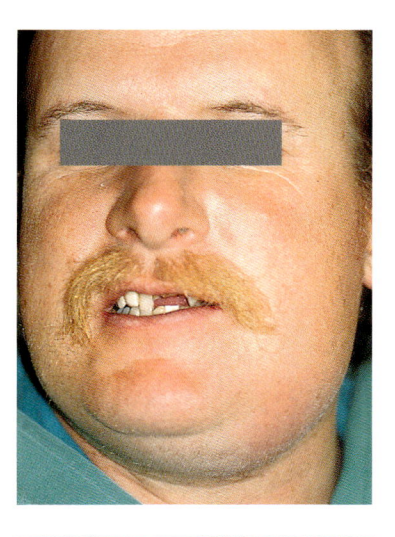

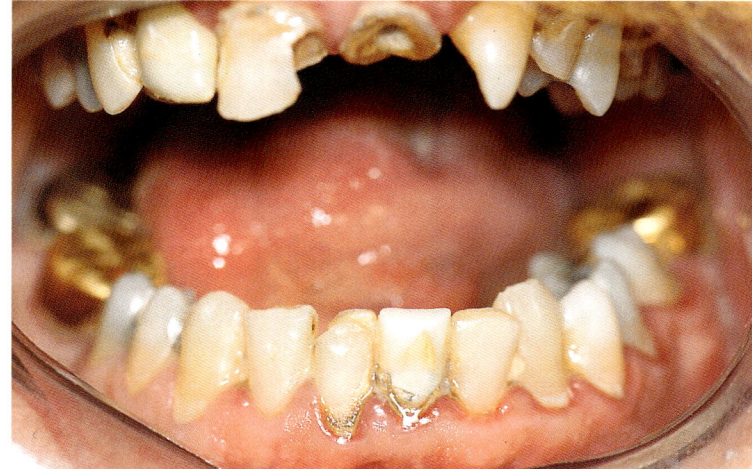

Figura 364 Sintomas cardinais: *functio laesa*
A inabilidade de abrir completamente a boca é um sinal típico de mobilidade reduzida na articulação têmporo-mandibular.

Esquerda: Este homem de 44 anos de idade apresentou-se com sintomas inconfundíveis, incluindo edema, eritema e abertura bucal limitada.

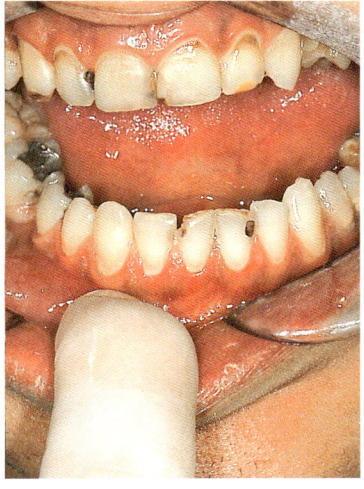

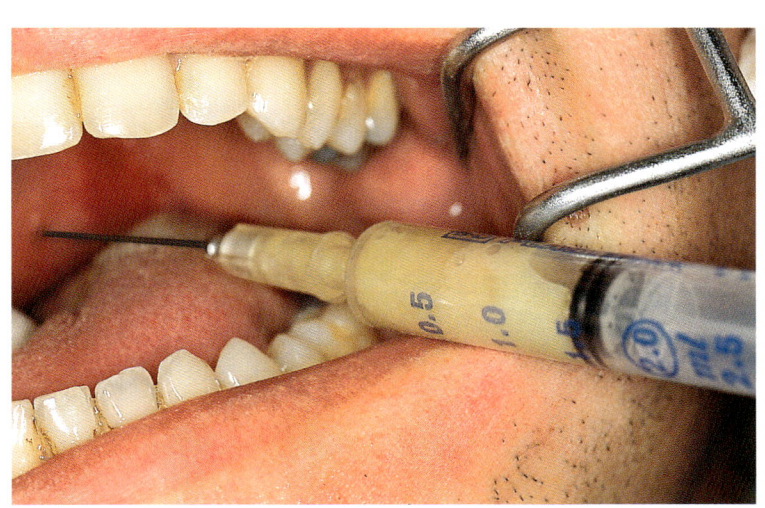

Figura 365 Sintoma cardinal: *flutuação*
A flutuação dos tecidos pode ser um sinal de acúmulo de pus em um abscesso. Isto pode ser confirmado pela palpação usando-se dois dedos (*esquerda*) e pela coleta de pus por meio da punção da área com uma seringa.

Identificação do Agente Causador

São necessários maiores esclarecimentos se existir suspeita sobre um organismo particularmente virulento, e se os sintomas locais parecerem ameaçadores. Uma avaliação hematológica de diferenciação e uma contagem de células brancas são indicadas. Uma taxa de sedimentação elevada confirma a presença de um processo infeccioso.

Na maioria dos casos, a avaliação bacteriológica não é necessária em abscessos dentários. Os agentes causadores são bem conhecidos, e respondem à penicilina.

Se o processo de cicatrização após a intervenção cirúrgica parecer demorado, testes de sensibilidade devem ser realizados antes da administração de um novo antibiótico. Se a infecção for disseminada, testes de cultura bacteriológica do sangue devem sempre ser realizados, para identificar cadeias aeróbias e anaeróbias.

> **Sugestão Clínica**
> Um abscesso submucoso pequeno não requer análise bacteriológica. Por outro lado, este teste é indicado em casos de abscessos recorrentes com etiologias não-definidas, e em pacientes com resistência deficiente – por exemplo, aqueles com diabete ou infecção pelo vírus da imunodeficiência humana (HIV).

144 Tratamento dos Abscessos

Figura 366 Pus
Imagem microscópica do pus de um abscesso dentário apical, mostrando tecidos necróticos. O centro da infecção bacteriana está circundado por granulócitos polimorfonucleados, vários linfócitos e restos celulares.

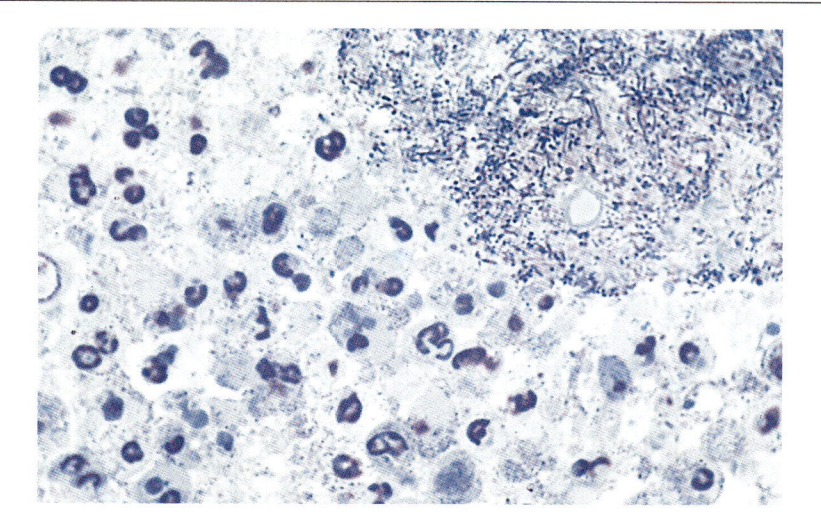

Figura 367 Pus
Imagem de microscopia eletrônica por transmissão de um típico espécime de pus revela granulócitos polimorfonucleados intactos e parcialmente desintegrados, assim como infiltração bacteriana consistindo principalmente de formas cocóides.

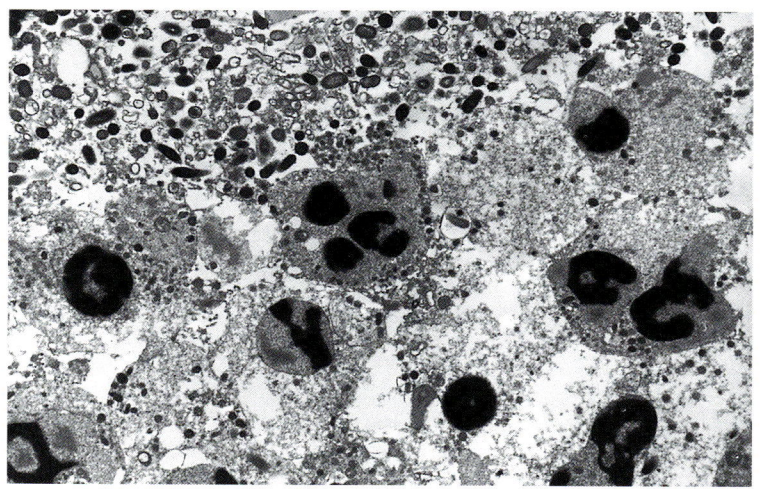

Figura 368 Pus
Em uma magnificação maior, granulócitos polimorfonucleados e grandes fagócitos podem ser identificados, os quais contêm bactérias intactas e parcialmente digeridas.

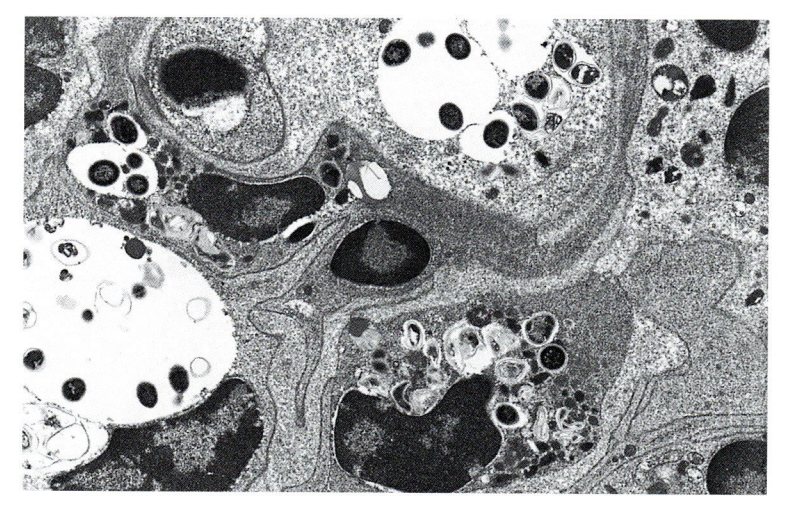

Figura 369 Pus
Visão em microscopia óptica de um granuloma apical mostrando reabsorção radicular e acúmulo de *Actinomyces*.

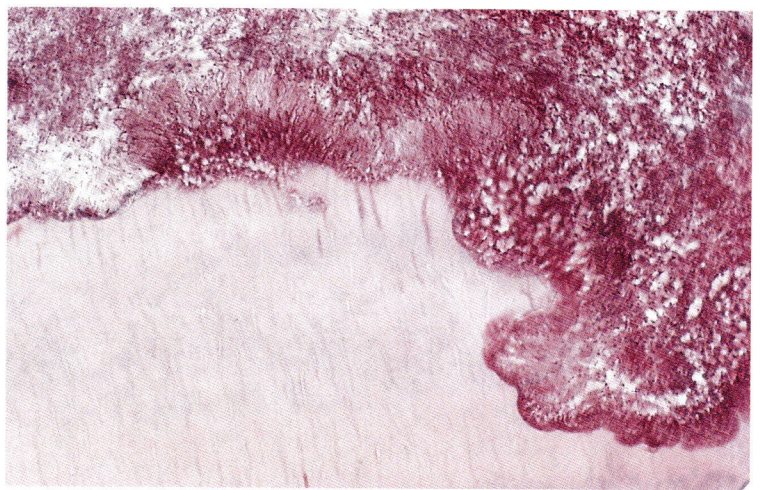

(Ilustrações cortesia de B. Guggenheim.)

Incisão e Drenagem de Abscessos

"Ubi pus ibi evacua". A intervenção cirúrgica ativa é o tratamento de escolha para virtualmente qualquer abscesso. A diferenciação entre abscesso subperiostal e submucoso não é significativa para o tratamento; a localização anatômica é de maior importância.

Terapia Antibiótica

Os antibióticos representam um último recurso em casos de sintomatologia incerta, sintomas sistêmicos com risco de vida, disseminação desfavorável ou comprometimento da resistência do hospedeiro. Os antibióticos devem ser utilizados da forma mais direcionada possível em cada caso, dependendo da bactéria causadora presumida ou identificada (infecção periodontal, apical, radicular ou específica). Os antibióticos não devem ser prescritos como rotina ou procedimento geral (Becker, 1968; Rahn, 1989; Fleming *et al.*, 1990; Berthold, 1993).

Procedimento Cirúrgico Geral

Anestesia
A anestesia por bloqueio nervoso com infiltração regional deve ser usada sempre que possível. A infiltração intra-epitelial ou subepitelial de solução anestésica é principalmente usada para reduzir a hemorragia no local da incisão, mas quase sempre é insuficiente para a abertura do abscesso. Se não for possível obter uma redução adequada da dor por meio da anestesia local, o paciente deverá ser tratado sob anestesia geral; isto é de particular importância se a abertura bucal estiver com limitação severa, se o local da incisão for de difícil acesso, ou se a incisão tiver que ser feita por um acesso extrabucal.

Incisão
A mucosa e o periósteo são incisados com um bisturi (lâmina 15). O bisturi deve ser movimentado perpendicularmente à superfície óssea. O ponto de incisão deve ser na área mais inferior possível do abscesso, para melhorar a drenagem natural. Com abscessos bucais, isto freqüentemente não é possível.

Usando-se um elevador de periósteo, o mucoperiósteo é descolado e uma pinça hemostática fechada é inserida na cavidade do abscesso, aberta e então retirada. A quantidade, a cor e a consistência dos conteúdos do abscesso devem ser observadas e documentadas.

A cavidade do abscesso é então irrigada copiosamente com soro fisiológico ou solução de neomicina.

Para melhorar a drenagem, o local da incisão é mantido aberto com tiras de gaze úmidas, ou com um dreno de borracha.

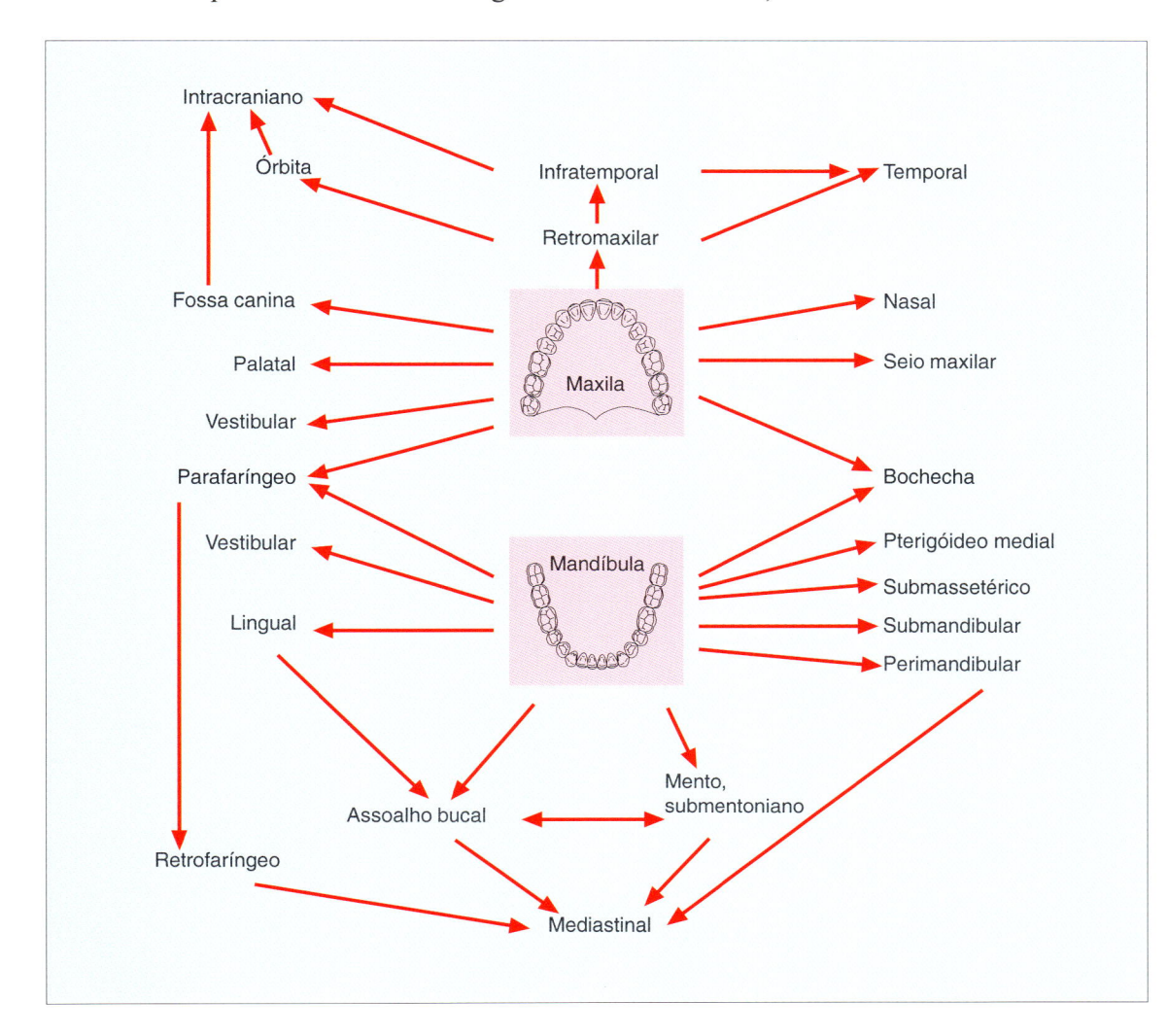

Figura 370 Potencial disseminação dos abscessos dentários
Se um tratamento objetivo não for executado, um simples abscesso no processo alveolar pode se espalhar ao longo dos trajetos anatômicos naturais para os espaços fasciais. Dependendo da virulência dos organismos causativos e do nível de resistência do hospedeiro, uma sepse com risco de vida pode ocorrer. (Diagrama adaptado de Obwegeser).

Procedimento Cirúrgico para Abscessos Mandibulares

Abscessos Vestibulares

Geralmente, uma incisão horizontal perpendicular à superfície do osso pode ser usada para seccionar a mucosa e o periósteo em um único movimento. A cavidade aberta do abscesso é aumentada, para facilitar a drenagem do pus. A irrigação e a drenagem do abscesso são realizadas.

> **Sugestão Clínica**
> A lâmina do bisturi deve ser orientada perpedicularmente ao osso, e não obliquamente. Deve-se tomar cuidado para evitar o forame mentoniano.

Uma incisão vertical pode ser utilizada se um descolamento de retalho for planejado – como, por exemplo, para uma ressecção de ápice radicular ou cistectomia.

Se ocorrer hemorragia severa, tanto a ligadura dos vasos quanto a cauterização das margens teciduais são efetivas. A aplicação de compressas deve ser evitada, porque ela restringe a drenagem dos fluidos do abscesso.

Figura 371 Abscessos submucosos no processo alveolar da mandíbula
Esta moça de 26 anos de idade estava com dor na região do dente 44 por várias semanas; a dor diminuiu e o inchaço começou a aumentar três dias mais tarde no lado direito da mandíbula.

Direita: A radiografia periapical mostra a raiz do dente 44 e uma área de osteólise ovóide próxima ao ápice, circundada por uma zona parcial de esclerose reativa (mesial).

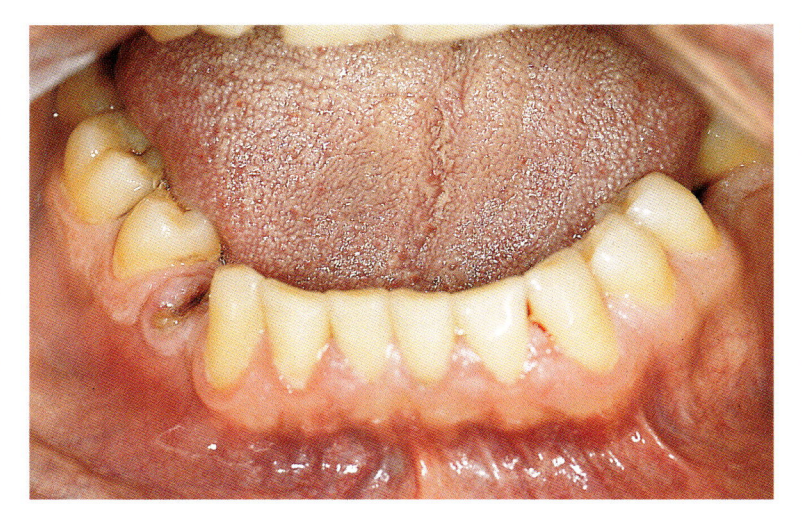

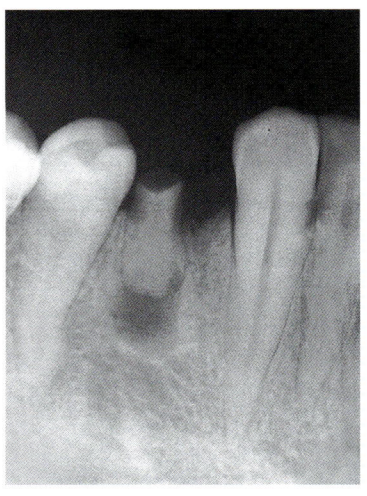

Figura 372 Anestesia
Além da anestesia por bloqueio do nervo alveolar inferior e do nervo bucal, uma anestesia infiltrativa é aplicada na mucosa sobre a linha de incisão. Isto ajuda a aliviar a dor durante a incisão e também a reduzir a hemorragia.

Direita: Este diagrama indica a incisão planejada; a lâmina (nº 15) é posicionada perpendicularmente à superfície óssea. Quando o periósteo for descolado, deve-se ter cuidado para evitar o nervo mentoniano em sua saída do forame mentoniano.

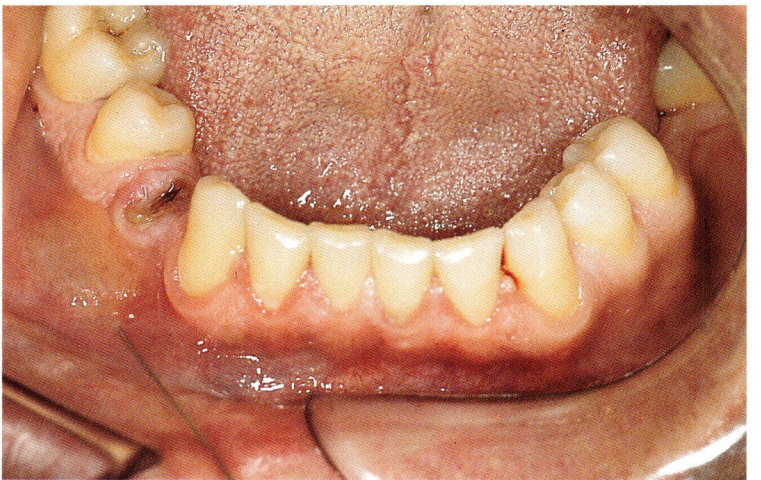

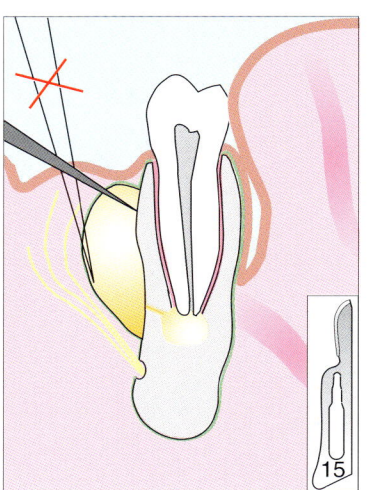

Figura 373 Incisão
O bisturi incisa tanto a mucosa quanto o periósteo, enquanto é guiado perpendicularmente ao osso.
Direita: Um elevador de periósteo é usado para alargar a abertura de acesso à cavidade do abscesso, permitindo a completa drenagem de pus.

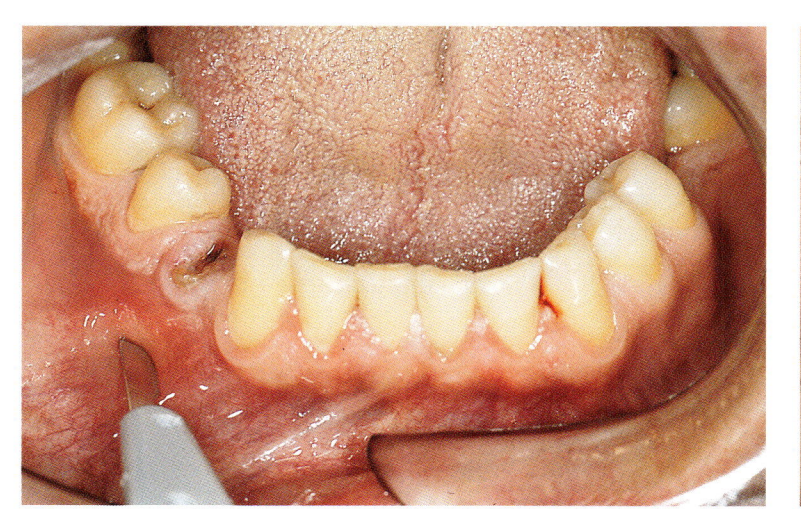

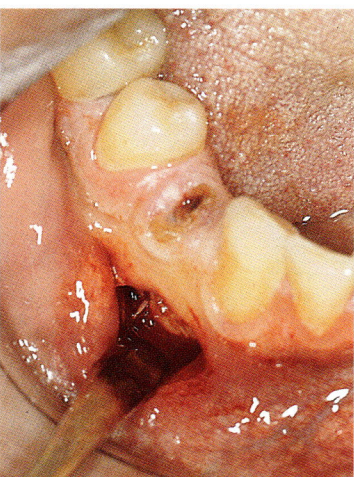

Incisão e Drenagem de Abscessos 147

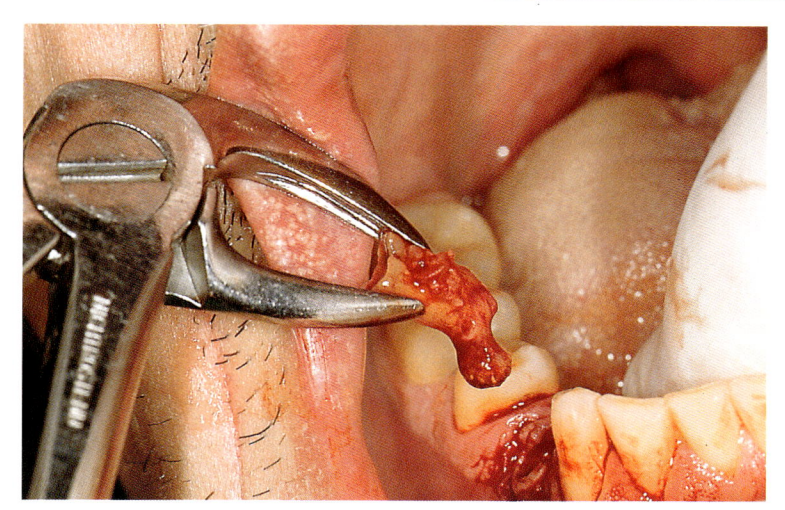

Figura 374 Tratamento causal
Neste caso, o agente causativo é uma raiz dentária infectada, que deve ser removida. A extração geralmente é realizada após a incisão do abscesso, para evitar que o pus se espalhe na área submucosa, devido à pressão exercida sobre o processo alveolar no momento da extração do dente.

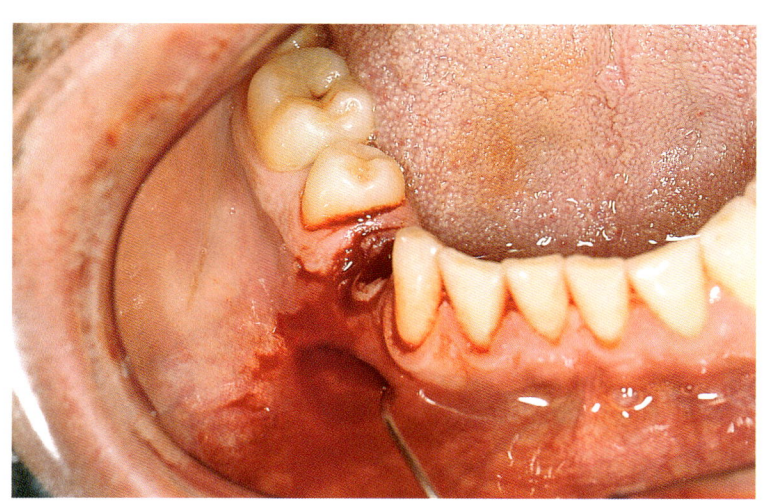

Figura 375 Irrigação
A cavidade do abscesso deve ser irrigada para remover completamente todos os restos de pus.

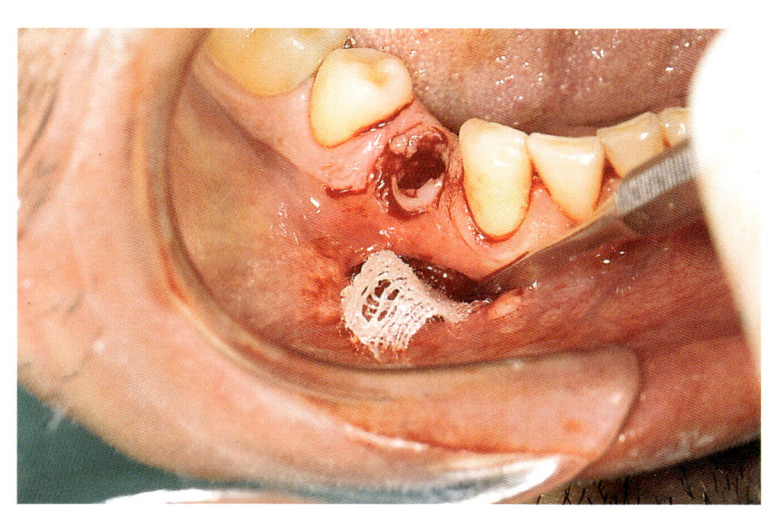

Figura 376 Drenagem
Uma tira de gaze é colocada na cavidade do abscesso a fim de mantê-la aberta para a drenagem de quaisquer secreções adicionais que possam se acumular. A tira de gaze é saturada com uma solução desinfetante, p. ex., solução de Chlumsky.

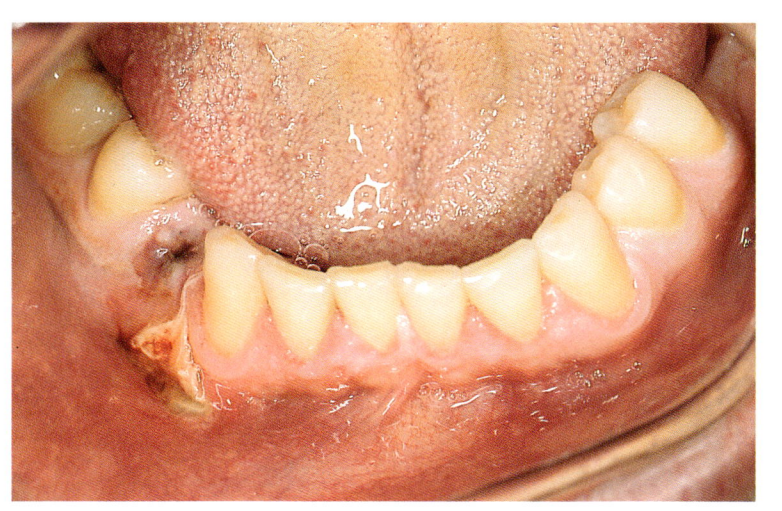

Figura 377 Evolução
A primeira consulta de controle deve ser no primeiro dia após a cirurgia, para a drenagem de quaisquer secreções adicionais. A cavidade do abscesso deve ser irrigada, e se persistir a secreção, outra tira de gaze deve ser colocada. Se isso for feito, o paciente deve ser visto no dia seguinte, e então regularmente até que todos os sinais de inflamação tenham desaparecido.

Abscessos Linguais

A localização precisa dos abscessos deve ser determinada em relação à posição do músculo miloióideo. Aqui também aplica-se a regra básica de usar uma incisão horizontal perpendicularmente ao osso adjacente.

O acesso nessa região pode ser restrito, especialmente se a abertura bucal for limitada; isto pode requerer algumas adaptações dos princípios básicos. A incisão principal através da mucosa e do periósteo pode ser feita ligeiramente mesial ao abscesso, por lingual, na junção entre a gengiva inserida e o assoalho da boca. Um elevador de periósteo é usado para descolar os tecidos moles, seguido pela abertura da incisão com uma pinça-mosquito, e irrigação e drenagem da forma usual.

Sugestão Clínica
Com um inchaço exagerado do assoalho bucal, mantenha contato entre o bisturi e o osso. Uma incisão nunca deve ser feita nos tecidos moles.

Figura 378 Abscessos linguais no processo alveolar da mandíbula
Uma senhora de 74 anos de idade apresentou-se com dor e aumento de volume progressivo sob a língua no lado esquerdo, após a extração do dente 33, um mês atrás.

Direita: Abertura do abscesso.

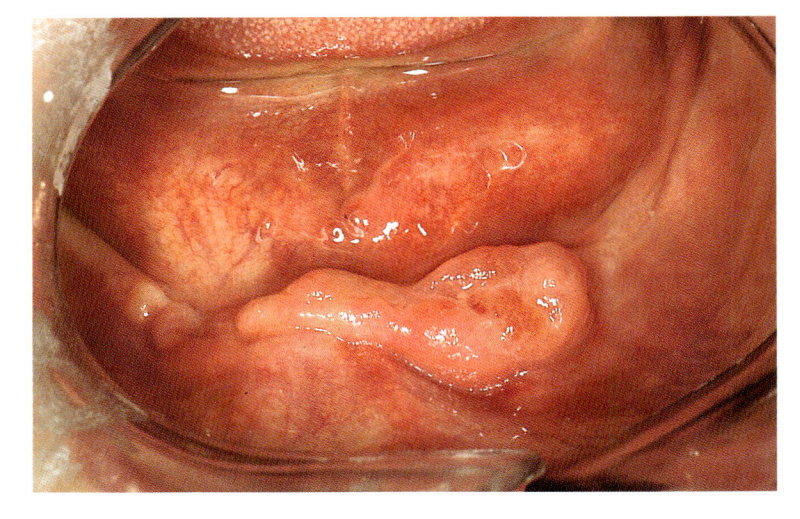

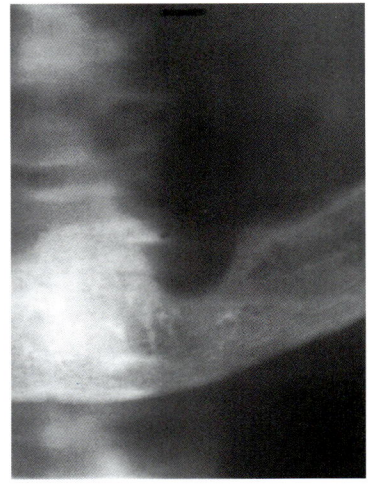

Figura 379 Incisão do abscesso
O bisturi é mantido perpendicular à superfície do processo alveolar ao criar-se uma incisão horizontal principal para abrir o abscesso.

Direita: A incisão principal por um acesso lingual, usando uma lâmina número 15.

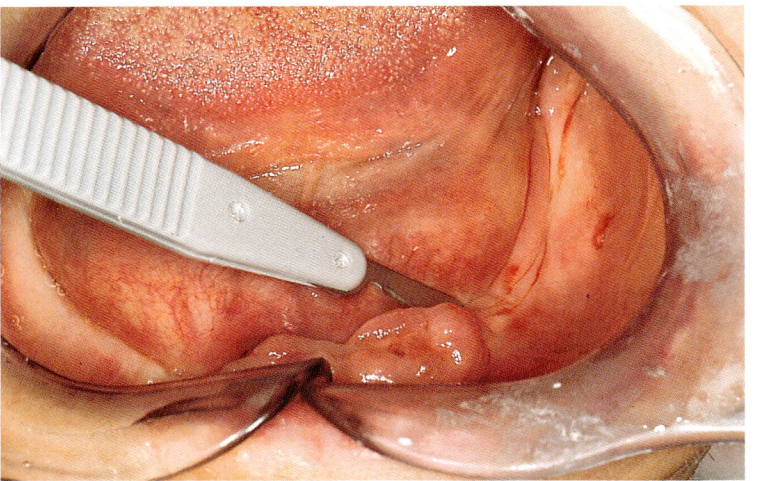

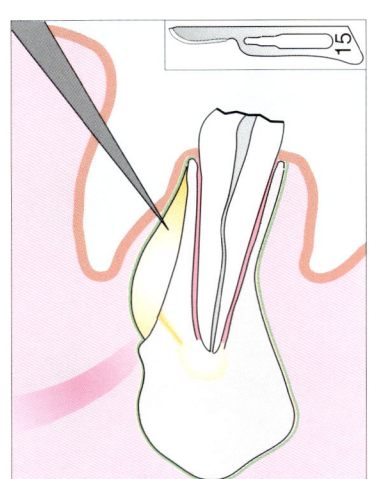

Figura 380 Cuidados pós-operatórios
Os sintomas agudos da infecção desapareceram após duas consultas de revisão, para irrigação e troca do dreno.

Direita: Uma radiografia de três meses pós-operatórios mostra a regeneração óssea.

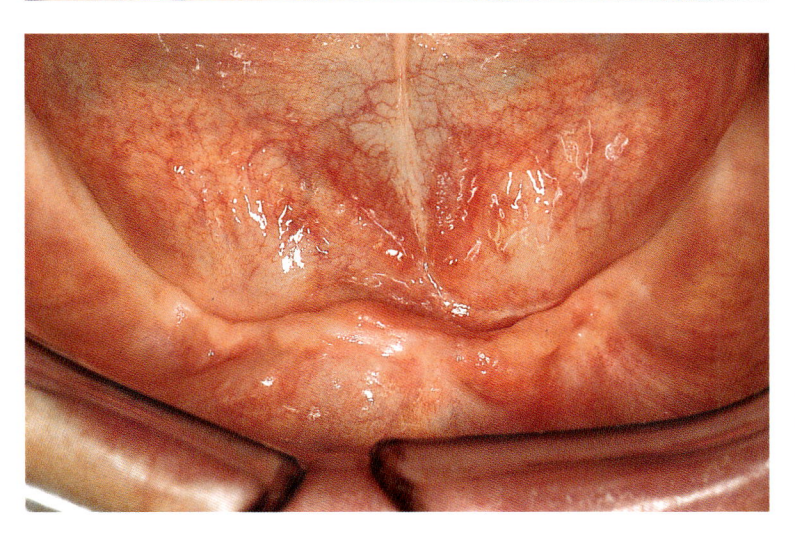

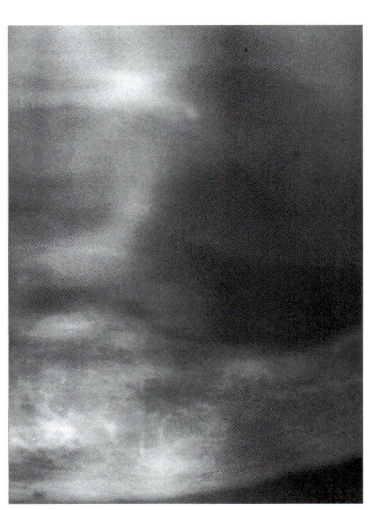

Abscessos no Mento

Os abscessos que se originam dos dentes anteriores da mandíbula podem disseminar-se abaixo do músculo miloióideo até a área submentoniana diretamente abaixo da pele do mento. Os abscessos deste tipo geralmente são bem demarcados, e a pele sobrejacente fica eritematosa. Se não existir uma cavidade do abscesso bem-definida, existe o perigo de que o abscesso possa se disseminar pelos planos fasciais do pescoço até o mediastino.

A incisão principal deve ser feita por um acesso extrabucal, dentro do sulco submandibular.

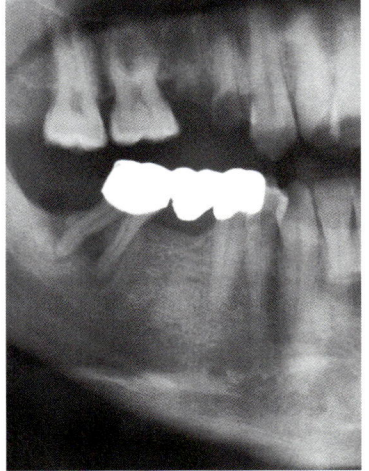

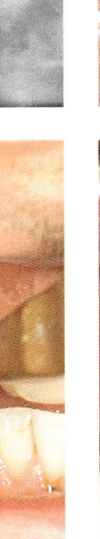

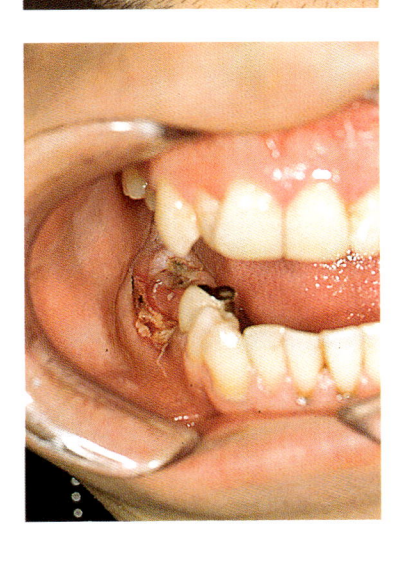

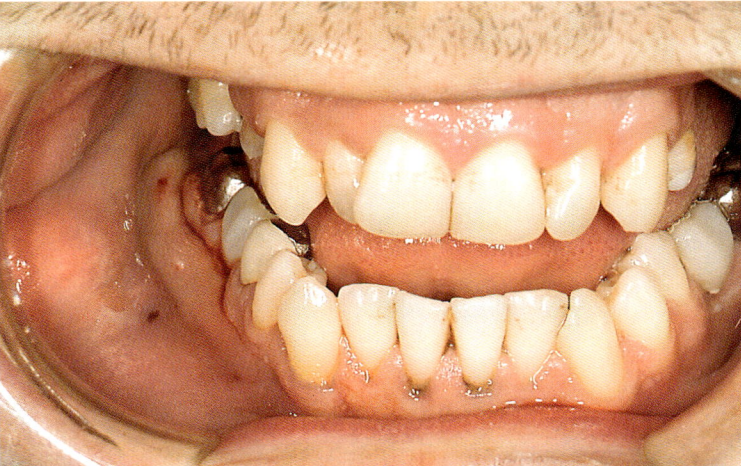

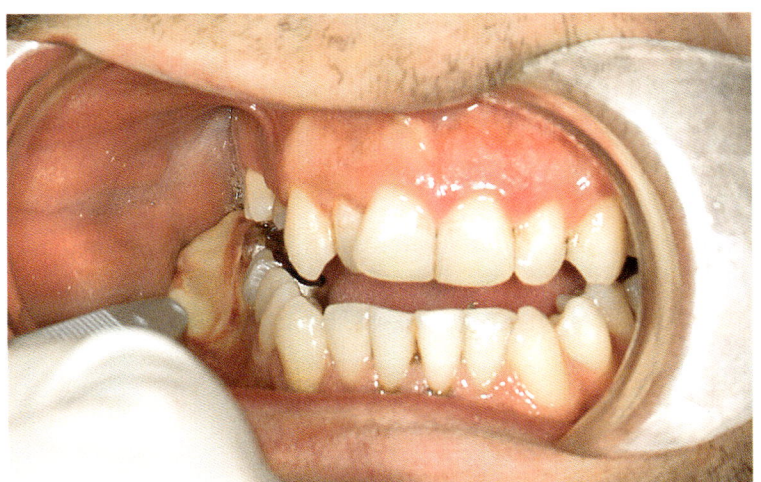

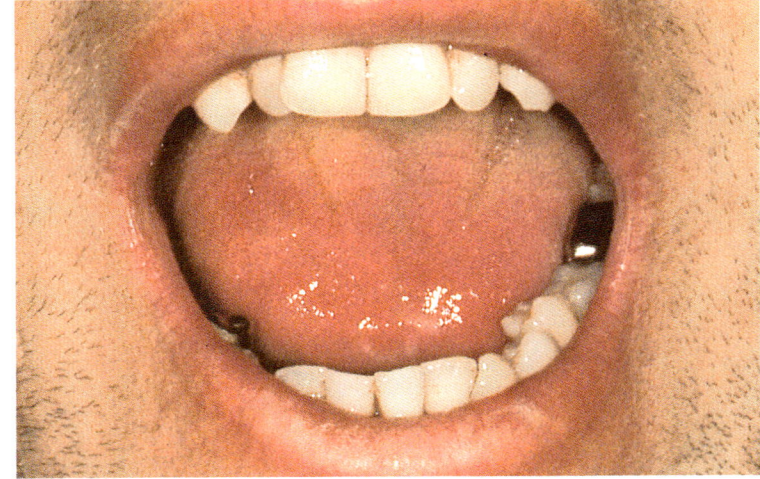

Abscessos Submassetéricos

Estes abscessos podem originar-se de infecções dos dentes posteriores da mandíbula, particularmente os molares, e expandir-se lateralmente. Geralmente pode palpar-se o bordo mandibular. Os pacientes experimentam grave dificuldade na abertura bucal, restringindo o acesso e tornando mais difícil a realização de anestesia por bloqueio.

A incisão deve ser feita por vestibular na região dos molares. Um descolador é usado para refletir os tecidos subperiostais e adentrar o espaço submassetérico, e uma pinça hemostática pode ser usada para abrir as margens teciduais.

Figura 381 Abscesso submassetérico
Um homem de 36 anos de idade apresentou-se com dificuldade progressiva de abertura bucal, e dor no lado direito. Um inchaço firme foi notado no ângulo mandibular, mas a sensibilidade não foi afetada. A inspeção revelou um edema dolorido no segmento posterior. Os dentes 47 e 48 estavam não-vitais, e havia uma bolsa periodontal de 7 mm distal ao dente 48. A abertura bucal máxima era de 4 mm.

Esquerda: Note a osteólise interradicular no dente 47.

Ⓢ

Figura 382 Incisão e drenagem
Após a anestesia por bloqueio e infiltração ao redor do abscesso, tanto por vestibular quanto por distal, o abscesso é incisado e o periósteo descolado distal e caudalmente com o elevador de periósteo. Imediatamente há um fluxo intenso de pus. Os dentes 47 e 48 foram extraídos devido ao seu pobre prognóstico, e porque a motivação do paciente era inadequada.

Esquerda: Uso do elevador para descolar o mucoperiósteo.

Figura 383 Cuidados pós-operatórios
Sete dias após a cirurgia, os sintomas agudos desapareceram. A abertura bucal medida foi de 28 mm e podia ser estendida até 35 mm com pressão manual.

Esquerda: Após irrigação e troca de curativo diária, o edema e a dor foram eliminados no terceiro dia, e o paciente era capaz de abrir mais sua boca.

Abscessos Parafaríngeos

Estes abscessos geralmente ocorrem em casos de erupção dentária alterada, ou após a extração de terceiros molares quando existe uma bolsa infectada. A formação de hematoma após a administração de anestesia por bloqueio também poderá ter um papel etiológico. Os pacientes podem ter dificuldade na abertura bucal, assim como dor à deglutição.

A incisão principal é realizada verticalmente no trígono retromolar, e aberta dorsalmente sobre o osso. Uma pinça hemostática pode ser usada para abrir a ferida na região parafaríngea.

Abscesso do Pterigóideo Medial

Estes são semelhantes aos abscessos parafaríngeos, mas são derivados de um abscesso mandibular que se expande. Os pacientes podem apresentar extrema dificuldade de abertura bucal, e isto pode impedir significativamente o acesso cirúrgico e visual.

A incisão principal é feita verticalmente sobre o ramo ascendente da mandíbula, com a abertura tecidual na superfície interna do mesmo.

Figura 384 Abscessos parafaríngeos
Este homem de 42 anos de idade vinha sofrendo de dificuldade progressiva de abertura bucal por três dias, juntamente com dor à deglutição. Ele notou um desconforto moderado no lado direito da mandíbula, várias semanas antes. O dente 48 foi extraído três meses antes devido à erupção imprópria.

Direita: A radiografia mostra o alvéolo vazio do dente 48, com esclerose reativa da parede mesial e osteólise por distal.

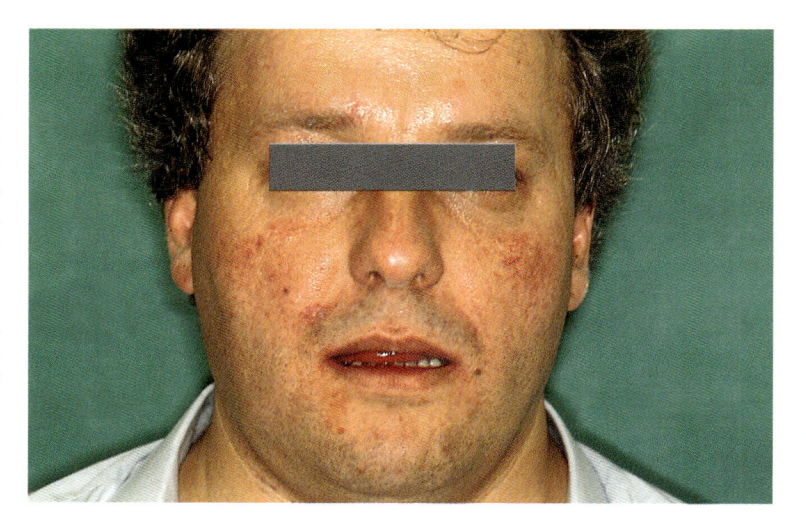

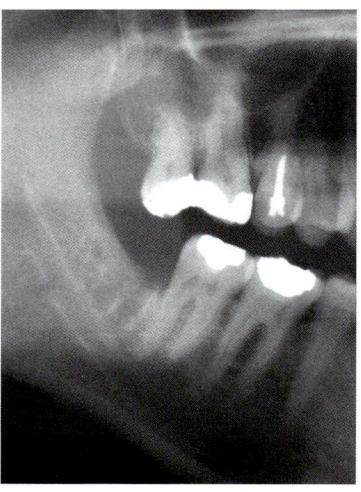

Figura 385 Anestesia
Anestesia por bloqueio do nervo mandibular e infiltração local no palato mole.

Direita: Vista de corte coronal mostrando o local da incisão primária.

1 Mandíbula
2 Músculo masseter
3 Músculo pterigóideo medial
4 Abscesso
5 Região tonsilar

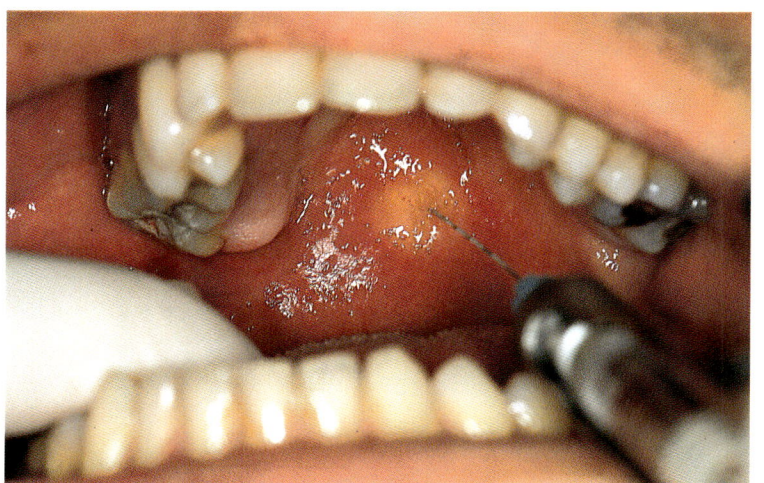

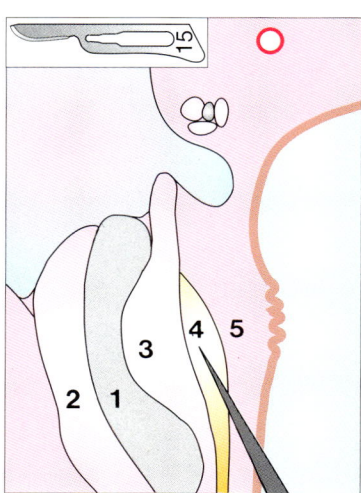

Figura 386 Incisão
O bisturi é usado para realizar uma incisão principal para punção, e para expandir a linha da incisão dentro do lado esquerdo do palato mole.

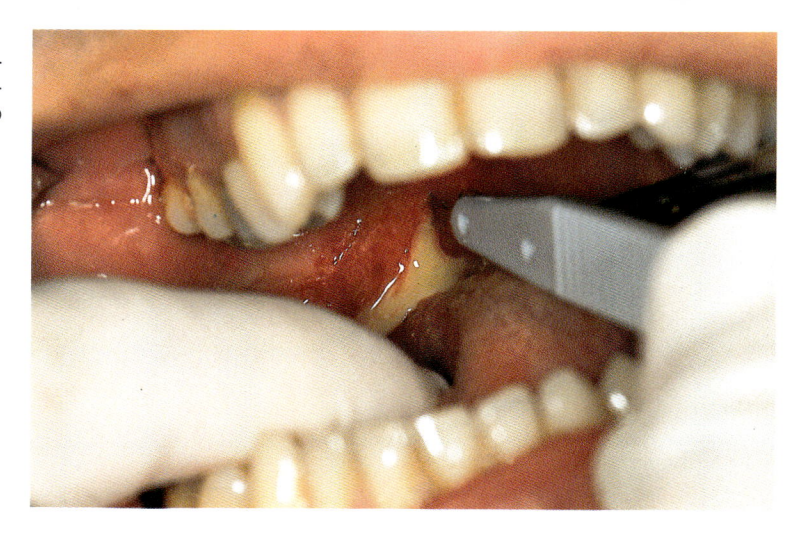

Incisão e Drenagem de Abscessos 151

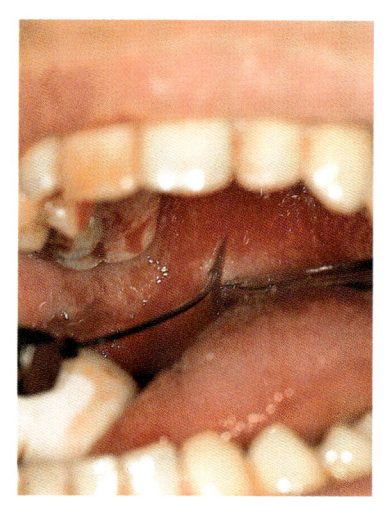

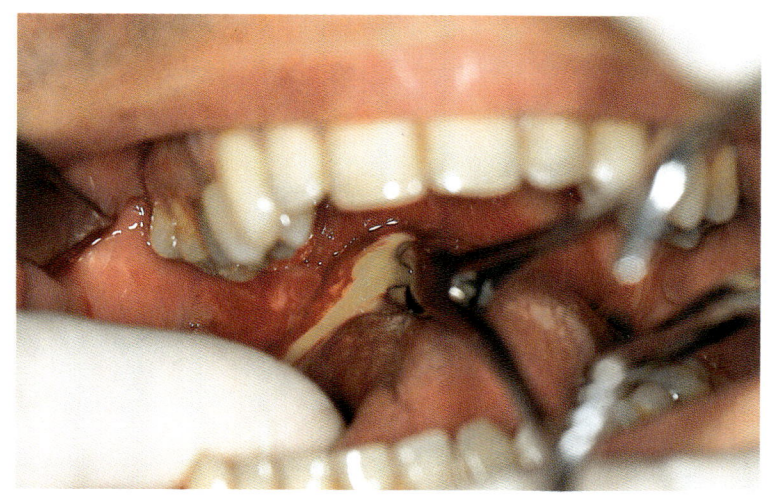

Figura 387 Abertura das margens teciduais
A pinça hemostática pode ser usada para expandir de forma romba a penetração na cavidade do abscesso na superfície interna do ângulo mandibular. Há uma intensa liberação de pus, e imediatamente ocorre uma melhora na abertura bucal.

Esquerda: A cavidade do abscesso é irrigada copiosamente.

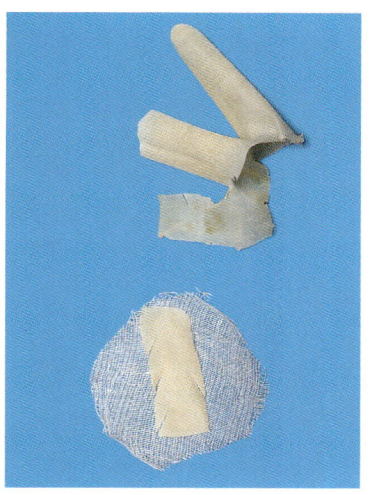

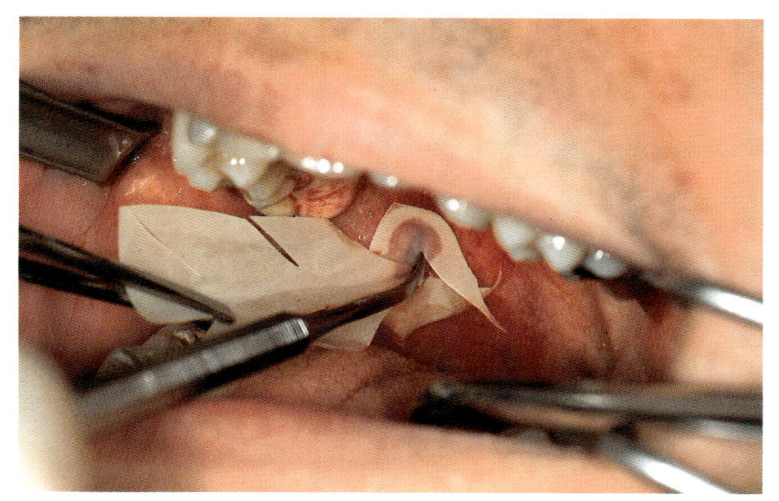

Figura 388 Drenagem
Devido à profundidade da incisão, a tira de gaze normalmente usada não proporciona uma drenagem adequada para a secreção que poderá se acumular. Um dreno de borracha é inserido.

Esquerda: Um dreno de borracha aceitável pode ser feito a partir de uma luva de borracha estéril.

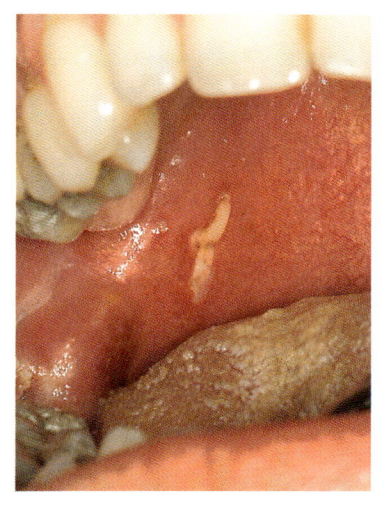

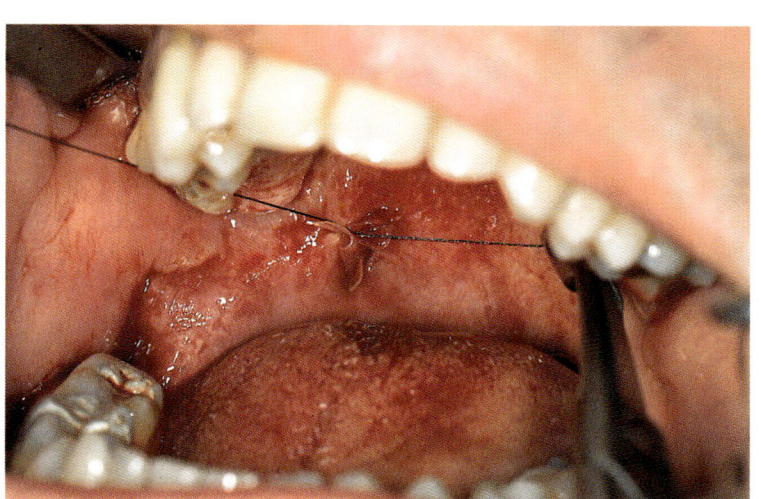

Figura 389 Fixação do dreno
Uma sutura simples é usada para estabilizar o dreno de borracha a fim de evitar a aspiração. A causa original deste abscesso foi uma bolsa periodontal persistente no dente 48; esta foi tratada com uma incisão separada.

Esquerda: Em três dias pós-operatórios, a incisão é fechada por uma cobertura fibrosa, e não há evidência de mais secreção.

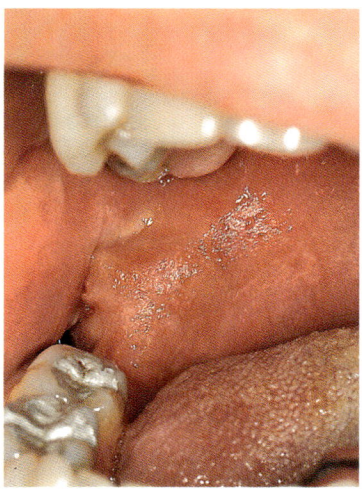

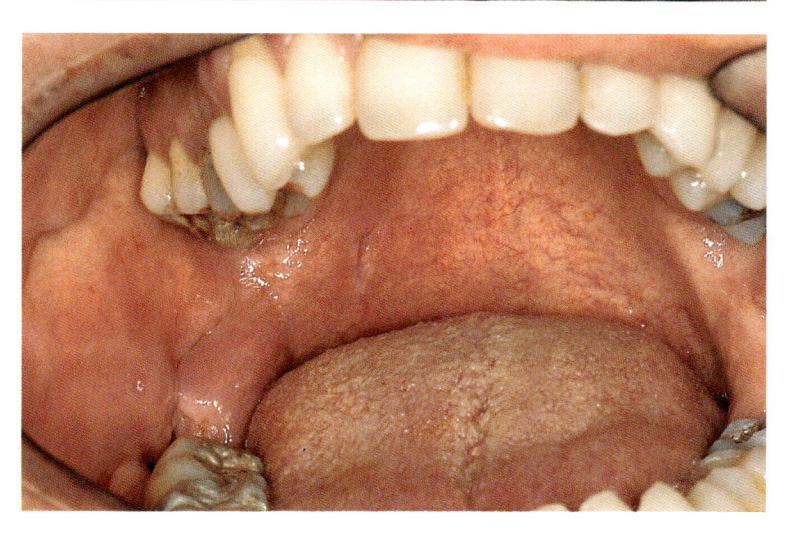

Figura 390 Evolução
Controles pós-cirúrgicos devem ser feitos diariamente até que os sinais clínicos de infecção tenham cedido claramente.

Quando a secreção residual tiver cessado, o dreno pode ser removido, neste caso no terceiro dia pós-operatório (*esquerda*).

Direita: Uma revisão feita sete dias após a cirurgia mostra a abertura bucal normal (48 mm) e uma cicatrização virtualmente completa da incisão. O plano de tratamento inclui a extração do dente 48 o mais breve possível.

Abscessos Paramandibulares

A causa mais freqüente deste tipo de abscesso é uma infecção apical de um molar mandibular que não foi adequadamente tratada. Um edema extenso e dolorido é notado ao redor da mandíbula, mas a borda mandibular permanece palpável. Os pacientes apresentam dificuldade na abertura bucal, e isto restringe o acesso e o exame clínico, especialmente se o edema estiver orientado para lingual.

Um abscesso paramandibular pode se desenvolver em um abscesso perimandibular, com demarcação.

A decisão sobre o tratamento em ambiente ambulatorial ou a necessidade de internação deve ser feita de acordo com o caso em questão.

Geralmente a incisão é feita por meio de um acesso extrabucal, sob anestesia geral. Se for possível obter uma anestesia local adequada, uma incisão lingual ou vestíbulo-lingual pode ser executada. A incisão principal, longa, requer a colocação de um dreno de borracha para assegurar uma drenagem adequada. Uma pinça hemostática deve ser usada por vestibular e lingual para dar uma abertura ampla ao local da cirurgia.

Atenção
Evite atingir o nervo facial. A incisão deve ser feita a dois dedos da margem mandibular, em direção caudal.

Figura 391 Abscesso paramandibular, vestibular e lingual
Este homem de 58 anos de idade apresentou-se com dentes destruídos e com cáries extensas, além de um edema paramandibular pronunciado no lado direito, incluindo os aspectos lingual e vestibular da mandíbula. Era impossível apalpar a linha oblíqua interna.

Direita: A radiografia mostra fragmentos radiculares dos dentes 47 e 48, com osteólise apical sem esclerose.

Figura 392 Incisão
Após anestesia por bloqueio e infiltração local do nervo bucal, o abscesso é aberto com uma incisão direcionada perpendicularmente à superfície óssea.

Direita: As incisões vestibular e lingual. A incisão lingual é realizada horizontalmente na zona de transição ao assoalho bucal, ao nível do primeiro molar.

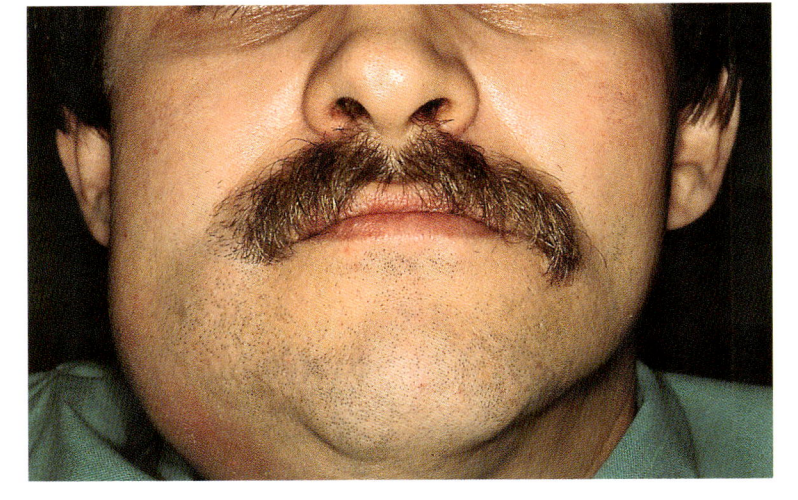

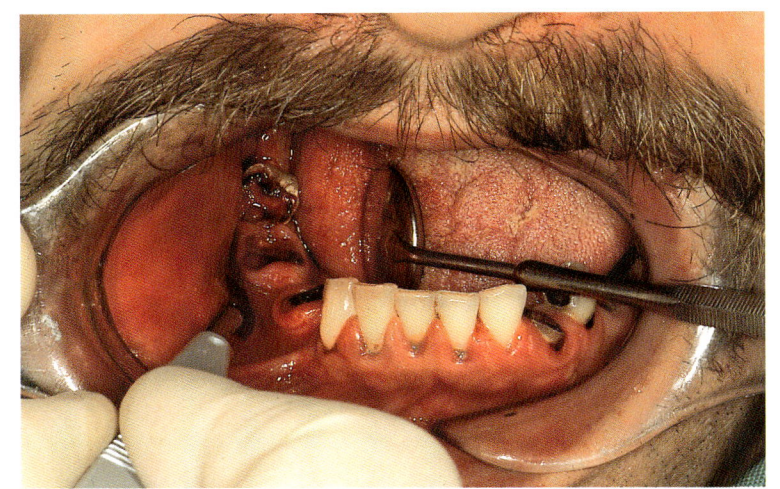

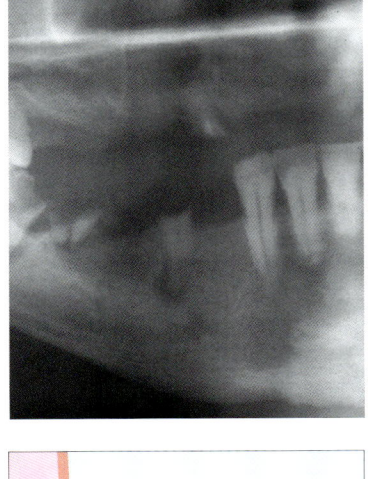

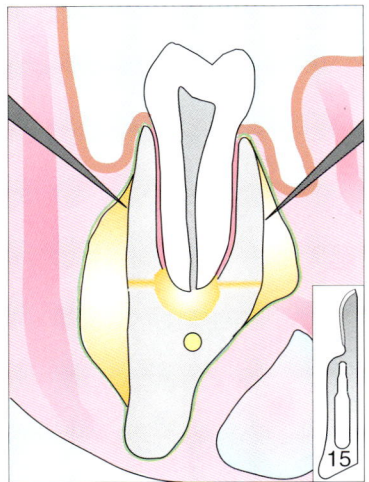

Figura 393 Expansão
Tanto por lingual como por vestibular (*direita*), a pinça hemostática deve ser inserida até a parte inferior do abscesso e removida na posição aberta com objetivo de abrir completamente o abscesso para drenagem. O acesso pelo aspecto lingual é atingido na região do primeiro molar distal e caudalmente, com contato ósseo. Isto evita qualquer lesão ao nervo lingual.

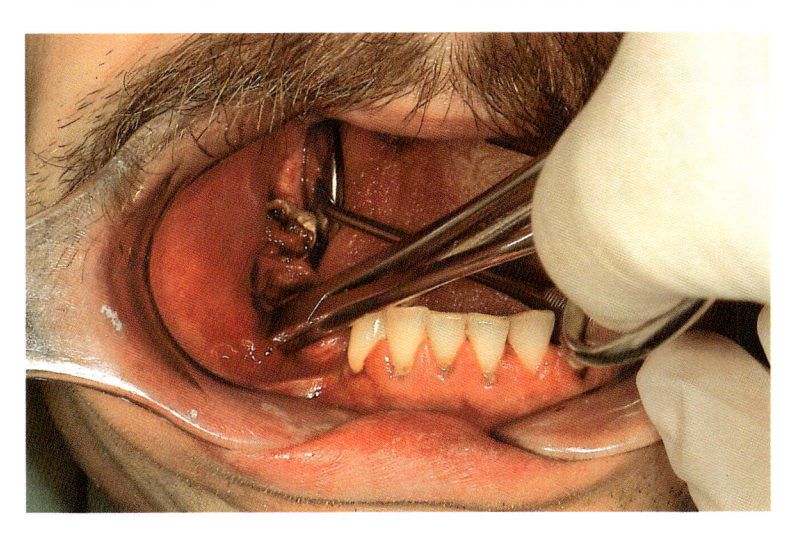

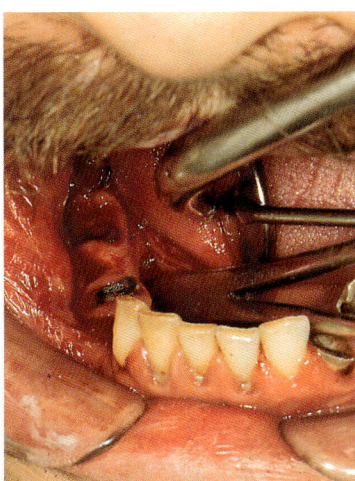

Incisão e Drenagem de Abscessos   **153**

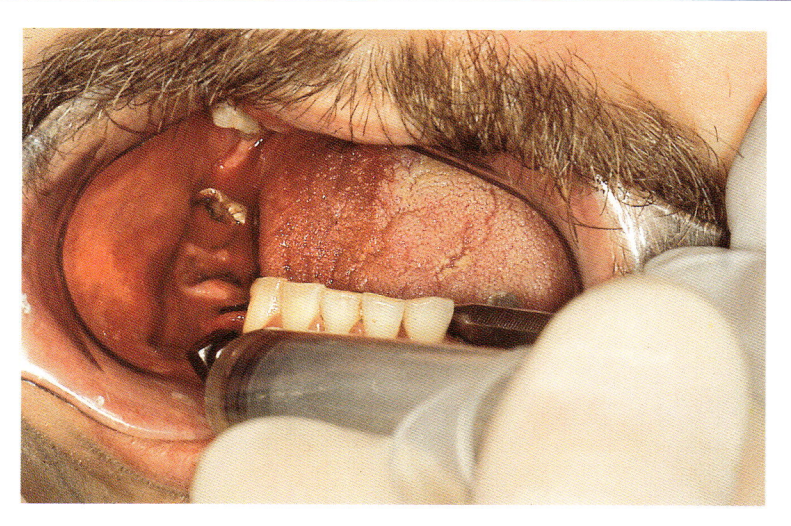

Figura 394 Irrigação
Uma seringa com ponta romba é usada para lavar completamente a cavidade aberta do abscesso; uma leve massagem externa ajuda a saída de pus pela incisão intrabucal. Os fragmentos radiculares retidos, que são a causa original da condição, podem ser extraídos durante o mesmo procedimento.

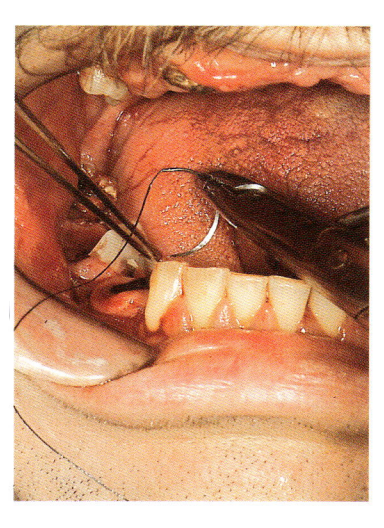

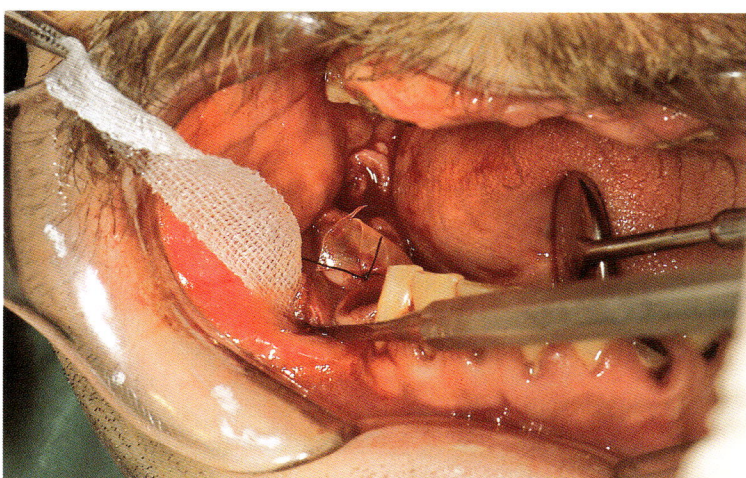

Figura 395 Drenagem
O longo percurso de drenagem no aspecto lingual é mantido aberto com o uso de um dreno de borracha.

Esquerda: A colocação de uma tira de gaze geralmente é adequada para drenagem pelo aspecto vestibular.

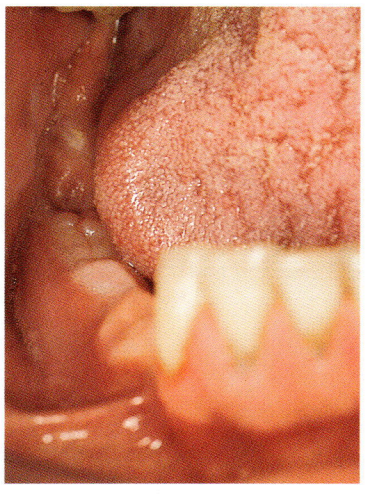

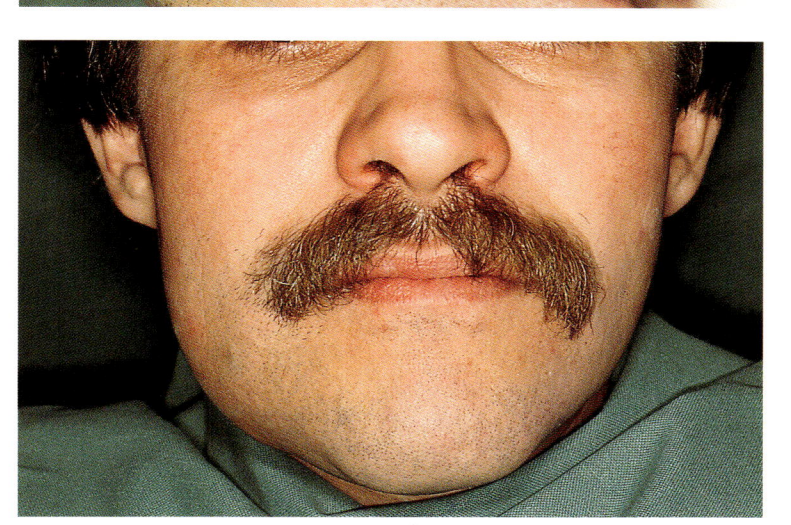

Figura 396 Seguimento
Após três dias de troca de dreno e irrigação diária tanto por vestibular quanto por lingual, o exsudato ativo parou. A drenagem adicional não é mais necessária.

Direita: Após um total de cinco dias, existe somente um edema indolente, não-flutuante, no lado direito da mandíbula.

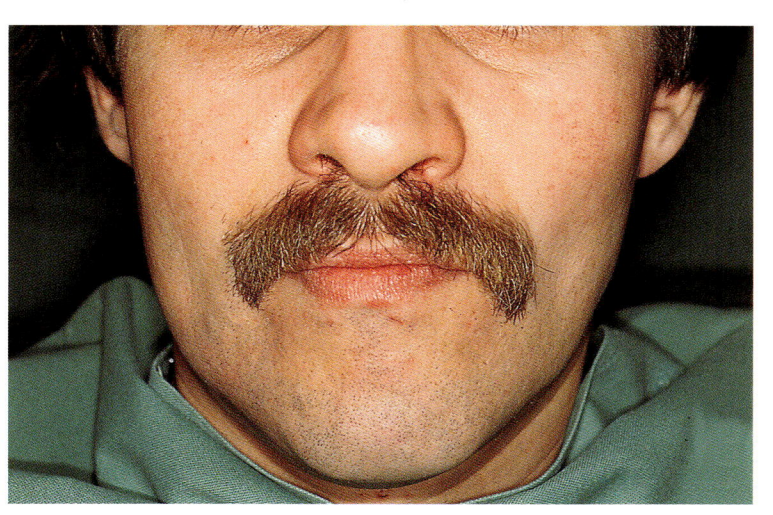

Figura 397 Final do tratamento
Dez dias mais tarde, os sintomas de inflamação regrediram completamente; o local da extração está completamente coberto por tecido de granulação e livre de inflamação.

154 Tratamento dos Abscessos

Actinomicose

A actinomicose geralmente desenvolve-se a partir de uma infecção incompletamente cicatrizada. O microorganismo causador é o *Actinomyces israelii*, um habitante saprófita da cavidade bucal. Esse organismo torna-se patogênico sob condições anaeróbicas. O patógeno pode vir de uma polpa necrótica, uma bolsa periodontal, uma ferida de extração, ou mesmo de uma mucosa ulcerada, e encontra seu caminho para dentro dos tecidos profundos, nos quais existem condições anaeróbicas. O efeito patogênico depende de outros agentes acompanhantes que produzem hialuronidase. Dessa forma, o resultado final é uma infecção mista actinomicótica, a qual deriva de uma infecção dentária piogênica. Esta condição clínica é chamada de actinomicose cérvico-facial.

As impressionantes manifestações clínicas incluem um edema endurecido com uma coloração de pele vermelho-azulada, freqüentemente associada com formação de fístula e disseminação subcutânea. O diagnóstico definitivo é feito à base de avaliação microbiológica utilizando-se culturas anaeróbicas.

O tratamento inclui a intervenção cirúrgica e um regime de antibióticos de alta dosagem, e a iontoforese também pode ser usada. Alguns pacientes devem ser hospitalizados.

Figura 398 Actinomicose
Um homem de 47 anos de idade apresentou-se com uma história de duas semanas de aumento de volume gradual, levemente dolorido, e eritema da pele cobrindo a borda inferior da mandíbula, no lado esquerdo.

Direita: A radiografia revela dentes cariados, bolsas periodontais e osteólise apical no dente 35. A evolução e a vista clínica sugerem actinomicose.

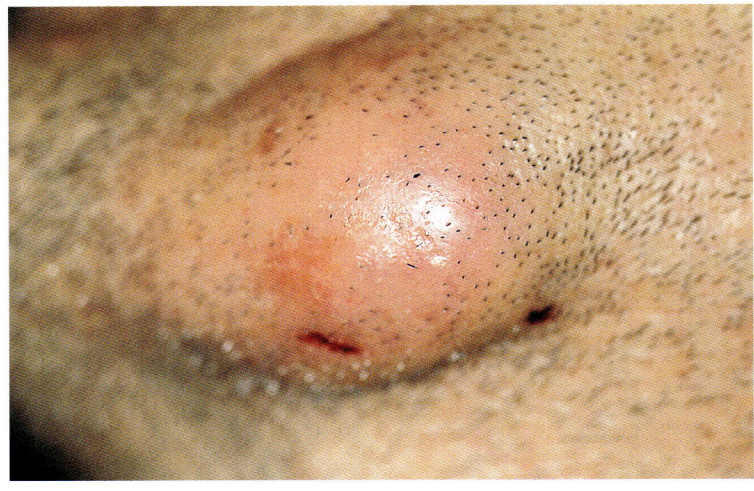

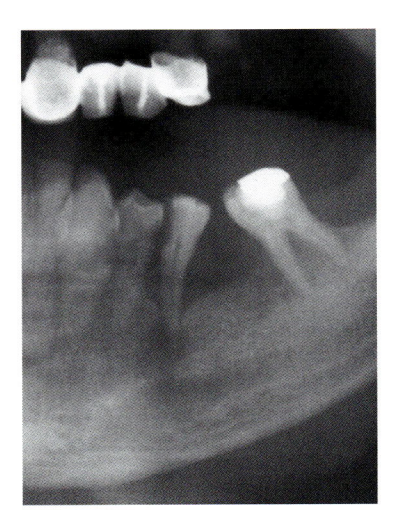

Figura 399 Incisão extrabucal
O abscesso é incisado tanto pelo acesso intrabucal (abscesso vestibular) quanto extrabucal. A incisão através da pele é tratada com um dreno de borracha. Isso proporciona uma ferida da incisão relativamente livre de irritação. O dente afetado deve ser extraído durante a mesma consulta.

Direita: A aspiração após a introdução da ponta de uma seringa coleta uma secreção opaca, sanguinolenta. A cultura demonstra *Actinomyces*.

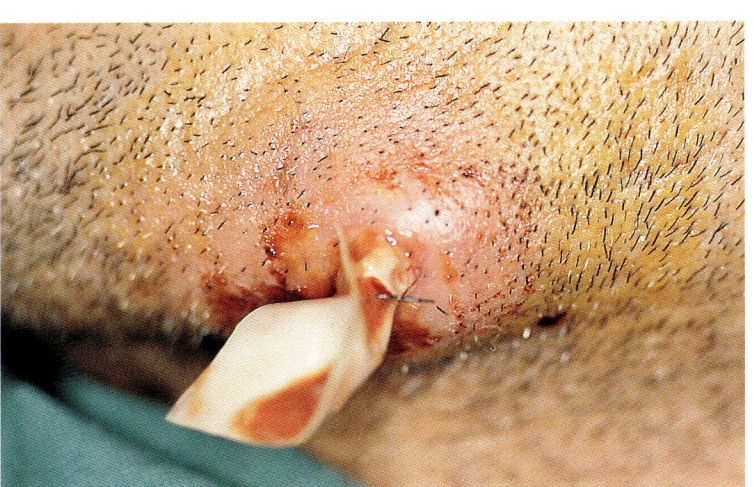

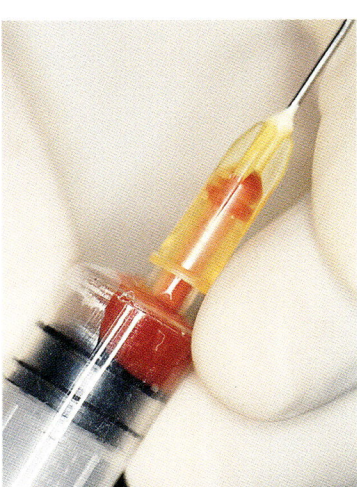

Figura 400 Evolução clínica
Após duas trocas do dreno externo, nenhuma secreção pode ser detectada. A fotografia mostra a situação após a cicatrização espontânea da ferida na pele no sétimo dia pós-operatório. A evolução clínica usual é curta e sem complicações. Exames da área por cultura anaeróbica não mostram sinais de *Actinomyces*.

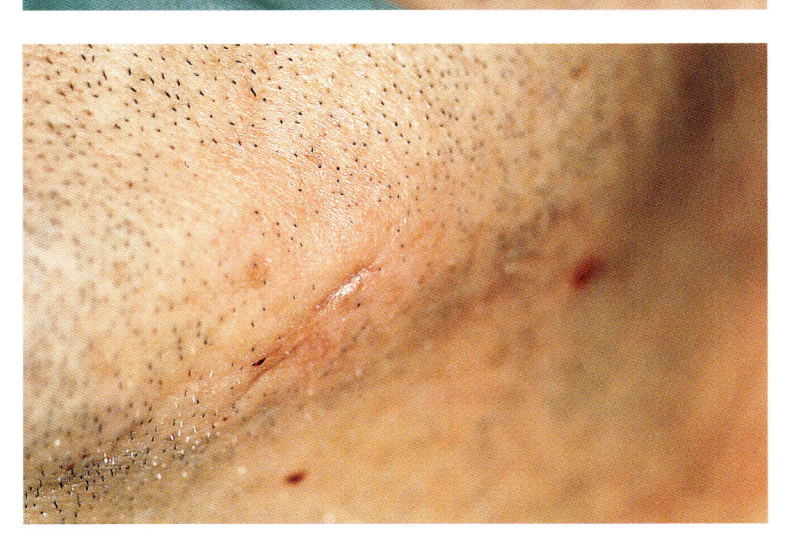

Procedimento Cirúrgico para Abscessos Maxilares

Abscessos na Fossa Canina

Estes abscessos geralmente originam-se dos dentes anteriores e, com menor freqüência, dos pré-molares. Os sintomas clínicos mais dramáticos incluem um edema substancial nas regiões superiores da bochechas, com dor localizada na fossa canina. A pele sobre esta área tem aparência esticada, eritematosa, e freqüentemente brilhante. Um edema colateral muitas vezes inclui o lábio superior e a pálpebra. Os tecidos moles do nariz também podem estar afetados. As indurações radiantes e muito doloridas em direção ao ângulo medial da órbita são uma indicação de uma possível infecção pela veia angular. A infecção pode se disseminar através dessa veia até o seio cavernoso.

O tratamento consiste de uma incisão intrabucal e de drenagem do abscesso, e eliminação dos agentes causativos. Deve-se ter cuidado ao abrir o abscesso para evitar lesões ao nervo infra-orbitário em seu ponto de emergência do crânio. A anestesia é realizada via extrabucal, próximo ao forame infra-orbitário.

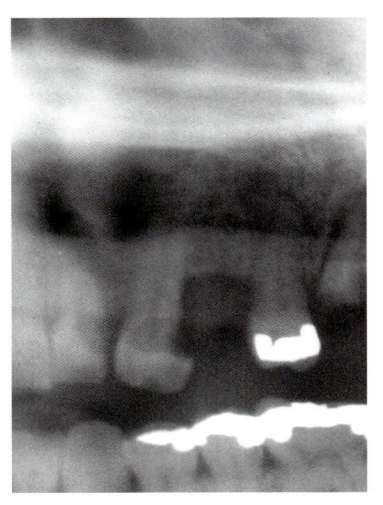

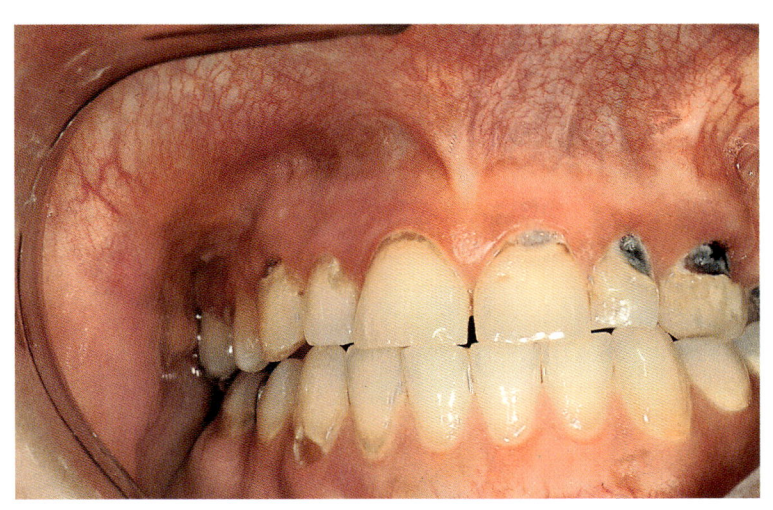

Figura 401   Abscesso na fossa canina
Direita: A palpação no vestíbulo do lado direito da maxila revela um aumento de volume discreto, bem-demarcado e endurecido.

Esquerda: Radiografia mostrando o dente 15 não vital. A imagem clínica e radiográfica não é típica, e o envolvimento dos dentes anteriores deve ser excluído.

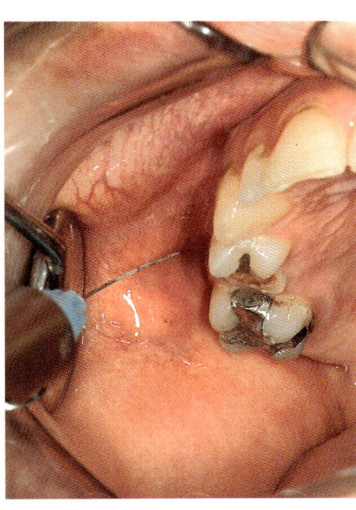

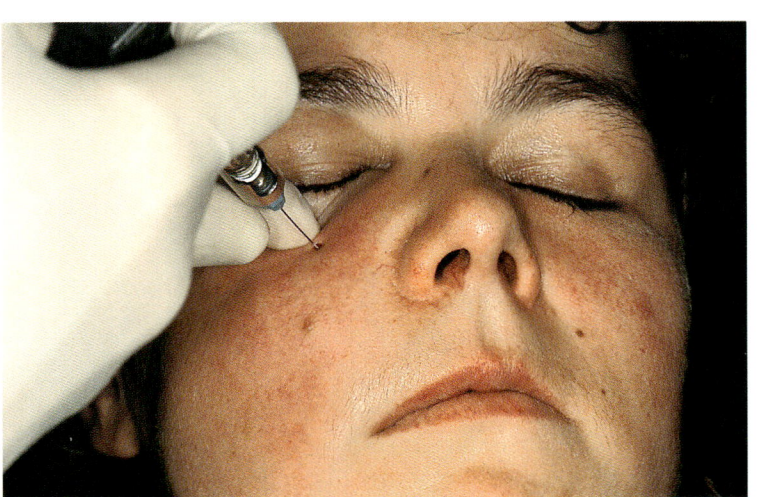

Figura 402   Anestesia
Infiltração extrabucal no forame infra-orbitário no lado direito; isto é necessário porque a administração intrabucal iria passar através do próprio abscesso.

Esquerda: Administração da solução anestésica distal ao dente 16, por acesso vestibular.

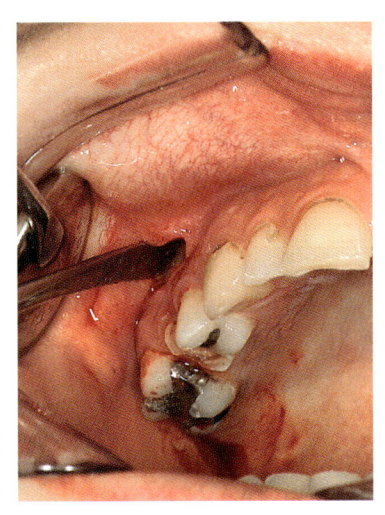

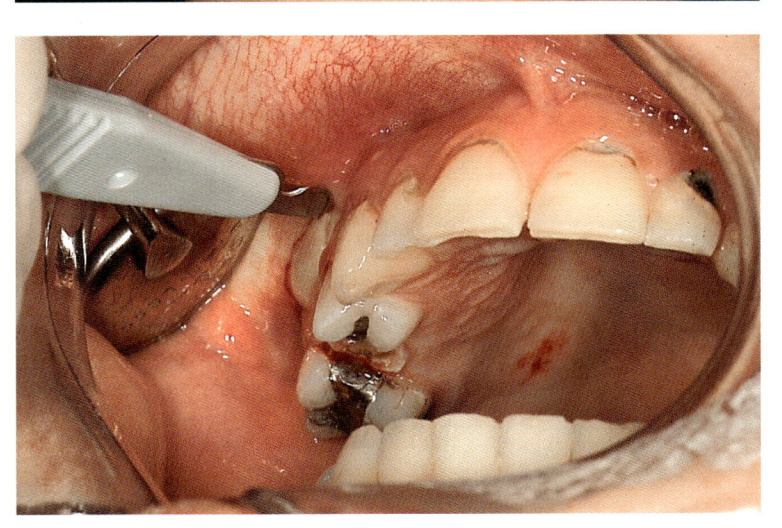

Figura 403   Abertura do abscesso
A incisão principal é realizada na transição da mucosa móvel, em direção horizontal, com a lâmina de bisturi perpendicular à superfície óssea.

Esquerda: Um elevador de periósteo é usado para descolá-lo. O descolamento tecidual não deve ser dirigido em direção muito craniana, de forma a evitar a pressão no nervo infra-orbitário em seu ponto de emergência do crânio.

156 Tratamento dos Abscessos

Abscessos Vestibulares

Os abscessos vestibulares geralmente se originam de molares e pré-molares maxilares. O exame clínico normalmente revela um aumento de volume firme e doloroso no fundo de sulco vestibular, próximo ao dente causador da condição.

O tratamento consiste de abertura do abscesso, drenagem e eliminação da etiologia.

> **Sugestão Clínica**
> A incisão principal deve ser vertical no local da incisão de alívio prevista; isso torna mais fácil a criação de um retalho apropriado se for subseqüentemente necessário fechar o seio maxilar.

Abscessos na Bochecha

Os abscessos vestibulares da maxila, assim como os da mandíbula, podem disseminar-se para os tecidos moles das bochechas. Se um abscesso se desenvolver em direção craniana, ele encontrará o tecido adiposo na bochecha, com uma subseqüente disseminação para os planos anatômicos em direção à fossa infratemporal ou à fossa pterigo-palatina. Uma disseminação mais longa em direção craniana ou dorsal também é possível.

O tratamento consiste na abertura do abscesso e um aumento rombo da sua cavidade. Ramos da artéria facial correm através dos tecidos moles. Para anestesia, o nervo bucal é infiltrado ao longo da borda anterior do ramo mandibular.

Figura 404 Abscessos vestibulares no processo alveolar da maxila
Este homem de 31 anos de idade esteve sentindo uma crescente dor dentária no lado esquerdo da maxila por três dias. Inicialmente, ela era dependente da temperatura, mas tornou-se constante durante a noite anterior, acompanhada por aumento de volume na bochecha esquerda, que estava começando a ficar em uma posição mais baixa.

Direita: Radiografia periapical. O teste de CO_2 no dente 24 foi negativo.

Figura 405 Anestesia
Infiltração dentro da mucosa superficial.

Direita: Anestesia infiltrativa próxima à tuberosidade, além da extensão do abscesso.

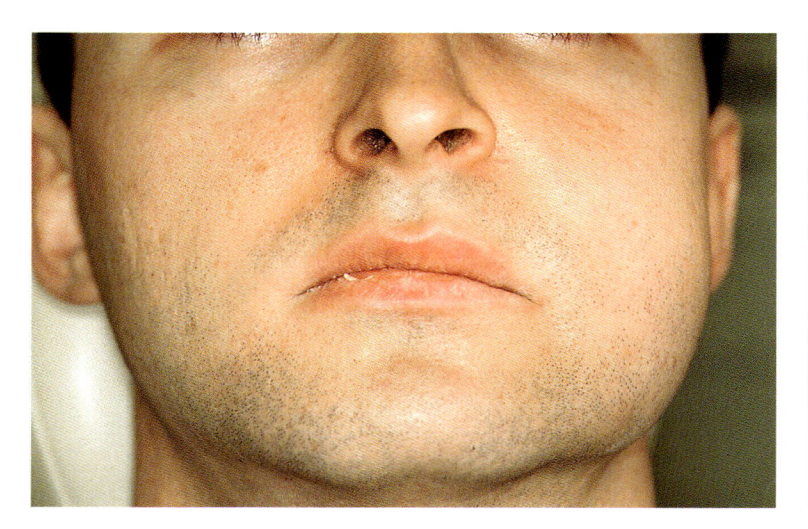

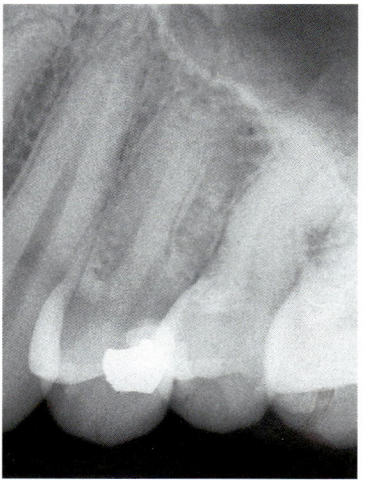

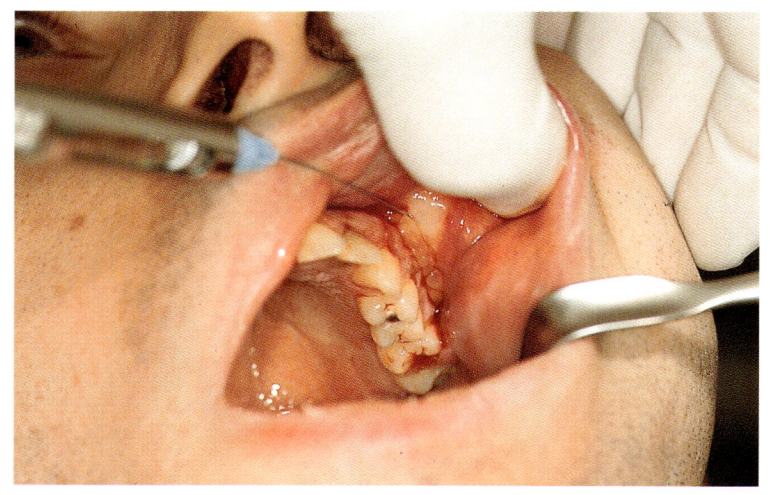

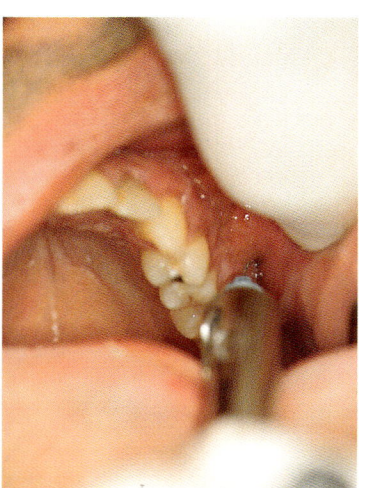

Figura 406 Incisão
A lâmina é guiada horizontalmente, perpendicular à superfície óssea, aproximadamente no limite muco-gengival.

Direita: A orientação correta para a incisão primária.

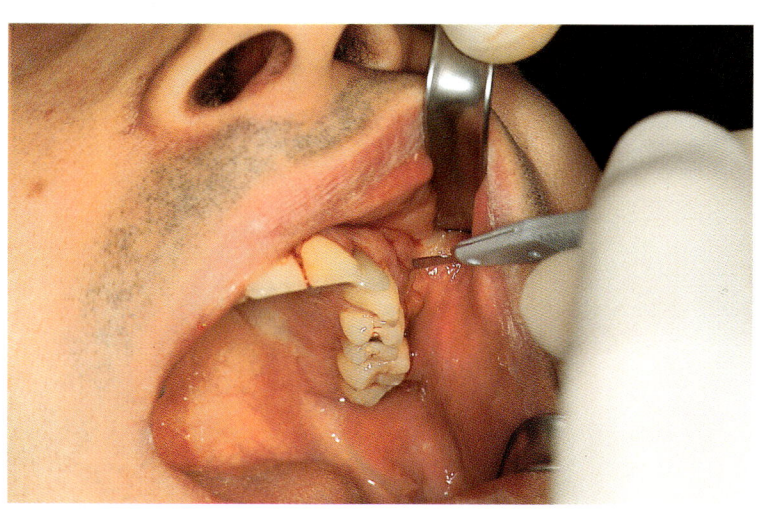

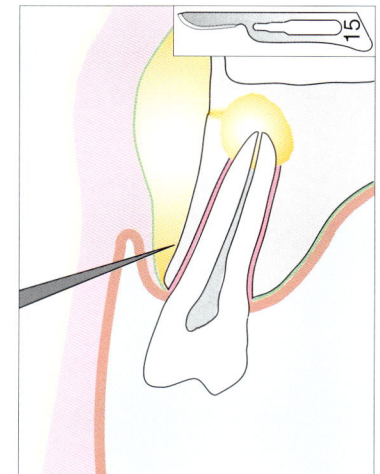

Incisão e Drenagem de Abscessos   157

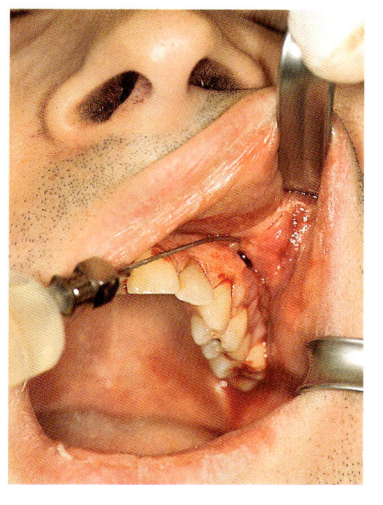

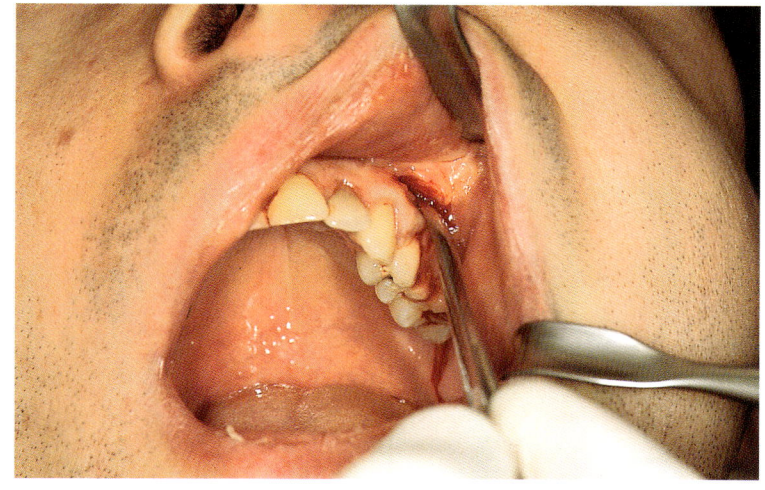

Figura 407   Expansão
A entrada na cavidade do abscesso é ampliada com o uso de um elevador de periósteo ou uma hemostática romba, e o pus é pressionado para fora.

Esquerda: Irrigação da cavidade do abscesso com solução salina ou neomicina.

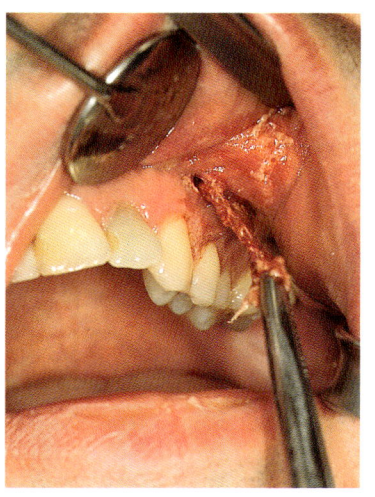

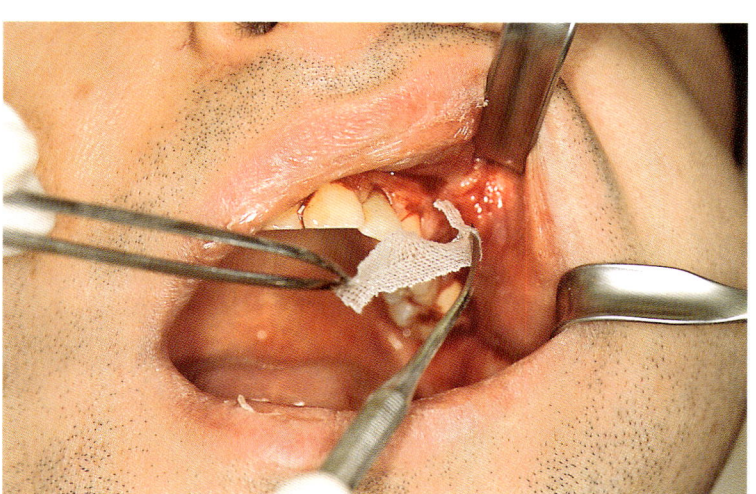

Figura 408   Drenagem
A drenagem de secreções subseqüentemente acumuladas é garantida pela colocação de uma tira de gaze de Chlumsky. O tratamento do dente pode ser iniciado durante a primeira consulta. Neste caso, o dente será preservado.

Esquerda: O dreno é mudado diariamente.

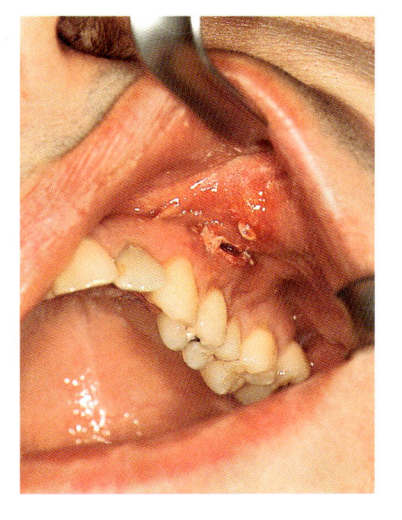

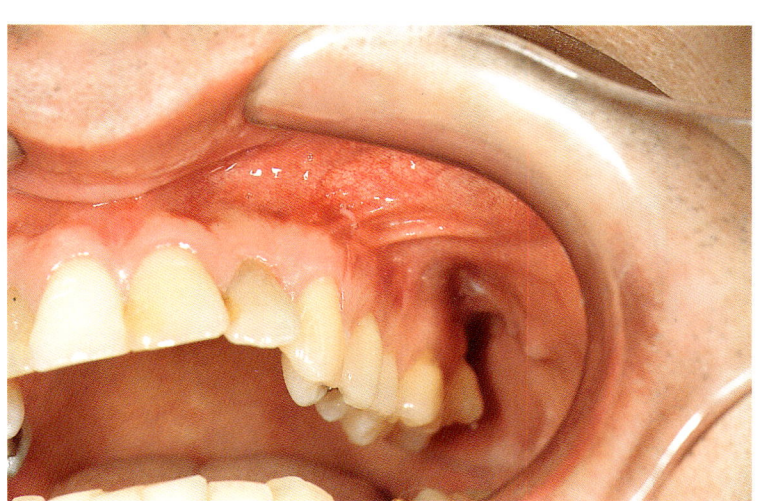

Figura 409   Cuidado pós-operatório
Irrigação e drenagem da cavidade do abscesso são realizadas diariamente até que nenhuma secreção possa ser detectada. Após três dias, não é mais necessário trocar o dreno.

Esquerda: O tratamento endodôntico do dente em questão deve ser iniciado antes do final do tratamento do abscesso.

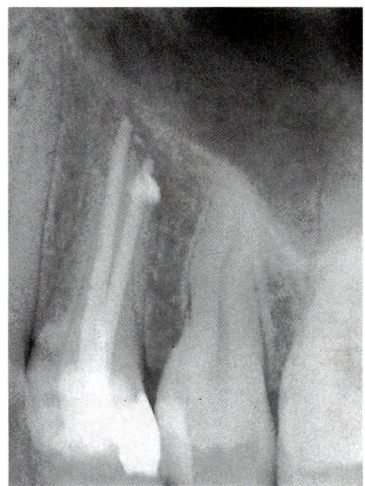

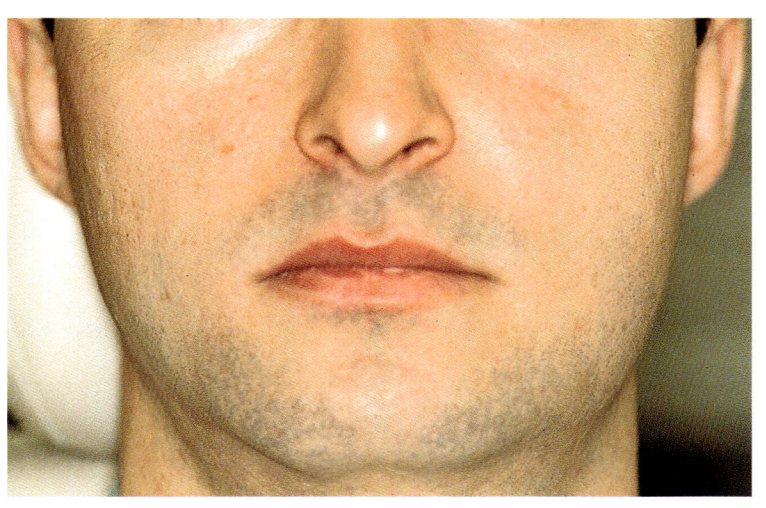

Figura 410   Final do tratamento
O tratamento de cirurgia bucal é terminado em 14 dias pós-operatórios, com o controle pós-operatório final.

Esquerda: A radiografia mostra a obturação bem-sucedida dos dois canais radiculares do dente responsável.

Abscessos Palatinos

A etiologia geralmente envolve as raízes dos incisivos laterais ou os primeiros pré-molares, porque as raízes destes dentes freqüentemente inclinam-se para palatino. Devido à hemostasia natural, a mucosa recobrindo o aumento de volume palatino com aspecto de balão pode parecer cianótica e atrófica.

A incisão principal é realizada paralelamente ao trajeto da artéria palatina. Devido à característica dos tecidos moles palatinos, existe o risco da incisão fechar espontaneamente devido à pressão dos tecidos moles. O tratamento para os abscessos palatinos deve, portanto, incluir uma incisão elíptica dupla, com remoção tecidual, como mostrado nas figuras a seguir. A drenagem e o cuidado pós-operatório devem ser direcionados para reposicionar os firmes tecidos palatinos sobre o osso subjacente. O período de drenagem não deve exceder três dias.

Sugestão Clínica
O trajeto da artéria palatina deve ser observado, e deve-se tomar cuidado. Uma hemorragia intensa pode acontecer mesmo a partir dos ramos dessa artéria, se eles forem seccionados. O sangramento pode ser parado usando-se ligadura nas margens da incisão ou eletrocoagulação.

Figura 411 Abscesso palatino
Neste homem de 39 anos de idade, o dente 13 fraturou várias semanas atrás. Durante os primeiros dias, um aumento de volume firme desenvolveu-se no lado direito do palato. A massa era flutuante. Não existia inchaço pelo aspecto vestibular.

Direita: A radiografia periapical mostra a raiz remanescente do dente 13, com alargamento apical do espaço ligamentar periodontal.

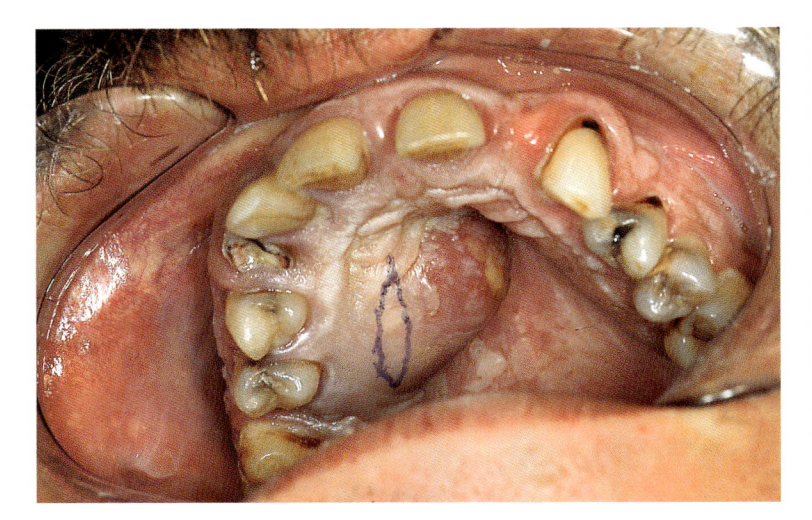

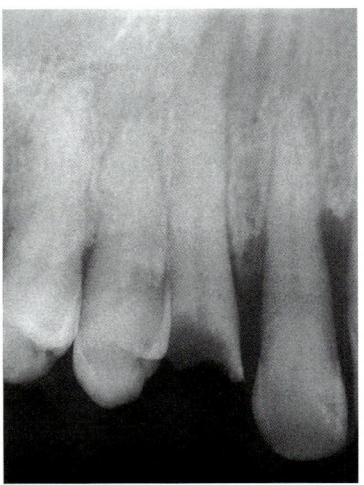

Figura 412 Incisão com excisão
Se somente uma incisão simples fosse feita, a firme mucosa palatina iria colapsar sobre a incisão, impedindo a drenagem. Por esta razão, uma incisão elíptica dupla é realizada, com excisão do tecido palatino para abrir amplamente o abscesso.

Direita: A posição da artéria palatina deve ser mantida em mente.

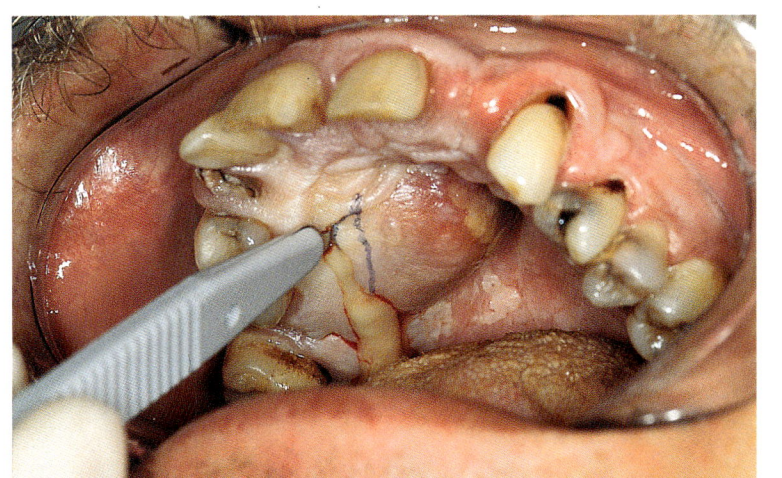

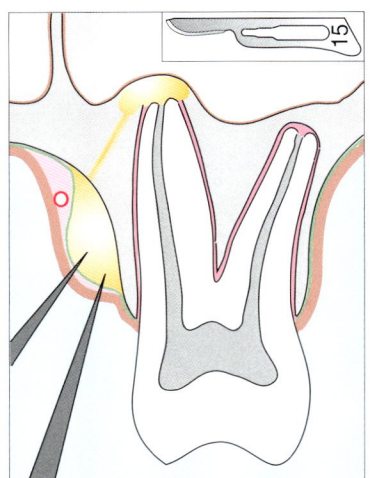

Figura 413 Controle
A excisão abre amplamente a cavidade do abscesso. As margens da incisão colapsam, mas uma abertura para drenar as secreções permanece patente.

Esquerda: Neste caso, um dreno de Chlumsky foi colocado. Controles diários são necessários até que nenhuma secreção seja vista. O tratamento do dente pode ser iniciado na primeira consulta e continuado normalmente.

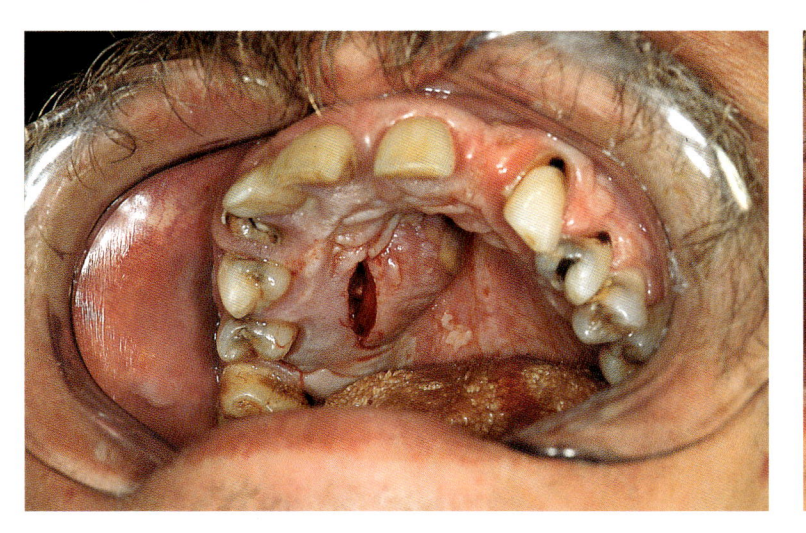

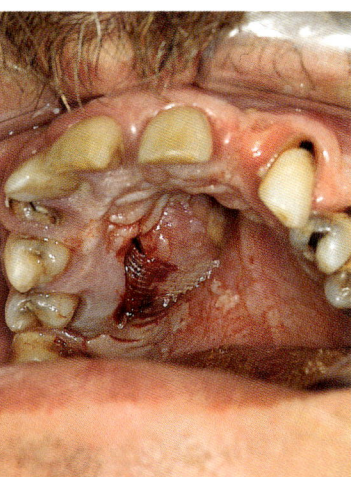

Procedimento Cirúrgico para Infecções Amplamente Disseminadas

Infecções dos Espaços Faciais

As medidas cirúrgicas para o tratamento dos abscessos dentro das cavidades dos tecidos faciais são basicamente idênticas àquelas para os abscessos derivados dos processos alveolares. Como os abscessos teciduais são mais profundos, o caminho de drenagem é mais longo, e a drenagem com um tubo de borracha geralmente é necessária. O acesso cirúrgico é normalmente obtido por um acesso extrabucal sob anestesia geral. Nós preferimos anestésicos de curta duração administrados por via endovenosa. Se o paciente apresentar uma abertura bucal limitada, nenhuma tentativa deve ser realizada para forçar a intubação, porque isto pode resultar em uma abertura espontânea do abscesso e no perigo de aspiração. Além disso, a abertura bucal forçada para permitir a intubação traz o risco de pressionar pus para dentro e ao longo dos planos faciais naturais. A anestesia para os pacientes com abertura bucal limitada deve ser administrada somente via endovenosa, ou por intubação nasal.

> **Sugestão Clínica**
> Existe um alto risco de disseminação da infecção. O paciente deve ser encaminhado a um especialista.

Abscesso Temporal

Este tipo de abscesso geralmente é visto como uma seqüela de um abscesso retromaxilar.

As incisões principais são feitas por acessos intra e extrabucais, e um dreno de borracha é inserido, passando abaixo do arco zigomático para sair em ambos os aspectos. Este tipo de tratamento é realizado em um regime de internação hospitalar.

Abscesso Retromaxilar

Com exceção à dor na maxila e à obstrução progressiva da abertura bucal, existem poucos sintomas clínicos. Os possíveis fatores etiológicos incluem medidas terapêuticas prévias tais como a extração de terceiros molares maxilares, o tratamento de bolsa periodontal na região de molares maxilares, ou a formação de hematoma após a administração de anestesia local. A incisão principal é realizada no aspecto vestibular do segundo molar maxilar, e o abscesso é aberto por descolamento posterior e craniano.

Cuidados Pós-operatórios

O tratamento clínico de um abscesso deve continuar até que todos os sintomas de infecção tenham desaparecido e o fator etiológico tenha sido eliminado.

Além da continuidade do tratamento da causa, a cavidade do abscesso deve ser irrigada e drenada diariamente para assegurar que todas as secreções tenham sido drenadas. O tratamento ativo somente pode ser parado quando nenhuma secreção adicional estiver presente, e quando o edema, a dor e o trismo não estiverem mais em evidência.

Um objetivo primário do cuidado pós-operatório é restabelecer a abertura bucal normal (ao menos 35 mm). Os pacientes devem ser instruídos a realizarem exercícios para a abertura bucal usando espátulas de madeira.

Se um edema firme persistir, compressas úmidas e quentes devem ser aplicadas.

Componentes dos Drenos

Gaze estéril, 1 cm de largura.

Solução de Chlumsky (proporções dos ingredientes):
- Cânfora: 6
- Fenol: 3
- Etanol absoluto: 1

Ressecção do Ápice Radicular

Apicectomia

Definição

O termo "apicectomia" envolve a remoção cirúrgica de tecidos patologicamente alterados próximos ao ápice radicular, a eliminação das ramificações apicais do canal radicular (ressecção), e o fechamento antibacteriano simultâneo do canal ou canais radiculares. Esta técnica cirúrgica foi primeiramente descrita por Partsch em 1899, e desde então tem sido um dos procedimentos mais comuns em cirurgia bucal.

Indicação

A indicação clínica para a ressecção do ápice radicular pode ser baseada em uma falha no tratamento endodôntico, por quaisquer razões, ou devido ao crescimento e ao tipo de processo patológico no ápice de um dente afetado, se o dente for preservado, dentro do plano de tratamento conjunto. (Obwegeser e Tschamer, 1957; Nair e Schroeder, 1983; Morse e Bhambhani, 1990; Negm, 1990; Orstavic 1991).

Figura 414 Indicações para a ressecção do ápice radicular: formação de fístula
Nenhuma bolsa periodontal pode ser detectada e o dente não está com mobilidade.

Direita: A radiografia mostra uma osteólise apical, que é um sinal de infecção crônica no ápice radicular.

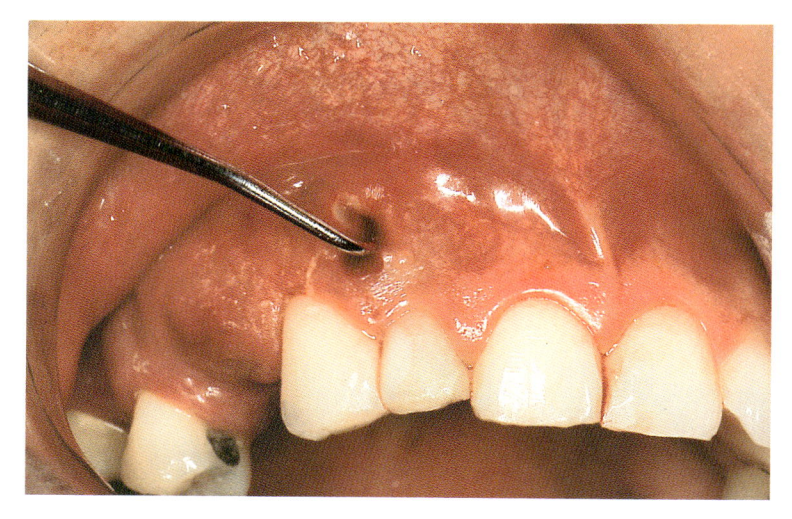

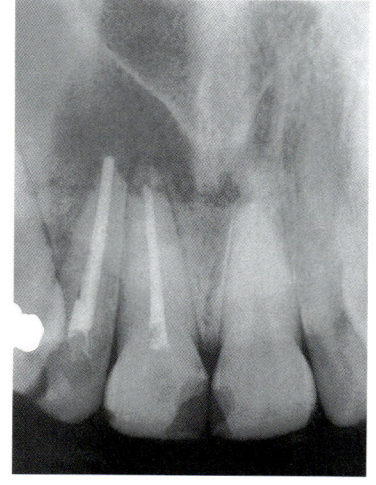

Figura 415 Tratamento de canal insatisfatório
O alargamento do espaço do ligamento periodontal na área apical é um sinal de inflamação crônica no ápice radicular do dente 25. O tratamento endodôntico existente não pode ser melhorado por um acesso retrógrado.

Direita: Esta radiografia periapical mostra o dente 25 com uma lima *in situ*. Suspeita-se de uma falha endodôntica iatrogênica.

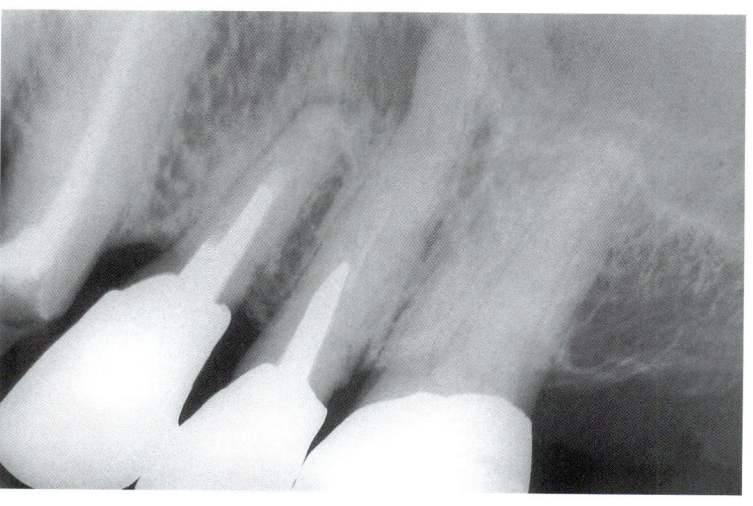

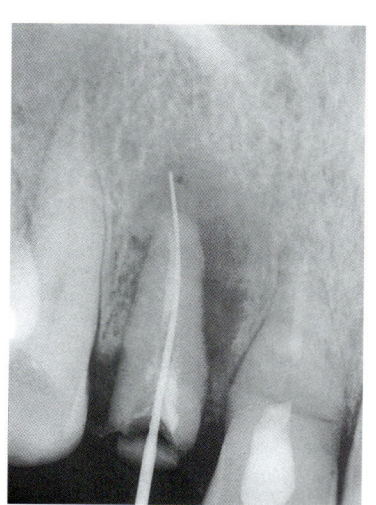

Apicectomia

Procedimento Cirúrgico

Documentação
A condição clínica dos dentes adjacentes deve ser levada em consideração, especialmente em relação à formação de bolsas, à mobilidade e à vitalidade.

A região apical do dente a ser tratado e os dentes adjacentes devem ser avaliados radiograficamente.
- A radiografia periapical proporciona informação sobre as estruturas ósseas.
- Uma radiografia oclusal do segmento anterior da mandíbula mostra a extensão lingual de um processo osteolítico.
- A radiografia panorâmica determina a indicação cirúrgica.

Incisões
A extensão e a direção do descolamento do retalho são determinadas pela necessidade de se atingir uma boa visualização do campo cirúrgico esperado. Também é crítico assegurar um suprimento sangüíneo adequado para o retalho. Se existir tecido cicatricial de cirurgias prévias, um retalho mucoperiostal mais generoso deve ser criado.

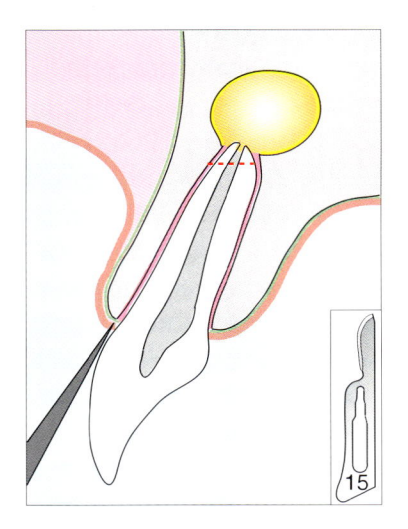

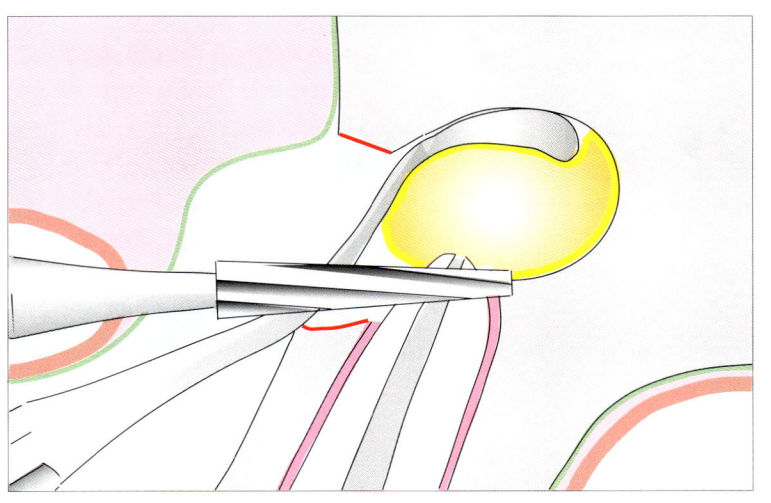

Figura 416 Acesso
O acesso é obtido pela reflexão de um retalho mucoperiostal seguindo uma incisão intra-sulcular principal (*esquerda*).

Direita: Uma broca de fissura biselada é usada para obter acesso ao ápice. Todo o tecido de granulação é então cuidadosa e completamente removido com o uso de curetas, e 2 mm do ápice radicular são seccionados.

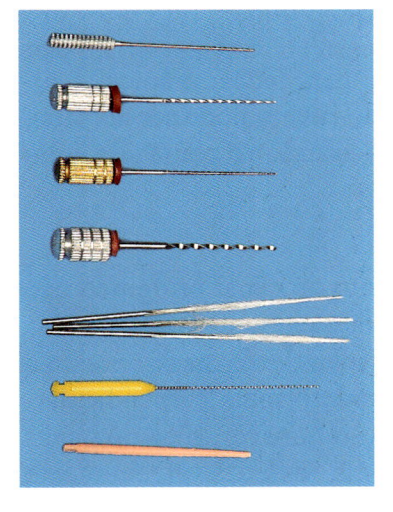

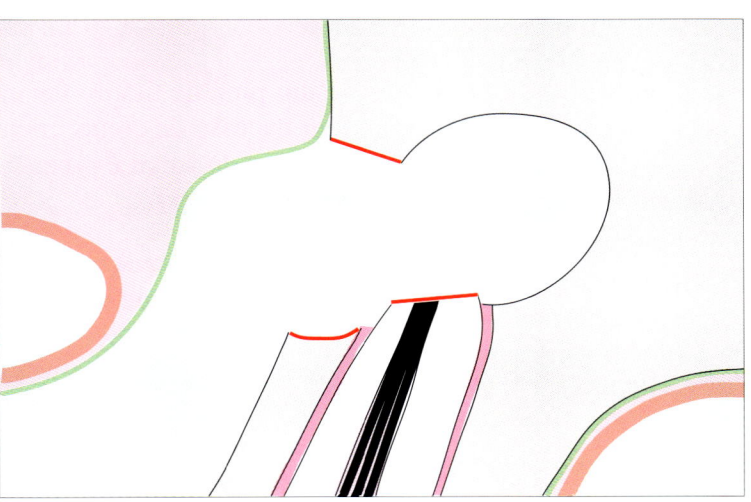

Figura 417 Obturação radicular ortógrada
Durante o procedimento cirúrgico para a apicectomia, é freqüentemente possível realizar um tratamento endodôntico convencional para criar um fechamento completo do canal radicular, evitando a invasão bacteriana. O uso de um cone de guta-percha e de um cimento radiopaco não-absorvível proporciona um fechamento seguro e uma obturação que pode ser conferida radiograficamente.

Esquerda: Instrumental para o tratamento endodôntico.

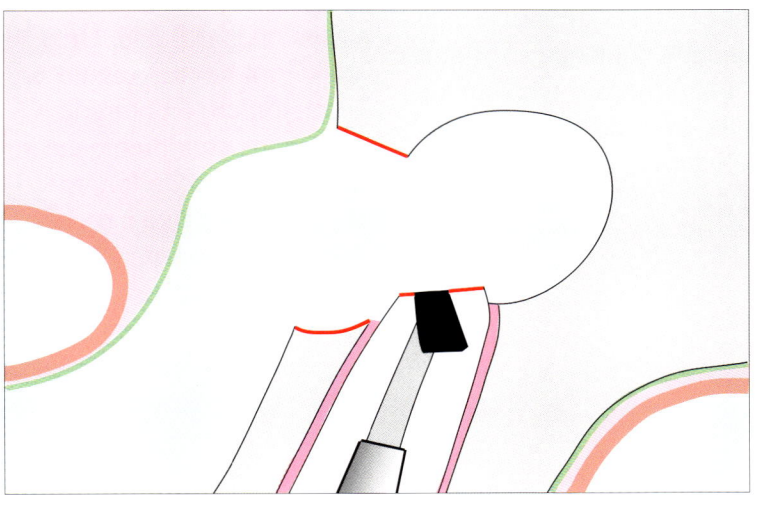

Figura 418 Obturação retrógrada do ápice
Se não for possível realizar o tratamento endodôntico convencional durante o procedimento cirúrgico, a futura colonização bacteriana do ápice radicular pode ser evitada por meio da obturação retrógrada do ápice. O material obturador deve ser radiopaco e deve ser capaz de tomar presa completamente em condições que não são absolutamente secas. O material obturador não deve ser reabsorvível. O amálgama de prata foi substituído atualmente pelo cimento de ionômero de vidro ou por materiais compostos com cimento de óxido de zinco.

166 Ressecção do Ápice Radicular

Figura 423 Exposição do ápice
Uma osteotomia adicional cautelosa revela o ápice do dente 33, que é então completamente exposto pela remoção do tecido de granulação.

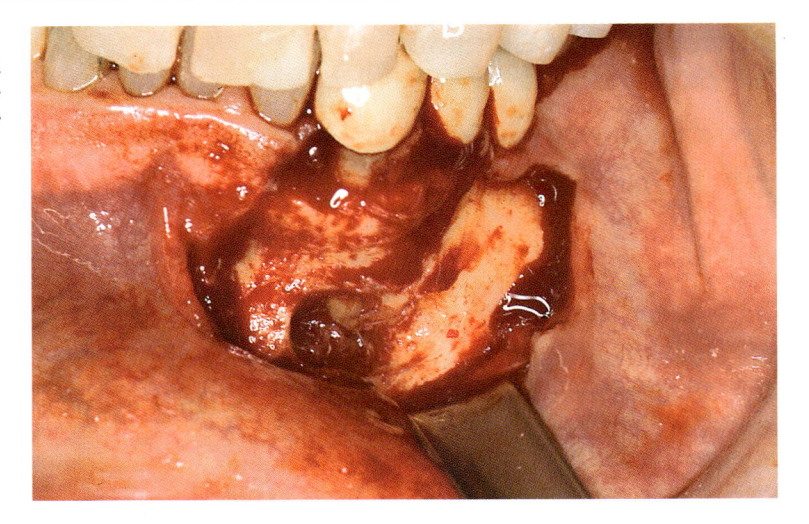

Figura 424 Ressecção
Usando uma broca de fissura, os 2 mm apicais da raiz são removidos.

Direita: A ponta da raiz é removida da cavidade óssea.

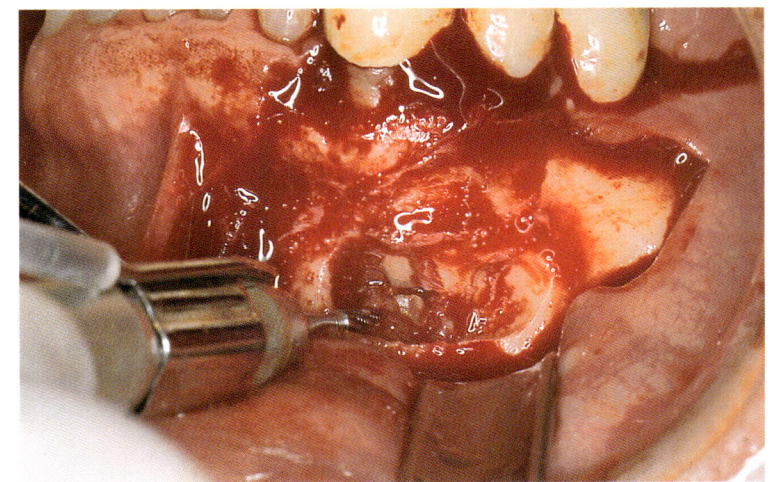

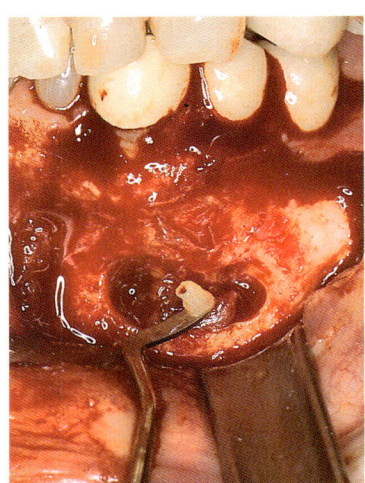

Figura 425 Tecido de granulação
O tecido de granulação é removido e pode ser enviado para avaliação histológica (cisto?). O defeito ósseo é inspecionado e qualquer hemorragia do osso ou dos tecidos moles é estancada por tamponamento da superfície da ferida com solução de H_2O_2 a 3%, ou por ligadura de vasos, ou com eletrocoagulação cirúrgica. Em alguns casos, um sangramento difuso pode ser parado por infiltrações repetidas de solução de anestésico local, ou pela compressão de cera para osso na área.

Direita: Uso de um escavador de Black para deslocar o granuloma.

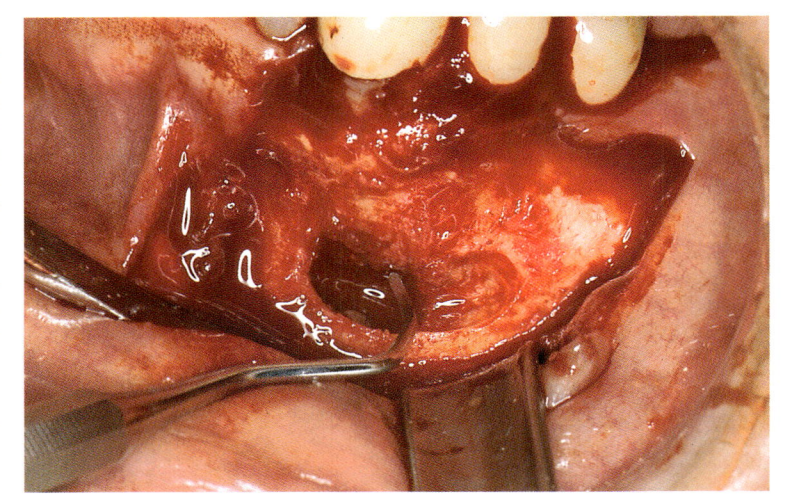

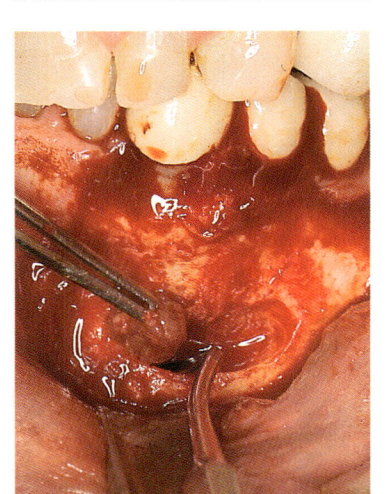

Figura 426 Preparação do canal radicular
O canal radicular, que foi aberto antes da cirurgia, pode agora ser limpo e instrumentado.

Direita: O canal radicular é seco com álcool, aplicado por algodão enrolado em um instrumento endodôntico de aço.

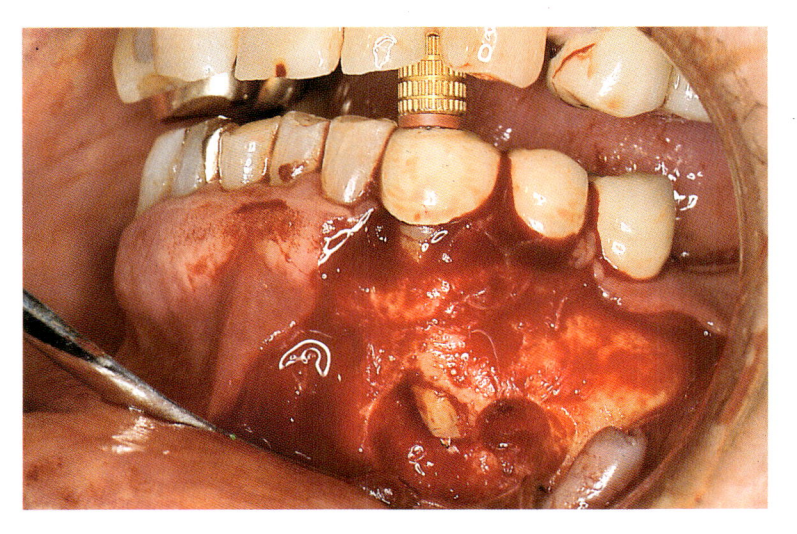

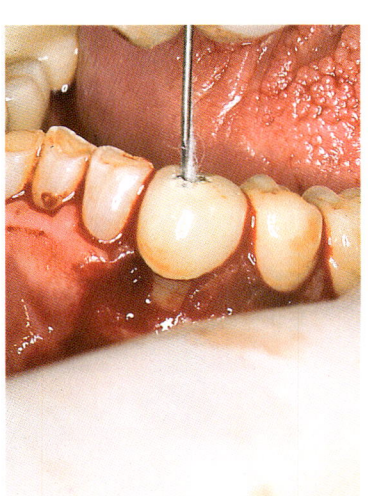

Apicectomia 167

Figura 427 Obturação do canal radicular
O cimento é pressionado no conduto radicular com uma ou mais pontas de guta-percha. O canal radicular que foi aberto pré-cirurgicamente pode agora ser alargado e limpo (*esquerda*).

Direita: Após a secagem do canal radicular instrumentado, uma lentulo em espiral é usada para girar o cimento no canal.

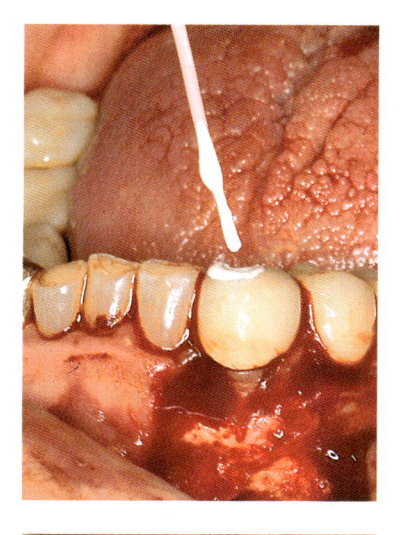

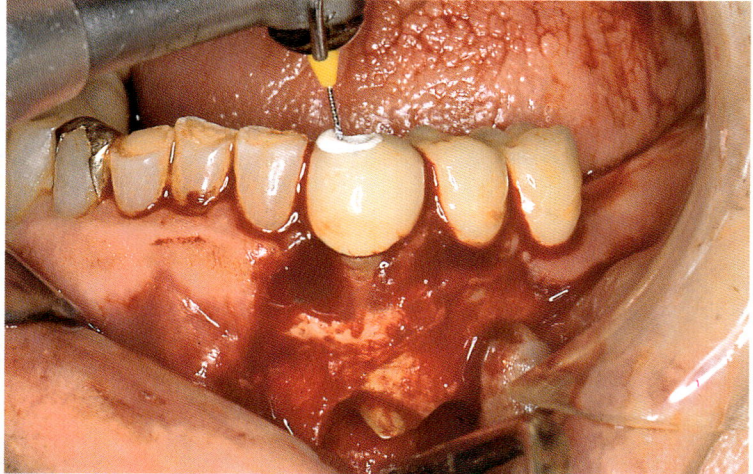

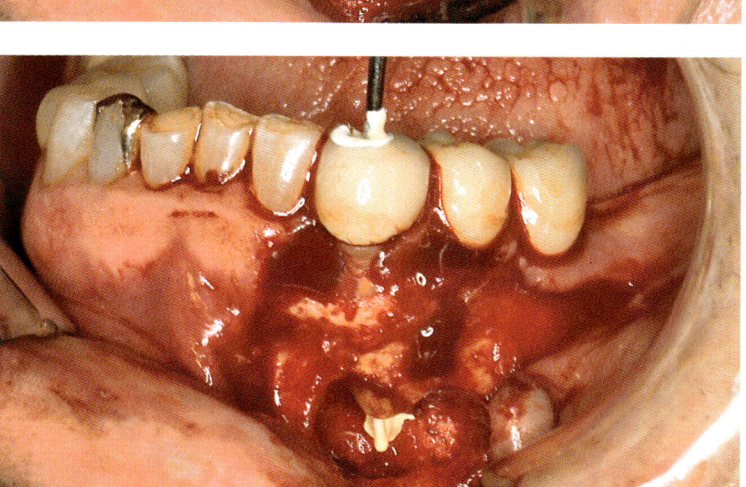

Figura 428 Obturação do canal radicular
Todas as manipulações intrabucais são realizadas sob visão direta, assegurando uma completa cobertura interna das paredes do conduto radicular (*esquerda*). O excesso do cimento e da ponta de guta-percha deve ser visualizado no ápice radicular.

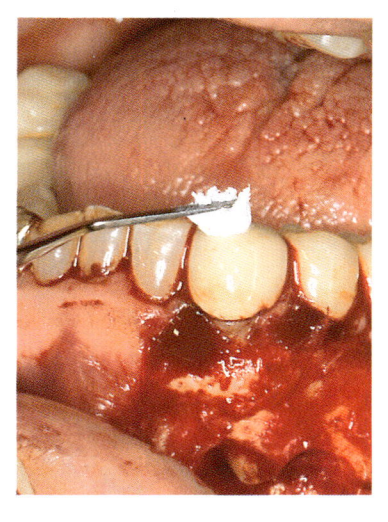

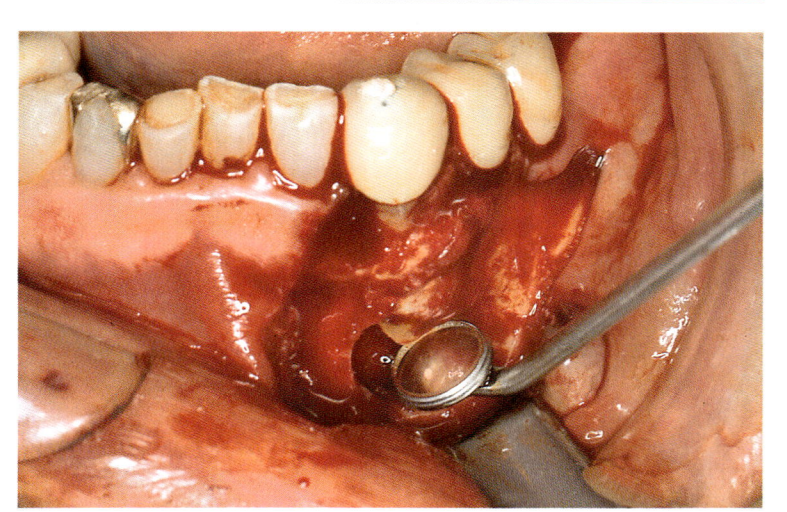

Figura 429 Conferindo o fechamento completo
Um instrumento aquecido é usado para remover o excesso do material obturador do canal do ápice radicular.

Esquerda: Uma checagem é feita para verificar o fechamento completo do ápice por meio da inserção forçada de um material obturador temporário na cavidade coronal.

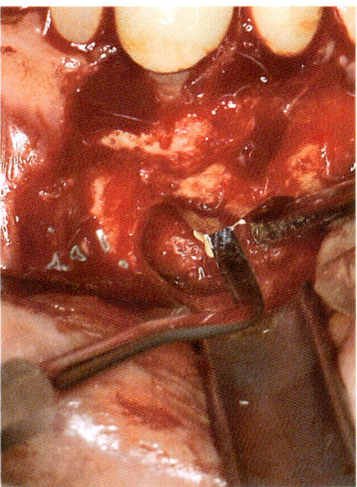

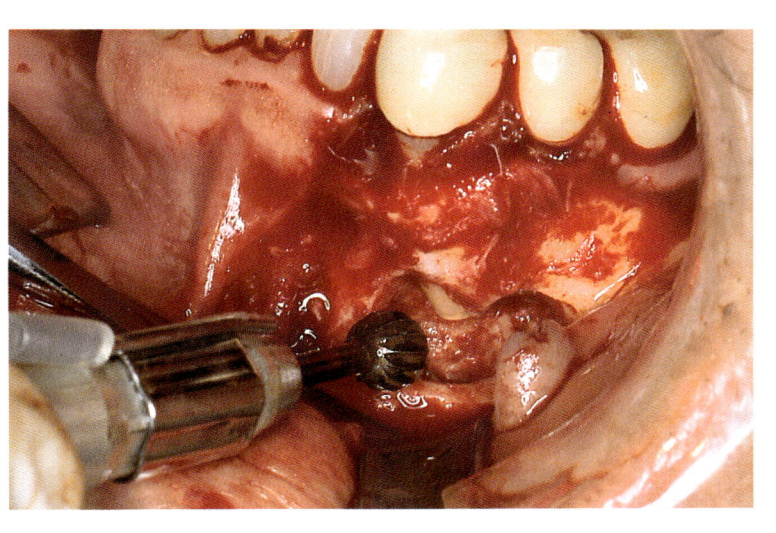

Figura 430 Tratamento tecidual e cuidados pós-operatórios
Após a remoção do excesso de cimento do ápice radicular, as bordas ósseas são regularizadas. O campo cirúrgico é então irrigado e uma inspeção final é realizada (para confirmar que não houve lesão ao nervo mentoniano), seguida pela sutura do retalho de tecidos moles. Uma radiografia deve ser imediatamente tomada para documentação. A remoção da sutura pode ser feita de sete a dez dias, com uma revisão após seis meses.

Esquerda: Remoção do excesso do material obturador no ápice.

168 Ressecção do Ápice Radicular

Figura 431 Ressecção e obturação retrógrada na mandíbula
Mesmo paciente da fig. 420. Devido ao tratamento endodôntico prévio do dente 34, não foi possível realizar um novo tratamento endodôntico ortógrado. Após a ressecção do ápice radicular, uma pequena cavidade retrógrada é preparada. Um contra-ângulo em miniatura é conveniente para este objetivo.

Direita: Ressecção do ápice radicular usando uma broca de fissura.

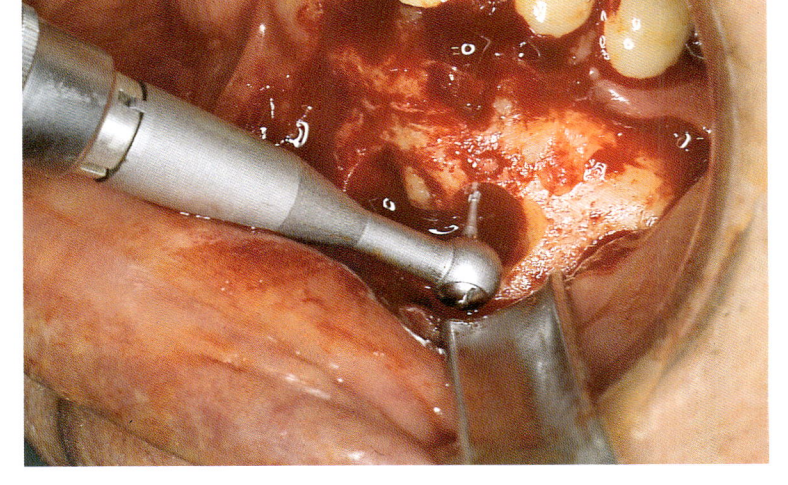

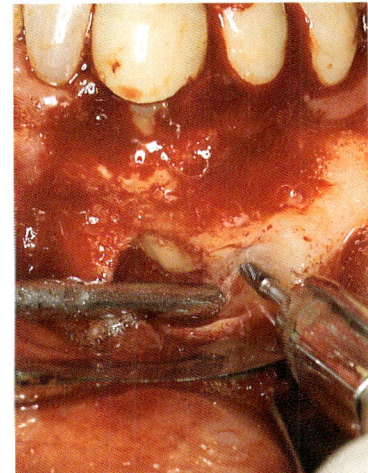

Figura 432 Hemostasia
A colocação de uma obturação retrógrada requer condições essencialmente secas na área. Hemorragia óssea local pode ser freqüentemente estancada por meio de pressão com um instrumento rombo.

Direita: Cera para osso pode ser usada para estancar um sangramento superficial a partir dos espaços trabeculares.

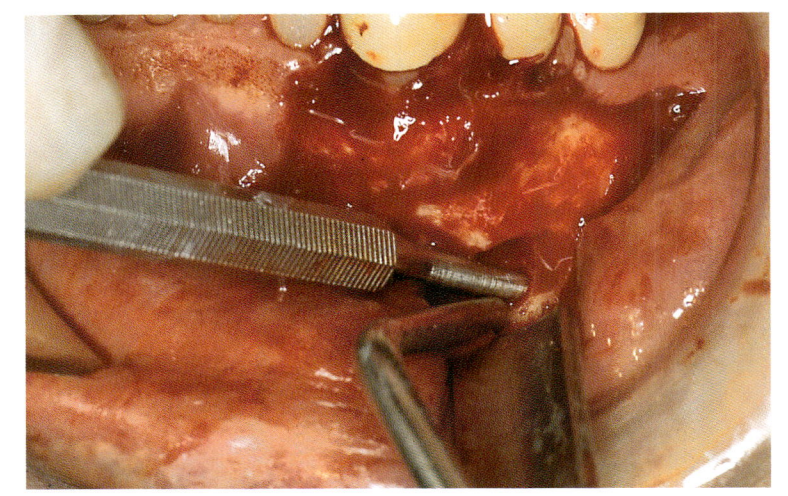

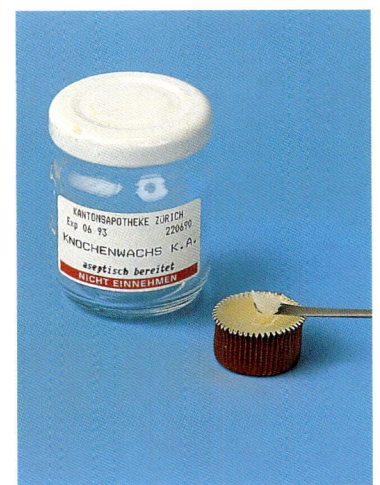

Figura 433 Obturação retrógrada do canal radicular
Um instrumento especial é usado para colocar o material obturador na cavidade preparada no ápice do dente 34. Neste caso, uma pinça modificada está sendo usada.

Direita: Aplicador miniaturizado para o material obturador.

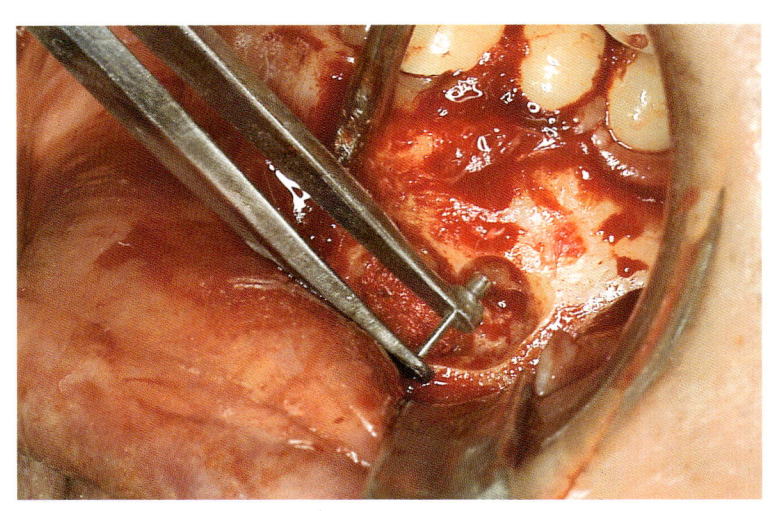

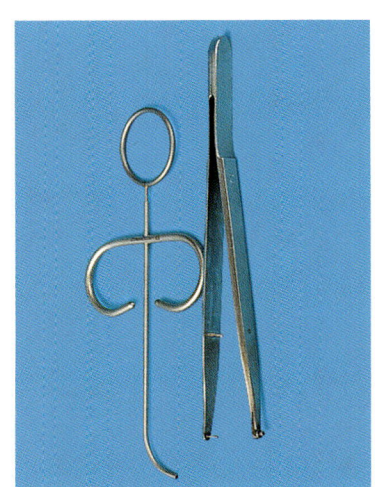

Figura 434 Tratamento da ferida
A obturação final é visualmente conferida para assegurar o fechamento completo da cavidade.

Direita: O estado do nervo mentoniano é visualmente conferido antes do reposicionamento do retalho mucoperiostal.

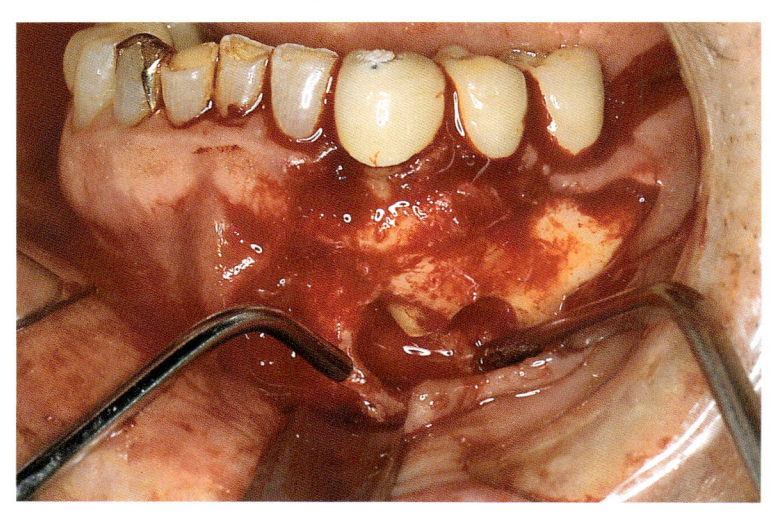

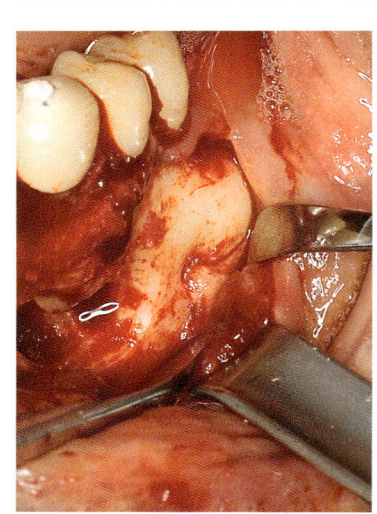

Apicectomia 169

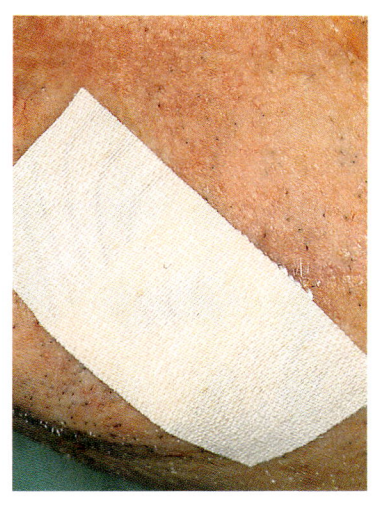

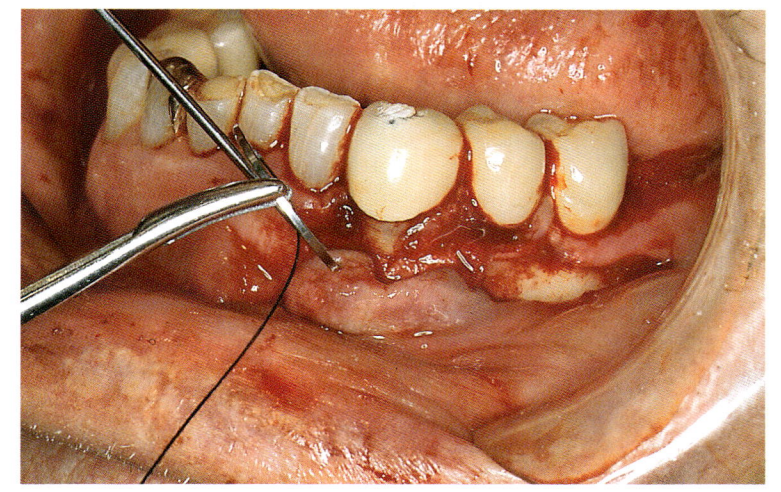

Figura 435 Trajeto fistuloso
Antes de fechar a ferida com suturas, o aspecto externo do trajeto fistuloso é completamente curetado e a ferida externa é então fechada, após uma irrigação abundante.

Esquerda: Um curativo adesivo é usado para fechar a ferida externa.

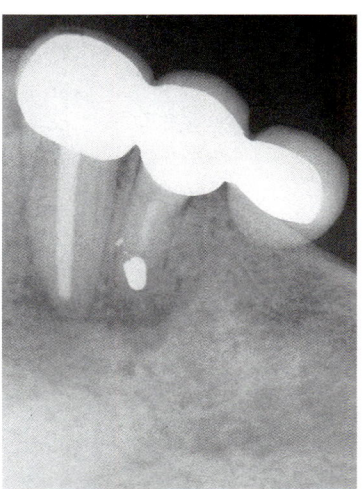

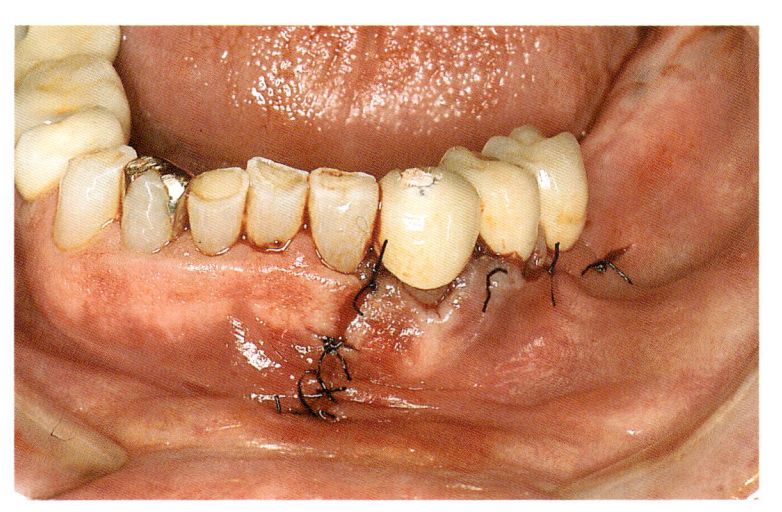

Figura 436 Condições pós-operatórias
O retalho tecidual é reposicionado e estabilizado com suturas interrompidas. As suturas podem ser removidas em sete a dez dias.

Esquerda: A radiografia periapical tirada imediatamente após a cirurgia mostra uma obturação ortógrada do ápice radicular no dente 33 e um fechamento retrógrado do dente 34.

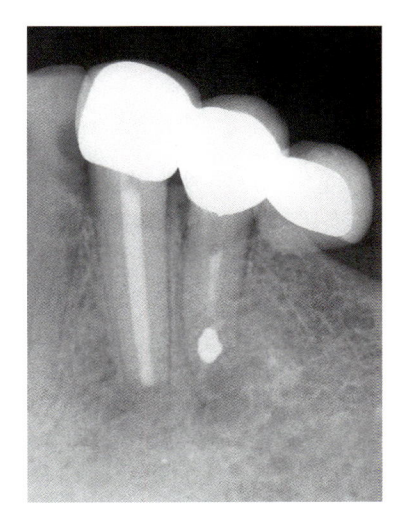

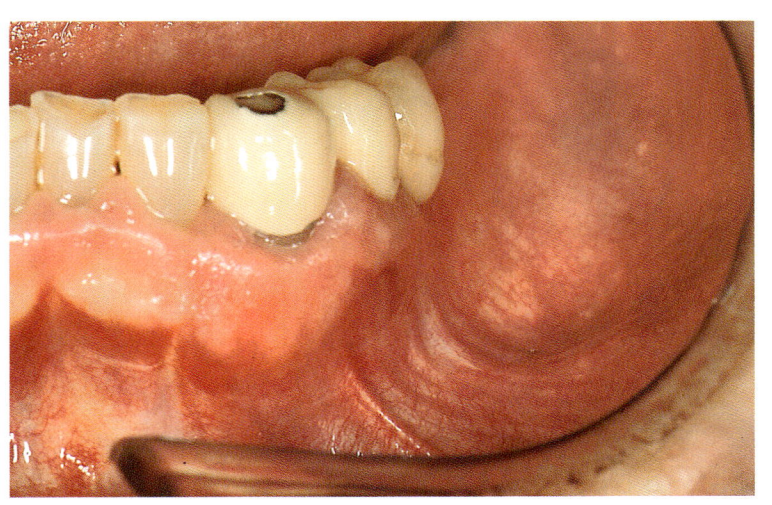

Figura 437 Evolução com sucesso
Na consulta de revisão de seis meses pós-operatórios, as condições intrabucais eram clinicamente aceitáveis, e o paciente não apresentou quaisquer distúrbios de sensibilidade na região.

Esquerda: A radiografia periapical mostra a regeneração óssea nos ápices dos dentes 33 e 34.

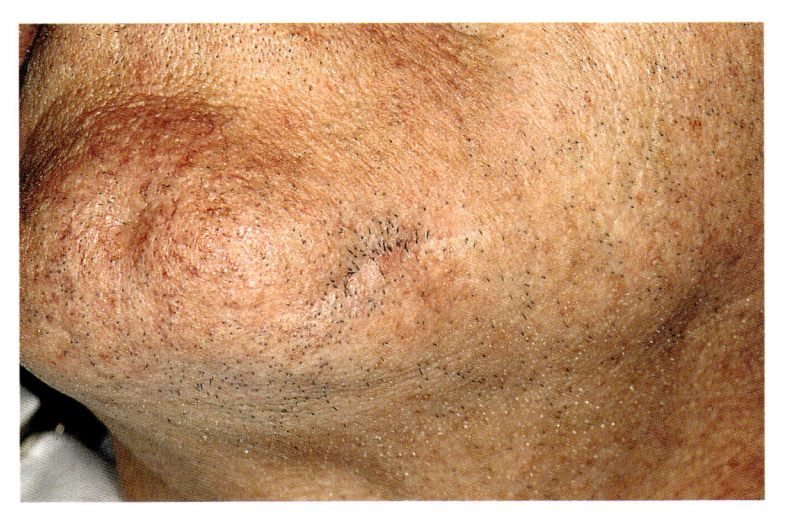

Figura 438 Final do tratamento
A fístula externa cicatrizou completamente sem tratamento adicional, e é discretamente visível.

Ressecção com Obturação Retrógrada do Conduto Radicular na Região Anterior da Maxila

Anestesia

O anestésico local deve ser administrado por vestibular e por palatino. A infiltração próxima ao forame infra-orbitário no lado afetado também é normalmente usada, com uma infiltração terminal sendo feita no lado contralateral. A papila incisiva é infiltrada diretamente, e uma infiltração também é realizada lateralmente a ela, em direção ao lado afetado.

Descolamento do Retalho

A incisão principal deverá, em quase todos os casos, ser intra-sulcular para proporcionar um acesso livre. Na maioria dos casos, duas incisões divergentes de alívio também são colocadas por mesial e distal. Em casos mais simples, poderá ser possível trabalhar com somente uma incisão de alívio.

Figura 439 Ressecção na maxila: acesso
A incisão principal intra-sulcular estende-se do dente 12 ao dente 23, e é melhorada por duas incisões de alívio.

Direita: A radiografia oclusal mostra uma osteólise cística na região do dente 22, assim como uma radiolucidez próxima ao dente 11.

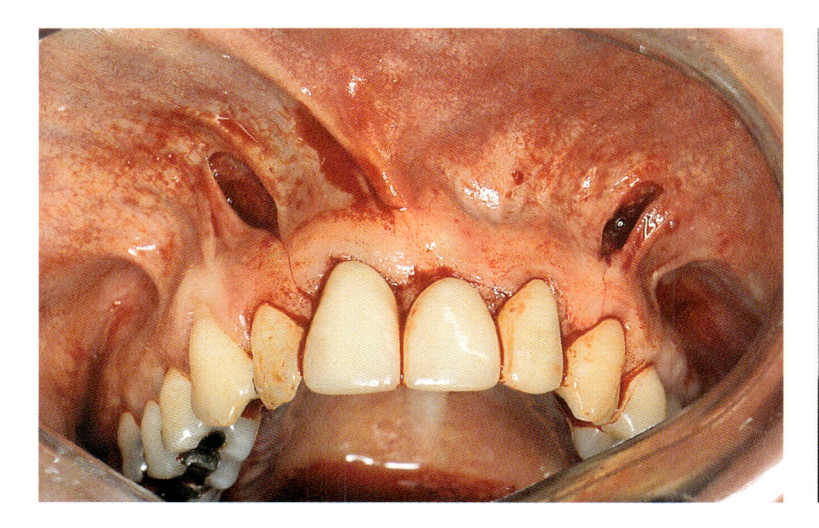

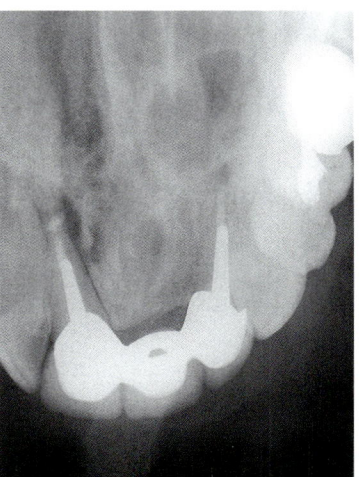

Figura 440 Descolamento do retalho
Um elevador de periósteo é usado para descolar o retalho mucoperiostal o suficiente em direção à região apical do dente afetado para obter uma visualização direta.

Direita: Aplicação do elevador de periósteo próximo à papila interdental do dente 11.

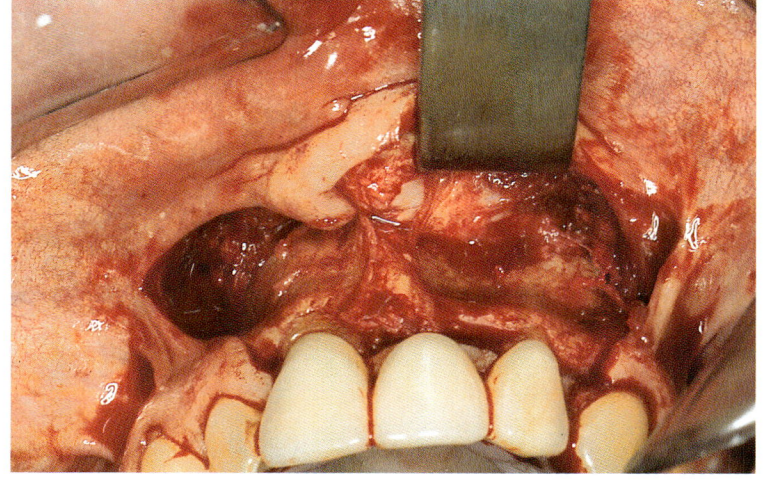

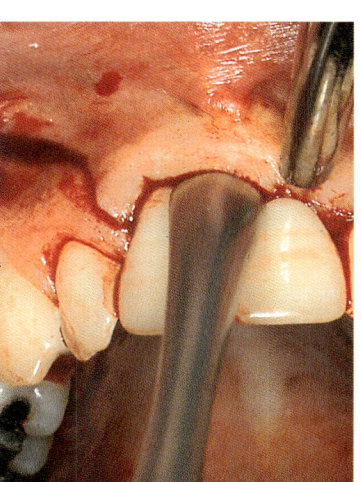

Figura 441 Tecido de granulação
A cavidade óssea ao redor do ápice radicular, que foi exposta com uma broca esférica, é cuidadosamente sondada. Um escavador de Black é usado para separar da margem os tecidos mais compactos.

Direita: Superfície vestibular exposta do dente 12.

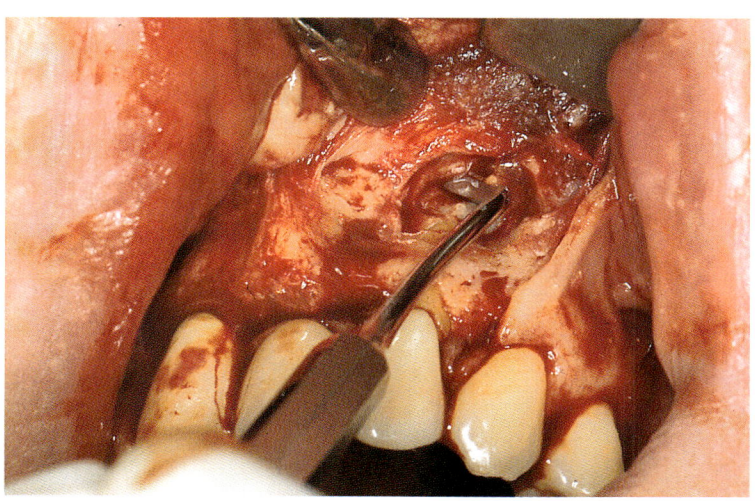

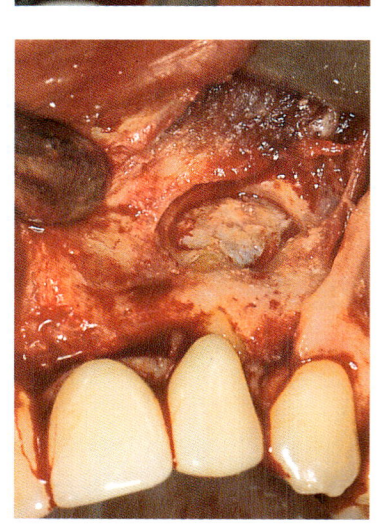

Apicectomia 171

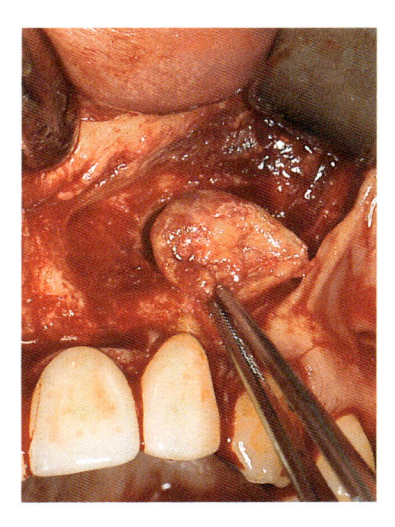

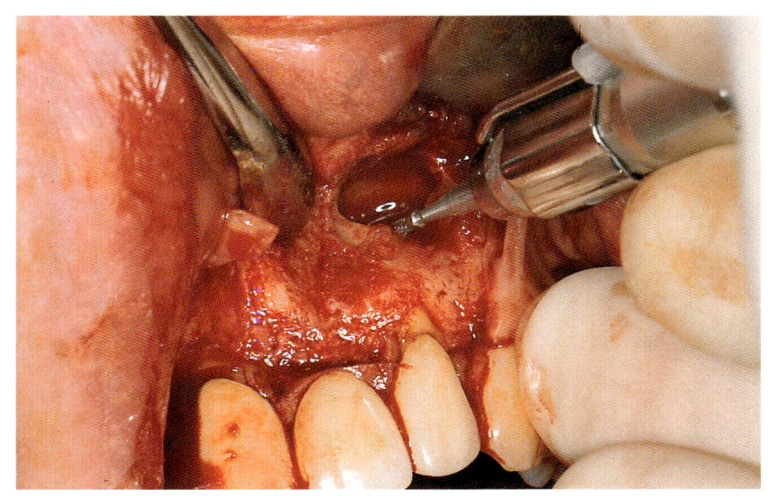

Figura 442 Ressecção
A ponta da raiz é seccionada com uma broca de fissura.

Esquerda: O revestimento de uma formação cística é removido. Tecidos deste tipo devem ser enviados para avaliação histopatológica.

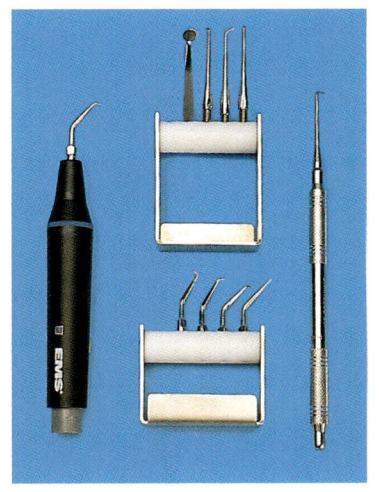

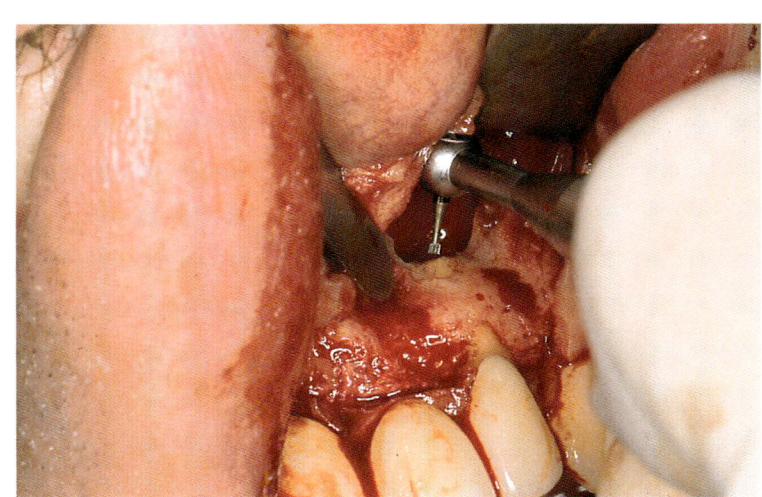

Figura 443 Preparação da minicavidade
Uma peça de mão com um contra-ângulo em miniatura é usada para preparar uma pequena cavidade no ápice radicular.

Esquerda: A preparação da cavidade também pode ser feita com um instrumento ultra-sônico com pontas especiais.

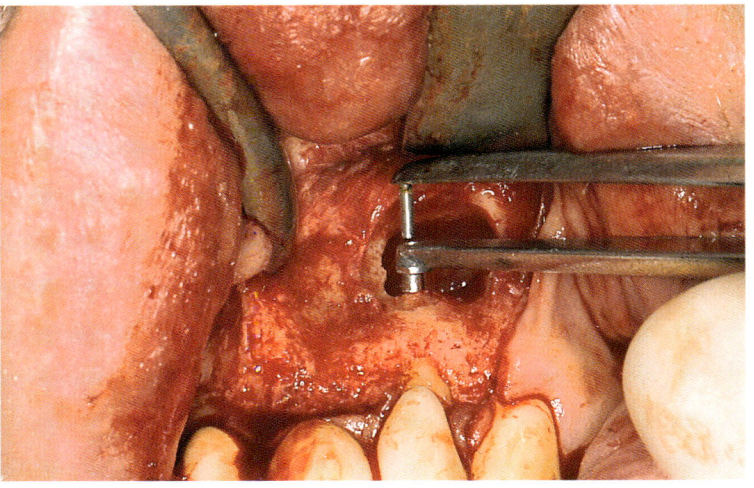

Figura 444 Obturação retrógrada
Obturação retrógrada, neste caso com amálgama. Atualmente, cimentos de ionômero de vidro ou óxido de zinco são preferencialmente utilizados.

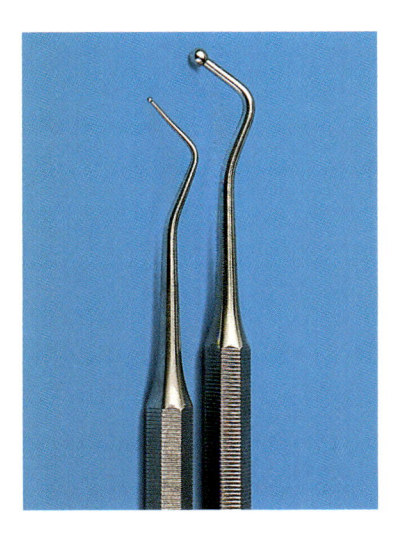

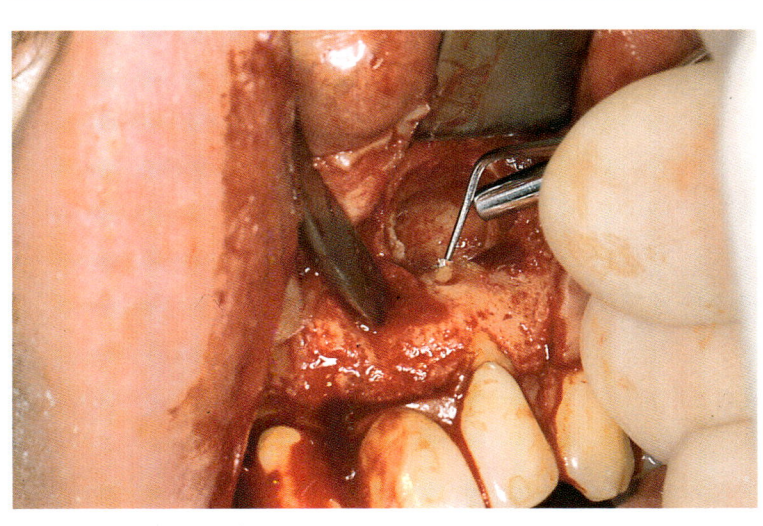

Figura 445 Compressão
O material obturador recém-preparado é comprimido dentro da cavidade com o uso de instrumentos esféricos.

Esquerda: Estes instrumentos, com esferas de vários tamanhos, são utilizados para comprimir obturações retrógradas.

Figura 446 Tratamento da ferida
O local da ressecção é visualmente conferido para assegurar o fechamento completo do canal.

Direita: A massa cística que foi removida da região apical deve ser enviada para avaliação histopatológica.

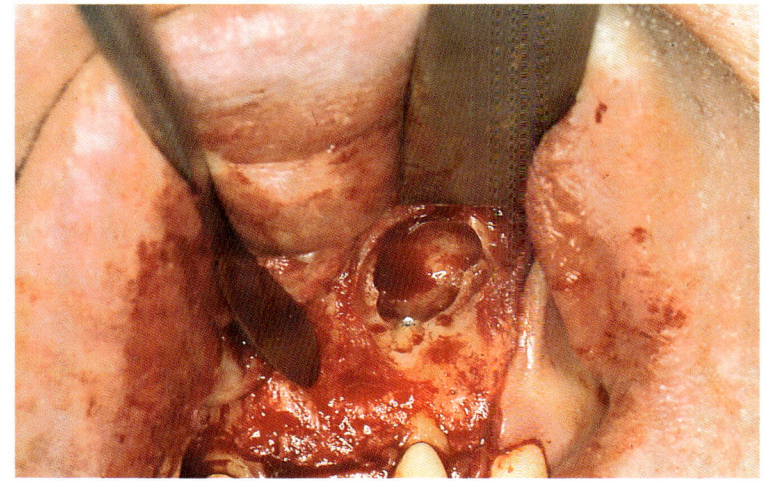

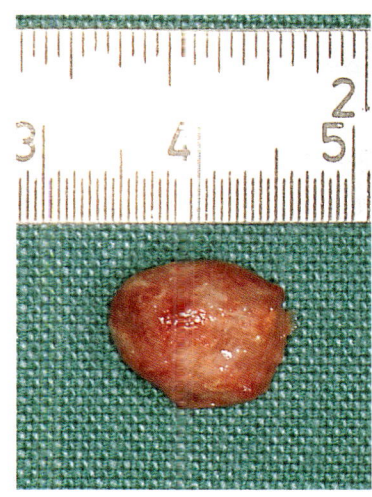

Figura 447 Reposicionamento do retalho
O retalho de tecidos moles é reposicionado e seguramente suturado.

Direita: A radiografia pós-operatória mostra a obturação retrógrada da raiz do dente 22.

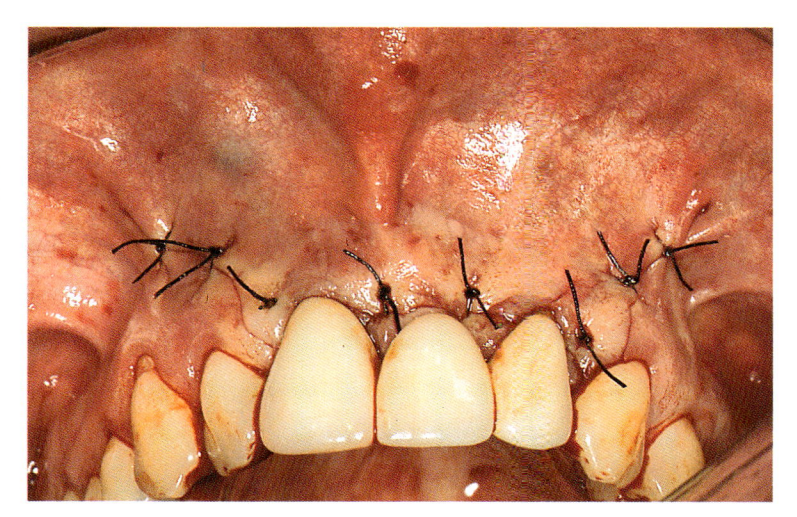

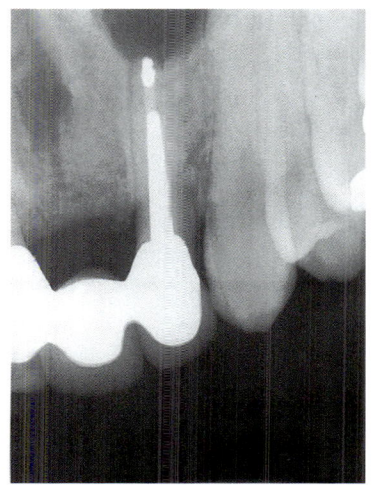

Figura 448 Aspecto pós-operatório
As suturas podem ser removidas uma semana após a cirurgia em casos não-complicados.

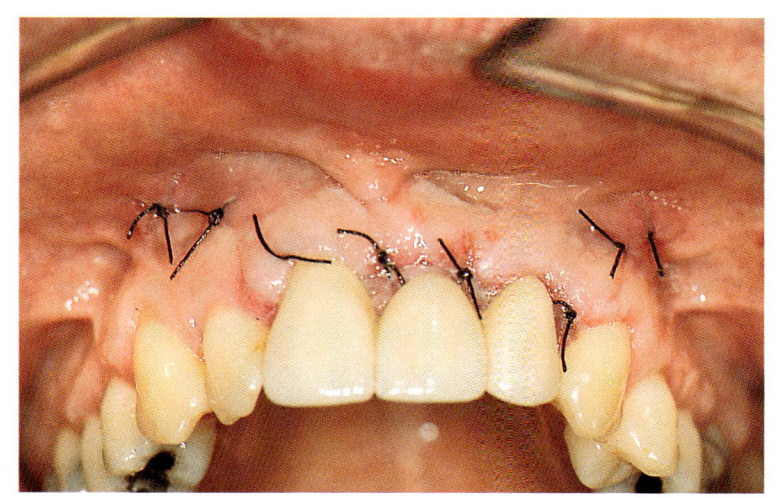

Figura 449 Evolução clínica
A consulta de evolução é marcada para seis meses após a cirurgia. Esta visão clínica revela condições de tecidos moles livres de sintomas clínicos e ausência de tecido cicatricial na área cirúrgica. Pode-se notar também a ausência de qualquer recessão gengival nas margens das coroas dentárias.

Direita: A radiografia mostra a completa regeneração óssea da cavidade cística.

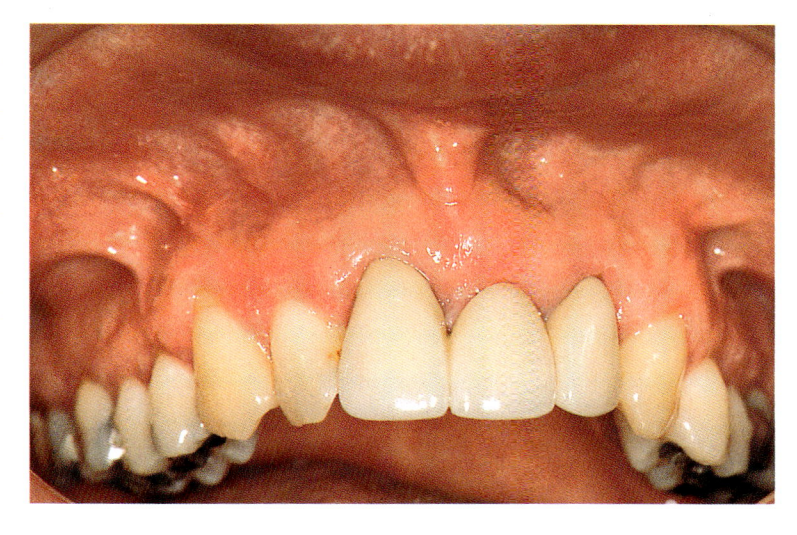

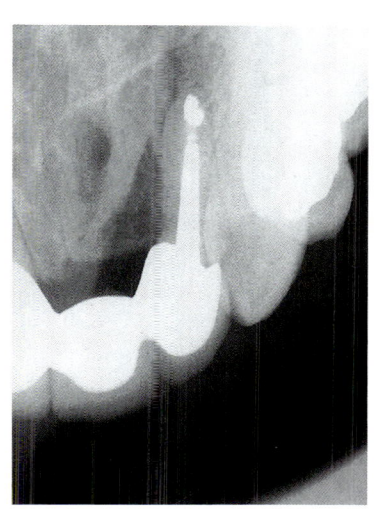

Apicectomia 173

Bolsas Contíguas

Um defeito ósseo que se estende sobre a superfície da raiz nem sempre pode ser reconhecido pré-operatoriamente. Mesmo se o paciente não apresenta qualquer sintoma, poderá haver a formação de uma bolsa contígua. Em tais casos, se a incisão principal for feita por vestibular ao invés de intra-sulcular, poderá haver problemas no recobrimento do defeito. Este será o caso independentemente de o dente ser removido, ou se houver uma tentativa de reconstruir a parede alveolar vestibular. Se for decidido manter o dente, a lesão apical (cisto ou granuloma) pode ser removida, e a cavidade pode ser preenchida com algum material de substituição (p. ex., partículas de cartilagem liofilizada); a parte apical da raiz pode ser recoberta com o mesmo material de substituição. Este procedimento encoraja a regeneração óssea a longo prazo à medida que a cartilagem liofilizada torna-se calcificada. Se o defeito ósseo for expansivo e existir mobilidade dentária aumentada, é recomendável esplintar os dentes por um período de quatro semanas.

O uso da regeneração óssea guiada com técnicas de barreiras para preservar esses dentes em casos sem esperanças ainda é duvidoso.

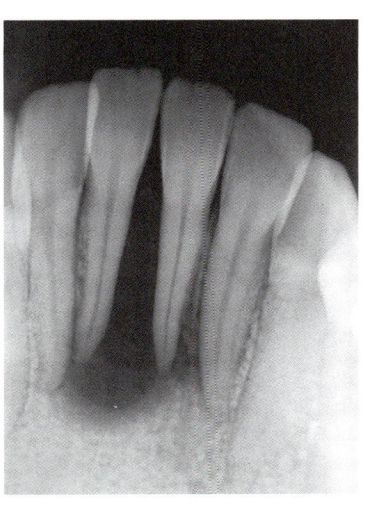

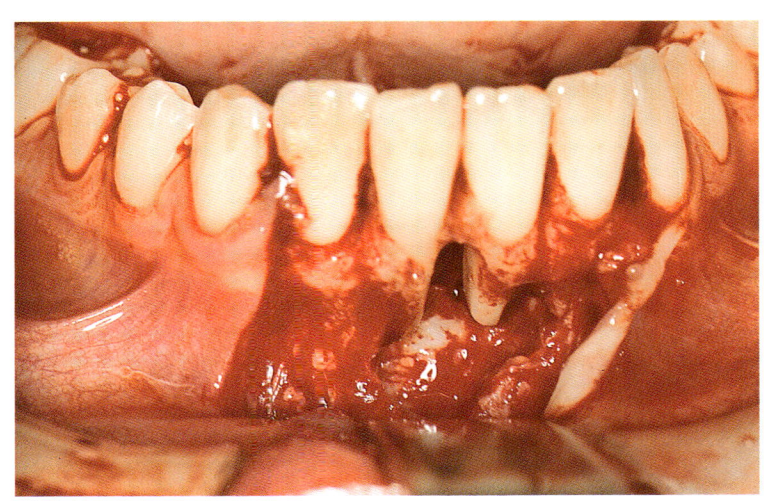

Figura 450 Bolsa contígua
Aspecto transoperatório de um defeito ósseo contíguo na superfície lingual dos dentes 31 e 41. Estas bolsas periodontais contíguas são geralmente o fator causador de falhas clínicas. Em casos selecionados, podem ser feitas tentativas para obter alguma regeneração óssea sobre a superfície radicular se o defeito for preenchido. O melhor material para este fim é a cartilagem liofilizada.

Esquerda: A radiografia mostra o defeito osteolítico no ápice destes dentes.

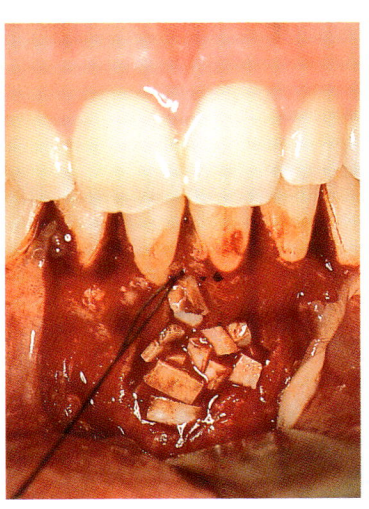

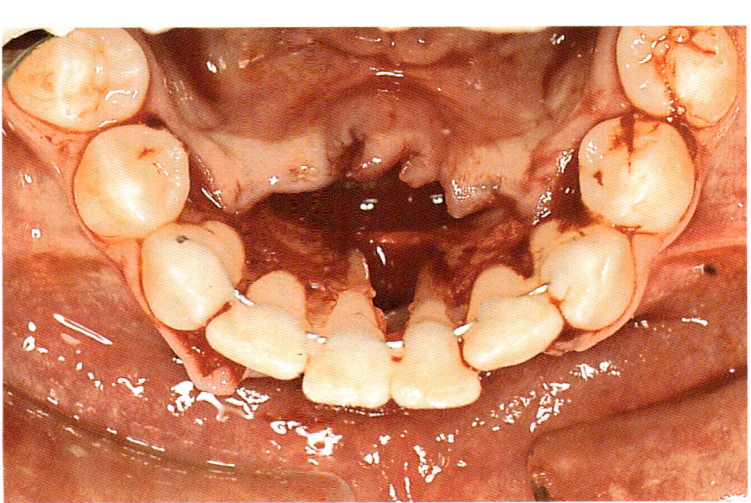

Figura 451 Partículas de cartilagem liofilizada
Foi necessário esplintar os dentes afetados, porque seu suporte ósseo estava extremamente comprometido.

Esquerda: O defeito ósseo é preenchido com partículas de cartilagem liofilizada, e a ferida é fechada completamente. Cobertura pós-operatória com antibióticos é indicada nestes casos.

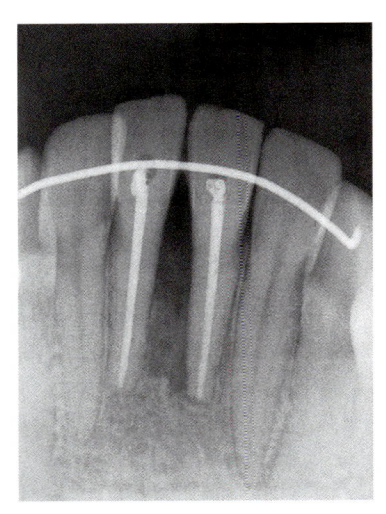

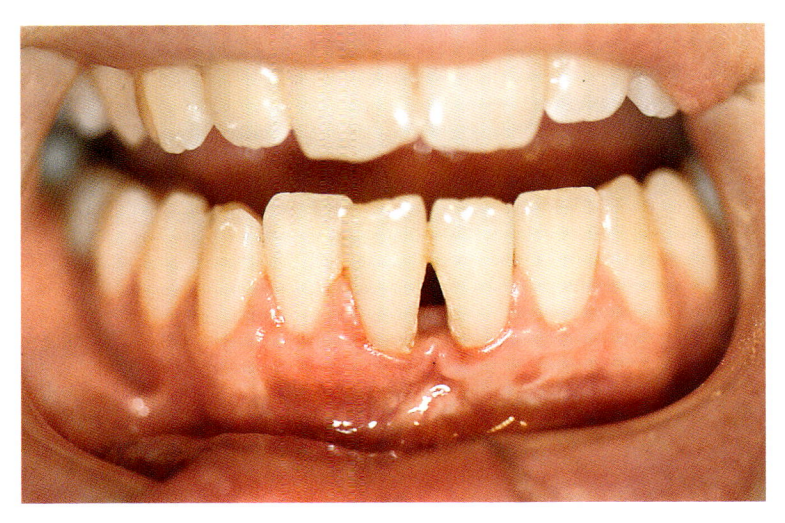

Figura 452 Consulta de revisão
Clinicamente não existe inflamação, e os achados periodontais estão aceitáveis ao redor dos dentes 31 e 41 em um ano após a cirurgia.

Esquerda: A radiografia mostra a regeneração óssea parcial do defeito.

Cuidados Pós-operatórios

Imediatamente após a operação, os resultados devem ser documentados radiograficamente.

O paciente deve aplicar compressas frias sobre a região. Uma boa higiene oral deve ser complementada com bochechos de clorexidina. Medicamentos antiinflamatórios podem ser indicados.

As suturas são removidas após sete a dez dias.

Em seis meses pós-operatórios, uma revisão clínica final deve ser feita, junto com uma documentação radiográfica (Rud *et al.*, 1972a,b).

Possíveis Complicações

Além das complicações pós-operatórias normais, este procedimento é associado com um conjunto especial de possíveis dificuldades. Se o controle radiográfico de seis meses revela uma osteólise apical persistente, isso é uma indicação de que o fechamento do ápice radicular não foi completo. Uma decisão deve ser tomada de acordo com cada caso para ver se há indicação de extrair o dente ou tentar um novo tratamento com o acesso cirúrgico. A possibilidade de fratura vertical da raiz também deve ser considerada.

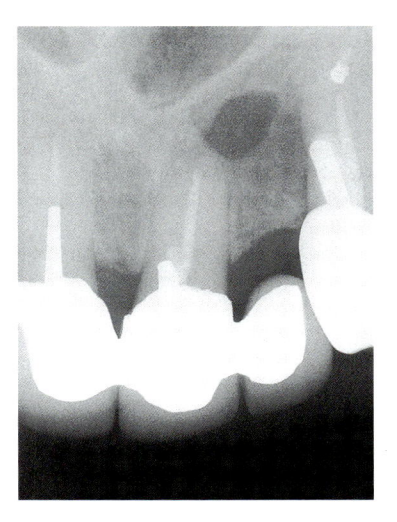

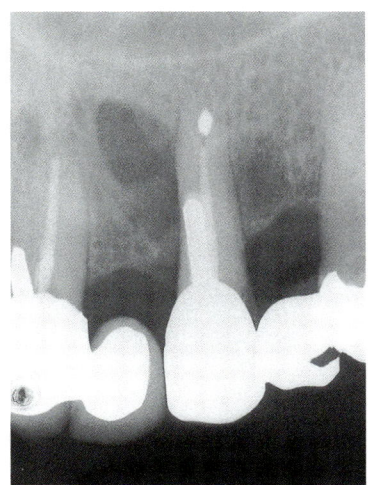

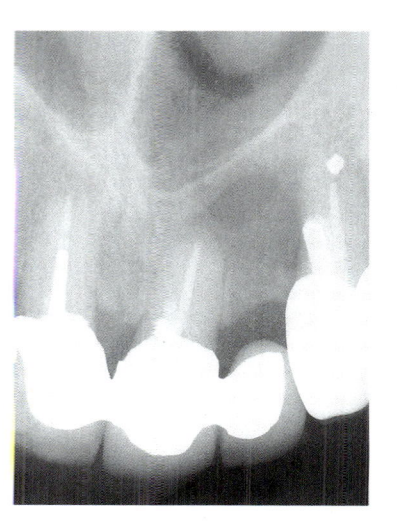

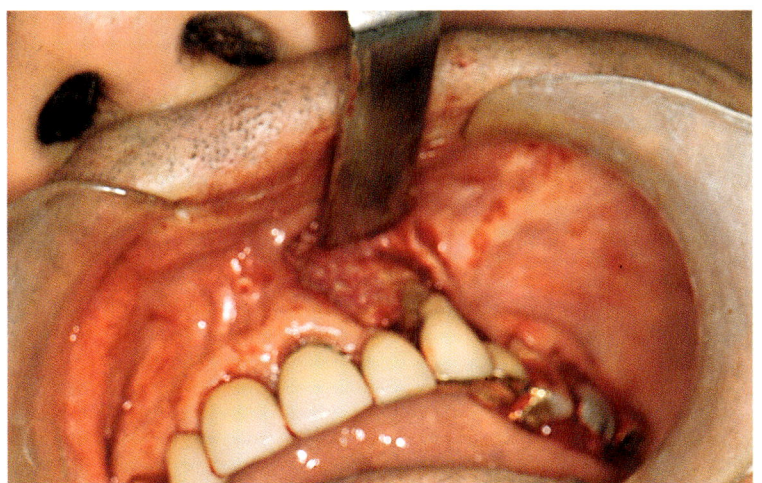

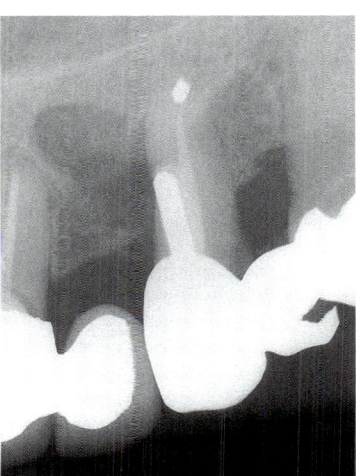

Figura 453 Complicações: defeito ósseo persistente
A causa mais comum desta condição é um canal acessório que não foi obturado, ou uma colonização bacteriana contínua em um ápice com fechamento incompleto. Outra possível causa é uma bolsa periodontal contígua abrindo-se no defeito cirúrgico. Esta série de radiografias tiradas após apicectomia no dente 23 revela um defeito em túnel, que foi subseqüentemente preenchido com partículas de cartilagem liofilizada (*direita*) 18 meses após a cirurgia.

Figura 454 Preenchimento do defeito
A repetição da cirurgia tornou-se necessária nesta área devido à infecção secundária por uma bolsa periodontal no aspecto mesial do dente 23. Esta fotografia clínica mostra o local após o preenchimento com as partículas liofilizadas.

Direita: Esta radiografia, tirada 24 meses mais tarde, mostra a regeneração óssea na área.

Cistos

Definição

Um cisto é definido como uma cavidade patológica revestida por epitélio, e com um crescimento expansivo e centrífugo. A forma típica de um cisto é, portanto, esférica e semelhante a um balão. As estruturas anatômicas adjacentes freqüentemente sofrem compressão. É possível que haja reabsorção radicular em dentes adjacentes.

Classificação

Classificação dos Cistos de acordo com a Organização Mundial da Saúde

Causados por Distúrbios de Desenvolvimento
Cistos odontogênicos:
- Ceratocisto (cisto primordial)
- Cisto gengival
- Cisto de erupção
- Cisto folicular
- Cisto odontogênico calcificante

Cistos não-odontogênicos:
- Cisto ducto nasopalatino
- Cisto glóbulo-maxilar
- Cisto nasolabial (nasoalveolar)

Causados por Inflamação
Cisto radicular
Cisto periodontal
Cisto residual

Classificação Clínica dos Cistos

(Killey *et al.,* 1977; Shear, 1992; van der Waal, 1993)

Cistos Ósseos
Cistos dentários:
- Cisto radicular inflamatório, cisto residual
- Cisto periodontal inflamatório
- Cisto folicular
- Cisto periodontal
- Ceratocisto
- Cisto de erupção

Cistos fissurais:
- Cisto fissural mediano (cisto canal incisivo)
- Cisto fissural lateral (cisto glóbulo-maxilar)
- Cisto nasopalatino

Pseudocistos:
- Cisto de Stafne (defeito cortical lingual)
- Cisto traumático
- Defeito ósseo hematopoiético

Cistos de Tecidos Moles
Cisto de retenção salivar
Cisto de desenvolvimento (cisto cervical lateral e mediano)
Cisto gengival
Cisto dermóide

Desenvolvimento dos Cistos

Os cistos podem se desenvolver sempre em locais onde células epiteliais residuais de processos de desenvolvimento embriológico ficam alojadas nos tecidos. Uma outra possibilidade é o desenvolvimento patológico. Nos maxilares, os cistos são especialmente comuns por causa da presença de estruturas do ectoderma no interior do osso (brotos dentários). Os remanescentes epiteliais (restos de Malassez) algumas vezes ficam aprisionados após a erupção dentária; com estimulação apropriada, estes restos epiteliais podem se desintegrar, ocorrendo uma necrose central e desenvolvimento de um cisto. A patogênese exata permanece não-esclarecida. Uma causa relacionada com o crescimento poderia resultar de uma pressão osmótica interna seguinte à necrose epitelial; neste cenário, o revestimento cístico representa uma membrana semipermeável. Esta hipótese serve também para explicar a diminuição da cavidade óssea após a fenestração terapêutica e drenagem (descompressão) do cisto.

Cistos Odontogênicos

A formação de múltiplos cistos freqüentemente acompanha as seguintes síndromes:
- Síndrome de Gorlin-Goltz (Ceratocisto)
- Displasia dentinária (cisto folicular)
- Disostose cleidocraniana (cisto folicular)
- Síndrome de Klippel-Feil (cisto folicular)

Cistos Radiculares

É caracterizado histologicamente por múltiplas camadas de um epitélio escamoso não-queratinizado. A parede do cisto pode conter um agregado de linfócitos, cristais de colesterol, colônias de *Actinomyces*, macrófagos e células caliciformes. Os tecidos imediatamente adjacentes ao cisto consistem de tecido conjuntivo pobre em fibras colágenas.

Um cisto residual é, de fato, um cisto radicular que permanece na substância dos maxilares, após a extração dentária.

Investigações recentes utilizando secções seriadas consistentes de cistos aderidos a dentes (Nair e Pajarola, 1995) mostram que com cistos radiculares é necessário distinguir entre cistos genuínos (*true cysts*) e cistos de cavidade (*pocket cysts*). Além disso, agregados de células epiteliais residuais têm sido identificados em abscessos apicais e granulomas, que são uma característica típica de cistos, como definido por patologistas tradicionais. Isto é de significância clínica, porque em abscessos e granulomas contendo epitélio, e também em cistos de cavidade nos quais o epitélio cístico está em contato direto com o ápice, a cicatrização pode ser esperada após eliminação da fonte da infecção (tratamento endodôntico). Por outro lado, em cistos genuínos, nos quais o epitélio cístico está fechado dentro de uma cavidade isolada, somente a intervenção cirúrgica pode propiciar a cicatrização.

Cistos Agressivos dos Maxilares

Stoelinga e Bronkhorst (1988) descrevem as características de certas lesões císticas dos maxilares como sendo agressivas se estas exibirem um crescimento infiltrativo e destrutivo, um potencial de crescimento especialmente alto e uma tendência à recidiva. Este grupo de cistos inclui aqueles a partir dos quais pode se desenvolver um carcinoma ou ameloblastoma, particularmente ceratocistos e cistos odontogênicos calcificantes. Esses cistos freqüentemente ocupam um terço ou mais de um maxilar, e podem até mesmo proliferar para os tecidos moles.

Cistos Foliculares

Todos os cistos foliculares contêm a coroa de um dente dentro do seu lúmen; eles são por isso também referidos como cistos dentígeros. O epitélio cístico deriva-se do epitélio do esmalte após o desenvolvimento da coroa do dente. A imagem histológica é de múltiplas camadas de um epitélio escamoso raramente queratinizado, que pode conter também células formadoras de muco. Os cistos foliculares são relativamennte comuns, ocorrendo mais freqüentemente na dentição permanente. Eles estão normalmente localizados próximo aos terceiros molares retidos na mandíbula, ou próximo aos caninos na maxila. Raramente há sintomas clínicos, a menos que os cistos se tornem infectados. Esses cistos são usualmente detectados durante radiografias dentárias de rotina, aparecendo como áreas de osteólise arredondadas e nitidamente demarcadas, contendo algumas vezes uma coroa dentária grande e deformada. O tamanho destes cistos pode variar de poucos centímetros até grandes dimensões, quase grotescas. Os cistos foliculares podem invadir o canal mandibular.

Desenvolvimento dos Cistos 177

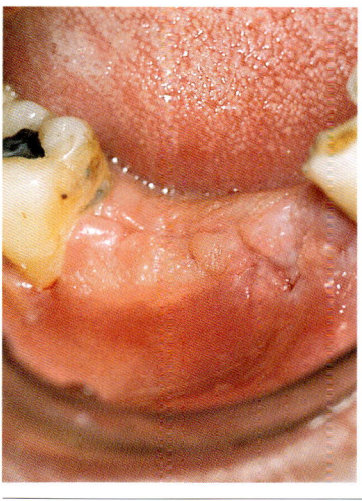

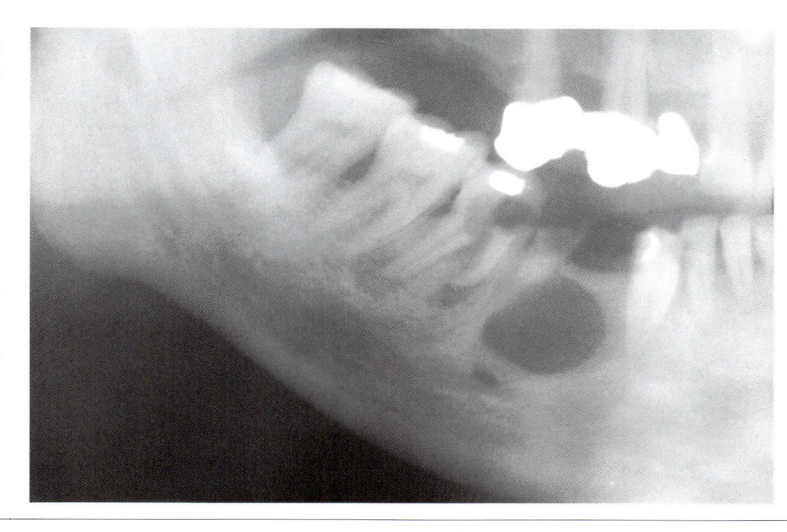

Figura 455 Cistos radiculares: expansão e osteólise
A radiografia mostra um cisto radicular de tamanho expressivo, de forma basicamente arredondada, nitidamente demarcada, parecendo estar se expandindo às custas do tecido ósseo próximo à região apical do dente.

Esquerda: No estágio não-agudo, o único sintoma clínico pode ser uma expansão lenta do processo alveolar, e se a cortical óssea for muito fina, é possível que se detecte uma flutuação. É sempre possível de se detectar um dente não-vital (tratado ou não-tratado) na região do cisto.

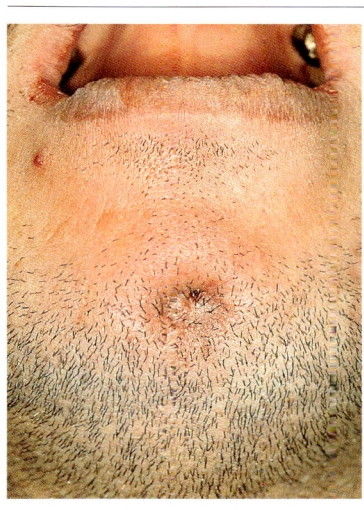

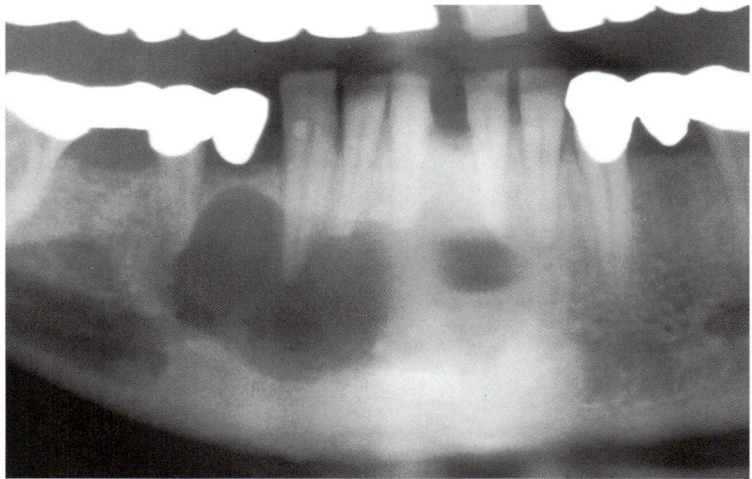

Figura 456 Formação de fístula
A radiografia mostra claramente a origem da fístula. É uma osteólise cística nos ápices de vários dentes na região anterior da mandíbula.

Esquerda: Um sinal clínico pode ser uma fístula de drenagem externa resistente a tratamento.

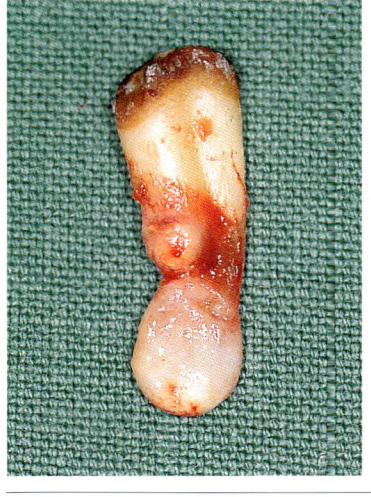

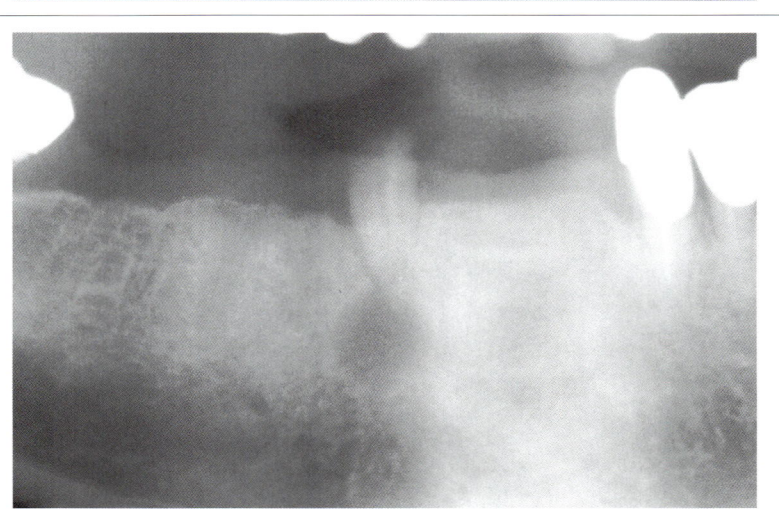

Figura 457 Osteólise cística
Esta secção de uma radiografia panorâmica mostra a aparência típica de um cisto no ápice do dente 44.

Esquerda: Cisto radicular aderido ao dente extraído.

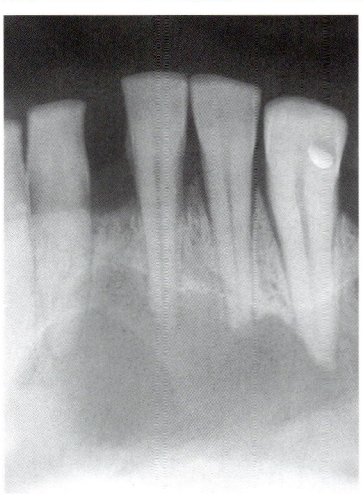

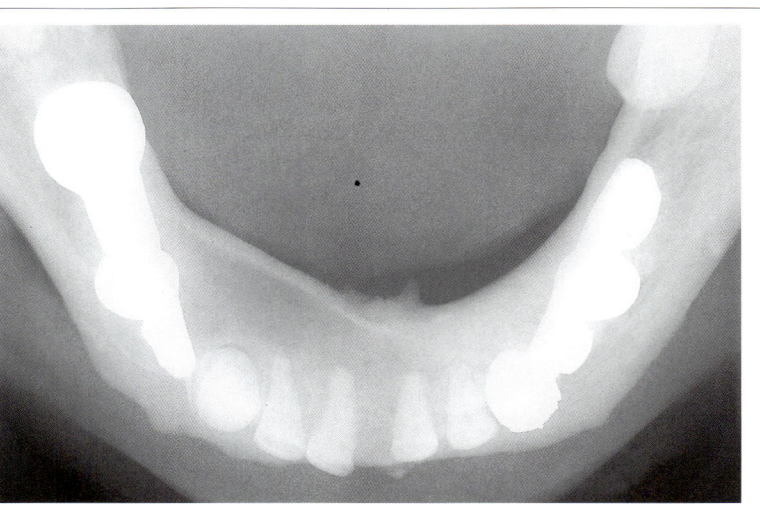

Figura 458 Expansão
O crescimento extenso do cisto radicular é prontamente visualizado na radiografia oclusal. A lâmina cortical lingual é muito fina, e parece estar expandida.

Esquerda: Esta radiografia periapical mostra o mesmo crescimento cístico por uma perspectiva diferente.

Ceratocisto

Os sinônimos mais comuns deste cisto são cisto primordial ou ceratocisto odontogênico. Os ceratocistos se desenvolvem no próprio osso alveolar do terceiro molar, ou distal a ele, mais comumente na mandíbula. Os homens são mais afetados do que as mulheres, sendo mais comum na segunda, terceira e quinta décadas de vida. Histologicamente, o lúmen do cisto é revestido por uma camada simples, ou mais raramente por múltiplas camadas de epitélio escamoso. A camada de células basais é tipicamente corada com intensidade e o epitélio mostra uma hiperparaceratose ou hiperortoceratose. A parede cística consiste de tecido conjuntivo colagenoso pobre em fibras. O limite externo do cisto pode mostrar formações císticas secundárias. Esta é provavelmente a razão para o alto índice de recorrência. Radiograficamente, o ceratocisto não é fácil de se distinguir do cisto folicular. Se um dente retido estiver envolvido, sua coroa estará localizada na margem e não dentro do lúmen da cavidade cística. Além disso, a forma arredondada do cisto não é usualmente vista. O padrão de osteólise é de limites suaves, mas freqüentemente multiloculares. Varia de poucos milímetros a tamanhos extremos envolvendo completamente segmentos maxilares inteiros.

Figura 459 Cisto periodontal
Os cistos também podem se desenvolver a partir do epitélio periodontal. Esta radiografia mostra o dente 46 logo após a erupção, com uma radiolucidez nitidamente demarcada entre as raízes.

Direita: Neste filme, um pequeno desenvolvimento cístico esférico é visto distal à raiz do dente 42.

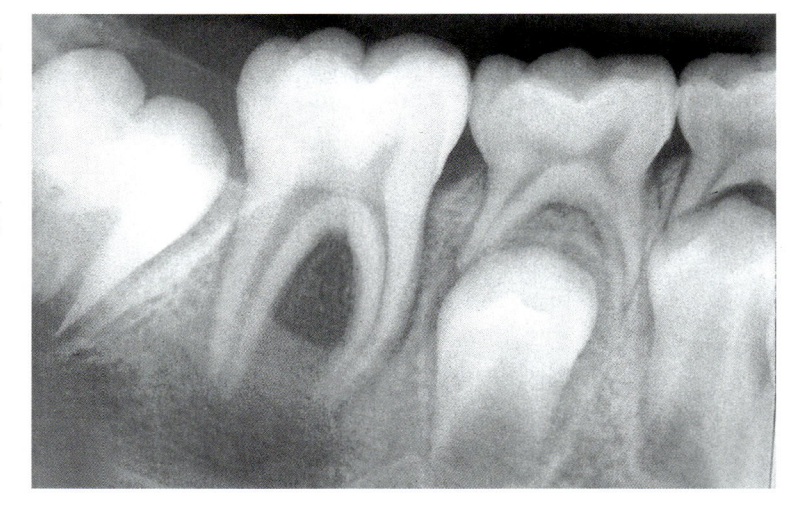

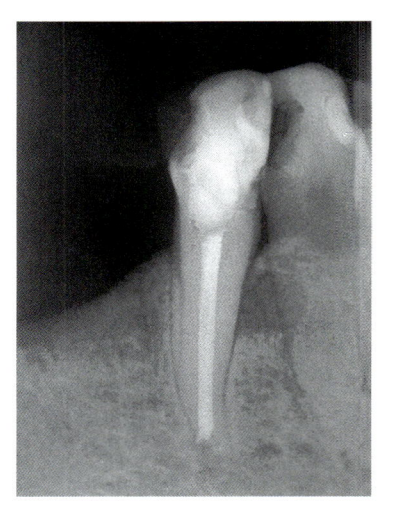

Figura 460 Cisto residual
A etiologia é idêntica à do cisto radicular. O dente afetado foi extraído, mas o cisto não, e o seu crescimento continuou.

Direita: Cisto de erupção: à medida que os dentes erupcionam, cistos, especialmente de primeiros molares, podem se desenvolver, se o rompimento através do epitélio for atrasado. Esta fotografia clínica mostra a aparência típica de um edema azulado da gengiva, precisamente no local em que o dente 26 deveria erupcionar.

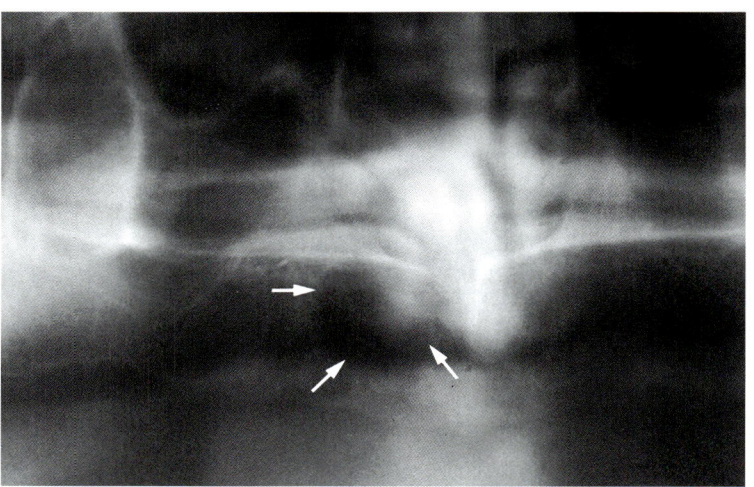

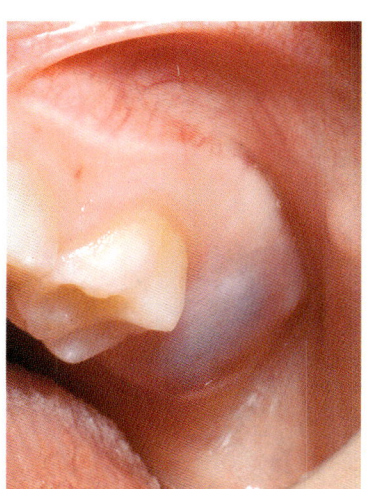

Figura 461 Cisto folicular
Este cisto desenvolve-se a partir do epitélio do esmalte, durante o desenvolvimento dentário. A coroa do dente etiológico (48) é completamente envolvida pelo cisto. Cistos deste tipo podem chegar a grandes proporções (*setas*).

Direita: Esta secção de uma radiografia panorâmica mostra um dente 38 retido com um espaço pericoronário aumentado; este é um sinal radiográfico típico de um provável desenvolvimento cístico.

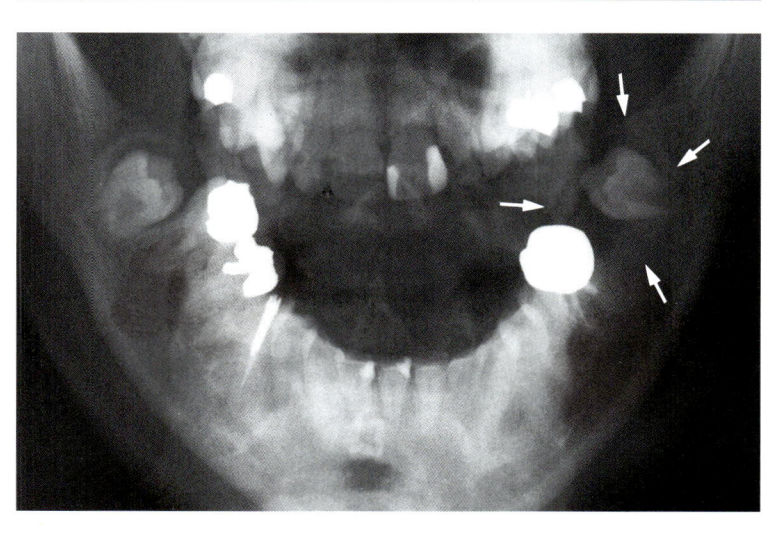

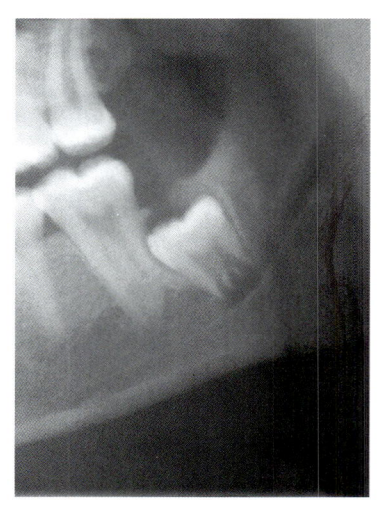

No interior da mandíbula, o canal mandibular não é expandido. Alguns autores têm sugerido que a atividade enzimática e a produção de prostaglandina, ou o crescimento ativo dentro de tecidos conjuntivos adjacentes e a proliferação epitelial simultânea em inúmeros centros de crescimento, podem ser responsáveis pelo desenvolvimento de ceratocistos (Scharffetter *et al.*, 1989; Voorsmit, 1990). Esta hipótese também ajudaria a explicar a alta taxa de recidiva. Muitos autores têm descrito casos individuais com transformação maligna do cisto.

Síndrome de Gorlin-Goltz

Esta síndrome é caracterizada por nevos basocelulares na pele, costelas bífidas e múltiplos ceratocistos; a síndrome é herdada como um traço autossômico dominante. O sintoma clínico de múltiplos ceratocistos é quase sempre presente nesta síndrome, e além das lesões cutâneas, existem alterações nos olhos, bem como anomalias faciais típicas como a projeção frontal e hipertelorismo (Roth *et al.*, 1989).

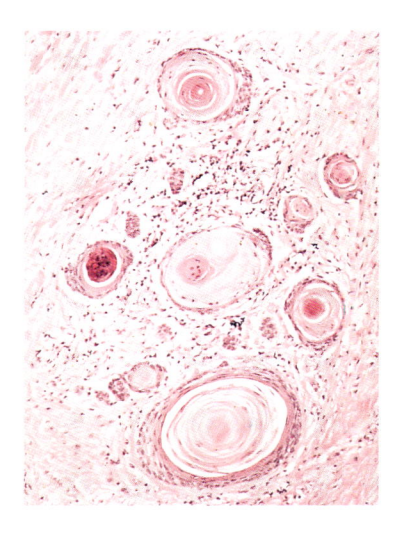

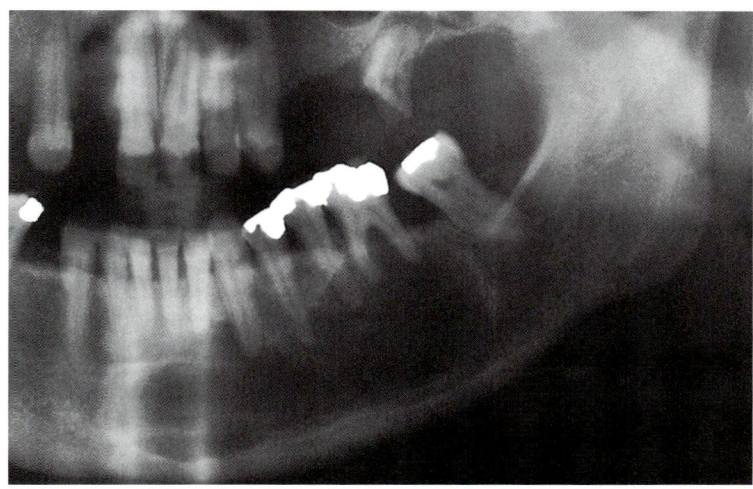

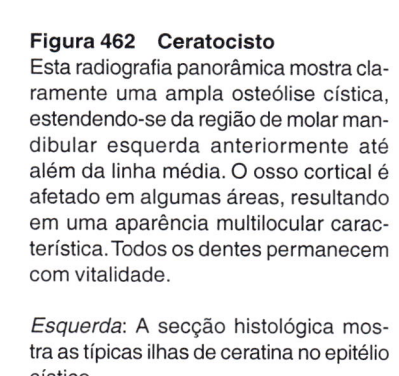

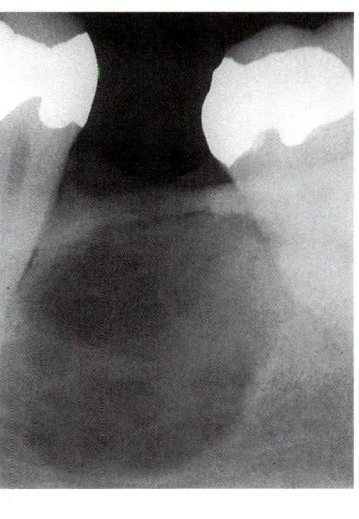

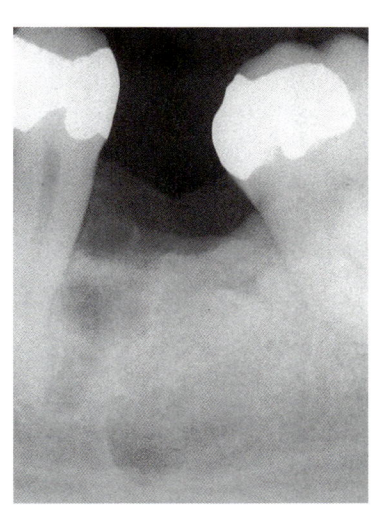

Figura 462   Ceratocisto
Esta radiografia panorâmica mostra claramente uma ampla osteólise cística, estendendo-se da região de molar mandibular esquerda anteriormente até além da linha média. O osso cortical é afetado em algumas áreas, resultando em uma aparência multilocular característica. Todos os dentes permanecem com vitalidade.

Esquerda: A secção histológica mostra as típicas ilhas de ceratina no epitélio cístico.

Figura 463   Tendência à recidiva
A radiotransparência (*esquerda*) observada nesta radiografia periapical foi diagnosticada como um ceratocisto.

Direita: Cinco anos após a realização da cistectomia, a radiografia mostra uma ampla regeneração óssea do defeito cístico. Todavia, a estrutura óssea não se assemelha ao padrão trabecular usual. Uma avaliação radiográfica a longo prazo é indicada.

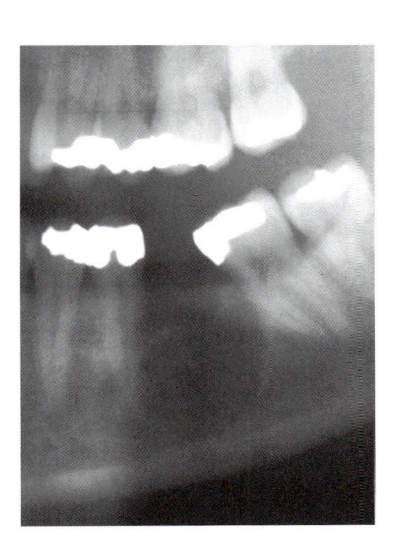

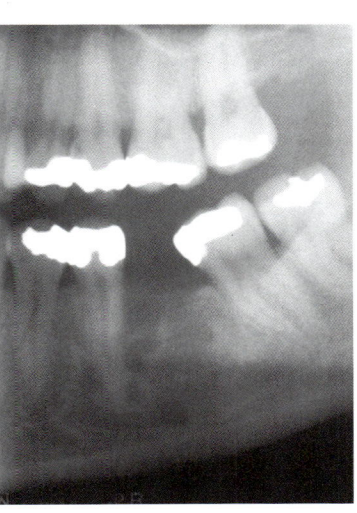

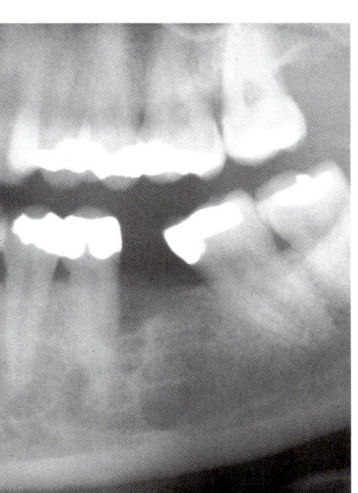

Figura 464   Tendência à recidiva
Esta série de radiografias tomadas durante um período de quatro anos ilustra a cicatrização e a recidiva de uma lesão cística.

Esquerda: Após um ano.

Centro: Após dois anos.

Direita: Após quatro anos. Próximo à região caudal do cisto previamente existente, uma nova área osteolítica parece estar se desenvolvendo.

Tratamento para Ceratocistos

Os ceratocistos são peculiares por causa da sua alta taxa de recidiva. Os ceratocistos também podem ser categorizados como agressivos. Por esta razão, pacientes com diagnóstico de ceratocisto devem ser incluídos em um programa de acompanhamento, visando a assegurar avaliações regulares por um período de seis a dez anos após o tratamento. Por serem freqüentemente grandes, o tratamento destes cistos deve ser realizado por etapas. Sabendo-se que o diagnóstico pré-operatório não pode ser estabelecido definitivamente sem suporte histológico, a primeira etapa é biopsiar a parede do cisto. Isto pode ser usualmente conseguido quando o dente que está associado ao cisto é extraído. Durante o procedimento, uma porção da parede do cisto pode ser removida como uma biópsia, e a cavidade cística propriamente dita pode ser deixada aberta. Se for realizada a marsupialização do cisto, com remoção do revestimento epitelial, um período de espera de seis meses deve ser observado, com avaliações radiográficas subseqüentes do grau de redução na osteólise; isto determinará a necessidade de procedimentos cirúrgicos adicionais. Na maioria dos casos, é possível notar que o lúmen do cisto diminuiu em tamanho devido à aposição óssea, e isto é um sinal promissor para uma cicatrização completa.

Figura 465 Dinâmica do desenvolvimento do ceratocisto
Algumas síndromes são caracterizadas pelo desenvolvimento de múltiplos cistos, como neste caso aqui mostrado de uma paciente com síndrome de Gorlin-Goltz. A primeira marsupialização foi realizada precocemente com a idade de sete anos, de maneira a orientar a erupção dentária. Um desenvolvimento cístico pode ser detectado na região do dente 45.

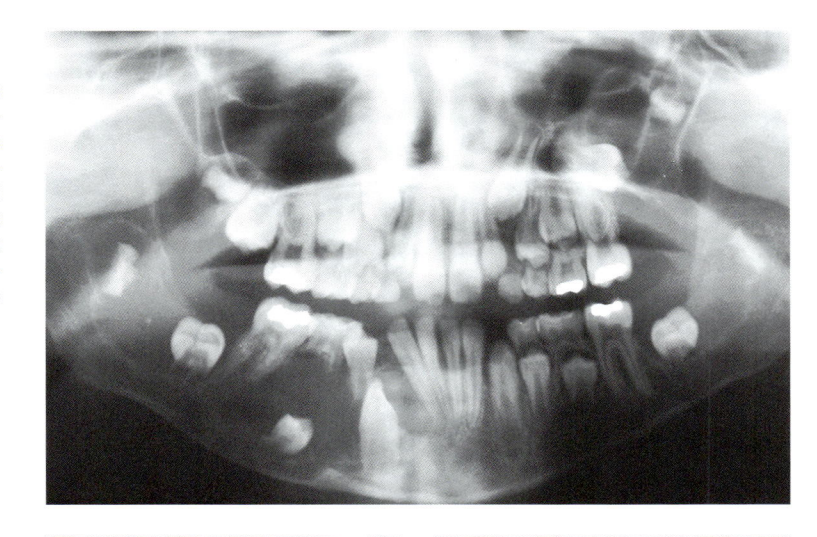

Figura 466 Desenvolvimento do ceratocisto
O cisto adjacente ao dente 45 foi marsupializado quando o paciente apresentava 13 anos de idade. O exame histológico forneceu o diagnóstico, como previsto, de ceratocisto. A cavidade cística foi irrigada utilizando-se solução de Carnoy, sendo feito todo empenho para preservar o dente 45 (*esquerda*).

Direita: Como pode ser visto nesta radiografia, o dente 45 iniciou sua erupção no sentido oclusal. O cisto parece ter sido completamente eliminado.

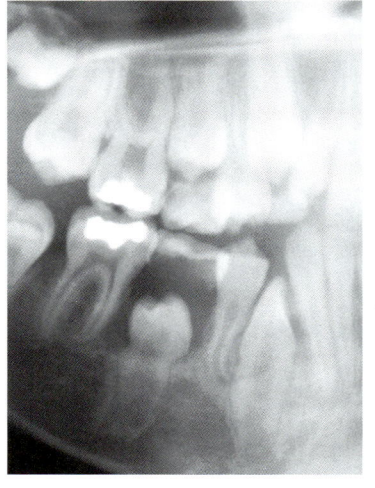

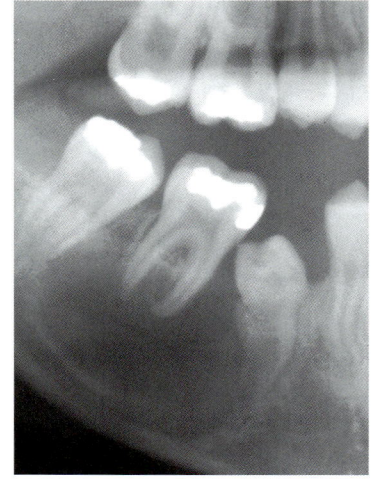

Figura 467 Desenvolvimento do ceratocisto
Após seis meses, o cisto torna-se visível novamente na distal do dente 45.

Esquerda: Quando o paciente apresentava 17 anos, a situação parecia ter estabilizado, mas o dente 46 ainda teve que ser desvitalizado e tratado endodonticamente, sendo realizada também uma apicectomia.

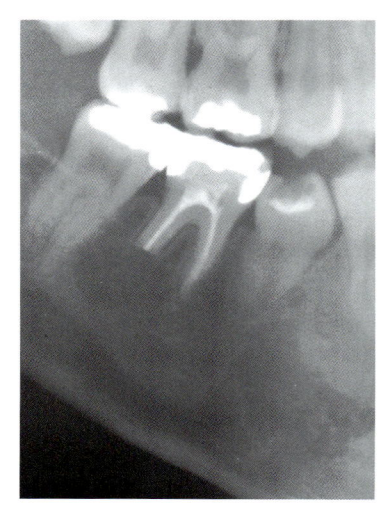

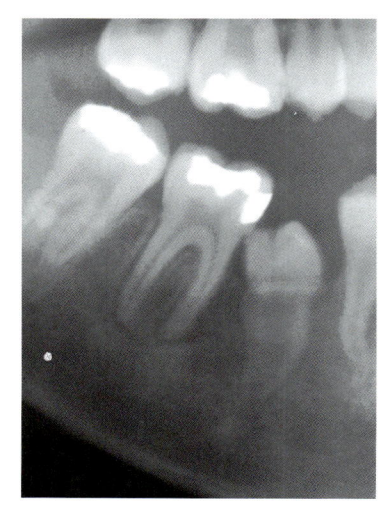

Ceratocistos: Cuidados no Acompanhamento

O acompanhamento clínico e radiográfico com intervalos anuais pode revelar novas áreas de radiolucidez em locais onde a regeneração era previamente vista. Contudo, em casos como este, pode ser esperado que a aposição óssea tenha separado estruturas anatômicas críticas, como o canal mandibular ou dentes vitais adjacentes, de qualquer cisto recorrente; deste modo, procedimentos cirúrgicos mais radicais podem ser instituídos. O cisto recorrente pode ser excisado na sua totalidade, após irrigação com solução de Carnoy e curetagem do osso (pp. 213, 220).

Cistos Não-odontogênicos

A categoria de cistos não-odontogênicos inclui os cistos aneurismáticos do osso, cistos glóbulo-maxilares, cistos nasolabiais, cistos do canal incisivo (cistos do canal nasopalatino, cistos da papila incisiva), cistos mandibulares medianos, cistos maxilares medianos e pseudocistos (cisto de Stafne, defeito hematopoiético). Com exceção dos pseudocistos e dos cistos ósseos aneurismáticos, os outros tipos podem ser classificados como cistos de desenvolvimento. Quando classificados desta forma, a definição usual dos cistos (cavidade revestida por epitélio) não se aplica.

Cisto Ósseo Aneurismático

A detecção deste tipo de cisto é usualmente um achado acidental em radiografias do ramo horizontal da mandíbula; ele aparece como uma área osteolítica de aparência cística, que pode ser unilocular ou multilocular, com limites irregulares. O exame histológico mostra algum tecido conjuntivo com acúmulos de eritrócitos e formação de trombose. Septos delicados que contêm células gigantes circundam regiões de vários tamanhos, preenchidas com sangue; a cavidade central não é típica de um cisto, e contém células gigantes do tipo osteoclástico. Do ponto de vista puramente clínico, este tipo de cisto pode ocorrer como um aumento ou uma expansão do osso. O tratamento consiste de curetagem delicada, permitindo-se o preenchimento da cavidade com sangue.

Defeito Hematopoiético

Esta lesão é um achado acidental freqüente em pacientes jovens. Ela se apresenta como uma área de osteólise circunscrita no ramo horizontal da mandíbula, geralmente não demarcada nitidamente na sua extensão mesial e com características císticas típicas na porção distal. Os dentes não estão envolvidos. À inspeção, uma cavidade óssea vazia é encontrada, revestida com um tecido conjuntivo extremamente fino. O nervo alveolar inferior pode passar através da cavidade como uma linha suspensa no espaço. Sempre há evidência histológica de medula-óssea hematopoiética. O tratamento é limitado à inspeção e ao acompanhamento radiográfico.

Se o defeito ósseo apresenta condições desfavoráveis, este pode ser preenchido com cartilagem liofilizada.

Exames clínicos e radiográficos devem ser realizados duas vezes por ano, e se não for observada recidiva por um período de dois anos, o intervalo entre os exames pode ser estendido para um ou dois anos durante o período decorrente de seis anos (Stefani, 1994).

Cistos Traumáticos

Os sinônimos para esta entidade patológica incluem cisto ósseo solitário, cisto hemorrágico e cisto de extravasamento. Estes pseudocistos são usualmente vistos como livres de sintomatologia, com áreas bem-demarcadas de osteólise, raramente causando expansão da cortical óssea no ramo horizontal da mandíbula; eles são usualmente detectados antes dos 20 anos de idade. À inspeção, uma cavidade vazia é encontrada, podendo conter algumas vezes um fluido seroso. Os dentes não são envolvidos. Nenhum tratamento é necessário de fato, porque as cavidades usualmente preenchem-se espontaneamente com regeneração óssea, uma vez que tenham sido abertas.

Cisto Glóbulo-maxilar

Acreditava-se, em uma determinada época, que este tipo de cisto estava relacionado com o cisto nasolabial, porque ambos se originavam de restos epiteliais aprisionados durante o processo de fusão embriológica dos processos nasal e alveolar. O cisto glóbulo-maxilar pode, entretanto, ser um cisto fissural. Outros autores consideram estas lesões manifestações de vários outros tipos de cisto (radicular, periodontal ou ceratocisto). Ainda está sob debate se os cistos fissurais laterais e cistos glóbulo-maxilares são realmente mais dentários em sua origem. Os sinais clínicos incluem aumento de volume no vestíbulo entre o incisivo lateral superior e o canino. A radiografia mostra uma área de osteólise ovóide, de delimitação cística, que freqüentemente parece estar forçando a separação das raízes do incisivo lateral e canino. Os dentes são vitais.

182 Cistos

Cisto do Canal Incisivo

Estes cistos se desenvolvem no canal nasopalatino. Os cistos palatino-mediano e os cistos da papila incisiva são diferentes formas do mesmo tipo de cisto. É fácil de compreender o modo como eles se desenvolvem quando se considera a posição do canal nasolabial, onde restos epiteliais podem ser aprisionados durante a embriogênese, se transformando mais tarde em cistos. As manifestações clínicas deste tipo de cisto incluem edema na sua localização correspondente no palato. Estes cistos podem ser dolorosos mesmo na ausência de inflamação. Radiograficamente, estes cistos aparecem no palato, na região mediana anterior, como áreas osteolíticas em formas de coração, oval ou arredondada. Os dentes não são envolvidos e não são deslocados mesmo se o cisto for extenso. Dependendo da origem dos restos epiteliais celulares, o aspecto histológico pode incluir camadas múltiplas de epitélio escamoso ou epitélio respiratório, ou ambos, e algumas vezes até tecido nervoso (nervo incisivo).

Figura 468 Cisto não-odontogênico: cisto fissural
Estes cistos provavelmente se desenvolvem a partir de restos epiteliais aprisionados durante a fusão dos ossos do maxilar. A radiografia oclusal mostra osteólise cística na região do canal incisivo.

Direita: A radiografia periapical mostra a área de osteólise causada por um cisto fissural lateral.

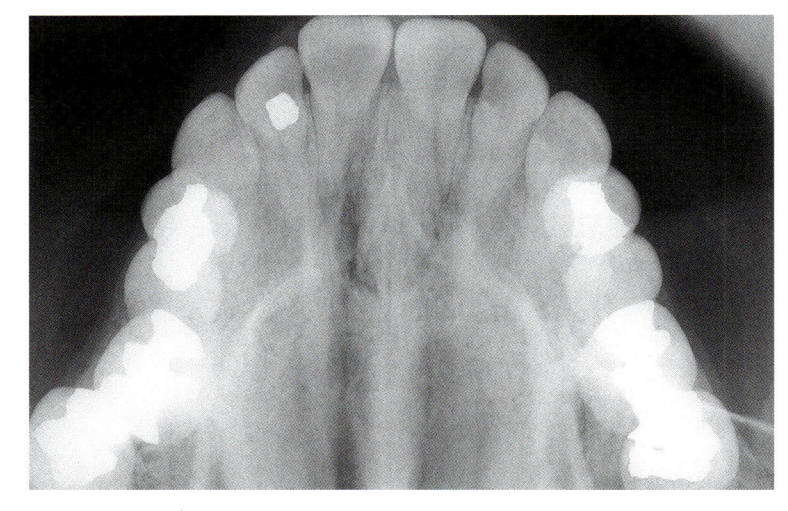

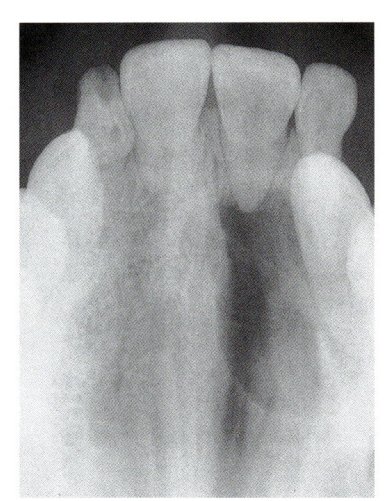

Figura 469 Cisto nasoalveolar
Os cistos nasoalveolares ou nasopalatinos não são completamente circundados por osso; portanto, nem sempre proporcionam sinais radiográficos fidedignos. Esta fotografia mostra um edema paranasal causado pelo cisto que está localizado na cortical óssea vestibular.

Direita: Após a área ter sido exposta cirurgicamente, a massa protuberante e bem-demarcada é prontamente visível próximo aos dentes 21 e 22.

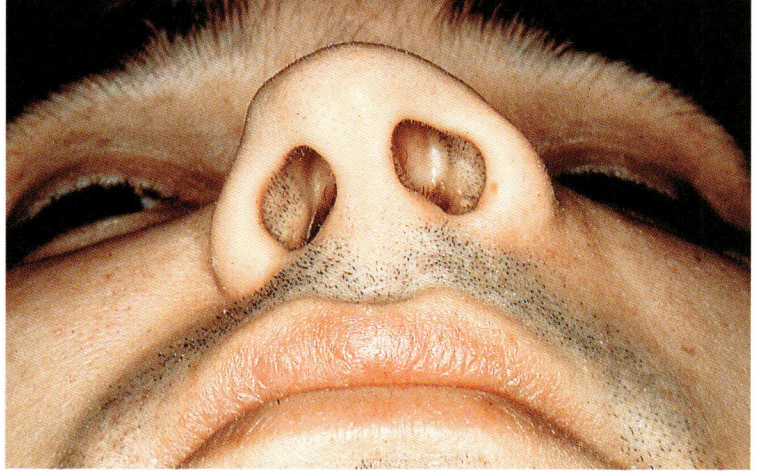

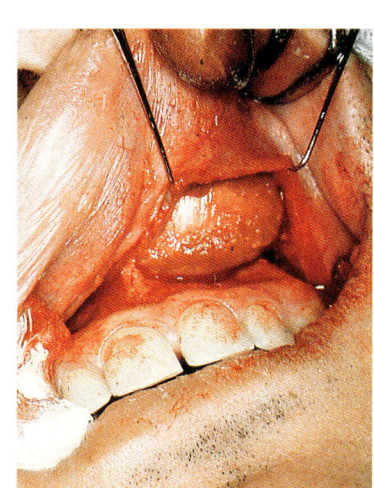

Figura 470 Pseudocistos
Este tipo de cisto é limitado à borda dorsal da mandíbula. A sua aparência radiográfica é de um defeito cístico típico, bem-demarcado, que pode ser claramente visto nesta projeção radiográfica lateral da mandíbula.

Direita: A TC proporciona evidência de uma depressão lingual causada por um lóbulo da glândula submandibular, um típico cisto de Stafne.

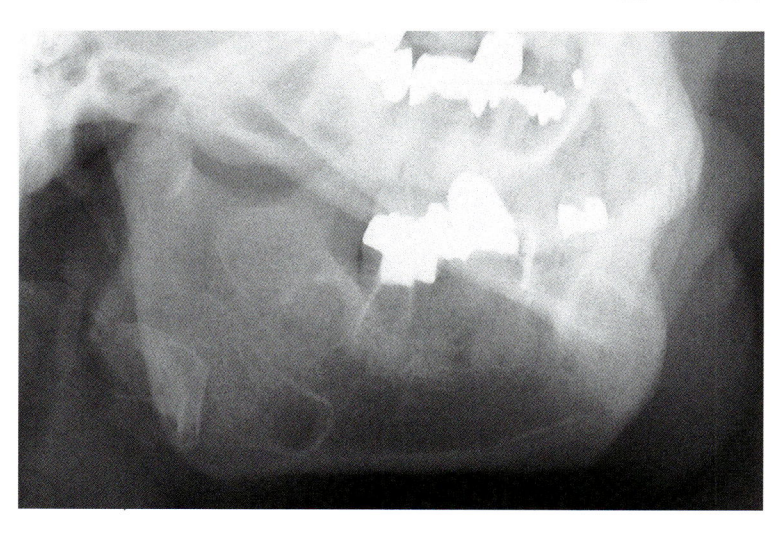

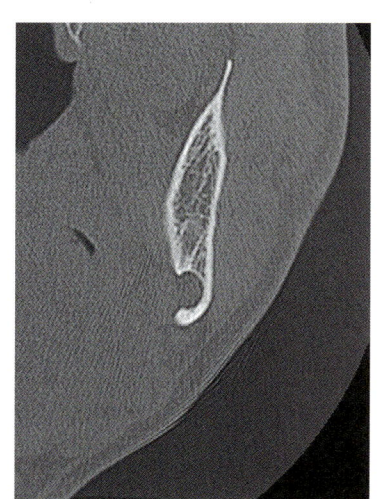

Diagnóstico dos Cistos

O diagnóstico clínico abrange uma ampla faixa de diagnósticos diferenciais histológicos. Devido aos padrões variáveis de comportamento patológico dos tipos individuais dos cistos odontogênicos um diagnóstico histológico preciso juntamente com dados clínicos e exames radiográficos apropriados são necessários para a terapia adequada (Donath, 1980).

Observações Clínicas

Os sintomas clínicos que indicam a presença de um cisto incluem mudanças no contorno dos tecidos, especialmente protuberâncias. A palpação é muito importante na determinação de características físicas da alteração – por exemplo, firme, depressível, endurecida, crepitante.

Uma biópsia por agulha fornece informação adicional: líquidos de várias cores e consistências podem ser extraídos. É comum achar cristais de colesterol no fluido cístico.

Achados Radiográficos

A extensão absoluta da lesão deve ser calculada a partir de, pelo menos, duas radiografias tomadas de diferentes ângulos de projeção. O processo cístico será visto como uma radiolucência nitidamente demarcada, arredondada, com uma margem fina de osso cortical. As estruturas anatômicas adjacentes são usualmente deslocadas. Se o cisto estiver infectado, a margem óssea cortical pode estar perdida.

Os meios de contraste podem ser úteis, especialmente com cistos de tecidos moles. Informação detalhada e muito precisa pode ser obtida com imagens de ressonância magnética (RM) e tomografia computadorizada (TC).

Avaliação Histológica

O fator determinante é o tipo de revestimento epitelial da cavidade cística. É possível de se fazer a distinção entre cisto radicular, cisto folicular, cisto fissural e ceratocisto, bem como de tumores císticos.

Procedimento Cirúrgico

Selecionando a Abordagem Cirúrgica

A dinâmica patofisiológica dos cistos requer uma considerável experiência por parte do cirurgião, o qual tem de selecionar um procedimento cirúrgico apropriado. É muito importante analisar diferentes aspectos do caso antes de decidir o tratamento a ser seguido para os vários tipos de cistos (Baumann, 1976; Becker, 1971; Berthold e Burkhardt, 1989; Berthold e Buser, 1992; Egyedi e Beyazit, 1971; Fowler e Brannon, 1989; Hardt e von Arx, 1990; Holtgrave e Spiessl, 1975; Nielsen *et al.*, 1986; Richter *et al.*, 1975, Robinson *et al.*, 1956; Roth *et al.*, 1984; Sailer e Makek, 1985; Schmidt *et al.*, 1993; Schroll, 1976; Schwimmer *et al.*, 1991; Stoelinga e Bronkhorst, 1988; Zetzmann *et al.*, 1955).

O princípio fundamental é que o tipo de tratamento escolhido não deve originar problemas funcionais (p. ex.: defeitos no processo alveolar edêntulo) ou problemas estéticos (p. ex.: na região anterior da maxila em pacientes dentados).

> **Sugestão Clínica**
> Lesões extensas causadas por cistos na região dos maxilares devem ser tratadas somente por especialistas.

Critérios Importantes para o Procedimento Cirúrgico

Localização do Cisto
Maxila:
– Seios maxilares
– Seio nasal
– Seios nasais e maxilares
– Órbita
– Cavidade bucal ou palato
– Canal incisivo
– Regiões dentadas ou desdentadas

Mandíbula:
– Ângulo da mandíbula, ramo ascendente ou região condilar
– Canal mandibular, forame mental
– Processo alveolar anterior ou lateral
– Regiões dentadas ou desdentadas

Tamanho do Cisto
Determine a estabilidade do osso circundante, e determine o perigo de possível fratura.

Avaliação Histológica
Qual é a natureza da lesão? Ceratocisto, outro cisto dentário, cisto fissural, tumor cístico, etc.

O Fator Tempo
Se o cisto for simplesmente aberto, pode-se esperar que regrida espontaneamente?

Saúde Geral do Paciente
- Condição sistêmica
- Idade
- Expectativas do paciente
- Grau de obediência e colaboração do paciente

192 Cistos

Figura 497 Acesso
O retalho mucoperiostal é criado com uma incisão intra-sulcular principal e uma incisão relaxante vertical próxima ao dente 21. Não é necessário realizar uma incisão relaxante distal, mas se esta for usada, proporcionará melhor acesso visual.

Direita: A papila interdental do dente 21 é refletida com o retalho periostal.

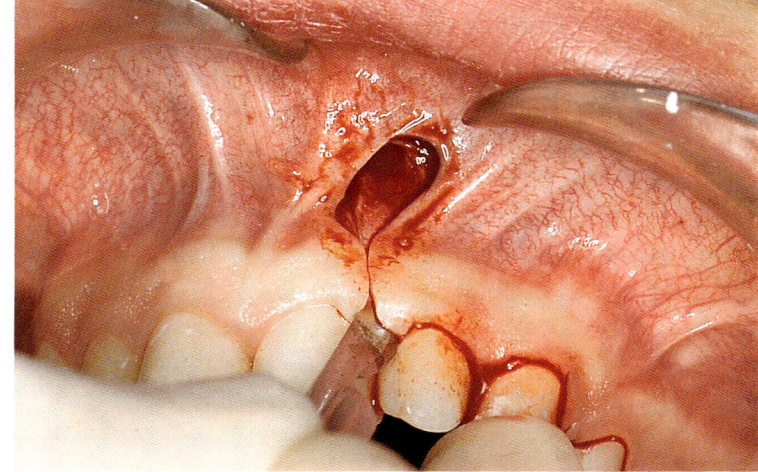

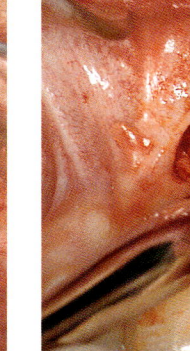

Figura 498 Expondo o cisto
Quando o retalho é rebatido, a discreta expansão da cortical vestibular se torna visível.

Direita: Uma cureta é geralmente adequada para remover a cobertura óssea.

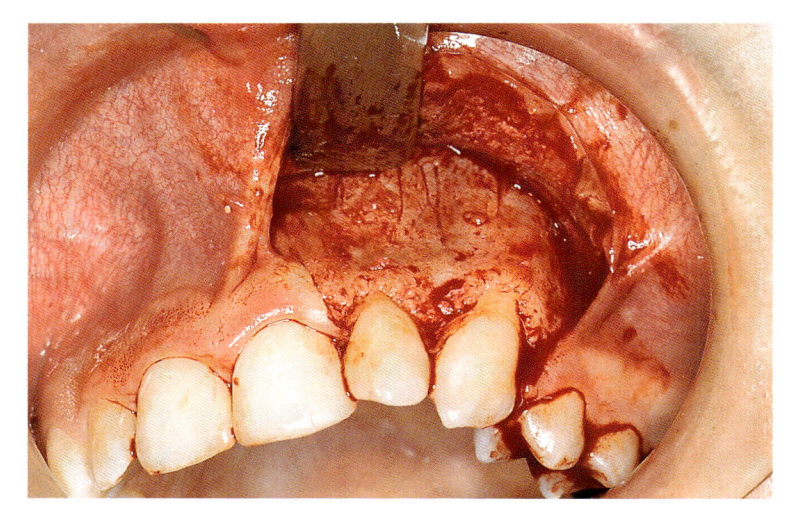

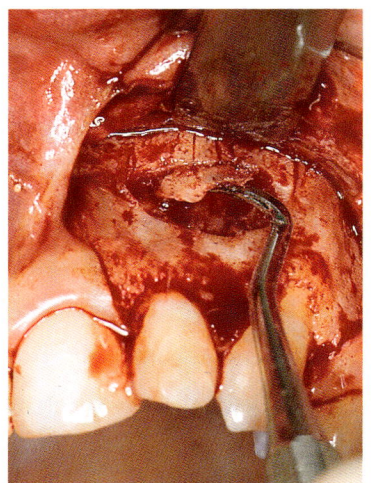

Figura 499 Cistectomia
A parte posterior da lâmina do descolador de Black é usada cuidadosamente para deslocar o cisto do seu substrato.

Direita: A superfície do epitélio cístico se torna visível após a remoção do osso cortical.

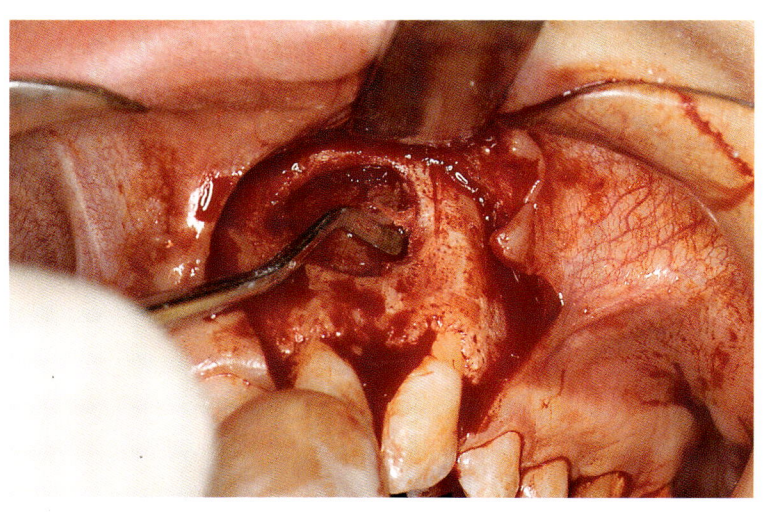

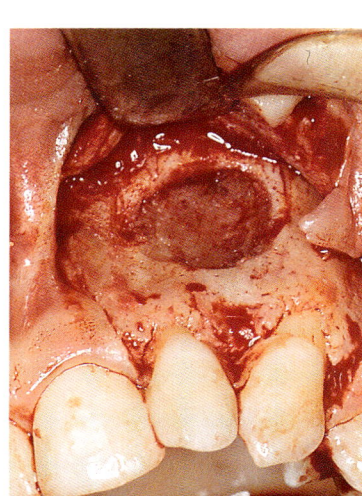

Figura 500 Cistectomia
O revestimento cístico deve ser completamente removido. Os tecidos moles palatinos podem ser palpados.

Direita: O cisto em forma de bolsa deve ser enviado para exame histopatológico.

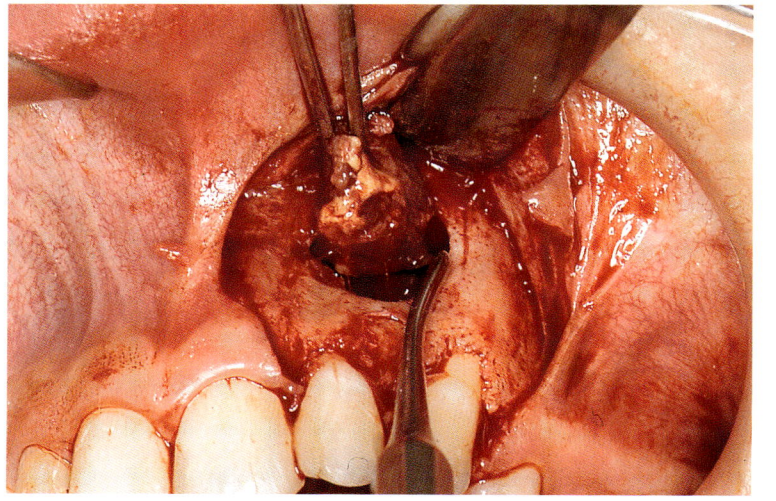

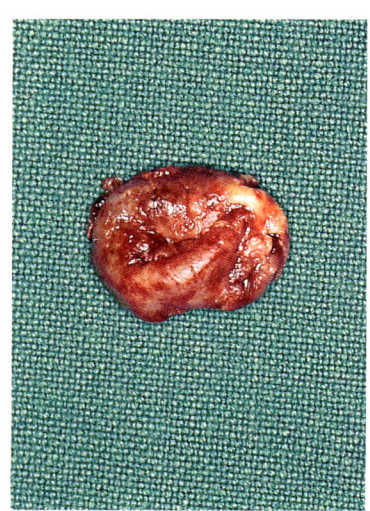

Cistectomia (Partsch Tipo I) 193

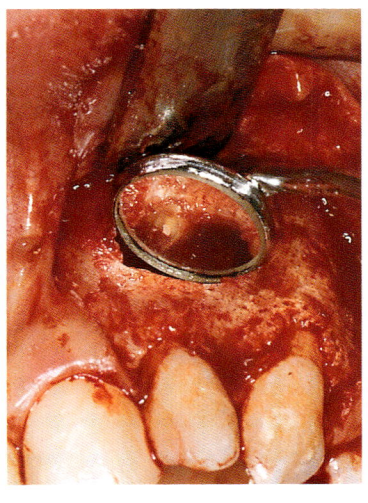

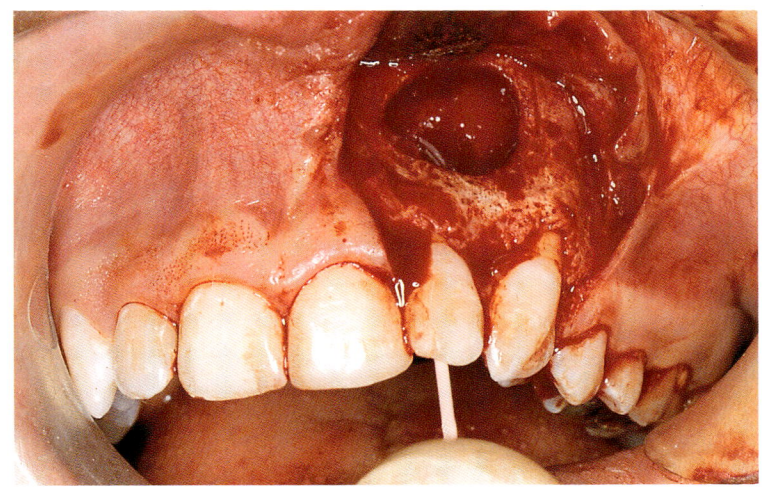

Figura 501 Desvitalização do dente
O ápice da raiz do dente 22 foi exposto, sendo, portanto, necessário desvitalizar o dente. Na mesma consulta, o dente é tratado endodonticamente e se faz a ressecção do ápice da raiz; esses procedimentos são realizados após se fazer uma segunda incisão relaxante vertical para proporcionar um melhor acesso visual.

Esquerda: Um espelho é utilizado para se verificar o fechamento completo do ápice ressecado da raiz do dente 22.

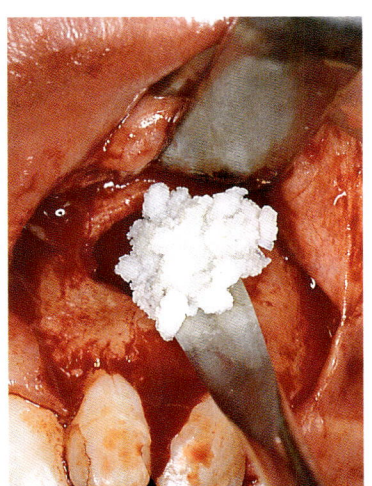

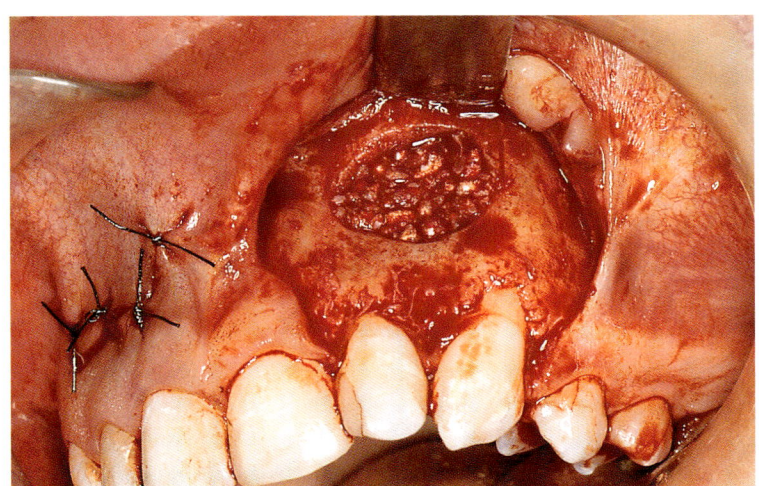

Figura 502 Tratamento para a cavidade cística
Para acelerar a cicatrização, a cavidade óssea é preenchida com partículas liofilizadas e BMP (Proteínas Morfogenéticas do Osso); isto é importante porque na face palatina há somente uma cobertura de tecido mole. Um defeito em forma de túnel poderia, desta forma, ser esperado. Defeitos deste tipo podem causar dor neural.

Esquerda: Uma espátula é usada para inserir uma mistura de BMP e cartilagem liofilizada, semelhante à pasta, no defeito ósseo.

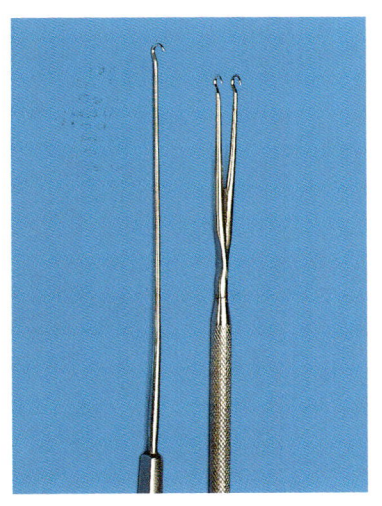

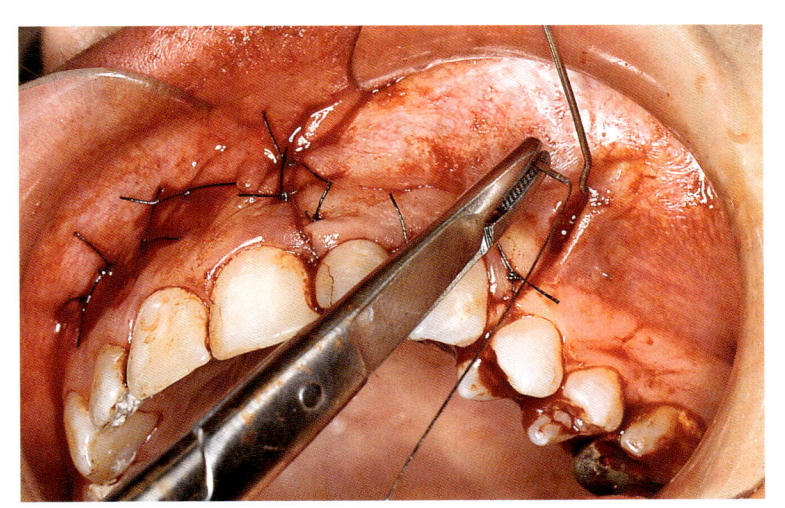

Figura 503 Tratamento da ferida
O retalho de tecido mole é cuidadosamente suturado em posição.

Esquerda: É importante evitar traumatizar a delicada mucosa vestibular. É aconselhável usar um gancho de Gilles ao invés de pinças cirúrgicas.

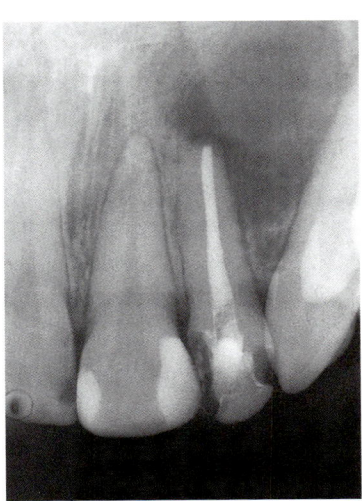

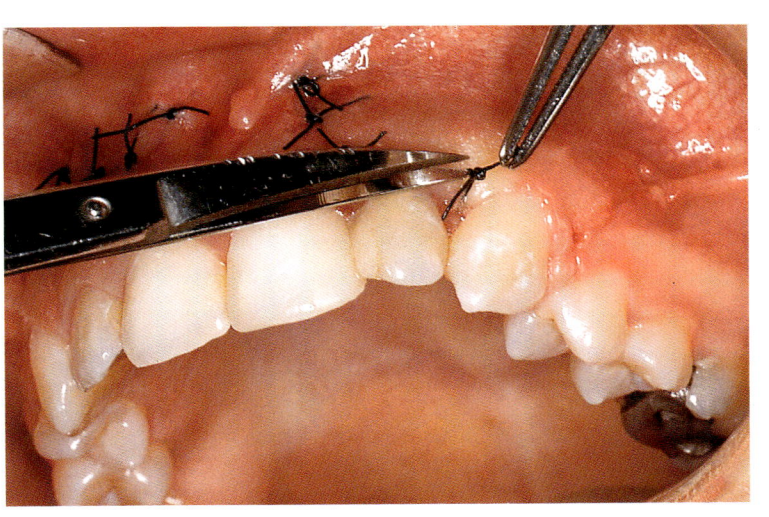

Figura 504 Acompanhamento clínico
Uma semana após o procedimento cirúrgico, na consulta para remoção de sutura, os tecidos moles estão livres de inflamação, não há deiscências nas margens da ferida e não há infecção no local da cirurgia.

Esquerda: Após seis meses, a radiografia periapical mostra regeneração óssea parcial (compare com fig. 495).

Complicações

Durante a Cirurgia
A hemorragia poderá ser tratada aplicando-se compressão, ligadura com fio de sutura reabsorvível, coagulação (eletrocautério), ou usando-se percussão se a hemorragia for óssea.

Lesão a dentes adjacentes: se ocorrer desvitalização, o dente adjacente deve ser imediatamente tratado via endodôntica. Os danos menores causados por broca às superfícies radiculares são geralmente inócuos. Contudo, o paciente deve estar informado. Complicações a longo prazo são possíveis, incluindo reabsorção radicular e anquilose.

A abertura inadvertida do seio maxilar não deverá criar qualquer problema particular, se o retalho mucoperiósteo tiver sido propriamente delineado. O paciente deve ser informado de que algum sangramento pelo nariz é possível nas primeiras horas ou dias após a cirurgia, e que a expiração forçada pelo nariz deve ser evitada.

Defeito em forma de túnel: pequenos defeitos estendendo-se para a mucosa podem ser deixados para cicatrizar naturalmente, mas defeitos grandes devem ser preenchidos com osso ou materiais de substituição óssea (ver p. 203 e 205).

Cuidados Pós-operatórios
A infecção pós-operatória pode ocorrer no segundo ou terceiro dia após a cistectomia. Este tipo de infecção é caracterizado por um edema persistente e dor progressiva. Removendo-se as suturas, as bordas da ferida podem ser separadas e a ferida pode ser irrigada, e um dreno pode ser colocado, se necessário. A irrigação da ferida deve ser realizada diariamente até que os sinais de inflamação aguda tenham se acalmado. Isto deve acontecer em um período de três dias. Se os sintomas de infecção aguda persistirem, uma investigação deve ser feita à procura de outros agentes causais, tais como corpos estranhos, uma tendência particular à infecção (história médica), necrose pulpar de um dente adjacente, etc. Se a causa primária for descoberta, esta deve ser eliminada. Se as defesas imunológicas do paciente estiverem de alguma forma comprometidas, um tratamento com antibióticos será indicado.

Se um hematoma for diagnosticado, um regime preventivo de antibiótico deve ser considerado. Se o extravasamento de sangue tiver ocorrido sob o retalho, a sutura deve ser removida da incisão relaxante para permitir a drenagem da secreção.

Qualquer deiscência que ocorrer em um período de três dias após o procedimento cirúrgico deve ser corrigida com novas suturas. Se os defeitos na mucosa tornarem-se desfavoráveis, um segundo procedimento cirúrgico deve ser considerado.

A formação de um trajeto fistuloso após a cicatrização da área cirúrgica intrabucal é evidência de uma infecção crônica persistente. Medidas diagnósticas apropriadas devem ser consideradas para se eliminar reação de corpo estranho, perfuração do seio maxilar, causas periodontais ou endodônticas, etc. Se nenhum fator causal puder ser identificado, uma nova intervenção cirúrgica deve ser considerada.

Qualquer recidiva do cisto pode ser investigada radiograficamente após seis meses. Com este período de tempo, já é possível identificar-se uma clara redução no tamanho da área osteolítica, mesmo se o cisto original for de tamanho considerável. As margens da área osteolítica aparecerão indistintas, a área de esclerose pode desaparecer e a presente reestruturação do osso trabecular mostrará um arranjo radial da trabécula. Se o processo osteolítico persistir, um defeito em túnel deve ser considerado. As possíveis opções de tratamento devem ser discutidas em detalhe com o paciente. Em quase todos os casos, uma segunda intervenção cirúrgica é indicada.

Quando os cistos na mandíbula forem extensos, a possibilidade de fratura mandibular espontânea deve ser considerada. Se houver ocorrido uma fratura, uma cobertura antibiótica deve ser instituída, e o paciente deve ser encaminhado para uma clínica de cirurgia buco-maxilo-facial para uma redução e fixação de emergência.

Acompanhamento/Consultas Periódicas
O exame pós-operatório realizado posteriormente à cicatrização da área cirúrgica é geralmente executado seis meses mais tarde. É necessário acompanhar-se a cicatrização óssea até que a regeneração completa tenha acontecido. A consulta de acompanhamento será determinada pelo tipo de cisto. O ceratocisto, por exemplo, deve ser acompanhado por seis a oito anos com avaliações radiográficas. O dentista não deve iniciar medidas reconstrutivas definitivas até que a cicatrização óssea tenha seguido o seu curso. É aconselhável reservar tempo para a consulta com o paciente durante esta série de consultas de controle pós-operatório. O paciente deve ser informado no início de que um acompanhamento a longo prazo será necessário.

Cistostomia (Partsch Tipo II)

Definição

O procedimento de cistostomia envolve a abertura do cisto com a finalidade de criar uma conexão evidente entre a cavidade cística e uma cavidade anatômica, como a nasal ou os seios maxilares, ou a cavidade bucal. Uma parte do revestimento cístico é deixada no local para cobrir o defeito ósseo. As variações incluem a fenestração (pequena abertura) e a marsupialização (abertura ampla no equador do cisto) (Baumann, 1976; Becker, 1971; Brosch, 1957; Clark e Seldin,1980; Möbius, 1950; Partsch, 1892; Seldin, 1980; Schroll, 1976).

Indicação

Cistos extensos e cistos do canal incisivo.
    Coleta de material para diagnóstico histológico.

> **Sugestão Clínica**
> Se houver probabilidade de que a lesão seja alguma outra entidade que não um cisto radicular ou folicular, o paciente deve ser encaminhado para um especialista.

Cistostomia Vestibular

Um procedimento bem-sucedido de cistostomia requer extensa remoção de tecidos orais que recobrem o cisto. O planejamento do tipo de retalho deve considerar esta condição, assim como os aspectos anatômicos da região.

> **Sugestão Clínica**
> Quanto mais extensa a circunferência da cistostomia, maior a chance de uma cicatrização óssea bem-sucedida. Com cistostomias extensas, um obturador é geralmente desnecessário.

Se o diagnóstico diferencial pré-operatório incluir suspeita de ceratocisto ou tumor cístico, o cirurgião deve aproveitar a oportunidade para realizar uma avaliação histológica transoperatória (cortes por congelamento).

> **Sugestão Clínica**
> Deixar resíduos do revestimento cístico só se justifica em cistos epiteliais escamosos, como cistos radiculares. Com todos os outros tipos de cistos (ceratocistos, tumores císticos), um segundo procedimento é necessário.

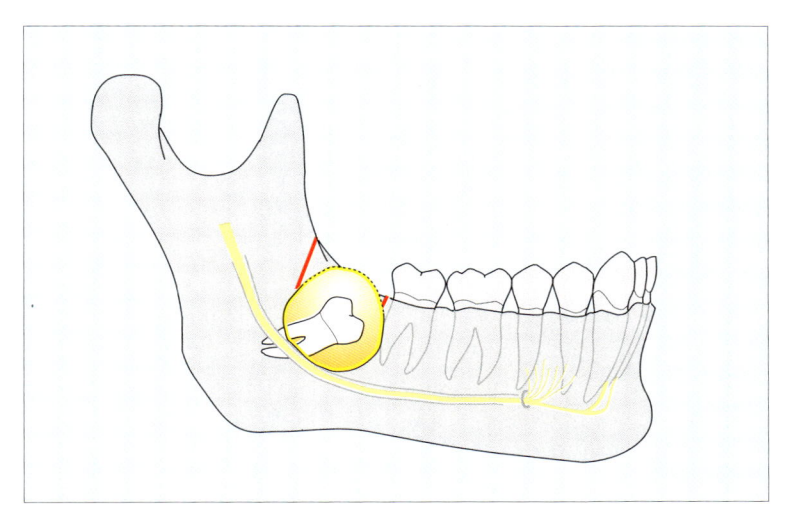

Figura 505   Cistostomia na mandíbula
O diagrama ilustra o princípio de criar uma conexão evidente entre a cavidade bucal e o cisto na mandíbula. Todos os tecidos que recobrem o cisto são removidos, criando uma situação na qual a cavidade cística presente transforma-se em um componente da cavidade bucal. Isto permite que a pressão cística interna torne-se um estimulador de crescimento. Idealmente, o lúmen do cisto irá reduzir em tamanho, e por fim desaparecerá completamente. Qualquer defeito residual poderá ser corrigido em um segundo procedimento cirúrgico, se necessário.

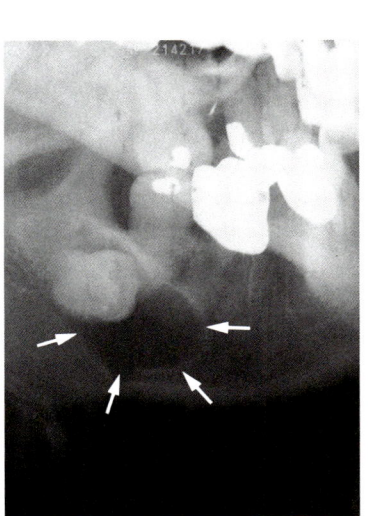

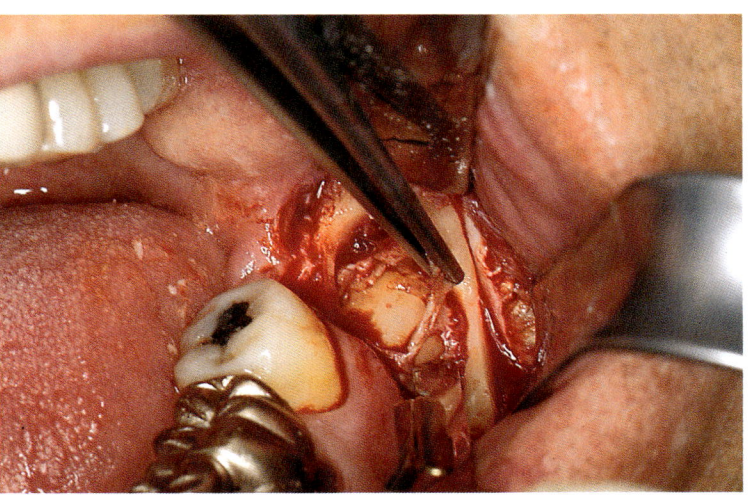

Figura 506   Indicação
Os cistos com mais de 2 cm de diâmetro requerem cistostomia, em particular quando eles estão imediatamente adjacentes à cavidade bucal, nasal ou seios maxilares. A vantagem do procedimento de cistostomia é que o mesmo resguarda raízes e nervos adjacentes.

Esquerda: A radiografia mostra um cisto folicular (*setas*) com a coroa no interior da cavidade cística.

Cistos

Figura 507 Procedimento cirúrgico: cisto periodontal
Os sinais clínicos marcantes são a distensão do vestíbulo e uma bolsa periodontal profunda na superfície vestibular do dente 46.

Direita: A radiografia mostra uma área ovóide de osteólise cística sobre as raízes do dente 46.

Ⓢ

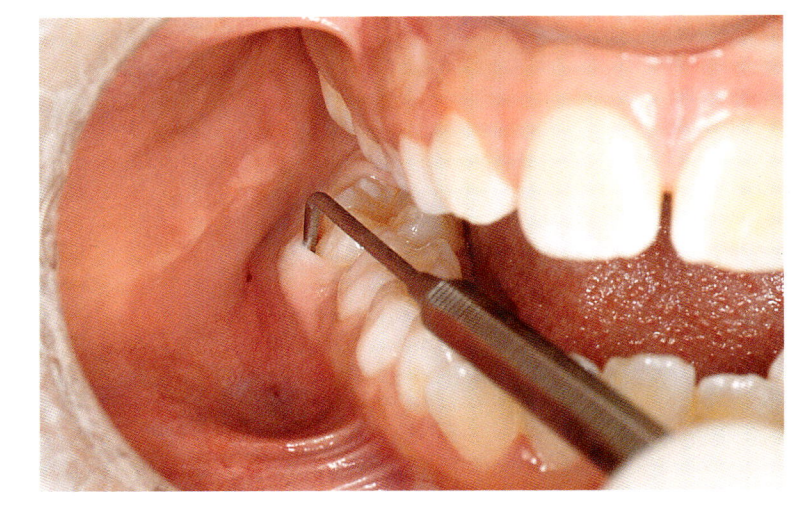

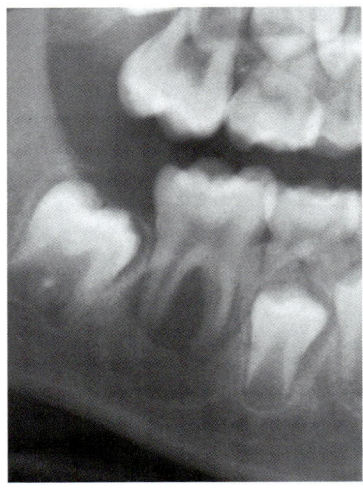

Figura 508 Abertura do cisto
Sem causar danos aos tecidos periodontais vizinhos, o recobrimento vestibular do cisto é separado e refletido.

Direita: Técnica correta para a incisão primária visando a abrir o cisto localizado no aspecto lingual da mandíbula.

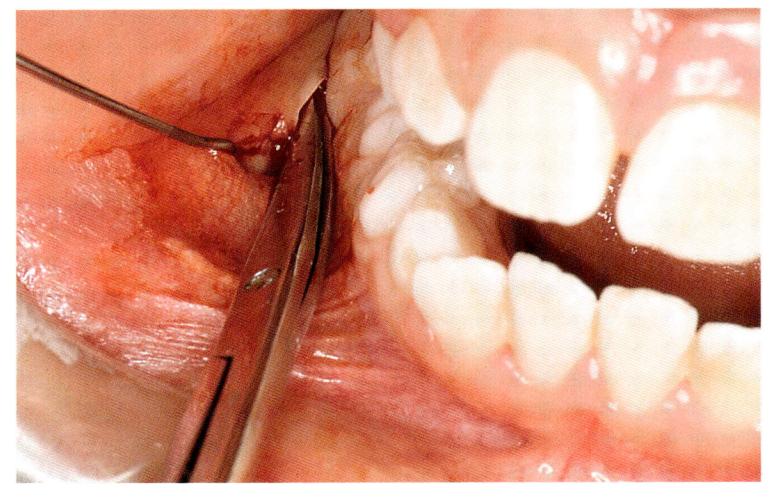

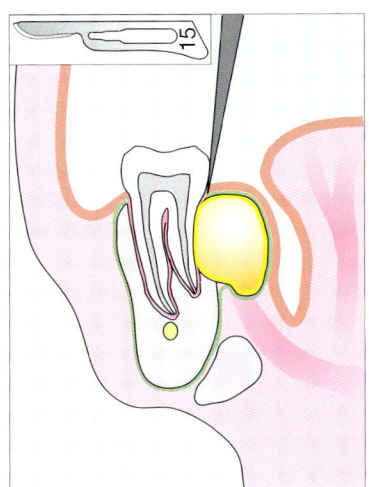

Figura 509 Manutenção do retalho e curso da cicatrização
O retalho mucoso é refletido caudalmente, e fixado com suturas reabsorvíveis próximo às margens ósseas da cavidade cística, que é preenchida com um dreno de gaze com iodofórmio.

Centro: Aspecto clínico com dez dias de pós-operatório.

Direita: Aspecto clínico com um mês de pós-operatório. A cavidade cística está agora mais rasa, e o processo de cicatrização pode continuar sem a gaze. O paciente deve irrigar a cavidade diariamente com uma seringa de ponta romba.

Figura 510 Final da cicatrização
Um mês após o procedimento de cistostomia, a inspeção clínica mostra uma pequena cicatriz no aspecto vestibular do dente 46. O dente mantém-se vital, e a profundidade de bolsa na face vestibular é de somente 2 mm.

Direita: A radiografia mostra que a osteólise cística não mais está presente, e que a estrutura óssea regenerou-se completamente, até mesmo no espaço inter-radicular (comparar com fig. 507, direita).

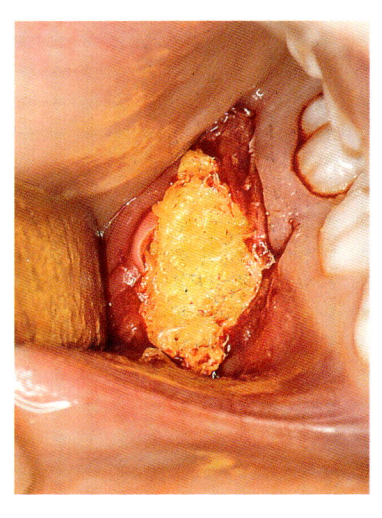

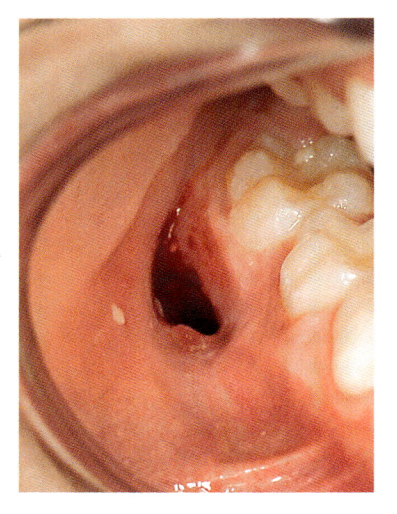

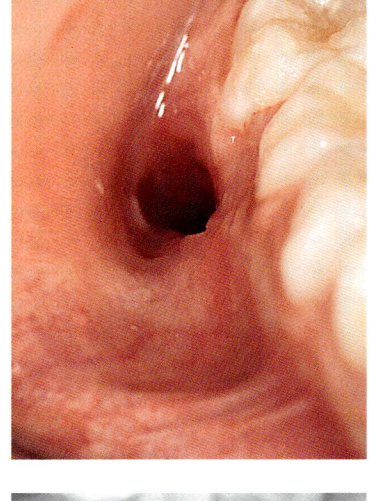

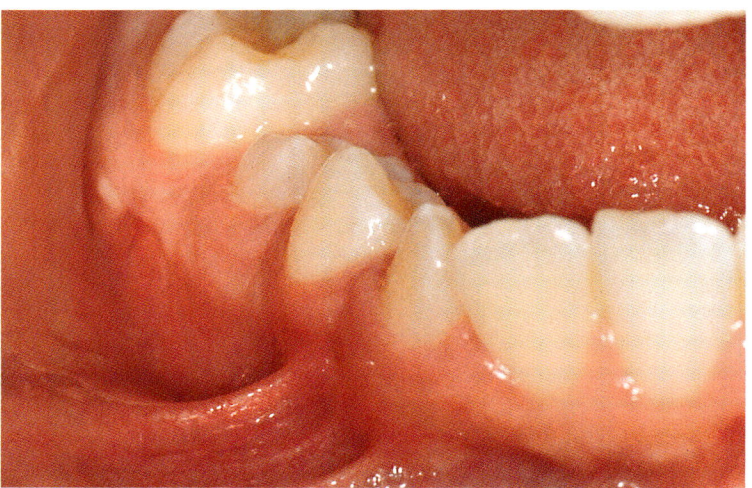

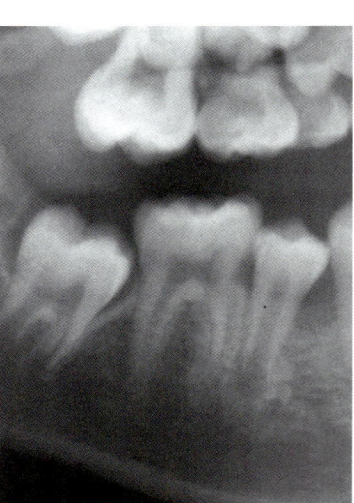

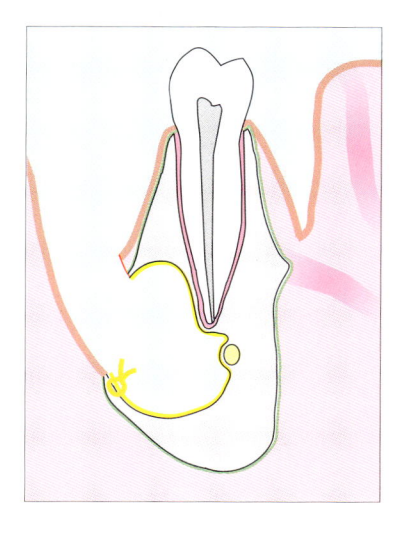

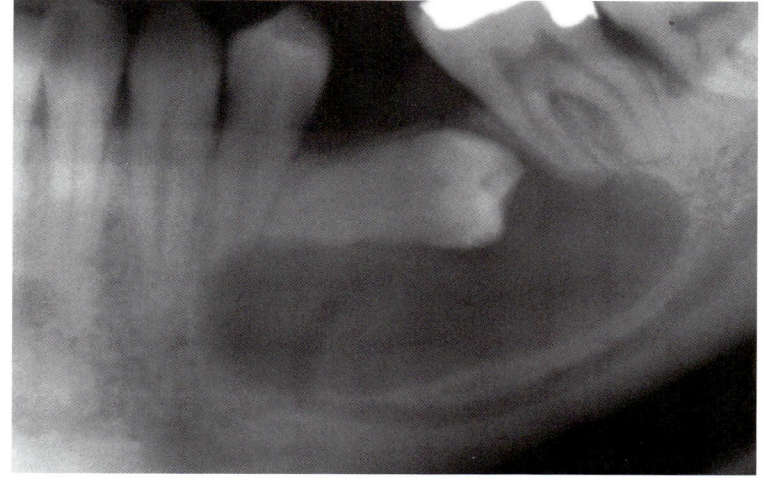

Cistostomia (Partsch Tipo II)

Figura 511   Cistos foliculares
Este corte de uma radiografia panorâmica mostra a grande área de osteólise cística ao redor e distal ao dente 35, retido horizontalmente. O canal mandibular foi deslocado caudalmente, e as raízes dos dentes 36 e 34 parecem estar no interior da cavidade cística. Os dentes estão com vitalidade, e a sensibilidade do nervo mentoniano está normal.

Esquerda: O princípio da abertura cirúrgica da cavidade cística em direção ao vestíbulo.

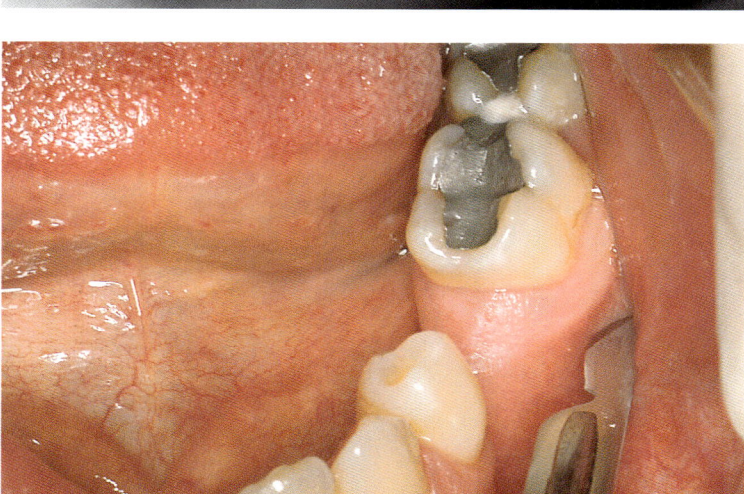

Figura 512   Anestesia e acesso
Após anestesia de bloqueio regional e infiltração no vestíbulo, uma incisão horizontal ligeiramente arqueada é feita próximo à junção mucogengival, coronalmente à protuberância cística.

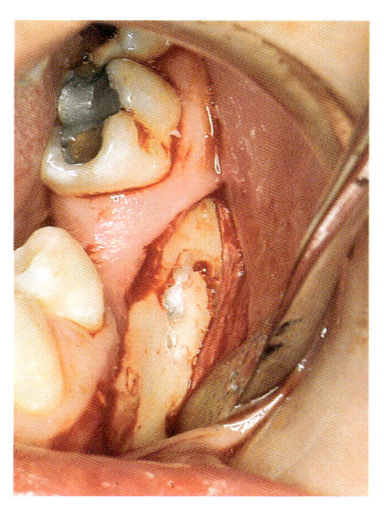

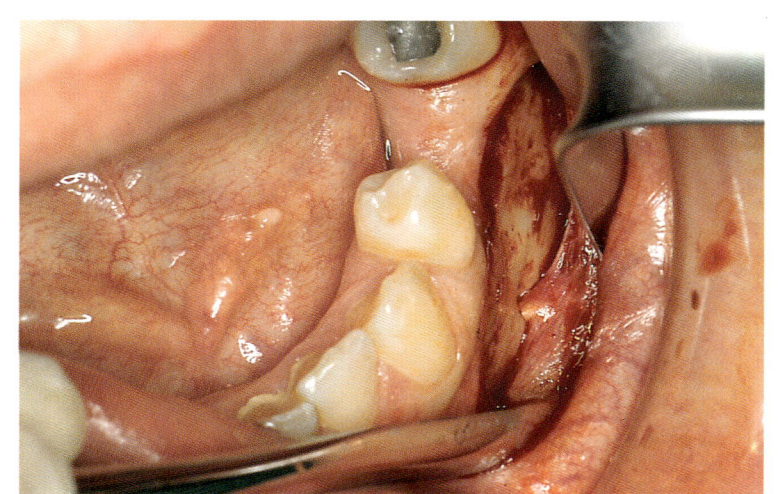

Figura 513   Anestesia e acesso
A mucosa vestibular é descolada da fina cobertura óssea do cisto.

Esquerda: O nervo mentoniano é exposto na emergência do forame, e um descolador é utilizado para protegê-lo de lesões inadvertidas durante o procedimento.

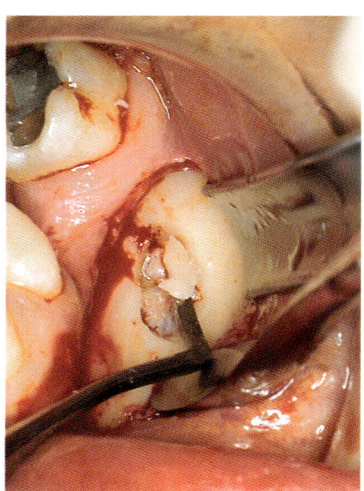

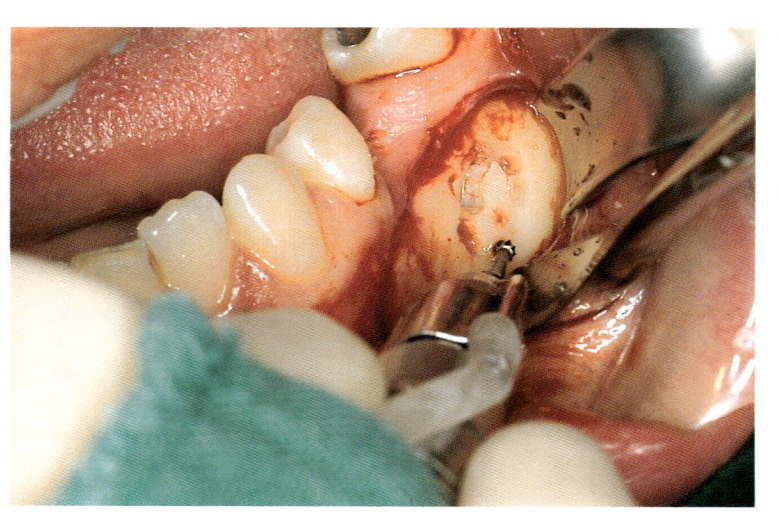

Figura 514   Exposição do cisto
A cobertura óssea do cisto é removida utilizando-se um descolador de Black, após a confecção de vários orifícios rasos com broca.

Esquerda: O osso cortical é elevado utilizando-se um descolador de Black.

198 Cistos

Figura 515   Cistostomia
Uma broca esférica para osso, de grande diâmetro, é usada cuidadosamente para remover o osso que recobre a cavidade cística. Uma abertura ampla é realizada, mas sem que as raízes dos dentes adjacentes ou o forame mentoniano sejam violados.

Direita: Um bisturi é usado para remover uma secção do revestimento cístico, junto da margem óssea, para exame histopatológico.

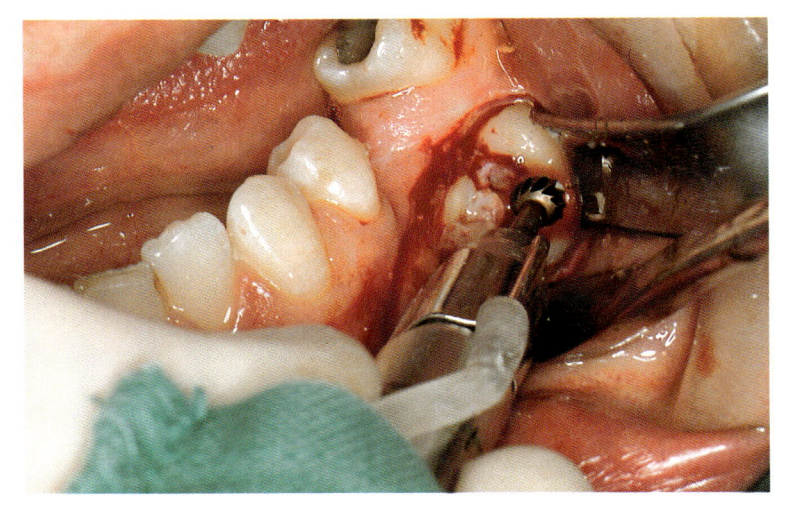

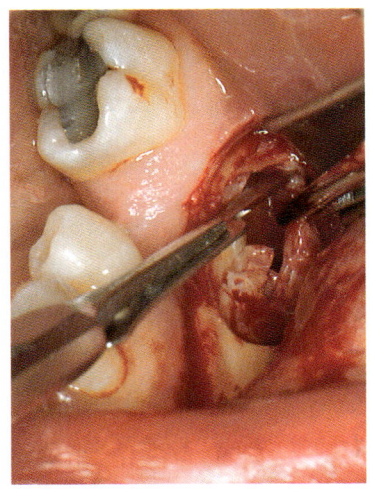

Figura 516   Remoção do dente
O dente 35 retido é seccionado e então removido por vestibular.

Direita: Secção histológica do cisto folicular, mostrando múltiplas camadas de um delgado epitélio cístico, com um grande folículo fibroso.

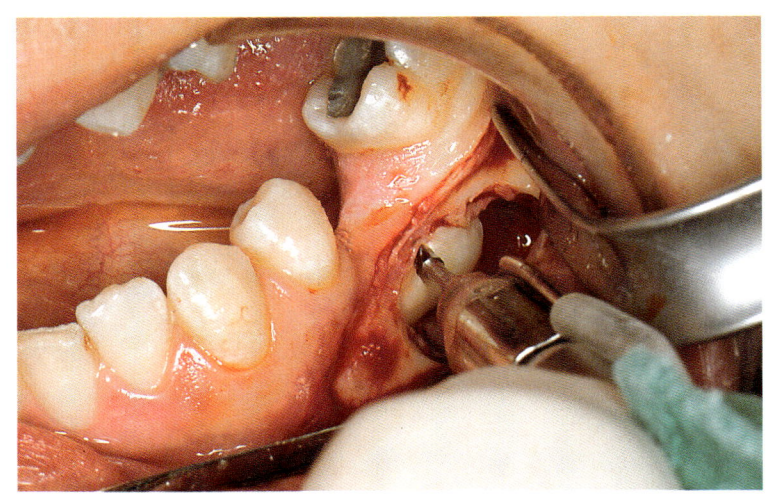

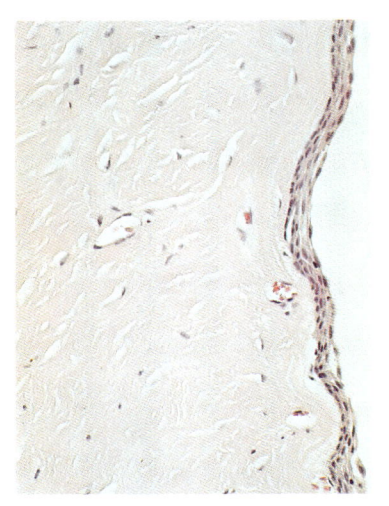

Figura 517   Tratamento da ferida
Uma broca esférica para osso, de grande diâmetro, é usada para expandir a abertura óssea e criar uma conexão extensa e evidente com a cavidade bucal. As estruturas adjacentes, incluindo dentes e nervos, devem ser evitadas e protegidas a todo custo.

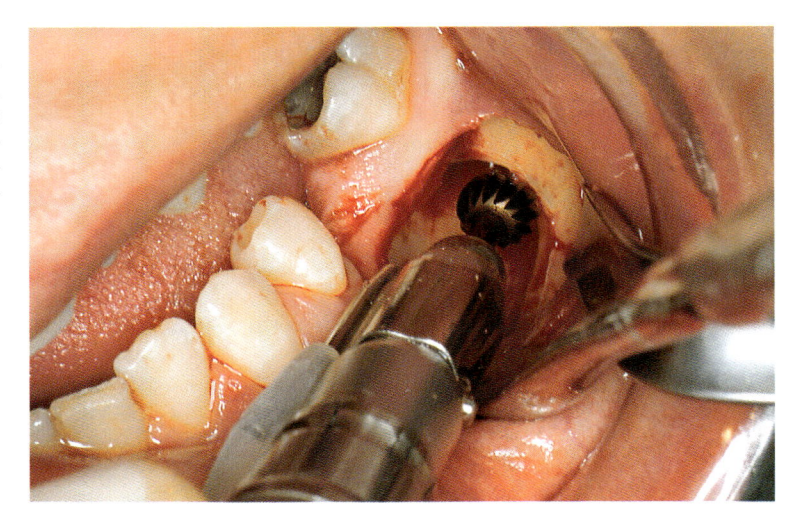

Figura 518   Fixação do retalho
Uma broca esférica óssea de pequeno diâmetro é usada para criar pequenos orifícios junto à margem óssea cística vestibular.

Direita: As suturas são colocadas através destes orifícios para se manter aberto o retalho mucoso.

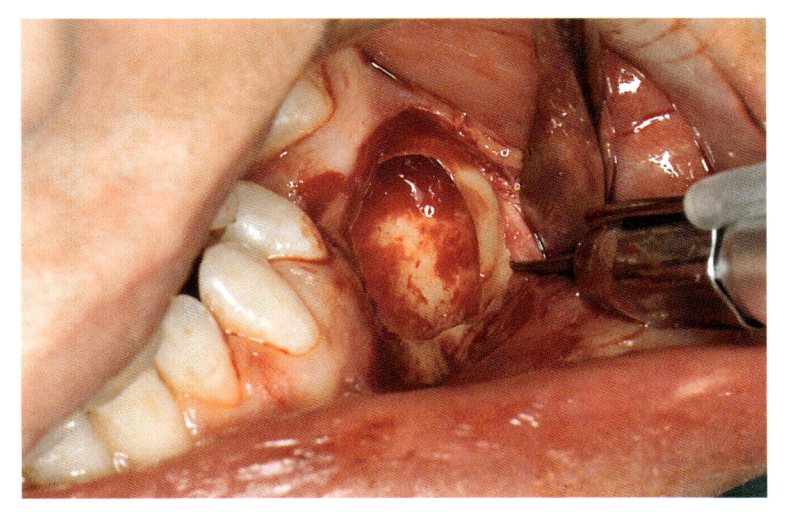

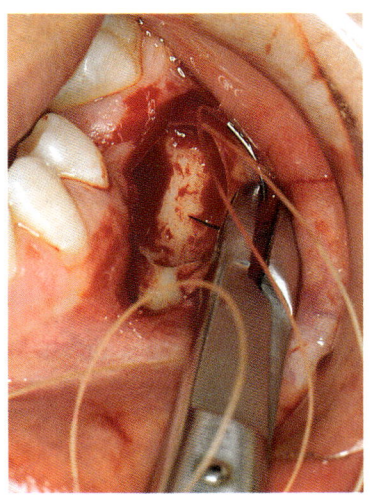

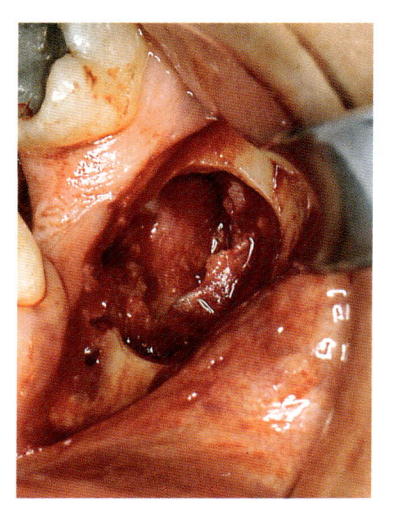

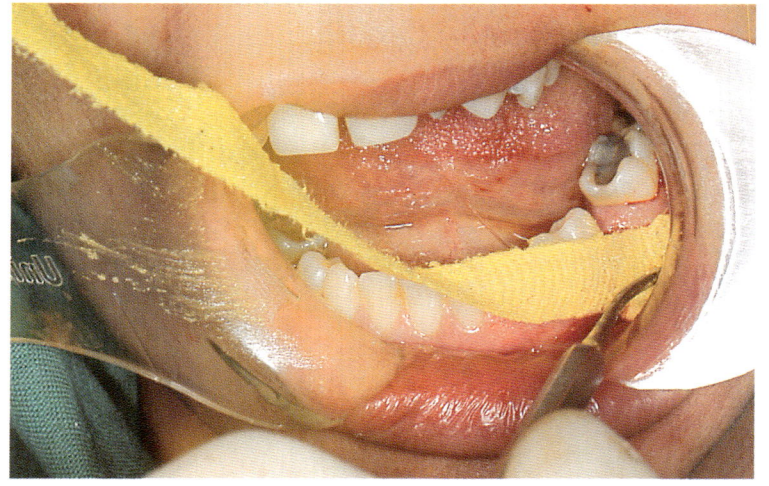

Cistostomia (Partsch Tipo II)   199

Figura 519   Curativo da ferida
A cavidade cística é amplamente aberta para a cavidade bucal, e é preenchida com uma tira de gaze iodoformada, para prevenir a contaminação da ferida por resíduos alimentares.

Esquerda: A cavidade cística aberta, após fixação da sutura do retalho mucoperiostal, imediatamente antes do curativo com a compressa de gaze iodoformada ser colocado no interior da cavidade.

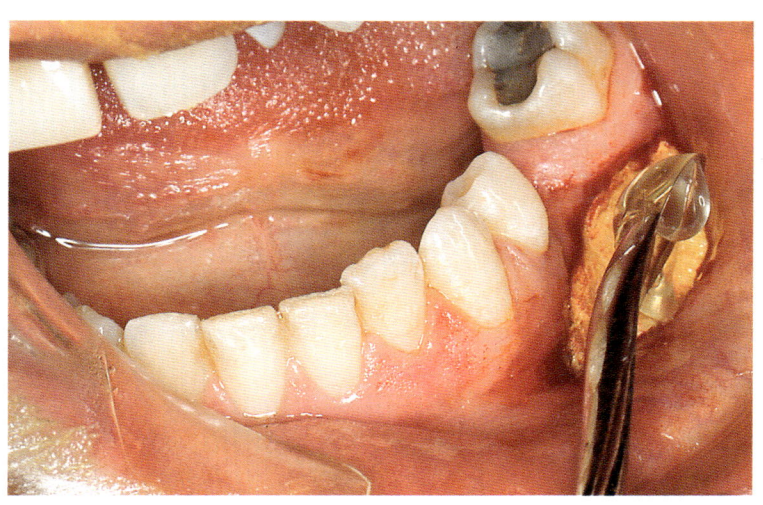

Figura 520   Selamento do curativo da ferida
A superfície do curativo é coberta com um adesivo à base de acetona para prevenir saturação por saliva.

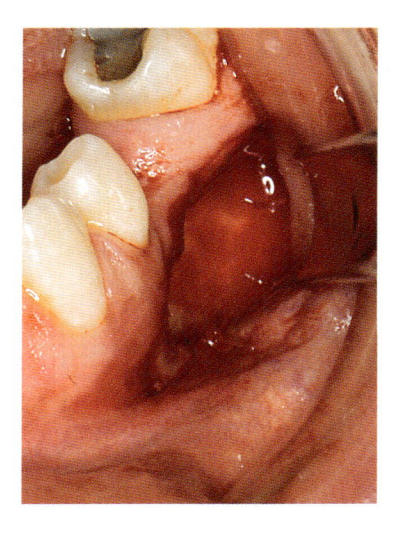

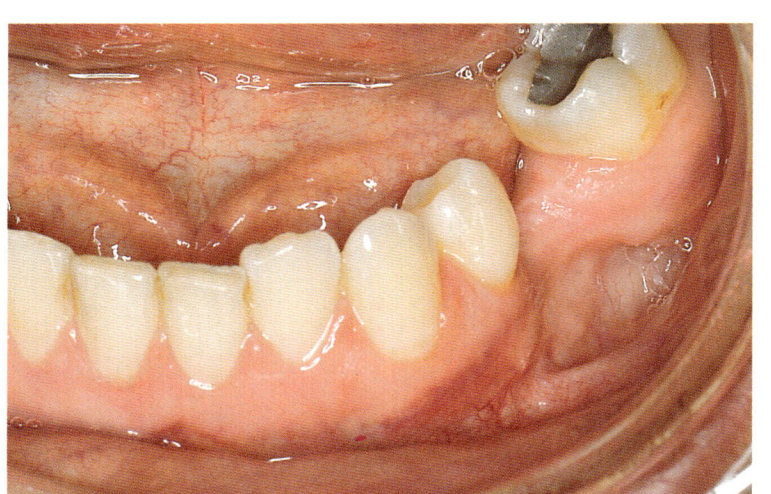

Figura 521   Cuidados no acompanhamento
O curativo da ferida é trocado após uma semana. A fotografia clínica (*esquerda*) mostra a situação após 14 dias, na segunda troca de curativo. Subseqüentemente, duas ou três consultas em intervalos de três semanas acompanham a cicatrização da ferida até que a cavidade esteja suficientemente preenchida com tecido. A cicatrização final pode então ser deixada para regenerar espontaneamente.

Direita: Com doze meses de pós-operatório, o sítio mostra somente uma ligeira depressão no local.

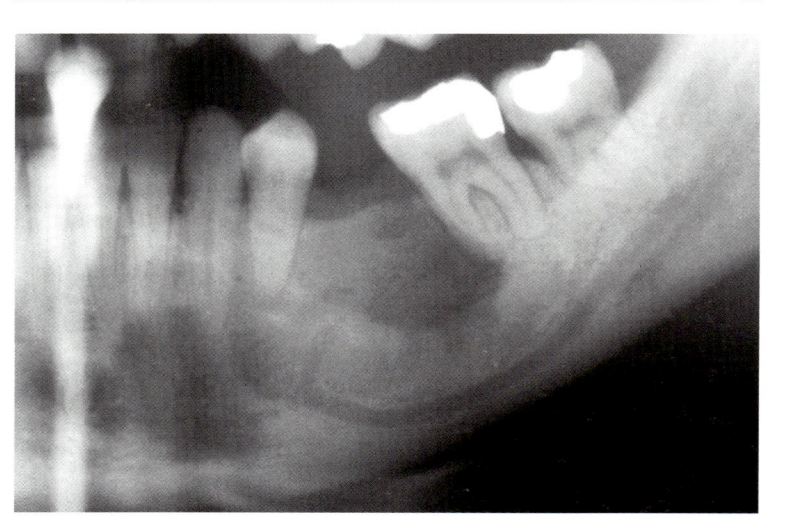

Figura 522   Documentação radiográfica
Esta radiografia, feita 12 meses após a cirurgia, mostra extensa regeneração óssea, com a formação de um padrão trabecular na região do cisto (comparar com fig. 511). O espaço criado no arco pela ausência do dente pode ser agora tratado por um cirurgião-dentista.

200 Cistos

Figura 523 Cisto folicular próximo ao dente 38
Esta secção de uma radiografia panorâmica mostra a extensão do cisto irradiando-se a partir do dente 38 retido; isto é uma retenção do tipo 4, com a coroa do dente 38 encontrando-se na cavidade do cisto que apresenta aproximadamente 4 cm de diâmetro. Observe a proximidade do canal mandibular.

Direita: Uma projeção axial da mandíbula, realizada com a boca totalmente aberta, mostra a expansão cística por lingual e vestibular.

Figura 524 Acesso
O desenho do retalho é virtualmente idêntico ao usado para extrair um dente retido.

Direita: Aspecto clínico após reflexão do retalho e ampla abertura da cavidade cística através de osteotomia realizada com broca esférica para osso.

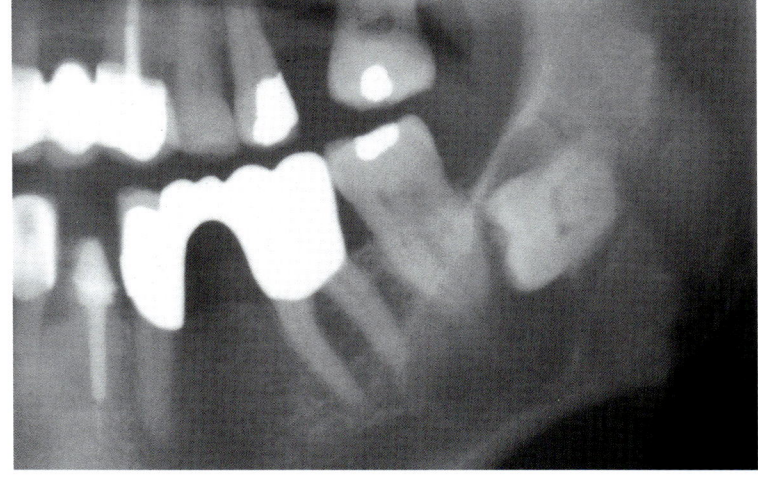

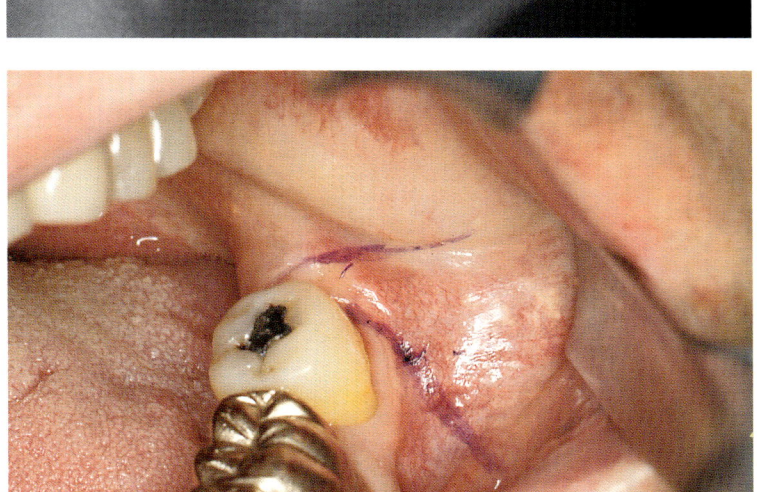

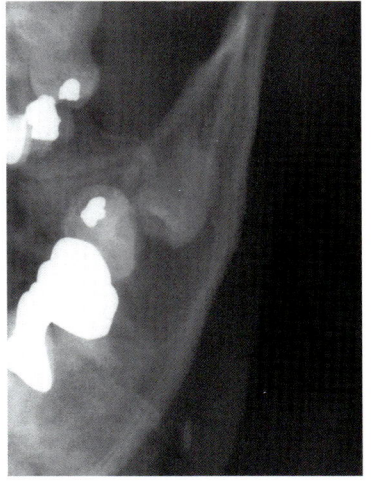

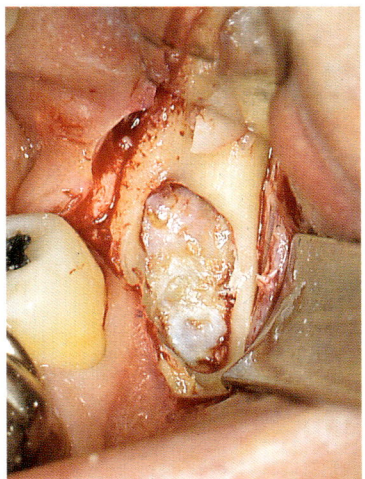

Figura 525 Exposição do cisto
Uma broca esférica, de grande diâmetro, para osso de grande diâmetro, é novamente utilizada para expandir a osteotomia a fim de remover o dente retido. O revestimento cístico permanece intacto.

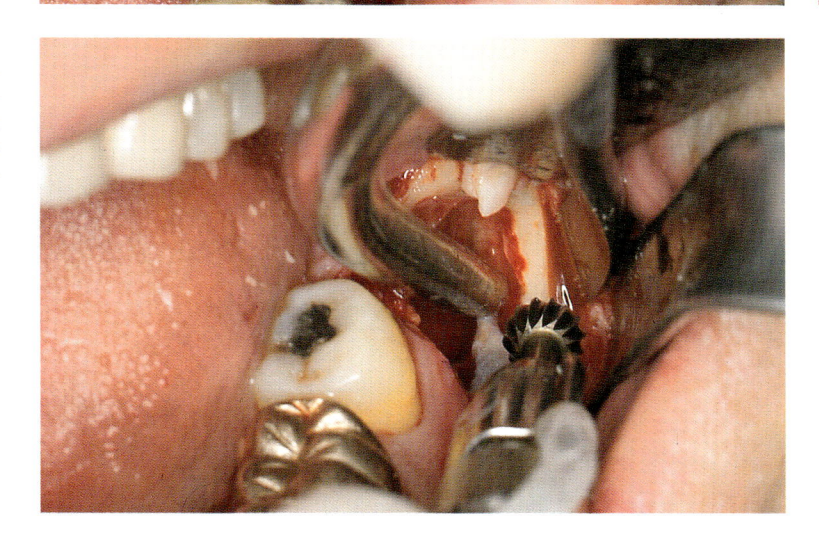

Figura 526 Biópsia para avaliação histológica
Um bisturi é utilizado para remover parte da cápsula do cisto que está visível através da fenestração óssea; a cápsula de tecido mole é enviada para exame histopatológico. O remanescente do revestimento cístico permanece no local (*in situ*).

Direita: O tecido também é examinado macroscopicamente. Neste caso, é visto um tecido relativamente delgado, fino, semelhante à pele.

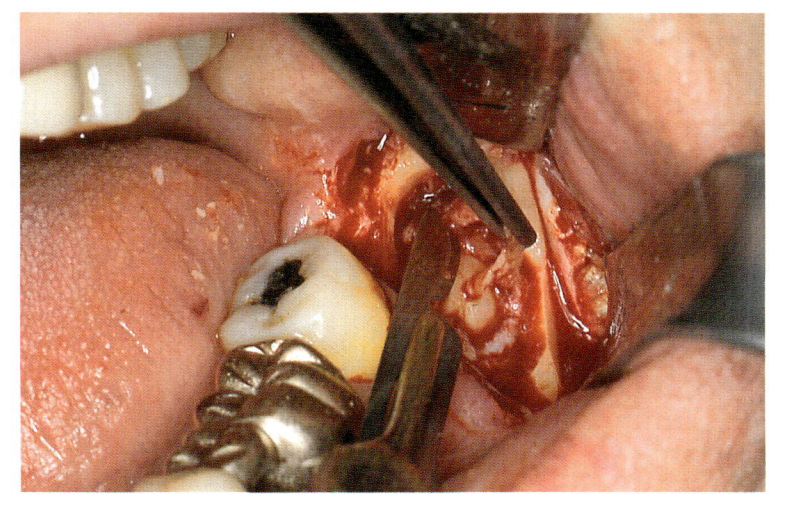

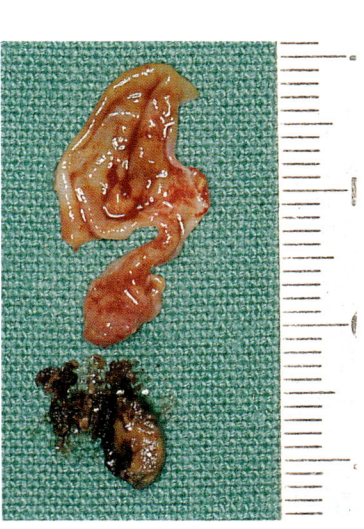

Cistostomia (Partsch Tipo II)

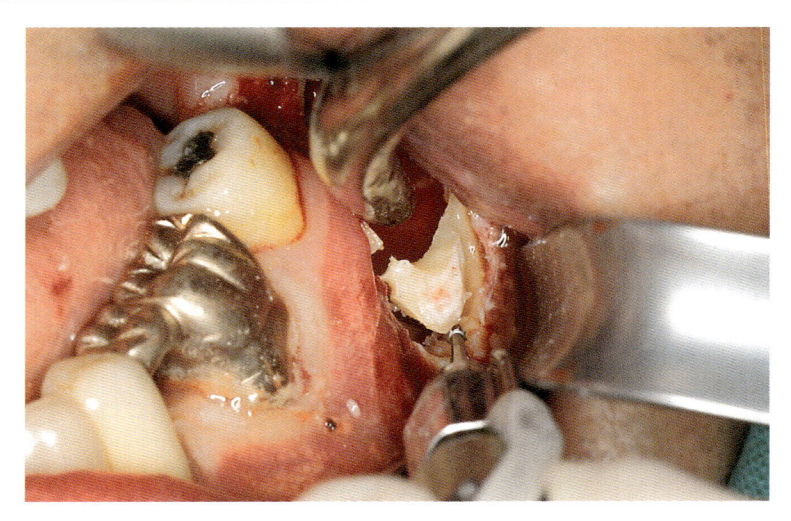

Figura 527 Cistostomia
Após a remoção do dente, uma broca para osso ou cinzel é utilizada nas margens ósseas para criar uma conexão mais ampla possível com a cavidade bucal.

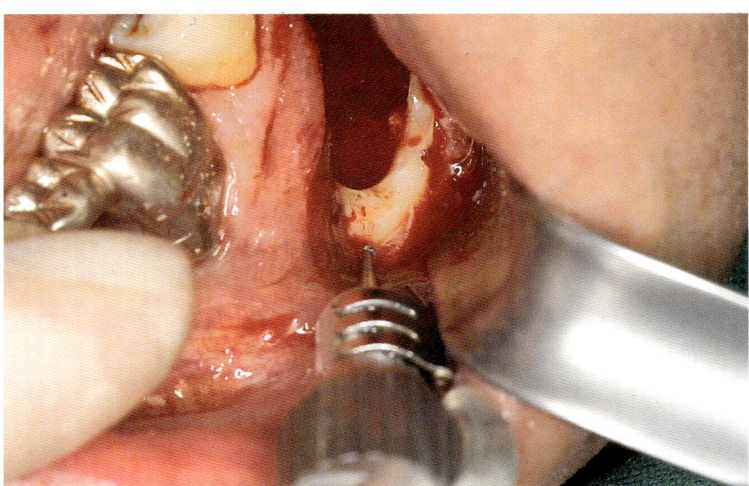

Figura 528 Fixação da mucosa
Uma broca para osso pequena e esférica é usada para criar vários orifícios pequenos na margem óssea basal, por meio dos quais as suturas podem ser passadas para manter o retalho mucoso na sua posição rebatida.

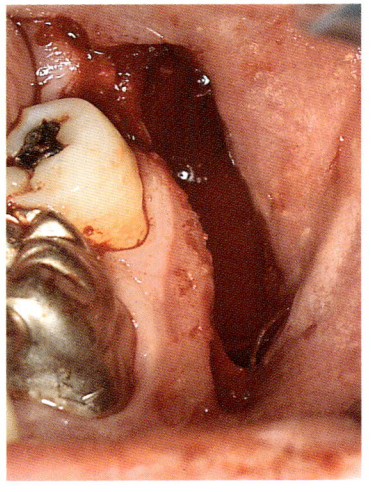

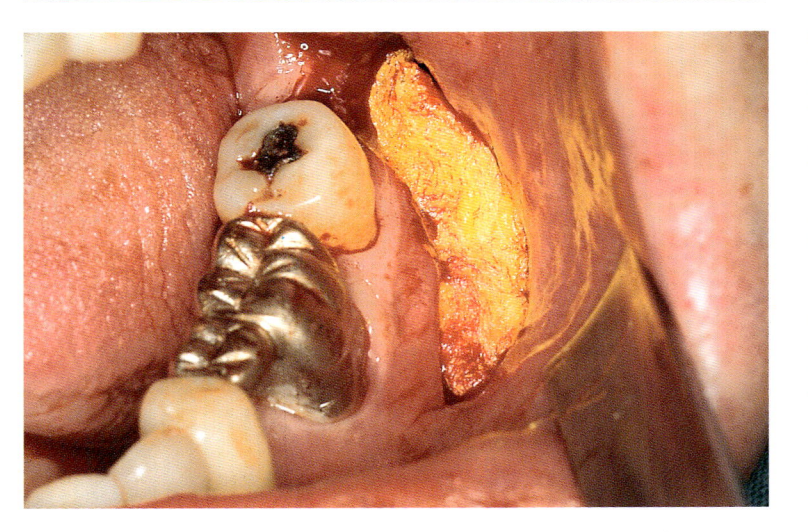

Figura 529 Tratamento da ferida e acompanhamento
Suturas reabsorvíveis são usadas para fixar a mucosa ao osso através dos pequenos orifícios, e a cavidade cística é preenchida com uma tira de gaze iodoformada. Esta é selada com um adesivo de tecido. Exames de acompanhamento são realizados com intervalos de 10 a 18 dias, havendo troca das gazes. Após aproximadamente três meses, a cavidade cística fechará suficientemente, e a cicatrização final pode ser deixada para regenerar-se espontaneamente.

Esquerda: Visão clínica da ampla cavidade cística após a cistostomia e antes de colocação do curativo com gaze.

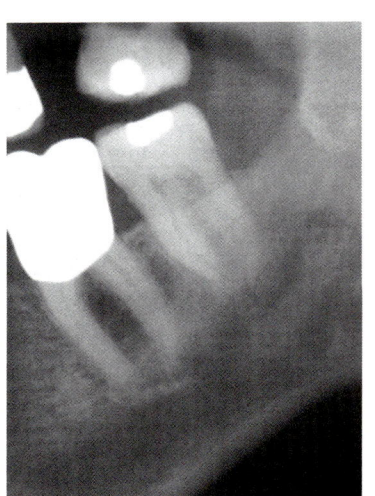

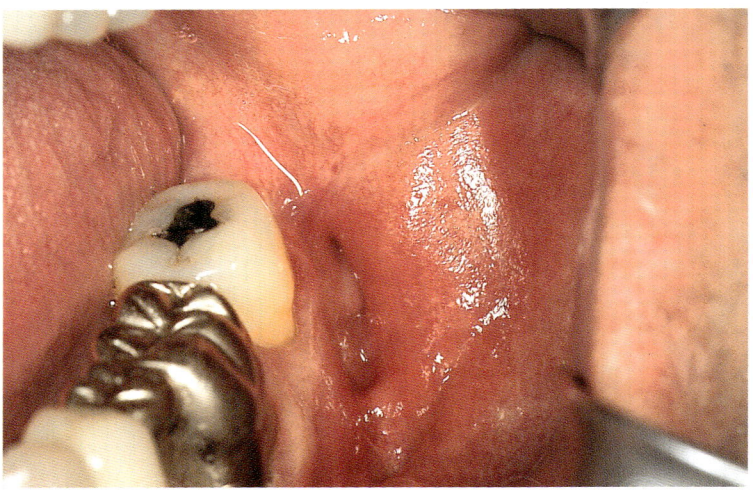

Figura 530 Evolução clínica
Esta visão clínica mostra a área cirúrgica com oito meses de pós-operatório. Note que permanece uma cicatriz semelhante a uma fenda, próximo ao dente 38.

Esquerda: A radiografia realizada oito meses após a cirurgia mostra uma regeneração óssea quase completa do defeito cístico (comparar com fig. 523).

Cistostomia Palatina

Na região anterior da maxila, a presença de uma cobertura óssea sobre o cisto em pelo menos uma face (vestibular ou palatina) é importante. Se houver falta dessa cobertura óssea em ambas as faces, um defeito em forma de túnel pode ser esperado. Em casos como este, uma cistostomia pela face palatina deve ser considerada.

Uma ampla cistostomia pelo aspecto palatino é o método de escolha no tratamento de cistos do canal incisivo. Com cistos radiculares que tenham se desenvolvido palatinamente, próximos aos dentes anteriores, especialmente os incisivos laterais, a cistostomia é freqüentemente o tratamento mais simples.

Em casos difíceis, se for necessário realizar uma apicectomia durante o mesmo procedimento, pode ser necessário obter-se acesso pela face vestibular. É importante observar, entretanto, que em tais casos a parede óssea vestibular deve ser reconstruída. Isto pode ser feito usando-se um enxerto ósseo pediculado do periósteo.

Visando ao conforto do paciente, uma goteira palatina removível pode ser inserida após a marsupialização de cistos no palato.

Figura 531   Cistostomia maxilar: Cisto radicular no segmento anterior
A radiografia oclusal da maxila mostra uma osteólise cística de 3 cm na região dos dentes 11 e 12. Clinicamente, uma massa flutuante era palpável no palato. Os dentes 11 e 12 responderam negativamente ao teste de vitalidade.

Direita: Trajetos fistulosos eram evidentes tanto por vestibular quanto por palatino. No momento da cirurgia, não havia sinais de infecção aguda.

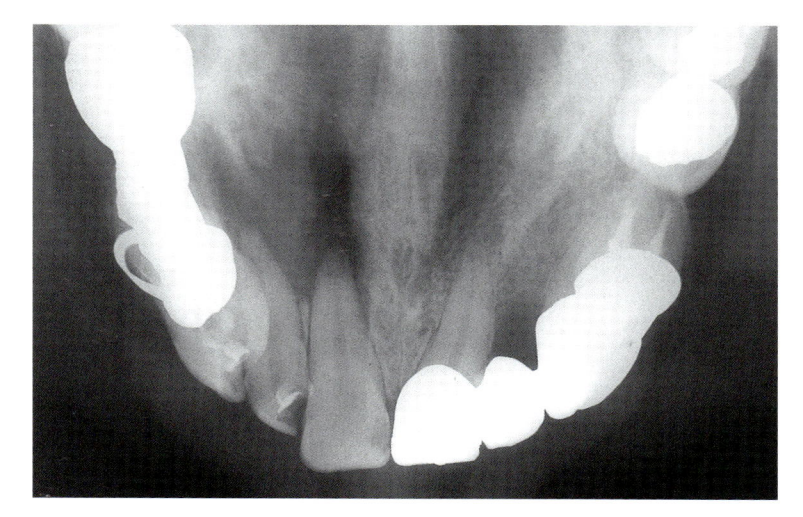

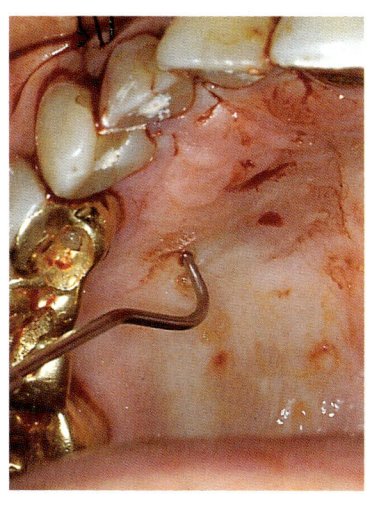

Figura 532   Acesso
Com um acesso palatino, os dentes devem ser tratados endodonticamente além de ter uma apicectomia realizada no mesmo procedimento, mas isto é virtualmente impossível através de uma abordagem por esta face. Por essa razão, a cavidade cística foi exposta por vestibular (**A**) para a ressecção da ponta da raiz, e por palatino (**B**), para remover o cisto. A lâmina óssea na face vestibular foi deixada aderida ao periósteo, de modo que pudesse ser recolocada ao final do procedimento cirúrgico.

Direita: Os dois acessos.

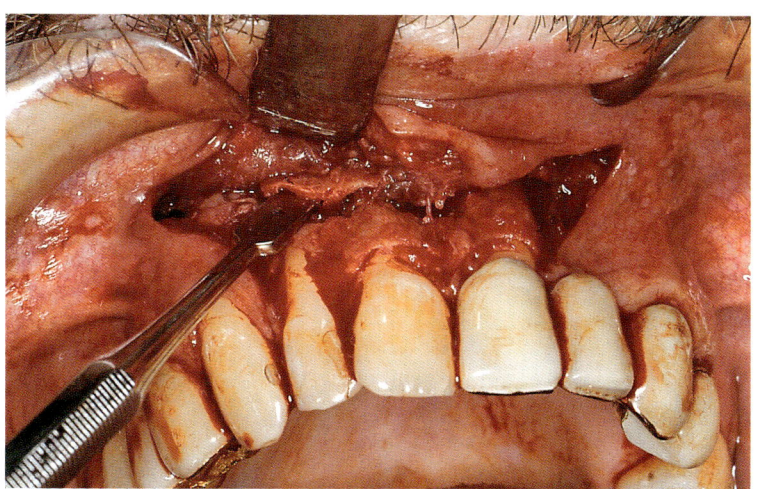

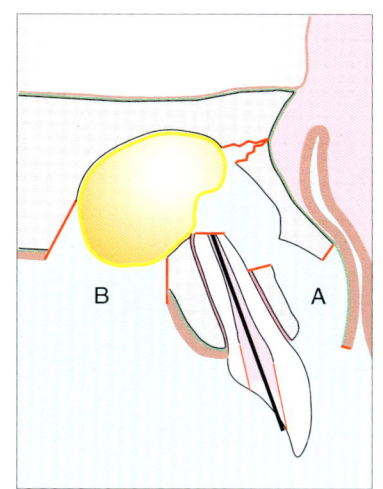

Figura 533   Fechamento da ferida
O espelho é utilizado para verificar o fechamento completo dos canais radiculares dos dentes 12 e 11.

Direita: Após a obturação dos canais e apicectomia de ambos os dentes, o acesso vestibular é fechado com a lâmina óssea, e o retalho mucoperiósteo deve ser suturado firmemente.

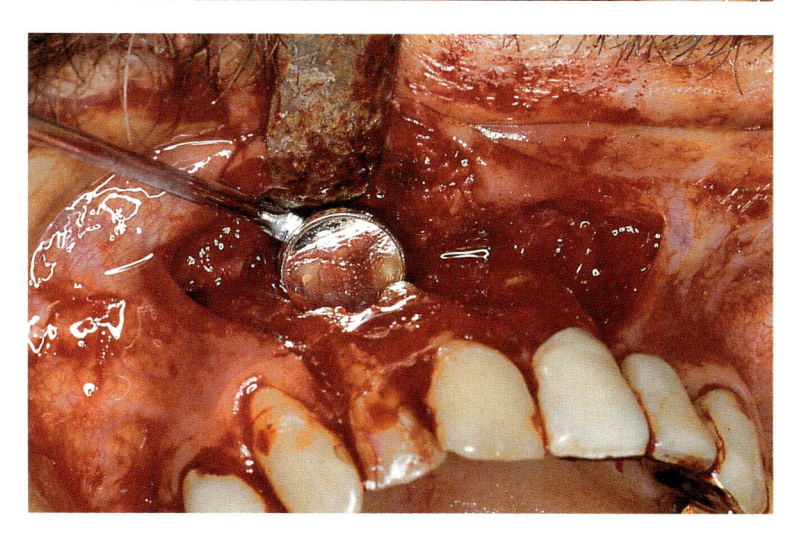

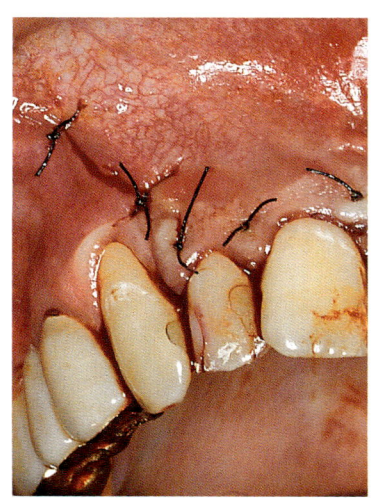

Cistostomia (Partsch Tipo II)   203

Defeito em Túnel

Qualquer procedimento cirúrgico que perfure o processo alveolar no sentido vestíbulo-palatino cria o que é conhecido como um defeito em túnel. Dependendo da geometria do defeito, a regeneração óssea nesta área central desse defeito tubular poderá ser incompleta quando ocorrer a cicatrização. Esta será a situação quando a nova formação óssea oriunda das margens do defeito ósseo não mantiver o mesmo ritmo de crescimento do tecido conjuntivo oriundo das partes moles. O centro da ferida então reterá tecido cicatricial, que muito freqüentemente levará a desconforto relacionado com alterações climáticas ou mesmo dores constantes.

Todos os métodos possíveis para se conseguir regeneração óssea devem ser indicados para o tratamento de defeitos em túnel, incluindo osso autógeno, cartilagem liofilizada, hidroxiapatita, técnicas com membranas (regeneração tecidual guiada ou regeneração óssea guiada).

O procedimento cirúrgico para lidar com este tipo de defeito ósseo é descrito na página 304.

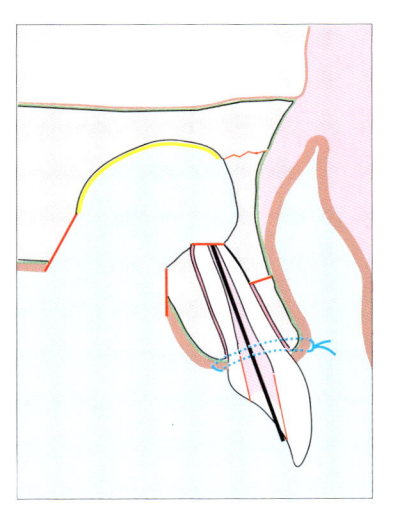

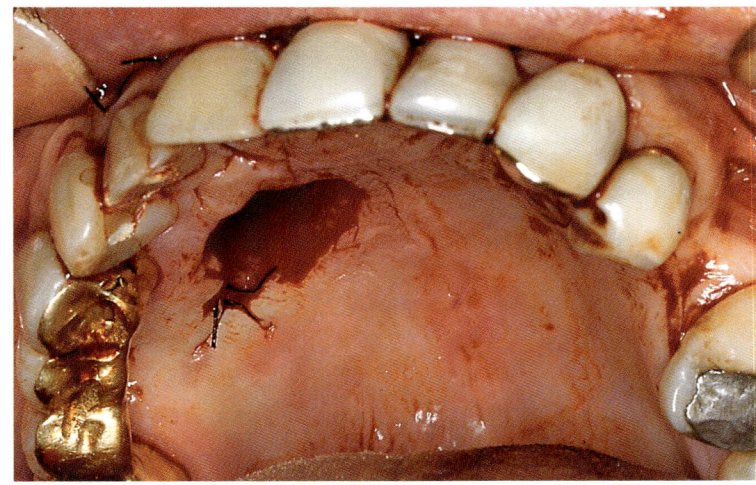

Figura 534   Marsupialização
Após sondar o defeito ósseo, um retalho mucoperiostal apropriado é realizado por palatino. Uma faixa de tecido mole de pelo menos 2 mm de espessura deve ser deixada intacta para proporcionar uma ponte contínua de gengiva. O tecido mole palatino mobilizado é excisado para criar a mais ampla abertura possível da cavidade cística. Isto proporciona tecido para o exame histológico; o remanescente do retalho é reposicionado e fixado com suturas interrompidas.

Esquerda: O princípio cirúrgico após o fechamento do acesso vestibular.

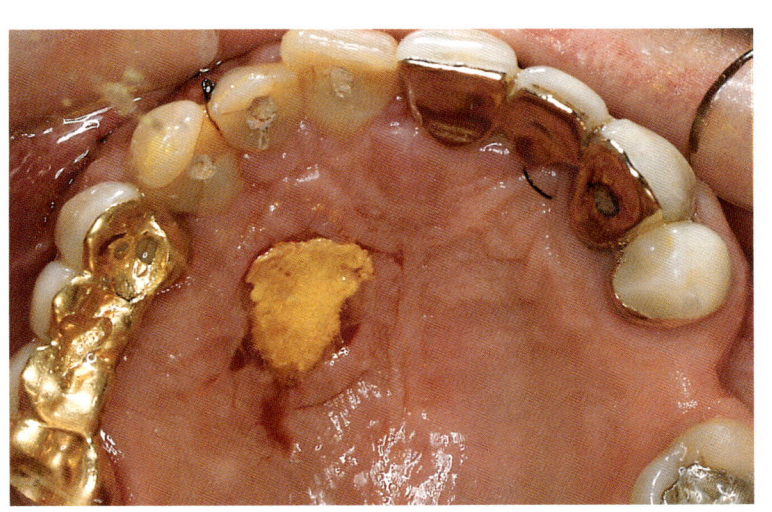

Figura 535   Tratamento da ferida
O defeito no palato é preenchido com gaze iodoformada e coberto com um adesivo de tecido. O curativo é trocado após uma semana, e depois em intervalos de duas ou três semanas, até que o defeito tenha sido suficientemente preenchido.

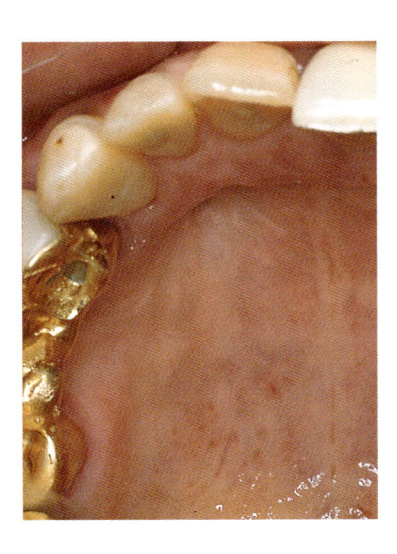

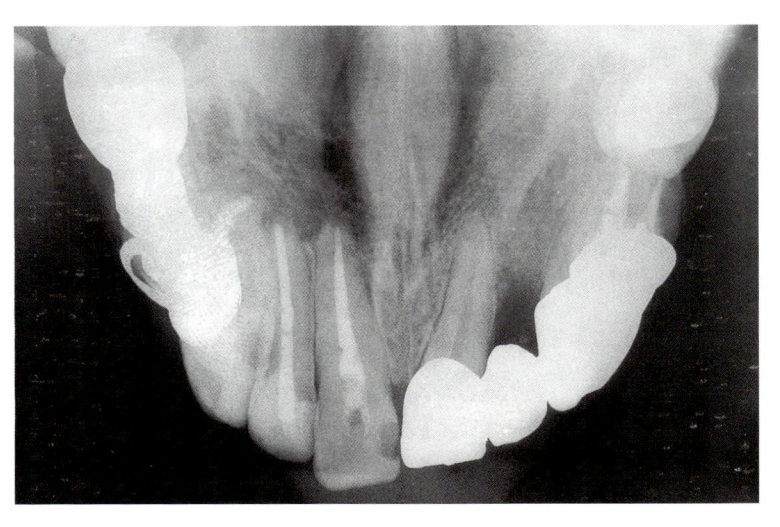

Figura 536   Evolução da cicatrização
O exame após seis meses, com uma radiografia mostrando um defeito muito menor devido à aposição circunferencial de novo osso (compare com fig. 531).

Esquerda: A visão clínica mostra uma leve depressão no local da cirurgia, mas isto não está causando qualquer tipo de problema ao paciente. Todos os dentes estão estáveis, e não há patologia periodontal.

Cistostomia no Nariz

Indicação
Este procedimento é usualmente indicado quando os cistos adjacentes aos dentes incisivos atingem extensão tal que se aproximam do assoalho do nariz. Os cistos adjacentes aos dentes caninos podem se desenvolver tanto em direção ao nariz quanto ao seio maxilar. Utilizando-se um espéculo nasal, é possível se detectar clinicamente uma expansão na porção anterior do assoalho do nariz.

Anestesia
É usada anestesia tópica.

Procedimento Cirúrgico
A partir de um acesso vestibular, o cisto é exposto, tecido é coletado para exame histopatológico e uma ampla conexão é criada com o assoalho do nariz. Uma tira de gaze iodoformada é colocada, via cavidade nasal, com sua ponta presa em uma gaze normal, e inserida na porção anterior dessa cavidade. O paciente é avaliado após três dias e a tira de gaze é encurtada. Consultas subseqüentes são feitas com intervalos de dez dias. O curso da regeneração óssea é documentado radiograficamente após seis meses.

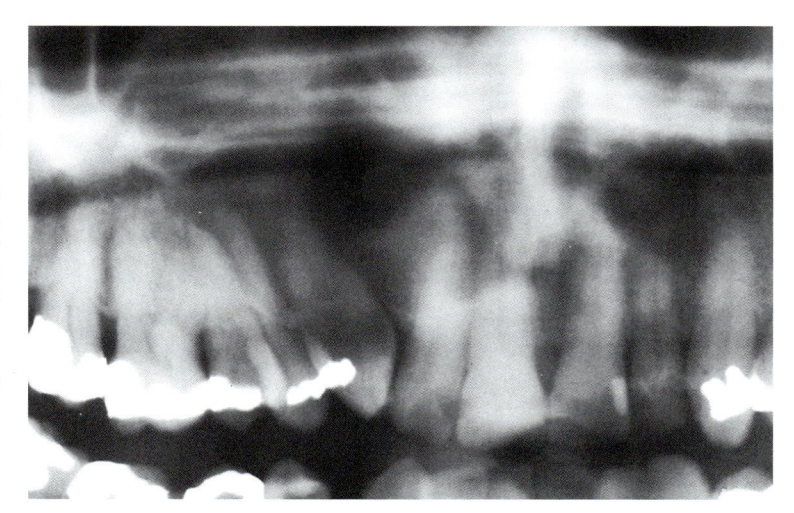

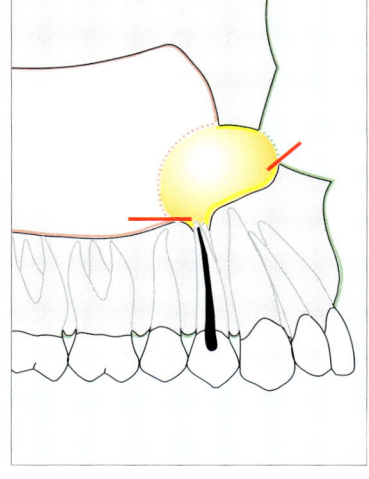

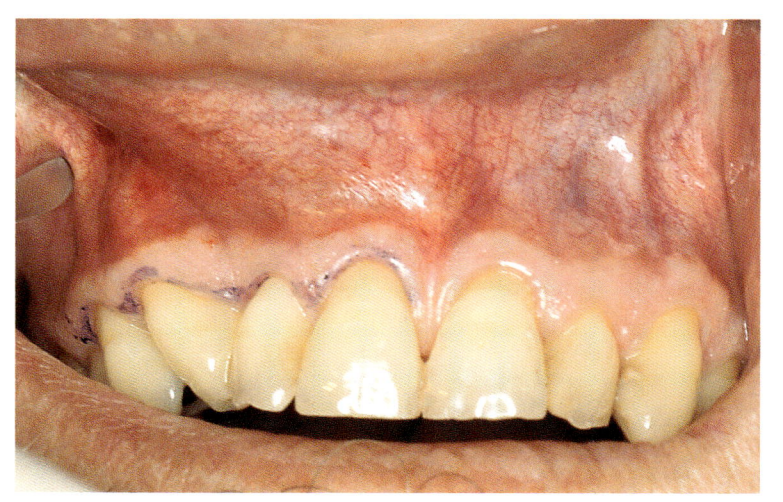

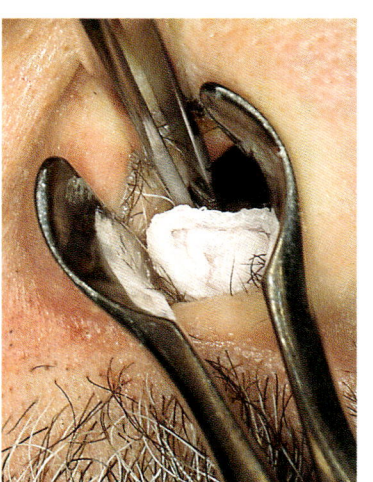

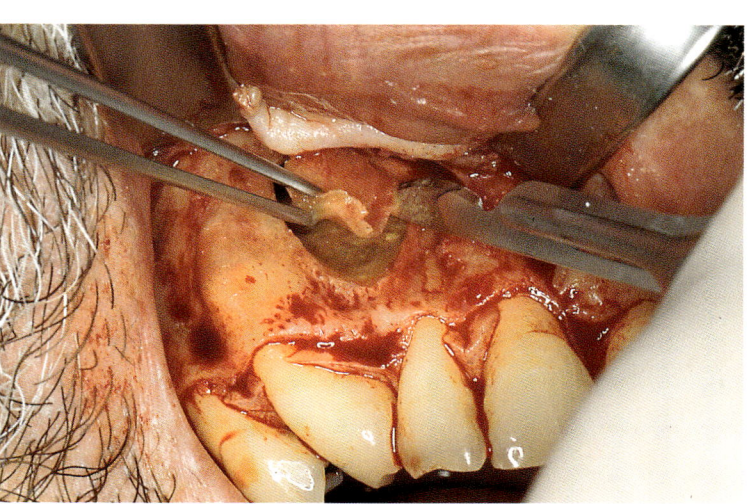

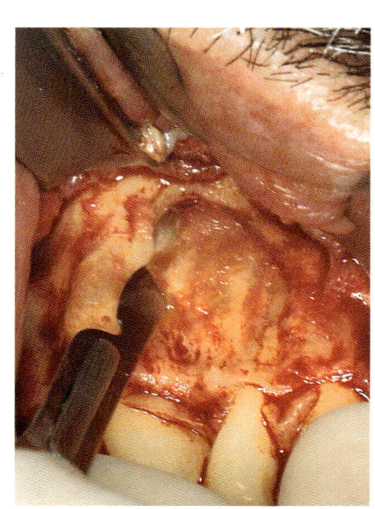

Figura 537 Cistostomia no nariz ou no seio maxilar
A radiografia panorâmica proporciona uma visão geral da osteólise cística próxima às raízes dos dentes 12 e 13; a lesão, um cisto fissural lateral, expandiu-se para o assoalho do nariz. As raízes dos dentes foram deslocadas, mas a vitalidade é mantida. A inspeção visual da porção anterior do assoalho nasal mostra uma discreta protuberância no canal nasal direito.

Direita: Cistostomia do assoalho do nariz e do seio maxilar.

Ⓒ

Figura 538 Anestesia
O bloqueio anestésico é administrado no forame infra-orbital direito, com infiltração no forame palatino e no forame incisivo, bem como próximo à espinha nasal anterior e ao vestíbulo no lado esquerdo.

Direita: A administração de anestesia no assoalho do nariz é realizada colocando-se anestésico tópico no lado direito da cavidade nasal, usando-se uma gaze embebida com tetracaína.

Figura 539 Exposição do cisto
A cavidade cística é exposta por uma osteotomia utilizando-se uma broca esférica. Uma vez exposto, o cisto pode ser aberto.

Direita: Um bisturi é utilizado para excisar uma porção do revestimento cístico, partindo-se do acesso vestibular.

Cistostomia (Partsch Tipo II)

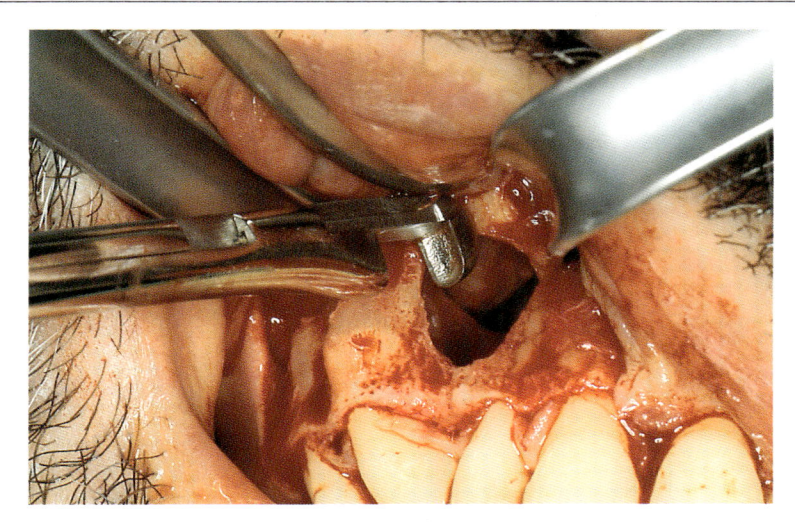

Figura 540 Cistostomia
O tamanho do orífício ósseo é cuidadosamente aumentado, removendo-se osso da margem até que se obtenha acesso visual suficiente pelo aspecto caudal. Em alguns casos, um sacabocados para osso pode ser usado com vantagem para este processo de alargamento.

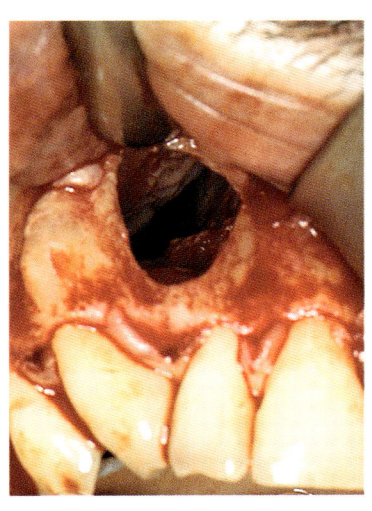

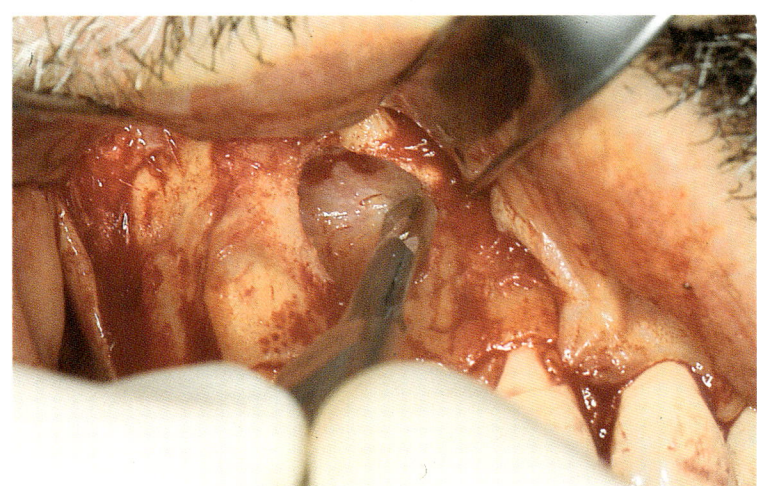

Figura 541 Conexão com a cavidade nasal
Após inspeção e palpação do tecido mole remanescente que reveste o assoalho do nariz, o bisturi é utilizado sob visão direta para criar uma conexão com a cavidade nasal.

Esquerda: Visão clínica da cavidade nasal após remoção da interface de tecido mole.

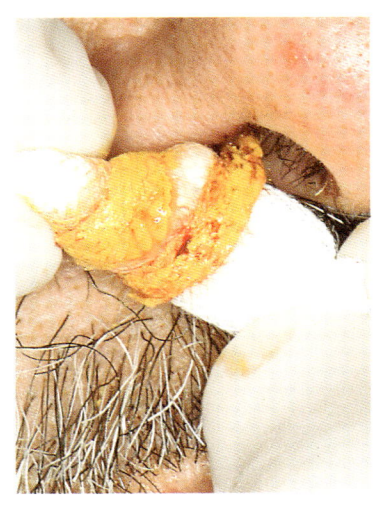

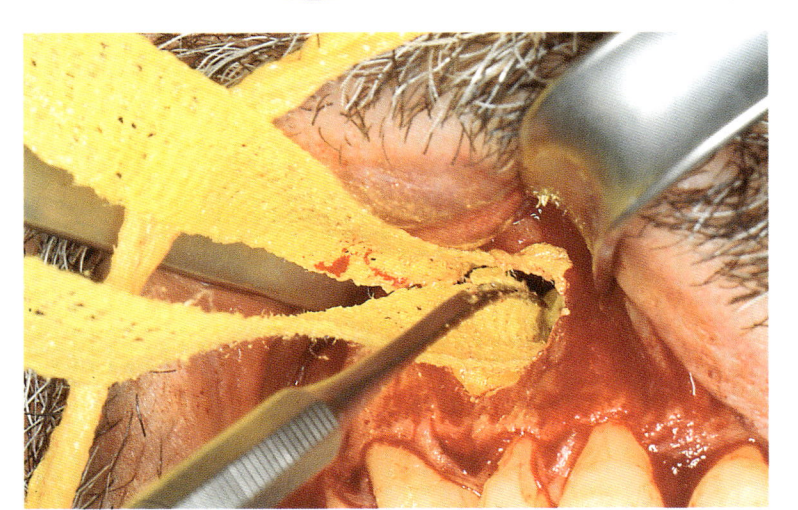

Figura 542 Tratamento da ferida
Uma gaze iodoformada de comprimento adequado é inserida pelo canal nasal externo. As tiras são inseridas em camadas para permitir subseqüente remoção via nasal em ordem reversa.

Esquerda: A extremidade final da tira é enrolada em uma compressa de gaze para prevenir a perda da sua porção final na profundidade do nariz.

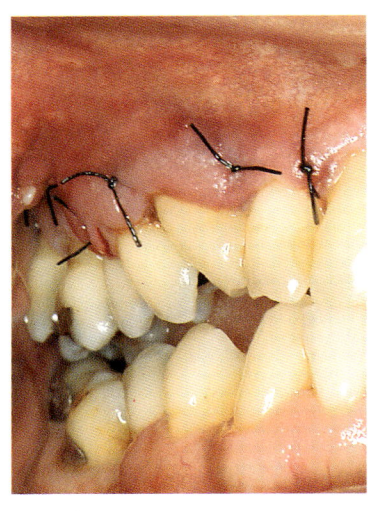

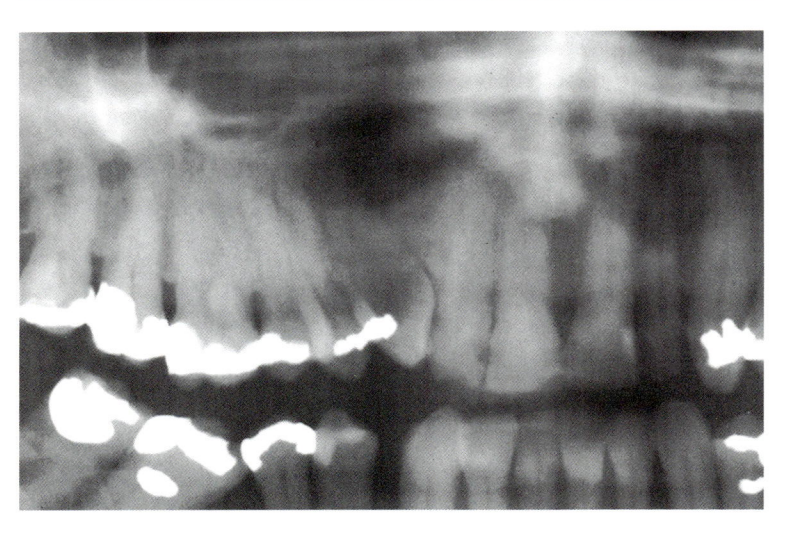

Figura 543 Acompanhamento
Com três dias, a ferida é examinada. A compressa de gaze iodoformada pode ser encurtada. Consultas complementares devem ser marcadas com uma semana e aos dez dias. O retalho de tecido mole pode ser reposicionado com suturas interrompidas (*esquerda*).

Direita: Observe a condição óssea com um ano. O cisto está bem menor. Os dentes estão com vitalidade e o paciente não apresenta qualquer sintomatologia.

Cistostomia no Seio Maxilar

Indicação
A indicação para este procedimento é baseada na proximidade do seio maxilar com a cavidade cística e com os dentes vitais adjacentes, não envolvidos no processo, mas que poderão estar em risco se todo o revestimento cístico for removido. O paciente deve ser informado sobre a possibilidade de hemorragia pós-operatória pelo nariz, e orientado a evitar espirros.

Anestesia
Infiltração próxima ao forame infra-orbital, à tuberosidade, e no palato.

Procedimento Cirúrgico
O acesso é obtido por descolamento do retalho vestibular. Após exposição do cisto, material suficiente é removido para exame histopatológico, e realiza-se apicectomia, se necessário. A cavidade cística é então aberta para o seio maxilar. Um teste é realizado para demonstrar movimento desimpedido de ar no seio maxilar, e então pode-se fechar o acesso. Com pequenos cistos, usualmente, não é necessário incorporar fenestração nasal.

Figura 544 Cistostomia no seio maxilar
Esta projeção parcial axial da maxila mostra uma linha arqueada de esclerose (*seta*) no seio maxilar direito; isto é um sinal típico de formação cística (cisto residual) próximo ao seio maxilar.

Direita: O princípio cirúrgico de marsupialização para o seio maxilar.

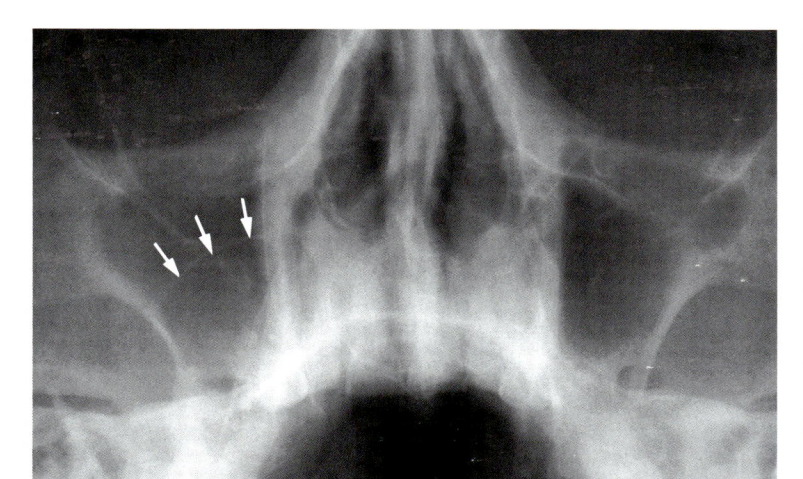

A

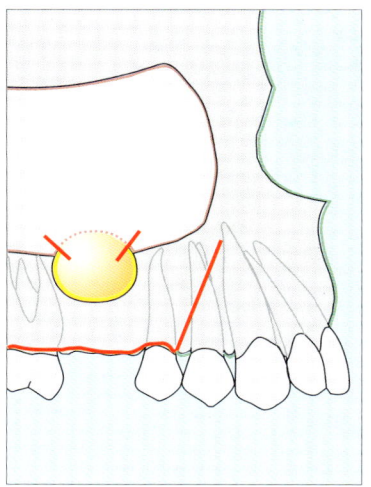

Figura 545 Acesso
Era possível de se palpar clinicamente uma firme distensão na área da maxila direita. O acesso foi obtido por meio de uma incisão principal ao longo do rebordo edêntulo, com incisões relaxantes verticais próximas aos dentes 17 e 13.

Direita: O retalho mucoperiostal é cuidadosamente refletido, com cuidados sendo tomados para evitar o corte no interior do cisto.

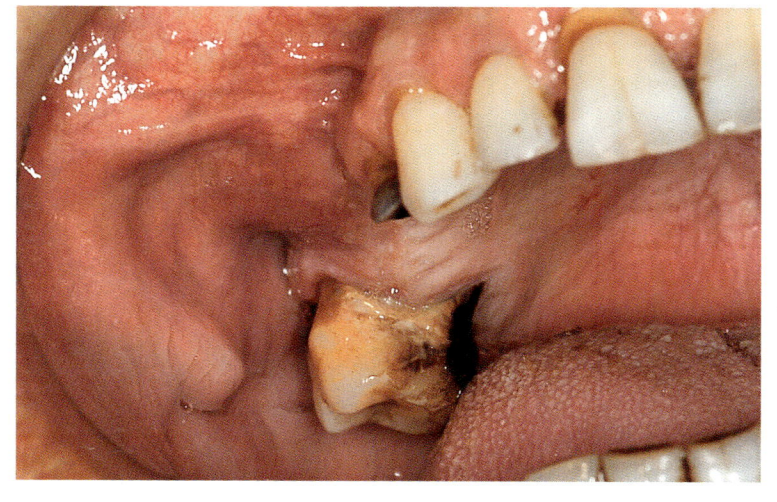

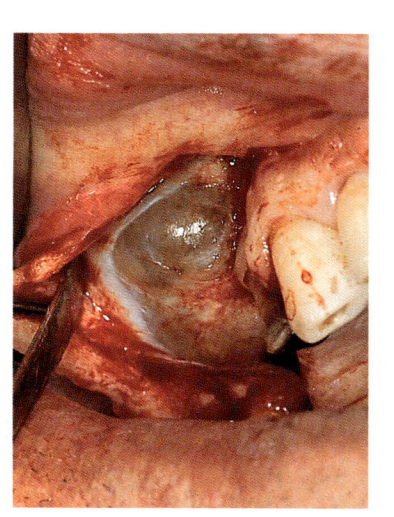

Figura 546 Exposição do cisto
A porção vestibular do revestimento cístico é removida; isto permite uma inspeção visual direta da extensão do cisto em direção ao seio maxilar.

Direita: O cisto em forma de balão é de pobre aderência e pode ser cuidadosamente descolado do osso.

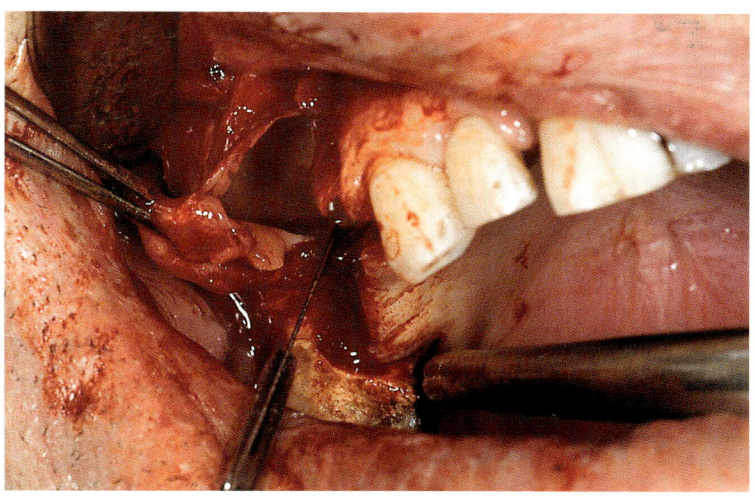

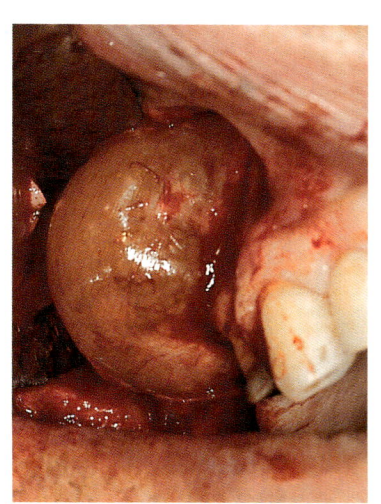

Cistostomia (Partsch Tipo II)

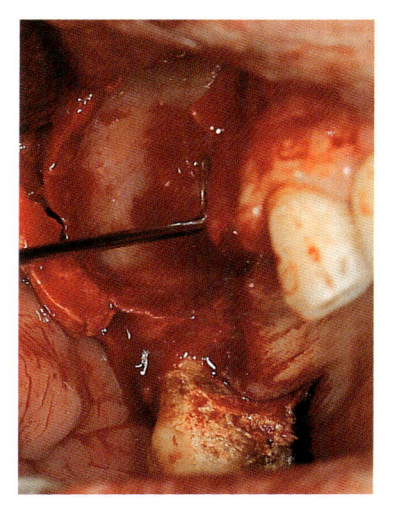

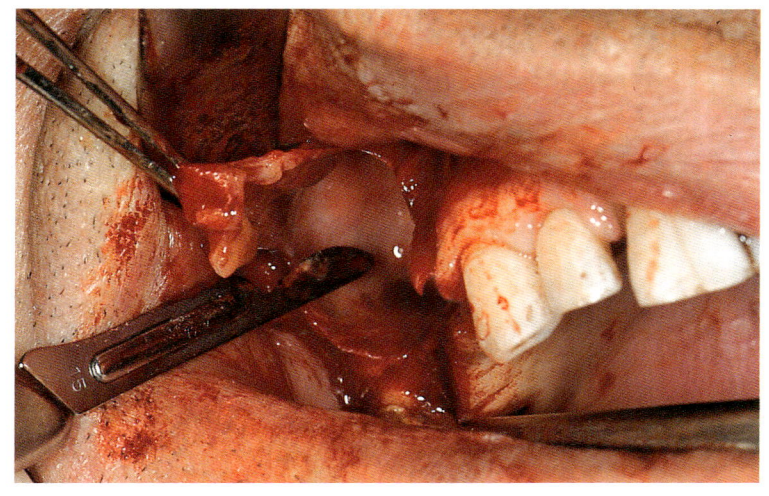

Figura 547 Marsupialização
Após sondar a extensão do cisto próximo ao seio maxilar, um bisturi pode ser usado para dissecar a parede interveniente.

Esquerda: Aqui, uma sonda com ponta é usada para determinar o limite entre o cisto e o seio maxilar.

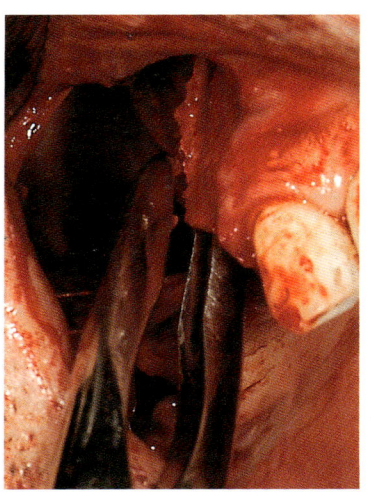

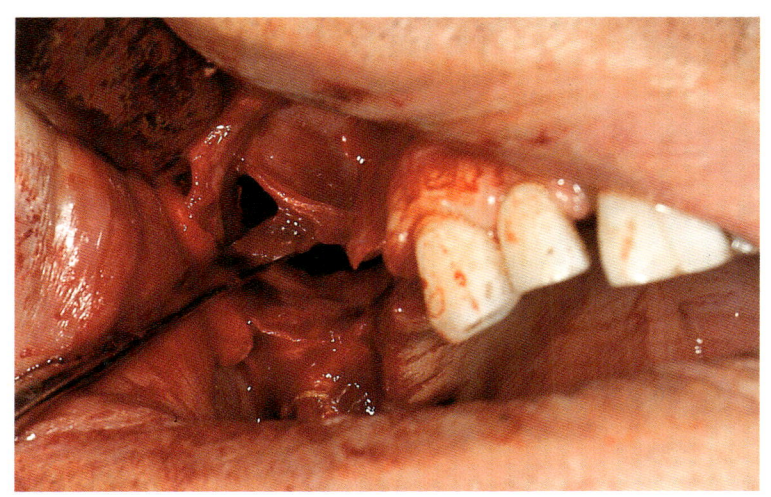

Figura 548 Ampliando a exposição cística
Um descolador de Fryer é usado para remover totalmente a cobertura óssea.

Esquerda: Uma broca esférica ou uma pinça goiva pode ser usada para ampliar a abertura óssea. O revestimento mucoso da cavidade cística deve ser inspecionado, e pólipos encontrados devem ser cuidadosamente removidos, mas sem aproximar-se do osso adjacente aos dentes vizinhos; isto é importante para evitar a desvitalização dos mesmos.

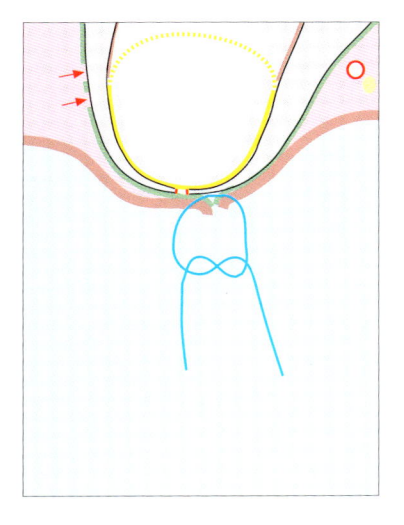

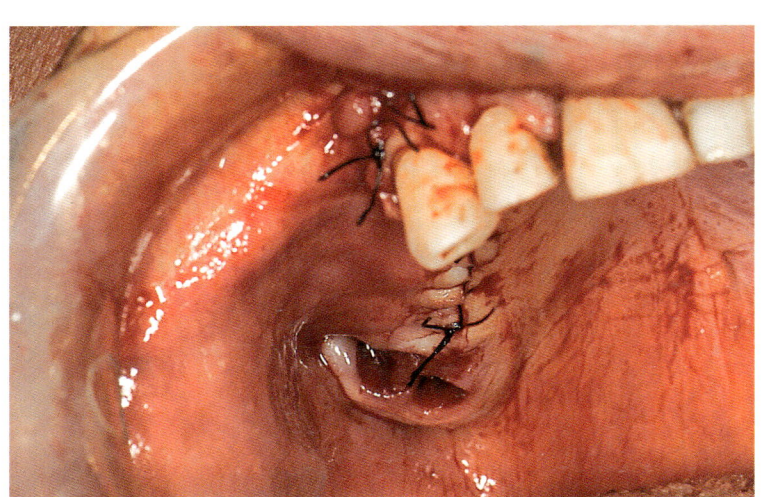

Figura 549 Tratamento da ferida
O retalho de tecido mole é reposicionado, e uma sutura de colchoeiro é usada para fechar firmemente a ferida. O dente 17 foi extraído devido à presença de uma bolsa periodontal contígua.

Esquerda: A técnica para um fechamento firme por extensão do retalho mucoperiósteo; observe as incisões relaxantes internas do periósteo (setas), que permitem a distensão do retalho.

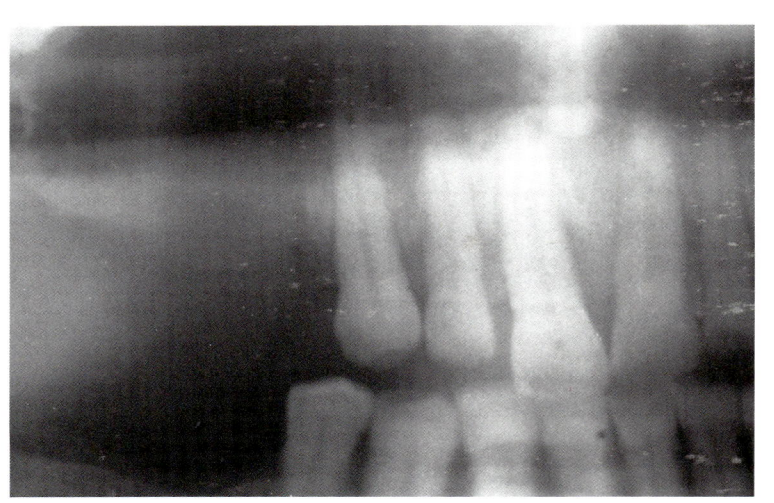

Figura 550 Acompanhamento
O paciente é visto no terceiro dia de pós-operatório, para observar sinais de hemorragia nasal e para assegurar que as suturas estão intactas. Com dez dias de pós-operatório, as suturas podem ser removidas. Esta radiografia tomada seis meses após a cirurgia mostra a região livre de sintomas e a vitalidade inalterada dos dentes. Ela também mostra que o seio maxilar direito está bem ventilado.

208 Cistos

Figura 551 Cistostomia do cisto do canal incisivo
Esta radiografia oclusal da maxila mostra o defeito típico em forma de coração entre as raízes dos incisivos centrais, com perfuração do canal incisivo pela borda do cisto.

Direita: A radiografia periapical indica presença de um cisto radicular no dente 21, embora o dente esteja com vitalidade.

Ⓢ

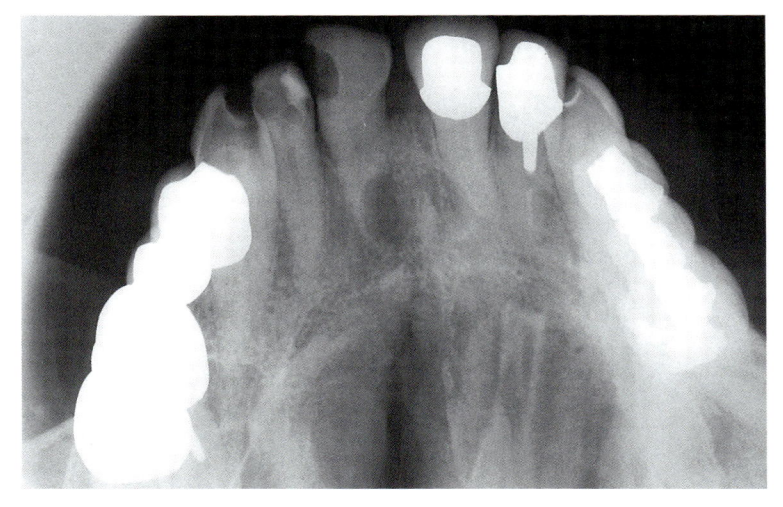

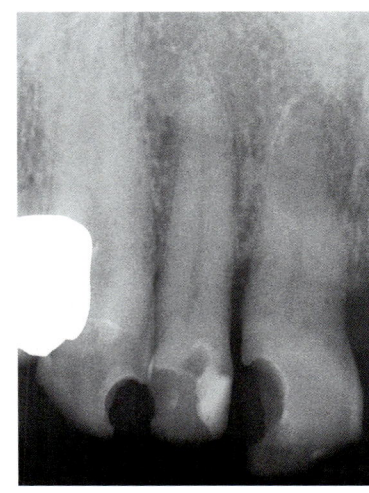

Figura 552 Anestesia e acesso
A solução anestésica é infiltrada lateralmente ao forame incisivo, tanto o direito quanto o esquerdo. A extensão do cisto é sondada, e uma incisão curva é realizada para reflexão do retalho mucoperiostal, em direção distal.

Direita: Uma secção transversal através da região anterior da maxila mostra o princípio cirúrgico. O cisto está posicionado entre os incisivos centrais.

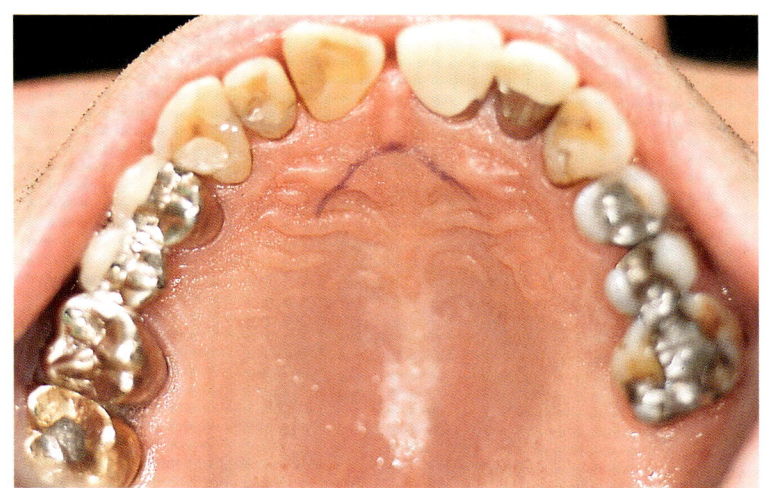

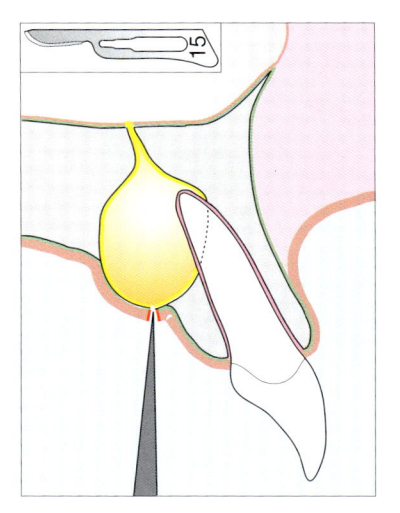

Figura 553 Exposição do cisto
Um descolador é utilizado para descolar o firme retalho palatino e deve ser mantido afastado utilizando-se um gancho ou (como aqui) uma sutura. Esta é a única maneira de se obter visão direta para o interior da cavidade cística.

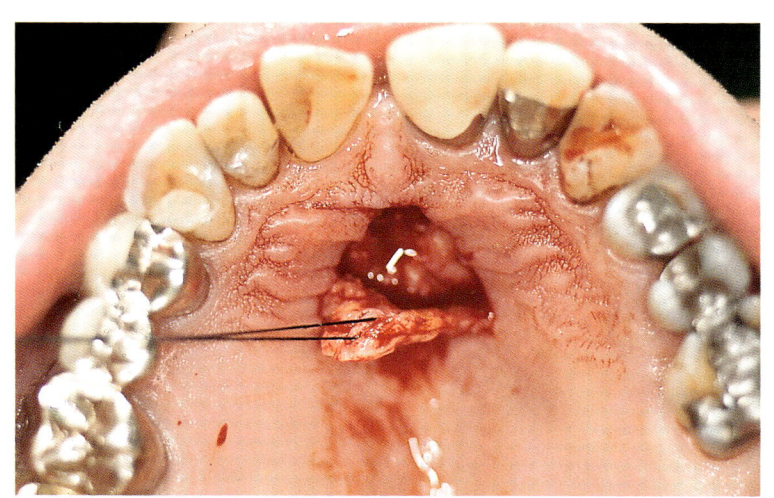

Figura 554 Cistostomia e tratamento da ferida
O tamanho do retalho depende do raio do cisto. Se ocorrer hemorragia, uma ligadura será suficiente.

Direita: A cavidade cística é tamponada com gaze iodoformada. A compressa é trocada a cada 12-14 dias até que a cavidade se nivele, de modo que resíduos alimentares não fiquem aprisionados. Uma avaliação radiográfica deve ser realizada após seis meses, a fim de assegurar que o defeito ósseo esteja cicatrizando apropriadamente.

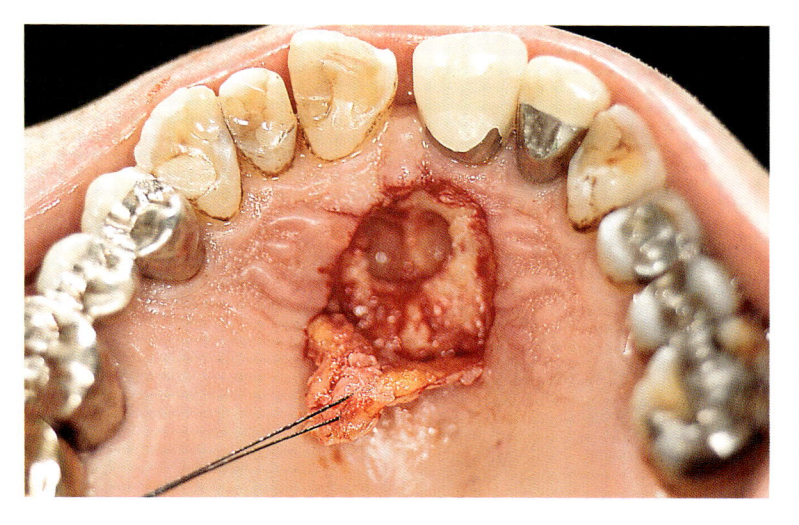

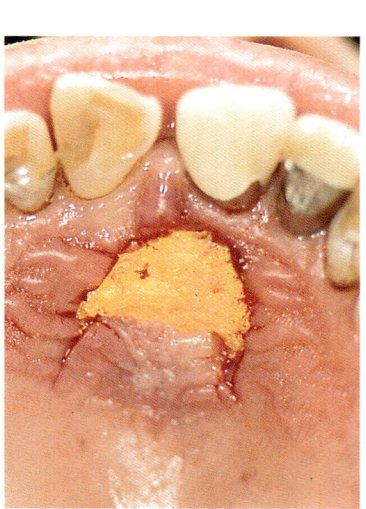

Fenestração

Definição

A fenestração compreende a abertura da cavidade cística, mantendo-a aberta, com o objetivo de se iniciar a aposição óssea para reduzir o tamanho do cisto. A fenestração pode ser considerada uma medida temporária antes de se realizar um tratamento definitivo para o cisto. Idealmente, haverá neoformação óssea, um risco reduzido de fratura mandibular, e aposição óssea sobre os segmentos expostos de raízes e sobre o canal mandibular próximo à cavidade cística (Brøndum e Jensen, 1991).

Marsupialização

Definição

Este procedimento cirúrgico propicia uma conexão direta entre a cavidade cística — em uma extensão igual ou maior ao diâmetro do cisto — e uma cavidade anatômica adjacente, para proporcionar um tratamento definitivo para o cisto. Por exemplo, no tratamento de um cisto extenso próximo ao seio maxilar, somente a parte da parede cística que está cobrindo a extremidade de uma raiz deve ser deixada intacta.

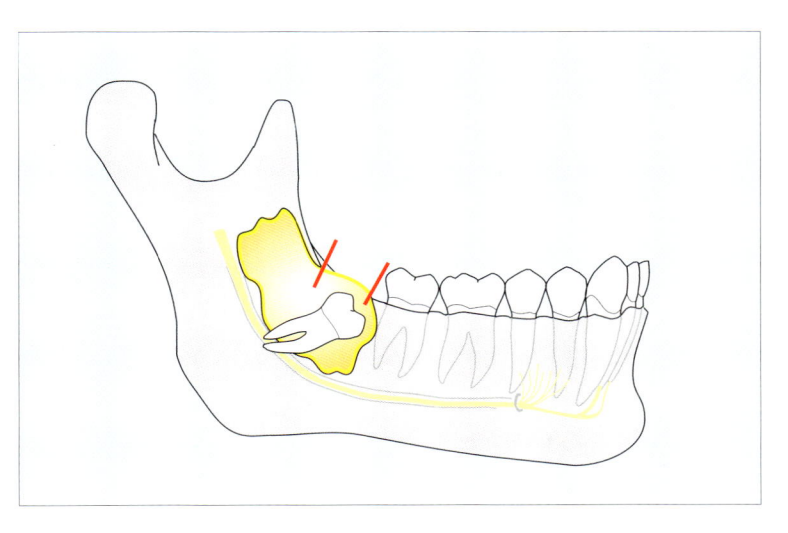

Figura 555 Fenestração de um cisto
O princípio cirúrgico compreende a abertura parcial de uma ampla cavidade com a finalidade de se obter uma redução espontânea no tamanho do lúmen.

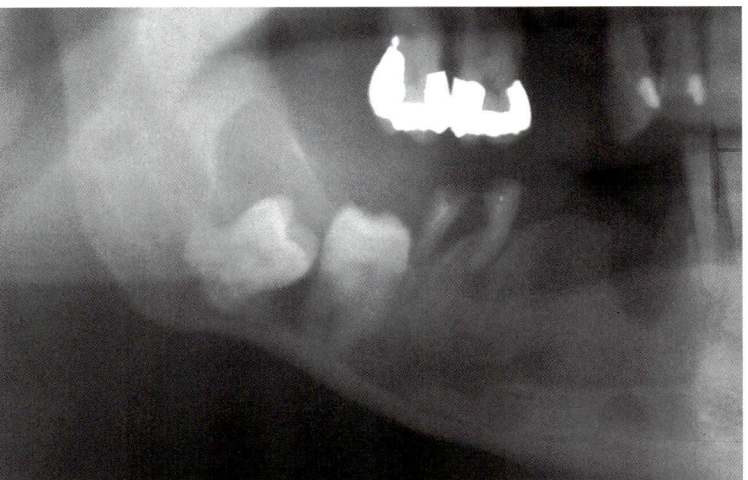

Figura 556 Documentação
A radiografia panorâmica e uma projeção póstero-anterior hemiaxial, realizada em máxima abertura mandibular, revelam a extensão do cisto. Este filme panorâmico mostra uma osteólise cística próxima ao dente retido 48. O dente 47 também está parcialmente retido, e a estrutura óssea mandibular foi significativamente enfraquecida pela extensa osteólise. Neste caso, o descobrimento do cisto foi um achado acidental durante o diagnóstico e o tratamento de uma infecção proveniente do fragmento radicular do dente 46.

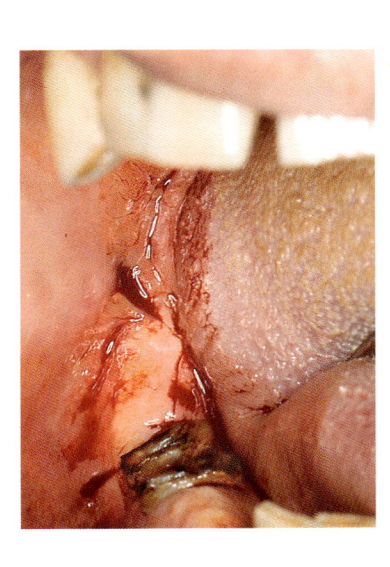

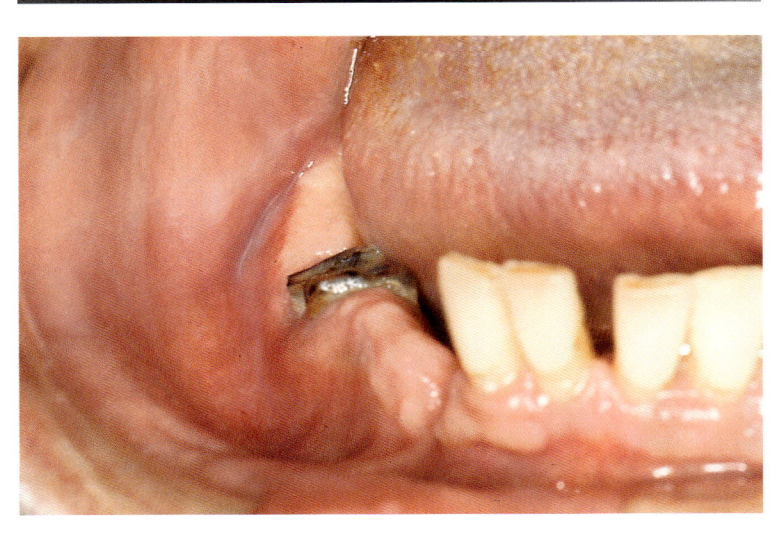

Figura 557 Procedimento cirúrgico
Devido ao perigo de fratura mandibular caso os dois dentes retidos fossem removidos simultaneamente, um procedimento em duas etapas foi sugerido para o paciente. A primeira cirurgia consistiu na remoção dos fragmentos radiculares e do dente retido 47, com fenestração do cisto próximo ao dente 48. Na segunda cirurgia, após seis meses, realizou-se a extração do dente 48 e a remoção do próprio cisto, do qual se esperava um tamanho menor.

Esquerda: Incisão e formação do retalho em direção vestibular.

210 Cistos

Figura 558   Exposição do cisto
Uma broca esférica e uma pinça goiva são usadas para remover a cobertura óssea do cisto. O tecido mole lingual deve ser protegido para prevenir danos ao nervo lingual.

Direita: Esta fotografia clínica mostra a região cística exposta, próxima ao dente 48, com mobilização subperiostal dos tecidos moles na direção lingual.

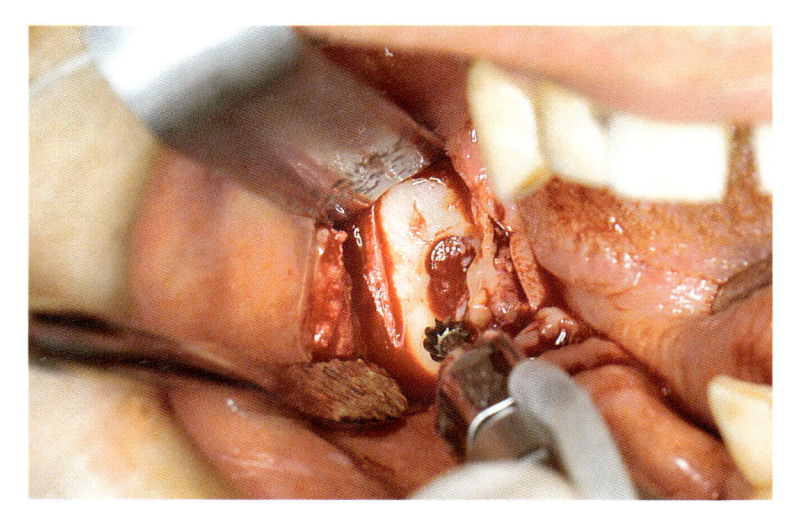

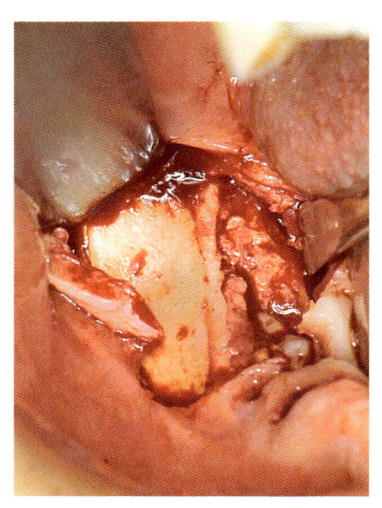

Figura 559   Fenestração
A porção cranial da cápsula cística é removida e enviada para exame histopatológico. O dente 47 parcialmente retido é agora visível.

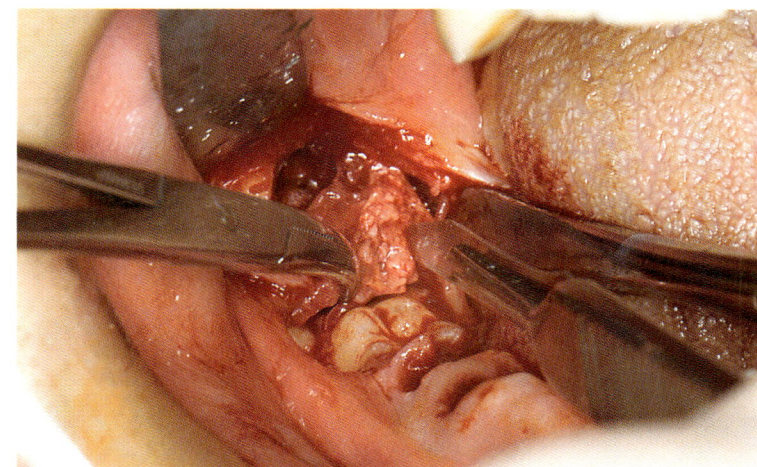

Figura 560   Exposição das coroas
A abertura cística é ligeiramente ampliada usando-se uma broca esférica para osso, de modo a expor as coroas dos dentes 47 e 48, que estão retidos.

Direita: Esta fotografia clínica mostra a exposição da coroa do dente 48.

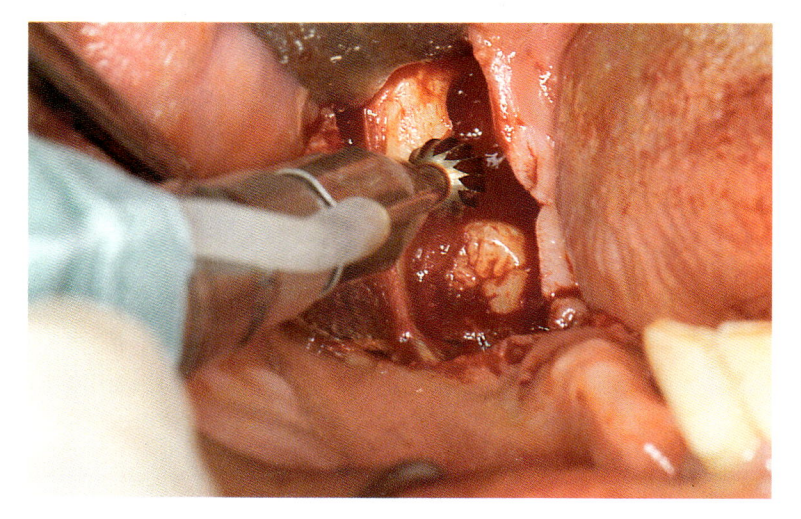

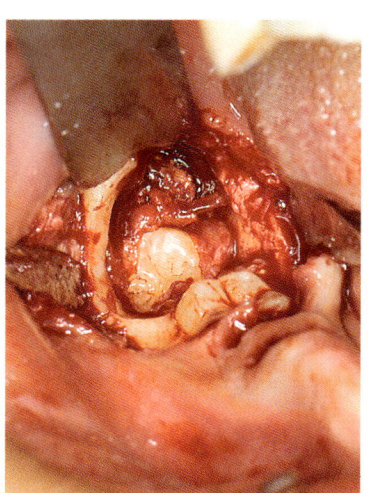

Figura 561   Remoção do dente
O dente retido 47 é removido com a mesma técnica utilizada para a retenção dentária do tipo 4, em que se realiza uma ranhura na superfície vestibular e se aplica força com o elevador de Winter para se elevar o dente cuidadosamente.

Direita: Aqui, uma broca de fissura para osso é usada para fazer uma fenda e luxar o dente 47.

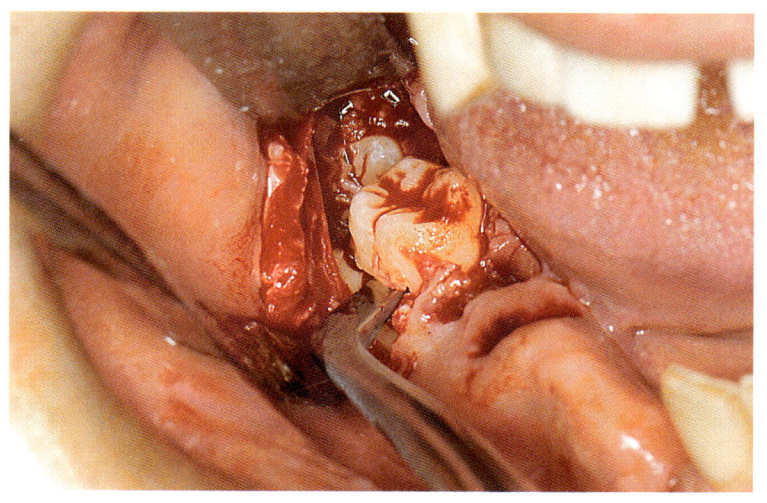

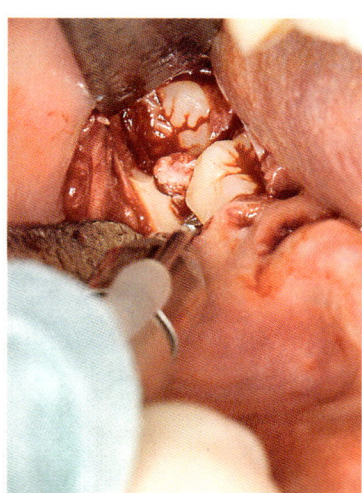

Marsupialização 211

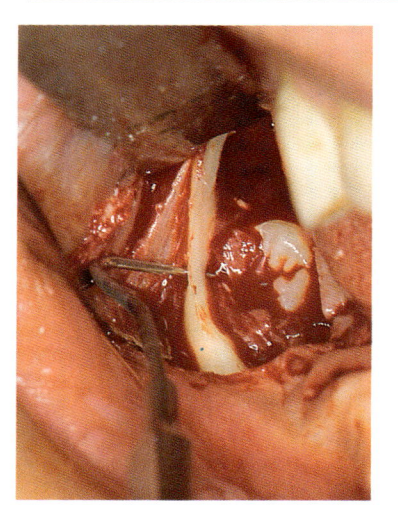

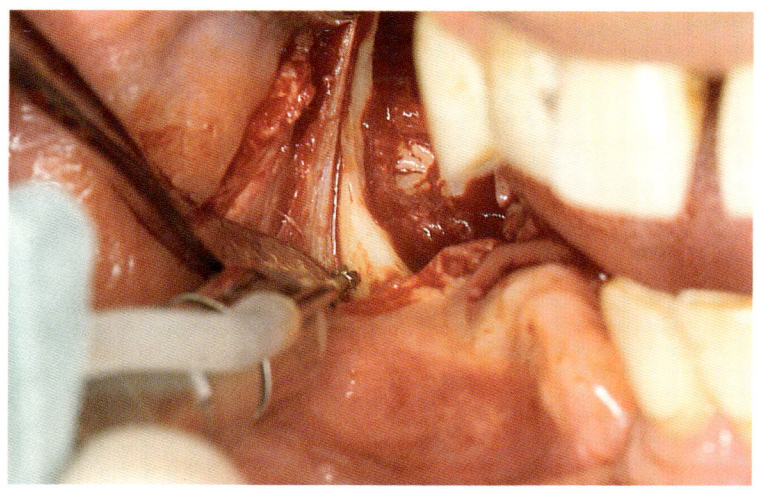

Figura 562 Manutenção do espaço aberto
Vários orifícios são perfurados ao longo da margem cortical vestibular, onde as suturas serão passadas, a fim de fixarem o retalho de tecido mole.

Esquerda: A sonda inserida demonstra as perfurações ósseas na cortical óssea vestibular.

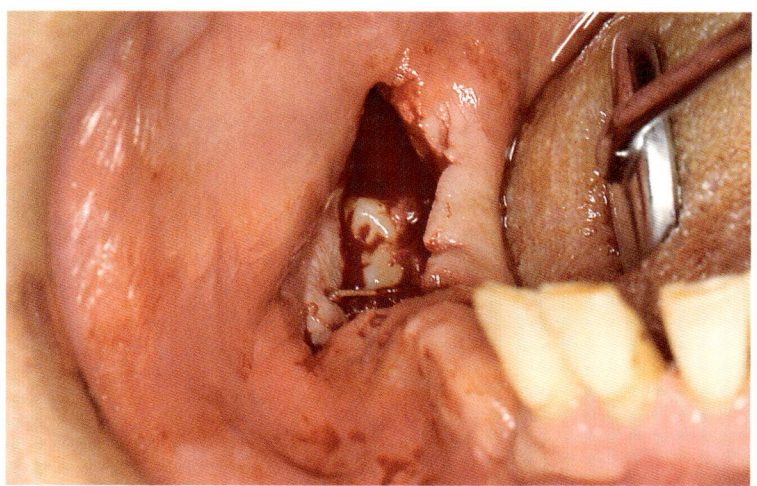

Figura 563 Tratamento da ferida
O retalho de tecido mole é suturado vestibular e caudalmente, usando-se material reabsorvível.

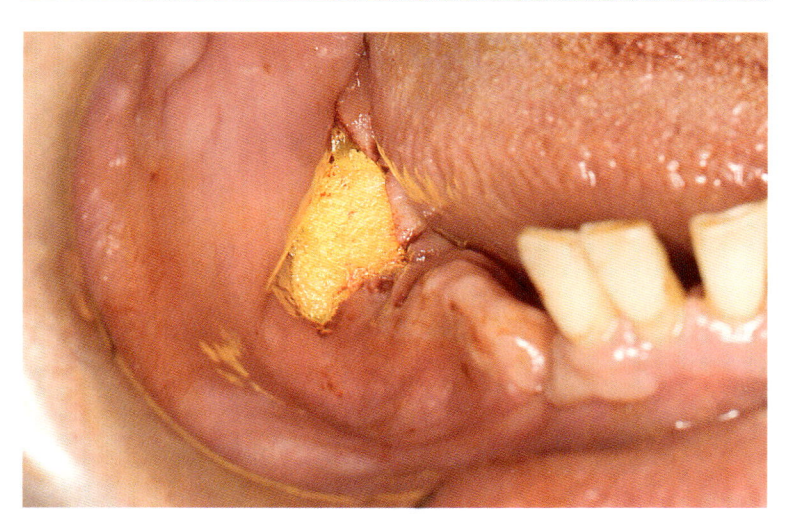

Figura 564 Tratamento da ferida
A área exposta é preenchida com gaze iodoformada, que é coberta com um adesivo de tecido.

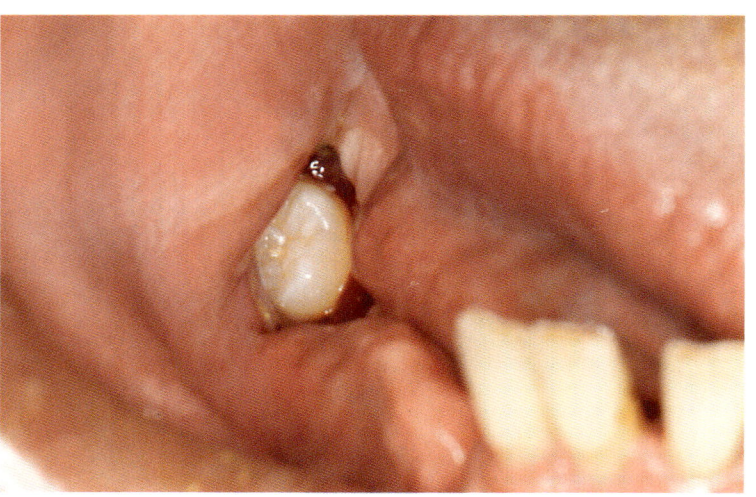

Figura 565 Acompanhamento
O curativo é substituído no décimo dia pós-operatório, e usualmente pode ser removido por completo após três semanas. Esta fotografia realizada dez dias após o procedimento mostra uma área cirúrgica livre de condições irritativas. A coroa do dente 48, que foi deixada no local, está visível.

212 Cistos

Figura 566 Evolução clínica
Esta radiografia panorâmica, realizada seis meses após a cirurgia, mostra claramente que a aposição óssea tem ocorrido na região do cisto folicular ; observe também a regeneração óssea no alvéolo do dente 47.

Direita: A fotografia clínica mostra o colapso do tecido mole sobre o dente 48 retido. Nesta fase, o segundo procedimento cirúrgico pode ser iniciado.

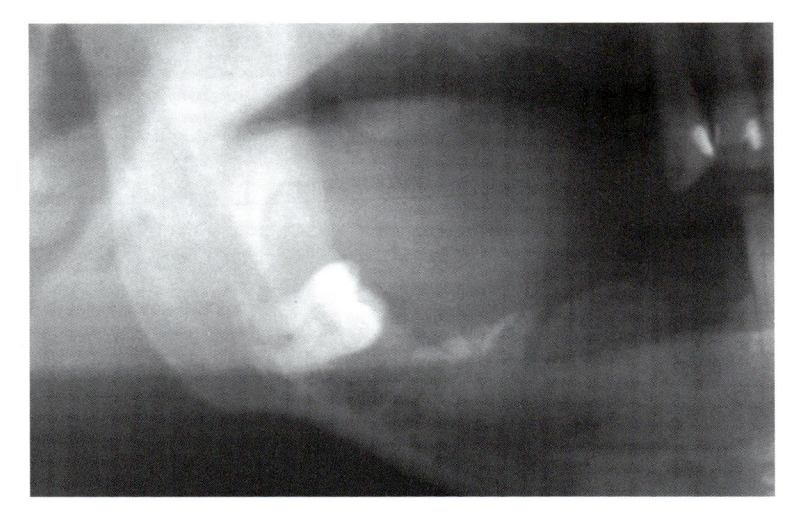

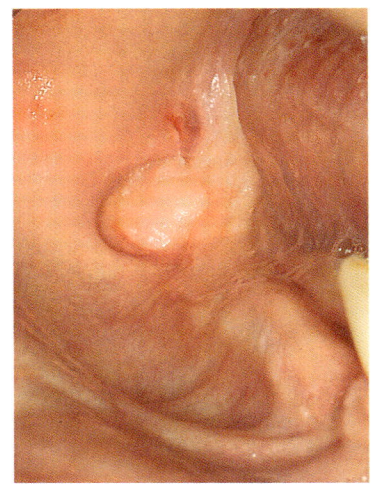

Figura 567 Segunda cirurgia
O acesso é obtido da mesma forma que foi realizado na primeira cirurgia; uma ostectomia adicional é necessária para expor o dente 48 retido e seccioná-lo em dois fragmentos. Isto ajuda a preservar o nervo mandibular. A ferida cirúrgica é tratada na forma aberta.

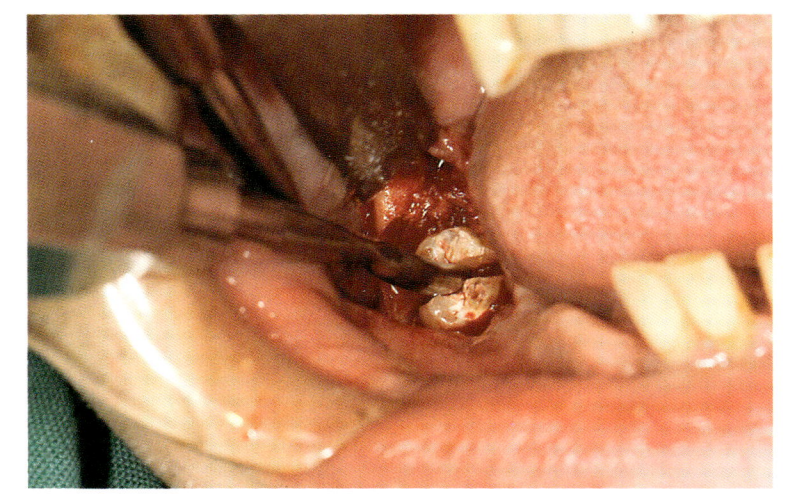

Figura 568 Aspecto clínico final
Neste caso, não houve complicações de nenhum tipo. A habilidade do paciente para se alimentar nunca foi comprometida. Esta fotografia foi realizada 18 meses após o segundo procedimento cirúrgico. O contorno do processo alveolar está aceitável. Uma prótese parcial para substituir os dentes ausentes não deve apresentar dificuldades para o paciente.

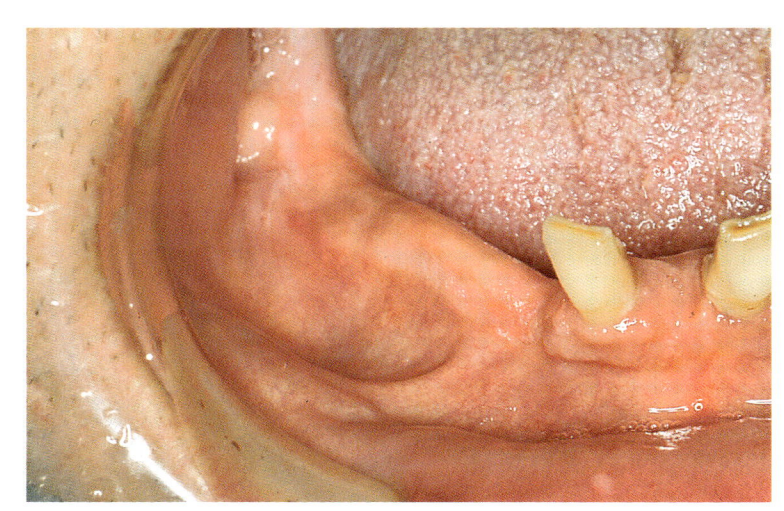

Figura 569 Documentação radiográfica
Esta secção de uma radiografia panorâmica realizada com 18 meses de pós-operatório mostra uma regeneração virtualmente completa do defeito ósseo, com uma estrutura trabecular regular do novo osso. A sensibilidade das estruturas inervadas pelo nervo mandibular foi completamente preservada.

Direita: A visão radiográfica inicial, para comparação.

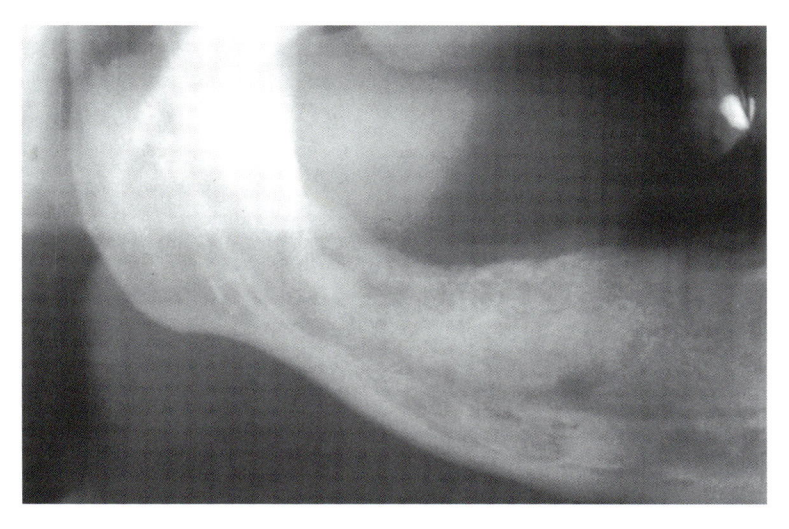

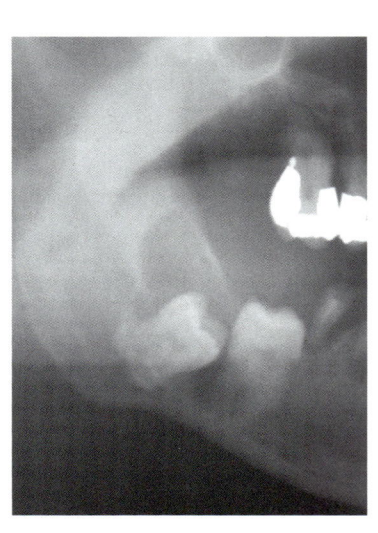

Tratamento da Cavidade Cística

Critérios para a Tomada de Decisão

As pequenas cavidades císticas (até 1 cm de diâmetro) usualmente não requerem qualquer tratamento especial após a cistectomia, a não ser que um problema funcional ou estético tenha se desenvolvido.

O preenchimento de um defeito é sempre indicado se um problema funcional ou estético for previsto como seqüela do tratamento do cisto: isto é particularmente verdadeiro em casos de cistos extensos no processo alveolar. Isto também se aplica à cistostomia e à marsupialização.

O tratamento dos ceratocistos freqüentemente requer estratégias intervencionistas especiais.

> **Sugestão Clínica**
> Tentativas para direcionar a cicatrização da cavidade cística devem ser consideradas muito tempo antes da cirurgia. A situação local, bem como um planejamento a longo prazo, são os fatores mais importantes na escolha apropriada da metodologia cirúrgica. É absolutamente necessário que o paciente seja completamente informado e compreenda plenamente a escolha de um método para compensar defeitos ósseos e irregularidades.

Procedimentos Especiais Associados aos Ceratocistos

Necrose do Revestimento Cístico
O maior determinante da recidiva do ceratocisto, após a terapia cirúrgica, é a presença de fragmentos do cisto que não foram completamente eliminados. De modo a remover o revestimento cístico completamente, incluindo a cápsula de tecido mole e todos os componentes epiteliais, o cisto deve ser tratado antes e depois da sua remoção, com solução de Carnoy (pp. 181, 213 e 220). Este tratamento deve ser realizado duas vezes por um período de cinco minutos. Nenhum dano permanente é causado a nervos expostos (Frerich *et al.*, 1994; Voorsmit *et al.*, 1981; Voorsmit, 1990).

Erradicação
Para ceratocistos, recomendamos a remoção radical do revestimento cístico, seguida por raspagem meticulosa da cavidade cística o tanto quanto a anatomia imediatamente adjacente permitir.

Materiais de Substituição Óssea para o Preenchimento de Defeitos

Requisitos
Os materiais para uso no preenchimento de defeitos ósseos têm de obedecer a alguns requisitos. O material deve:
- não causar reação inflamatória em tecidos adjacentes;
- não levar à encapsulação de tecido conjuntivo;
- não causar reações imunes;
- não iniciar transformação maligna;
- não produzir subprodutos tóxicos;
- não ter quaisquer propriedades galvânicas ou eletrolíticas;
- não proporcionar um mecanismo de transferência para infecções.

Ou, expressando-se positivamente, os materiais substitutos ósseos devem:
- estimular a regeneração e a consolidação óssea;
- proporcionar uma resistência fisiólogica;
- propiciar uma resiliência e resistência funcional a longo prazo;
- permanecer observável (ter contraste radiográfico);
- ser obtido prontamente;
- ser fácil de usar.

Terminologia Especial
Autogênico = autólogo = derivado do hospedeiro.

Alogênico = homólogo = derivado da mesma espécie.

Xenogênico = heterólogo = material derivado de uma espécie diferente.

Materiais Substitutos Ósseos Biologicamente Ativos

- Transplante ósseo autógeno: osso cortical ou trabecular
- Osso alógeno, liofilizado e estéril
- Cartilagem alógena, liofilizada e estéril
- Combinações com proteínas morfogenéticas ósseas (BMP)

Estes vários tipos de materiais substitutos ósseos tanto são incorporados no interior do tecido ósseo do hospedeiro quanto substituídos por tecido ósseo.

Partículas de Cartilagem Liofilizada

A cartilagem liofilizada é substituída por osso endógeno após um período de calcificação. Este fenômeno biológico pode ser utilizado na tentativa de corrigir vários defeitos ósseos. A importância deste material foi mencionada antes, na discussão de bolsas contíguas relacionadas à apicectomia, e novamente na discussão de defeitos em túnel. Se defeitos ósseos desfavoráveis persistirem no processo alveolar após a cistectomia, a cartilagem liofilizada pode reduzir substancialmente ou eliminar muitos problemas associados a tais defeitos. A reidratação antibiótica desse material permite sua utilização mesmo em situações nas quais exista infecção.

O procedimento é simples. Antes do fechamento da ferida, as partículas reidratadas são colocadas no defeito ósseo. A cobertura antibiótica sistêmica é desnecessária. Um fechamento cuidadoso da ferida previne a penetração de saliva e o desenvolvimento de um processo inflamatório. O uso deste material também é indicado quando cistos maiores de 2 cm são removidos e complicações pós-operatórias não são antecipadas; isto se opõe a outros métodos em que substâncias estranhas e administração via sistêmica de antibiótico são utilizadas.

Figura 570 Tratamento da cavidade cística: bolsa contígua
Neste caso o defeito ósseo no processo alveolar era extenso com exposição da raiz do dente 12, após remoção de um grande cisto radicular. Em um caso deste tipo, a regeneração óssea espontânea não pode ser esperada via tecido de granulação.

Direita: Esta radiografia oclusal mostra o defeito ósseo disto-palatinamente à raiz do dente 12.

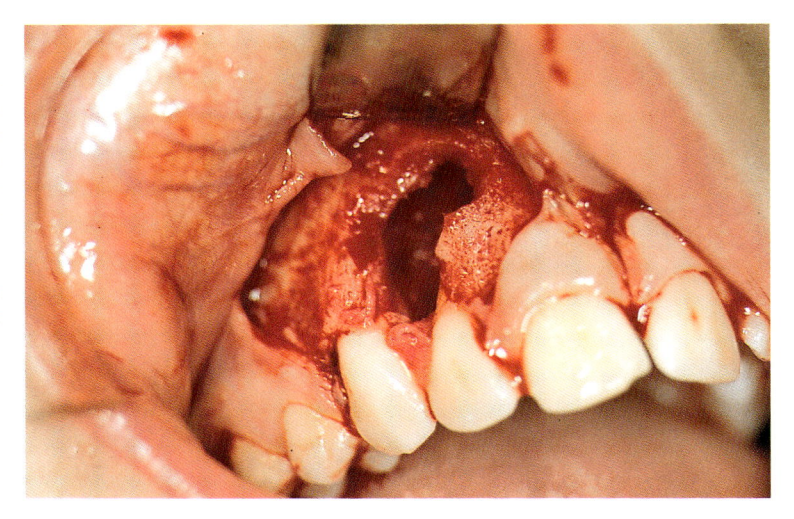

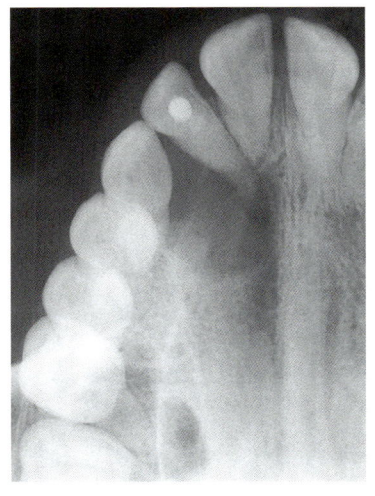

Figura 571 Cartilagem liofilizada
Após a cistectomia e a apicectomia, a cavidade cística foi preenchida com partículas de cartilagem liofilizada. Neste caso, antibióticos sistêmicos foram prescritos pelo período de uma semana.

Direita: Esta radiografia foi tomada imediatamente após o procedimento; a cartilagem liofilizada não pode ser visualizada na radiografia.

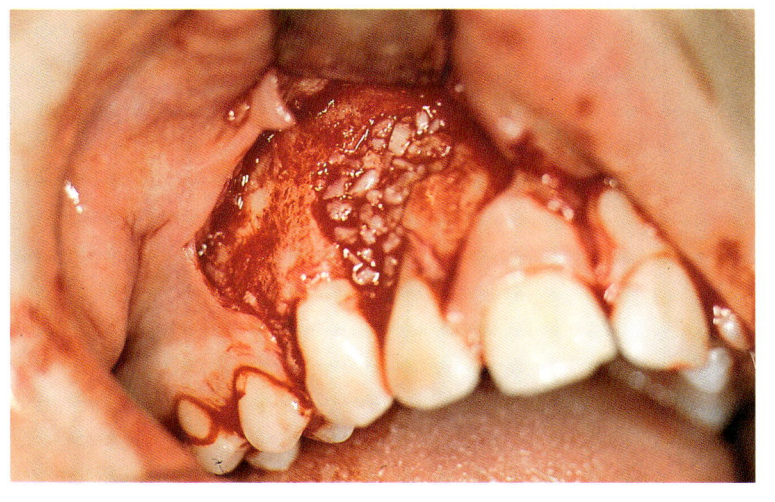

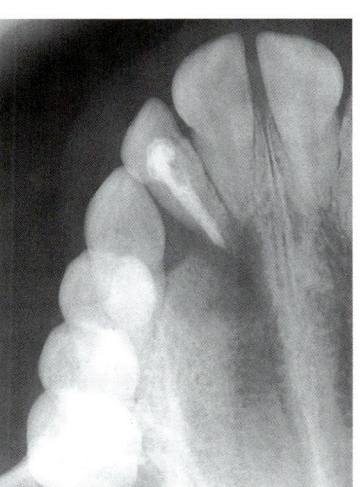

Figura 572 Evolução clínica
A visão clínica 24 meses após o procedimento cirúrgico revelou condições clínicas saudáveis, sem formação de bolsa no dente 12.

Direita: A radiografia mostra a regeneração óssea virtualmente completa.

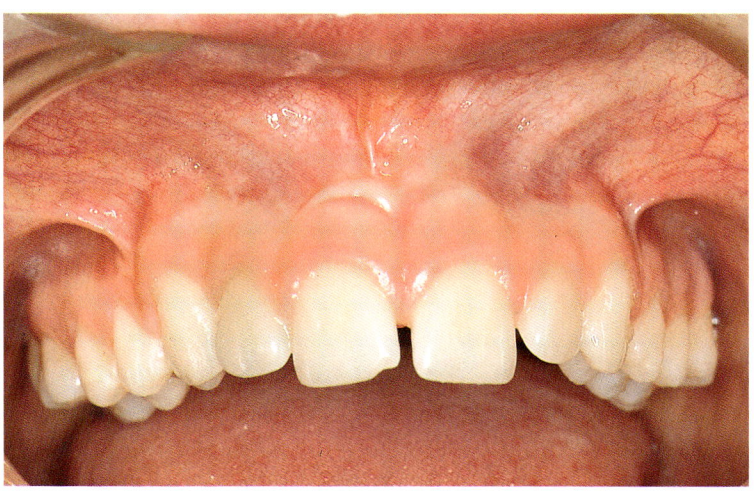

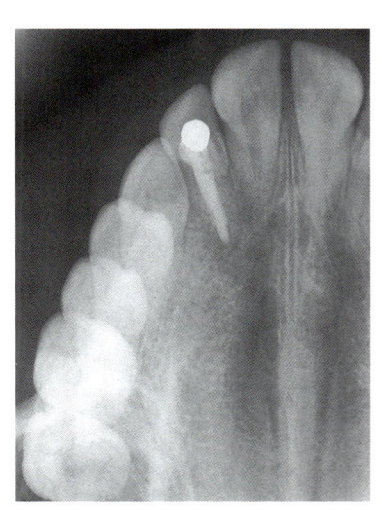

A evolução pós-operatória depois do preenchimento do defeito cístico com cartilagem liofilizada é idêntica à que ocorre após a realização cistectomia apenas. A regeneração óssea da cavidade cística pode ser observada radiograficamente após um determinado período de tempo. Se o cisto for maior que 2 cm de diâmetro, a área de osteólise permanecerá visível na radiografia por até um ano ou mais, após o procedimento cirúrgico.

De qualquer modo, a demarcação marginal não será mais tão nítida, e a ossificação pode não ser tão prontamente evidente. A conversão completa do material de preenchimento em osso autógeno pode ser esperada somente após um período de dois anos. O processo regenerativo na mandíbula pode ser ligeiramente mais longo do que na maxila.

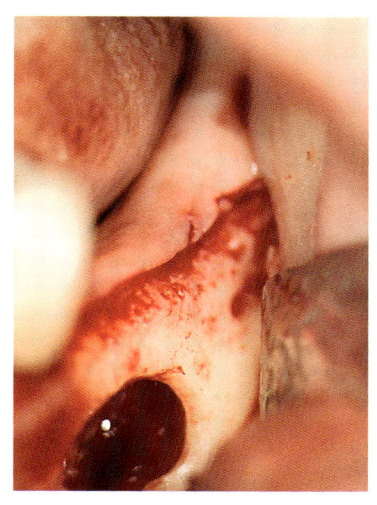

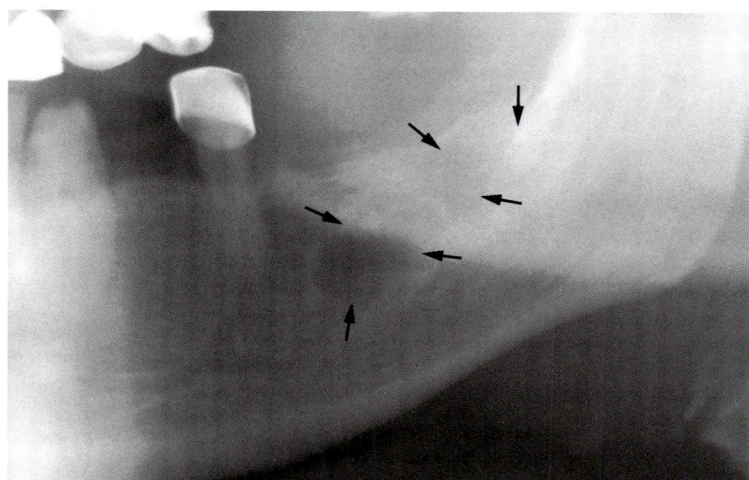

Figura 573 Cisto residual
A radiografia mostra um cisto residual extenso no ramo horizontal da mandíbula (*setas*). A cistostomia não é o tratamento de escolha, fundamentalmente por motivos protéticos.

Esquerda: Esta fotografia clínica foi realizada imediatamente após o procedimento de cistectomia.

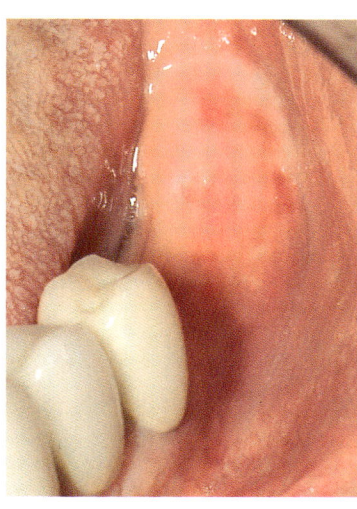

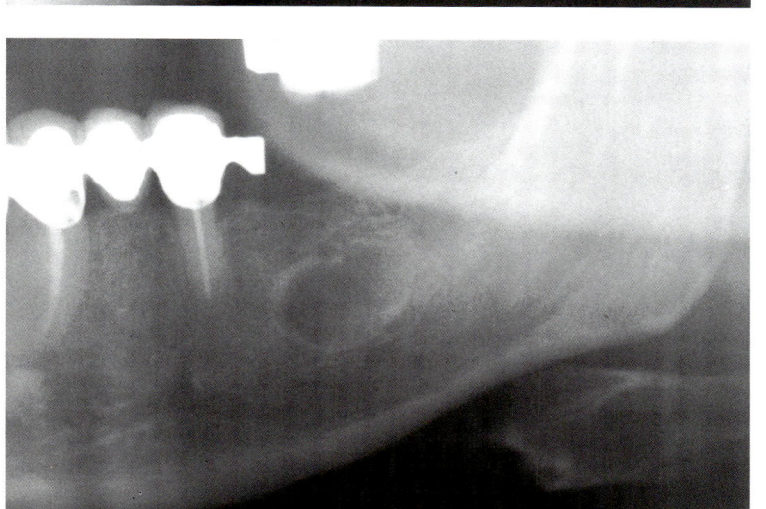

Figura 574 Evolução clínica
Uma reossificação quase completa na área distal é vista na radiografia tomada com 18 meses de pós-operatório, mas no segmento anterior, o processo de reossificação ainda não está completo.

Esquerda: O processo alveolar foi completamente mantido, e é capaz de suportar uma prótese.

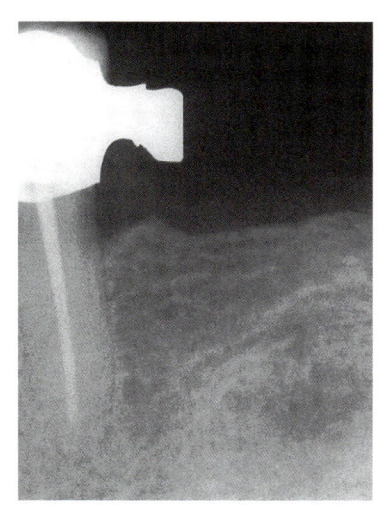

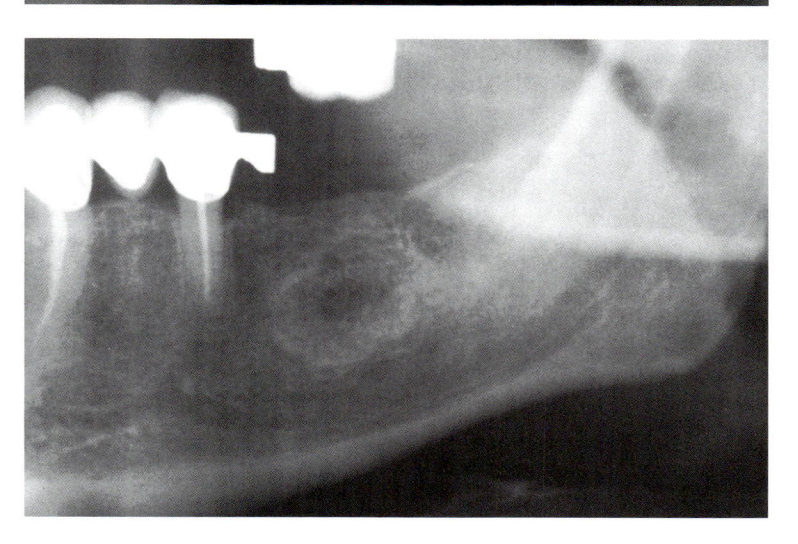

Figura 575 Acompanhamento tardio
Com três anos de pós-operatório, a radiografia panorâmica mostra regeneração óssea completa do defeito cístico prévio.

Esquerda: Uma radiografia periapical mostra a estrutura trabecular do novo osso formado.

Partículas Liofilizadas e BMP

A proteína óssea morfogenética (BMP - *Bone Morphogenetic Protein*) ativa a diferenciação de células do tecido conjuntivo imaturo em osteócitos. A combinação de partículas de cartilagem liofilizada e BMP causa uma aceleração da regeneração óssea na cavidade cística após a cistectomia. O uso combinado desses dois materiais pode levar a uma significante reossificação da cavidade cística dentro de seis meses.

Partículas Maiores de Cartilagem Liofilizada

Por motivos tanto estéticos quanto funcionais (p.ex., leito para prótese removível), algumas vezes existe a necessidade de se aumentar o processo alveolar em áreas que apresentam defeitos. O osso autógeno, a hidroxiapatita e pedaços maiores de cartilagem liofilizada podem ser usados para este propósito. As propriedades físicas da cartilagem liofilizada — sua pequena tendência à contração e sua resistência à infecção - são vantagens significativas. Os pedaços de cartilagem são colocados no defeito como *inlays* (porção interna) ou *onlays* (porção externa). A imobilização completa é um pré-requisito para uma cicatrização livre de complicações; o outro fator é uma cobertura completa pelo retalho de tecido mole.

Figura 576 Cartilagem liofilizada e BMP
Esta secção de uma radiografia panorâmica mostra claramente um cisto folicular extenso próximo ao dente 38, bem como o envolvimento das raízes endodonticamente tratadas do dente 37.

Direita: A fotografia clínica mostra o defeito ósseo após a cistectomia e a remoção do dente 38. Todo o comprimento da raiz distal do dente 37 ficou exposto, isto é, sua cobertura óssea foi perdida. O dente realmente deveria ser extraído.

Figura 577 Evolução clínica
Este detalhe da radiografia panorâmica, tomada no pós-operatório imediato, proporcionará uma referência para se avaliar a evolução da cicatrização do defeito ósseo. Uma extensa área de osteólise é claramente visível no ângulo da mandíbula.

Direita: A cavidade cística foi preenchida com uma mistura de partículas de cartilagem liofilizada e BMP.

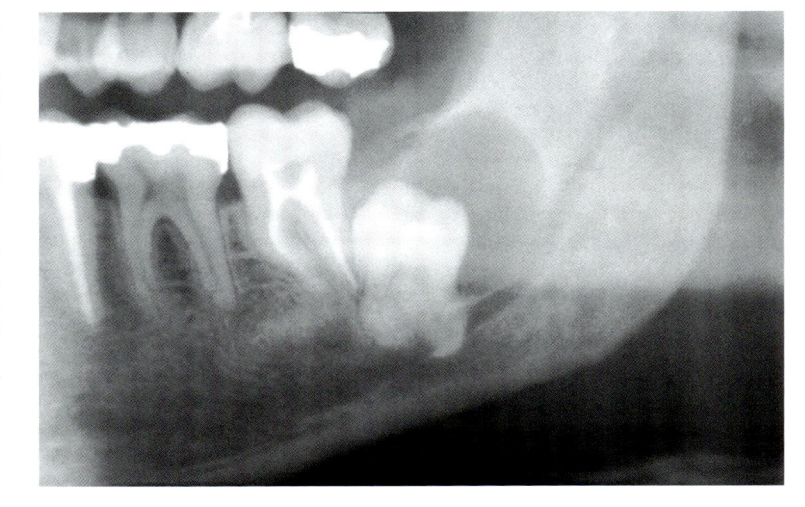

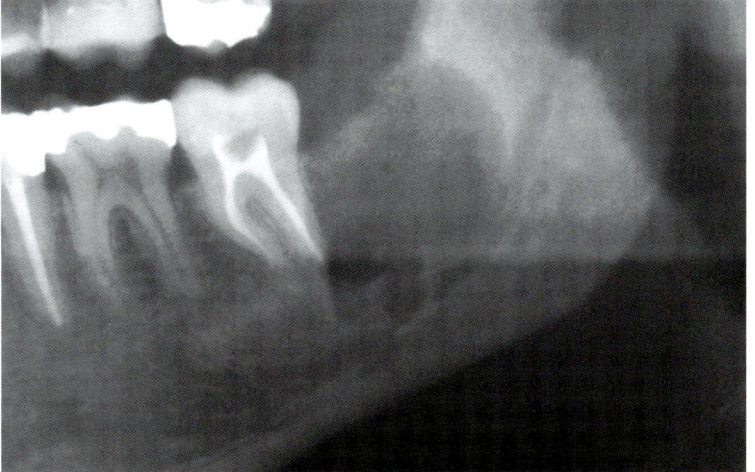

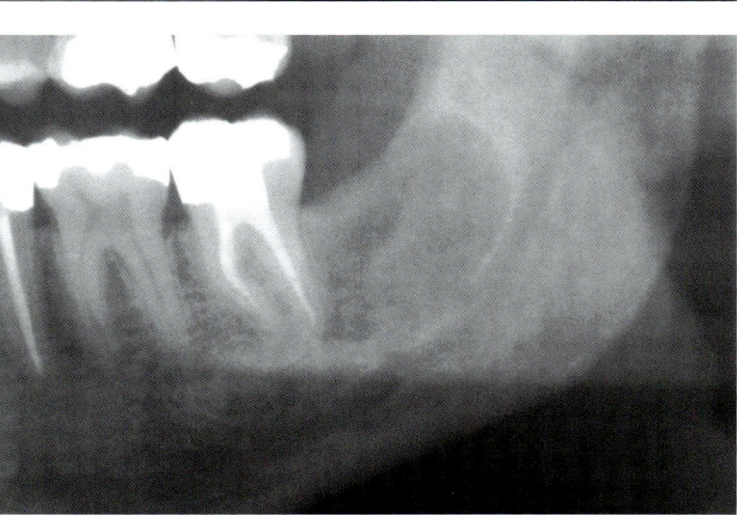

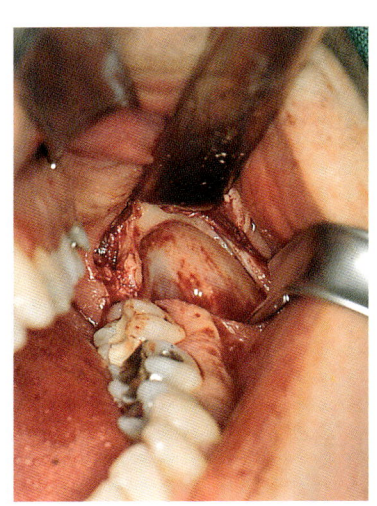

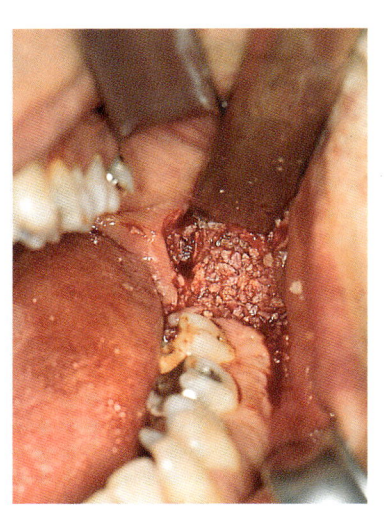

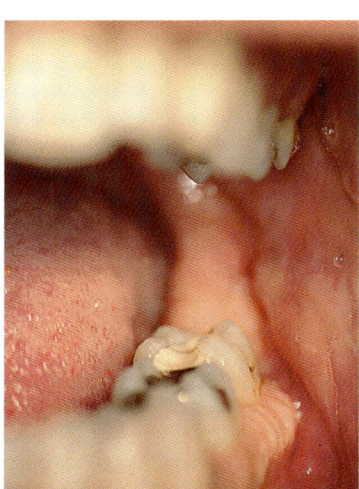

Figura 578 Final do tratamento
A radiografia de acompanhamento tomada com sete meses de pós-operatório mostra uma regeneração óssea extensa, embora a estrutura trabecular permaneça pobremente organizada.

Direita: A visão clínica mostra condição livre de irritações e sem formação de bolsa no aspecto distal do dente 37.

Materiais de Substituição Óssea Biologicamente Inertes

- Fosfato tricálcico
- Hidroxiapatita sintética e biológica
- Ionômero de vidro

Esses materiais são parcialmente inertes e alguns deles têm taxas variáveis de reabsorção (fagocitose, hidrólise). Os materiais têm um certo potencial osteoindutivo, isto é, osso novo tende a desenvolver-se para o interior dos mesmos.

Contudo, eles apenas preenchem parcialmente os critérios importantes listados na página 213. O uso desses materiais está restrito pela anatomia local; em áreas do processo alveolar que irão receber carga oclusal, o uso deste material é questionável. O efeito pode ser observado somente muitos anos após a colocação.

A única vantagem desses materiais é a sua disponibilidade e facilidade de uso.

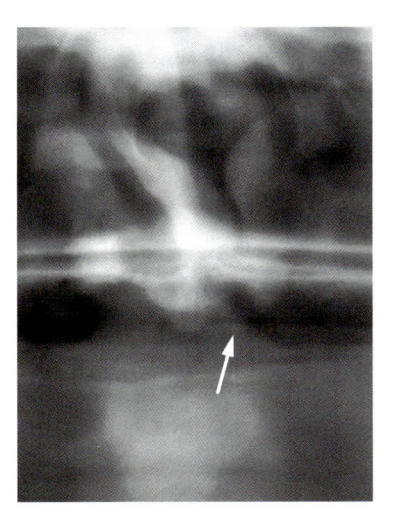

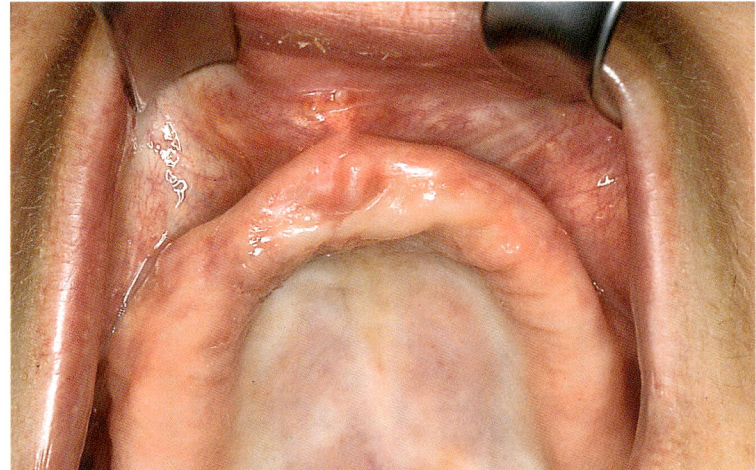

Figura 579 Segmentos de cartilagem liofilizada
A radiografia mostra um cisto residual de 1 cm na região do segmento anterior do lado direito (*esquerda*).

Direita: Um defeito ósseo nesta região pode comprometer a estabilidade da prótese total.

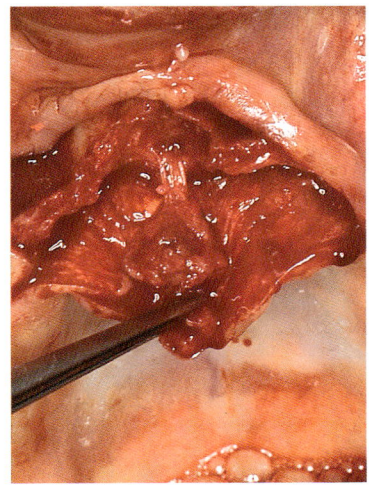

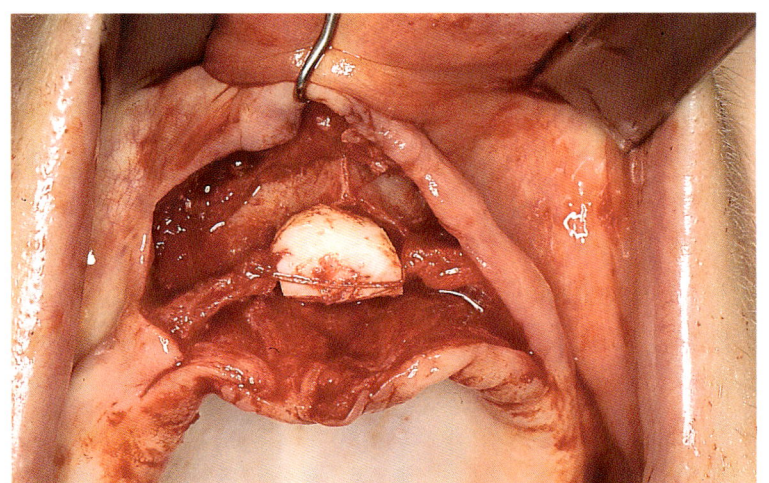

Figura 580 Correção do defeito
O defeito ósseo na borda alveolar anterior da maxila é preenchido usando-se um enxerto de cartilagem *onlay*, que é fixado com suturas reabsorvíveis.

Esquerda: Esta fotografia clínica mostra o cisto residual exposto.

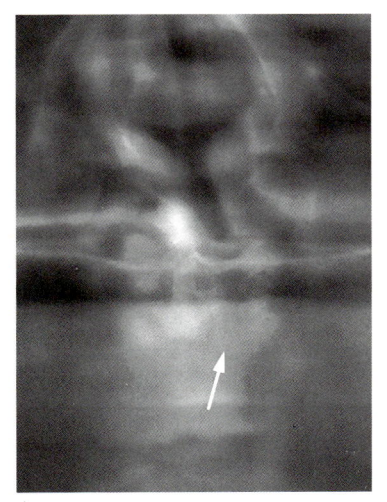

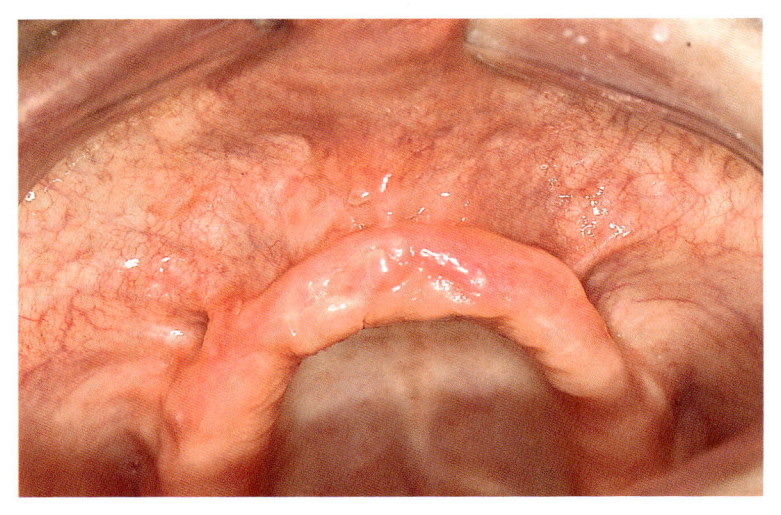

Figura 581 Evolução clínica
A reossificação na área da cavidade cística é claramente vista na radiografia tomada 18 meses após o procedimento cirúrgico (*esquerda*).

Direita: A fotografia clínica mostra o excelente perfil do rebordo do processo alveolar da maxila. Esta fotografia foi realizada um ano após o procedimento cirúrgico.

Cistos

Hidroxiapatita

O uso de um material de substituição óssea à base de hidroxiapatita (p. 305) é um método prático de se preencher defeitos ósseos. Contudo, somente uma área limitada do material tornar-se-á de fato ossificada; a integração óssea é normalmente limitada às margens. A hidroxiapatita é tolerada como um corpo estranho inócuo. Dependendo do tamanho da partícula, um grau maior ou menor de reabsorção pode ser antecipado. A hidroxiapatita não tem propriedades antiinfecciosas, devendo, desta forma, ser usada somente em áreas livres de inflamação. Uma vantagem da hidroxiapatita é a sua fácil disponibilidade.

Em algumas situações, a hidroxiapatita granular será reconhecida como um corpo estranho, e será encapsulada pelo tecido conjuntivo. Quando este material for usado, deve-se compreender que ao longo do tempo, a área permanecerá com uma resistência biológica limitada. Em áreas do processo alveolar que receberem carga (p. ex., por uma base de prótese removível), se o recobrimento mucoso for fino, o material poderá tornar-se infectado e eventualmente ser expulso como resultado de um processo inflamatório persistente. A remoção clínica da hidroxiapatita implantada é muito difícil, e a completa eliminação da mesma é dificilmente possível.

Figura 582 Hidroxiapatita granular - cisto palatino
A radiografia oclusal mostra a cavidade cística, que incorpora um mesiodens, nesta mulher de 35 anos.

Direita: A visão clínica mostra a situação após a abordagem palatina para expor o cisto folicular.

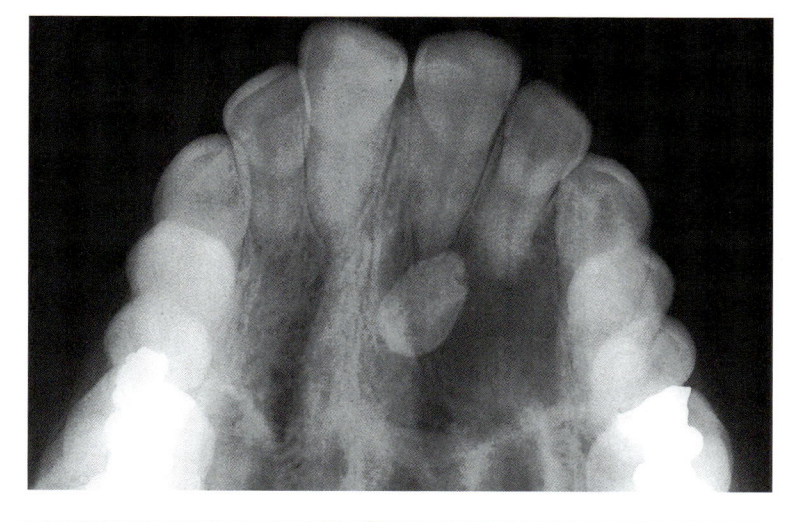

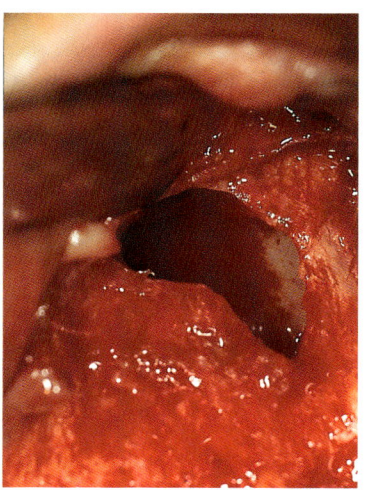

Figura 583 Procedimento cirúrgico
O dente é removido com o revestimento cístico, e o defeito ósseo é preenchido com hidroxiapatita granular, que foi saturada com uma solução antibiótica (*direita*).

Esquerda: A radiografia mostra a situação seis meses após a cirurgia. Note as bordas indistintas do defeito da cavidade cística e as áreas granulares vistas com dificuldade, que são áreas incipientes de recalcificação.

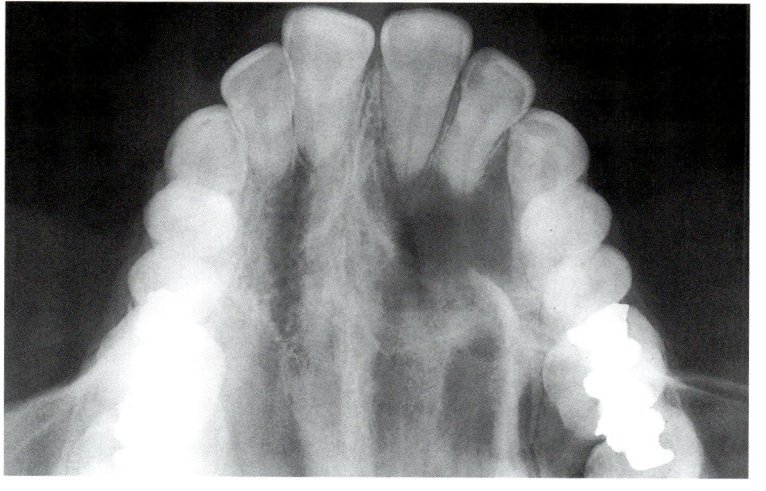

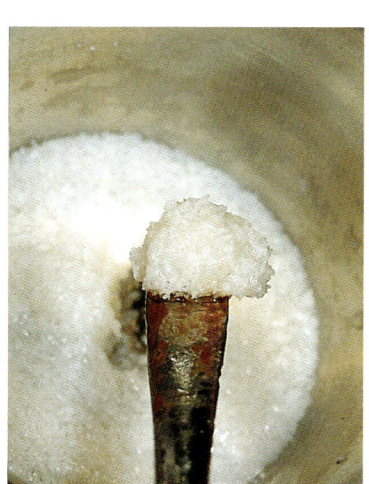

Figura 584 Evolução clínica
Após 18 meses, estas radiografias oclusais mostram um aspecto de reestruturação óssea quase completo.

Direita: A fotografia clínica mostra uma área cirúrgica em condições livres de irritação, e os dentes com vitalidade.

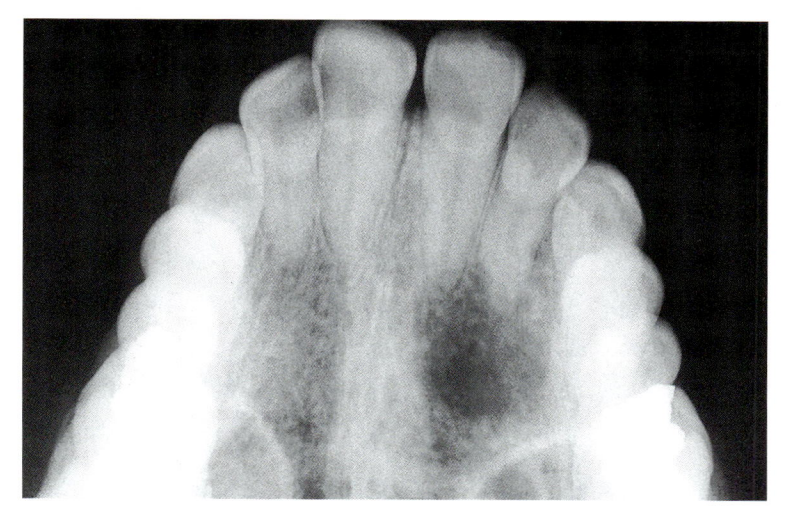

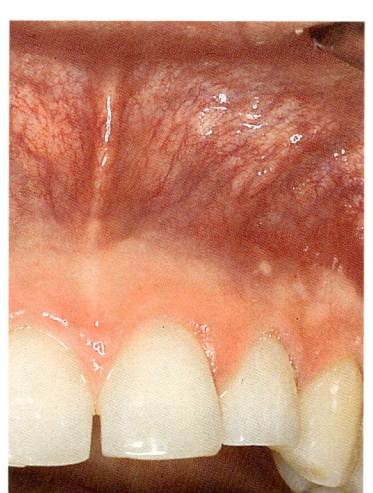

Regeneração Tecidual Guiada (RTG)

O princípio biológico que fundamenta esta técnica de tratamento consiste em criar uma cavidade pela formação de um teto sobre o defeito ósseo, a fim de proporcionar uma área livre para a diferenciação de células mesenquimais em osteoblastos e osteócitos. Um objetivo secundário é inibir a substituição de tecido ósseo por tecido conjuntivo mole.

Em nossa experiência, não encontramos uma indicação particular para o uso de membranas ou barreiras no tratamento de cavidades císticas.

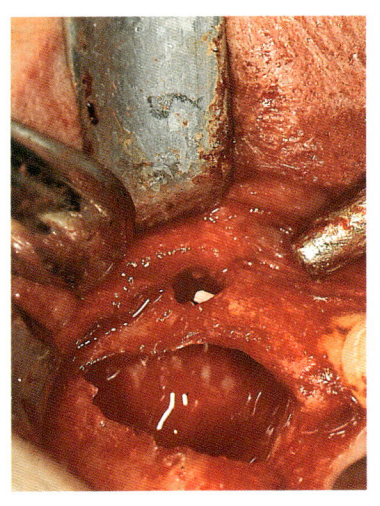

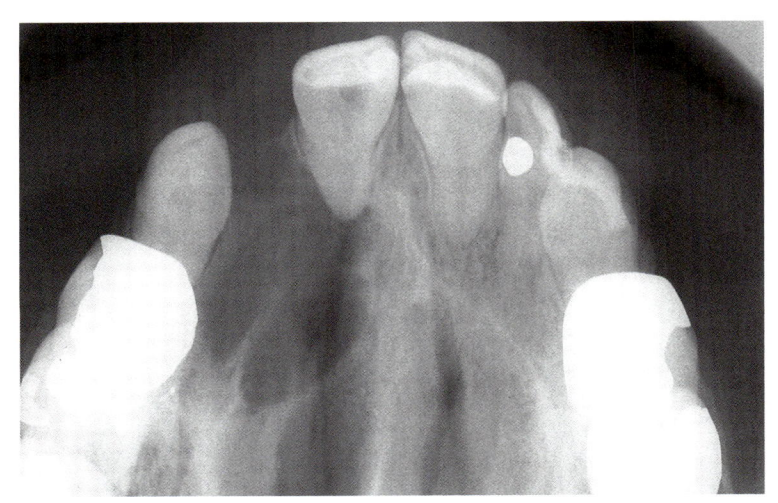

Figura 585   Cisto no processo alveolar
Nesta mulher de 26 anos, a radiografia mostra a condição óssea após um trauma com perda do dente 22 e um cisto adjacente ao dente 21, sem vitalidade.

Esquerda: A fotografia clínica realizada durante a cirurgia mostra o defeito, que se estende para o interior do processo alveolar.

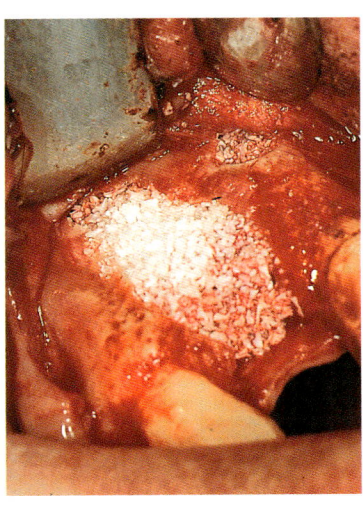

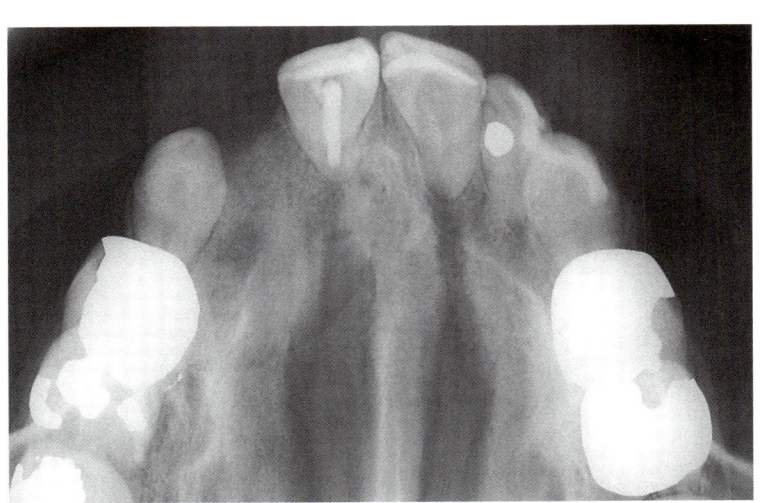

Figura 586   Evolução clínica
A radiografia pós-operatória mostra a hidroxiapatita que foi usada para preencher o defeito ósseo.

Esquerda: Visão clínica do defeito ósseo preenchido com hidroxiapatita granular.

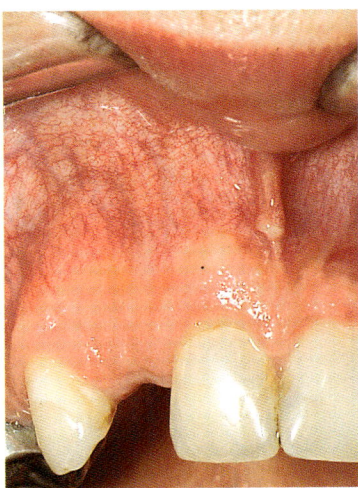

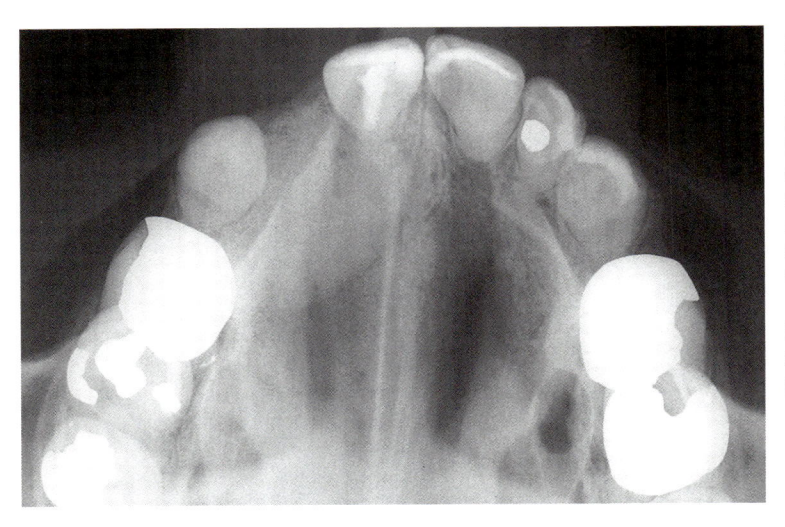

Figura 587   Final do tratamento
Esta radiografia tomada seis meses após a cirurgia mostra a demarcação nítida entre o material de preenchimento e o novo osso circundante, dentro do antigo defeito ósseo. As zonas radiolúcidas ao redor dos grânulos do material de preenchimento indicam uma encapsulação por tecido conjuntivo, sem haver ossificação.

Esquerda: A fotografia clínica tem uma aparência livre de irritação e um ótimo perfil de rebordo edêntulo.

Tratamento com Solução de Carnoy

Em seus estudos sobre o comportamento dos ceratocistos, Voorsmit (1990) propôs o uso de um fixador de tecidos. Este procedimento tinha a intenção de reduzir a frequência da recidiva deste tipo persistente de cisto. A experiência em nossa clínica no tratamento de ceratocistos suporta a conduta de Voorsmit. A solução cauterizante é colocada no lúmen após a remoção do cisto, permanecendo por cinco minutos. Deve-se tomar o cuidado de prevenir o contato da solução com as superfícies de mucosa e dentes. Após a irrigação da área com solução salina, o procedimento é repetido. Somente agora o revestimento do cisto é completamente removido. O tratamento da cavidade com a solução de Carnoy (ver p. 213) é então repetido.

Se o procedimento for realizado corretamente, não acontecerão efeitos adversos. Em particular, nervos expostos (p. ex., nervo alveolar inferior) não são lesados pelo procedimento.

Composição da solução de Carnoy:
  600 ml de álcool absoluto
  300 ml de clorofórmio
  100 ml de ácido acético a 98%.

Figura 588 Solução de Carnoy
Um ceratocisto associado a um dente 38 retido, em uma mulher de 20 anos.

Direita: Fotografia clínica após a abertura do cisto e a extração do dente. Após a completa remoção do revestimento cístico e o avivamento da superfície óssea, a cavidade cística é tratada duas vezes por cinco minutos com a solução de Carnoy. Por ser um poderoso agente cauterizante, não se deve permitir que a solução de Carnoy entre em contato com dentes e a mucosa adjacente.

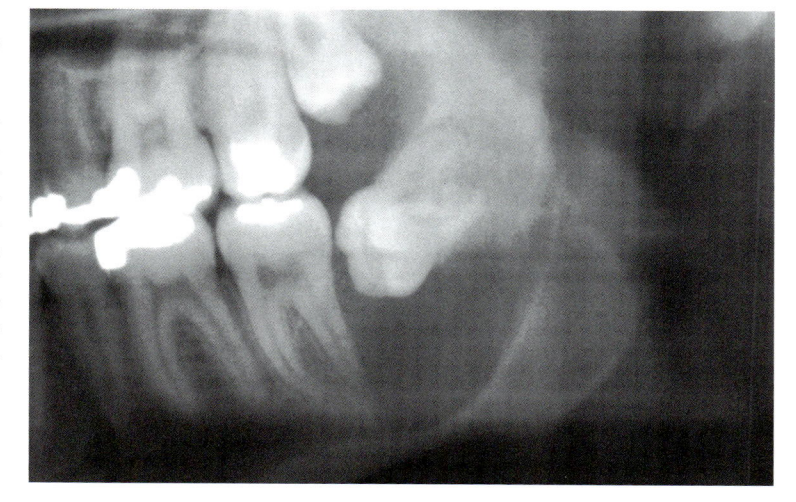

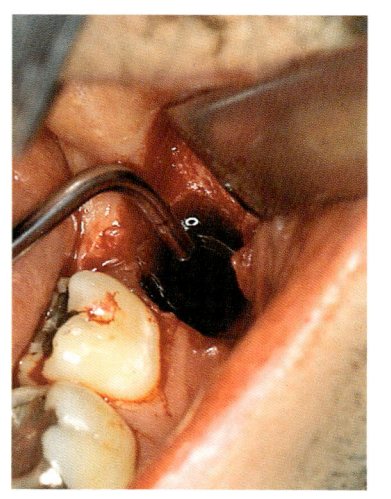

Figura 589 Evolução clínica
A radiografia panorâmica pós-operatória, com propósitos de comparação.

Direita: A cavidade cística é deixada para cicatrizar pelo método aberto, como na marsupialização cística.

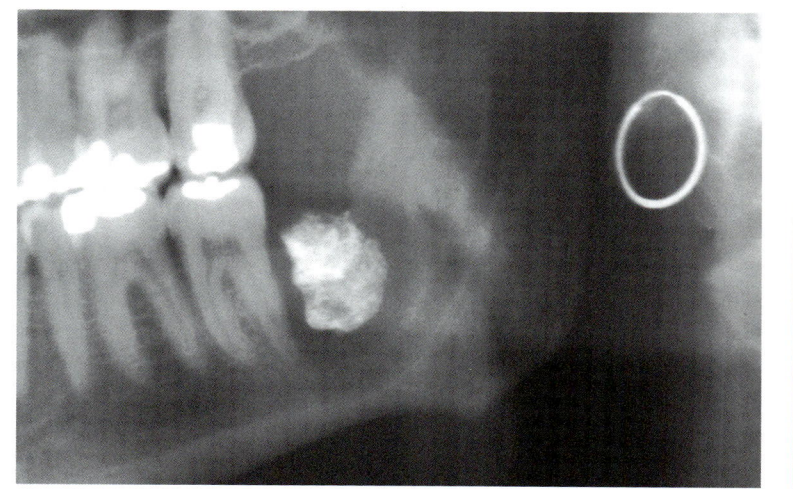

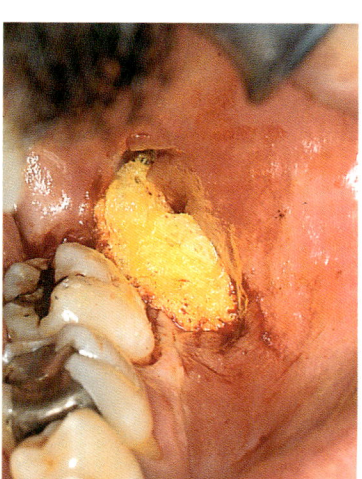

Figura 590 Aspecto pós-operatório
O acompanhamento clínico após o tratamento de ceratocistos deve continuar por até dez anos. Este detalhe da radiografia panorâmica mostra a situação após quatro anos, com regeneração óssea e sem sinais de recidiva do cisto.

Direita: A fotografia clínica mostra o tecido cicatricial no local da cirurgia, mas o paciente está completamente livre de sintomas.

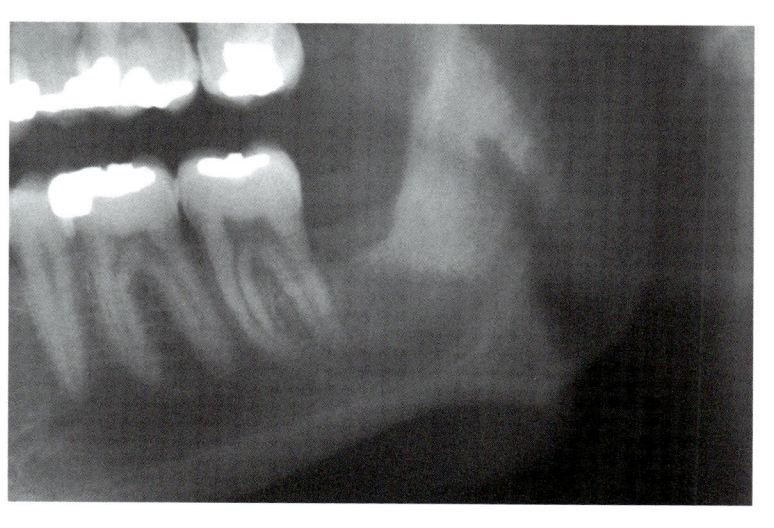

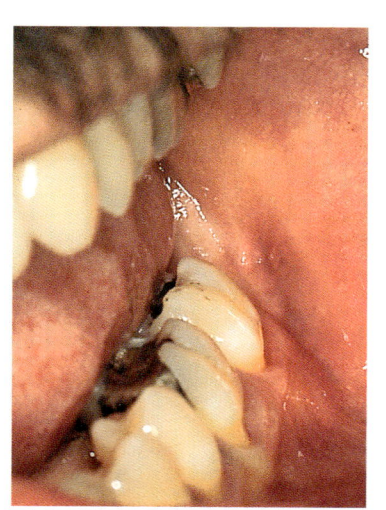

Cistos de Tecidos Moles

Os cistos de tecidos moles são similares aos cistos dos maxilares, tanto no que diz respeito à sua estrutura e aparência quanto em comportamento. Estes cistos são prontamente acessíveis para inspeção e palpação; a aspiração com a ponta de uma seringa usualmente confirma o diagnóstico. Os cistos de tecidos moles podem mostrar aumento em tamanho e flutuação. O diagnóstico diferencial inicial pode incluir abscesso, e isto pode ser excluído pela história médica, pois os cistos não são dolorosos e apresentam mobilidade.

Quatro tipos de cistos são reconhecidos:
- cistos de retenção
- cistos de desenvolvimento
   (cisto nasolabial, cisto do orifício nasal)
- cisto gengival
- cisto dermóide

Os cistos mais comuns nas regiões de mucosa da cavidade bucal são os cistos de retenção salivar (mucocele). A rânula, um cisto de retenção do assoalho da boca, tem um lugar especial na cirurgia bucal.

Os outros tipos de cistos de tecidos moles são relativamente raros, e devem ser tratados por especialistas (Galloway *et al.*, 1989; Skouteris e Sotereanos, 1987; van den Akker *et al.*, 1978).

Procedimento Cirúrgico

Os cistos de retenção são excisados *in toto* ou no caso de rânula do assoalho da boca, marsupializados. Por ter um revestimento cístico delicado, é fácil de se perfurar o cisto durante a preparação para a cirurgia. Se isto ocorrer, usualmente a extirpação cirúrgica não será possível. Injetar um material de impressão borrachóide na cavidade cística pode ajudar.

Cistos de retenção menores também podem ser tratados por criocirurgia.

A formação de cicatriz pós-operatória no local da cirurgia pode provocar uma estenose tardia. Entretanto, a recidiva de um cisto de retenção é sempre possível, e o paciente deve ser informado sobre isto.

> **Atenção**
> Cuidados devem ser tomados para proteger o ducto sublingual e o nervo lingual durante a cirurgia para o tratamento da rânula.

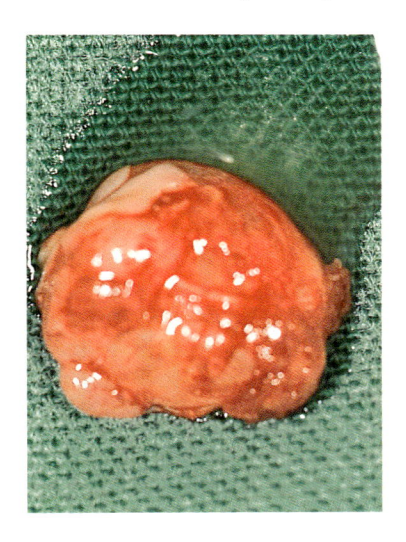

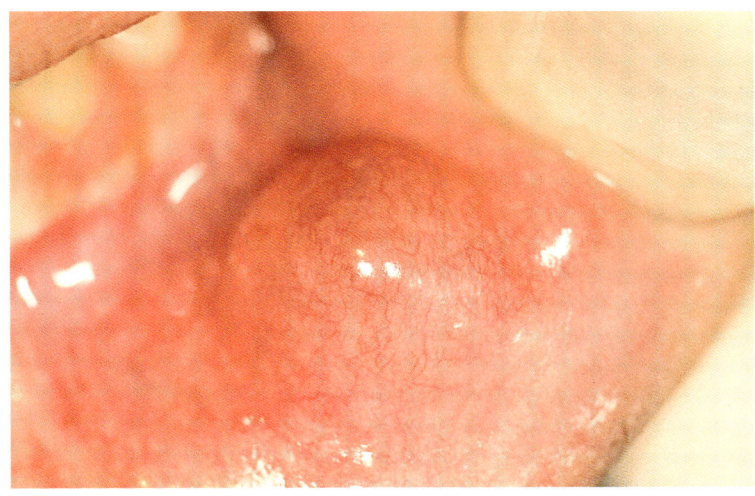

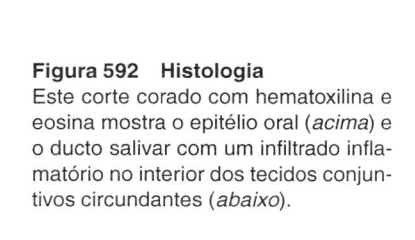

Figura 591   Cisto de tecido mole: cisto de retenção salivar
A fotografia clínica mostra um aumento de volume indolor no lábio inferior de um rapaz de 17 anos. Observe que o recobrimento mucoso está intacto.

Esquerda: O cisto excisado apresenta-se como uma massa vítrea que é preenchida com um muco espesso.

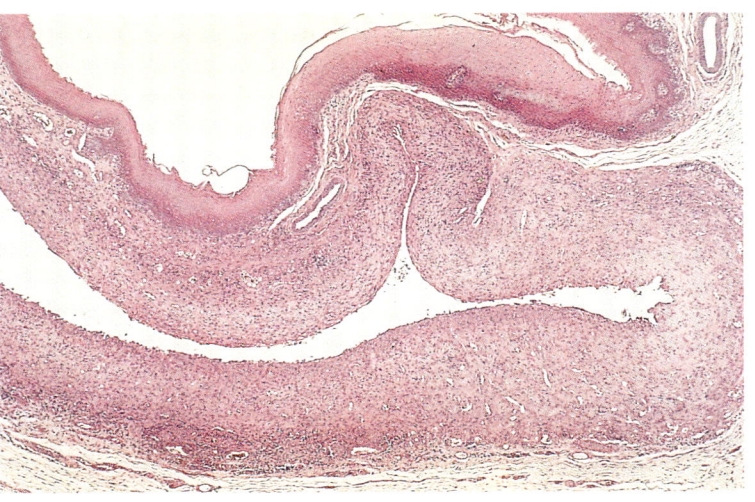

Figura 592   Histologia
Este corte corado com hematoxilina e eosina mostra o epitélio oral (*acima*) e o ducto salivar com um infiltrado inflamatório no interior dos tecidos conjuntivos circundantes (*abaixo*).

222 Cistos

Cisto de Retenção do Lábio

Os lábios são locais freqüentes para o desenvolvimento de cistos de retenção salivar. Estes têm usualmente vários milímetros de diâmetro, freqüentemente azulados na coloração, e apresentam-se como edemas tensos na porção oral do lábio. Durante a remoção cirúrgica desse tipo de cisto, a configuração da vermelhidão do lábio deve ser levada em consideração. O cisto tanto pode ser separado a partir da mucosa subjacente (extirpação) mantendo-se a cobertura epitelial, bem como excisado em sua totalidade. O material excisado deve ser sempre enviado para avaliação histopatológica.

A excisão não deve ser realizada muito profundamente, porque uma incisão na musculatura do lábio pode lesar pequenos vasos, ocasionando uma hemorragia inesperada. Todo o sangramento deve ser contido antes do fechamento com sutura, a fim de se prevenir a formação de hematoma no lábio. Pequenos cistos de retenção menores que 3 mm de diâmetro também podem ser tratados utilizando-se a criocirurgia. A desvantagem deste procedimento é que não se obtém material para o exame histopatológico.

Figura 593   Cisto de retenção do lábio inferior: anestesia e excisão
A infiltração local no vestíbulo é suficiente. O pequeno cisto de retenção localizado sob a mucosa labial é preparado para a excisão segurando-se o lábio com duas mãos e pressionando-se o cisto para fora. A pressão digital lateralmente ao cisto, nos dois lados, também reduz o sangramento.

Direita: Princípio cirúrgico: remoção do cisto em sua totalidade, preservando a mucosa de cobertura.

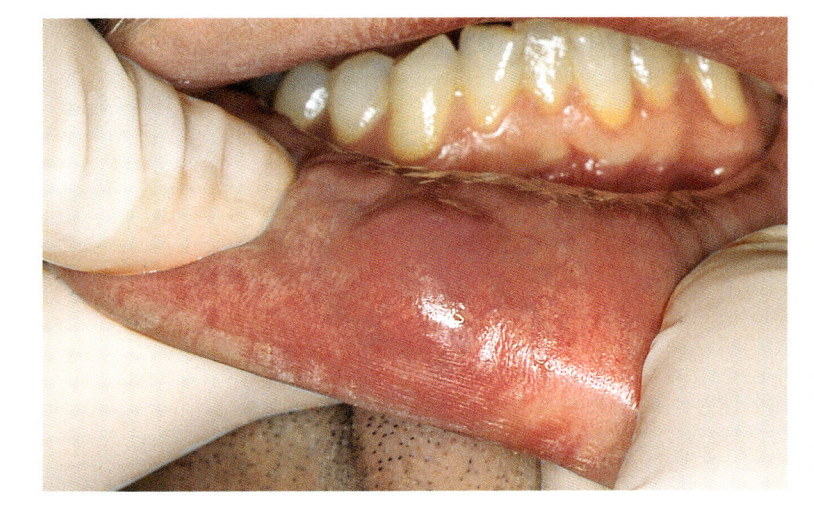

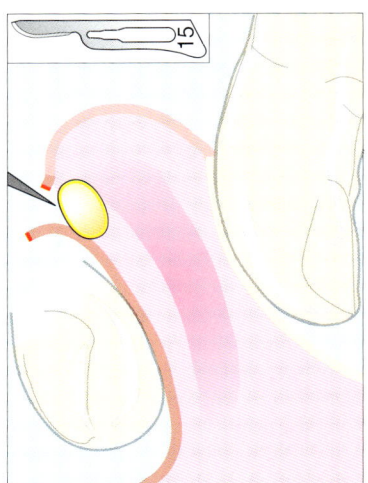

Figura 594   Exposição do cisto
A incisão principal é feita horizontalmente no aspecto oral da mucosa labial, e tesouras rombas são usadas para separar a mucosa do cisto subjacente. É importante que não se toque o cisto, isto porque se o fluido cístico for extravasado, não será mais possível fazer uma diferenciação entre o tecido cístico e os tecidos circundantes.

Direita: Um retrator de tecido é utilizado para se retrair a mucosa, e dissecção romba é realizada para se expor o cisto.

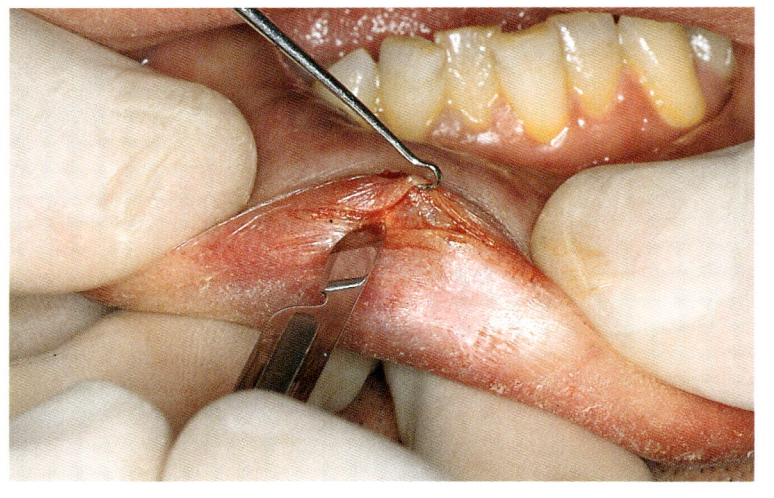

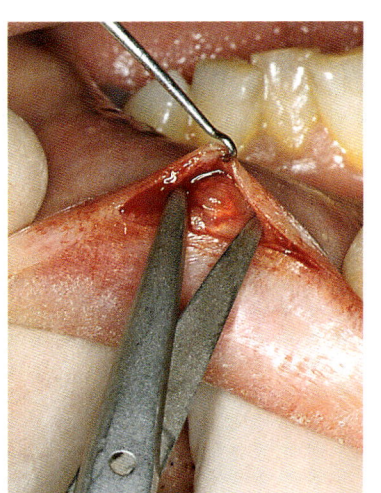

Figura 595   Remoção do cisto
O cisto tensionado é liberado das suas inserções teciduais, sob a mucosa.

Direita: Cistos de retenção são muito delicados. Segurar o cisto com fórceps cirúrgico provavelmente o romperá, tornando mais difícil o procedimento subseqüente.

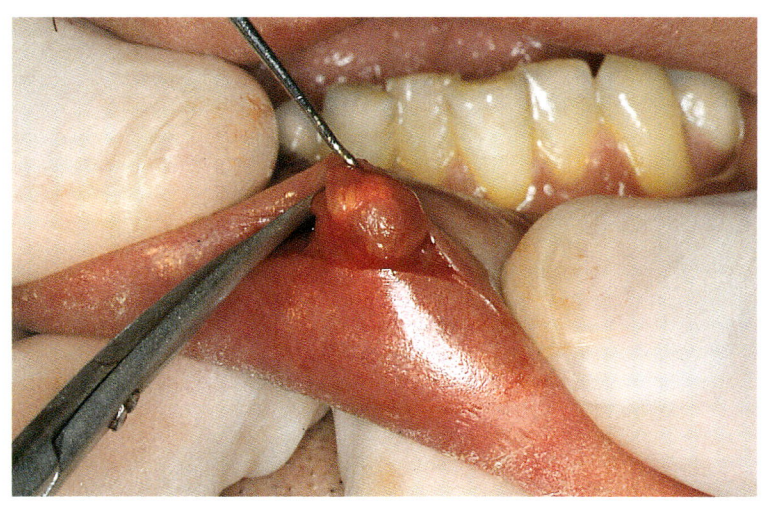

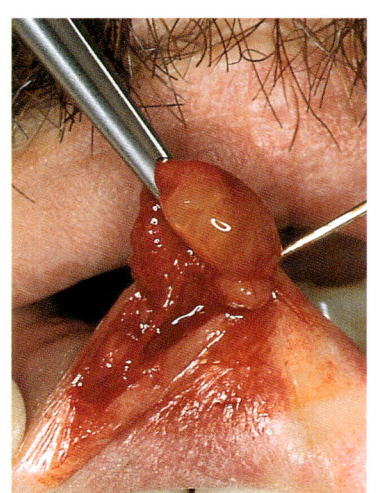

Cistos de Tecidos Moles   223

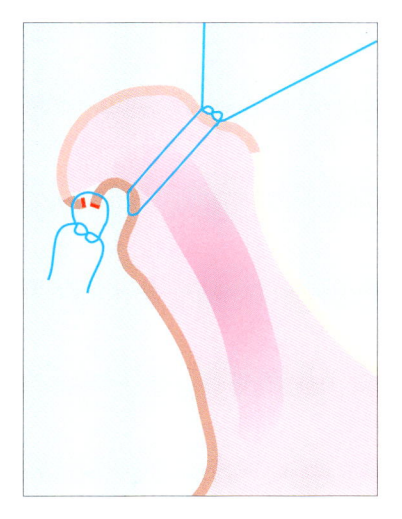

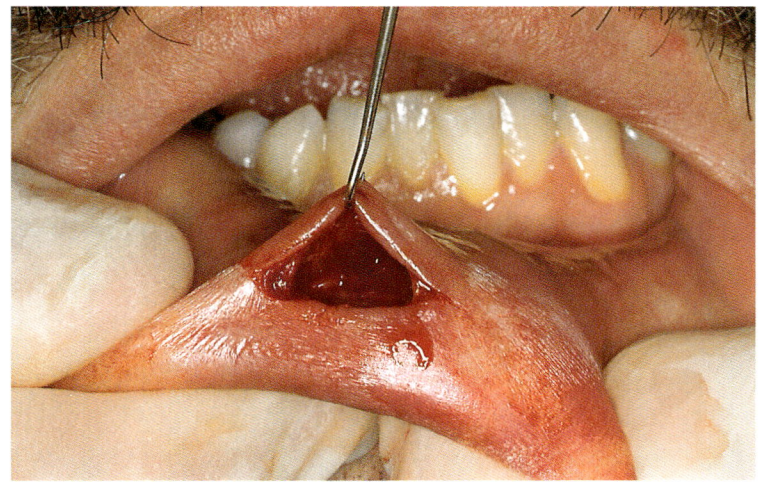

Figura 596   Tratamento da ferida
A remoção do cisto cria uma cavidade de tecido mole no interior da substância do lábio, com uma tendência à formação de hematoma.

Esquerda: A técnica de sutura translabial para eliminar a cavidade de tecido mole.

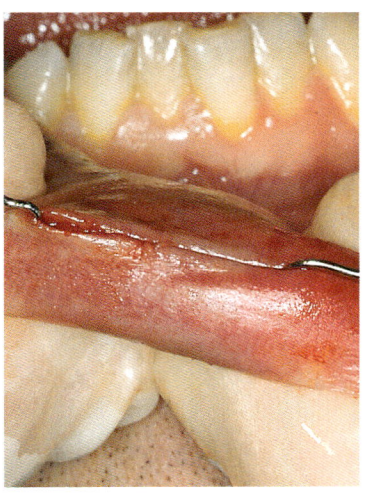

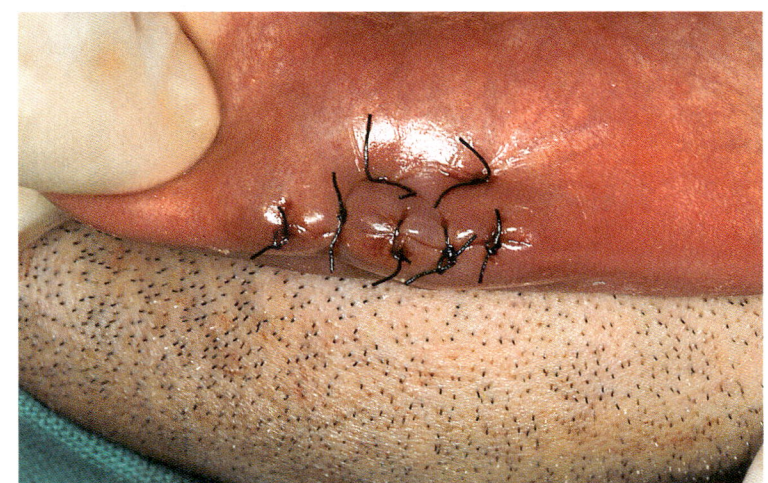

Figura 597   Fechamento por sutura
As margens da ferida são cuidadosamente adaptadas e então justapostas usando-se suturas interrompidas. O fechamento final é obtido pela colocação de duas suturas translabiais.

Esquerda: Uma adaptação precisa da margem da ferida é conseguida colocando-se dois retratores de tecidos, como mostrado na fotografia, e aplicando-se ligeira tensão.

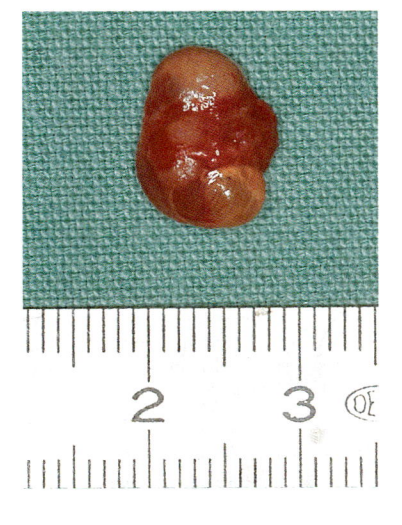

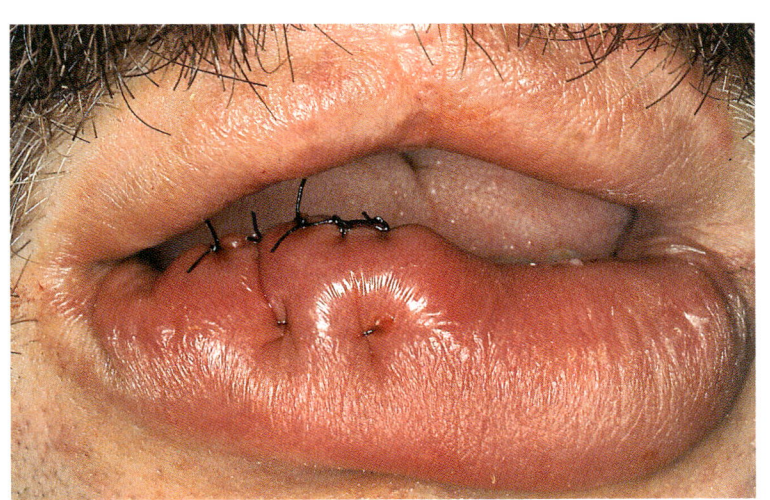

Figura 598   Evolução da cicatrização
As suturas translabiais são removidas após três dias. As suturas remanescentes são removidas após um período adicional de cinco dias.

Esquerda: O cisto extirpado é enviado para exame histopatológico.

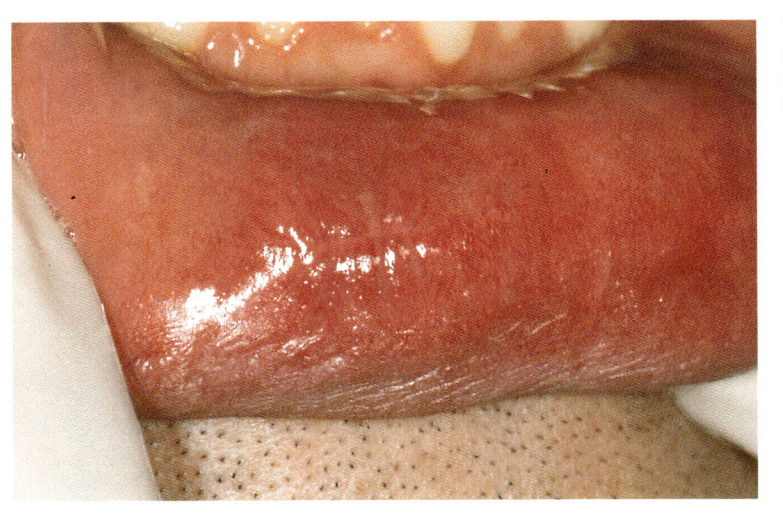

Figura 599   Final do tratamento
Oito meses após a cirurgia, havia somente uma discreta cicatriz, sem defeitos no contorno do lábio.

224 Cistos

Cisto de Retenção da Mucosa Oral

Duas incisões em forma de arco podem ser usadas para a excisão dos cistos de retenção localizados na extensa mucosa oral, como por exemplo na bochecha. Tesouras rombas são usadas para liberar os cistos dos tecidos circundantes. O bisturi e a tesoura devem ser usados cuidadosamente, uma vez que o fino revestimento cístico é lesado muito facilmente; se isto ocorrer, o cisto irá colabar, o que torna muito difícil a realização de uma excisão precisa, sob controle. Toda hemorragia deve ser completamente contida antes do fechamento com suturas, para prevenir a formação de hematomas. A ferida é fechada com suturas interrompidas.

A adaptação das margens da ferida após incisões extensas será mais fácil usando-se previamente tesouras rombas para dissecar a camada de mucosa.

Para pequenos cistos, a criocirurgia pode ser indicada. Contudo, nestes casos não é possível a obtenção de um diagnóstico histopatológico.

Sugestão Clínica
Os cistos de retenção salivar têm uma tendência de recidivar. O paciente deve ser apropriadamente informado.

Figura 600 Excisão de um cisto de retenção na bochecha
Este homem de 66 anos notou um edema indolente no interior da superfície da bochecha esquerda; este tinha a capacidade de desaparecer e então reaparecer muitas semanas mais tarde. Uma inspeção clínica revelou um edema de 0,5 cm, mole e bem-demarcado, coberto por uma mucosa intacta.

Direita: O princípio cirúrgico é a excisão do cisto, incluindo sua mucosa e cobertura.

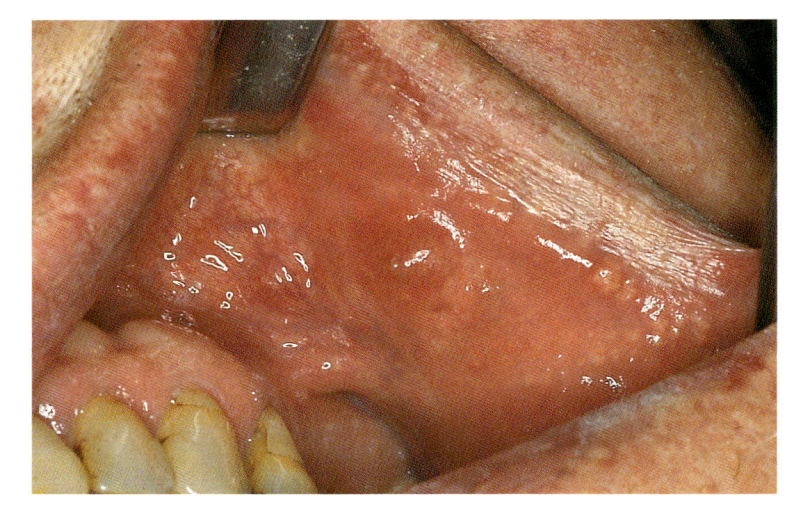

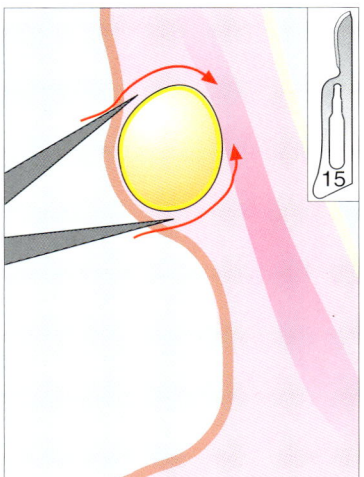

Figura 601 Excisão
Após a administração da anestesia infiltrativa, duas incisões em arco são feitas para abranger o local da excisão.

Direita: O bisturi é orientado de maneira que uma incisão nos tecidos em forma de cunha seja realizada.

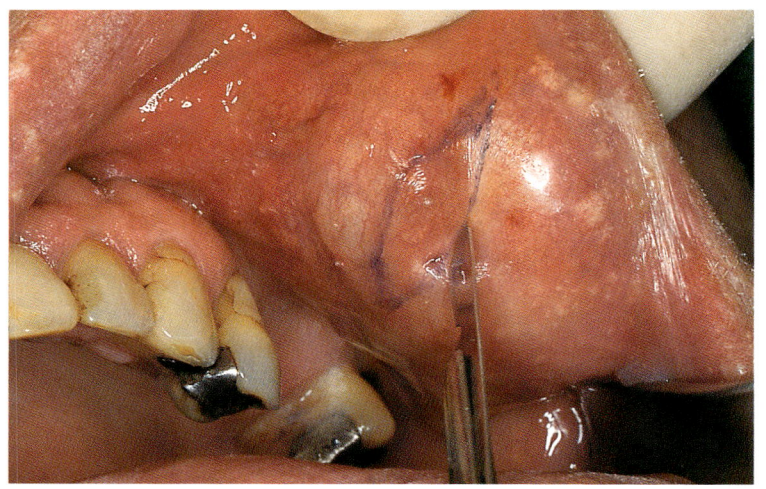

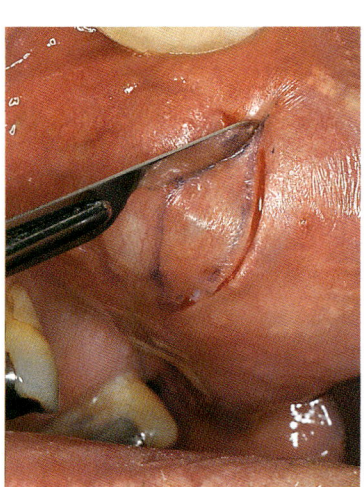

Figura 602 Excisão
Tesouras rombas são usadas para deslocar os tecidos adjacentes ao cisto.

Direita: Para não haver traumatismo no pequeno cisto, este é preso seguramente utilizando-se um retrator de tecido.

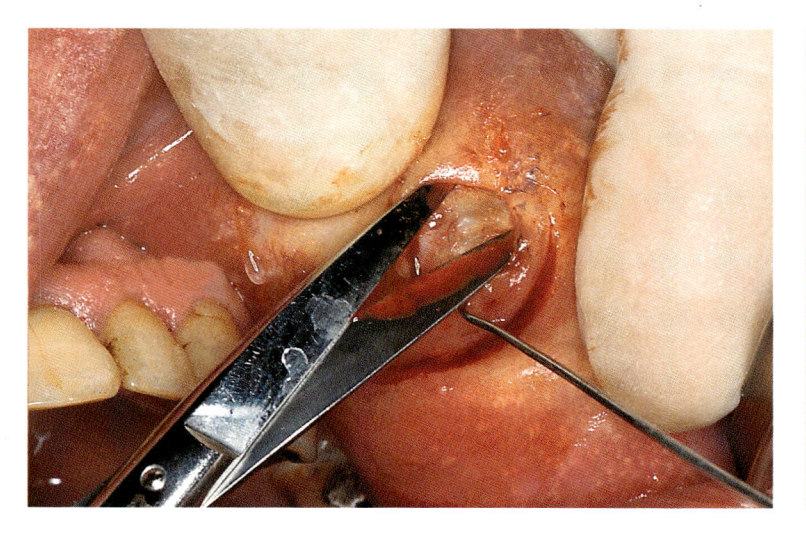

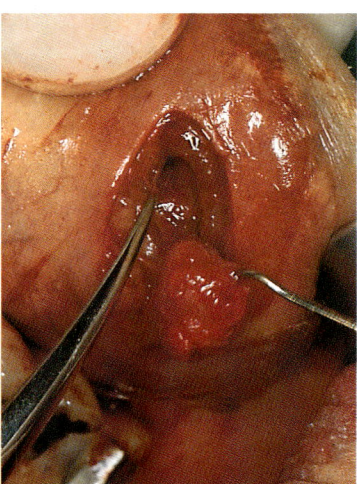

Cistos de Tecidos Moles 225

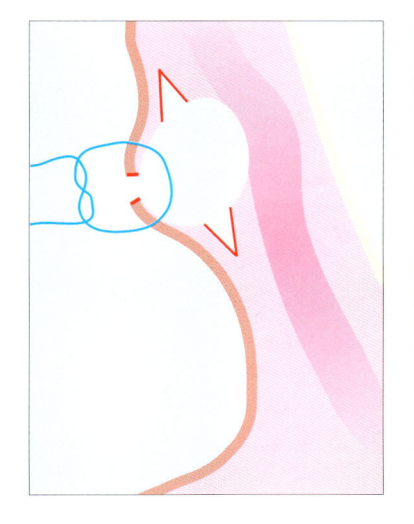

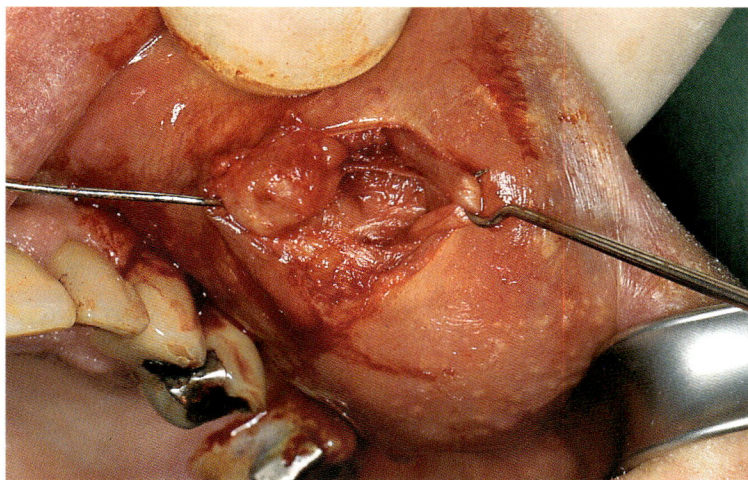

Figura 603 Proteção de vasos
Uma dissecção cuidadosa revelou um feixe vascular, que pode ser protegido.

Esquerda: Sutura da mucosa após a excisão.

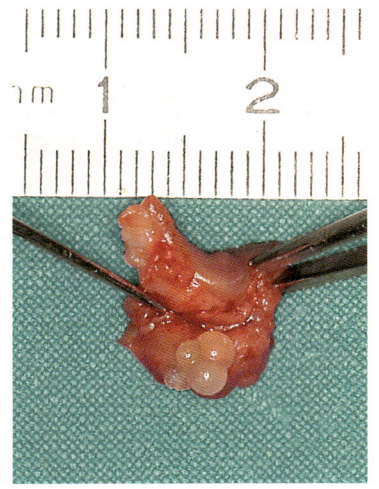

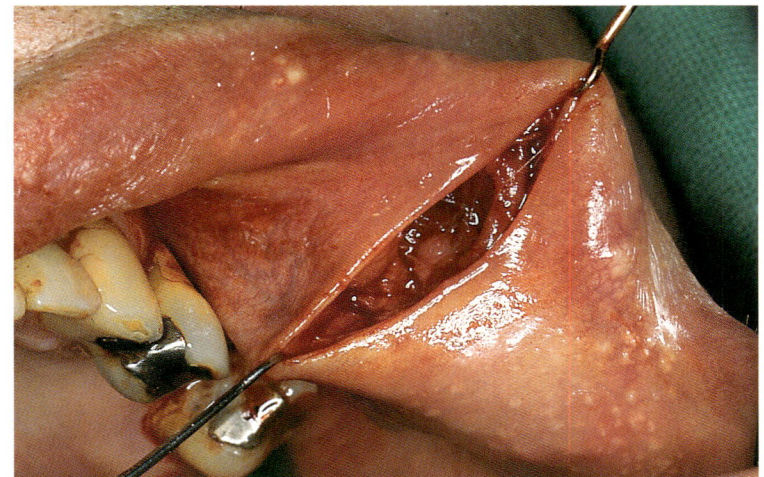

Figura 604 Fechamento da ferida
A ferida elíptica é fechada aplicando-se tração com dois retratores de tecido, resultando em boa aproximação das margens da ferida.

Esquerda: O cisto excisado é de aproximadamente 1 cm de diâmetro; várias células pequenas de gordura estão aderidas ao mesmo.

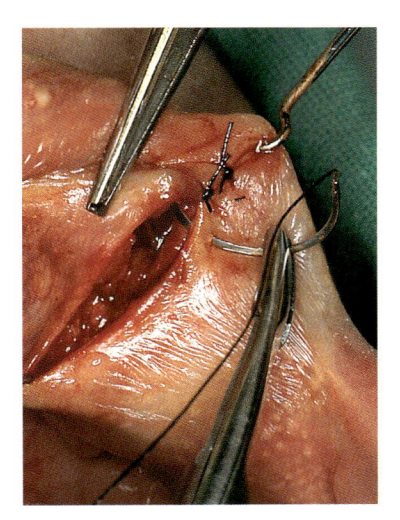

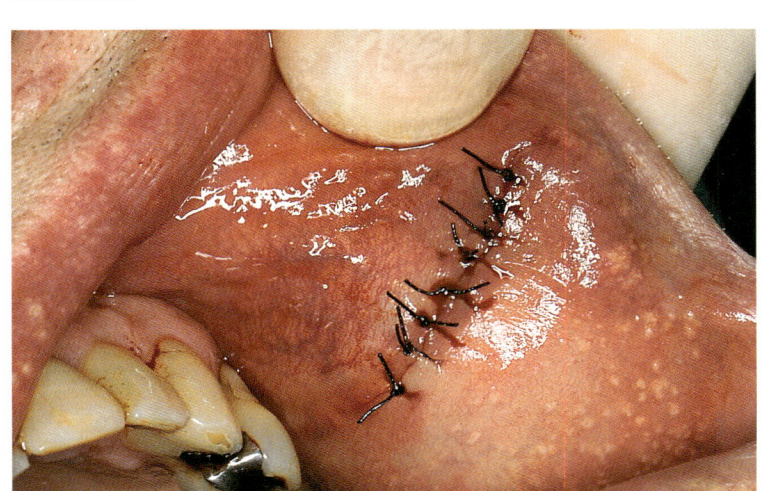

Figura 605 Fechamento da ferida
A ferida é fechada seguramente usando-se suturas individuais.

Esquerda: Sem violar diretamente o bordo da ferida, uma pinça cirúrgica pode facilitar o fechamento por suturas.

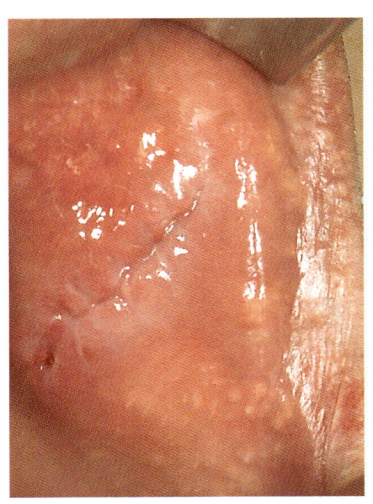

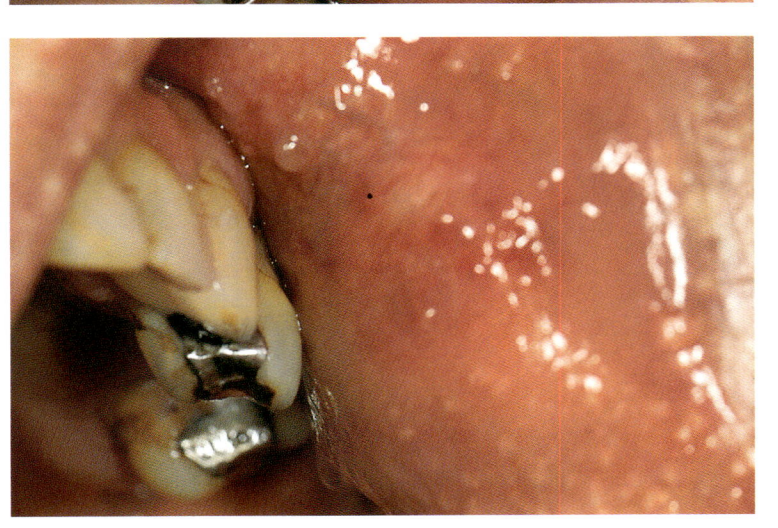

Figura 606 Evolução clínica
As suturas são removidas com uma semana de pós-operatório (*esquerda*).

Direita: Na consulta de avaliação após dois meses, observou-se uma aparência normal da mucosa da bochecha no local da cirurgia, sem sintomas de recidiva.

Excisão após o Preenchimento do Cisto

Os cistos de retenção extensos, que freqüentemente têm paredes delgadas, são facilmente perfurados durante a cirurgia. Isto pode ser evitado se o lúmen cístico for drenado antes da cirurgia e então preenchido com um material de impressão borrachóide de consistência leve. Isto também propicia um controle visual dos limites do cisto, mesmo havendo pequenas perfurações, tornando possível uma extirpação precisa.

O procedimento é simples: após aplicação de anestesia local, uma agulha de grosso calibre é inserida no interior do cisto, e o conteúdo cístico é aspirado; a cápsula cística vazia é então preenchida pela mesma agulha com um material de impressão leve. Agora é possível realizar a excisão estando a cobertura mucosa intacta ou não.

Figura 607 Preenchimento de um cisto de retenção grande
Nesta menina de dez anos, um edema firme e bem-demarcado apareceu no lado esquerdo do lábio inferior; este se desenvolveu no espaço de um mês.

Direita: Princípio cirúrgico: o conteúdo cístico é aspirado e substituído por um material de impressão borrachóide de consistência leve.

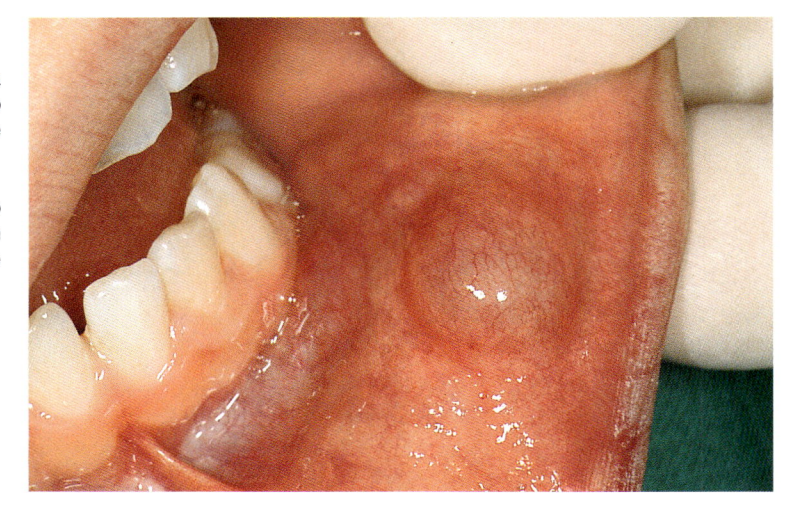

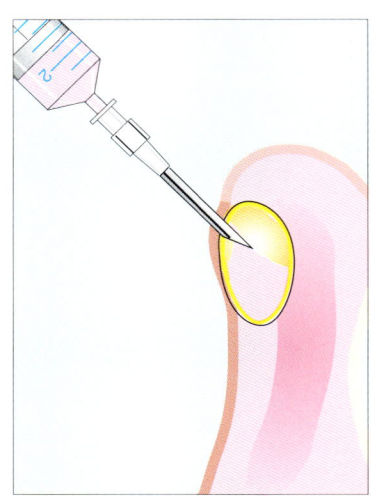

Figura 608 Preenchimento do cisto
Após a aspiração do conteúdo cístico viscoso, a cavidade do cisto é cuidadosamente preenchida com o material de impressão borrachóide de consistência leve.

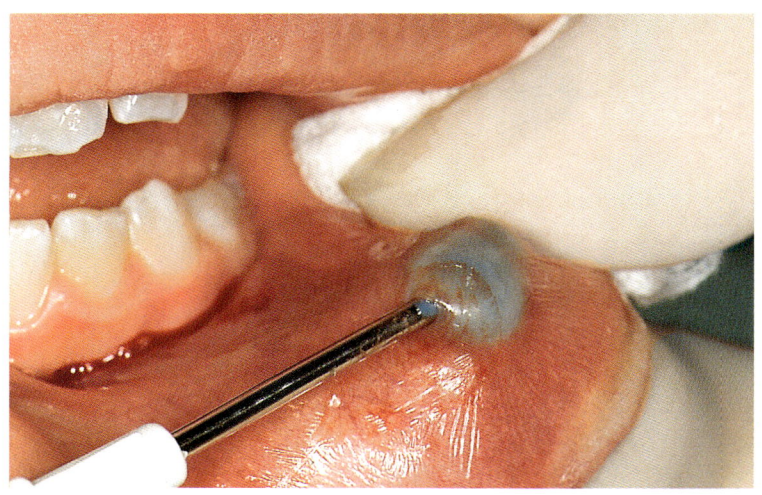

Figura 609 Incisão principal
A incisão principal acompanha a margem da vermelhidão do lábio.

Direita: O bisturi deve ser orientado cuidadosamente e não muito profundamente, de modo a evitar lesões no cisto.

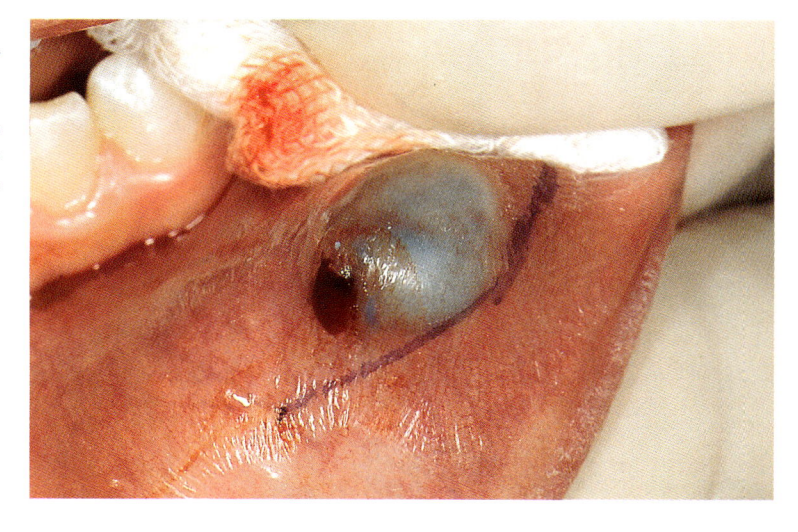

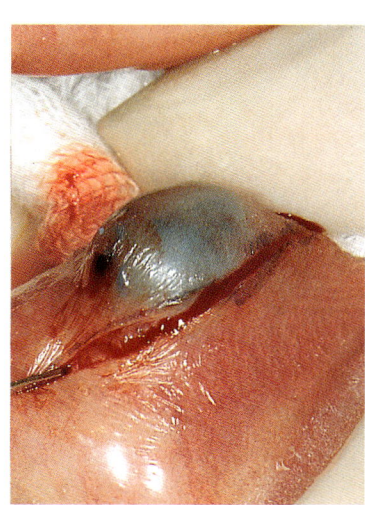

Cistos de Tecidos Moles 227

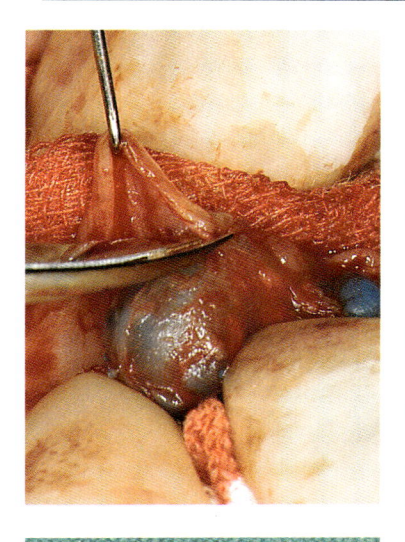

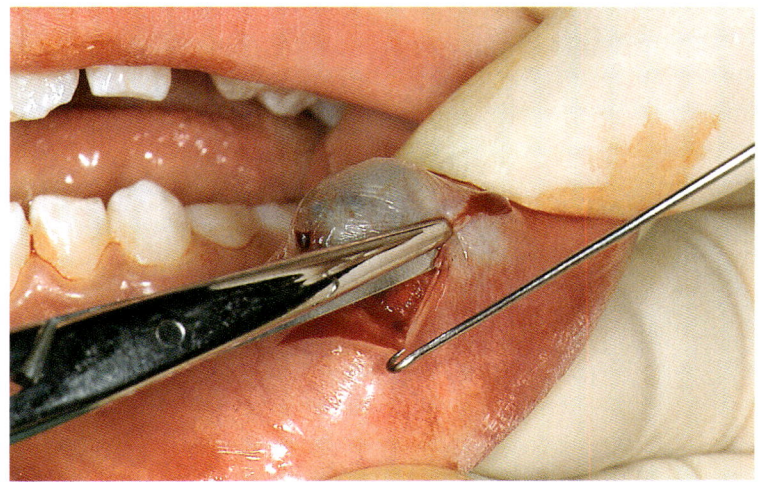

Figura 610 Cistectomia
Tesouras rombas podem ser usadas para liberar a massa cística preenchida pelo material borrachóide dos tecidos circundantes.

Esquerda: O retrator de tecido pode ser usado para ajudar a retrair a delicada mucosa para longe do cisto.

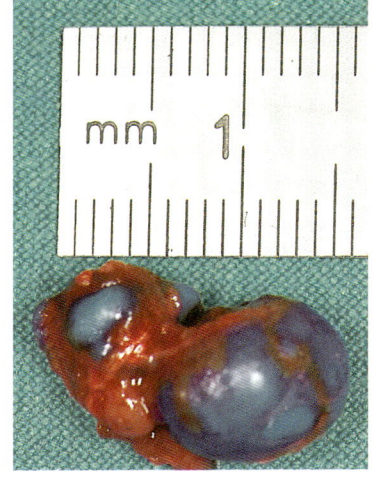

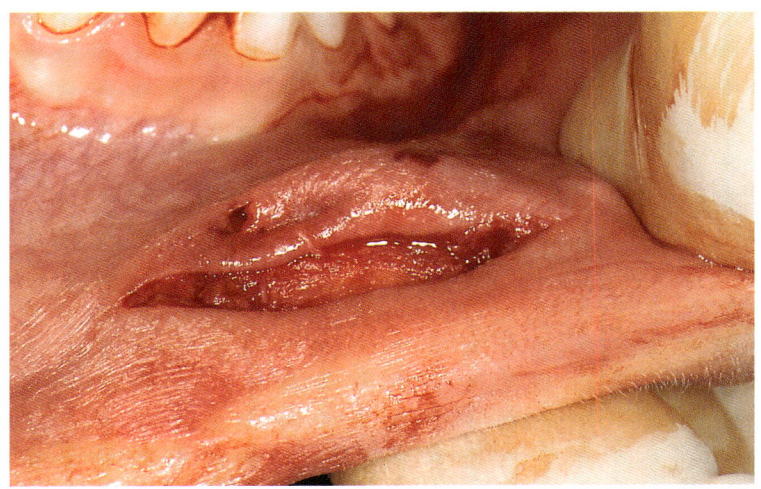

Figura 611 Cistectomia
Aplicando-se pressão na superfície externa do lábio, torna-se mais fácil a liberação da massa cística ovóide.

Esquerda: O cisto que foi removido tinha duas câmaras. Graças ao preenchimento com o material de impressão borrachóide, a cápsula cística permaneceu intacta.

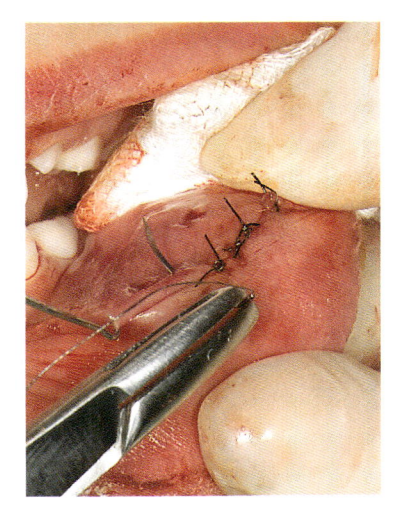

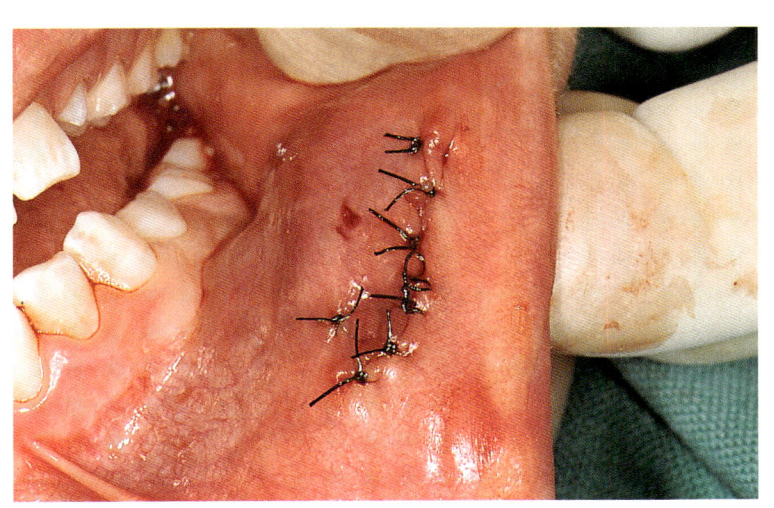

Figura 612 Tratamento da ferida
A incisão do lábio é fechada com suturas interrompidas.

Esquerda: Já que foi possível enuclear completamente o cisto de retenção, a cobertura mucosa permaneceu intacta sendo facilmente reposicionada e suturada.

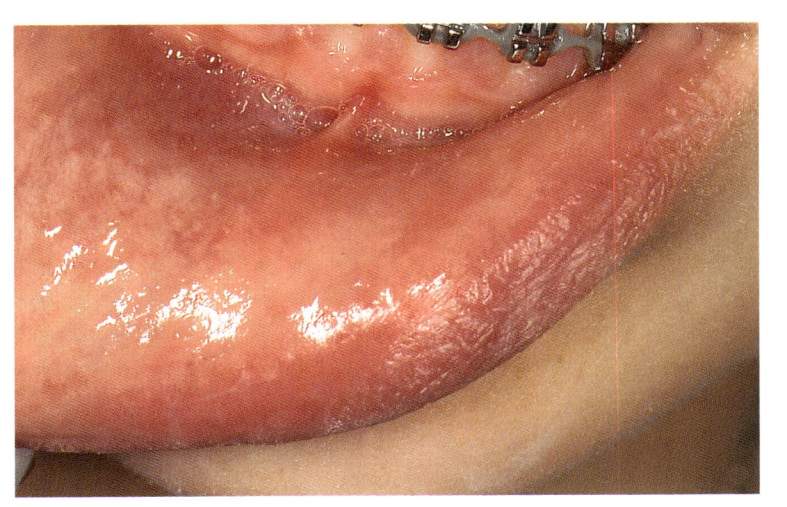

Figura 613 Evolução clínica
A remoção de sutura foi realizada com uma semana de pós-operatório. A consulta seguinte de avaliação aconteceu com um mês (fotografia); e não havia sinais de recidiva do cisto.

Rânula

Devido à sua aparência peculiar, os grandes cistos de retenção no assoalho da boca são chamados de rânula ("pequena rã"). Eles usualmente ocorrem unilateralmente e são caracterizados clinicamente por um edema esférico de superfície lisa sob a língua, que é muito freqüentemente notado pelo paciente. As rânulas em geral localizam-se superficialmente, mas em situações raras podem perfurar a musculatura do assoalho da boca e evoluir em direção cervical.

O tratamento mais comum para os cistos de retenção do assoalho da boca é a marsupialização. Cuidados devem ser tomados para se evitar lesões no ducto submandibular e no nervo lingual. A orientação anatômica pode ser realçada pela colocação de uma sonda no ducto submandibular. As suturas são colocadas em um arranjo circular antes da remoção do teto do cisto. Isto torna possível a realização de uma marsupialização extensa antes que o conteúdo cístico seja extravasado e haja um colabamento dos tecidos. Preencher a cavidade cística previamente com material de impressão à base de borracha pode simplificar a operação e melhorar o acesso visual.

Figura 614 Marsupialização da rânula
Nesta menina de 17 anos, um edema desenvolveu-se no lado esquerdo do assoalho da boca em um período de um ano. O edema no interior da prega sublingual era tenso, imóvel e indolor, e a sua cobertura mucosa estava intacta e com aparência vítrea. A aspiração por seringa retirou uma saliva espessa.

Direita: Princípio cirúrgico: marsupialização após remoção da mucosa de cobertura e preenchimento prévio da cavidade cística.

Ⓢ

Figura 615 Cistostomia
Antes de se realizar a incisão principal através da mucosa de cobertura do cisto, suturas circulares retentivas são colocadas. Isto previne o colabamento do cisto, se houver uma perfuração acidental e liberação do conteúdo.

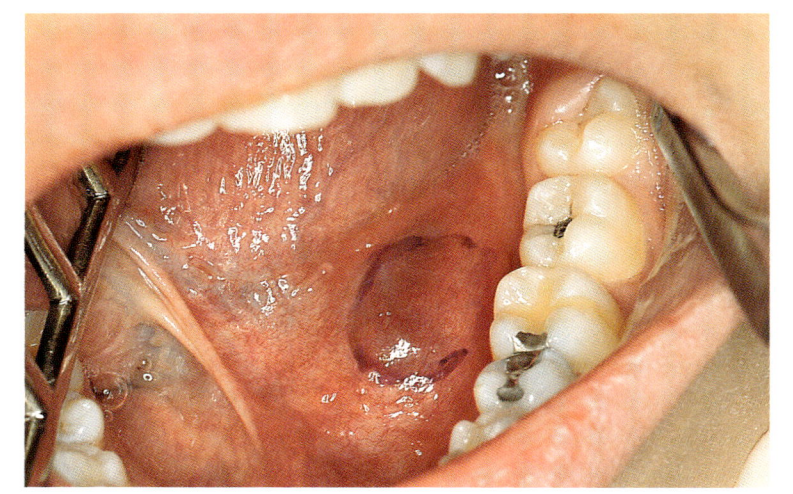

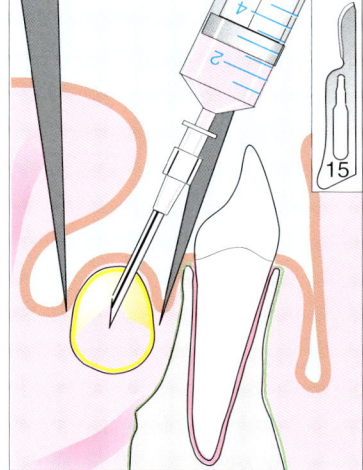

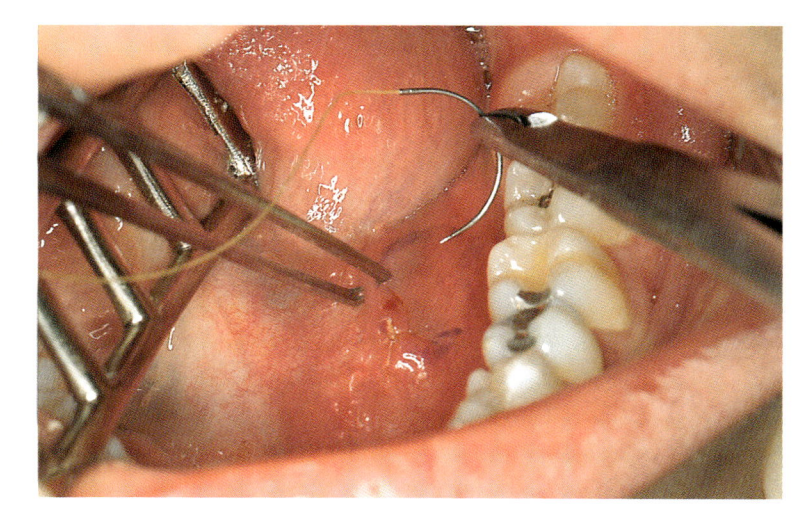

Figura 616 Manutenção do cisto aberto
A incisão principal foi circunferencial, internamente à série de suturas retentivas; uma vez aberto, o cisto colabou imediatamente. Para prevenir a recidiva causada pela contração do tecido cicatricial, o lúmen do cisto é mantido aberto pela colocação de uma tira de gaze iodoformada.

Direita: A fotografia clínica mostra a situação seis meses após a cirurgia, sem evidência de recidiva.

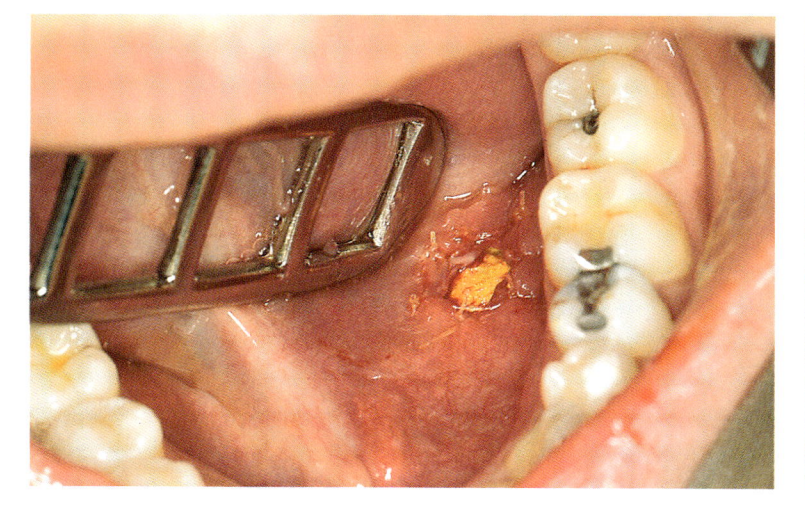

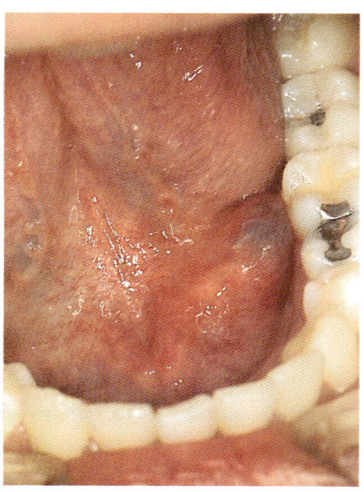

Cistos de Tecidos Moles

Rânula Mergulhante

Há uma controvérsia contínua no que se refere à forma com que a rânula imersa se desenvolve. Vários autores têm alegado que esse tipo de cisto se forma a partir do extravasamento de saliva da glândula sublingual. Outros explicam o cisto por um posicionamento ectópico dos ductos sublinguais, com subseqüente formação de hérnia por meio de um espaço no músculo miloióideo. O estrangulamento do ducto leva a um extravasamento de saliva, e desta forma a uma cavidade tipo cística preenchida de saliva (Skouteris e Sotereanos, 1987).

A rânula imersa raramente é tratada com a extirpação; a marsupialização é o método de escolha. Contudo, a recidiva é possível. Nestes casos, a glândula sublingual precisa ser removida. Um acompanhamento a longo prazo é indicado para os pacientes tratados deste modo, e este tipo de tratamento deve ser realizado somente por especialistas.

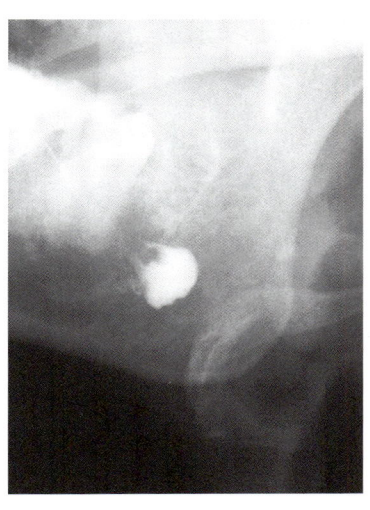

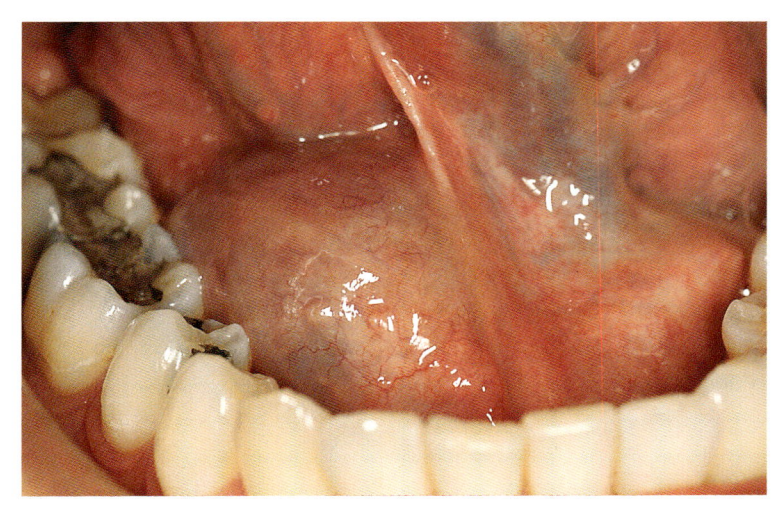

Figura 617 Rânula mergulhante
Por um período de seis meses, um edema indolor no lado direito do assoalho da boca desenvolveu-se neste homem de 28 anos; o edema também era visível na superfície externa periodicamente. Uma inspeção clínica mostrou um edema flutuante, tenso e esférico. Após a inserção da agulha, foi extraída uma saliva clara e espessa.

Esquerda: Após o cisto ter sido preenchido com um meio de contraste, a radiografia mostrou claramente que o cisto era extenso.

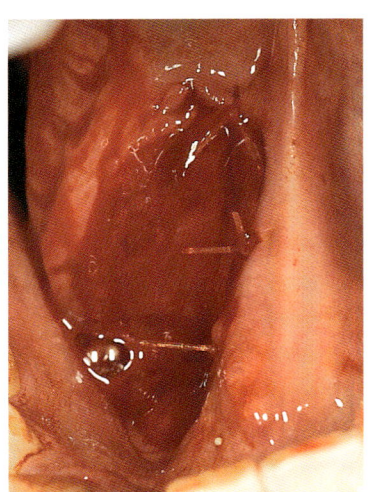

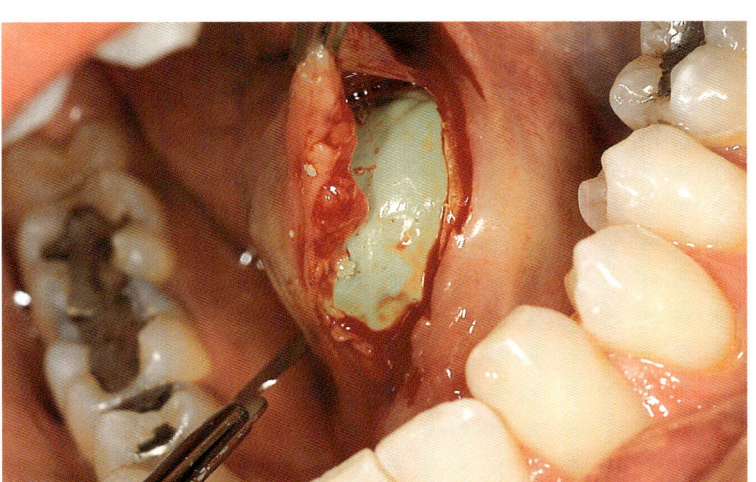

Figura 618 Marsupialização após a injeção de material borrachóide
Para permitir uma abertura ampla da rânula, seu conteúdo salivar foi substituído por um material de impressão borrachóide leve. Isto simplifica o procedimento cirúrgico e também registra a forma do cisto, sendo este removido intacto.

Esquerda: A fotografia clínica mostra a cavidade cística após a abertura; observe as suturas circunferenciais reabsorvíveis.

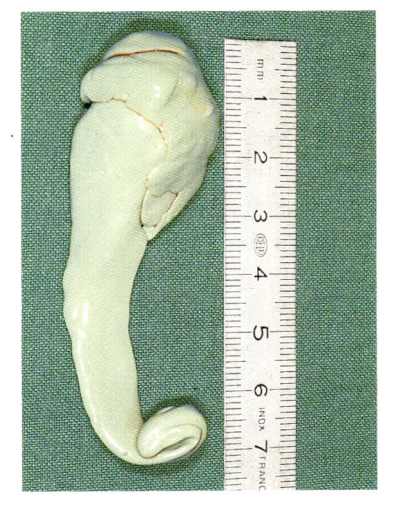

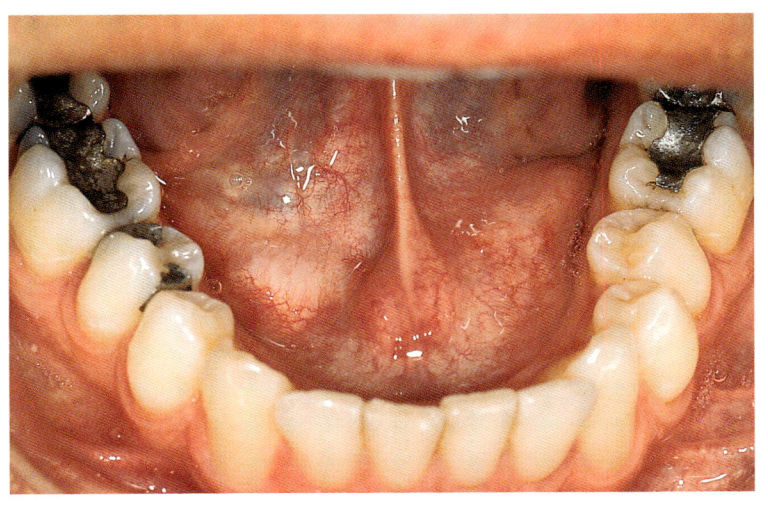

Figura 619 Evolução do tratamento
A cavidade cística foi preenchida com uma gaze iodoformada durante a primeira semana após a cirurgia. Esta fotografia clínica mostra as condições dois anos após a cirurgia, sem sinais de recidiva.

Esquerda: O material de impressão borrachóide que foi removido mostra claramente o tamanho e a extensão do cisto.

Etiologia dos Cistos de Retenção

Os cistos de retenção salivar desenvolvem-se devido ao bloqueio das secreções das glândulas salivares dentro da mucosa oral, ou por meio de extravasamento do ducto salivar. O termo genérico para este tipo de lesão é "mucocele". Na maioria dos casos, uma estenose do sistema dos ductos resulta da formação de tecido cicatricial após um traumatismo não-observado. Sob um ponto de vista histológico, dois tipos diferentes de cisto de retenção podem ser identificados: cistos de extravasamento, com um revestimento que consiste de tecido de granulação, e os verdadeiros cistos de retenção menos comuns, nos quais a cavidade cística tem um revestimento epitelial. O tamanho pode variar de alguns milímetros até vários centímetros, e varia dependendo do grau de bloqueio do ducto. A ruptura espontânea desses cistos leva a uma regressão imediata da lesão, mas a recorrência do cisto é a regra geral. O quadro clínico é de uma expansão da mucosa com aspecto brilhoso, vítreo, clara a turva. Os locais de predileção incluem os lábios e a mucosa oral. Os cistos de retenção da língua são raramente vistos. Os conteúdos dos cistos de retenção consistem de secreções salivares viscosas. Um cisto de retenção da glândula sublingual geralmente é chamado de rânula (Cohen, 1965; Galloway *et al.*, 1989; Pindborg, 1992). Esses aparecem no assoalho da boca como distensões esféricas, com aspecto de balão, irritantes porém indolores. Estes cistos podem expandir-se abaixo do músculo miloióideo, e são referidos como rânulas mergulhantes.

Cistos Nasolabiais

Os cistos nasolabiais desenvolvem-se fora do osso na região do sulco nasolabial. Eles provavelmente originam-se na parte inferior do ducto nasolacrimal. Na literatura mais antiga, acreditava-se que este tipo de cisto estava associado ao cisto glóbulo-maxilar. Isto era baseado em uma suposição de que esses cistos desenvolviam-se a partir de restos epiteliais após a fusão dos processos nasais e maxilares. Entretanto, o tipo de epitélio encontrado no cisto nasolabial indica que sua origem é realmente no ducto nasolacrimal. O quadro clínico é de um edema flutuante que levanta as narinas externas na parte vestibular, entre o incisivo lateral e o canino. Este tipo de cisto também pode causar uma distensão em direção ao aspecto lateral do assoalho nasal. Em alguns casos, a radiografia mostra uma osteólise cística, a qual pode dar a impressão de um cisto dentro do osso maxilar. Por isto o termo "cisto nasoalveolar" persiste no jargão médico.

A histologia mostra um epitélio cilíndrico, estratificado.

Doenças Odontogênicas do Seio Maxilar

Definição

As doenças odontogênicas das cavidades sinusais são condições patológicas que se desenvolvem nas regiões dos seios maxilares e que podem ser atribuídas aos dentes ou aos seus precursores embriológicos. As doenças dos seios podem incluir infecções, cistos, tumores ou alterações tipo tumorais.

O tratamento dos tumores deve ser realizado por especialistas em cirurgia buco-maxilo-facial.

Patologia e Diagnóstico

Sinusite Odontogênica

Etiologia
- Comunicação oroantral: esta pode ser criada acidentalmente durante uma extração dentária, ou pode haver uma fístula oroantral não-detectada
- Osteíte apical
- Cisto radicular ou cisto residual
- Bolsas periodontais
- Dentes retidos
- Corpos estranhos no seio maxilar (material obturador endodôntico, aspergilose)

A sinusite freqüentemente ocorre se a comunicação oroantral permanece sem tratamento. Nestes casos, o tempo que decorre entre a perfuração do seio e o surgimento da infecção é importante. No pequeno período de 24 horas após a abertura do seio maxilar, alterações podem ser evidenciadas radiograficamente (Lehnert e Lehmann, 1967).

História Médica
Dor surda na região da maxila irradiando-se em direção à região frontal e às órbitas.

Sintomas de resfriado comum, secreções faríngicas e nasais, usualmente de cheiro fétido, pus.

Dor latejante, intensificada ao curvar-se, ocorrendo de forma aguda ou tornando-se progressivamente pior após vários dias.

Possibilidade de haver sintomas semelhantes à gripe e febre.

Achados Clínicos
A sinusite de origem dentária causa sintomas unilaterais:
- Secreção nasal, com eritema das narinas externas
- Exsudato purulento na faringe
- Sensibilidade à pressão nos seios maxilares
- Vermelhidão da pele no lado afetado
- Sensibilidade à pressão no vestíbulo, especialmente na região zigomática e de molares.
- Sensibilidade à percussão mesmo em dentes com vitalidade.
- Edema difuso dos tecidos moles vestibulares.
- Dente ou dentes sem vitalidade, especialmente os molares
- Comunicação entre a cavidade bucal e o seio maxilar, uma "bolsa periodontal contígua"
- Formação de abscesso vestibular ou palatino

Biópsia por Aspiração e Irrigação
É aconselhável, para fins de diagnóstico, a observação de qualquer líquido que é aspirado da lesão. Este é purulento, pútrido, de cheiro fétido, ou é um líquido claro?

Diagnóstico Radiográfico
A radiografia padrão é a projeção de Waters, uma completa visão postero-anterior axial.

A tomografia do terço médio da face pode ser indicada:
- A demarcação entre o osso cortical e o seio maxilar desaparecerá.
- O seio maxilar mostrará uma sombra difusa.
- O seio maxilar terá uma sombra basal, com demarcação nítida horizontal, que é um sinal de acúmulo de pus.
- Formações císticas podem ser visíveis no seio maxilar.
- Corpos estranhos podem ser visíveis no seio maxilar (fragmentos dentários, material para obturação de canais).

Endoscopia
No seio maxilar normal, a endoscopia mostra uma mucosa lisa e rósea com uma vascularização delicada. O contrário é observado na sinusite, onde a mucosa está freqüentemente espessa, pode mostrar pólipos e tem um aumento na vascularização, com possível acúmulo de pus.

232 Doenças Odontogênicas do Seio Maxilar

Figura 620 Sinusite odontogênica
Sintomas unilaterais: um vestígio de pus na faringe de um idoso de 66 anos, sofrendo de uma sinusite dentária aguda.

Direita: Eritema da narina externa direita nesta mulher de 22 anos com sinusite dentária subaguda no lado direito.

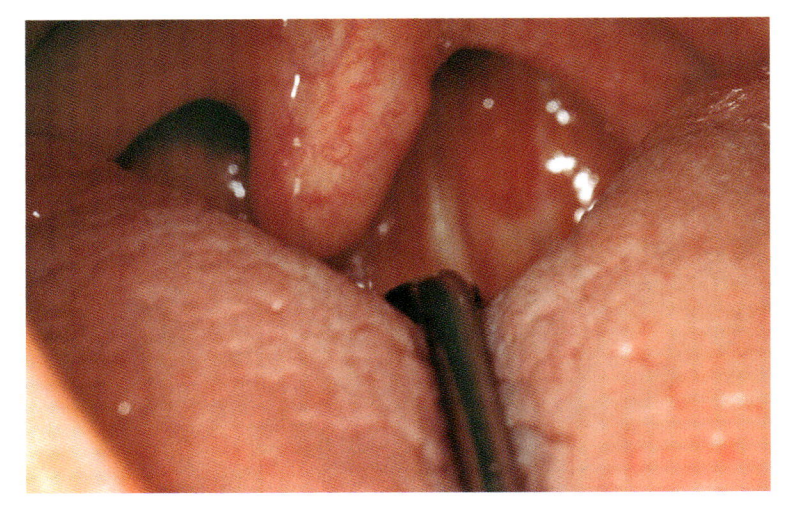

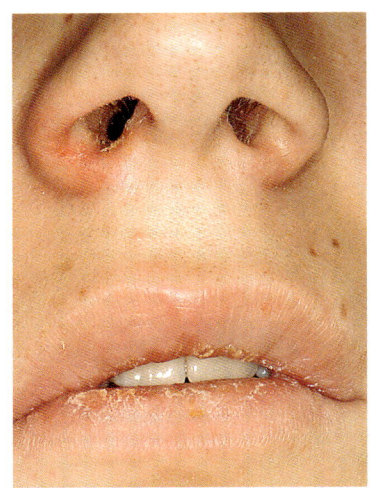

Figura 621 Etiologia
A causa mais freqüente é uma comunicação entre a cavidade bucal e o seio maxilar, como visto aqui nesta mulher de 42 anos, dois meses após a remoção do dente 17. Outros possíveis fatores causais adicionais podem incluir formação de um cisto, infecção dentária radicular, bolsa periodontal e desenvolvimento de tumor.

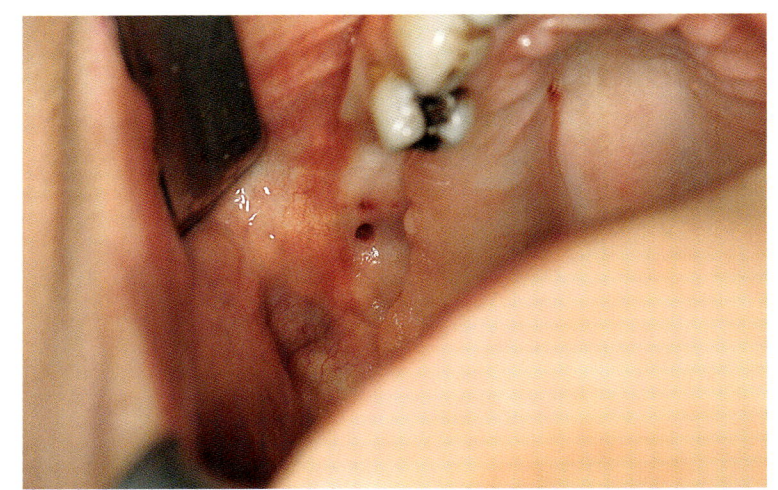

Figura 622 Irrigação diagnóstica do seio
Este procedimento envolve instilar uma solução salina ou de neomicina no interior do seio maxilar via alvéolo ou fossa canina, e expectorá-la pelo nariz. A cavidade nasal do lado oposto é mantida fechada pelo paciente. O procedimento torna possível a avaliação da livre comunicação existente entre o óstio natural e o nariz.

Direita: Técnica de irrigar o seio maxilar via fossa canina. O ponto de perfuração está acima das raízes dos dentes.

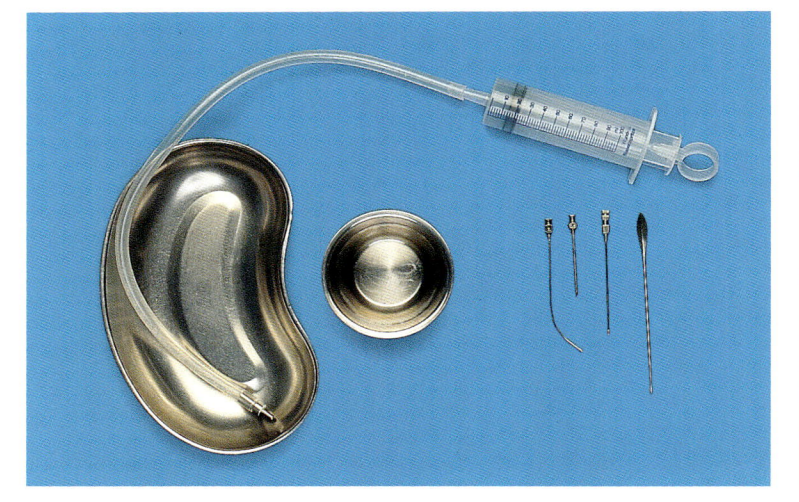

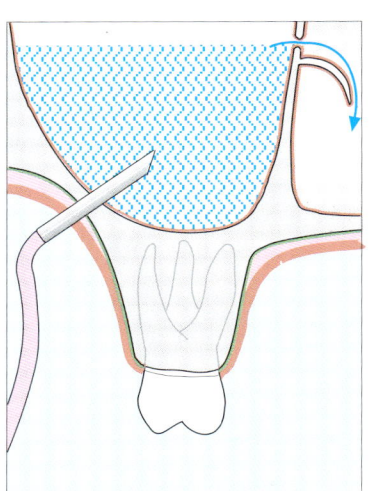

Figura 623 Endoscopia: antroscopia
Após o seio ter sido aberto com uma trefina circular na fossa canina, o seio maxilar pode ser inspecionado diretamente usando-se o equipamento óptico apropriado.

Direita: A imagem endoscópica do seio maxilar direito mostra um crescimento esférico brilhante e uma mucosa bem vascularizada. A lesão era um pólipo sinusal.

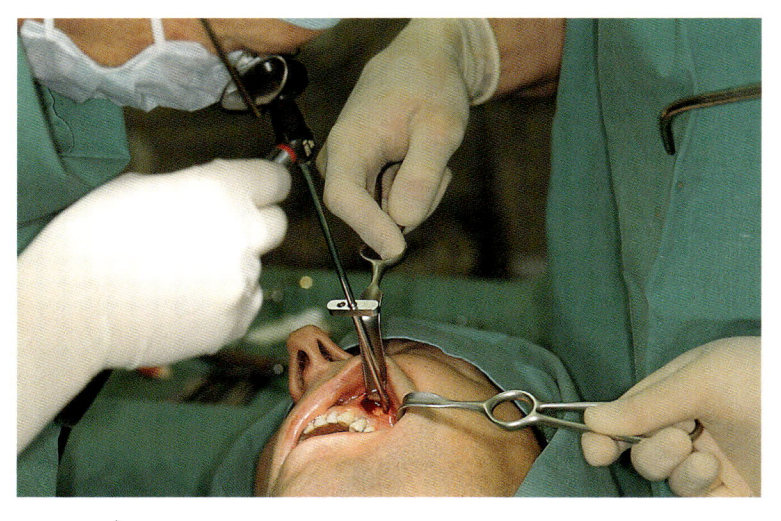

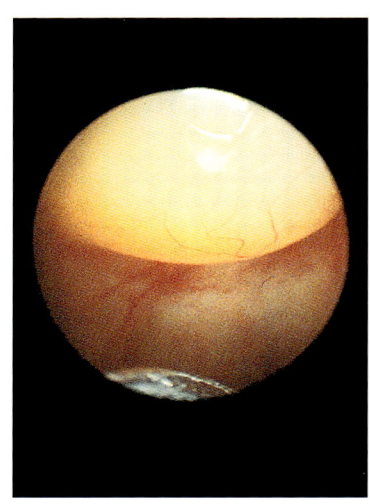

Patologia e Diagnóstico **233**

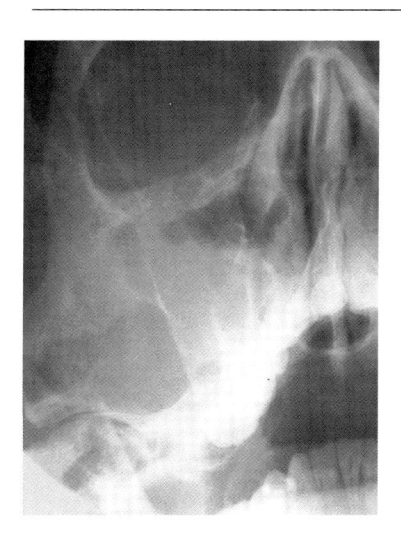

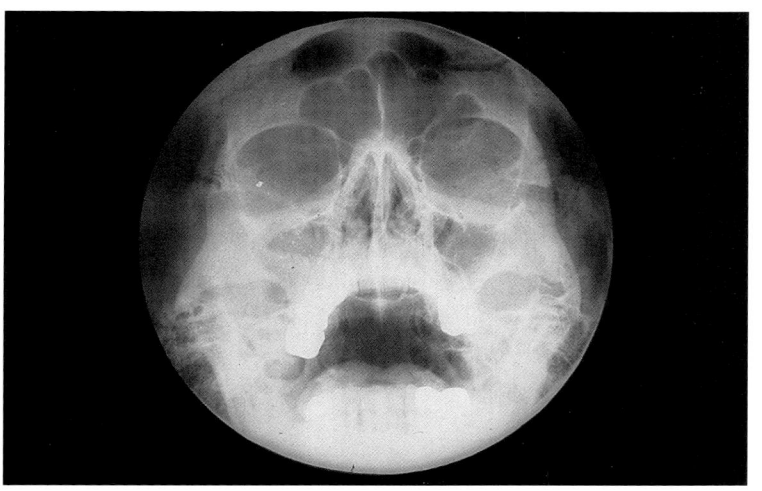

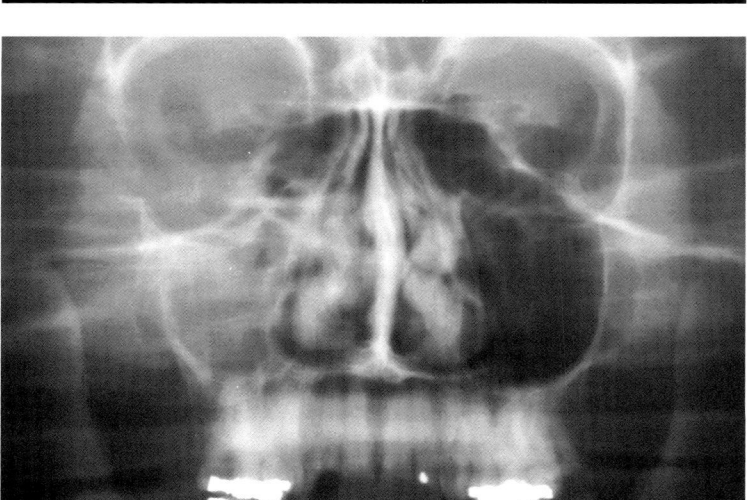

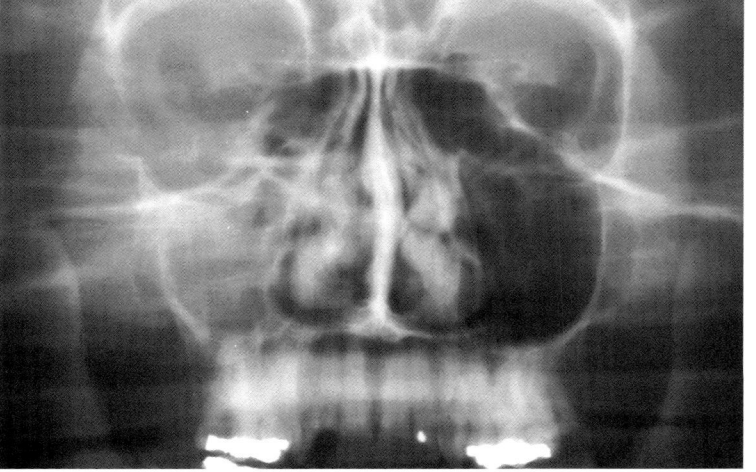

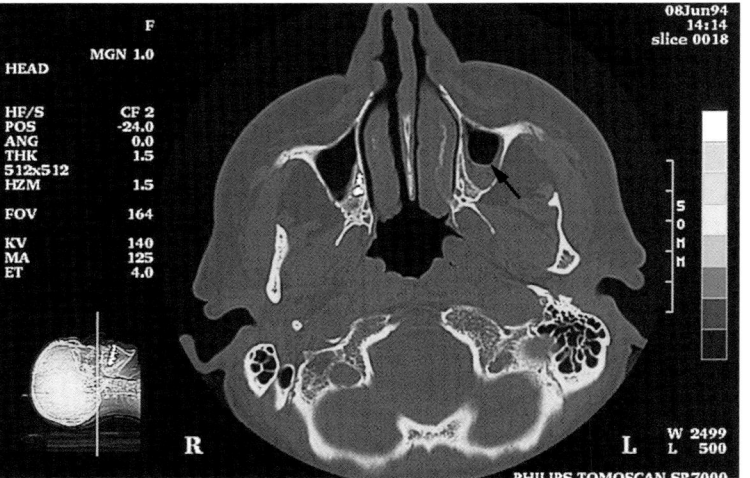

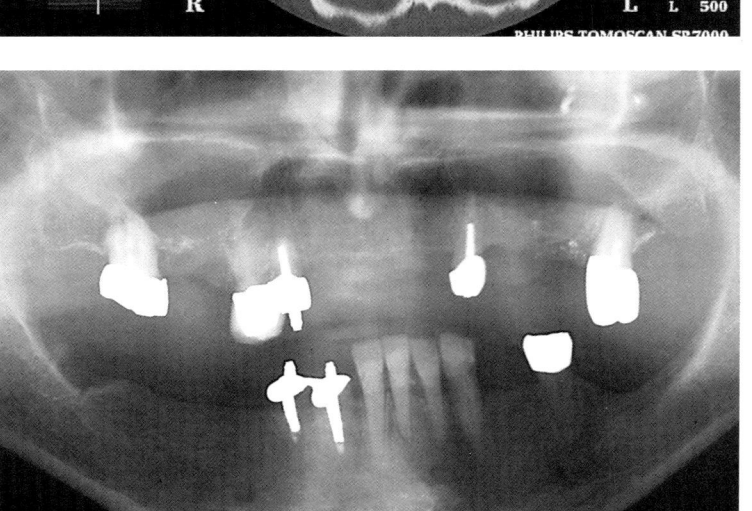

Figura 624 Diagnóstico radiográfico: filme maxilar com ângulo da bissetriz
A clássica projeção radiográfica para avaliar a condição dos seios maxilares é a projeção maxilar postero-anterior-hemi-axial. A sinusite dentária no lado direito é visível como uma sombra difusa no seio, acompanhada por uma redução na esclerose dos limites adjacentes.

Esquerda: Em casos de sinusite supurativa aguda, é possível visualizar-se o nível de acumulação de pus na cavidade sinusal.

Figura 625 Projeções Zonarc
O instrumento Zonarc M10 (Palomex Co.) pode proporcionar informações especiais sobre processos patológicos no seio maxilar, pela tomografia do terço médio da face.

Figura 626 Tomografia computadorizada
As tomografias computadorizadas em projeção frontal ou coronal proporcionam informação completa em três dimensões. Aqui, um espessamento da mucosa (*seta*) é visto na porção posterior do seio maxilar esquerdo.

Figura 627 Radiografia panorâmica
A radiografia panorâmica proporciona uma boa visão geral para a documentação de alterações nas estruturas ósseas, mas não é adequada para a avaliação de processos inflamatórios nos seios maxilares.

Tratamento

Uma vez que os fatores etiológicos tenham sido eliminados, a sinusite odontogênica regride espontaneamente (Baumann e Pajarola, 1975; Schmidseder e Lambrecht, 1978). A fonte etiológica da infecção, o dente de origem ou a comunicação oro-antral devem ser eliminados (tratamento endodôntico, extração dentária, fechamento do seio). Em casos de sinusite supurativa, o seio maxilar deve ser irrigado antes de qualquer intervenção cirúrgica. O procedimento de irrigação do seio deve ser continuado em intervalos de três dias até que a solução irrigadora drenada esteja macroscopicamente limpa e clara.

Irrigação do Seio Maxilar Via Fossa Canina

Indicação

Esta técnica é aplicada em casos de sinusite dentária aguda sem comunicação oroantral:
- Antes de se operar cistos via seio maxilar.
- Antes de apicectomia.
- Após procedimentos cirúrgicos nos seios maxilares.

Anestesia

Infiltração terminal é realizada na fossa canina.

Figura 628 Tratamento para sinusite dentária: irrigação do seio
O procedimento de irrigação lava o pus e os detritos do seio. Se a passagem da drenagem através do nariz estiver comprometida, a pressão não deve ser aumentada, pois isso pode forçar o conteúdo infeccioso do seio para estruturas anatômicas vizinhas, como por exemplo as órbitas.

Direita: Para se evitar a contaminação dos arredores, um campo é colocado sobre a face do paciente durante o procedimento de irrigação.

Figura 629 Fossa canina
A sonda metálica indica a porção delgada da parede vestibular do seio maxilar, apicalmente às pontas das raízes.

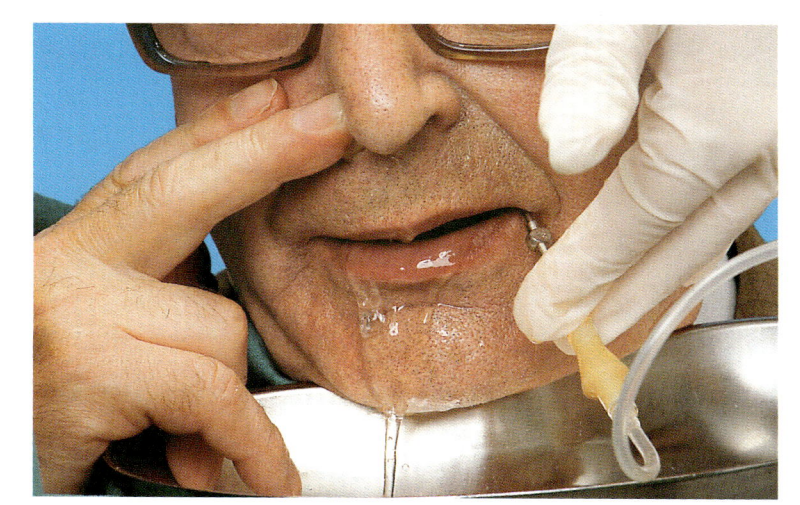

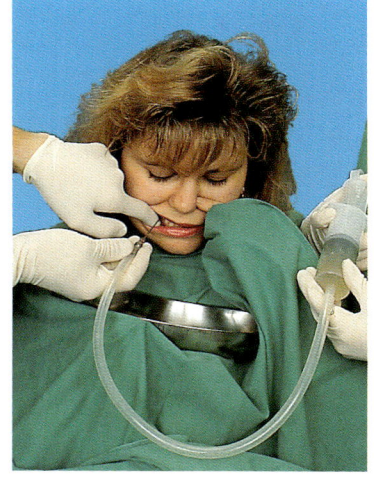

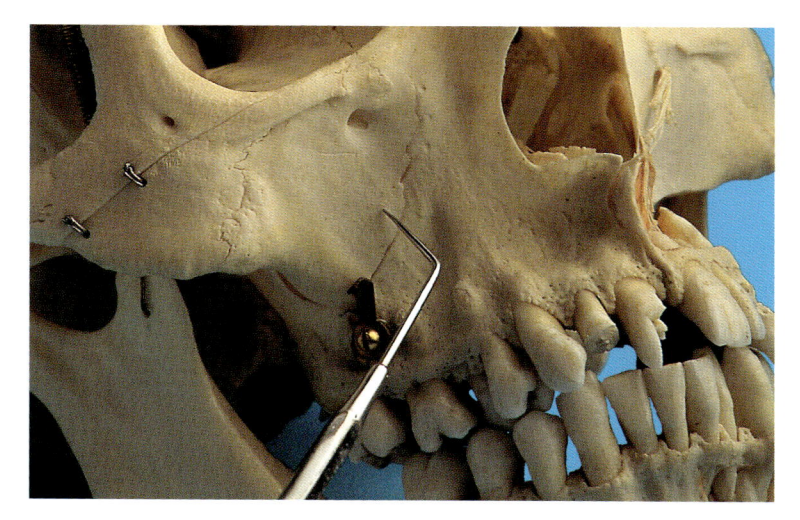

Figura 630 Irrigação via fossa canina
Para realizar este procedimento, um anestésico local é administrado e uma incisão é feita na mucosa para permitir que se faça uso da trefina na parede vestibular do seio com uma cânula fina ou uma trefina circular.

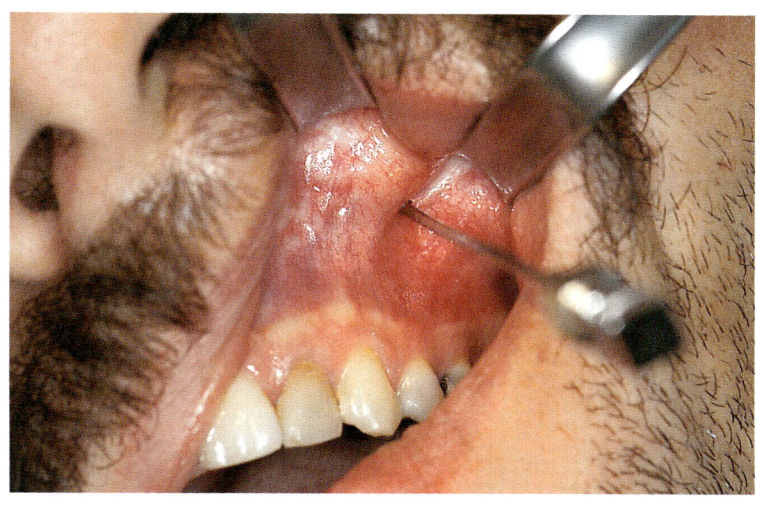

Acesso ao Seio Maxilar

Penetrando a parede sinusal. A cobertura óssea do seio maxilar é muito fina na fossa canina. Nesta região a parede vestibular do seio maxilar é muito facilmente perfurada utilizando-se uma agulha afiada com um mandril interno para prevenir sua obstrução.

Irrigação. A irrigação do seio maxilar pode ser realizada usando-se uma solução salina fisiológica ou uma solução de neomicina. O fluido drenado deve ser examinado quanto ao seu odor e à sua limpidez.

A irrigação deve ser realizada a cada três dias até que a solução salina drene limpa. Se necessário, a solução de irrigação pode incluir antibióticos. Se três ou quatro ciclos de irrigação forem completados e o fluido drenado ainda apresentar odor pútrido, ao invés da terapia antibiótica, a causa da sinusite deve ser reavaliada.

> **Sugestão Clínica**
> A irrigação não deve ser realizada com pressão. O fluido que drena pelo nariz deve correr livremente. A pressão da irrigação quando a drenagem é obstruída pode difundir a infecção para tecidos vizinhos (órbitas).

Tratamento adicional. A fossa canina é ideal para pequenas aberturas (p. ex., para irrigação, endoscopia, remoção de fragmentos de raízes ou corpos estranhos). As margens ósseas devem ser regularizadas antes da reposição do retalho de tecido mole. O fechamento é obtido pela reposição do retalho mucoperiostal, com uma adaptação firme usando-se suturas de colchoeiro. Uma camada de tecido cicatricial usualmente se forma sob o fechamento. Os defeitos ósseos só regeneram-se parcialmente. Após o procedimento cirúrgico, o paciente não deve submeter os seios maxilares a qualquer pressão por pelo menos duas semanas (não espirrar ou assoar o nariz), para prevenir enfisema ou deiscência de sutura. O paciente também deve ser informado que algum pequeno sangramento pode ocorrer pelo nariz.

Abertura do Seio Maxilar

Na maioria dos procedimentos em cirurgia bucal, o acesso aos seios maxilares é obtido por um acesso vestibular. Por esta razão, a parede vestibular do seio precisa ser removida. Durante o procedimento de osteotomia, cuidados devem ser tomados para se evitar danos às raízes de dentes com vitalidade. Para se conseguir isto, o acesso deve ser procurado em um ponto alto do vestíbulo. Uma atenção especial deve ser dada para o ponto em que emerge o nervo infra-orbitário. O desenho do retalho de tecido mole é criado por meio de uma incisão principal horizontal no vestíbulo e uma incisão relaxante no aspecto mesial, em ângulo reto com a incisão principal. A porção mais fina da cobertura óssea está localizada na parede anterior da crista zigomática alveolar.

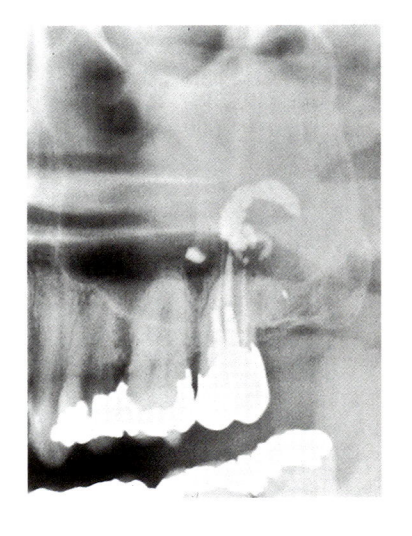

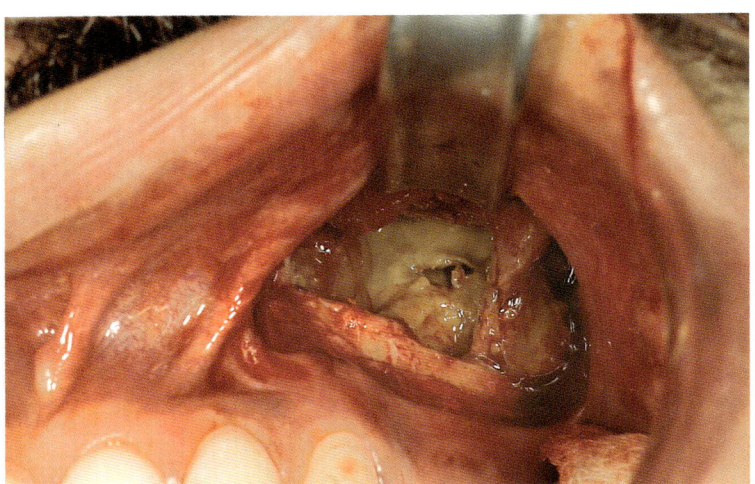

Figura 631 Aspergilose
A aspergilose dos seios maxilares é geralmente causada por uma substância estranha. Nesta mulher de 48 anos, a causa consistia de material obturador de canal radicular. O seio maxilar aberto está preenchido por um tecido necrosado de odor fétido e corpo estranho. Em casos como este, a antibioticoterapia somente é inútil.

Esquerda: O detalhe da radiografia panorâmica mostra o corpo estranho radiopaco no seio maxilar esquerdo.

Aspergilose

O *Aspergillus* é um fungo e um patógeno facultativo e ubíquo. Em casos de aspergilose do seio maxilar, há uma afinidade por corpo estranho. Beck-Mannagetta *et al.* (1983) e Zimmerli *et al.* (1988) sugerem que pode existir uma relação entre a infecção por *Aspergillus* e materiais obturadores de canais radiculares (principalmente materiais contendo zinco) no seio maxilar. De Foer *et al.* (1990), trabalhando na Europa, também propõem uma etiologia dentária (materiais obturadores de canais radiculares contendo eugenol) para aspergilose do seio maxilar.

Diagnóstico

Os sintomas são os mesmos da sinusite odontogênica. A radiografia é de uma sombra quase completamente difusa do seio maxilar afetado, com um corpo estranho radiopaco que aparentemente se deriva de um canal radicular sobre-obturado. O dente afetado pode, contudo, já ter sido extraído. Os sintomas adicionais de aspergilose podem ser uma inflamação sinusal persistente, a despeito de irrigação e terapia antibiótica.

Cirurgia Plástica para o Fechamento de Comunicação Oroantral

> **Sugestão Clínica**
> Se o seio maxilar estiver aberto, uma amostra de tecido deve ser retirada para avaliação histológica. A formação de pólipos através da comunicação oroantral pode ser uma indicação de formação de tumor.

Retalhos Vestibulares

Indicação
Se o defeito estiver na direção vestibular, um retalho vestibular é indicado. Uma possível desvantagem é a perda do fundo de sulco do vestíbulo. Se necessário, uma vestibuloplastia pode ser realizada após seis meses (ver p. 292).

Procedimento Cirúrgico
O orifício da fístula é excisado e o retalho é fechado. Drogas antiinflamatórias, analgésicos e *spray* nasal (para reduzir o edema) são prescritos. Uma revisão pós-operatória é marcada para três dias; a remoção de suturas é realizada em dez dias e uma revisão pós-operatória final é feita com três meses.

Figura 632 Retalho vestibular
Nesta mulher de 31 anos, o dente 26 foi extraído há quatro meses. Um mês após a extração, a paciente começou a sentir uma dor surda no lado esquerdo da maxila, e uma dor pulsátil ao se curvar. A fossa canina esquerda era sensível à pressão. O seio maxilar era sondado sem resistência pelo alvéolo do dente 26.

Direita: A radiografia mostra um velamento total do seio maxilar esquerdo.

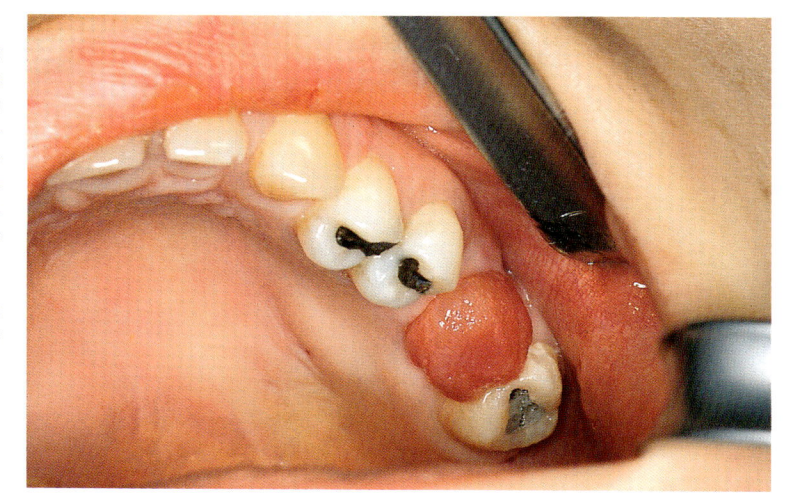

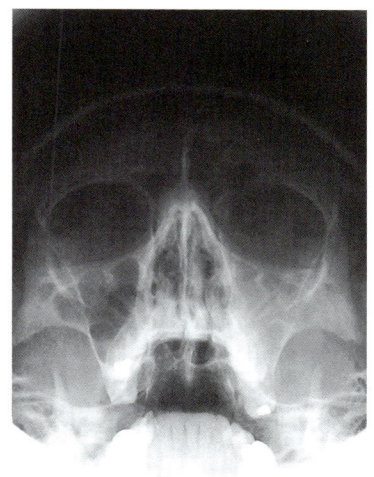

Figura 633 Excisão da fístula
De forma a obter um fechamento firme da comunicação oroantral, a linha de sutura deve ser feita sobre osso intacto. Isso usualmente envolve excisão do orifício da fístula lateral e palatinamente, de forma que um mínimo de 2mm de margem óssea esteja disponível.

Direita: Um retalho mucoperiostal trapezoidal é criado no vestíbulo, usando-se duas incisões verticais ligeiramente divergentes.

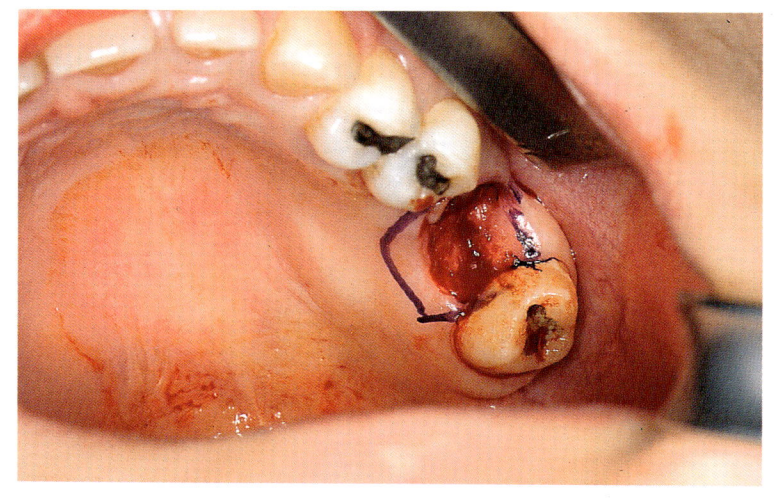

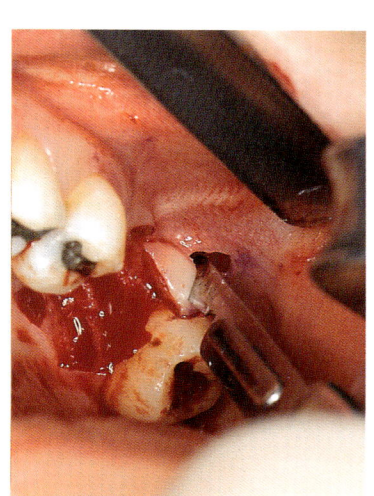

Figura 634 A extensão do retalho
Na base delineada do retalho (C no diagrama), o periósteo é liberado fazendo-se várias incisões horizontais até que o retalho possa ser tracionado completamente sobre o alvéolo em direção palatina sem criar tensão.

Direita: Princípio cirúrgico.

- **A** Excisão palatal
- **B** Incisões laterais
- **C** Área de incisão interna para liberação do periósteo

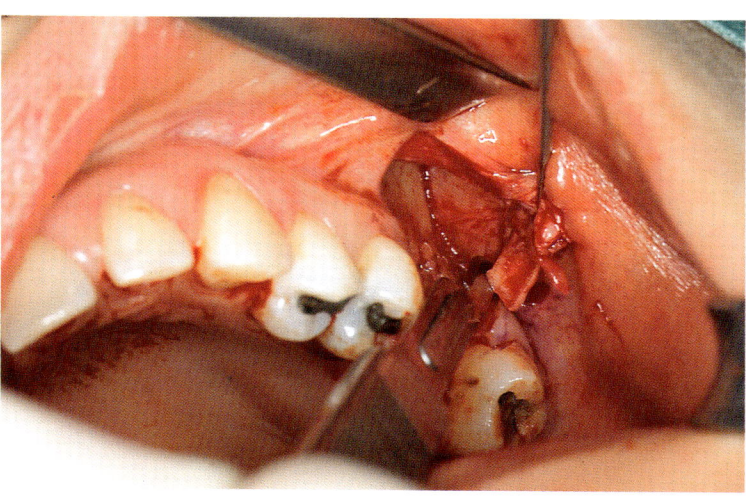

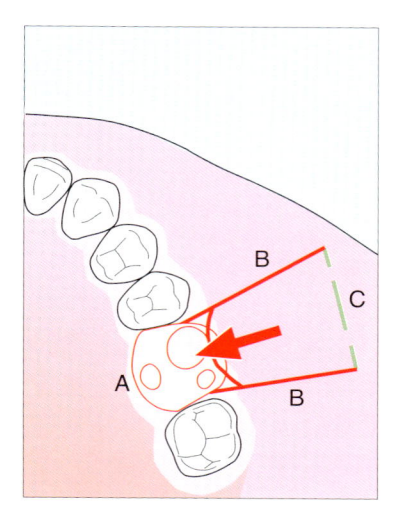

Cirurgia Plástica para Fechamento de Comunicação Oro-antral

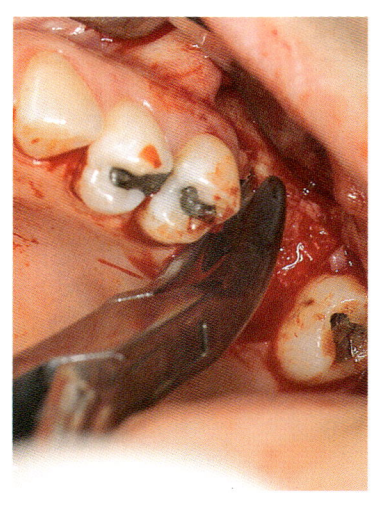

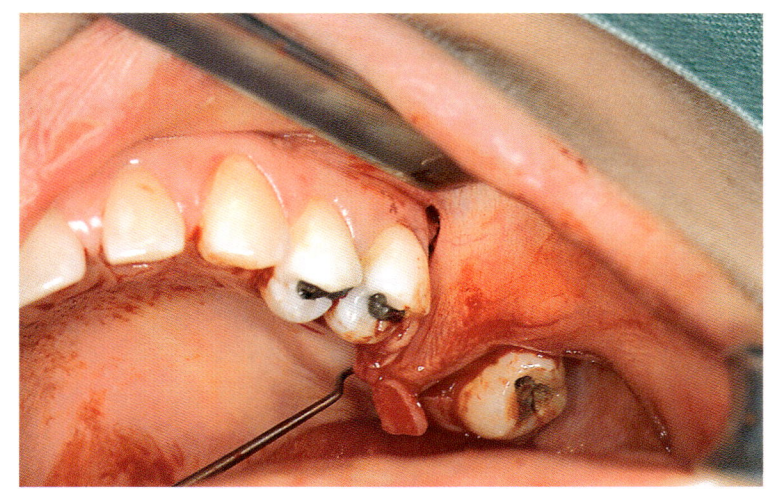

Figura 635 Tratamento da ferida
O retalho mucoperiostal mobilizado é recortado para se adaptar à geometria da abertura.

Esquerda: As margens ósseas vestibulares afiadas devem ser suavizadas de modo a prevenir pontos de pressão e necrose de tecido no retalho.

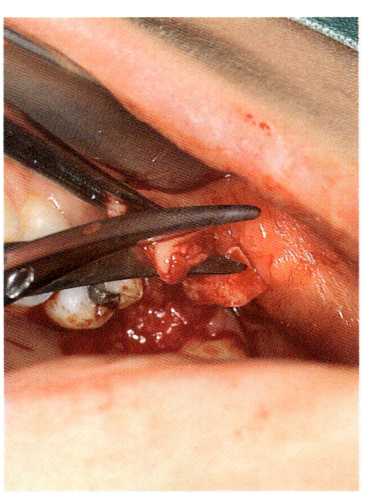

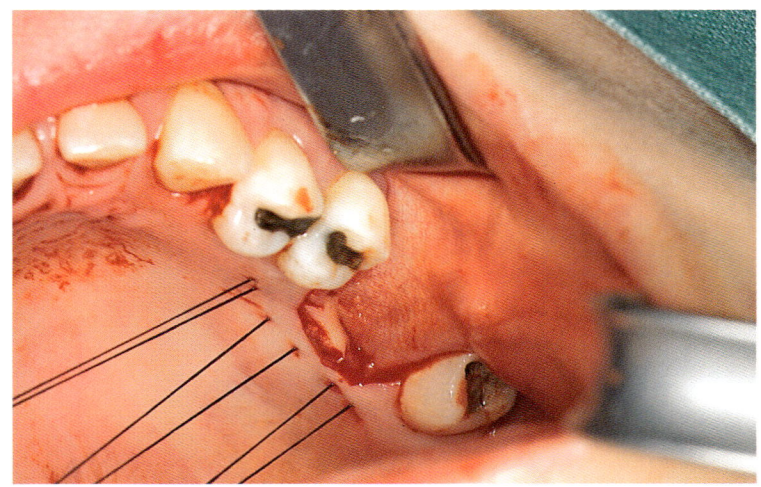

Figura 636 Colocação das suturas
O retalho de tecido é posicionado para cobrir a abertura e fixado usando-se suturas de colchoeiro.

Esquerda: O tecido pode ser ajustado conforme necessário para adaptar-se precisamente ao espaço disponível. Após a sutura final ter sido colocada, a qualidade do fechamento pode ser avaliada, solicitando-se ao paciente para fechar as narinas e tentar assoar gentilmente o nariz. Durante o teste, uma compressa de gaze deve ser mantida pressionada no vestíbulo para prevenir a entrada de ar nos tecidos moles (enfisema).

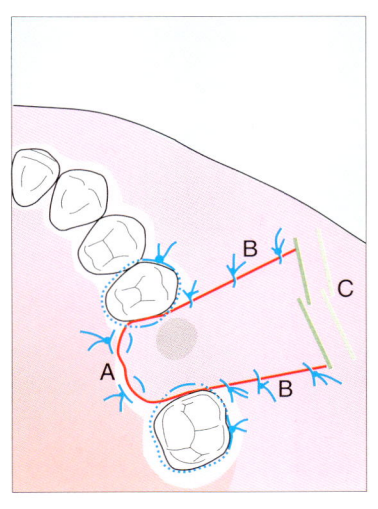

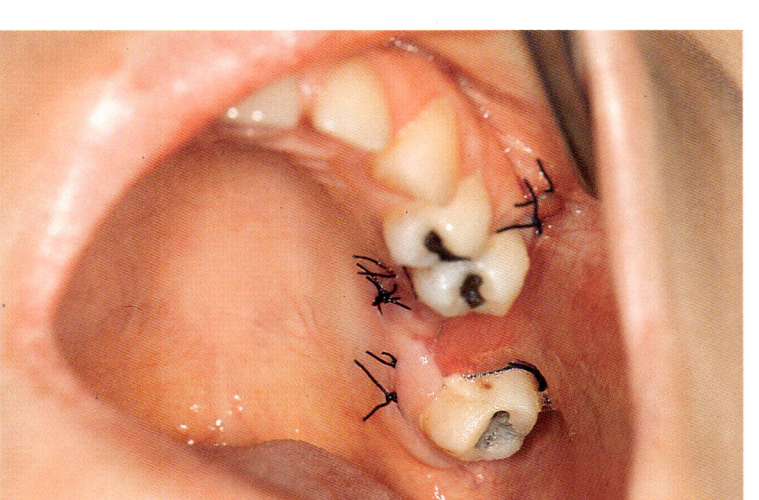

Figura 637 Acompanhamento
A cicatrização do retalho deve ser avaliada com três dias de pós-operatório, com especial atenção à formação de hematoma, à deiscência de sutura e à vitalidade dos tecidos do retalho. Neste ponto, a ferida pode ser limpa de modo eficaz usando-se compressas de gaze e água oxigenada diluída. A remoção de sutura deve ser realizada com dez dias de pós-operatório.

Esquerda: Colocação de suturas para um fechamento seguro do tecido.

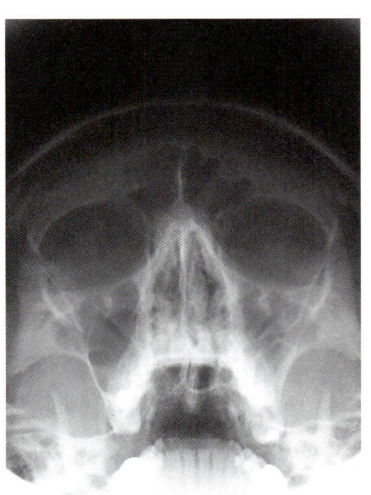

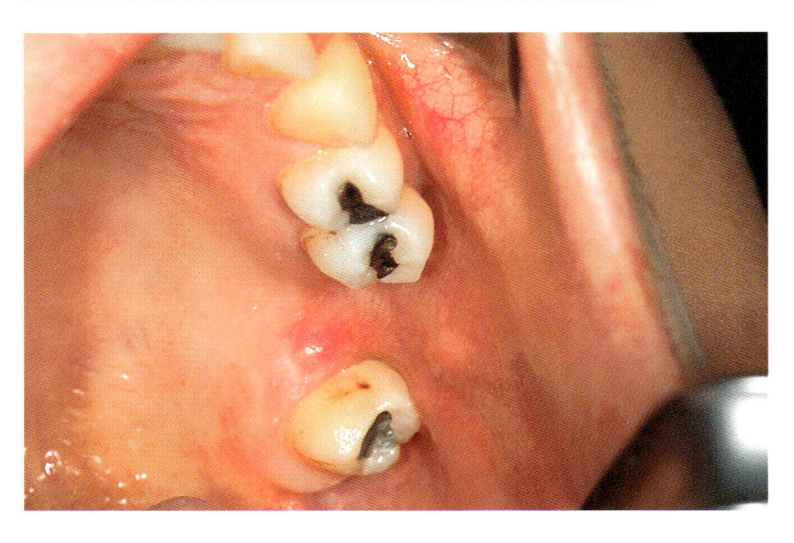

Figura 638 Acompanhamento a longo prazo
Esta fotografia três meses após a cirurgia mostra que o retalho cicatrizou bem, com alguma perda do fundo de sulco do vestíbulo. Se uma cirurgia corretiva para os tecidos moles for indicada, uma espera adicional de três meses deve ser observada, de modo que o suprimento sangüíneo para o retalho não seja comprometido.

Esquerda: A radiografia mostra claramente que ambos os seios maxilares estão livres de infiltrações, e bem aerados (compare com fig. 632).

Retalho Palatino

Indicação
O retalho palatino é usado quando o defeito no rebordo é localizado palatinamente e o uso do retalho vestibular mostra-se desfavorável devido à localização da comunicação oroantral, ou porque o contorno do vestíbulo não deve ser reduzido (p. ex., por motivos protéticos).

Procedimento Cirúrgico
O orifício da fístula é excisado, expondo o substrato ósseo vestibular e lateralmente. Dependendo do tamanho do defeito, um retalho mucoperiostal palatino é criado e mobilizado ao redor do forame palatino. A artéria palatina maior encontra-se dentro do retalho e provê o suprimento vascular. O retalho móvel livre é posicionado acima do defeito e fixado com suturas de colchoeiro. Qualquer superfície óssea exposta é coberta com gaze iodoformada e protegida com um guia cirúrgico transparente. A primeira consulta pós-operatória é feita com três dias após a cirurgia, e a remoção de suturas é feita com dez dias. As visitas adicionais de acompanhamento devem ser marcadas semanalmente até que a superfície óssea esteja completamente epitelizada. O guia cirúrgico pode ser removido antes.

O *check-up* final deve ser realizado com três meses.

Figura 639 Retalho palatino
Nesta mulher de 46 anos, o dente 16 foi extraído há um mês. Uma tentativa de fechar o seio amplamente aberto usando-se um retalho vestibular não obteve sucesso. Após o tratamento da sinusite por meio de antibioticoterapia e irrigações repetidas do seio maxilar, o planejamento cirúrgico consistia em fechar o defeito usando-se um retalho rebatido do palato. A mucosa vestibular é cicatricial e fibrosa. As linhas de incisão são claramente mostradas nesta fotografia clínica.

Direita: Uma sonda fina é usada para localizar as margens ósseas.

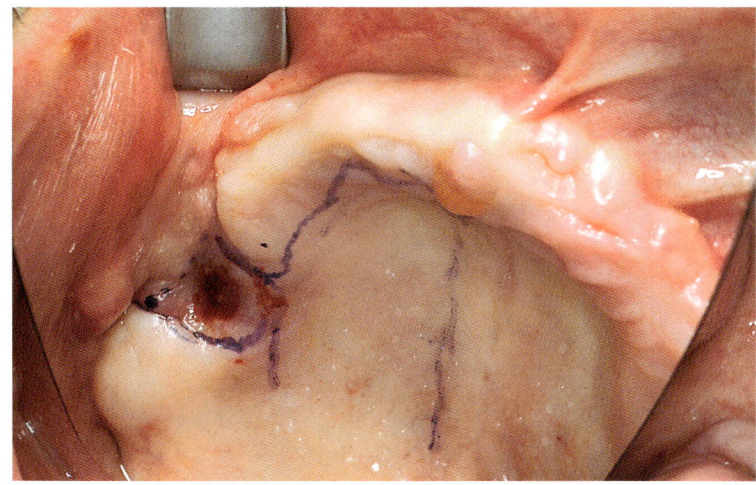

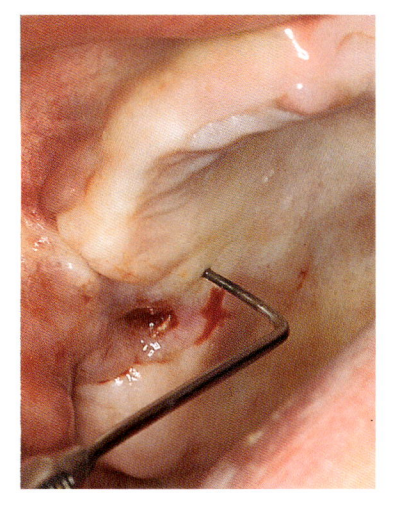

Figura 640 Excisão da fístula
Usando-se uma excisão circular, a mucosa ao redor do orifício da fístula é excisada em uma extensão suficiente para expor um substrato ósseo satisfatório para receber o novo retalho de tecido mole. O novo retalho é então desenhado no palato e cirurgicamente liberado. O trajeto da artéria palatina deve ser levado em consideração. A artéria deve seguir o seu trajeto normal através do centro deste tipo de retalho mucoperiostal.

Direita: Princípio cirúrgico.

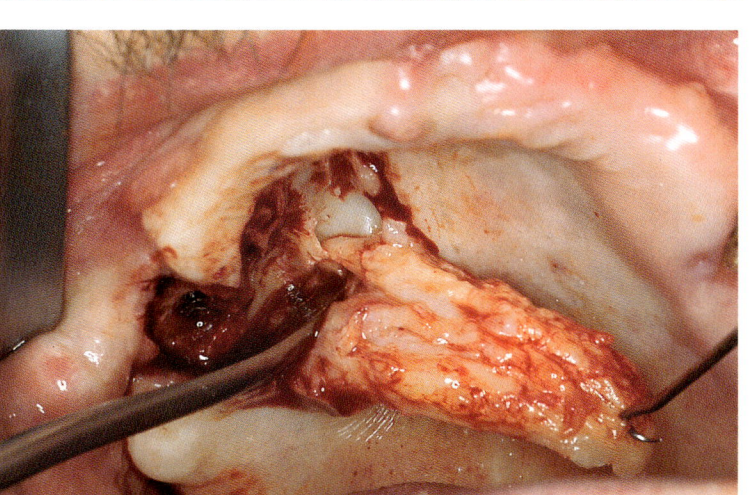

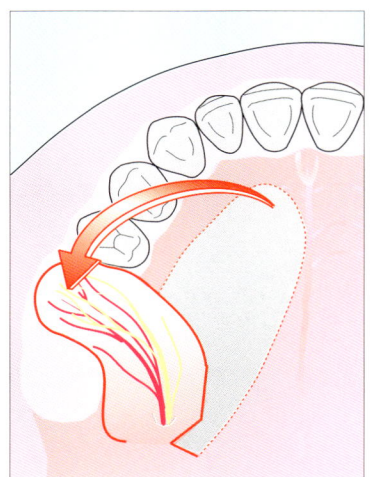

Figura 641 Adaptação do retalho
O retalho é mobilizado livremente no palato até o forame palatino; isso é necessário para prevenir o estrangulamento da artéria palatina quando o retalho for refletido lateralmente.

Direita: Uma vez que o retalho esteja adaptado ao defeito, ele é fixado seguramente usando-se suturas interrompidas.

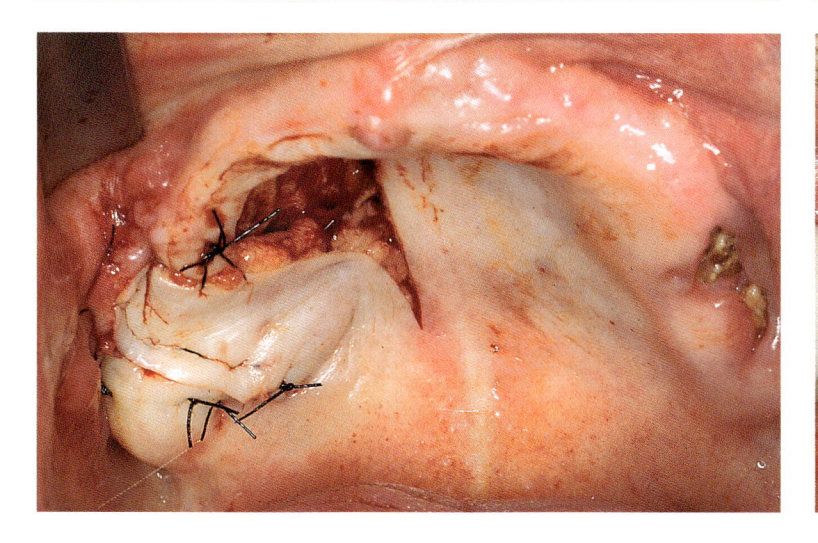

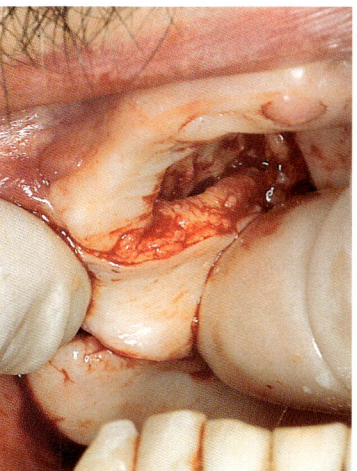

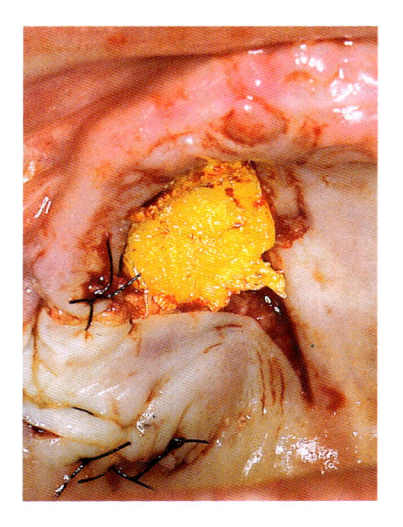

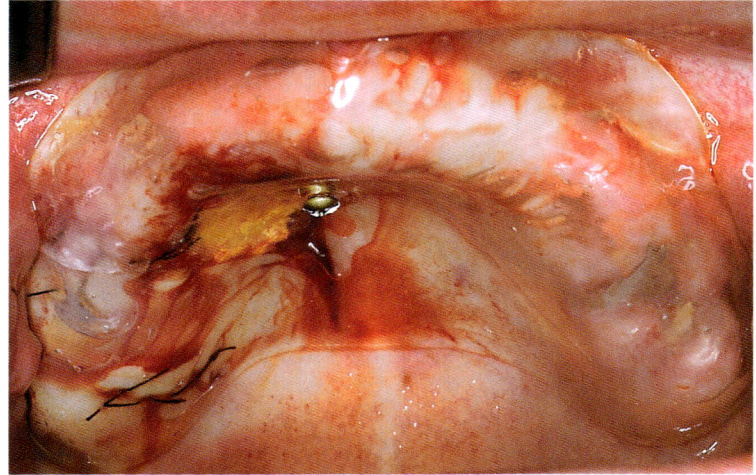

Cirurgia Plástica para Fechamento de Comunicação Oro-antral

Figura 642   Tratamento da ferida
A superfície óssea exposta é coberta com uma tira de gaze iodoformada e então coberta com um guia cirúrgico transparente. O retalho de tecido mole não deve ser comprimido excessivamente, e não deve haver pontos de pressão na margem. Em um arco edêntulo, o guia pode ser mantido em posição por um parafuso no meio do palato.

Esquerda: O osso exposto pela reflexão dos tecidos moles é coberto com uma tira de gaze iodoformada e deixado para cicatrizar por segunda intenção.

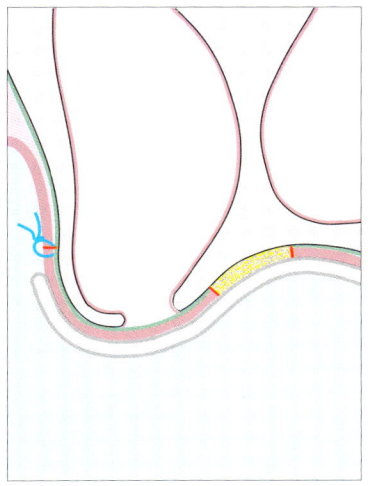

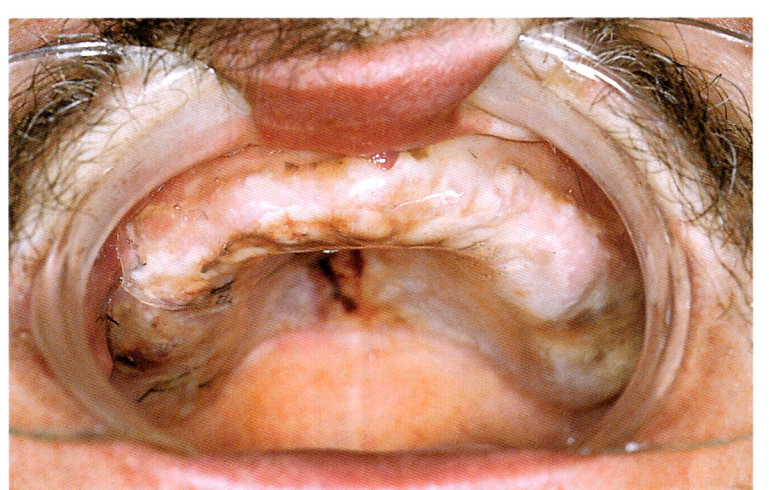

Figura 643   Tratamento Seqüencial
Com três dias de pós-operatório, a condição do retalho é avaliada em relação à circulação sangüínea, à deiscência de sutura e a possíveis pontos de pressão.

Esquerda: Se não forem encontrados problemas no pós-operatório, o guia cirúrgico pode ser removido precocemente. A superfície da ferida remanescente pode ser coberta com uma tira de gaze iodoformada e selada com um adesivo à base de acetona.

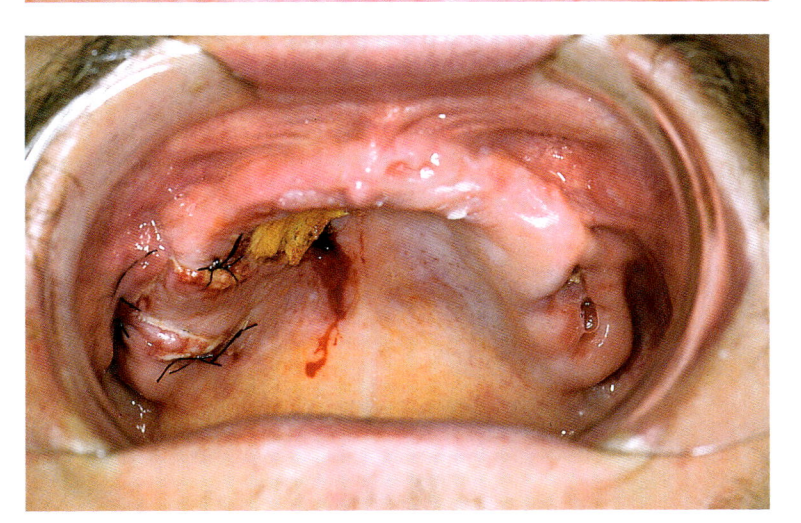

Figura 644   Evolução clínica
A remoção de sutura é realizada com dez dias de pós-operatório. O retalho do tecido mostra uma cor rósea sadia, indicando um suprimento sangüíneo intacto.

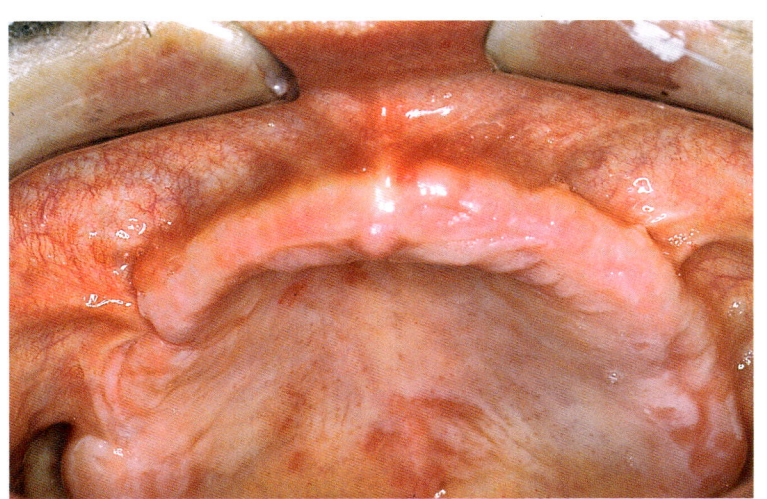

Figura 645   Final do tratamento
Três meses após a cirurgia, o defeito palatino está completamente cicatrizado depois da realização do retalho de tecido mole. Uma vestibuloplastia parcial pode ser realizada subseqüentemente, se o procedimento do retalho vestibular não tiver obtido sucesso (fig. 639), e também para reduzir a perda do vestíbulo e a cicatrização fibrosa.

Retalho em Ponte (Pediculado)

Indicação
A comunicação oroantral em região edêntula; o vestíbulo deve ser preservado.

Procedimento Cirúrgico
Após duas incisões horizontais no rebordo, de vestibular para palatino, um retalho mucoperiostal vestíbulo-palatino é criado, e incisões do periósteo na parte lateral da base vestibular são feitas com o objetivo de mobilizar os tecidos moles para cobrir o defeito. O defeito palatino criado no rebordo alveolar é coberto com uma compressa de gaze iodoformada e com a colocação de um guia cirúrgico.

Complicações

Deiscência
Se depois disso a comunicação oroantral ainda persistir, um procedimento cirúrgico adicional é indicado.

Necrose do Retalho
Se isto ocorrer, todas as suturas devem ser removidas imediatamente. Dependendo das demarcações das margens de tecido mole resultante, um novo procedimento cirúrgico deve ser planejado.

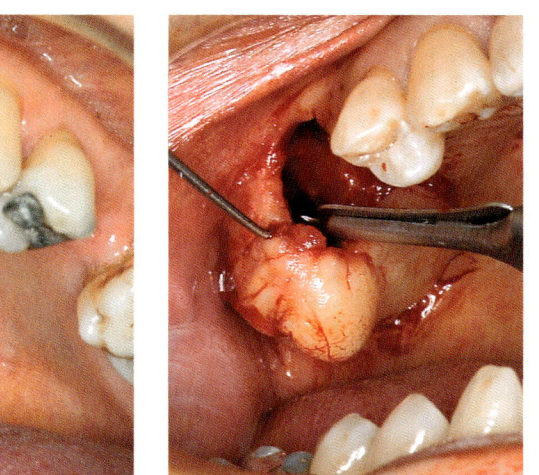

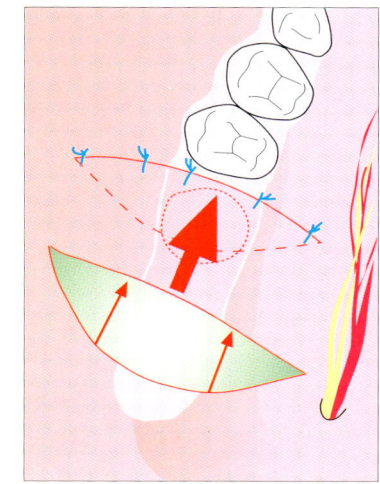

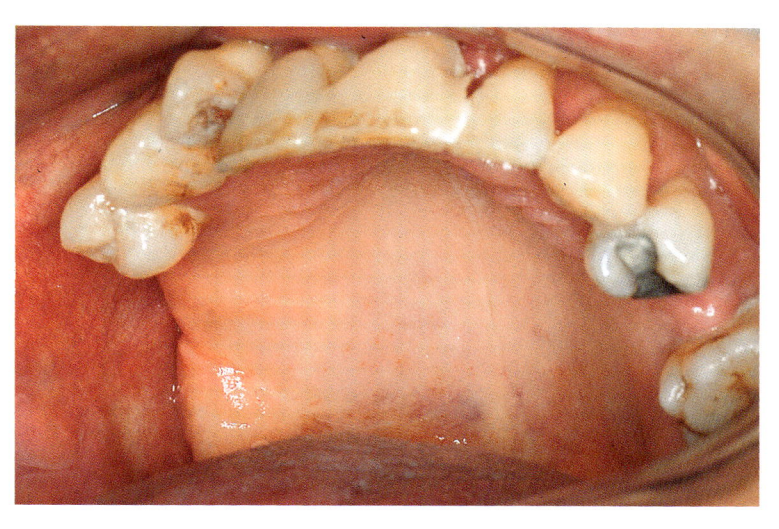

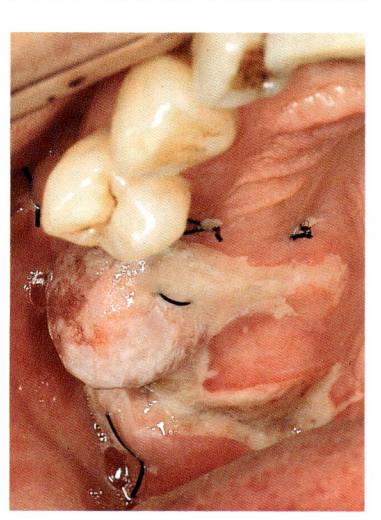

Figura 646   Retalho pediculado
A vantagem deste procedimento é a manutenção do perfil vestibular em pacientes edêntulos e em pacientes com defeitos ósseos estendendo-se para vestibular ou para palatino, ou para ambos. Nesta mulher de 40 anos existia uma comunicação com o seio maxilar relativamente pequena próxima ao dente 16. A sondagem do osso nesta região indicava que o defeito ósseo estava localizado por palatino.

Direita: Preparação cirúrgica descolando-se os retalhos vestibular e palatino.

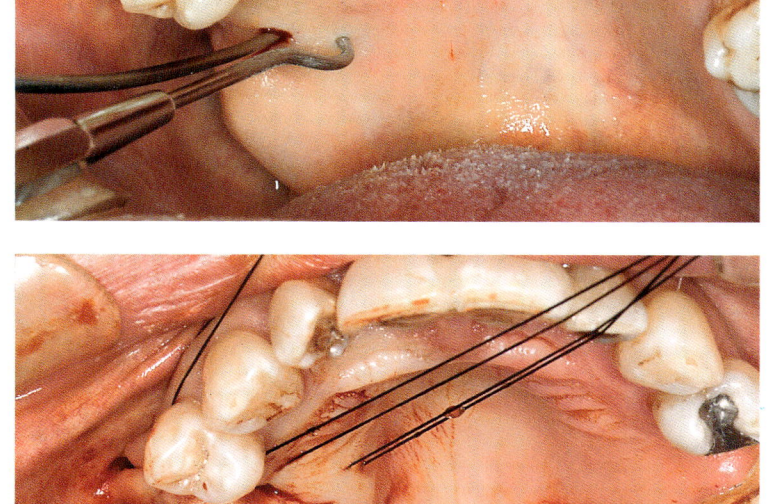

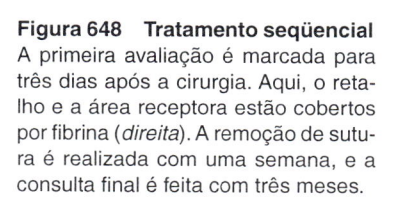

Figura 647   Fixação do retalho
Suturas de colchoeiro são usadas para fixar o pedículo de tecido mesialmente.

Figura 648   Tratamento seqüencial
A primeira avaliação é marcada para três dias após a cirurgia. Aqui, o retalho e a área receptora estão cobertos por fibrina (*direita*). A remoção de sutura é realizada com uma semana, e a consulta final é feita com três meses.

Esquerda: A situação um ano após a cirurgia.

Doenças das Glândulas Salivares

Fisiologia

Glândulas Salivares

Há glândulas salivares maiores e menores, e todas se originam embriologicamente do ectoderma. As secreções das várias glândulas variam consideravelmente em composição e em viscosidade. A saliva secretada na cavidade bucal é rica em proteína e mais hipotônica do que serosa. A saliva é 99% água. O 1% remanescente consiste primariamente de proteínas, glicoproteínas e lipídios, glicose e uréia. São encontrados eletrólitos como sódio, cálcio, cloro e fosfato. A secreção salivar é regulada pelo sistema nervoso autônomo. A produção de saliva diária varia de 500 a 1000 ml. A histologia e a função da glândula salivar refletem o processo de envelhecimento; as porções acinares diminuem com a idade, enquanto a porção fibrosa aumenta. Isso também leva a uma alteração na composição da saliva. A quantidade de saliva permanece relativamente constante em indivíduos saudáveis que não sofram efeitos adversos de medicações (Baum, 1986; Mandel, 1987).

Glândulas Salivares Menores
Existem de 300 a 400 glândulas salivares menores na cavidade bucal, nos lábios, nas bochechas e na mucosa palatina, produzindo saliva mucosa.

Glândulas Salivares Maiores
As glândulas parótidas secretam principalmente saliva serosa. A glândula submandibular secreta principalmente saliva serosa, enquanto a glândula sublingual principalmente saliva mucosa.

Principais Funções da Saliva
A saliva protege por sua ação de revestimento, função de limpeza, capacidade tampão, atividade antibacteriana e remineralização potencial para os dentes.

A saliva é necessária para a digestão (amilase, lipase, proteases, ribonucleases), para o umedecimento da mucosa oral (para fonação) e para a regulação de temperatura.

Patologia e Diagnóstico

Inflamação da Glândula Salivar (Sialoadenite)

A inflamação aguda é caracterizada por dor, edema e supuração.

A inflamação crônica é caracterizada por fibrose e redução da secreção salivar.

Cálculos Salivares (Sialolitos)
Os cálculos salivares podem ser a causa ou o resultado de inflamação da glândula salivar, especialmente na glândula submandibular (80%), e menos freqüentemente na glândula parótida ou na sublingual. Com a precipitação de sais de cálcio e a falta de colóides protetores, cálculos podem se formar e inibir a secreção salivar. Os sialolitos podem ser facilmente palpáveis nas porções periféricas dos ductos salivares, e os orifícios na cavidade bucal estão freqüentemente inflamados (eritema). A pequena quantidade de saliva que é excretada é usualmente turva.

Sialoadenose
Esta condição é mais comum na glândula parótida, mas pode afetar várias glândulas salivares, e consiste de uma alteração não-inflamatória do parênquima do tecido. O edema resultante pode recidir sem qualquer etiologia detectável. Qualquer possível relação com avitaminose, doença da tireóide, disfunção da glândula pituitária ou redução generalizada do mecanismo sistêmico de defesa do hospedeiro deve ser elucidada com um residente ou outro médico.

Síndromes
 – Síndrome de Sjögren (doença reumática)
 – Síndrome de Herfordt (sarcoidose)
 – Síndrome de Mikulicz (linfoma maligno, hiperplasia linforreticular, sialose)

Tumores
 – Adenoma (adenoma pleomórfico ou monomórfico)
 – Adenolinfoma
 – Oncocitoma
 – Tumor mucoepidermóide
 – Carcinoma

Sialometaplasia

Esta condição é um edema localizado e indolor das glândulas salivares menores, usualmente no palato duro. As lesões são geralmente bem-demarcadas e a circunferência é eritematosa. A causa é um infarto da glândula salivar com insuficiência vascular (Makek e Sailer, 1985).

Diagnóstico diferencial. Adenoma pleomórfico e carcinoma.

Tratamento. O tecido glandular pode ser removido em sua totalidade, no caso de glândulas salivares menores que estão bem-demarcadas no palato. Cuidados devem ser tomados para se evitar lesão nos tecidos adjacentes.

Tratamento da ferida. Isto normalmente consiste de uma sutura simples. Nos defeitos que não podem ser fechados para cicatrizar por primeira intenção, um curativo e um guia cirúrgico protetor podem ser indicados.

> **Dica Clínica**
> As lesões que são extensas ou não são nitidamente demarcadas devem ser indicadas para um especialista.

Figura 649   Sialografia: glândula parótida
O exame radiográfico utilizando meio de contraste no tecido glandular proporciona informações adicionais sobre a condição morfológica da glândula salivar: estenose do ducto, cálculos, atrofia do parênquima e outras alterações possíveis dentro do sistema de ductos. A sialografia da glândula parótida, como vista nestas radiografias lateral e antero-posterior (*direita*), mostra um ducto bem-ramificado sem sinais de bloqueio ou estenose.

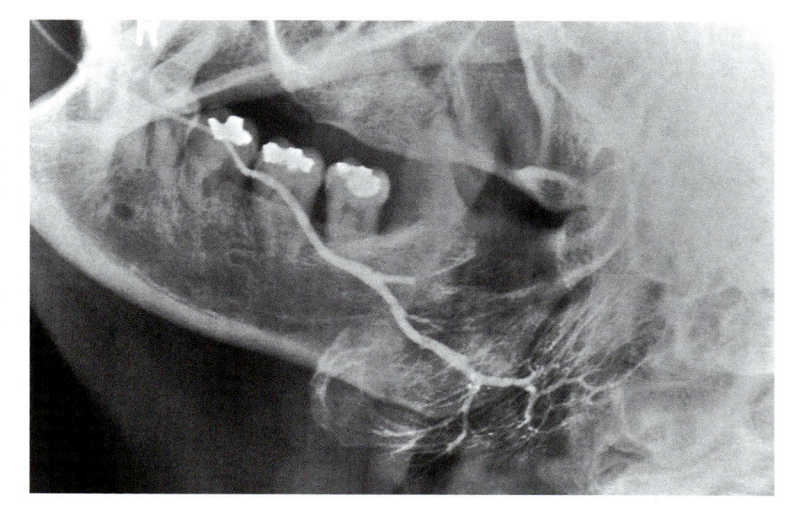

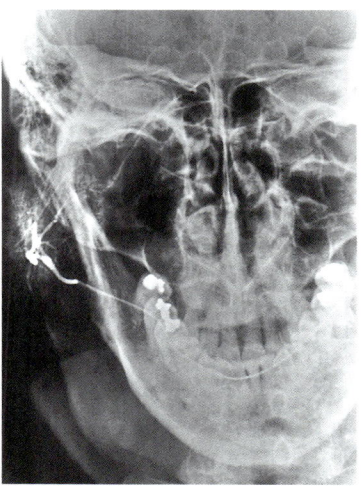

Figura 650   Sialografia: glândula submandibular
Esta radiografia tomada após injeção de meio de contraste na glândula submandibular mostra a ramificação do sistema de ductos com dilatação periférica em um caso de sialoadenite.

Direita: Sialografia da glândula submandibular em uma projeção radiográfica ântero-posterior.

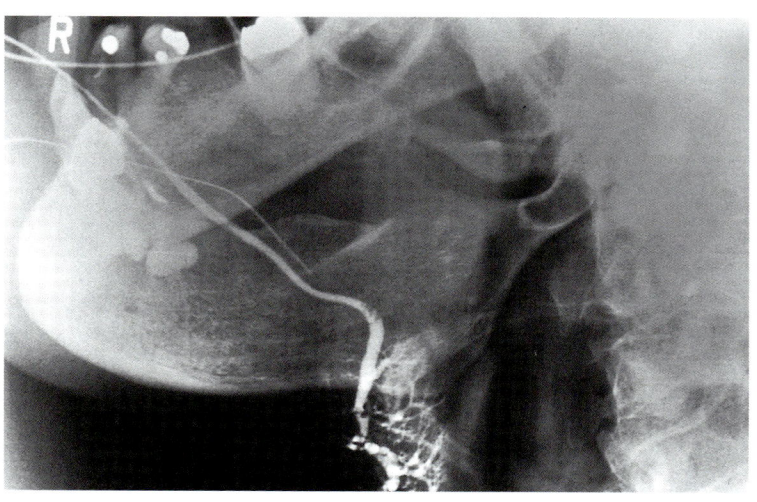

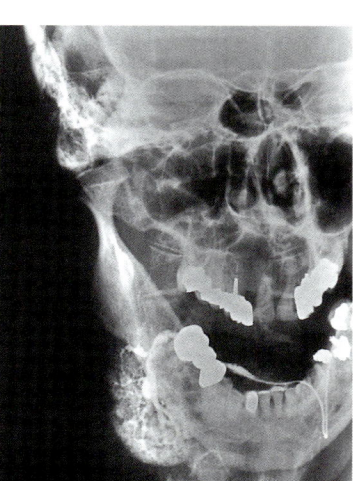

Figura 651   Sialolito
O detalhe desta radiografia panorâmica mostra claramente o cálculo salivar (sialolito) alojado na porção anterior do ducto.

Direita: Após o ducto ter sido aberto cirurgicamente, este grande sialolito pôde ser enucleado.

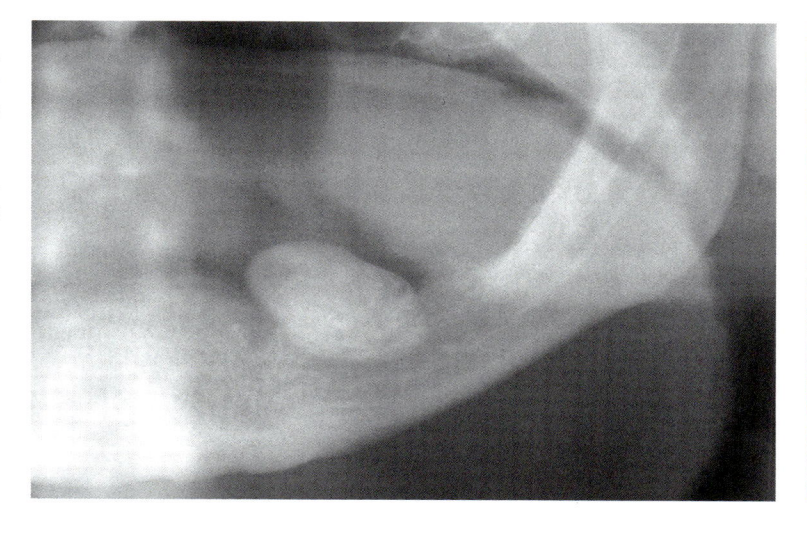

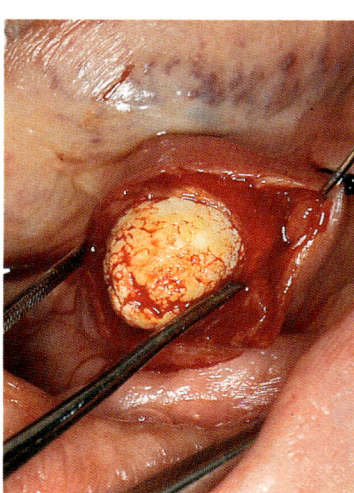

Métodos de Exame das Glândulas Salivares

(Delbalso, 1990; FDI Working Group, 1992)

Avaliação da Função da Glândula Salivar

A taxa de secreção salivar normal, não-estimulada, é de aproximadamente 0,3-0,4 ml/min. Com estimulação, a taxa do fluxo pode aumentar para 1-2 ml/min. A variação entre indivíduos é muito grande, não sendo possível, desta forma, definir uma taxa crítica de fluxo mínimo. É raro ouvir um paciente reclamar de hipersalivação (talvez com doença de Parkinson), mas observações de hipossalivação (boca seca) são significantemente mais comuns. A medida da função da glândula salivar é realizada por meio da sialometria (taxa de fluxo), cintilografia (absorção e liberação de radionucleotídeos) e sialografia. Avaliações quantitativas adicionais podem ser realizadas em laboratório para determinar a bacteriologia e a composição química da saliva.

A boca seca que resulta do fluxo reduzido de saliva é chamada de xerostomia.

Etiologia da Xerostomia
- Medicação e drogas
- Radioterapia
- Doenças sistêmicas tais como síndrome de Sjögren, doenças do tecido conjuntivo, distúrbios hormonais (diabete), distúrbios neurológicos, desidratação e AIDS
- Transtornos psicológicos, como depressão
- Atrofia da glândula salivar com o aumento da idade ou subestimulação crônica

Sialografia e Cintilografia

Durante a fase inflamatória aguda, não deve ser feita nenhuma tentativa de se visualizar o sistema de ductos radiograficamente usando-se meio de contraste, pois isso pode causar um trauma adicional à glândula.

A sialografia é apropriada para visualização do corpo da glândula se houver um edema não-diagnosticado das glândulas salivares; a técnica também pode ser usada para revelar a localização do bloqueio (sialolito) no sistema de ductos. Em casos de xerostomia, o meio de contraste pode ser usado para confirmar a atrofia da glândula salivar. Contudo, a atividade desta glândula é melhor avaliada com a cintilografia. A absorção e a liberação dos radionucleotídeos (p. ex., tecnécio) durante a produção de saliva podem ser medidas e visualizadas.

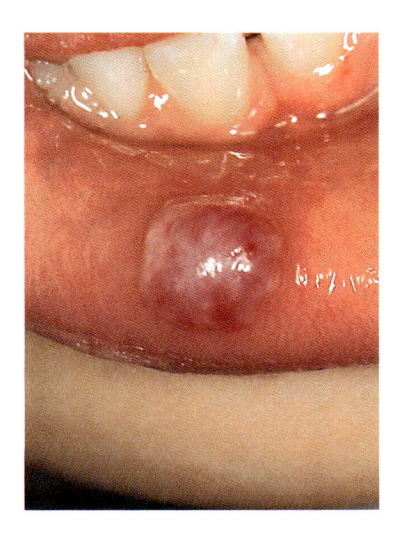

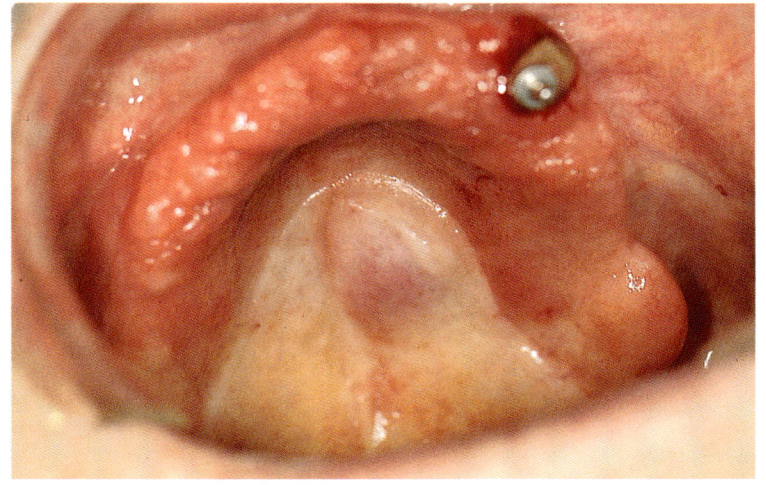

Figura 652 Cisto de retenção salivar
O edema tenso e azulado no palato duro pode usualmente ser diferenciado de um adenoma pleomórfico, de acordo com a história médica e uma avaliação qualitativa.

Esquerda: O exame clínico revelou um edema tenso, circunscrito, não-compressível, que se desenvolveu em poucos dias. Este tipo de distúrbio de glândula salivar está descrito acima em cistos de tecidos moles (pp. 221 - 230).

Diagnóstico por Ultra-som

A glândula parótida e a submandibular são de fácil acesso para o exame de ultra-som. Ambas estruturas proporcionam um eco claro que é similar ao da glândula tireóide. A avaliação por ultra-som proporciona uma diferenciação segura entre as massas intra e extraglandulares, e também pode diferenciar entre lesões sólidas e císticas, ou lesões mais complexas.

Tomografia Computadorizada (TC) e Ressonância Magnética (RM)

A tomografia computadorizada pode proporcionar observações excelentes das glândulas salivares e dos tecidos circundantes se a janela para tecidos moles estiver ajustada corretamente, mas a ressonância magnética proporciona uma melhor visualização dos tecidos moles. A RM mostra melhor as margens dos tecidos e também proporciona uma distinção visível entre o nervo facial e os tumores da glândula parótida. A maior vantagem da RM é a falta de artefatos causados por materiais dentários nos dentes, os quais podem fazer com que as TCs se tornem virtualmente ilegíveis.

Tratamento Cirúrgico

Sialolito no Ducto Submandibular

Documentação
Radiografia panorâmica, radiografias periapicais, radiografia oclusal da mandíbula e tomografia computadorizada, como for apropriado. A sialografia para retratar o sistema de ductos e identificar cálculos. Estes itens também proporcionam documentação comparativa após a remoção dos sialolitos.

Anestesia
Infiltrativa no nervo lingual e no assoalho da boca.

Procedimento Cirúrgico
Ligar o ducto submandibular proximal ao sialolito; isto previne qualquer movimento do cálculo. Sondagem do ducto e incisão sobre a sonda (cuidados devem ser tomados para prevenir lesões aos vasos e aos nervos adjacentes). O sialolito é luxado e o ducto é completamente irrigado. A ligadura é removida e um dreno de borracha é colocado para manter a desobstrução do ducto e minimizar a constrição devido à formação de cicatriz. A taxa do fluxo salivar pode ser avaliada por meio do novo orifício (o tubo de borracha).

Figura 653 Sialolito no ducto submandibular
Este homem de 34 anos tem sofrido periodicamente, em particular no horário das refeições, com um edema na região submandibular esquerda, com dor concomitante. A radiografia panorâmica revela um discreto espessamento próximo às raízes dos dentes 34 e 35.

Direita: Uma radiografia oclusal revela claramente o sialolito alojado no terço anterior do ducto submandibular.

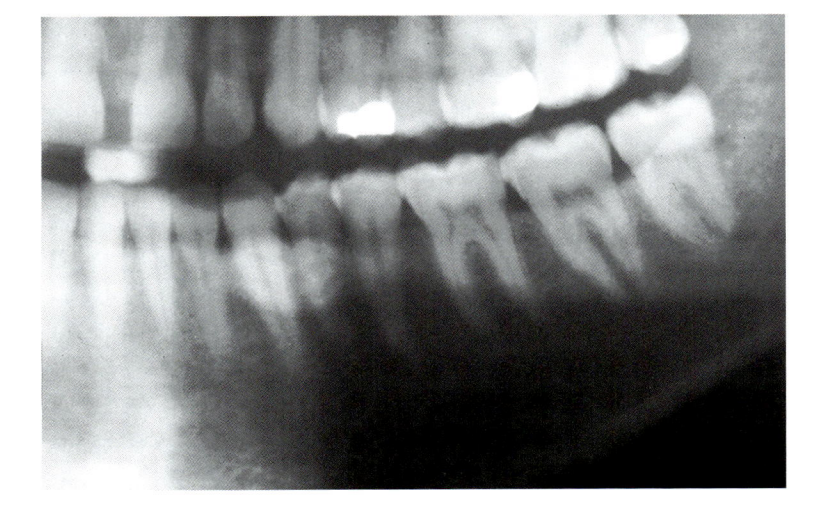

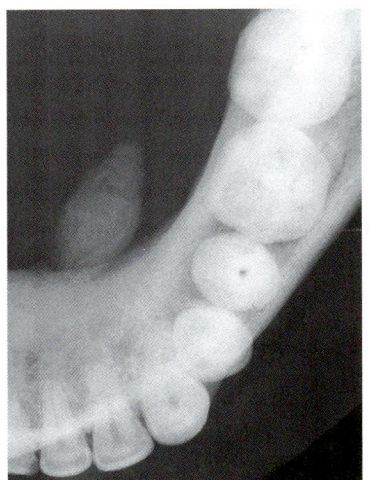

Figura 654 Procedimento cirúrgico: ligadura do ducto
Após a anestesia do nervo lingual, o ducto é ligado proximal ao sialolito; isso previne qualquer movimento adicional do cálculo.

Direita: Condição clínica antes do procedimento cirúrgico; observe a elevação no assoalho da boca do lado direito.

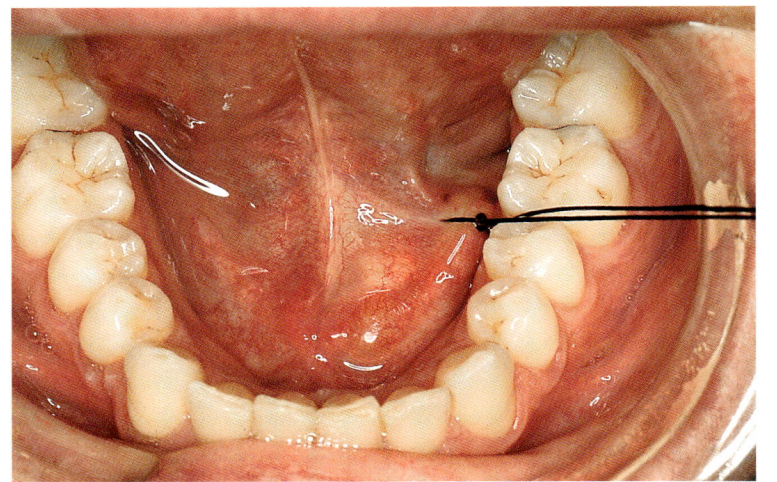

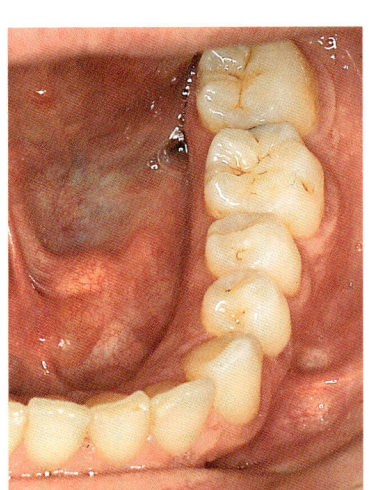

Figura 655 Sondagem
O ducto salivar é sondado e elevado sob a mucosa.

Direita: Princípio cirúrgico.

1 Prega sublingual
2 Tubo de drenagem de borracha com sua sutura de fixação
3 Segmento do ducto bloqueado

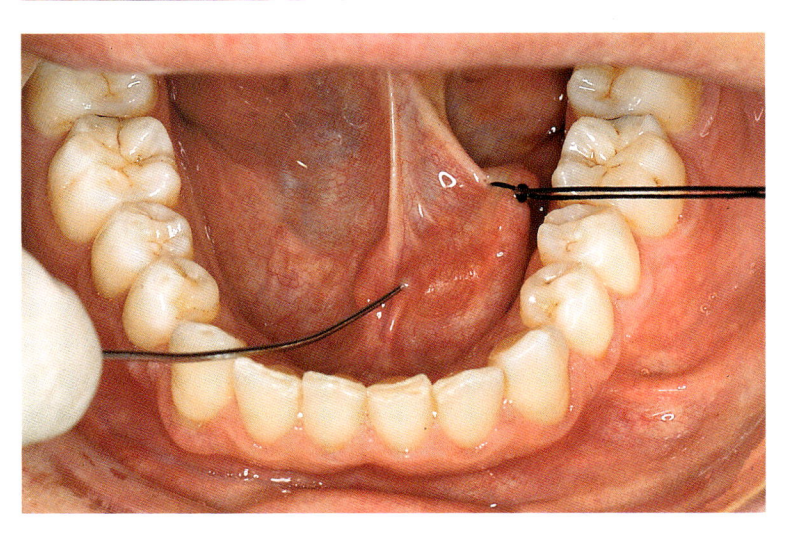

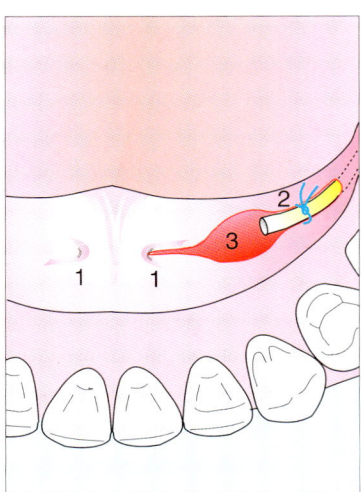

Tratamento Cirúrgico **245**

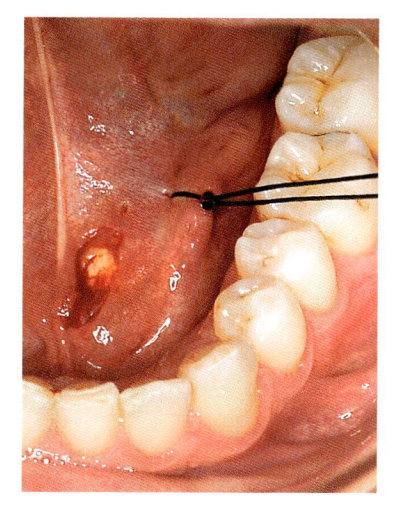

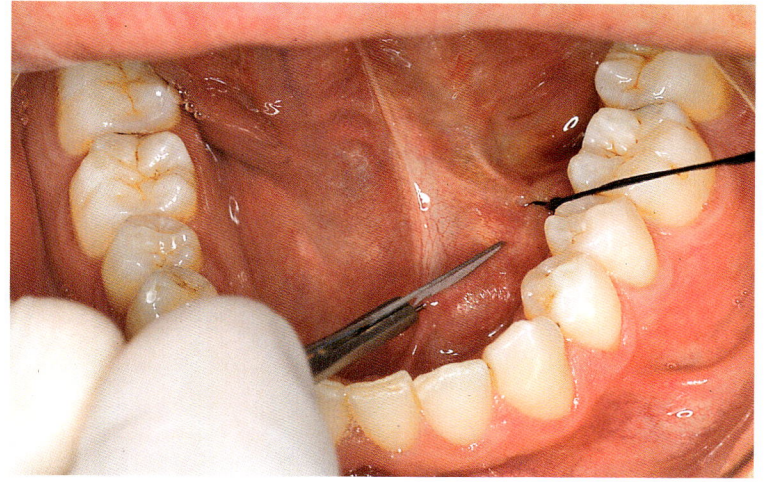

Figura 656 Abertura do ducto
Uma sonda é inserida no ducto e um bisturi é usado para abri-lo ao longo da sonda.

Esquerda: O sialolito agora torna-se claramente visível.

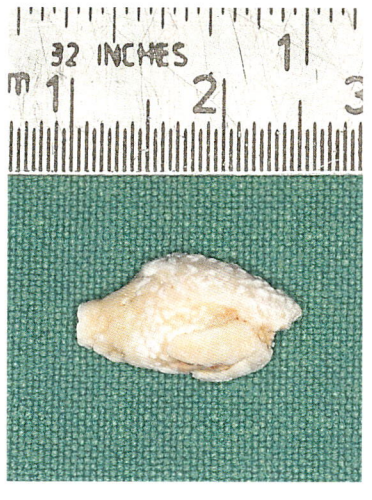

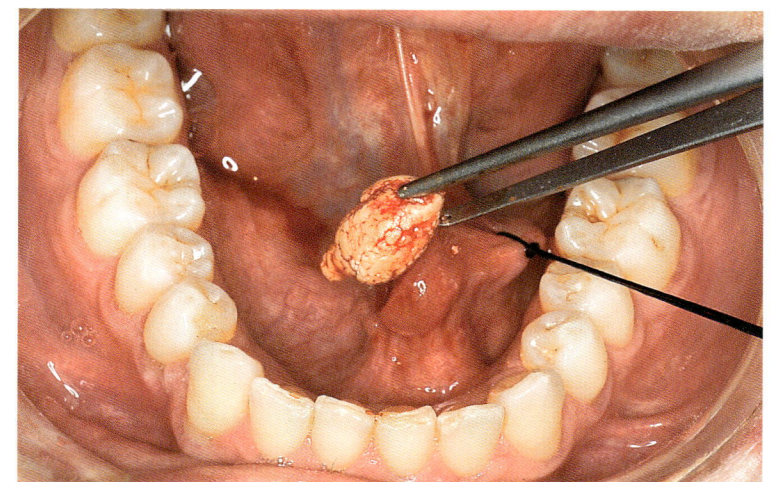

Figura 657 Remoção do sialolito
Um fórceps ou pinça cirúrgica é usado para remover o sialolito do seu leito.

Esquerda: Este cálculo era maior do que 1 cm de extensão. O sialolito deve ser cuidadosamente inspecionado macroscopicamente.

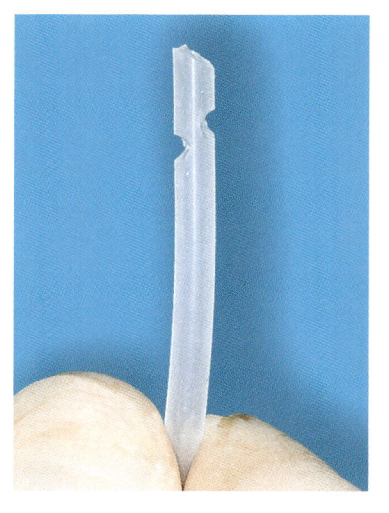

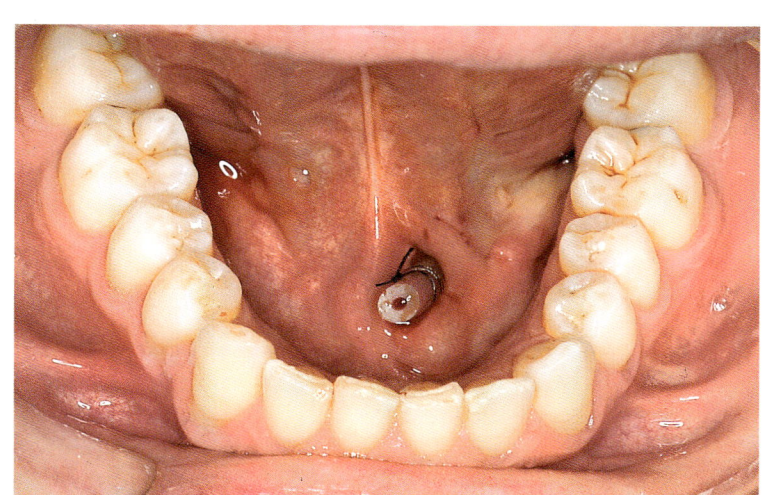

Figura 658 Tratamento da ferida
Para evitar estenose do ducto devido à formação de cicatriz, um pequeno tubo de borracha é inserido no interior do novo orifício e deixado em posição por oito dias.

Esquerda: Para intensificar a drenagem de saliva, perfurações laterais são feitas no tubo de borracha. A extremidade do ducto que é inserida em seu interior deve ser ligeiramente arredondada.

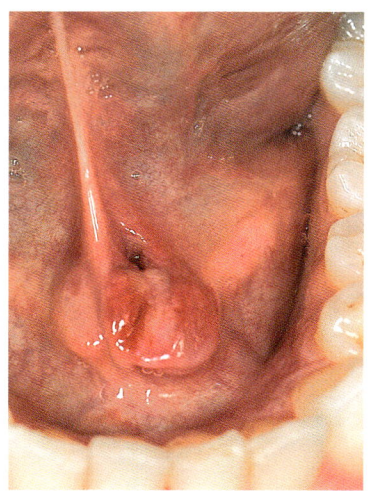

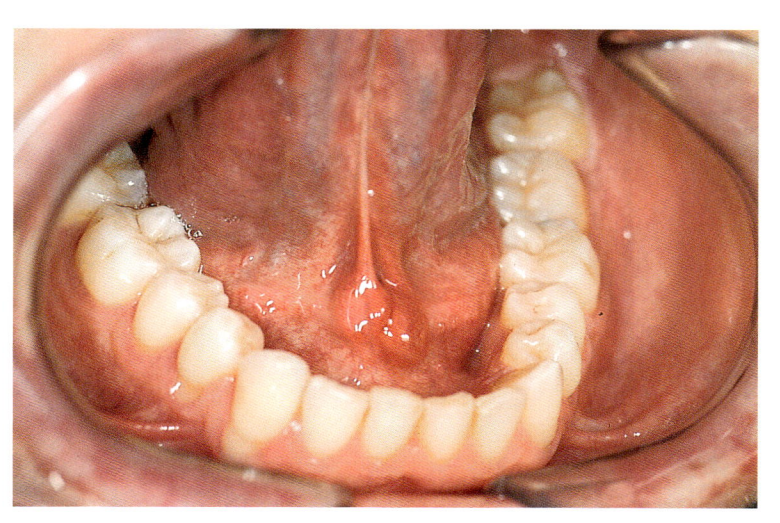

Figura 659 Cuidados pós-operatórios e final do tratamento
O tubo é removido após uma semana. O paciente é aconselhado a alimentar-se de comidas que estimulem o fluxo de saliva ou a chupar pastilhas ácidas (*esquerda*).

Uma consulta de revisão após um ano de cirurgia mostrou um fluxo salivar normal proveniente do "novo" orifício do ducto submandibular (*direita*).

Sialolito no Ducto da Parótida

Achados Clínicos
Um edema unilateral da glândula parótida coincidente com a estimulação de saliva sugere um sialolito no ducto da parótida. O diagnóstico diferencial deve excluir outras doenças e o sialolito deve ser identificado radiograficamente por meio de um sialograma. Em casos raros, parafunções orais envolvendo hipertrofia do músculo bucinador ou masseter podem causar uma estenose temporária do ducto salivar.

Procedimento Cirúrgico
Um sialolito pode ser removido de um segmento periférico do ducto da parótida por meio da inserção de uma sonda no interior do ducto e da incisão do ducto ao longo da extensão da sonda. Os sialolitos que estão localizados mais profundamente devem ser diagnosticados e tratados por um especialista.

Figura 660 Sialolito no ducto da parótida
Esta mulher de 31 anos sofria de um edema recorrente no ângulo da mandíbula, com dor na região do pavilhão auditivo. Estes sintomas ocorriam principalmente às refeições. Uma inspeção extra-oral revelou um edema relativamente denso, sensível à pressão, na área da glândula parótida do lado direito.

Direita: A papila do ducto de Stensen está eritematosa, é dolorida à palpação e drena somente poucas gotas de saliva à ordenha. A saliva é inicialmente um pouco turva.

Ⓐ

Figura 661 Procedimento cirúrgico: ligadura do ducto
Antes de qualquer sondagem do ducto, uma ligadura é colocada distal ao sialolito palpável. A mucosa é então incisada até que se toque no cálculo.

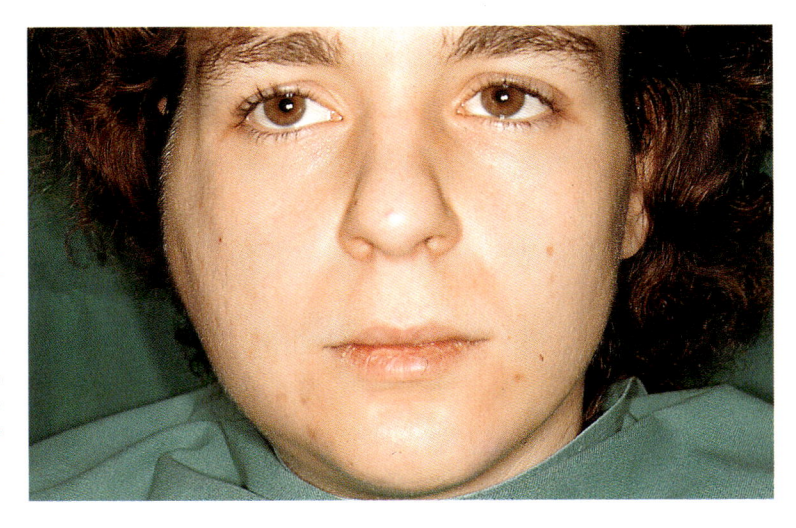

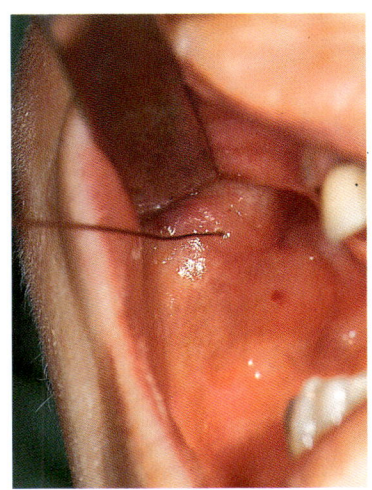

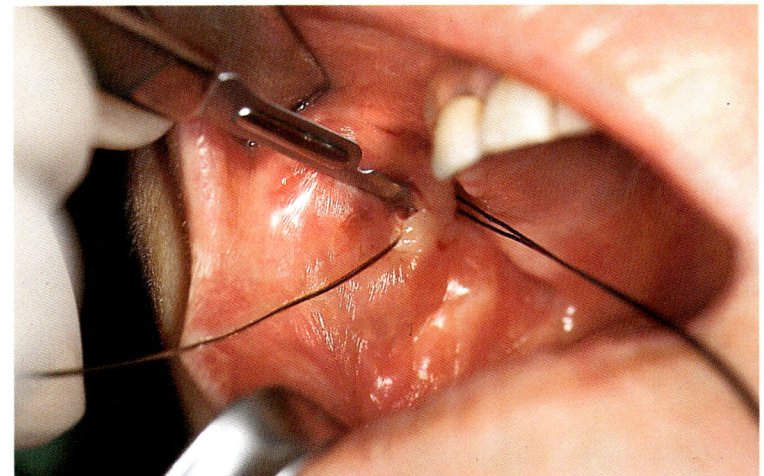

Figura 662 Remoção do sialolito e cuidados pós-operatórios
Um fórceps pode ser usado para remover facilmente o sialolito do ducto. A incisão é realmente pequena e a cicatrização é deixada para ocorrer espontaneamente. O paciente é aconselhado a usar goma de mascar de sabor limão para manter a desobstrução do orifício.

Direita: A ferida da pequena incisão é mantida aberta para que o fluxo de saliva possa ser observado.

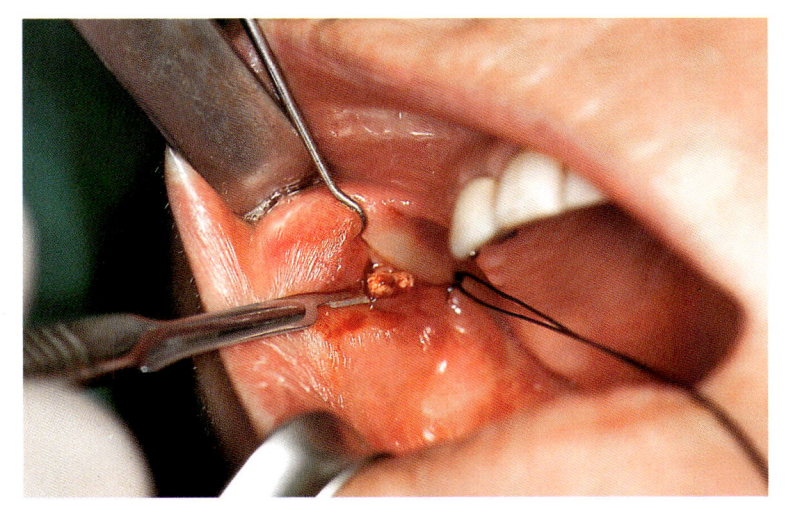

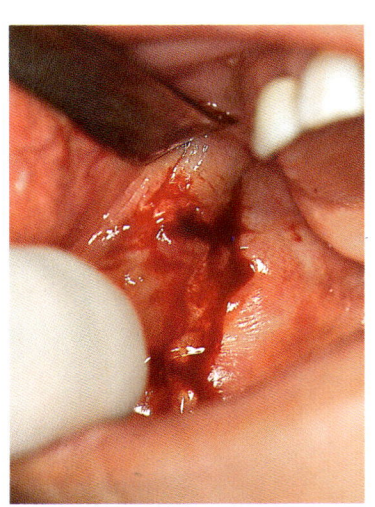

Tumores

Definição

Um tumor é um neoplasma - uma massa de tecido novo crescendo independentemente das estruturas adjacentes, sem ter um propósito fisiológico.

Patologia e Diagnóstico

O reconhecimento de um distúrbio tumoral e a diferenciação entre um tumor e um processo inflamatório comum requerem uma história médica completa e um exame clínico cuidadoso. Se alguma dúvida persistir, um especialista deve ser consultado (Mittermeier et al., 1980; Schroeder, 1991; Shafer et al., 1974; Van der Waal, 1993).

Tabela para Diagnóstico

	benigno	maligno
História médica:		
– Dor	Sim / Não	Não
– Período de observação	longo	curto
– Perda de peso	Não	Possível
Achados clínicos:		
– Edema demarcado	Sim	Não
– Edema com mobilidade	Sim	Não
– Mobilidade da superfície	Sim	Não
– Superfície intacta	Sim	Não
– Linfonodos regionais	Nenhum	Possível

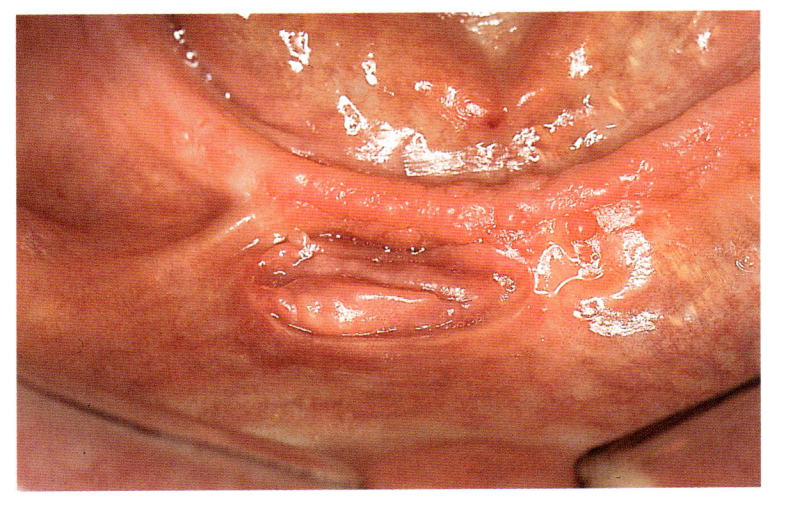

Figura 663 Tumor benigno
Alterações benignas deste tipo usualmente apresentam uma etiologia clara e são bem-demarcadas. A ulceração é dolorosa e a aplicação de medidas tópicas é efetiva. Esta ulceração dolorosa no vestíbulo mandibular é bem-demarcada e os bordos podem ser palpáveis. A etiologia envolvia trauma pela base da prótese. Após um encurtamento da base, a lesão cicatrizou em dez dias.

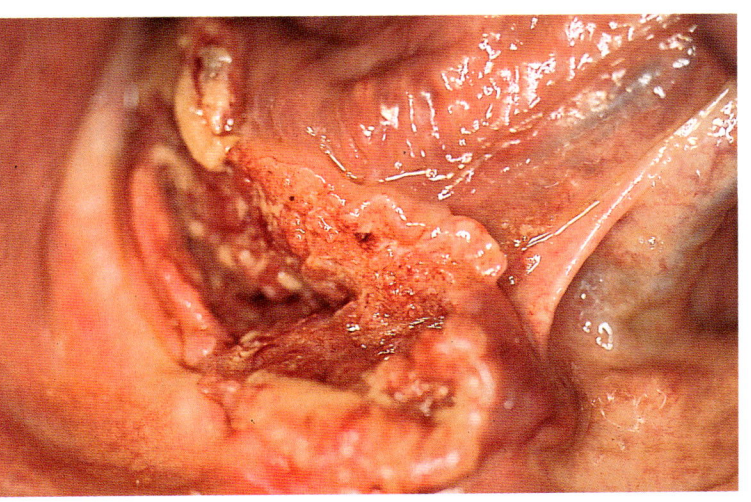

Figura 664 Tumor maligno
Lesões malignas freqüentemente não apresentam fatores etiológicos reconhecidos e são em geral pobremente demarcadas. A ulceração é indolor e a aplicação local de medidas terapêuticas é ineficaz. A área sublingual mostra uma lesão notada pelo paciente há um mês e tratada com iodo tópico. A lesão era indolor, pobremente demarcada das estruturas adjacentes e apresentava um padrão úlcero-verrucoso.

248 Tumores

Tratamento Cirúrgico

Os tumores benignos pequenos são removidos em sua totalidade quando possível. Na maioria dos casos, este procedimento é realizado como uma excisão ou biópsia de extirpação. A remoção de tumores benignos pode justificar uma lesão nervosa localizada, com possível distúrbio de sensibilidade ou de função motora. No caso de lesões extensas da mucosa oral, somente uma biópsia parcial é usualmente realizada (p. 254).

Os pacientes que se submeteram à biópsia devem ser colocados em uma escala periódica de acompanhamento. Se a avaliação histológica mostrar que a lesão é de fato benigna, as visitas de acompanhamento adicionais podem ser canceladas caso não se observe recidiva no período de um ano.

Sugestão Clínica
Qualquer lesão oral que levante a suspeita de um tumor deve ser apropriadamente diagnosticada. O diagnóstico deve estar baseado na avaliação do patologista sobre o tecido biopsiado. Casos duvidosos devem ser encaminhados para um especialista, que também deve realizar algum tratamento subseqüente.

Figura 665 Excisão da biópsia: indicação
Lesões menores que 1 cm de diâmetro e que não levantam suspeita de malignidade podem ser excisadas em sua totalidade.

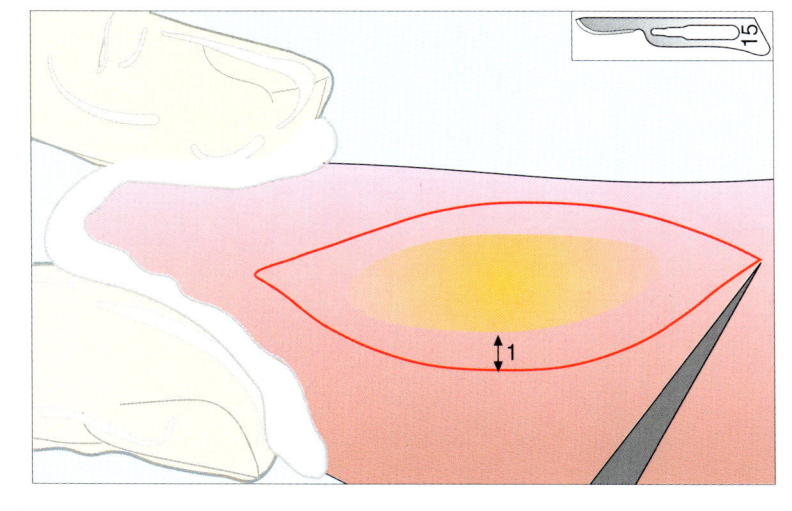

Figura 666 Biópsia parcial: indicação
As lesões maiores de 1 cm de diâmetro e que não levantam a suspeita de malignidade devem ser biopsiadas parcialmente para elucidações adicionais. A incisão deve ser realizada com um procedimento em cunha estendendo-se do centro da lesão para as margens de tecido saudável. Se houver qualquer suspeita de malignidade, indica-se o caso para um especialista para as avaliações adicionais.

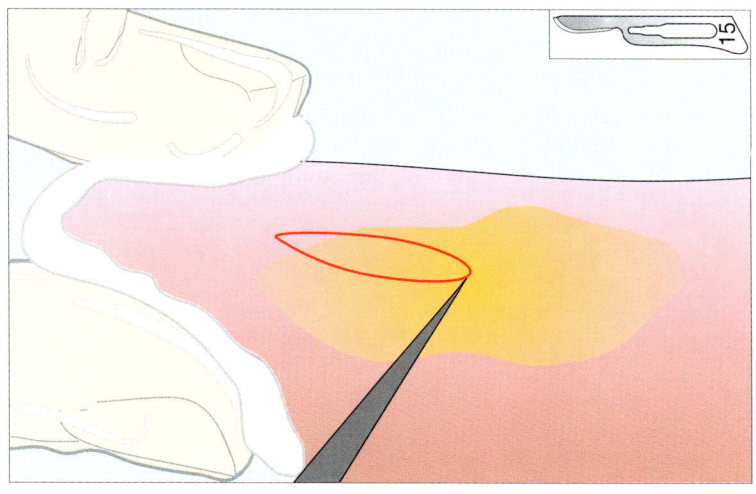

Tratamento Cirúrgico

Anestesia
Se possível, não se deve infiltrar próximo ao local da excisão. A solução anestésica irá permear o tecido, o que poderá trazer dificuldades na interpretação histológica, devido a artefatos.

Procedimento Cirúrgico
A remoção deve ser realizada usando-se um bisturi ou uma tesoura. O uso de eletrocautério ou a cirurgia a *laser* podem queimar a margem do tecido e criar artefatos.
O relatório clínico enviado para o patologista juntamente com a biópsia deve incluir:

- Dados do paciente, idade e sexo.
- História médica relevante, incluindo sintomas clínicos e tempo da lesão.
- Observações clínicas específicas: sintomas, reações periféricas, extensão, características da superfície do tecido, mobilidade, localização.
- Detalhes da aparência radiográfica (incluir a radiografia com a amostra).
- Diagnóstico diferencial.
- Questões específicas, por exemplo, tipo de epitélio, grau de displasia.

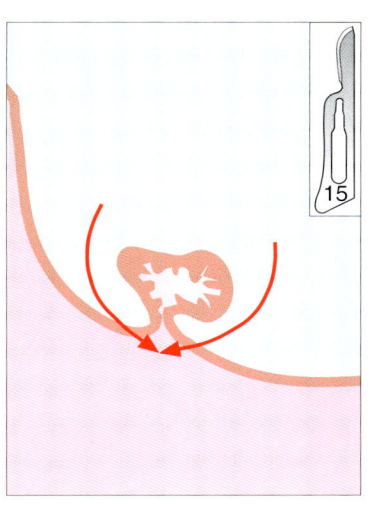

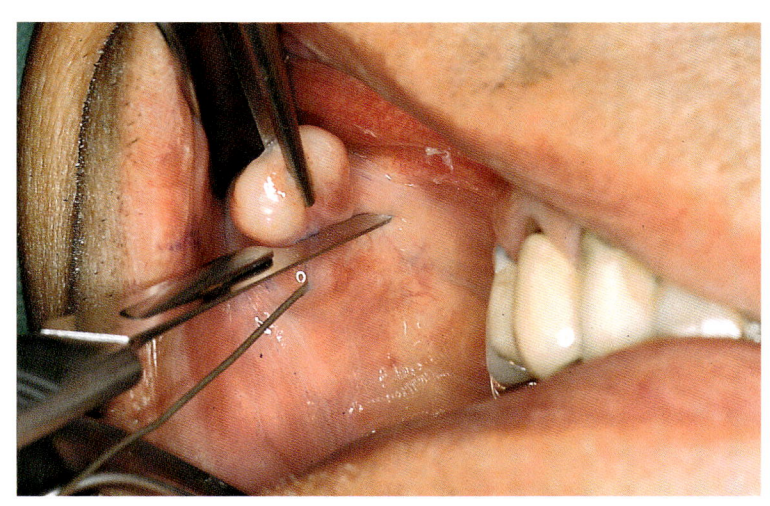

Figura 667 Excisão de um fibroma pediculado
Após a administração de bloqueio anestésico na região afetada, o fibroma é tracionado com uma pinça cirúrgica e incisado em sua base realizando-se uma incisão circular. Aqui mostra-se a sonda que foi inserida no interior do ducto da glândula parótida; isto proporciona uma referência visual para prevenir a lesão do ducto.

Esquerda: Excisão na base de uma proliferação tecidual exofítica.

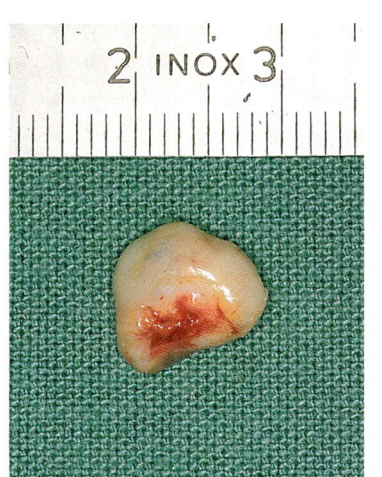

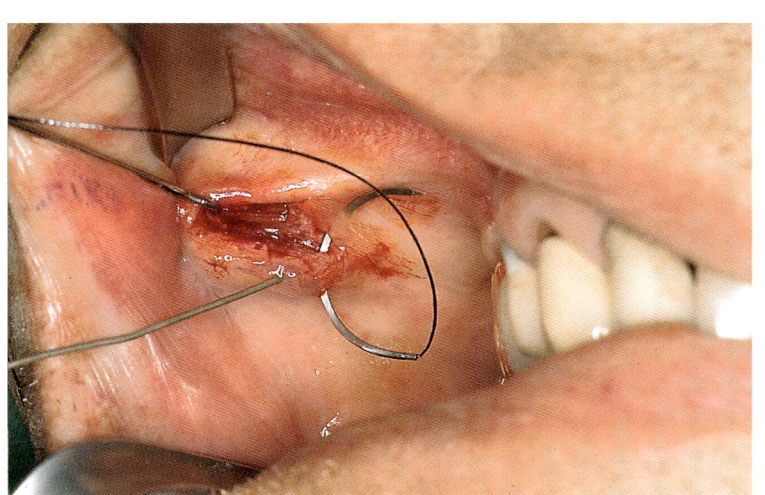

Figura 668 Tratamento da ferida
A ferida tecidual relativamente ampla é fechada usando-se suturas interrompidas.

Esquerda: Esta biópsia de tecido é enviada em sua totalidade para a avaliação histopatológica.

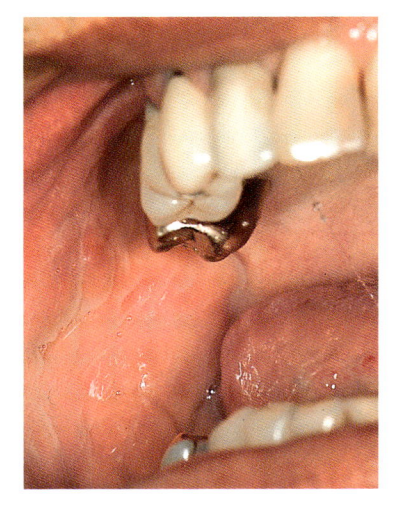

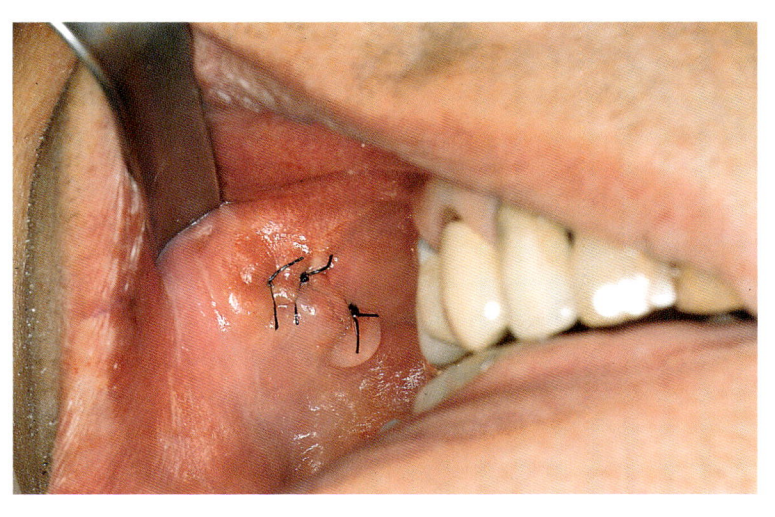

Figura 669 Evolução clínica e final do tratamento
As suturas podem ser removidas com uma semana de pós-operatório. Observar o fluxo livre de saliva vindo do ducto.

Esquerda: Visão clínica após o procedimento cirúrgico.

250 Tumores

Figura 670 Leucoplasia na borda lateral da língua
Uma recidiva de leucoplasia foi detectada após um período de seis meses.

Direita: Nesta mulher de 62 anos, fumante, observou-se uma leucoplasia verrucosa na borda lateral direita da língua, há quatro anos. O laudo da patologia nesta época indicou uma hiperplasia com uma hiperceratose da mucosa oral, com displasia grave do epitélio e carcinoma *in situ*. A paciente era fumante de cigarros.

Ⓢ

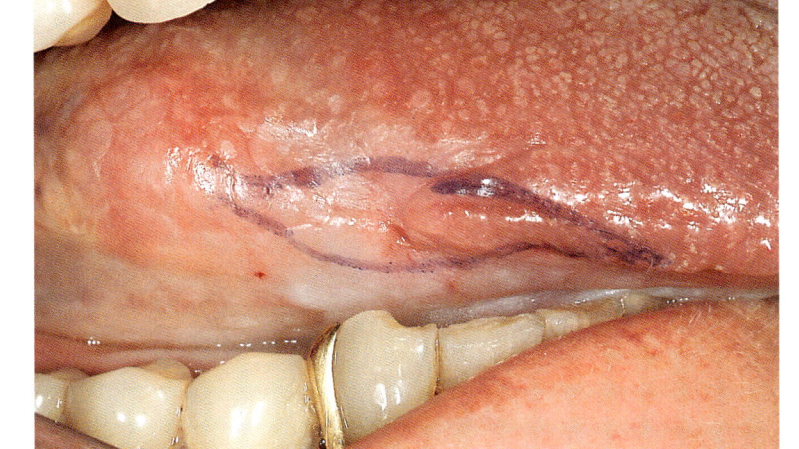

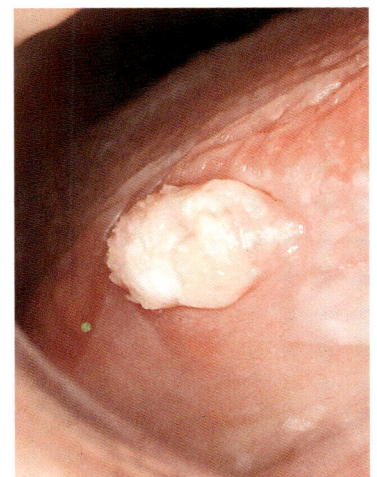

Figura 671 Excisão
Após anestesia do nervo lingual do lado direito e infiltração na borda distal da língua, a lesão foi excisada com uma biópsia em cunha a partir da borda da língua.

Direita: A biópsia excisional apresentava uma extensão aproximada de 2 cm.

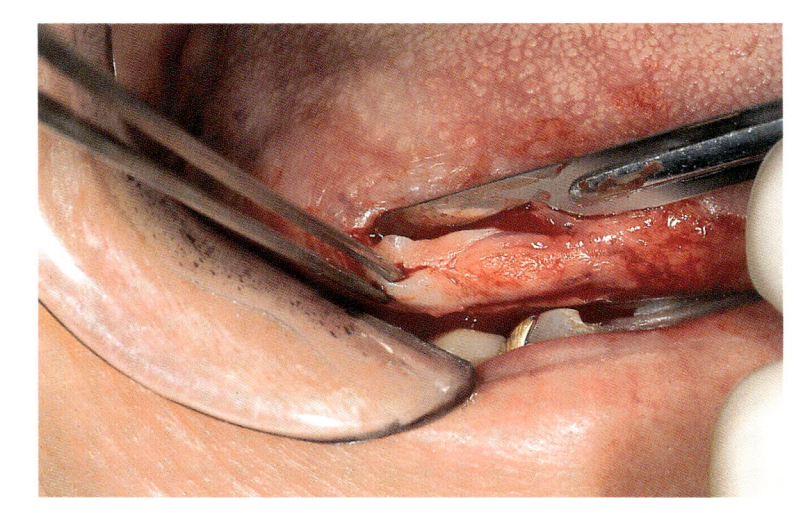

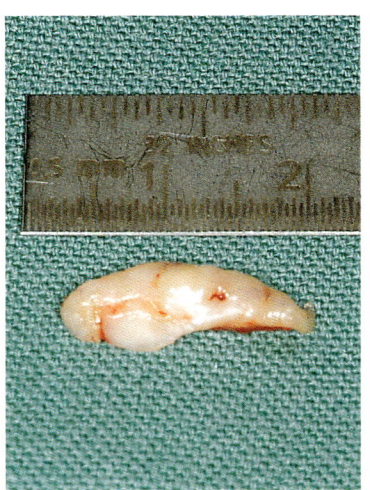

Figura 672 Tratamento da ferida
Visão clínica imediatamente após a biópsia excisional.

Direita: Suturas interrompidas são usadas para fechar a ferida elíptica, após uma ligeira divulsão das margens da ferida.

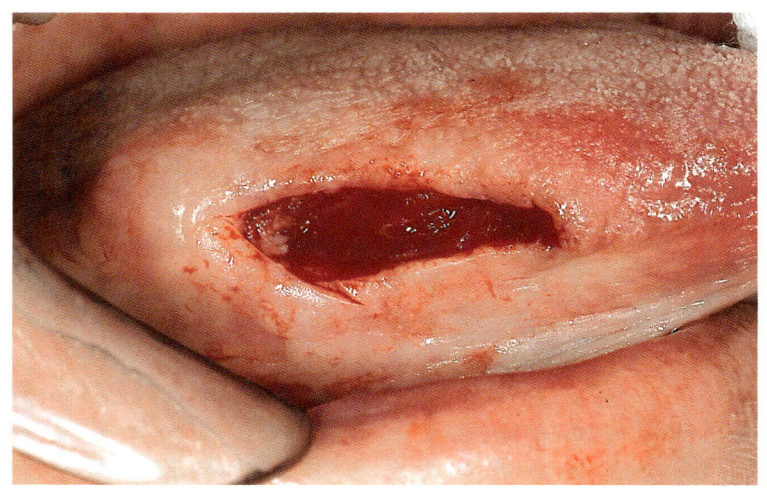

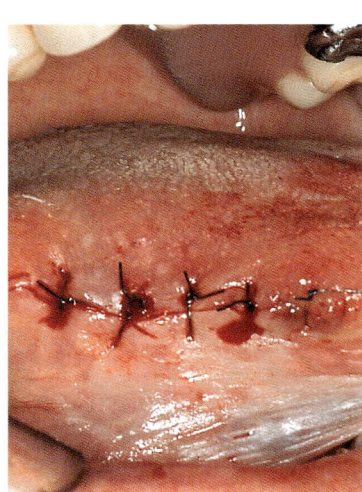

Figura 673 Evolução clínica
O acompanhamento deste paciente foi realizado a cada seis meses. Esta fotografia clínica mostra a situação um ano após a última excisão. Nesta ocasião, o paciente relata ter parado de fumar.

Direita: O exame histológico mostra uma displasia epitelial moderada.

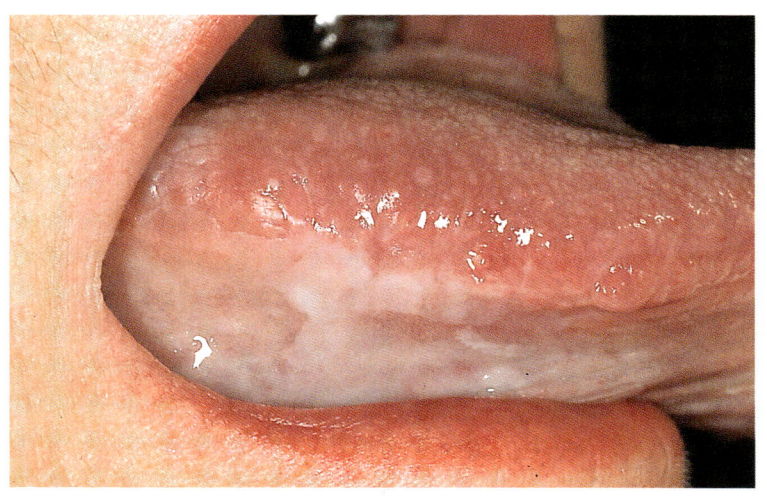

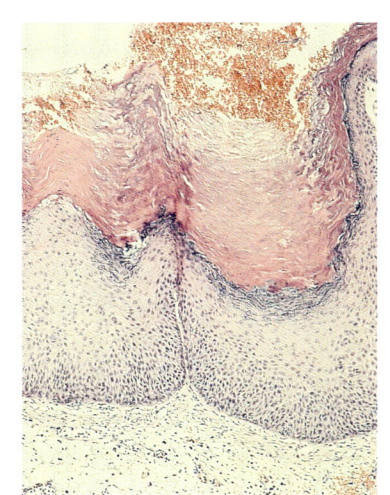

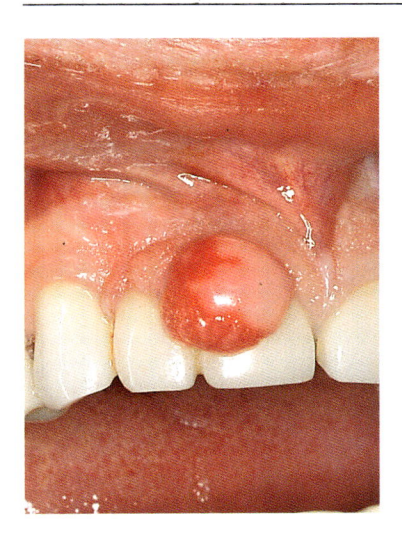

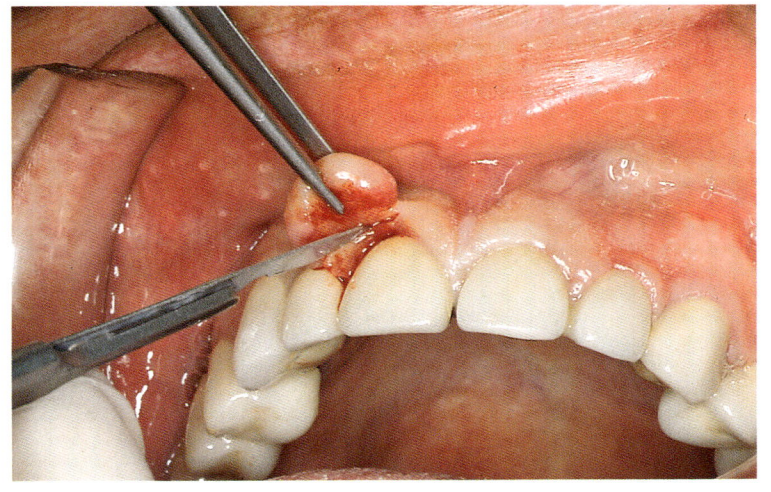

Tratamento Cirúrgico **251**

Figura 674 Épulis gengival
A impressão clínica imediata é de uma proliferação tecidual hiperplásica e pediculada, que pode ser refletida sem resistência para fora da superfície dentária.

Esquerda: Este homem de 58 anos apresentou um desenvolvimento na gengiva marginal com evolução lenta em tamanho. A inspeção clínica revelou um crescimento pediculado, liso, firme, emanando da margem gengival. O exame radiográfico não mostra quaisquer lesões ósseas na área.

Ⓢ

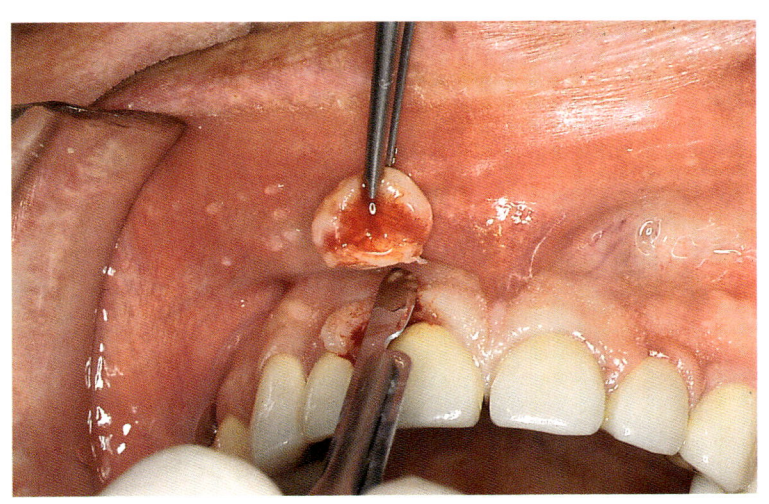

Figura 675 Excisão
Este épulis simples foi excisado na sua base usando-se um bisturi, sem qualquer alteração da morfologia gengival.

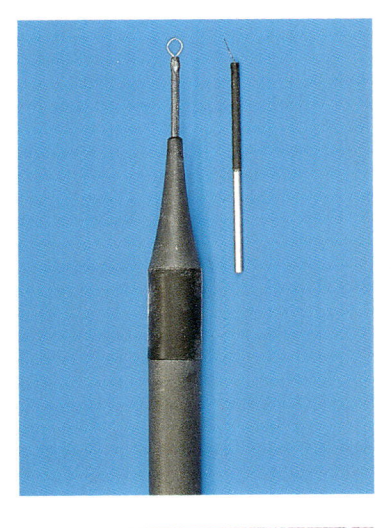

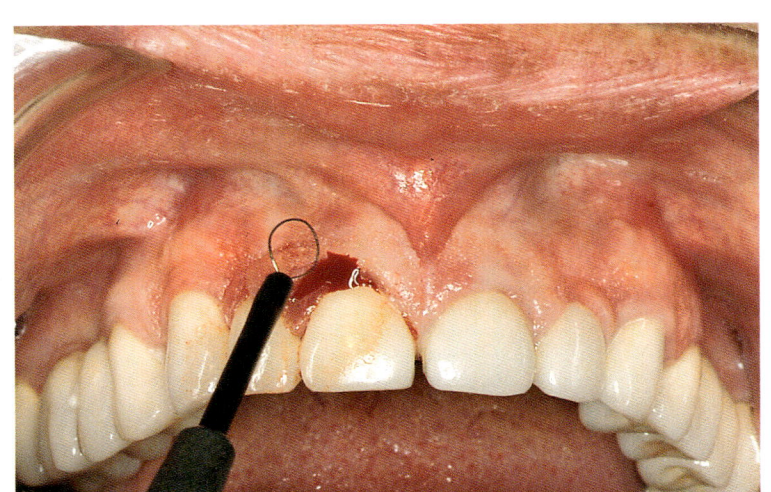

Figura 676 Eletrocirurgia
Um remodelamento delicado da margem gengival é realizado usando-se um eletrocautério com ponta em forma de alça.

Esquerda: A extremidade ativa do eletrótomo permite uma escultura delicada dos tecidos moles, utilizando-se uma ponta de eletrocautério em forma de alça ou em forma de agulha de ponta fina.

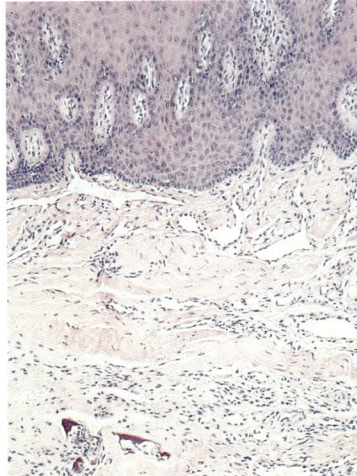

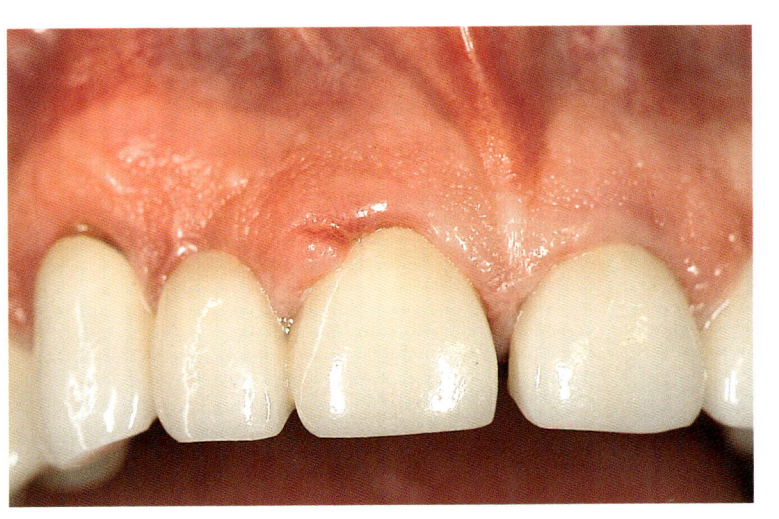

Figura 677 Final do tratamento
A consulta de revisão dois anos após a cirurgia não mostra evidência de recidiva, embora exista um tecido cicatricial mínimo.

Esquerda: O exame histopatológico mostra uma cobertura mucosa normal, sobre uma formação tumoral fibrosa sem quaisquer sinais de malignidade: um típico épulis gengival benigno (fibroma).

Fibroma da Bochecha

Estas lesões aparecem tipicamente como crescimentos firmes, esféricos, pedunculados ou de base ampla, com uma superfície intacta, algumas vezes hiperceratótica. O desenvolvimento dessas lesões pode freqüentemente ser relacionado a um trauma prévio. Os fibromas da bochecha são usualmente achados acidentais, pois eles não causam quaisquer sintomas clínicos.

A excisão é realizada por meio de uma incisão elíptica na base da lesão, seguida por separação da base com uma tesoura. A ferida resultante é fechada com suturas interrompidas.

Hemangioma de Lábio

Um hemangioma típico consiste tanto de um acúmulo de elementos vasculares como de distensão de múltiplos elementos vasculares. Uma distinção é feita entre hemangioma capilar e hemangioma cavernoso. Estas lesões podem ser observadas em pacientes de qualquer idade, e em ambos os sexos. As lesões usualmente protruem além da superfície. A região mais afetada é o lábio. Os hemangiomas que são visíveis ao nascimento são descritos como nervo vascular. Nestes casos, manifestações similares serão observadas na pele em vários locais do corpo. Os hemangiomas cavernosos expansivos podem levar

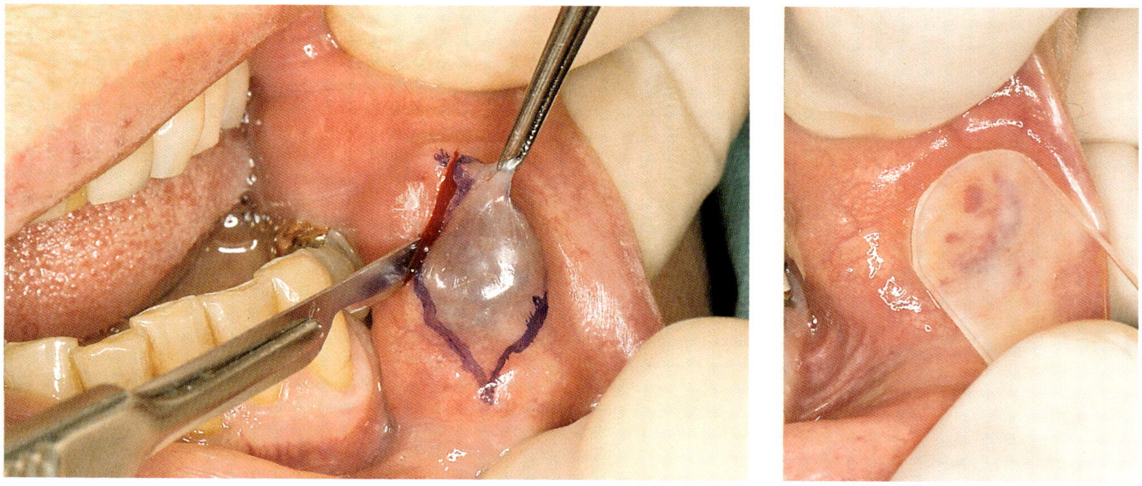

Figura 678 Hemangioma labial
Este homem de 28 anos mordeu o lábio há muitos anos. Desde este incidente, uma elevação firme, azulada e compressível desenvolveu-se na superfície interna do lábio. A fotografia clínica corresponde a um hemangioma pequeno. O tratamento incluiu uma excisão total do acúmulo vascular sangüíneo no interior da região delineada.

Direita: A aplicação de pressão à lesão fará com que a mesma desapareça.

Ⓢ

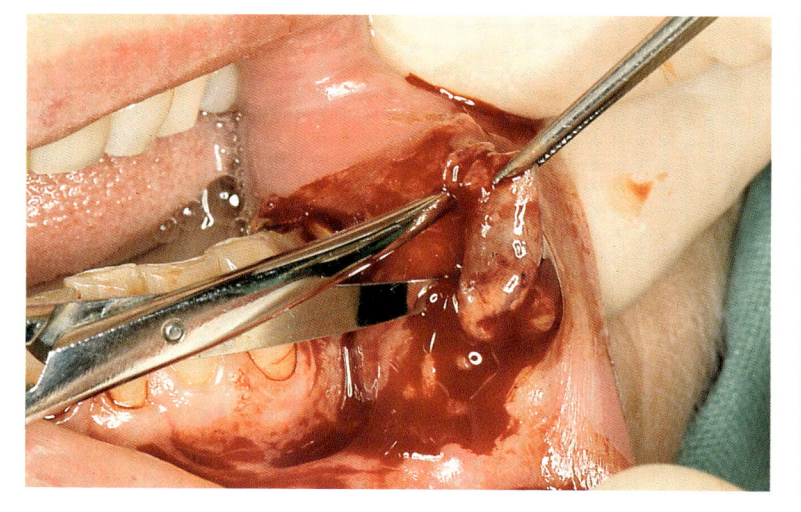

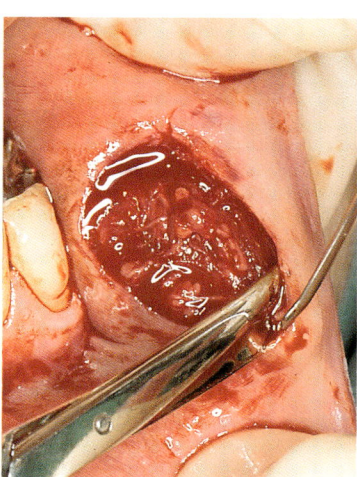

Figura 679 Excisão
A incisão principal deve ser feita de forma que a lesão azulada não seja transgredida. O auxiliar odontológico deve segurar e prender o lábio com as duas mãos, aplicando alguma pressão, o que reduz a hemorragia significativamente. Após uma incisão na mucosa, o feixe vascular é liberado dos tecidos circundantes com o uso de tesouras rombas.

Direita: As margens da ferida são ligeiramente divulsionadas.

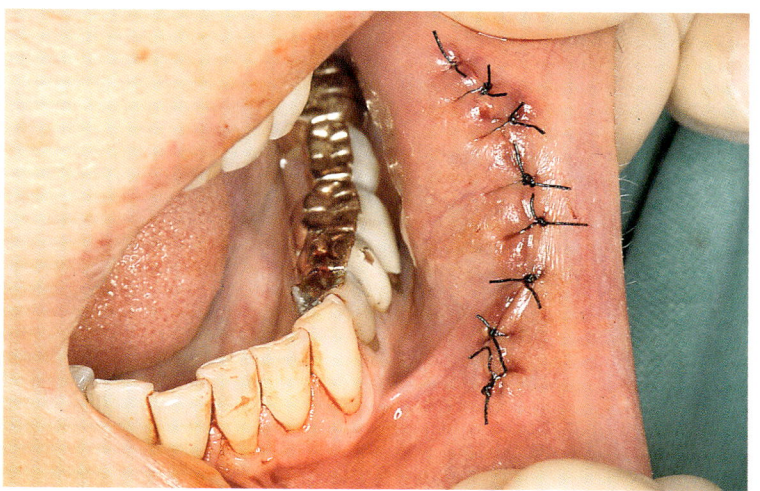

Figura 680 Tratamento da ferida
A incisão da ferida deve correr paralelamente ao lábio, e é fechada usando-se suturas interrompidas. O tecido que é incisado deve ser enviado para exame histopatológico. Se a lesão consistir de múltiplos vasos pequenos dentro de um estroma de tecido conjuntivo frouxo com uma cobertura mucosa intacta, o diagnóstico é hemangioma cavernoso.

Tratamento Cirúrgico **253**

a hemorragias que ameaçam a vida. A avaliação e o tratamento devem ser realizados por um especialista.

Tratamento. Hemangiomas capilares pequenos podem ser tratados por excisão, coagulação ou crioterapia. A crioterapia somente é possível com hemangiomas superficiais, já que o alto grau de vascularização neutraliza a baixa temperatura.

Excisão na Pele da Face

Os procedimentos cirúrgicos na área facial devem considerar os fatores que influenciam a cicatrização da ferida e a formação de cicatriz. As incisões principais devem estar de acordo com as linhas de tensão da pele. Se uma incisão é prevista, o planejamento deve incluir a cirurgia plástica para um fechamento estético da ferida.

O fechamento da ferida é melhor realizado com suturas contínuas usando-se material de sutura atraumático e fino (5-0 para 6-0). A sutura é removida entre quatro e oito dias. A formação de cicatriz é avaliada na revisão da sexta semana (Lauer *et al.*, 1995).

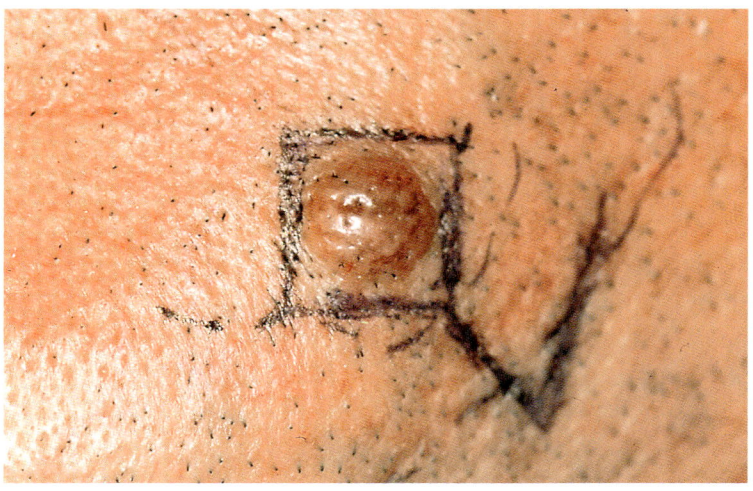

Figura 681   Excisão da pele
Quaisquer excisões que são realizadas na superfície externa da pele da face requerem um planejamento apropriado para prevenir cicatrizes antiestéticas. Neste homem de 62 anos, uma lesão semelhante a uma verruga sofria cortes freqüentes devido à rotina diária do barbear. A lesão foi excisada na sua totalidade e o defeito foi coberto com um pequeno retalho deslizante rombóide, marcado com corante, como mostrado nesta fotografia clínica.

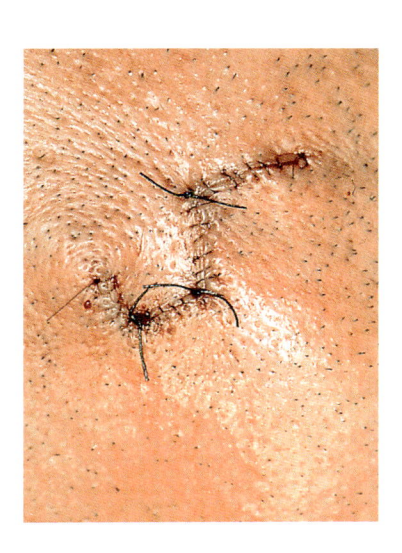

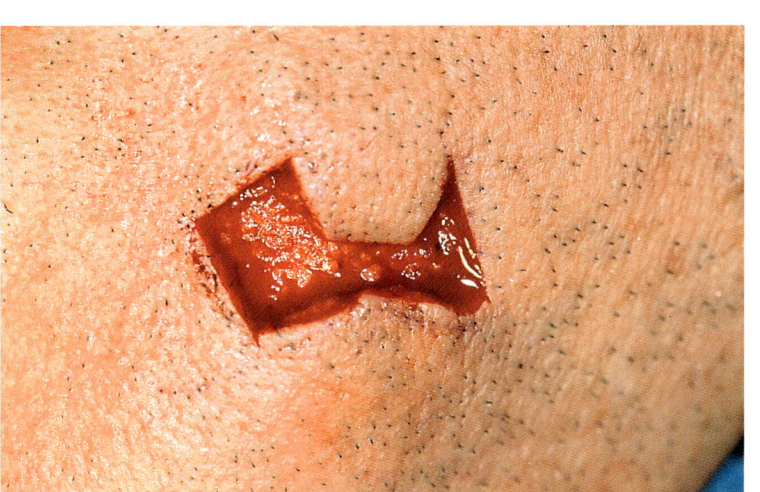

Figura 682   Retalho deslizante
Uma excisão oblonga e incisões para mobilizar o pequeno retalho caudal permitem um fechamento primário do defeito.

Esquerda: A ferida foi fechada com o uso de suturas interrompidas nos ângulos e de uma sutura cosmética contínua ao longo das margens da ferida, usando-se material de sutura 5-0.

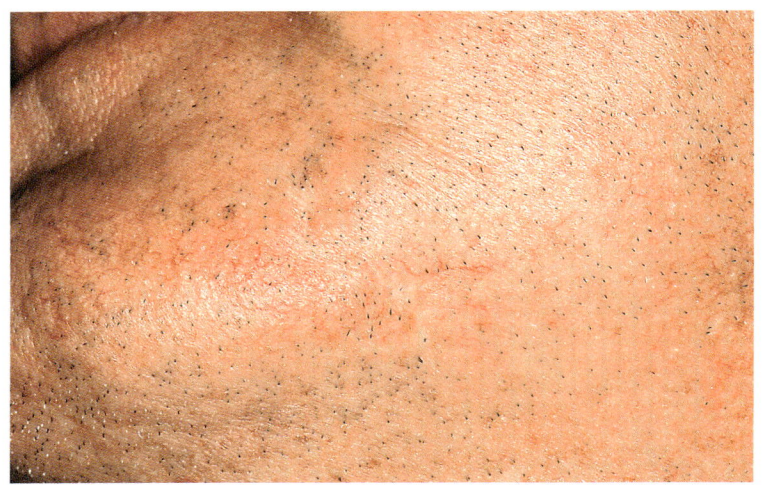

Figura 683   Evolução clínica
Na revisão pós-operatória de dois meses, o local da excisão estava praticamente invisível.

Considerações sobre Biópsia

Biópsia em Tecidos Moles

Marcações que não se apagam devem ser realizadas na superfície do tecido para indicar as incisões principais, e a excisão deve seguir estas marcas de forma que as margens da biópsia possam ser continuamente monitoradas durante o procedimento cirúrgico. A excisão deve ser contínua o suficiente para incluir a camada não-envolvida de tecido adjacente.

A biópsia é imersa em preparação de formalina para avaliação histopatológica. O exame imuno-histológico somente pode ser realizado em amostras recentes de biópsia que são transportadas para o laboratório em solução salina saturada (p.ex., embrulhada em uma gaze embebida com solução salina em um disco de Petri).

Qualquer procedimento especial deve ser discutido previamente com o patologista.

A remoção apropriada de uma biópsia de tecido mole exige uma certa quantidade de experiência, pelo menos no que diz respeito à cirurgia plástica apropriada para cobrir o local da biópsia. Na maioria dos casos, a ferida pode ser fechada com sucesso pela colocação de várias suturas, e isto também serve para estancar algum sangramento. Se o tecido adjacente é poroso e a sutura direta for capaz de rasgar o tecido, uma compressa de gaze coberta com vaselina pode ser suturada no local, com as suturas colocadas em tecido sadio. As excisões de biópsia de gengiva devem ser de forma oval e vertical em relação à margem gengival, ou elas podem ser em forma de cunha, com a base na cervical do dente. Isto torna possível liberar completamente o tecido gengival adjacente, uni ou bilateralmente, usando um procedimento em cortina para cobrir o defeito com uma sutura segura. Se a biópsia for necessária na região do nervo mentoniano, na sua emergência do forame, esta deve ser realizada próximo à gengiva quando possível, para reduzir o perigo de lesar o nervo; o mesmo princípio se aplica para biópsias próximas ao orifício do ducto da glândula parótida.

Temos notado que *"punches"* redondos de tecido dermatológico são úteis para pequenas biópsias da mucosa oral. O defeito arredondado pode ser facilmente fechado com suturas.

No caso de biópsias excisionais amplas no palato, onde o osso está exposto e existe o perigo de hemorragia da artéria palatina, recomendamos o uso de um guia cirúrgico. Uma alternativa ao uso do guia é fixar uma compressa de gaze com vaselina - iodofórmio, e suturar firmemente aos dentes adjacentes.

Biópsia Óssea

Os princípios cirúrgicos básicos para coletar uma biópsia do osso são os mesmos que se aplicam às biópsias de tecido mole. O fragmento da biópsia deverá sempre incluir porções saudáveis e patológicas do tecido. O acesso ao osso é normalmente conseguido pela reflexão de um retalho de tecido mole, que proporciona um acesso visual adequado bem como permite um fechamento da ferida sobre um substrato ósseo intacto.

A coleta de uma biópsia óssea é em geral realizada com o uso de uma broca cilíndrica. O fragmento de biópsia não deve estar sujeito a forças mecânicas ou térmicas excessivas, para prevenir artefatos. É, portanto, necessário providenciar refrigeração adequada, e a peça de mão deve ser usada em baixa velocidade. Os tecidos moles de recobrimento não são usualmente de significância diagnóstica e, desta forma, não necessitam ser excisados. Um especialista deve ser chamado para situações em que as biópsias ósseas tenham de ser coletadas em regiões anatômicas críticas (especialmente no ramo horizontal da mandíbula), ou se o dentista for inexperiente na área de patologia óssea. Se houver uma leve suspeita radiográfica de alguma anomalia vascular, a biópsia óssea deve ser realizada somente em um ambiente cirúrgico bem-equipado. Um hemangioma endosteal pode levar a uma hemorragia extremamente grave, com ameaça de vida, que é extremamente difícil de coibir.

Avaliação do Laudo da Patologia

Se as informações apresentadas no laudo radiográfico não concordarem com o diagnóstico hipotético clínico, um diálogo entre o patologista e o cirurgião-dentista é apropriado. O patologista pode querer consultar um especialista nesta área de particular interesse. Se o laudo do patologista não proporcionar elucidação suficiente, uma segunda biópsia pode ser necessária. Se a dúvida ainda persistir, o tratamento deve seguir o diagnóstico clínico e há necessidade de se fazer um cuidadoso acompanhamento pós-operatório periódico.

O diagnóstico diferencial de muitas lesões fibro-ósseas e cementificantes na região dos maxilares é complexo e difícil.

Se a lesão óssea for extensa, pode ser aconselhável a remoção de vários fragmentos para prevenir a situação em que a não-homogeneidade da lesão possa levar o patologista a um diagnóstico incorreto devido à predominância de um componente tecidual em um único fragmento.

Procedimentos de Cirurgia Plástica em Tecidos Moles e Osso

Definição

Os procedimentos de cirurgia plástica são indicados para corrigir a quantidade ou a qualidade dos tecidos moles, ou ambas. Esses procedimentos envolvem principalmente cirurgia pré-protética, com a intenção de dar melhores condições para reconstruções dentárias, ou torná-las possíveis.

Procedimentos Corretivos para Tecidos Moles

Devido às exigências contemporâneas de uma boa aparência na região facial, incluindo-se a cavidade bucal, existe uma forte demanda para a cirurgia plástica no reparo dos defeitos, na formação de cicatriz, e em outras alterações desfigurantes da pele e da mucosa. Os cirurgiões plásticos têm desenvolvido muitos métodos novos para o tratamento destas anomalias e anormalidades teciduais.

Os métodos clássicos de cirurgia plástica em tecidos moles incluem retalhos deslizantes, retalhos rotatórios, plastia em VY, plastia em Z, retalhos livres de espessura dividida e transplante de mucosa.

Existem algumas diferenças anatômicas muito básicas entre a pele e a mucosa oral no que diz respeito à vascularização, à distensão e à formação de cicatriz. A mucosa oral tem uma circulação sangüínea maior e é mais passível de distensão do que a pele, e a sua tendência para a formação de cicatriz é menor. A formação de quelóide virtualmente não ocorre na mucosa oral. Por outro lado, em comparação com a mucosa funcional da bochecha, a gengiva e a mucosa do palato são de difícil distensão, e são sempre refletidas em conjunto com o periósteo.

Critérios para Determinar o Tipo de Procedimento Cirúrgico

A seleção do método de escolha para a correção de tecidos moles depende dos seguintes fatores:
- A extensão do defeito e a distância dos tecidos adjacentes utilizáveis.
- O tipo de tecido requerido para realizar a correção, tanto funcional quanto estética.
- Medidas terapêuticas prévias que possam influenciar o curso da cicatrização, como por exemplo a radioterapia.
- Estruturas anatômicas que precisam ser protegidas de lesões, como por exemplo nervos e vasos sangüíneos.
- Prioridades envolvidas em corrigir o defeito, ou a correção qualitativa do tecido mole considerando a função ou a aparência.

Cirurgia Pré-protética

Em 1965, Obwegeser publicou uma revisão extensa das indicações dos vários procedimentos cirúrgicos para a reconstrução dos tecidos moles no vestíbulo e no assoalho da boca. É responsabilidade do protesista determinar se os procedimentos cirúrgicos podem ser usados para melhorar a retenção da prótese total. A indicação para correções cirúrgicas em arcos edêntulos deve ser estabelecida o mais cedo possível, pois assim cirurgias relativamente menores poderão obter melhores resultados cirúrgicos. É responsabilidade do cirurgião decidir qual procedimento cirúrgico utilizar para atingir o objetivo estipulado pelo protesista. Os procedimentos cirúrgicos relativamente básicos são utilizados para criar um vestíbulo ou um assoalho da boca, suficientemente profundos. A dificuldade se encontra em criar uma camada epitelial imóvel para servir de base para a prótese. Existem três métodos para se cobrir os tecidos moles:

- Usar mucosa retirada de local adjacente para cobrir as superfícies da ferida nos tecidos moles ou no periósteo.
- Obter uma cobertura epitelial permitindo que a superfície da ferida cicatrize por segunda epitelização.
- Cobrir a superfície da ferida com um transplante livre de pele.

A mucosa vestibular saudável é qualitativamente a melhor cobertura epitelial. Esta é resiliente, naturalmente úmida e, devido à sua elasticidade, adapta-se bem à base da prótese.

A mucosa obtida após uma segunda epitelização é de qualidade um pouco mais inferior. Faltam resiliência e elasticidade. O transplante de pele apresenta as características mais pobres. É seca, e não se adapta bem à base da prótese devido à ausência de elasticidade. Todavia, em termos de capacidade de suportar cargas, a pele transplantada é superior a todos os tipos de mucosa.

Ao escolher o procedimento cirúrgico, os diferentes mecanismos de estabilização da prótese na maxila (adesão) e na mandíbula (retenção) precisam ser considerados. Por esta razão, a cobertura mucosa (primária ou secundária) é usualmente o método de escolha na maxila, enquanto os transplantes de pele podem ser preferíveis para a mandíbula.

Os procedimentos cirúrgicos apresentados neste capítulo representam somente aqueles procedimentos para cobertura mucosa que podem ser realizados sob anestesia local ou em pacientes de ambulatório.

Freios

Os freios labial, vestibular e lingual usualmente têm de ser tratados cirurgicamente se estiverem causando problemas estéticos ou funcionais. Os freios vestibulares com inserção alta no rebordo algumas vezes impedem a extensão suficiente da margem da prótese ou, em pacientes dentados, podem agravar a recessão gengival. Se a recessão gengival constituir um problema clínico significante, um enxerto de gengiva livre do palato ou um retalho de tecido conjuntivo pode ser usado para recobrir a superfície radicular (Schädle e Matter-Grütter, 1993; Strub e Kopp, 1980).

Existem algumas síndromes envolvendo a formação de múltiplos freios na cavidade bucal (p.ex., síndrome orofacial-digital). A presença e a localização do freio são geralmente determinadas, mas também podem ocorrer em uma etapa mais tardia da vida - por exemplo, em casos de esclerose sistêmica progressiva (escleroderma).

Figura 684 Tipos de freios
Esquerda: Freio labial típico estendendo-se para a gengiva inserida entre os dois incisivos centrais, que estão separados por um diastema.

Centro: Este freio vestibular está com inserção alta no rebordo nesta mandíbula edêntula.

Direita: Freio lingual excepcionalmente curto; isto é de fato um caso de anquilose lingual.

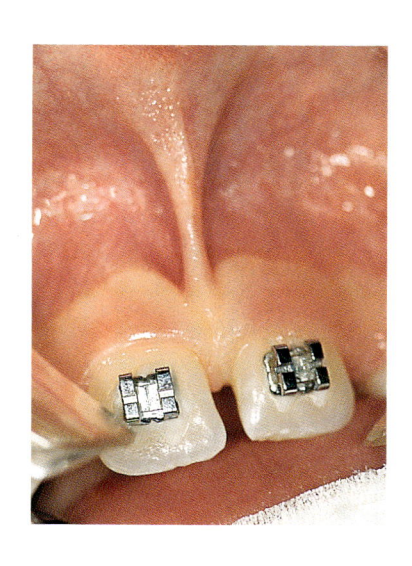

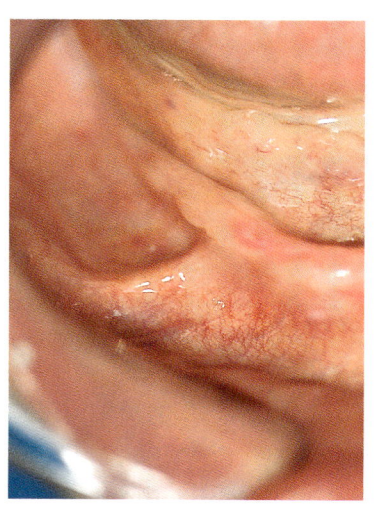

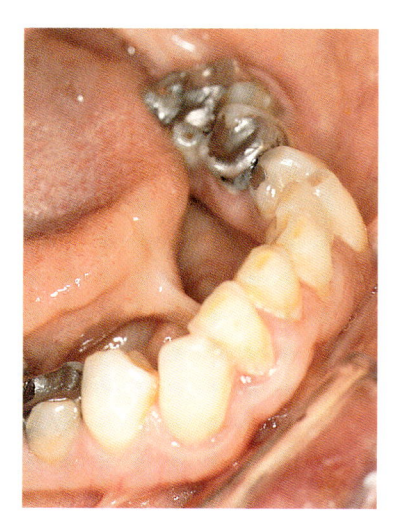

Procedimentos Corretivos para Tecidos Moles **257**

Freio Labial Maxilar

O freio labial da linha média é uma estrutura anatômica geneticamente determinada que varia sua aparência de pessoa para pessoa. Um freio labial firme, espesso, com trajeto a partir da superfície vestibular entre os incisivos centrais em direção à superfície palatina pode até causar um diastema.

Indicação

Se a papila interdental localizada entre os incisivos centrais sofrer uma isquemia quando o lábio for elevado, isto é uma indicação de que o freio deve ser remodelado cirurgicamente.

A remoção completa do freio labial deve ser considerada se as bordas incisais dos incisivos centrais estiverem lateralmente às fibras de tecido conjuntivo. A remoção profilática do freio labial durante a fase de dentição decídua não é indicada (Stöckli e Ben Zur, 1994), isto porque mudanças anatômicas durante a dentição mista no segmento anterior da maxila usualmente cuidam da situação espontaneamente.

Documentação

As radiografias podem identificar outras causas de dentes divergentes (p.ex., um mesiodens ou um cisto).

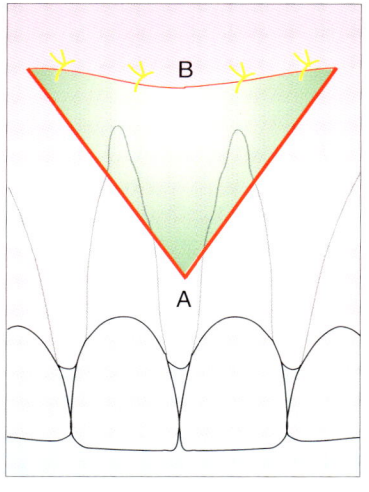

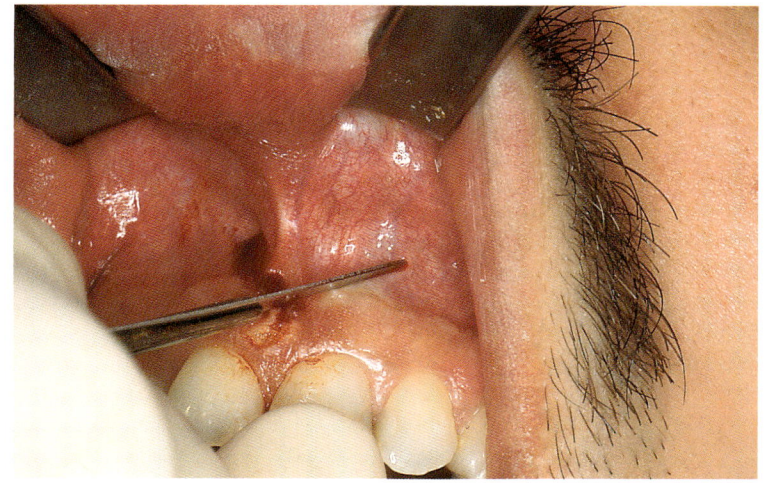

Figura 685   Correção do freio labial usando vestibuloplastia local
O freio labial neste rapaz de 22 anos é incisado amplamente em sua base no vestíbulo.

Esquerda: Princípio cirúrgico: Faça a incisão verticalmente e suture lateralmente. Este procedimento em geral não leva a uma eliminação completa do distúrbio funcional causado pelo freio. A mucosa é liberada em **A** e suturada ao periósteo em **B**.

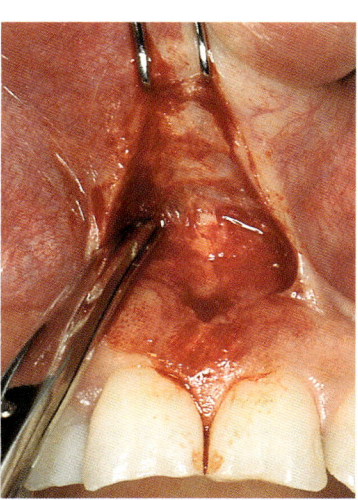

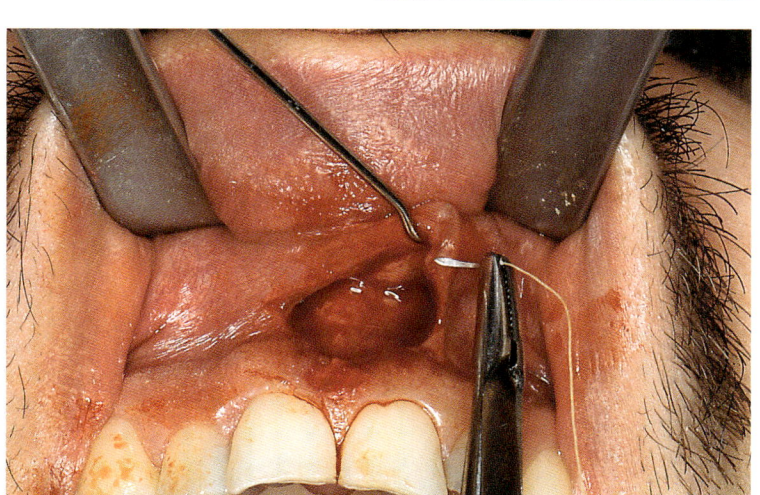

Figura 686   Sutura da mucosa
Várias suturas reabsorvíveis são colocadas para fixar a mucosa refletida ao periósteo.

Esquerda: Tesouras rombas podem ser usadas para liberar a mucosa em direção apical.

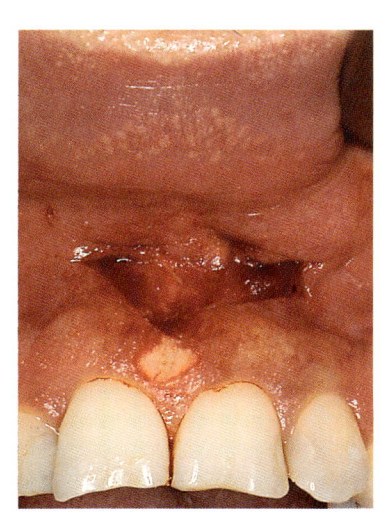

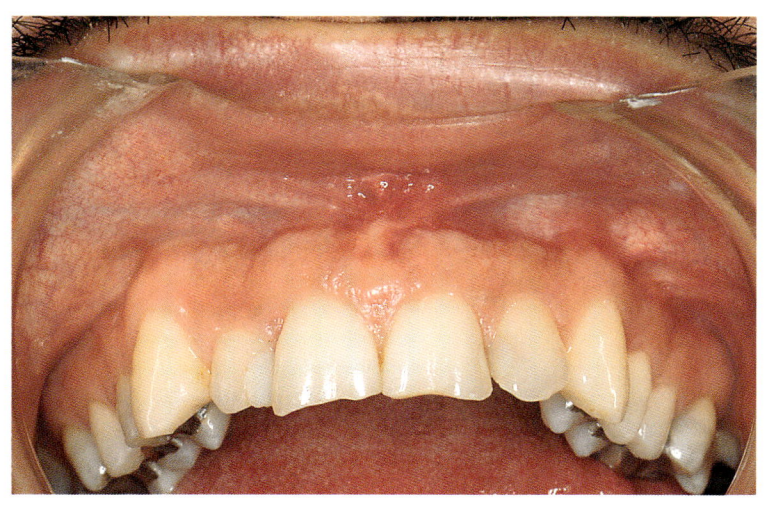

Figura 687   Evolução clínica
As superfícies das feridas são deixadas para cicatrizar por segunda epitelização. A consulta de revisão com um ano de pós-operatório revela um vestíbulo profundo e plano, sem sinais de freio residual.

Esquerda: Fotografia clínica tomada com uma semana de pós-operatório mostra a superfície da ferida coberta com um coágulo de fibrina.

Procedimento Cirúrgico

Se for decidido que o freio labial precisa ser tratado cirurgicamente, o objetivo deve ser a excisão completa até o substrato ósseo. As fibras de tecido conjuntivo entre os dentes anteriores devem ser excisadas usando-se o procedimento em cunha, partindo da vestibular em direção à papila incisiva. Os tecidos moles firmes localizados profundamente nos dentes devem ser cuidadosamente refletidos. Durante este procedimento o lábio superior é tracionado cranialmente. Isto proporciona uma boa visualização do freio, e a tesoura ou o bisturi podem ser usados no vestíbulo para incisar o freio.

Existem basicamente dois métodos possíveis de correção:

Fechamento primário: O defeito rombóide é fechado bilateralmente e na extensão vertical da mucosa, usando suturas interrompidas. O pequeno defeito que permanece pode ser deixado para cicatrizar por segunda intenção.

Segunda epitelização: A preparação cirúrgica é realizada epiperiostalmente, como em uma vestibuloplastia (p. 292). As superfícies expostas do periósteo podem ser deixadas para uma segunda epitelização. Isto irá impedir qualquer encurtamento ou aplanamento do vestíbulo (p.257).

Figura 688 Diastema
Nesta menina de oito anos, um freio labial firme e espesso parece estar mantendo o diastema entre incisivos centrais permanentes maxilares devido à sua extensão fibrosa.

Direita: O freio labial está de fato tracionando o lábio entre os incisivos centrais.

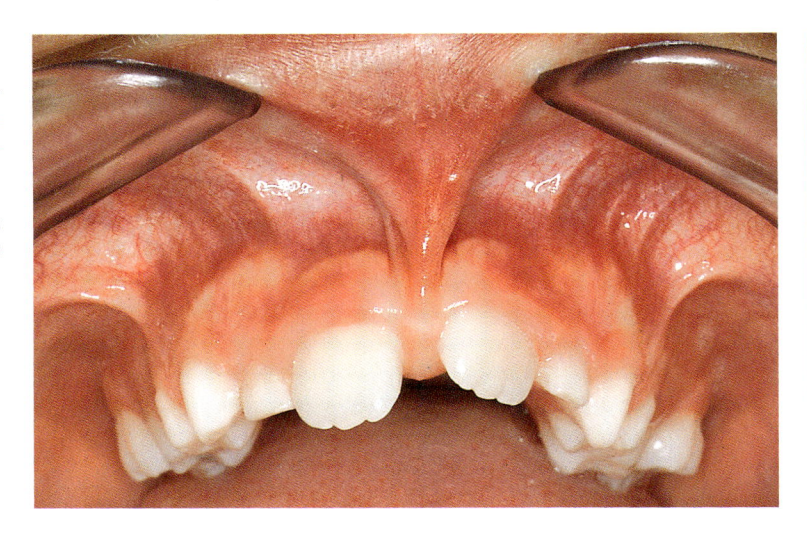

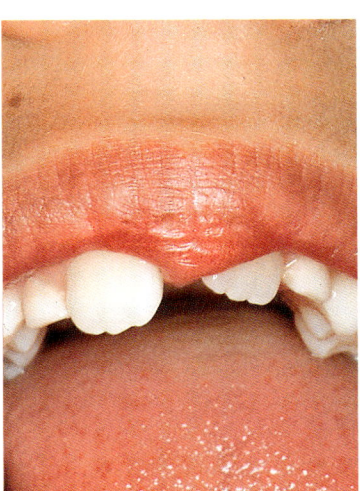

Figura 689 Incisão principal
Uma incisão principal de base ampla em forma de V é realizada no vestíbulo para liberar o freio.

Direita: O tecido firme e fibroso é excisado como uma cunha.

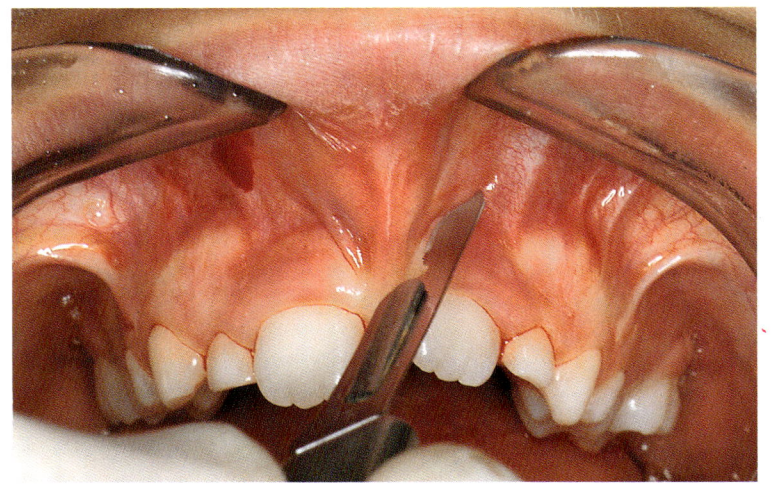

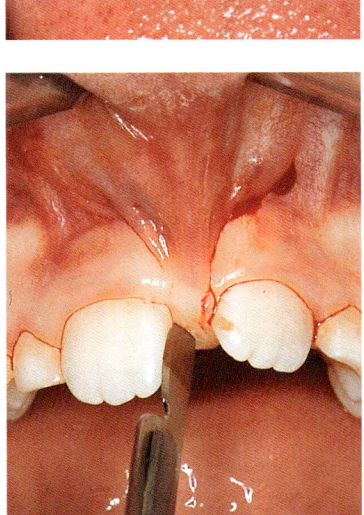

Figura 690 Incisão interdentária
A remoção do tecido conjuntivo fibroso entre os dentes deve se sobreestender palatinamente.

Direita: Mobilização e excisão do freio estendendo-se a partir do vestíbulo em direção palatina sobre o periósteo.

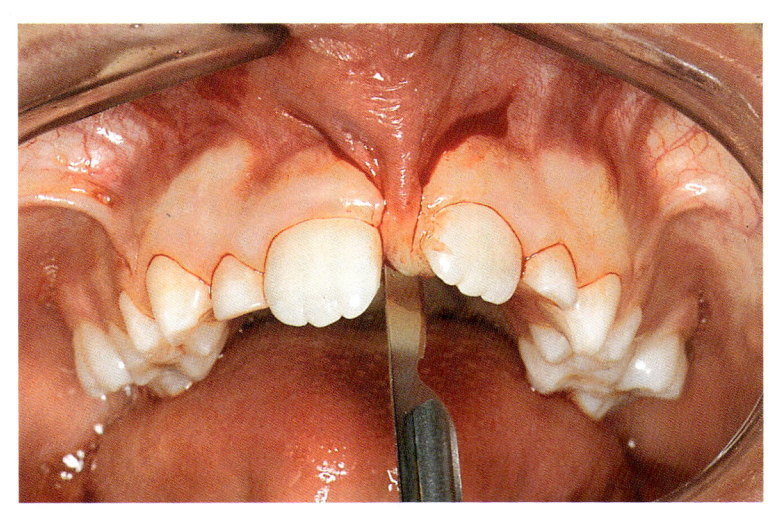

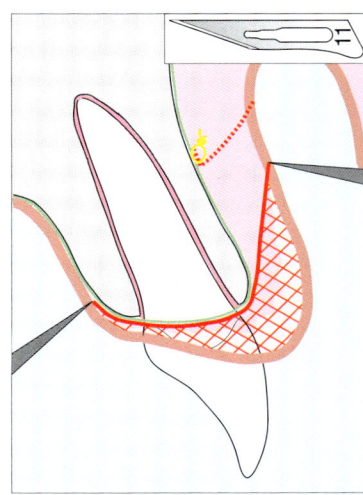

Procedimentos Corretivos para Tecidos Moles

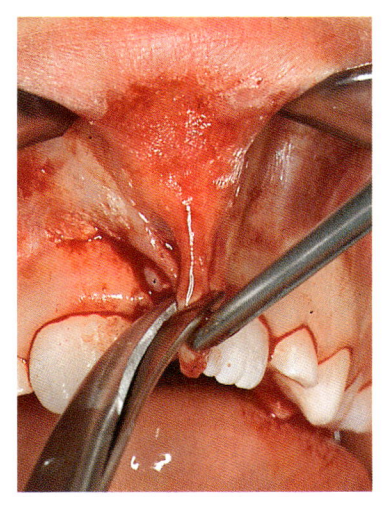

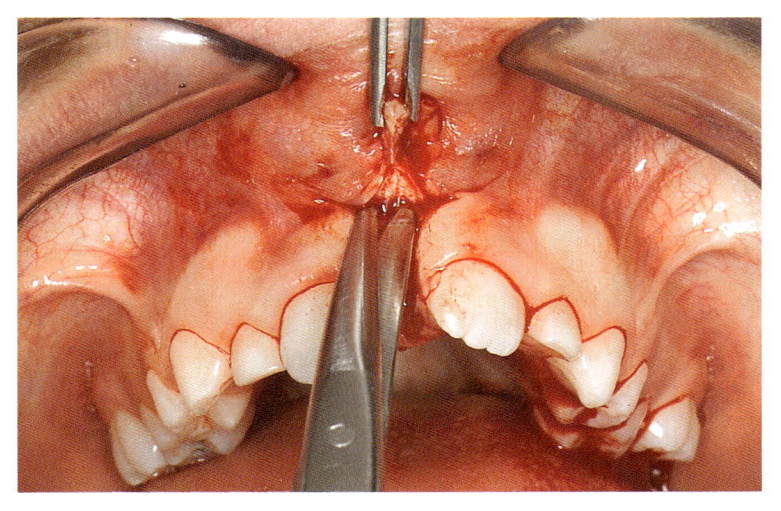

Figura 691   Excisão do feixe de tecido conjuntivo
Os elementos de tecido conjuntivo e epitelial do freio são mobilizados em direção apical a partir de um acesso vestibular. Tesouras rombas são indicadas para este tipo de procedimento.

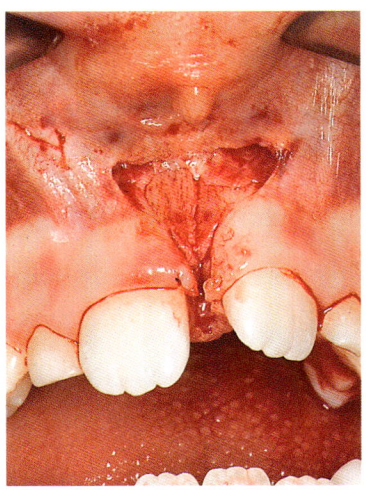

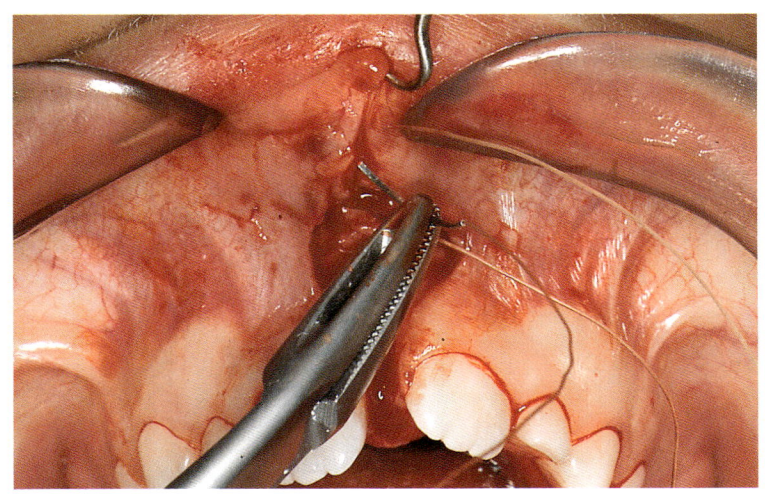

Figura 692   Sutura da mucosa
Suturas reabsorvíveis são usadas para fixar o retalho ao periósteo em posição bem distante apicalmente.

Esquerda: A tensão aplicada no lábio desloca o freio labial em uma direção apical.

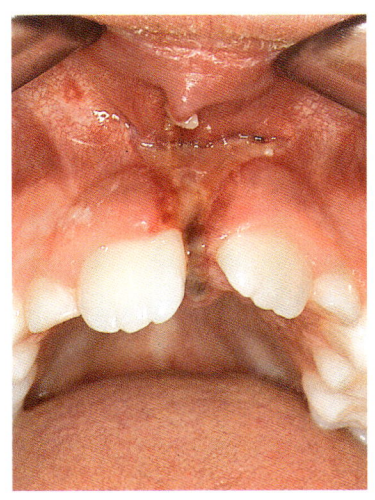

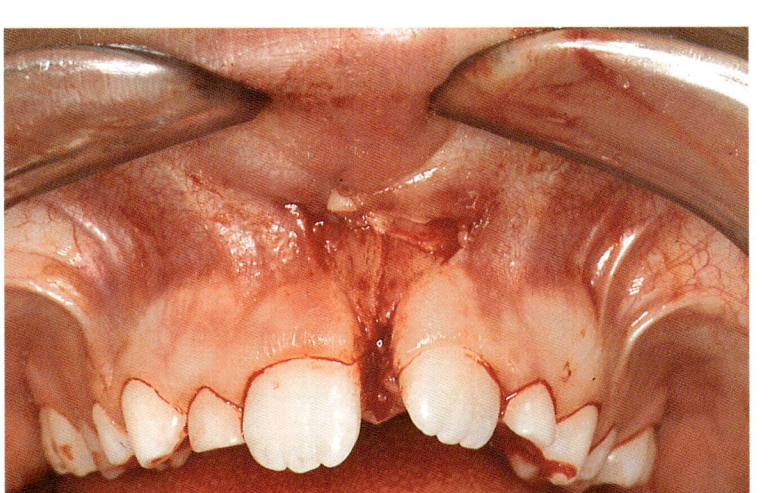

Figura 693   Evolução clínica
A superfície da ferida apresenta-se como um triângulo. Esta área é deixada para uma segunda epitelização.

Esquerda: Fotografia clínica tomada com uma semana de pós-operatório. A superfície do periósteo é recoberta por um coágulo de fibrina.

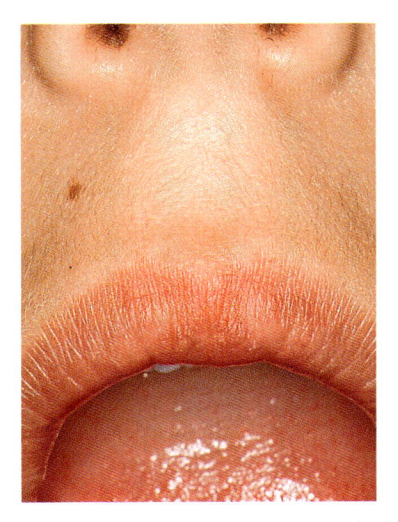

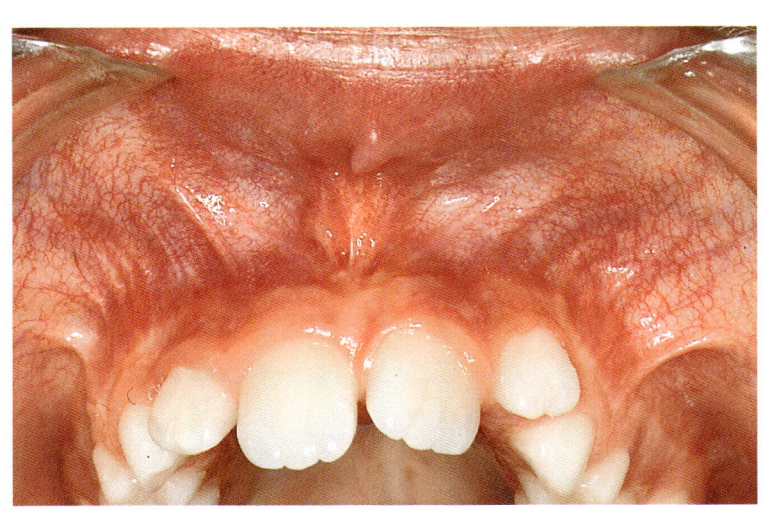

Figura 694   Final do tratamento
A revisão clínica com um ano de pós-operatório mostra um fechamento espontâneo do diastema entre os incisivos centrais.

Esquerda: O contorno do lábio do paciente é normal (compare com fig. 688).

Freio Labial Mandibular

Um freio labial firme na mandíbula raramente causa qualquer dificuldade. Entretanto, em adultos que apresentaram perda de tecidos gengivais marginais devido à doença periodontal, a inserção das fibras do tecido conjuntivo do freio próximo à margem gengival pode servir para acelerar a recessão gengival. Em tais casos, a correção cirúrgica da configuração do tecido mole está indicada. A excisão é realizada por meio de duas incisões laterais ligeiramente arqueadas na mucosa, com subseqüente preparação caudal e epiperiostal.

A pequena faixa de gengiva queratinizada deve ser preservada. O retalho mobilizado de mucosa deve ser suturado no periósteo, com o uso de várias suturas reabsorvíveis no vestíbulo. A superfície aberta da ferida deve ser deixada para uma epitelização secundária. A decisão deve ser feita no sentido da possível indicação para usar um transplante de mucosa livre do palato a fim de garantir o resultado cirúrgico desejado (ver a seção "Melhorando a Qualidade da Mucosa", p. 268).

Figura 695   Freio labial mandibular
Nesta mulher de 67 anos, as bolsas periodontais neste segmento anterior da mandíbula foram tratadas. De modo a prevenir uma recessão gengival adicional, o dentista sugeriu a remoção do freio labial.

Direita: Princípio cirúrgico: Preparação epiperiostal e epitelização secundária pela transposição da mucosa da posição **A** para a posição **B.**

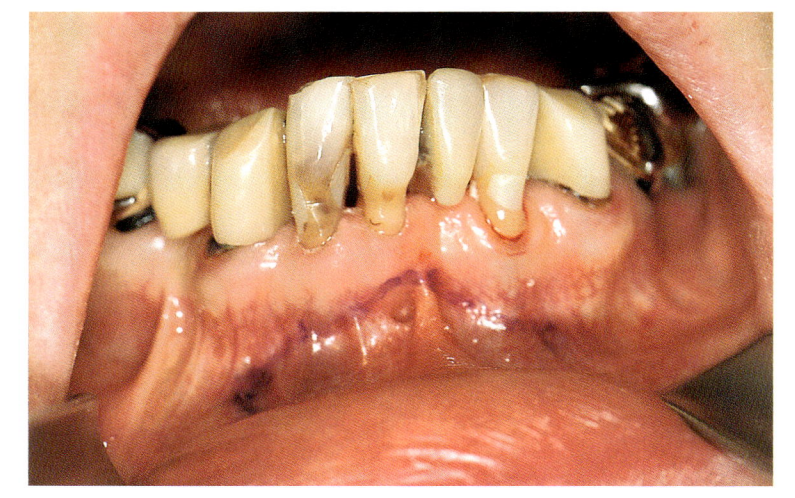

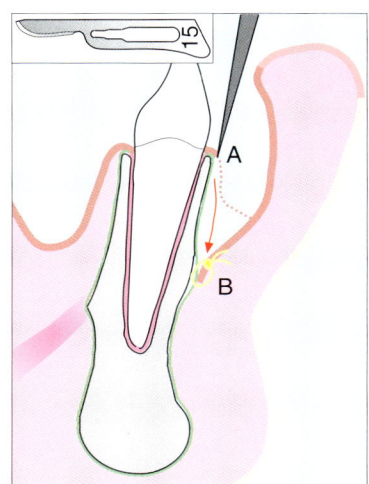

Figura 696   Incisão principal
O freio é liberado em sua base por meio de uma incisão arqueada na mucosa.

Direita: A lâmina do bisturi secciona a mucosa, mas o periósteo permanece intacto.

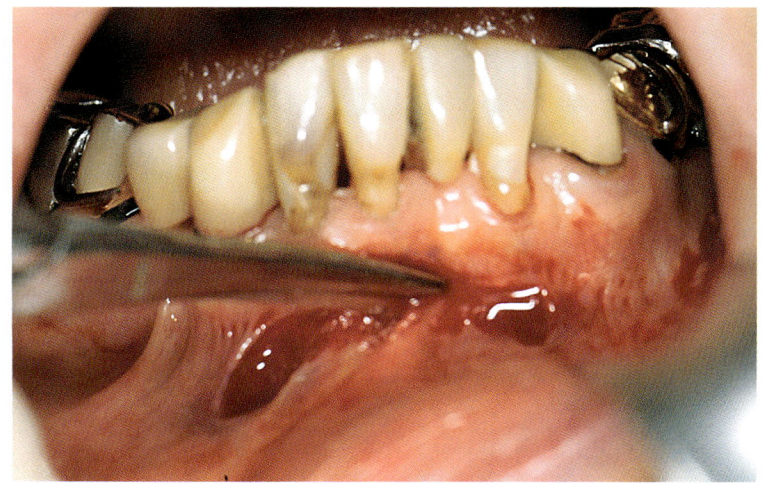

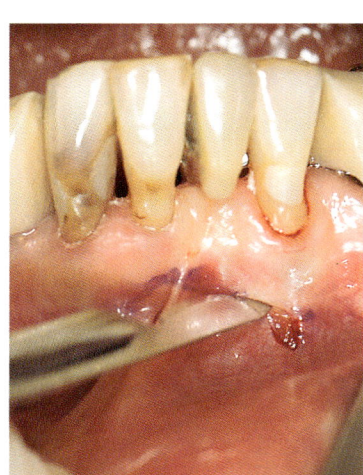

Figura 697   Preparação epiperiostal
Usando tesouras rombas, a mucosa com seus tecidos submucosos e inserções musculares é separada do periósteo.

Direita: A aplicação de tração na mucosa com o uso de ganchos simplifica a preparação epiperiostal.

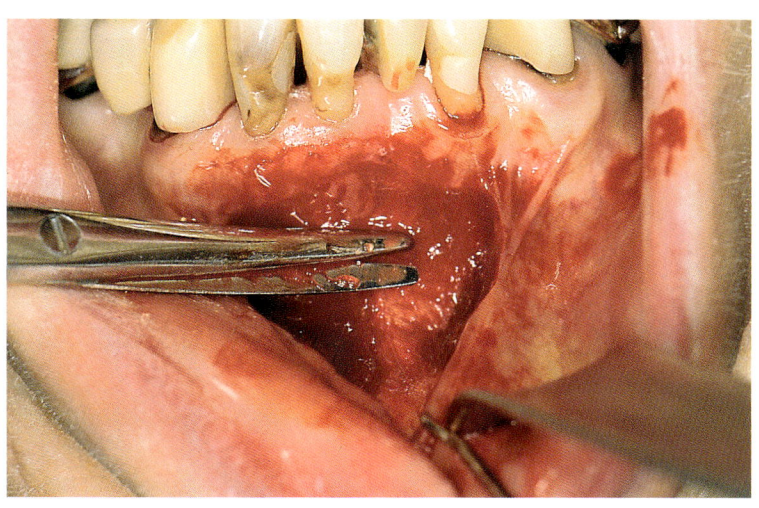

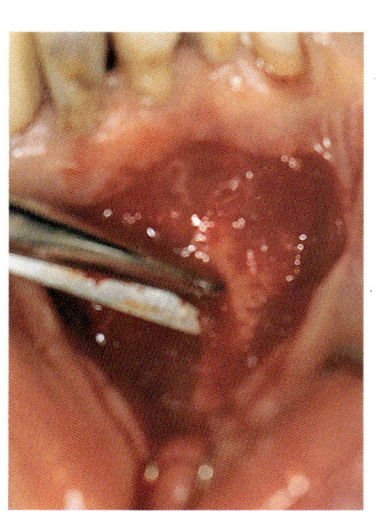

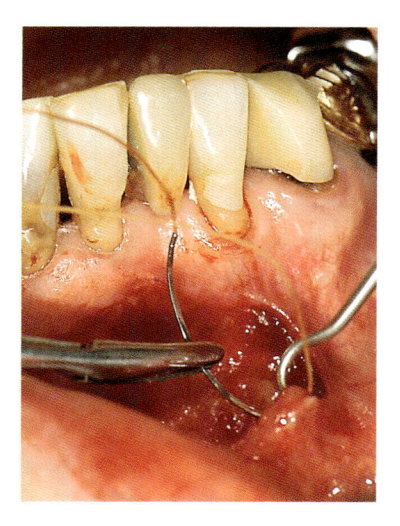

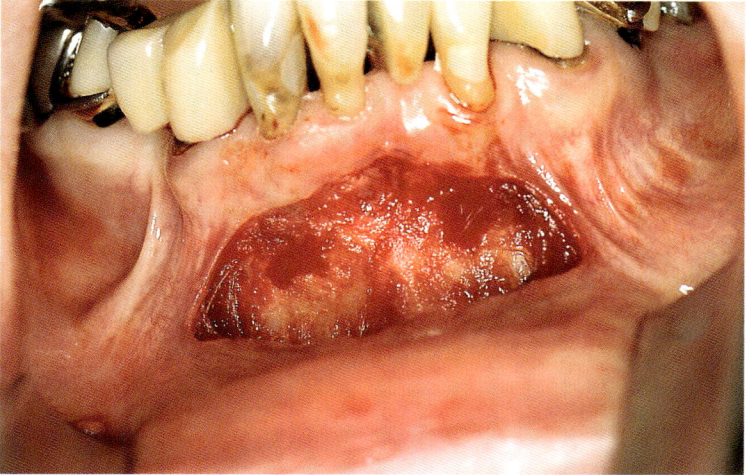

Procedimentos Corretivos para Tecidos Moles 261

Figura 698 Fixação da mucosa
O retrator de tecido é um instrumento útil para manipular a mucosa com uma menor quantidade de trauma.

Esquerda: A mucosa é suturada no periósteo apicalmente com suturas reabsorvíveis interrompidas.

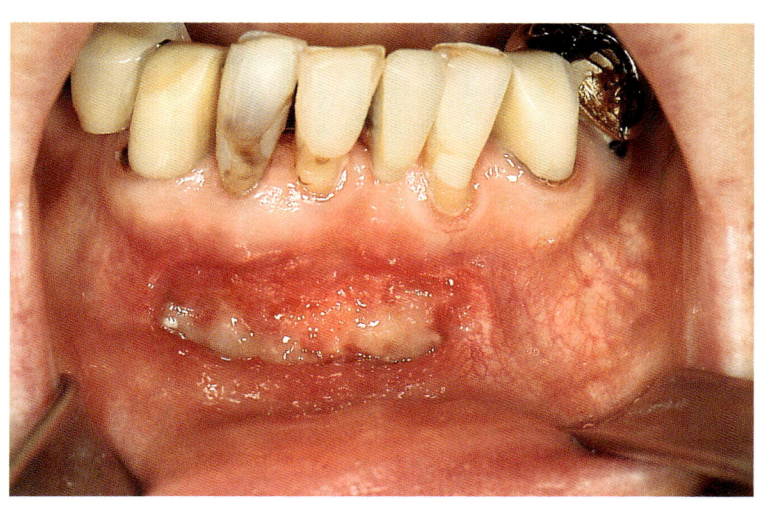

Figura 699 Evolução clínica
O retalho deve ser suturado sem tensão. A superfície de ferida exposta é deixada para reepitelizar.

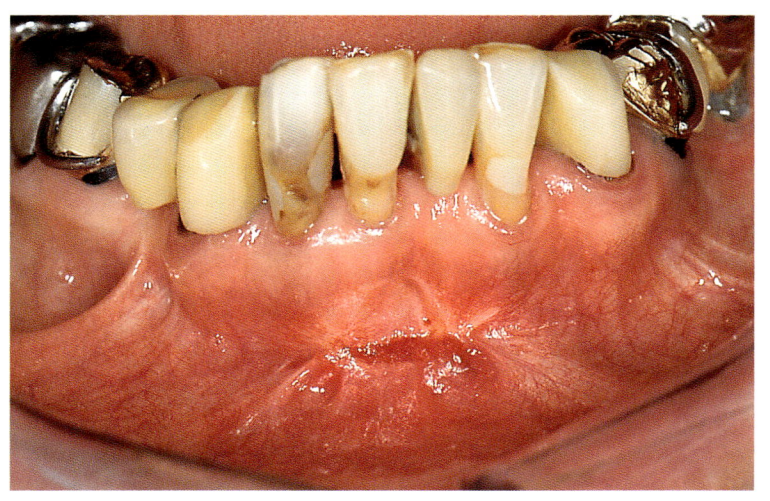

Figura 700 Epitelização secundária
A ferida está completamente reepitelizada em três semanas após a cirurgia.

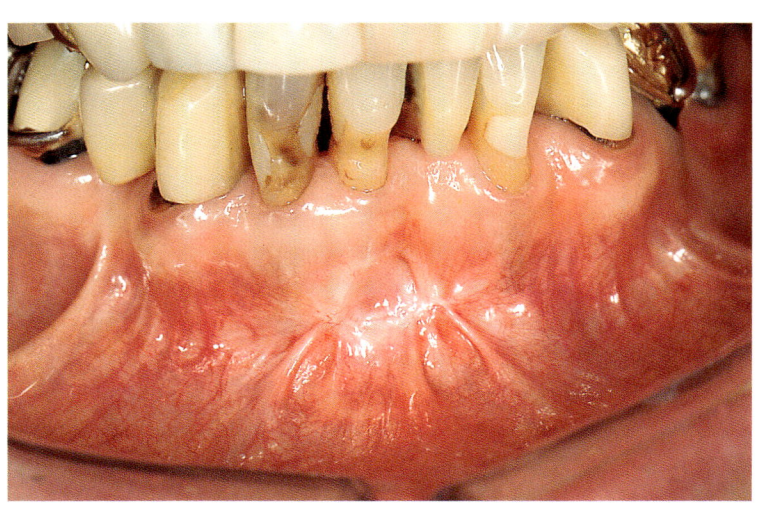

Figura 701 Final do tratamento
Seis meses após a cirurgia, a situação clínica está estável e não há evidência de recidiva. Uma ligeira formação de cicatriz não pode ser evitada. Um procedimento cirúrgico alternativo envolveria um deslocamento epiperiostal local da mucosa e seu recobrimento com um enxerto livre de mucosa do palato. A desvantagem desta abordagem é que duas feridas seriam criadas.

Freio Lingual

Indicação

A imobilização da língua devido a um freio lingual intensamente curto pode causar dificuldades mesmo nas primeiras semanas de vida, comprometendo uma eficaz reação de sucção. Este tipo de anquilose lingual grave é freqüentemente tratado logo após o nascimento pelo corte do freio com tesoura. Se a mobilidade da língua continuar a ser comprometida por um freio lingual curto e firme, dificuldades com a fala e possivelmente até mesmo uma suscetibilidade aumentada a cáries na região de molares podem ocorrer, devido à inibição da autolimpeza nas áreas posteriores. As fibras de tecido conjuntivo podem protruir entre os dentes anteriores em direção ao vestíbulo e causar um diastema. Dano ao periodonto lingual dos dentes anteriores também é possível. O freio lingual pode algumas vezes formar uma firme conexão semelhante a um tendão com o assoalho da boca, mas também pode ser encontrado como uma comunicação de tecido conjuntivo com o processo alveolar. Em pacientes com escleroderma, um encurtamento progressivo do freio lingual é observado.

Figura 702 Freio lingual: excisão da inserção lingual
Nesta menina de 13 anos, a mobilidade da língua era limitada por um freio lingual firme e curto.

Direita: Quando solicitada a estender a língua o mais distante possível, a ponta desta somente alcançava a borda do lábio.

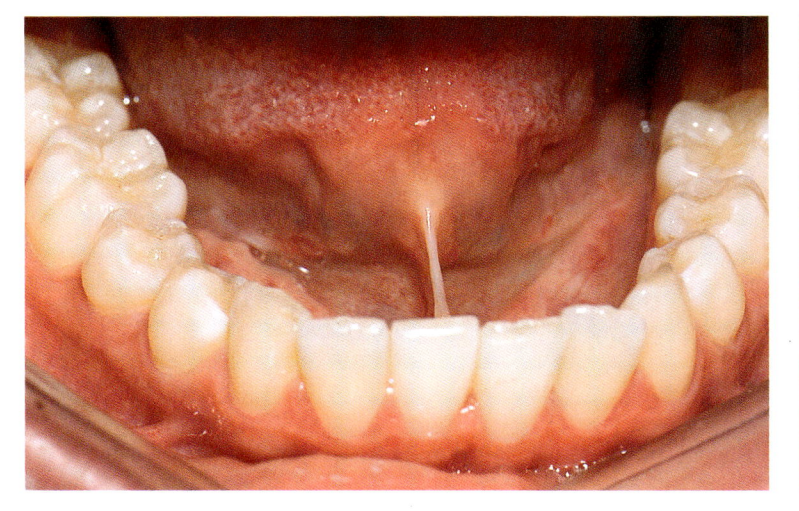

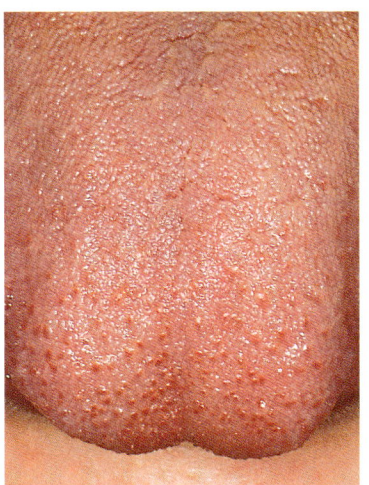

Figura 703 Incisão principal
A mobilidade da língua é conseguida pelo corte do freio lingual próximo com a sua conexão na base da língua. Um corte simples de tesoura é suficiente.

Direita: Princípio cirúrgico: separação do freio lingual da base da língua.

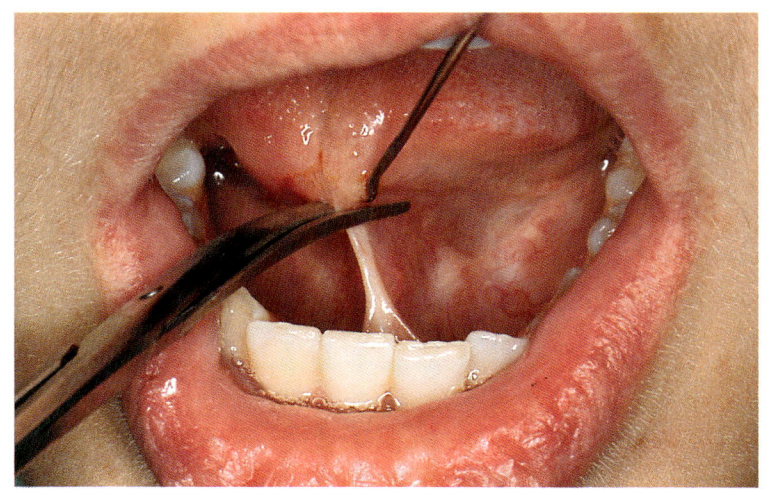

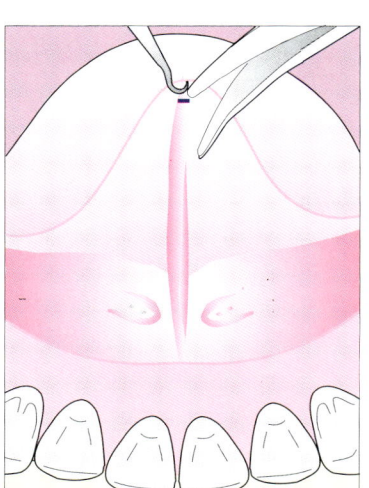

Figura 704 Colocação de suturas
O defeito cirúrgico tem uma forma rombóide.

Direita: Suturas interrompidas são colocadas para fechar o defeito longitudinalmente.

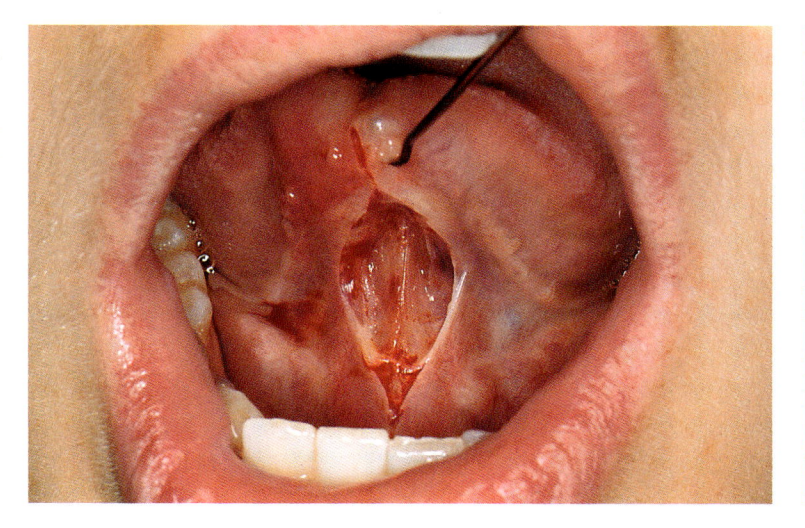

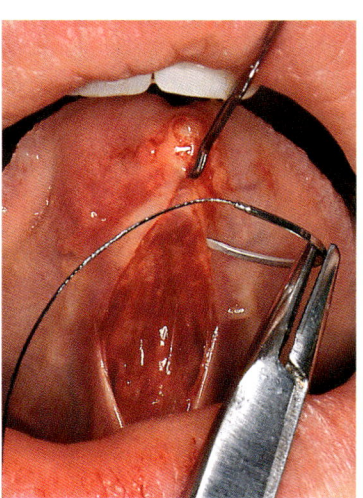

Procedimento Cirúrgico

O procedimento cirúrgico varia dependendo da situação clínica. O método mais simples de aumentar a mobilidade da língua é cortar o freio lingual horizontalmente e colocar suturas na linha média. Esse procedimento também minimiza o perigo de lesar estruturas adjacentes importantes. O acesso cirúrgico é determinado pela configuração e pela extensão do freio lingual.

Freio Lingual com Inserção no Assoalho Bucal

A faixa de tecido conjuntivo é cortada ao longo da face ventral da língua; a sutura é realizada na linha média.

Freio Lingual com Inserção no Processo Alveolar

O freio é cortado transversalmente em sua inserção no processo alveolar e no interior dos tecidos moles do assoalho da boca. Cuidados especiais devem ser tomados para não lesar os orifícios dos ductos das glândulas submandibulares na carúncula lingual. Qualquer dano a estas estruturas pode levar à formação de tecido cicatricial e estase do fluxo salivar. Antes de colocar as suturas, a mobilidade da língua deve ser avaliada. O fechamento da ferida é realizado com suturas interrompidas dispostas em uma linha vertical ao longo das margens da ferida. Se qualquer defeito persiste no processo alveolar, este é deixado para cicatrizar por uma epitelização secundária.

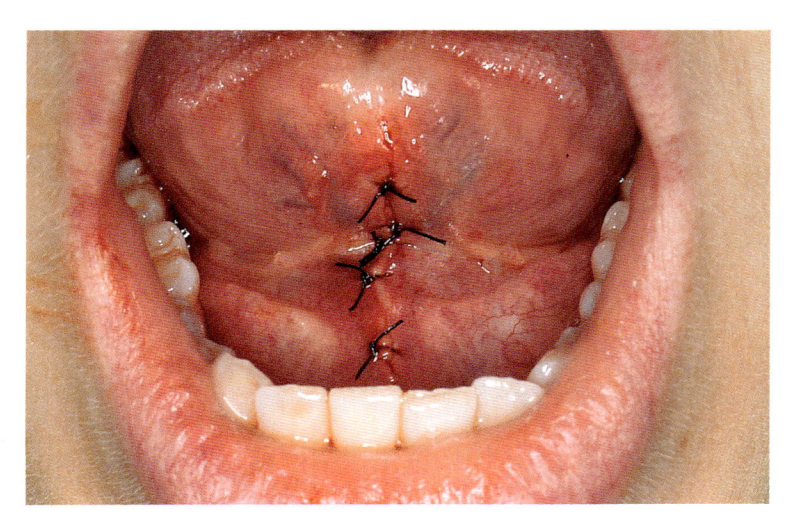

Figura 705 Fechamento da ferida
A mobilidade da língua é melhorada imediatamente.

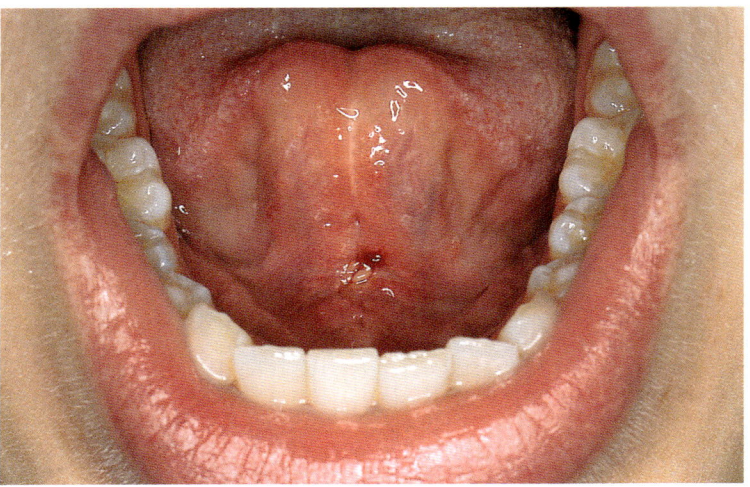

Figura 706 Evolução clínica
As suturas são removidas uma semana após a cirurgia. A paciente agora não apresenta dificuldade em elevar a língua.

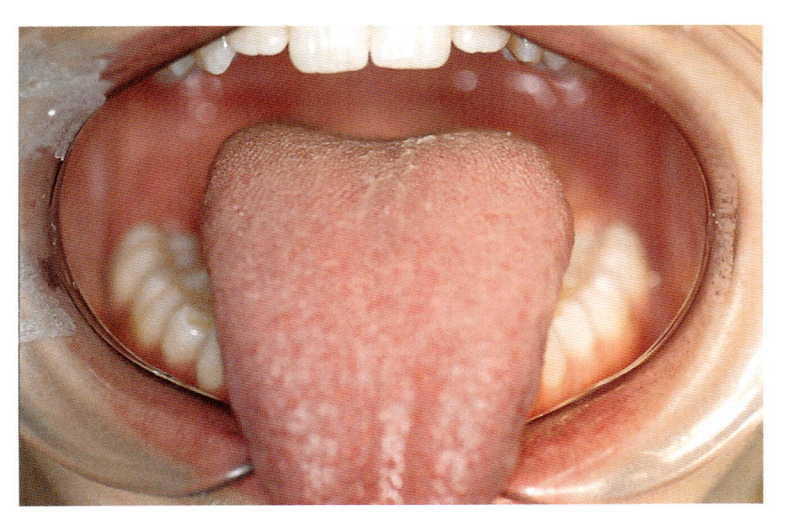

Figura 707 Final do tratamento
A consulta de revisão um mês após a cirurgia mostra uma mobilidade normal da língua.

Transplante de Mucosa Livre para Reposição Gengival

A qualidade, a estratificação e a queratinização da superfície mucosa são largamente dependentes dos componentes do tecido conjuntivo subjacente. Isto é uma consideração importante ao escolher uma mucosa para transplante. A espessura do transplante é também importante para o sucesso do procedimento; o tecido transplantado não deve exceder 1 mm em espessura.

Indicação

Os enxertos livres gengivais são principalmente usados em cirurgia periodontal para tratar áreas localizadas de recessão, como também áreas em que a gengiva aderida está ausente. Os transplantes gengivais podem também ser usados para tratar áreas de mucosa que apresentam mobilidade indesejada ou freios vestibulares.

O reparo de defeitos na gengiva pode ser prontamente obtido usando-se mucosa bem queratinizada da área posterior do palato duro. Os segmentos anteriores do palato são menos favoráveis por causa das rugas, que persistem após o processo de cicatrização estar completo.

Figura 708 Excisão no processo alveolar
Nesta menina de 10 anos o freio lingual está aderido em posição alta no processo alveolar. A mobilidade lingual está gravemente limitada.

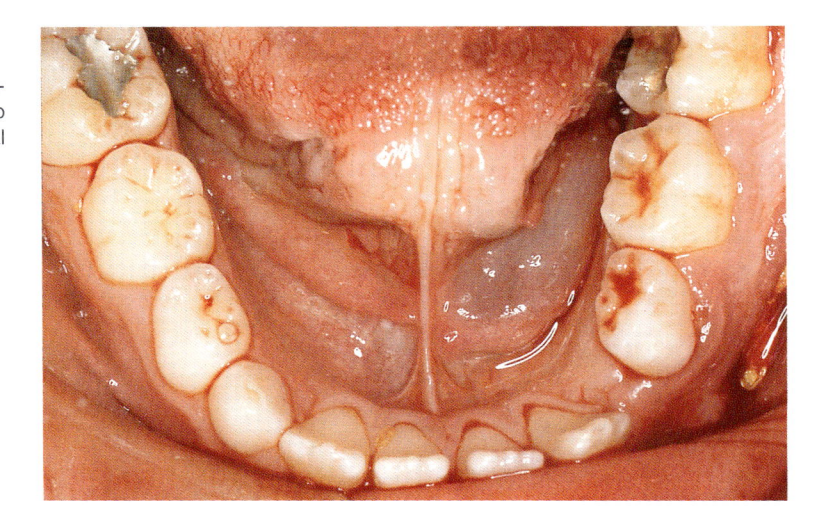

Figura 709 Incisão principal
O freio lingual é cortado na base da língua com o uso de tesoura, e então suturado verticalmente. Um defeito estreito pode resultar no processo alveolar, mas pode ser deixado para uma cicatrização secundária.

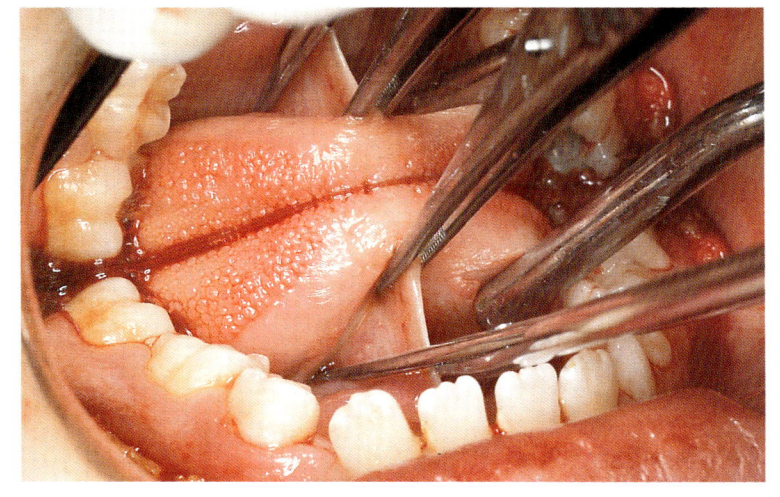

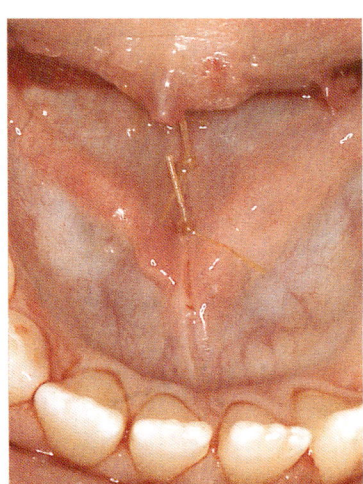

Figura 710 Resultado clínico
A fotografia clínica na revisão de seis meses após a cirurgia revela uma movimentação livre da língua e uma topografia normal da parte anterior do assoalho da boca.

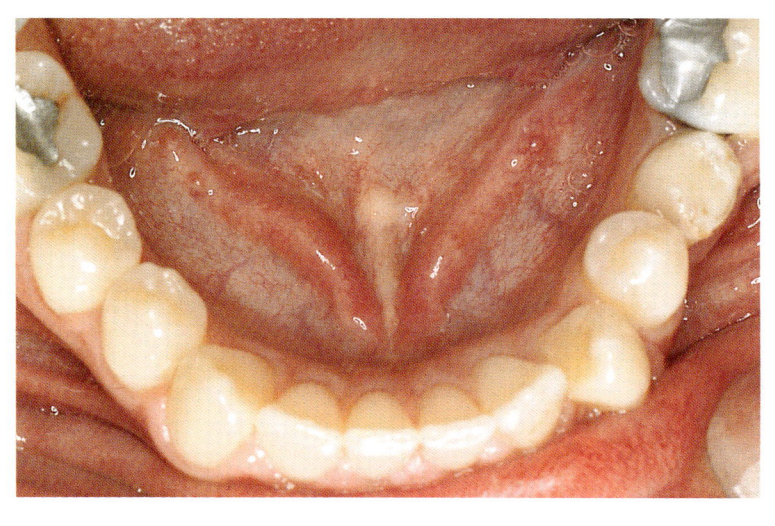

Procedimento Cirúrgico

O primeiro passo é administrar anestesia local no leito do transplante. A preparação do leito do implante é arranjada de forma precisa epiperiostalmente. A mucosa é fixada com o uso de suturas reabsorvíveis no novo vestíbulo formado. Para coletar o tecido doador do palato, a solução anestésica é infiltrada próximo ao forame palatino e o tecido é removido usando-se um mucótomo.

O transplante é adaptado com pressão no periósteo exposto e fixado com suturas interrompidas (4-0) nos ângulos. Um guia cirúrgico para a ferida prevenirá trauma ao local cirúrgico pela língua ou pela escova de dentes. O local da cirurgia é irrigado com uma solução de clorexidina a 0,2% ao invés da escovação normal. Durante o curso normal da cicatrização, a camada epitelial do transplante tornar-se-á necrótica, mesmo com o tecido conjuntivo subepitelial sendo rapidamente revascularizado. Em até dois dias após o transplante, o tecido transplantado está revascularizado no novo local. A cicatrização completa do transplante pode ser esperada para uma semana.

A epitelização do tecido transplantado se desenvolve a partir dos tecidos adjacentes (Bernimoulin e Lange, 1972; Mörmann *et al.*, 1975), e demora aproximadamente mais duas semanas.

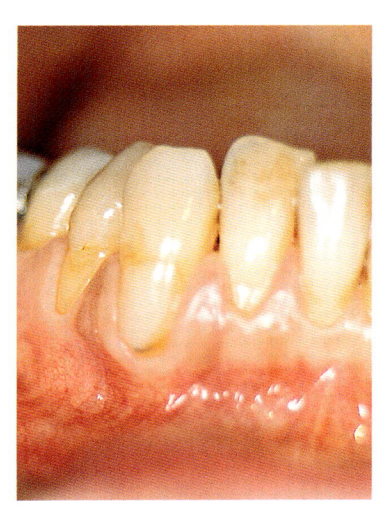

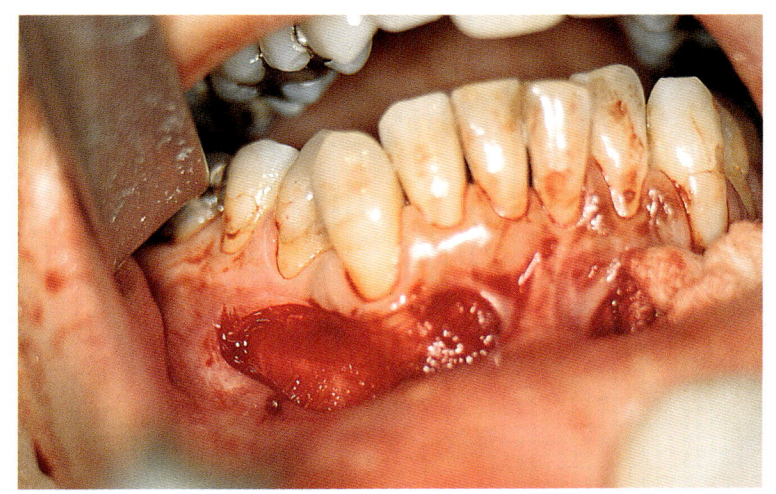

Figura 711 Enxerto gengival livre
Nesta mulher de 44 anos uma recessão gengival progressiva foi observada no dente 43. A inserção do freio estava localizada em posição alta na gengiva inserida. Por permanecer somente uma pequena quantidade de gengiva queratinizada, o plano de tratamento incluiu um enxerto livre de mucosa do palato para a região do vestíbulo próxima ao dente 43 (*esquerda*).

A mucosa próxima ao dente 43 foi rebatida e fixada ao periósteo com o uso de suturas reabsorvíveis (*direita*).

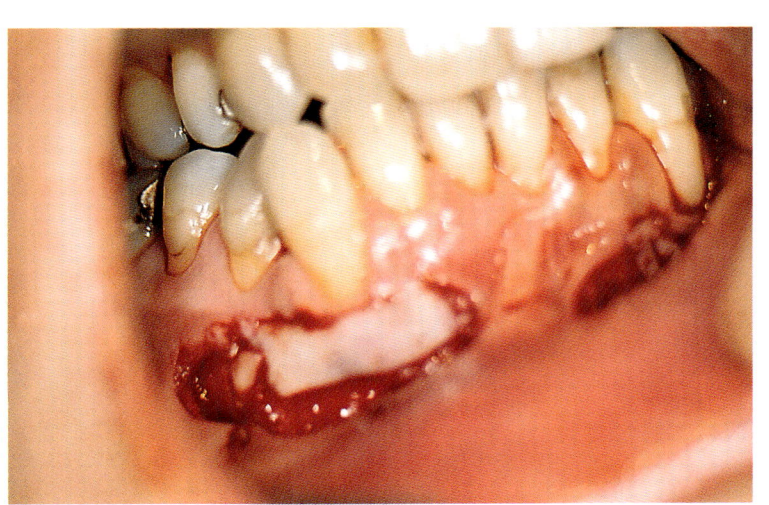

Figura 712 Transplante de tecido: remoção e adaptação
O enxerto livre de gengiva pode ser fixado por suturas interrompidas na sua margem ou pela colocação de um cimento cirúrgico periodontal (p. ex., periopac). O cimento é removido três dias após a cirurgia e as suturas são removidas com uma semana.

Esquerda: Com o uso do mucótomo, uma faixa de mucosa palatina com aproximadamente 0,5 cm de espessura é removida para transplante e adaptada ao periósteo na região do vestíbulo próxima ao dente 43.

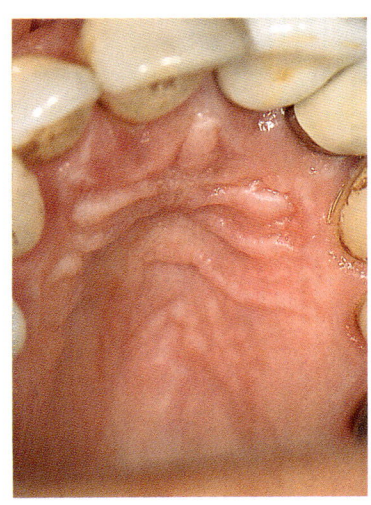

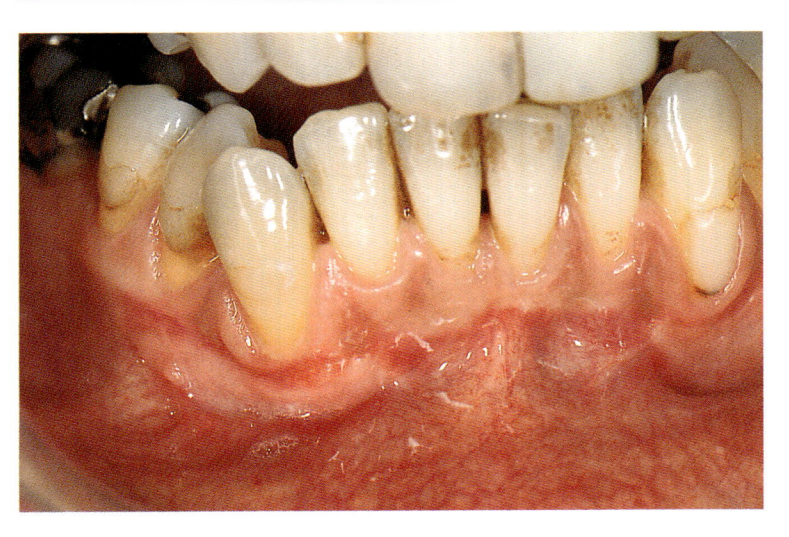

Figura 713 Resultado clínico
A consulta de revisão seis meses após a cirurgia apresenta condições gengivais muito melhores na região do dente 43.

Esquerda: O local no palato de onde foi removido o transplante havia regenerado completamente.

Transplante de Tecido Gengival e Conjuntivo

O enxerto gengival livre é revascularizado a partir do periósteo subjacente. Portanto, o transplante requer um leito receptor saudável e bem-vascularizado. Se o defeito estiver localizado próximo ou em uma área pobremente vascularizada ou em um substrato não-vascularizado – por exemplo, sobre cemento radicular – outros métodos de recobrimento devem ser procurados. Um método é o uso de retalho deslizante (procedimento em cortina). O método ilustrado aqui é uma alternativa – o procedimento-sanduíche para tecido conjuntivo. Esse método foi descrito primeiramente por Langer (1985) para recobrir superfícies radiculares expostas ou defeitos na margem gengival, com o uso de um enxerto combinado de gengiva e tecido conjuntivo do palato. Esse procedimento beneficia-se do contato íntimo entre o tecido transplantado e os tecidos vitais da área receptora.

Indicação
Em áreas esteticamente críticas, esse método pode ser usado para tratar recessão gengival indesejada ou defeitos superficiais em tecidos moles.

Figura 714 Gengiva: enxerto de tecido conjuntivo – incisão principal
Esta mulher de 33 anos solicitou a cobertura da recessão gengival na área dos dentes 33 e 34 devido à hipersensibilidade cervical. O planejamento envolveu uma combinação de procedimentos gengival e de tecido conjuntivo.

Direita: As incisões necessárias (*vermelho*). Primeiro, é realizada uma incisão intra-sulcular, iniciando-se na papila mesial e estendendo-se distalmente. Uma segunda incisão é realizada verticalmente na mucosa vestibular mesial ao dente 33.

Ⓐ

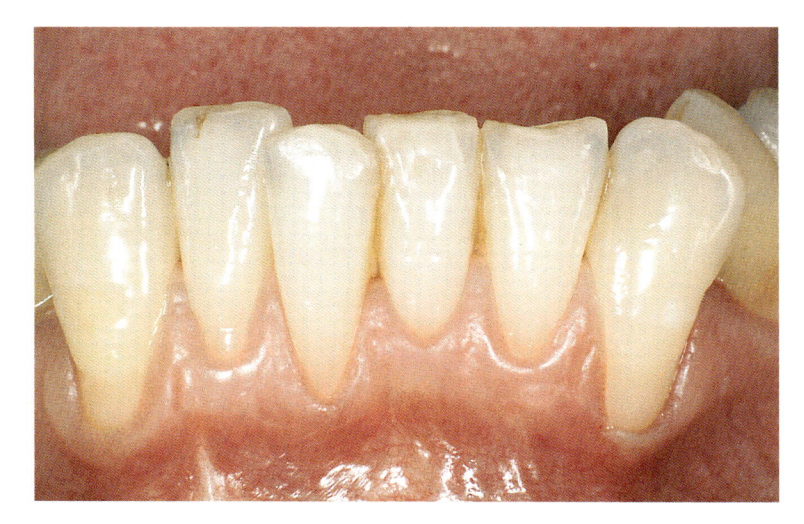

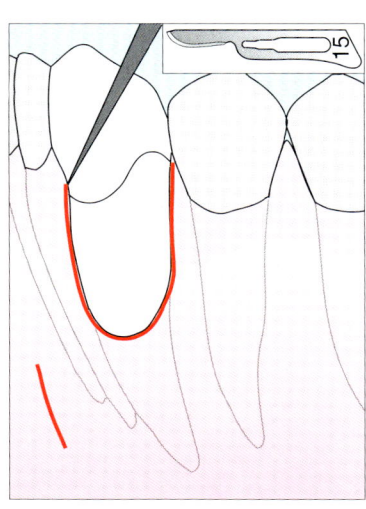

Figura 715 Leito receptor
Um pequeno descolador ou desmótomo é usado para liberar a gengiva sulcular do dente e da superfície óssea, criando um túnel contíguo com a incisão vertical. A papila interdental tem que ser descolada.

Direita: Descolamento e mobilização da mucosa subjacente.

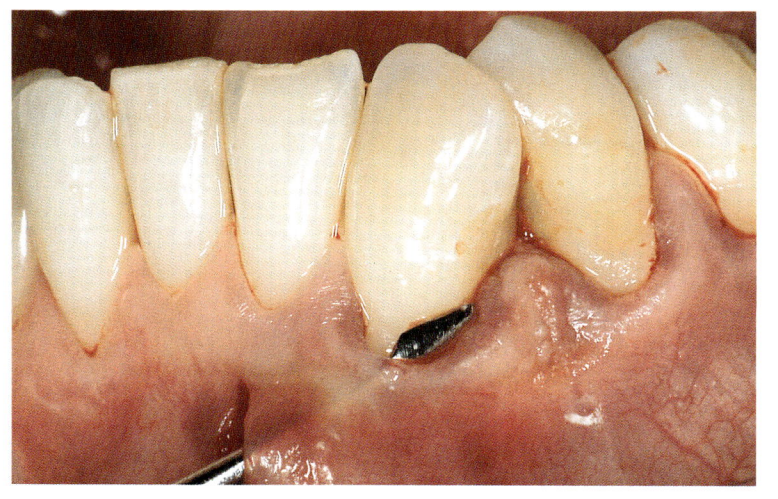

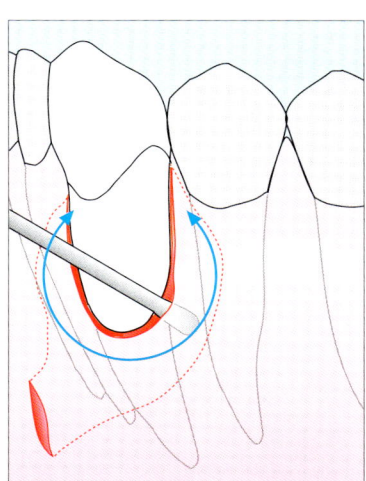

Figura 716 Posicionamento do enxerto
A largura do tecido conjuntivo do enxerto é ajustada de acordo com a morfologia do sulco, e o enxerto é então inserido através da incisão vertical para uma posição subjacente à mucosa oral. O enxerto é inserido coronalmente até que a superfície radicular exposta esteja completamente coberta pela gengiva inserida do enxerto.

Direita: A superfície epitelial do enxerto é recortada parcialmente.

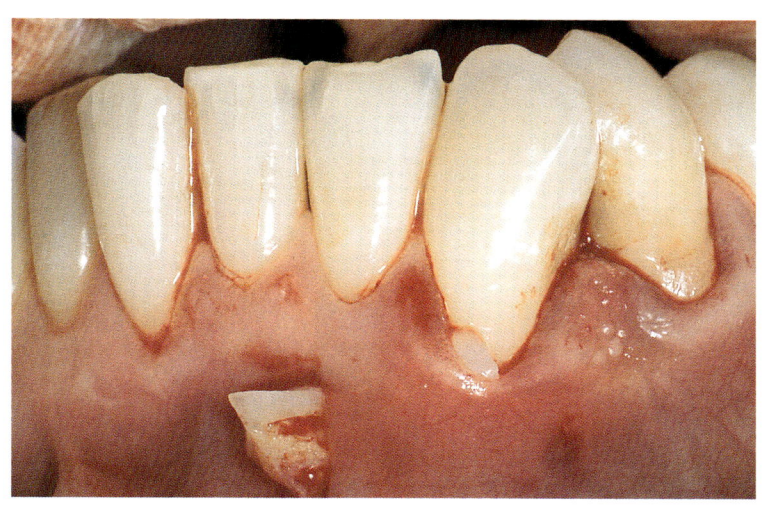

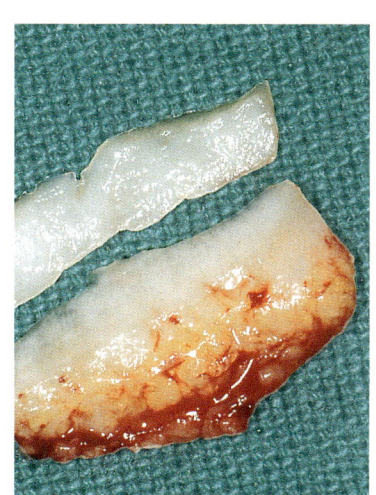

Procedimento Cirúrgico

Schädle e Matter-Grütter (1993) propuseram uma modificação no método de Langer que evitava a desvantagem da incisão vertical na gengiva. Para criar um enxerto-sanduíche de tecido conjuntivo, uma incisão vertical é realizada na mucosa móvel lateral ao defeito, e o mucoperiósteo é mobilizado pelo descolamento do mesmo. As duas papilas gengivais adjacentes são preservadas e somente serão mobilizadas se for necessário. O transplante de tecido conjuntivo é orientado coronalmente através da incisão. A fixação do enxerto não é necessária. Para prevenir a desidratação, o enxerto pode ser coberto com um adesivo de fibrina (Tissucol) ou um adesivo de tecido (Histoacryl). A incisão vertical é fechada com uma única sutura.

A higiene oral durante o período pós-operatório é mantida pela irrigação com uma solução de clorexidina a 0,2%.

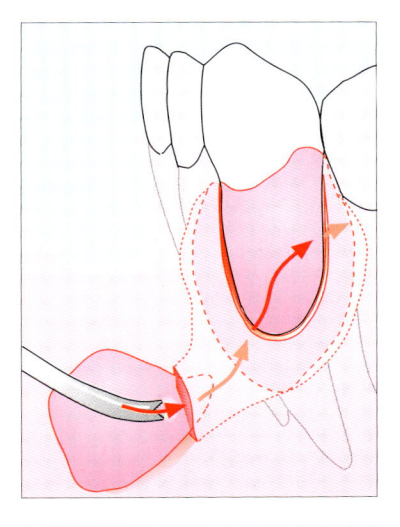

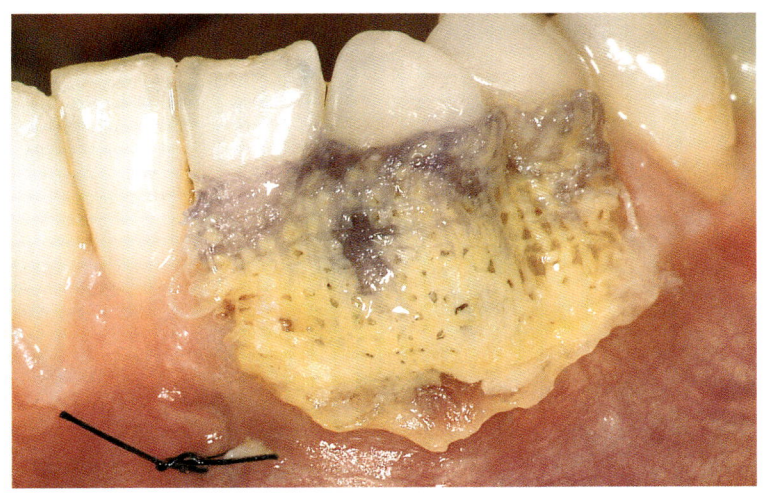

Figura 717   Compressa tecidual
O tecido enxertado é coberto por uma compressa com gaze vaselinada e iodoformada e um adesivo de tecido (Histoacryl).

Esquerda: O uso de um instrumento para inserir o enxerto através da incisão vertical e a manipulação do mesmo coronalmente.

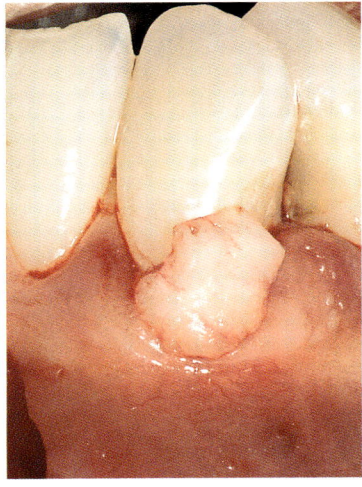

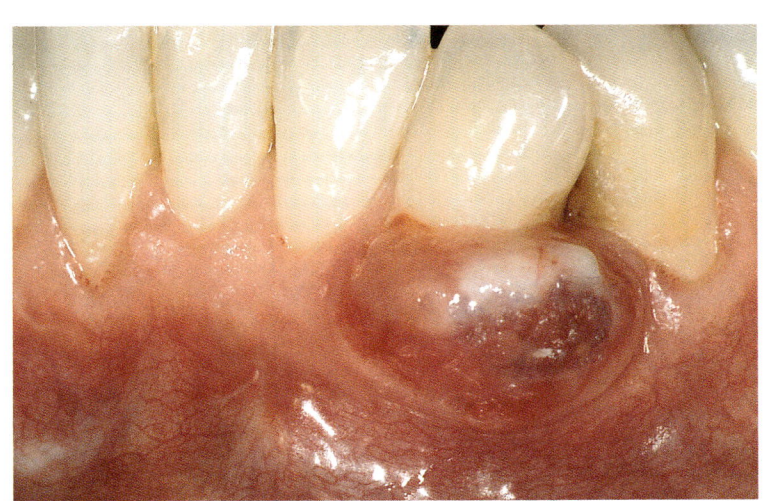

Figura 718   Evolução clínica
A compressa é removida com cinco dias de pós-operatório. Após dez dias, um enxerto vital e bem-vascularizado está presente.

Esquerda: Situação pós-operatória imediata. O enxerto é ligeiramente sobreestendido para compensar uma contração prevista.

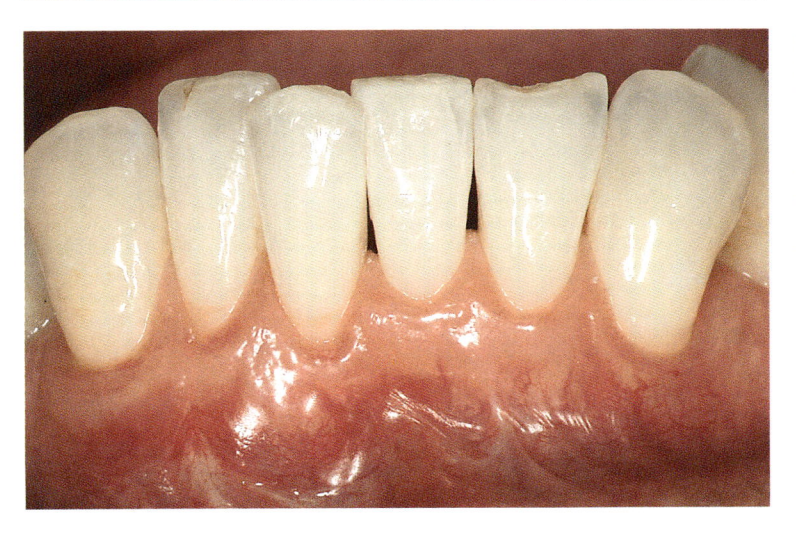

Figura 719   Resultado final
Esta visão pós-operatória tardia mostra que as áreas de recessão nos dentes 33 e 34, ambos tratados com o procedimento recém-descrito, foram significativamente reduzidas. O paciente pode higienizar a área sem dificuldade, e a sensibilidade cervical desapareceu.

Melhorando a Qualidade da Mucosa

Indicação
- Eliminar áreas propensas à infecção (candidíase).
- Melhorar as condições e as relações das próteses.
- Aumentar a área de gengiva inserida.
- Melhorar a aparência do tecido mole.

Procedimento Cirúrgico

As alterações qualitativas da mucosa oral podem ser tratadas por modificação local, ou pela excisão e substituição com novo tecido. Este objetivo pode ser atingido por epitelização secundária em um periósteo intacto sobre o processo alveolar, bem como por uma preparação submucosa ou por enxerto livre (transplantes mucosos). O método selecionado depende da extensão da superfície a ser tratada, bem como dos objetivos finais do procedimento em termos da qualidade do tecido mole. As alterações papilares amplas, tais como candidíase hipertrófica, são tratadas com uma combinação de terapia com drogas e excisão da mucosa patológica. A alça eletrocirúrgica é bem indicada para este propósito. A hiperceratose também pode ser tratada por crioterapia.

Figura 720 Papilomatose palatina
Esta mulher de 51 anos, usuária de prótese, era incomodada por um espessamento fibroso na linha média do palato. O tecido fibroso em excesso e frouxo persistiu mesmo após a correção da prótese.

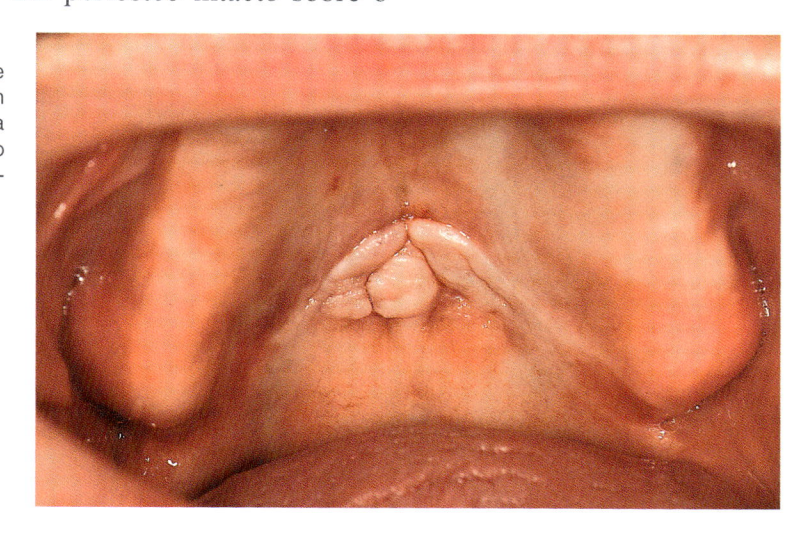

Figura 721 Excisão com o uso de eletrocautério
A alça eletrocirúrgica é usada com movimentos modeladores e leves para remover o fibroma. Dificilmente qualquer sangramento ocorre com este procedimento. O periósteo permanece intacto.

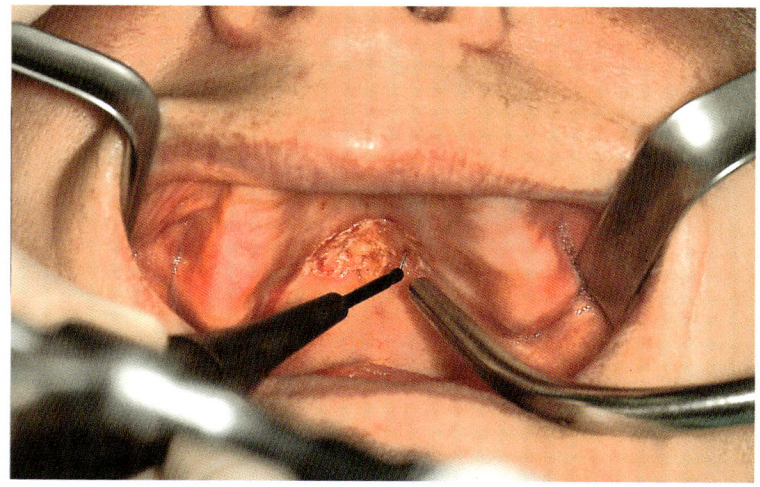

Figura 722 Epitelização secundária
A ferida palatina é deixada para cicatrizar por segunda intenção. Uma placa palatina ou um guia cirúrgico não são necessários.

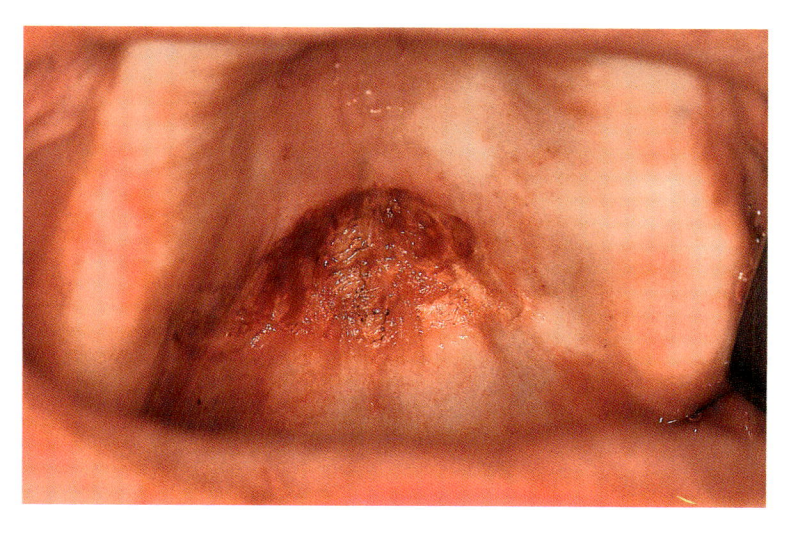

Procedimentos Corretivos para Tecidos Moles

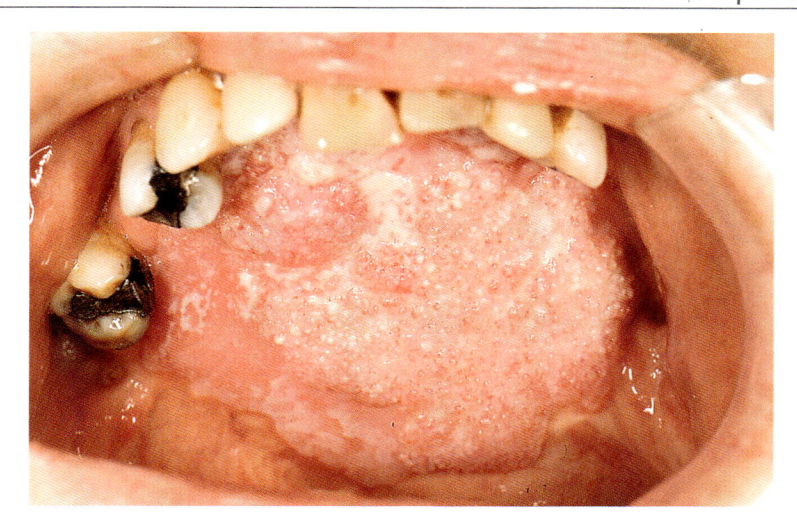

Figura 723 Papilomatose do palato com candidíase
Nesta mulher de 60 anos, o osso do palato foi parcialmente ressecado há dez anos, e a mucosa palatina foi reconstruída com o uso de um transplante de pele. Há poucos meses esta paciente tem sofrido de candidíase resistente à terapia, que eventualmente leva a uma fibrose papilar de toda a superfície palatina.

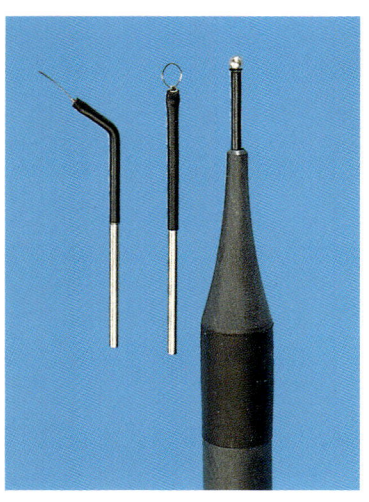

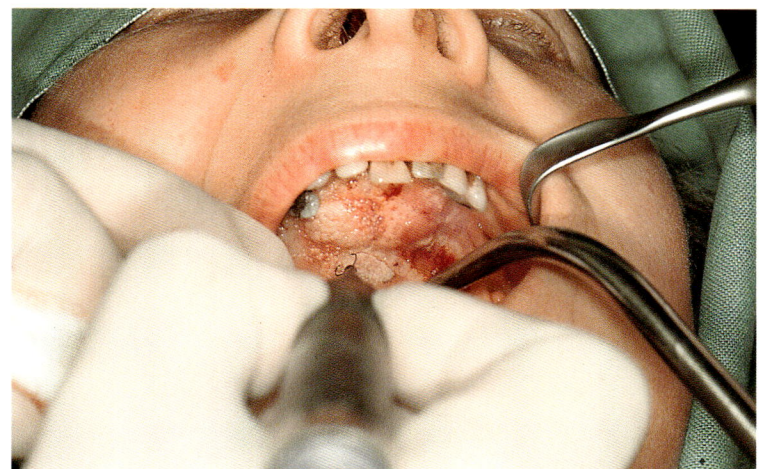

Figura 724 Excisão com eletrocautério
Várias pontas do eletrocautério são utilizadas para remover as lesões papilares, camada por camada.

Esquerda: A alça eletrocirúrgica pode ser usada para virtualmente desbastar a totalidade da superfície do tecido mole palatino.

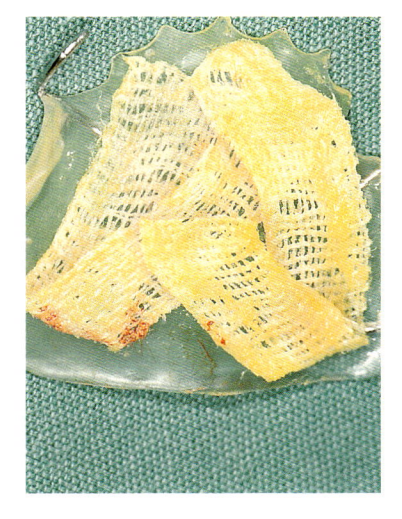

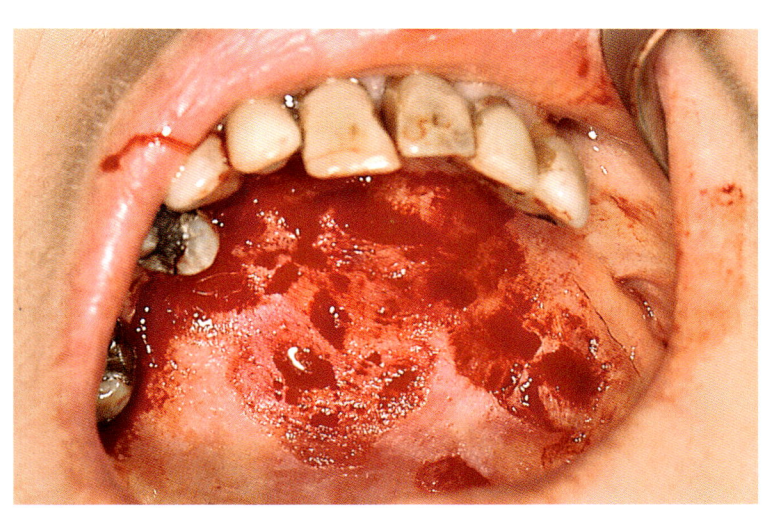

Figura 725 Guia cirúrgico
A hemorragia pode ser controlada por compressão com uma gaze vaselinada e iodoformada, sob um guia cirúrgico transparente. O guia também protege a superfície da ferida durante as refeições.

Esquerda: O guia transparente é coberto com uma gaze vaselinada e iodoformada; dois grampos simples de metal o mantêm em posição.

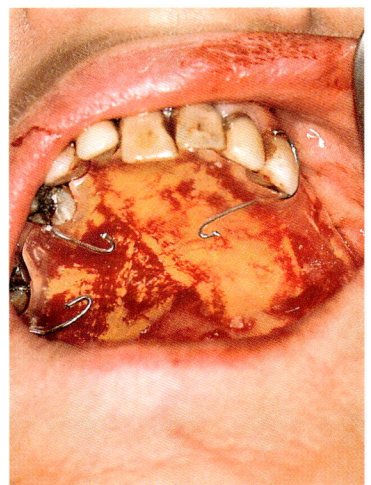

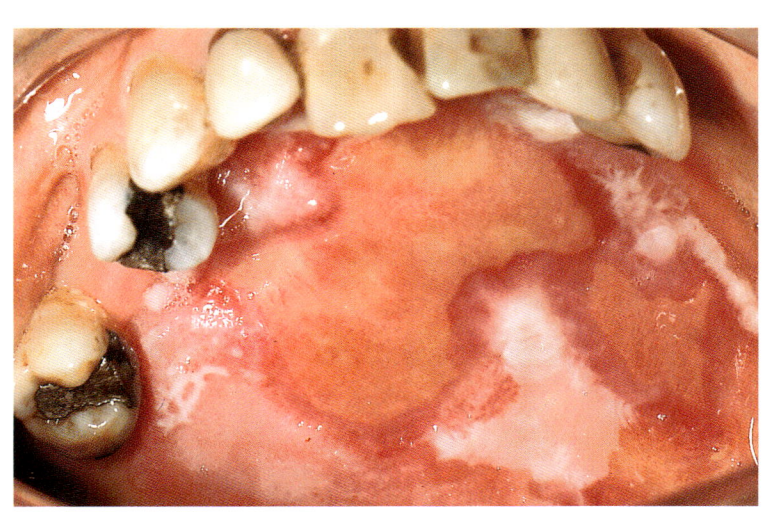

Figura 726 Tratamento seqüencial
A ferida é avaliada e higienizada semanalmente. Três semanas após a cirurgia, o processo regenerativo está acontecendo, e uma delicada camada de epitélio está se desenvolvendo a partir das margens para as superfícies da ferida. Várias áreas ainda estão mostrando alterações papilares, que serão tratadas cirurgicamente em procedimentos futuros.

Esquerda: O guia transparente em posição.

Procedimentos Gengivais ao Redor de Implantes

Indicação

A saúde do tecido mole que circunda o implante dentário é mantida por uma bainha de gengiva queratinizada; esta também pode prevenir a formação de defeitos ósseos (Schlegel *et al.*, 1994). Uma higiene oral cuidadosa também pode prevenir ou minimizar a inflamação perimplante (Marinello *et al.*, 1993). Em alguns casos, a colocação das conexões nos implantes em mucosa móvel e não-queratinizada será tolerada. Quaisquer correções de tecido mole requeridas podem ser realizadas subseqüentemente.

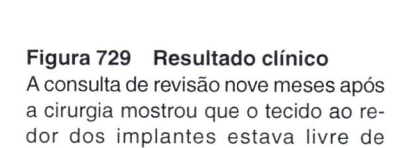

Procedimento Cirúrgico

Um enxerto livre de gengiva é removido da porção lateral do palato duro. O enxerto deve ter aproximadamente 10-12 mm de largura. Este é perfurado e então colocado em forma semelhante a um colar na superfície preparada do periósteo, ao redor dos implantes. Buser (1987) propôs um procedimento em duas fases, no qual a condição do tecido mole é aperfeiçoada pela vestibuloplastia e recoberta com um enxerto gengival livre, antes da colocação dos implantes dentários.

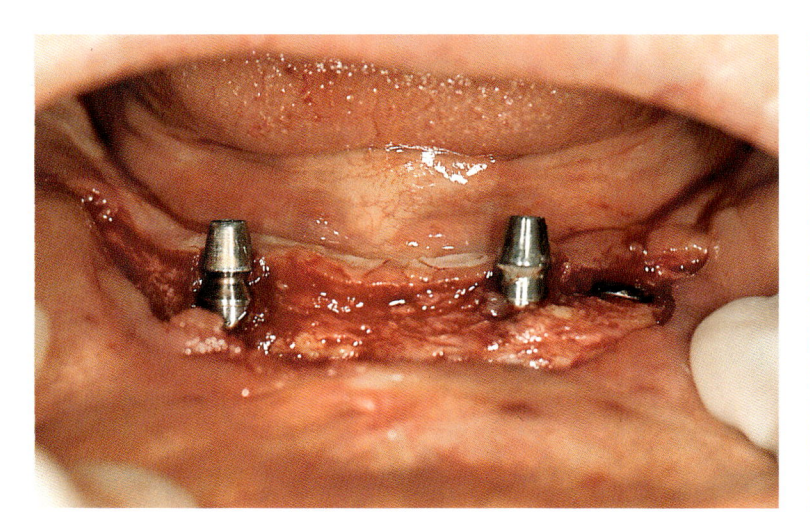

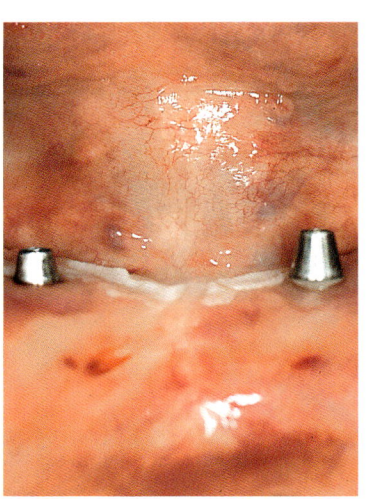

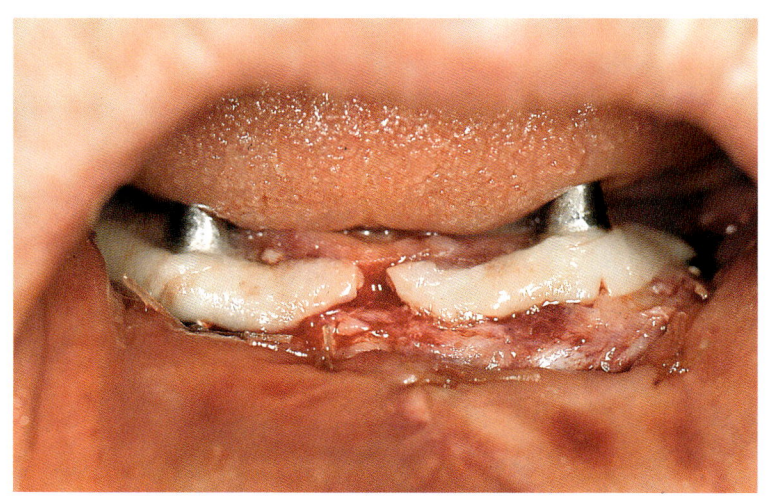

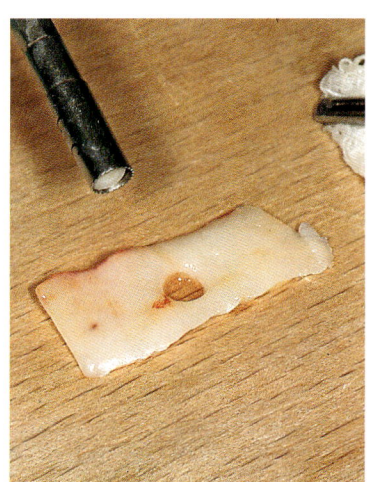

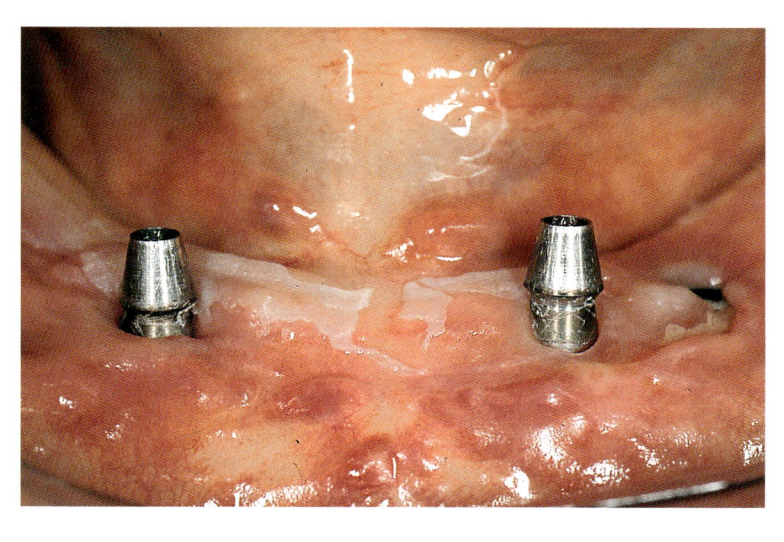

Figura 727   Enxerto livre de gengiva ao redor de implantes dentários
Um leito epiperiostal é preparado pela remoção da mucosa ao redor dos implantes, antes de colocar o enxerto livre de gengiva.

Direita: Nesta mulher de 68 anos, dois implantes foram colocados há dois anos. A mucosa oral ao redor dos implantes apresentava mobilidade. Desenvolveu-se uma perimplantite. Um enxerto de gengiva livre foi usado para melhorar a qualidade da mucosa ao redor dos implantes.

Ⓐ

Figura 728   Colocação do enxerto
Dois enxertos com aproximadamente 20x10 mm de medida foram removidos do palato e colocados como um colar ao redor dos dois implantes dentários.

Direita: Um "*punch*" de mucosa foi usado para perfurar o enxerto de forma que este pudesse ser posicionado circunferencialmente ao redor das conexões dos implantes.

Figura 729   Resultado clínico
A consulta de revisão nove meses após a cirurgia mostrou que o tecido ao redor dos implantes estava livre de irritação.

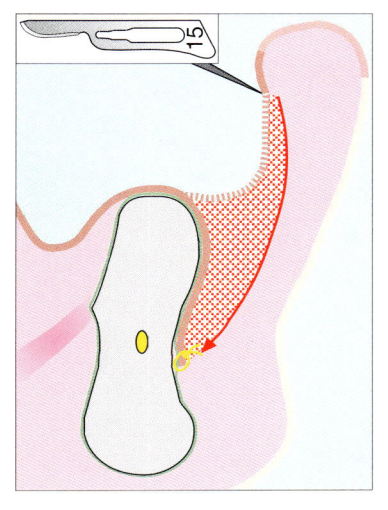

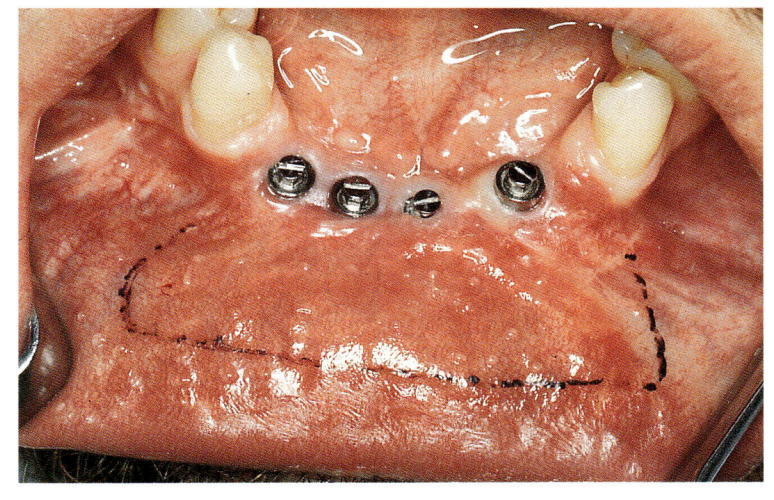

Procedimentos Corretivos para Tecidos Moles 271

Figura 730 Procedimento de Edlan para corrigir mucosa

Esta mulher de 22 anos perdeu seus dentes anteriores mandibulares em um acidente. Após uma reconstrução óssea com o uso de osso autógeno e a colocação de quatro implantes, havia uma falta completa de vestíbulo. Isto tornava muito difícil o assentamento de uma prótese dentária.

Esquerda: Princípio cirúrgico: A mucosa da superfície interna do lábio inferior é divulsionada e permanece aderida ao rebordo alveolar.

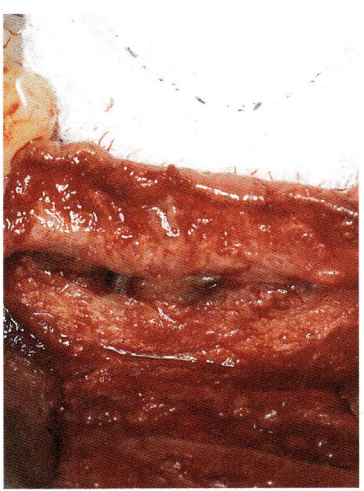

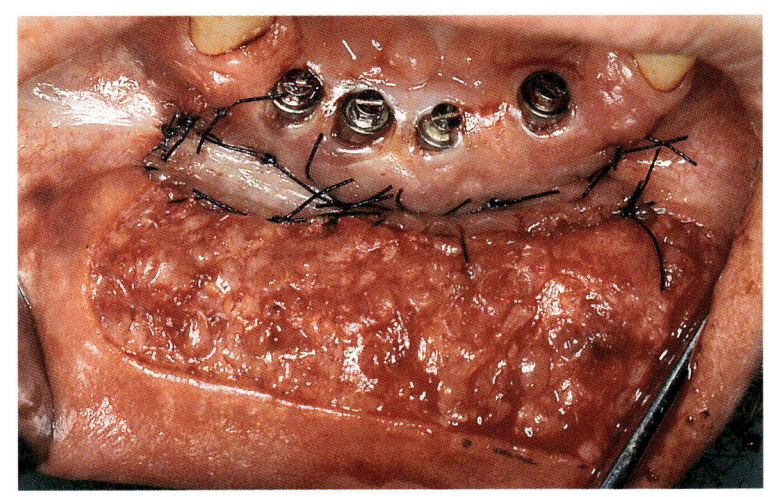

Figura 731 Preparação cirúrgica

Após a incisão principal no vestíbulo, a mucosa é refletida submucosamente e epiperiostalmente. O tecido submucoso no vestíbulo é excisado.

Esquerda: O retalho de mucosa que permanece inserido no rebordo alveolar é fixado ao periósteo com o uso de várias suturas de colchoeiro.

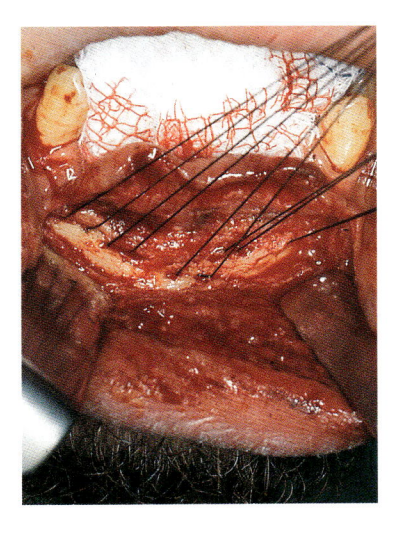

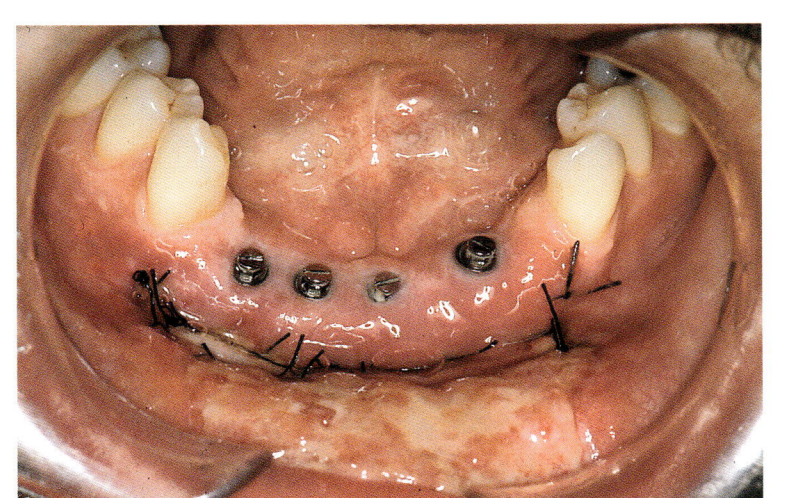

Figura 732 Evolução clínica

Após a sutura da mucosa no periósteo, um amplo defeito persiste na superfície interna do lábio. Este é deixado para re-epitelizar espontaneamente.

Esquerda: As suturas são fixadas no periósteo antes da reposição do retalho mucoso.

Direita: Visão clínica dez dias após a cirurgia, antes da remoção das suturas. A superfície labial cicatrizou espontaneamente e está recoberta por uma camada de fibrina.

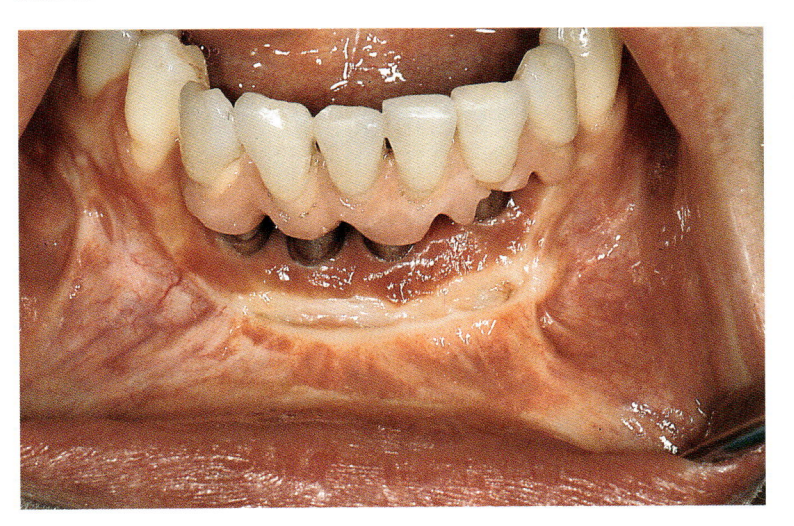

Figura 733 Resultado clínico

Visão clínica dois meses após o assentamento da superestrutura temporária. Há uma faixa de mucosa queratinizada firme e imóvel ao redor dos implantes.

Zetaplastia

Indicação

A zetaplastia é um procedimento que pode ser usado para propósitos tais como alongamento de contração de cicatriz, interrupção do trajeto retilíneo do tecido cicatricial, prevenção de contração cicatricial e alongamento de freios labial e lingual curtos. A elasticidade da pele e da mucosa devem ser consideradas ao se planejar o procedimento de zetaplastia, bem como alguns requisitos de geometria e matemática que precisam ser observados. A incisão principal é realizada paralelamente à contração da cicatriz, e nas duas extremidades da incisão principal, incisões secundárias são feitas em direções opostas em um ângulo aproximado de 60° com a incisão principal, formando dois retalhos triangulares que são divulsionados, mobilizados e reposicionados um em relação ao outro.

Figura 734   Recobrimento de um defeito com o uso do procedimento de zetaplastia
Este paquistanês de 44 anos apresentava uma extensa hiperceratose e fibrose no ângulo da boca, como resultado de uma intensa atividade de mascar castanha de betel. As incisões primárias e secundárias são mostradas.

Direita: Princípio cirúrgico. O defeito oval que resultou após as incisões é coberto pela reposição de dois retalhos (**A** e **B**) como mostrado (*setas azuis*).

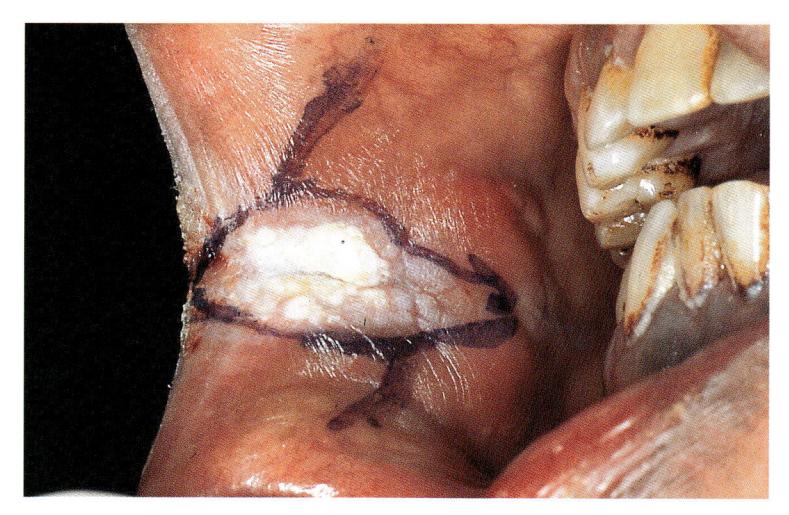

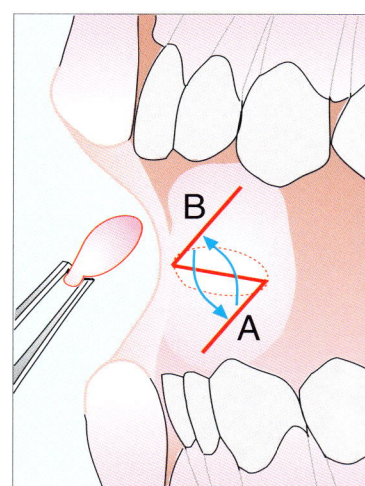

Figura 735   Excisão
A área hiperceratótica é excisada e liberada dos tecidos subjacentes.

Direita: O corte histológico mostra hiperceratose e hiperplasia pronunciadas do epitélio com camadas intactas.

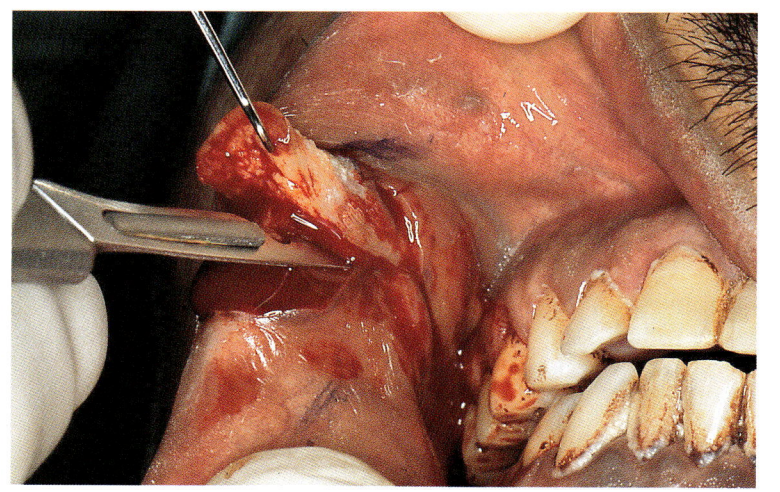

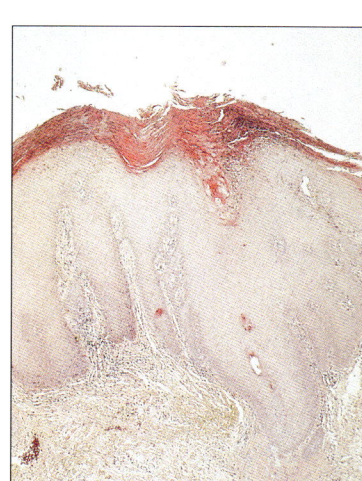

Figura 736   Ferida cirúrgica
Após a incisão, uma ferida oval permanece. Se as margens da ferida fossem simplesmente aproximadas e suturadas, o resultado seria um distúrbio funcional no ângulo da boca.

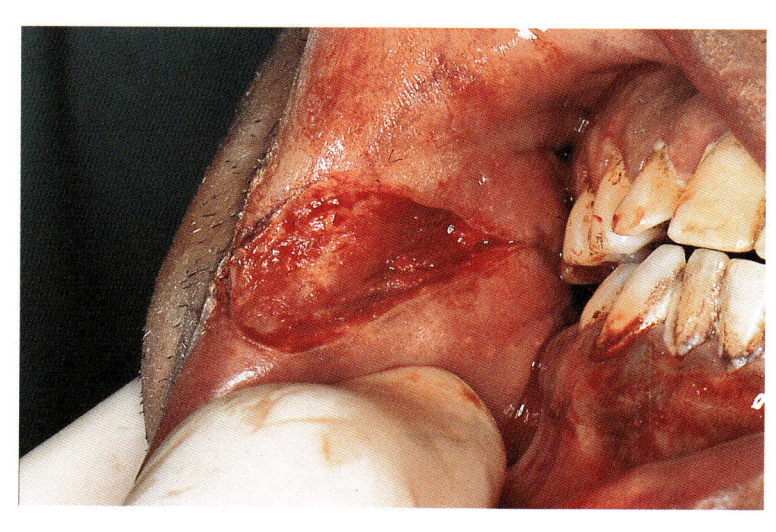

Procedimentos Corretivos para Tecidos Moles

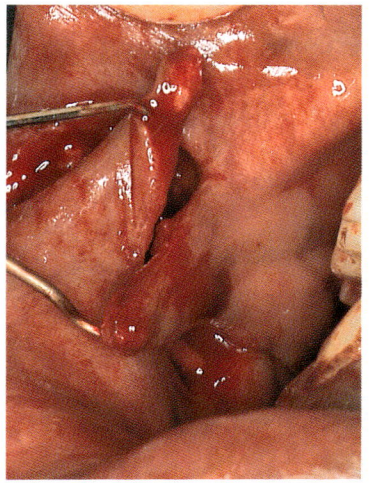

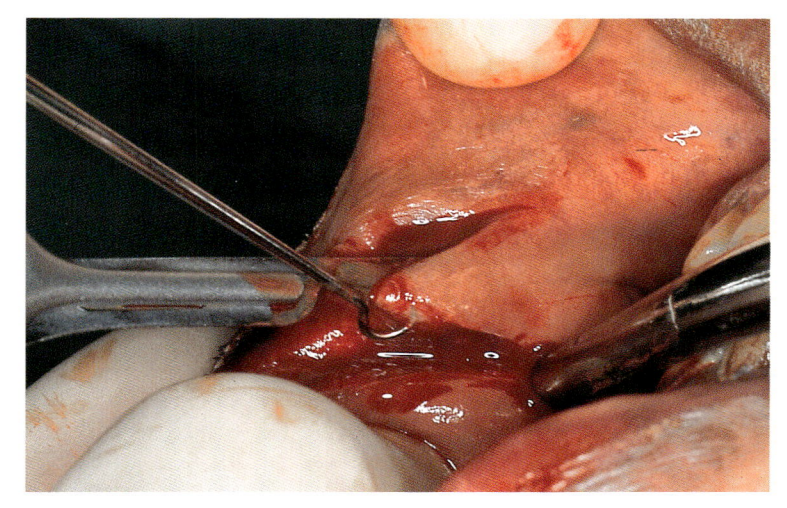

Figura 737 Zetaplastia
Após realizar duas incisões adicionais na mucosa (fig.734) e divulsionar a mucosa oral, os dois retalhos triangulares são mobilizados.

Esquerda: Os dois retalhos triangulares são tracionados com retratores de tecidos, reposicionados um em relação ao outro, e então posicionados na área do defeito oval.

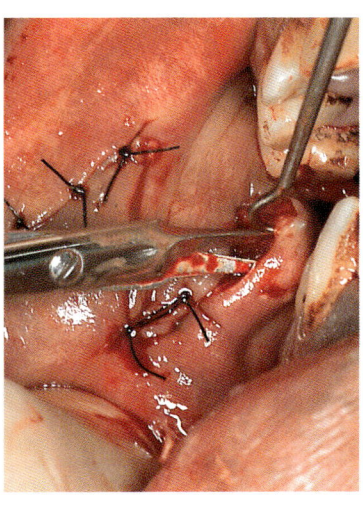

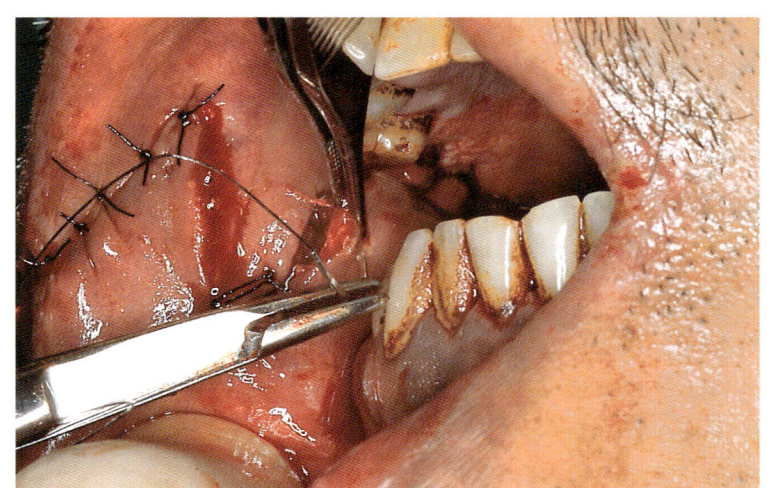

Figura 738 Fechamento da ferida
As margens da ferida mucosa são cuidadosamente fechadas com o uso de suturas interrompidas.

Esquerda: As "orelhas de cachorro" criadas com a reposição dos retalhos são subseqüentemente aparadas.

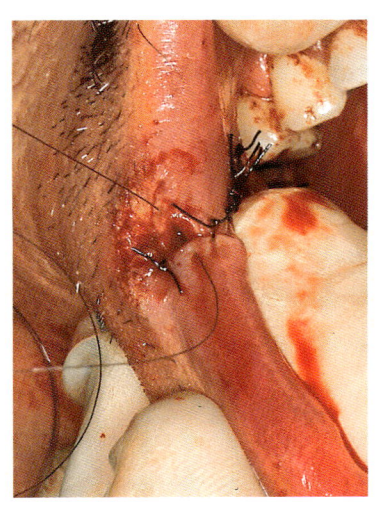

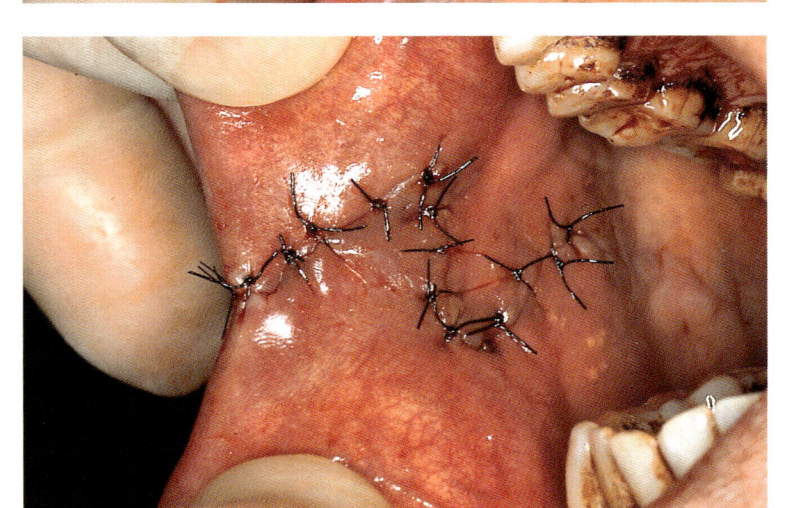

Figura 739 Evolução clínica
Quando todas as suturas tiverem sido colocadas, a forma típica de **Z** que dá nome ao procedimento se torna evidente.

Esquerda: Especialmente em procedimentos no ângulo da boca, é necessário se fazer uma adaptação cuidadosa das margens da ferida e uma sutura delicada.

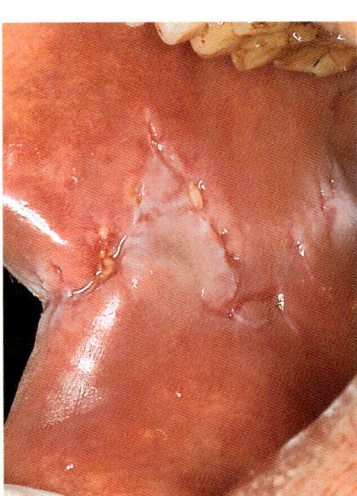

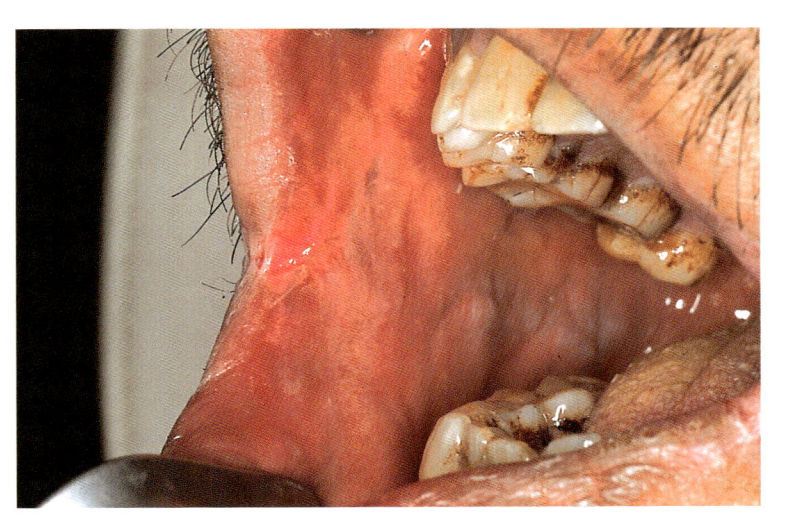

Figura 740 Remoção da sutura e resultado final
A consulta de revisão um ano após a cirurgia não mostra recidiva da condição nem apresenta limitação de mobilidade da mucosa.

Esquerda: As suturas são removidas com dez dias de pós-operatório.

Excisões na Língua

Ao se realizar excisões na língua, é importante ter em mente que danos ao nervo lingual podem levar a problemas maiores. Por esta razão, as incisões devem sempre ser realizadas paralelas ao trajeto do nervo. As excisões da porção central da língua são menos arriscadas, neste aspecto, do que aquelas realizadas nos bordos laterais, especialmente nas regiões laterais inferiores. Para o tratamento de hiperceratose superficial extensa, ou quando há suspeita de uma lesão maligna, preferimos a criocirurgia ao invés da excisão, pois em nossa experiência este procedimento acarreta menor distúrbio de sensibilidade. As excisões na língua podem ser acompanhadas de hemorragias significantes causadas por artérias de calibre moderado; essas hemorragias podem ser coibidas com o uso de pinças hemostáticas tipo mosquito, seguido da colocação de suturas reabsorvíveis (p.ex., Dexon 3-0 ou 4-0). Uma hemorragia difusa a partir da musculatura lingual pode ser estancada eletrocirurgicamente, ou pelo fechamento do próprio local da excisão com suturas. Se a excisão for muito profunda para o interior da língua, nós recomendamos a adaptação da musculatura lingual com o uso de suturas reabsorvíveis. As suturas profundas devem ser colocadas paralelas ao trajeto do nervo lingual e sem tracionamento excessivo do tecido.

Figura 741 Excisão no bordo lateral da língua
Nesta mulher de 58 anos, uma enduração hiperceratótica foi excisada do bordo lateral da língua, incluindo uma faixa de 0,5 cm de tecido adjacente aparentemente saudável.

Direita: A zona endurecida e hiperceratótica no bordo lateral direito da língua está marcada pelo corante azul de toluidina.

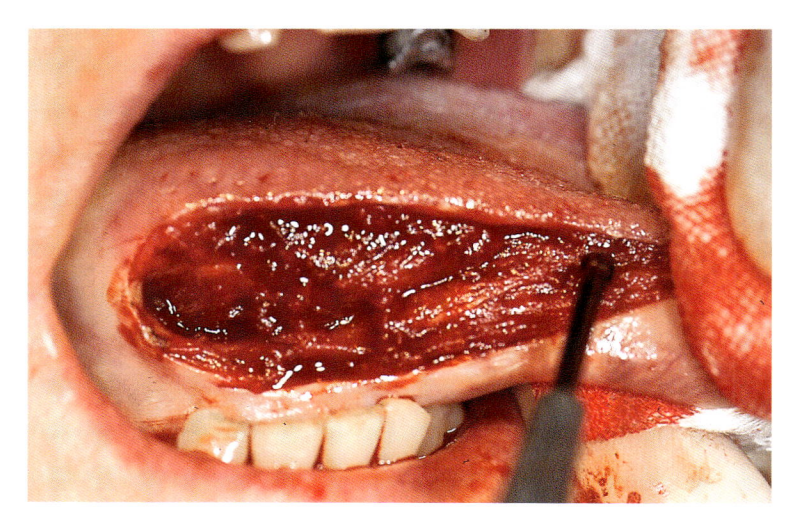

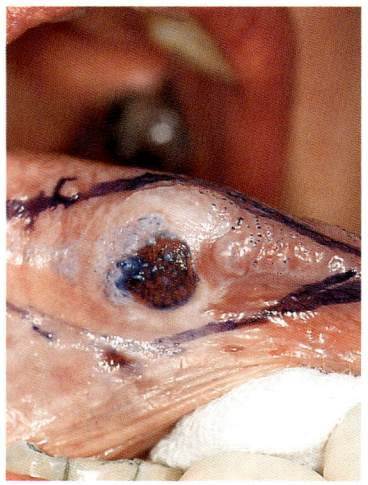

Figura 742 Tratamento da ferida
Para prevenir um alongamento unilateral do bordo da língua, as suturas são colocadas de forma que seja criada uma linha de fechamento da ferida em forma de L.

Direita: Para permitir a fácil orientação do patologista, a porção anterior da amostra é marcada com uma sutura.

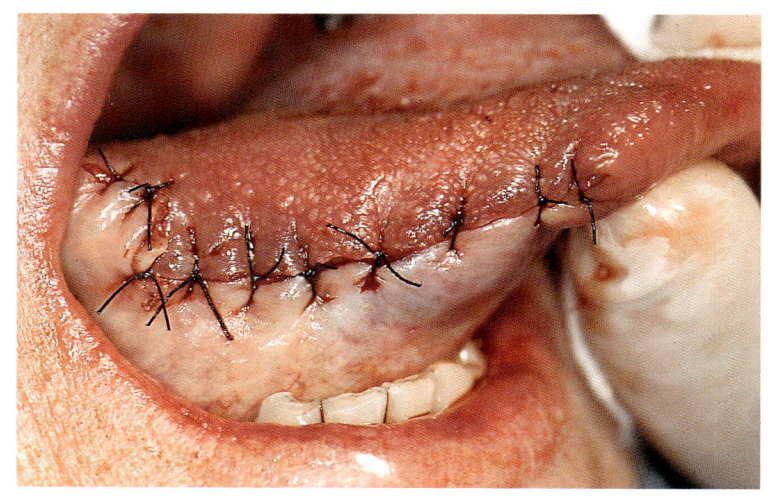

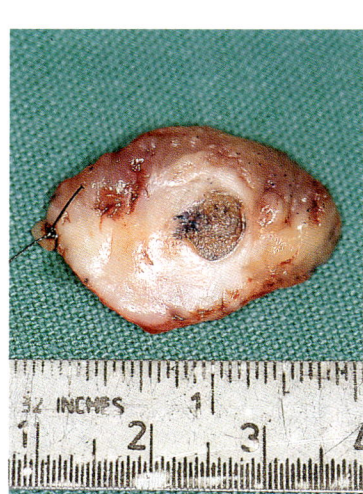

Figura 743 Conclusão do tratamento
Na revisão de seis meses após a cirurgia, observa-se uma língua completamente normal, sem limitação da mobilidade e com contornos normais.

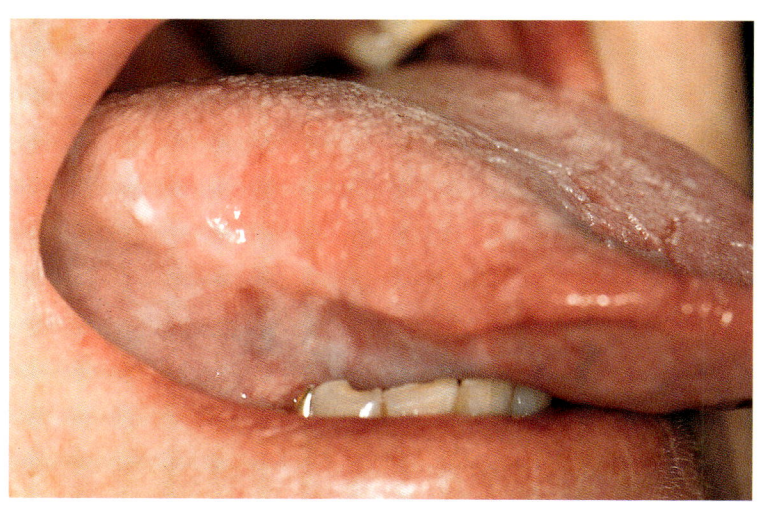

Excisão de Pigmentações

Indicação
As pigmentações naturais da gengiva e da mucosa oral são usualmente determinadas geneticamente; devido ao seu tamanho elas freqüentemente não podem ser completamente removidas.

Procedimento Cirúrgico
As alterações gengivais e mucosas causadas pela incorporação de amálgama ou de resíduos podem ser tratadas pela excisão e cobertura. Na área do processo alveolar, a cicatrização no local da excisão pode ser deixada para uma segunda epitelização.

A pigmentação superficial da superfície externa da pele pode ser tratada pela dermabrasão com o uso de pedras de diamante, e pigmentações mais profundas podem ser eliminadas pela excisão. A dermabrasão nunca deve ser realizada tão profundamente de modo a afetar a capacidade regenerativa das camadas basais da pele. Após a dermabrasão, a superfície da ferida cicatriza espontaneamente por segunda epitelização.

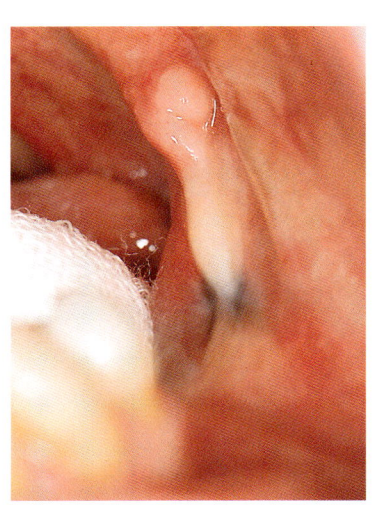

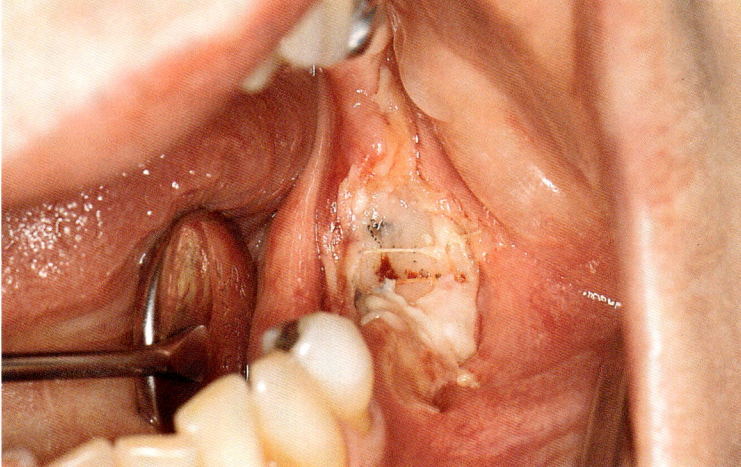

Figura 744   Excisão e segunda epitelização
Neste homem de 58 anos, havia uma pigmentação cinza azulada na área edêntula do dente 38. A descoloração da mucosa se estendia à superfície óssea, e uma excisão total foi planejada. Em algumas áreas o defeito poderá ser coberto com o periósteo.

Esquerda: No exame dental prévio, foi observada uma área de hiperceratose, com indicação de excisão.

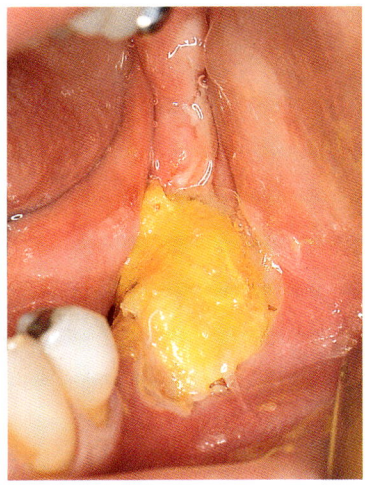

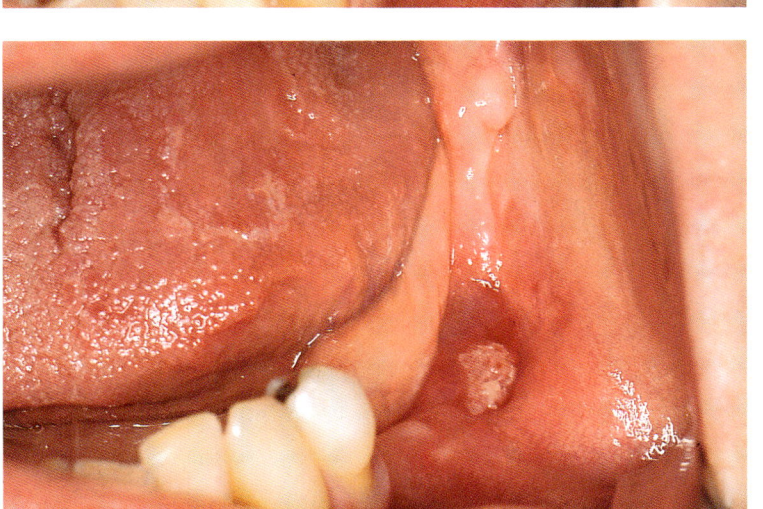

Figura 745   Compressa na ferida
Duas semanas após a cirurgia, o defeito está coberto com tecido de granulação. O laudo histopatológico descreve inclusões de corpo estranho, hiperceratose e hiperplasia do epitélio sem displasia.

Esquerda: A ferida é coberta por uma gaze com vaselina e iodofórmio e selada com adesivo à base de acetona para permitir uma cicatrização secundária.

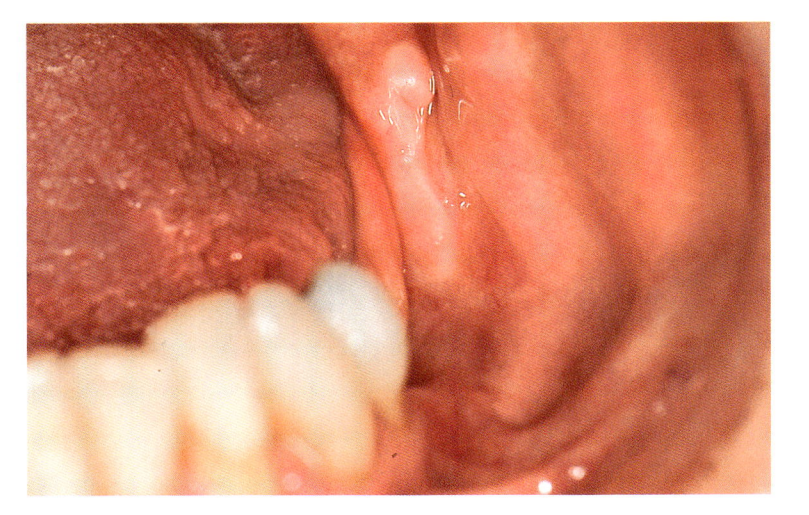

Figura 746   Evolução clínica
A visão clínica um ano após a cirurgia mostra uma gengiva lisa e normal na região da cirurgia.

Criocirurgia

Indicação

A necrose de tecido pela aplicação de frio pode ser usada em casos de lesões benignas superficiais da mucosa oral. O método é descrito na p. 277. Após o epitélio ser exfoliado, a superfície da ferida se repara espontaneamente por segunda epitelização. Pelo fato de o tecido conjuntivo submucoso ser somente parcialmente afetado, a mucosa nova é qualitativamente normal.

A crioterapia é indicada particularmente para alterações superficiais bem-demarcadas da mucosa, tais como hemangiomas, cistos menores de retenção salivar e áreas de hiperceratose. Uma análise dos nossos casos dos últimos três anos mostrou uma taxa de recidiva de somente 4% no tratamento de hiperceratose. Entretanto, com lesões liquenóides, pode-se esperar uma taxa de recidiva de 50%.

Em princípio, é possível coletar uma biópsia de um tecido imediatamente após o tratamento de crioterapia. Entretanto, nós recomendaríamos que as biópsias para diagnóstico histopatológico fossem colhidas antes de se aplicar a crioterapia.

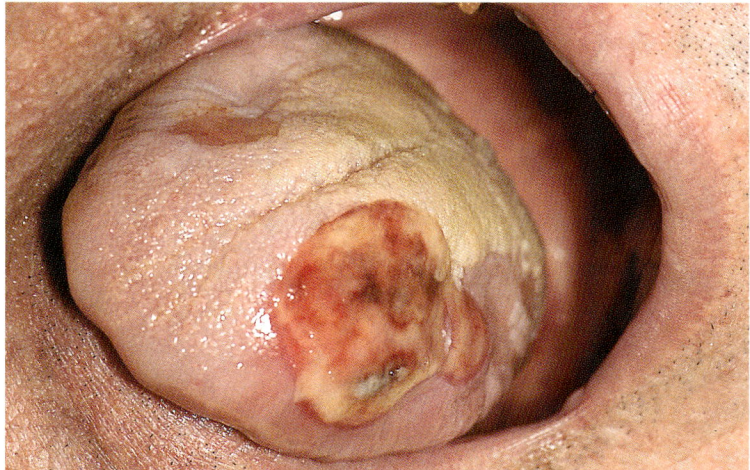

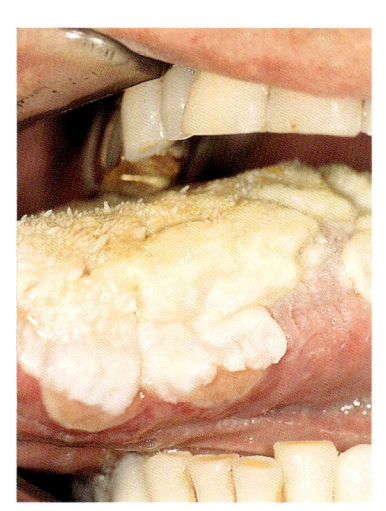

Figura 747 Criocirurgia usando sonda de nitrogênio líquido
Este homem de 58 anos apresentava uma lesão branca extensa, nitidamente demarcada, firme e parcialmente verrucosa, no dorso da língua. A condição está presente desde o início da idade adulta. Um diagnóstico de leucoplasia foi feito após exclusão de outras possibilidades e realização de uma biópsia parcial (*direita*).

Com somente dois dias após a criocirurgia, a superfície da língua está coberta por fibrina, após uma exfoliação tipo bolhosa da mucosa superficial (*esquerda*).

Ⓐ

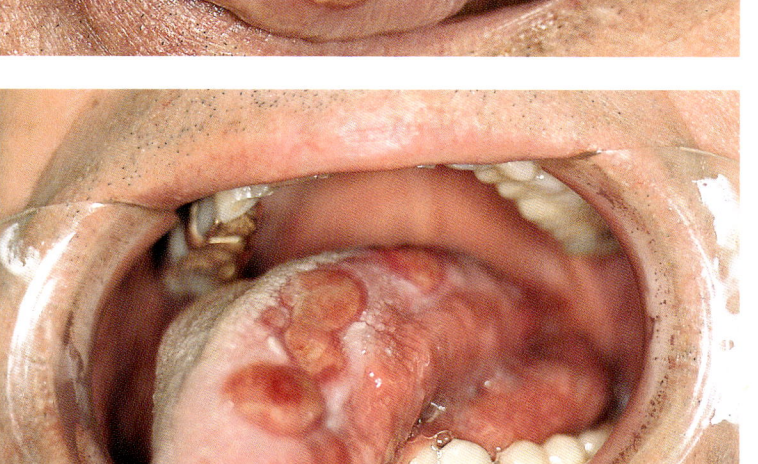

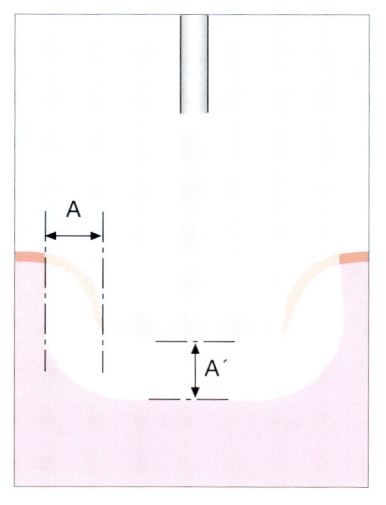

Figura 748 Evolução clínica
Esta fotografia mostra a condição em oito dias após a criocirurgia.

Direita: A área afetada pela aplicação da sonda crioterapêutica pode ser estimada pela extensão na borda lateral da zona congelada. A -170 °C ou -180° C, uma profundidade de aproximadamente 3 mm será atingida no interior do tecido. O efeito crioterapêutico depende da vascularização e da espessura da lesão.

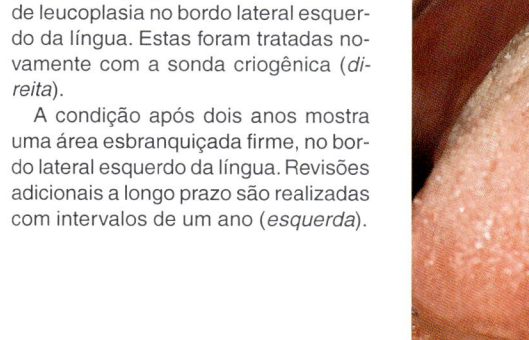

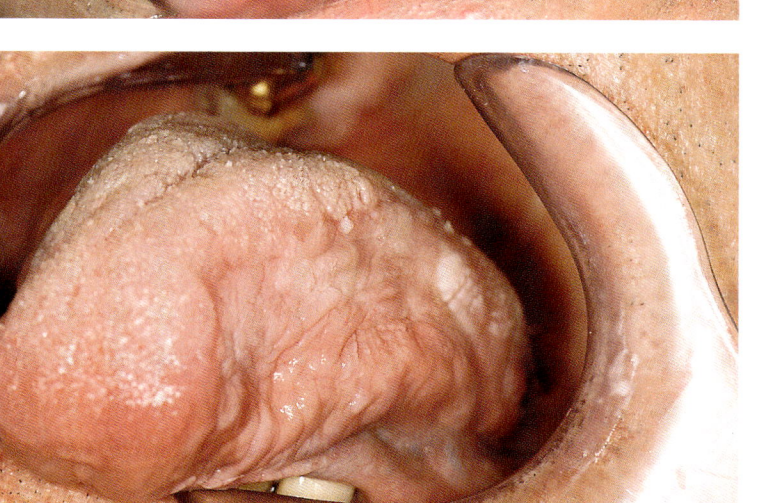

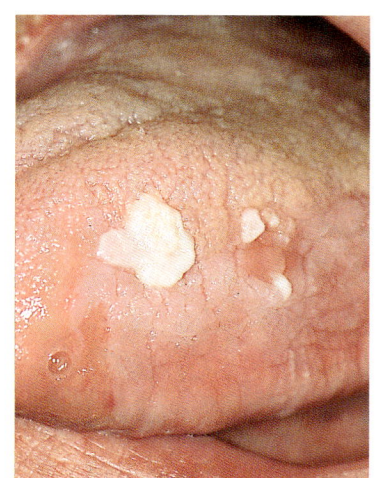

Figura 749 Evolução clínica
O exame clínico um ano após a cirurgia revelou pequenas áreas residuais de leucoplasia no bordo lateral esquerdo da língua. Estas foram tratadas novamente com a sonda criogênica (*direita*).

A condição após dois anos mostra uma área esbranquiçada firme, no bordo lateral esquerdo da língua. Revisões adicionais a longo prazo são realizadas com intervalos de um ano (*esquerda*).

Procedimentos Corretivos para Tecidos Moles

Procedimento

A área de mucosa afetada é seca com o uso de uma compressa de gaze. Isto permite que o frio aja diretamente na mucosa. Pelo fato de o frio ter um efeito anestésico, usualmente não é necessário se administrar anestésico local. A sonda criogênica é aplicada na mucosa por períodos de 30 segundos, dependendo da extensão e das características clínicas da lesão. A circunferência da superfície da mucosa congelada proporciona uma indicação grosseira da extensão e da profundidade da dose efetiva. O procedimento é repetido duas vezes em cada local. Desta forma, áreas extensas de mucosa afetada podem ser tratadas em uma mesma consulta.

À medida que o tecido começa a descongelar, o paciente irá sentir alguma dor, que pode perdurar por vários minutos. Vinte quatro horas após a crioterapia, a superfície da mucosa terá sido destruída e será coberta com uma camada de fibrina.

As características clínicas da lesão determinarão a escolha do tipo de crioterapia: uma sonda de N_2O (-80° C) ou uma sonda de N_2O líquido (-180° C). Para a leucoplasia que é espessa e difícil de tratar, e em tecido bem-vascularizado, preferimos o tratamento a -180° C. As leucoplasias e as hiperceratoses superficiais menos graves podem ser efetivamente tratadas com a sonda de N_2O.

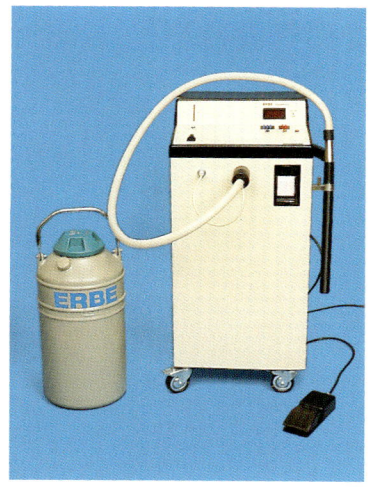

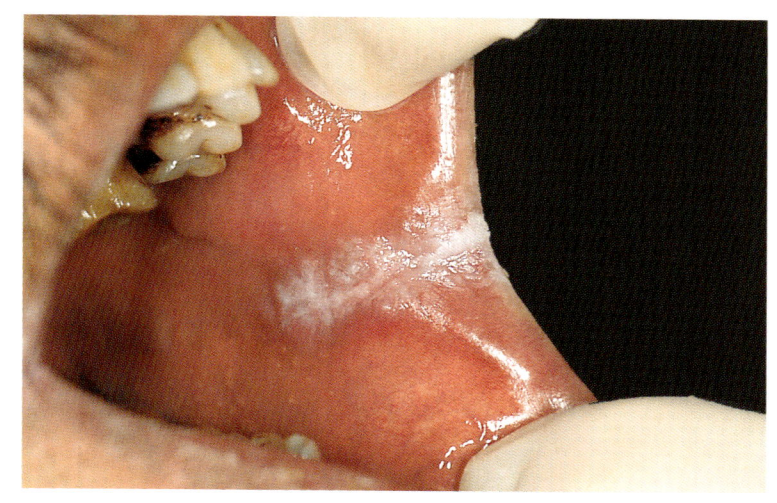

Figura 750 Criocirurgia com o uso de N_2O
Neste homem de 40 anos, uma lesão branca firme foi observada no ângulo esquerdo da boca, irradiando-se para a cavidade bucal. A biópsia do lado direito revelou hiperplasia e hiperceratose epitelial sem displasia. Uma sonda de N_2O (a -75° C) foi selecionada para tratar esta lesão mucosa menor.

Esquerda: Para crioterapia até -180°C, o nitrogênio líquido é usado. O equipamento proporciona regulagem e marcação automática de temperatura.

Ⓢ

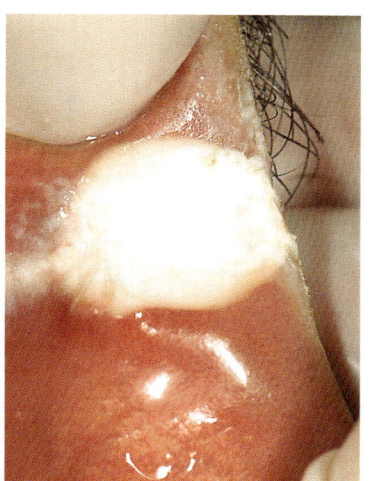

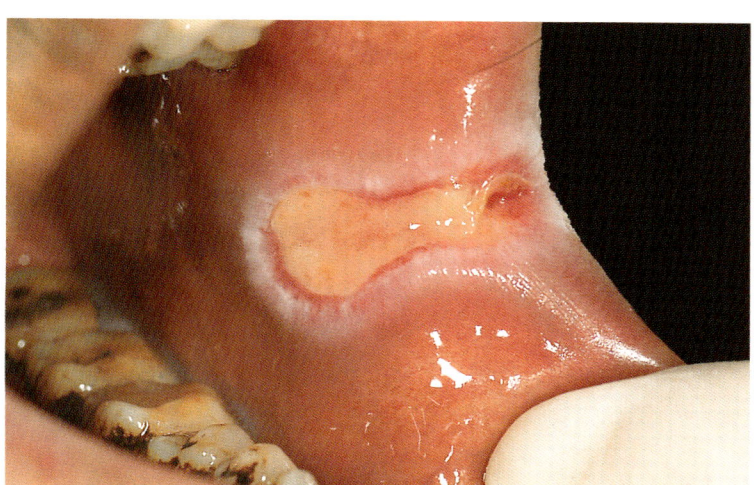

Figura 751 Efeito da criocirurgia
A visão clínica uma semana após o procedimento mostra uma úlcera superficial de mucosa.

Esquerda: O tecido tratado por criocirurgia apresenta uma aparência branca brilhante, imediatamente após a remoção da sonda.

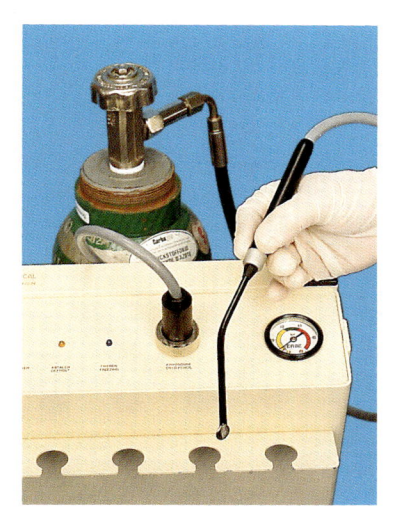

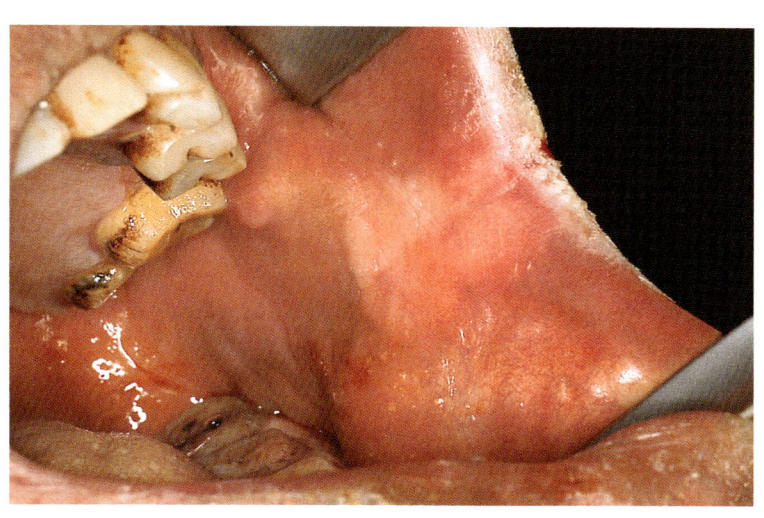

Figura 752 Evolução clínica
Um ano após a cirurgia, o exame clínico mostra uma mucosa normal no ângulo da boca e na cavidade bucal.

Esquerda: O equipamento é baseado no princípio físico simples de Joule-Thomson. Um gás em alta pressão é superesfriado à medida que passa por uma ponta.

Excisões no Ângulo da Boca

Indicação
Em alguns casos é necessário excisar lesões hiperceratóticas situadas na zona de transição entre a mucosa oral e a superfície externa do lábio. A excisão de tecido patológico destas áreas requer cuidados especiais. É importante evitar qualquer formação desnecessária de cicatriz e permitir um fechamento firme do lábio.

Procedimento Cirúrgico
A extensão da excisão deve ser cuidadosamente marcada para proporcionar orientação suficiente durante o procedimento. A excisão é realizada com um bisturi e uma lâmina número 15. A mucosa oral é usada para cobrir a ferida. Com uma divulsão ampla, a mucosa oral pode ser mobilizada sem tensão sobre o defeito. O fechamento da ferida é realizado com a íntima aproximação dos tecidos por suturas interrompidas.

Figura 753 Excisões na margem vermelha - excisão no ângulo da boca
Lesões hiperceratóticas são vistas no ângulo da boca neste homem de 40 anos de idade, bem como uma pronunciada área de hiperceratose com ulceração.

Direita: A excisão acompanha o contorno do lábio precisamente ao longo da marcação, para permitir a excisão completa do segmento leucoplásico.

Ⓐ

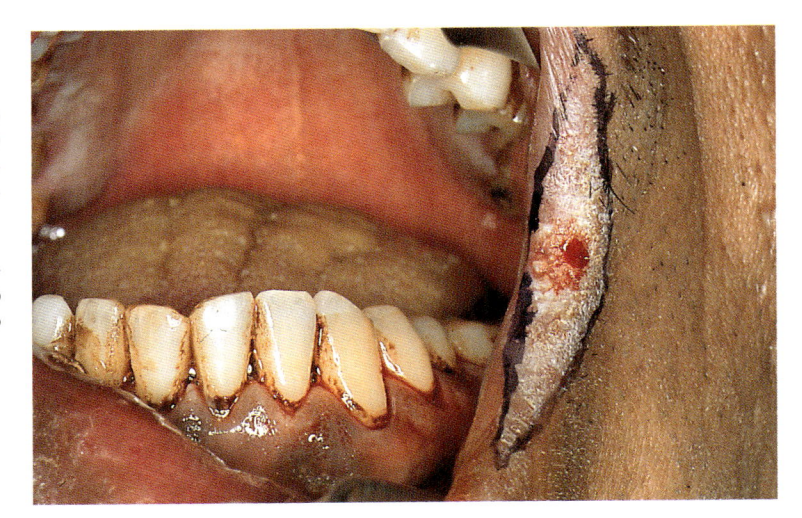

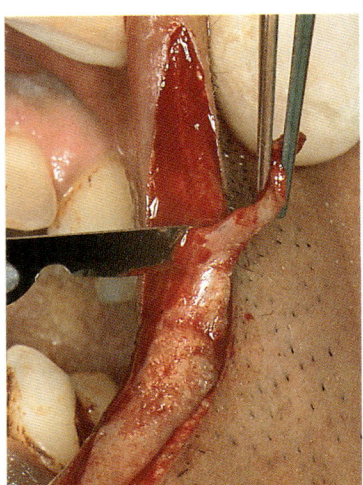

Figura 754 Hemostasia
Uma ponta eletrocirúrgica imediatamente coibirá qualquer hemorragia no local da cirurgia.

Direita: A ferida é alongada, estreita e direcionada em ambos os lados para o ângulo da boca. Este tipo de ferida não pode ser fechado simplesmente sem um risco de debilitação estética e funcional.

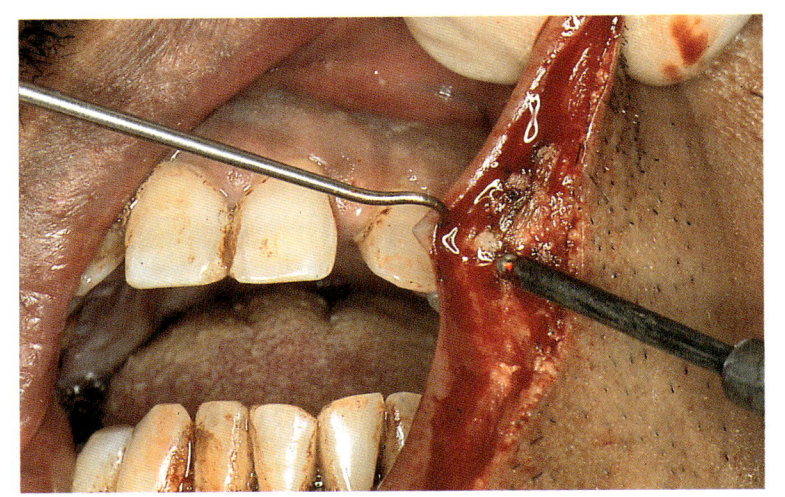

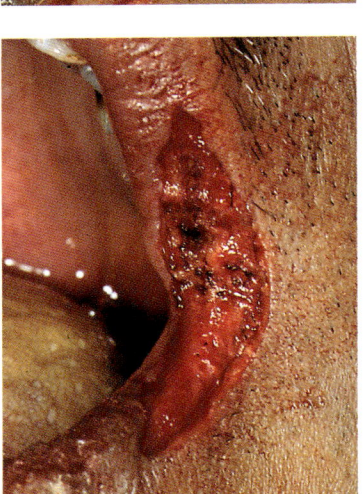

Figura 755 Divulsão da mucosa
Para cobrir o defeito, a mucosa oral é divulsionada, com o uso de tesoura, e então mobilizada.

Direita: Tesouras de ponta são adequadas para a delicada preparação inicial.

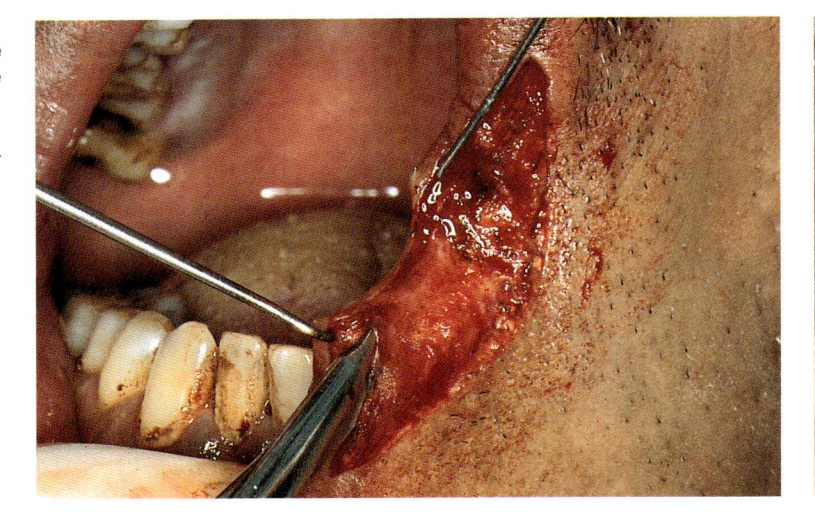

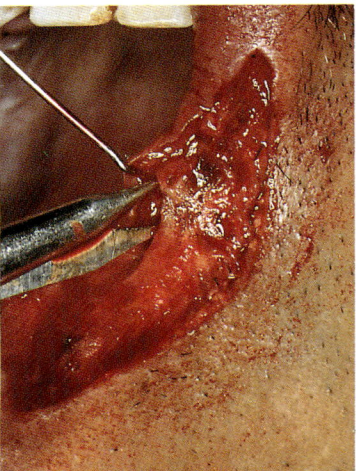

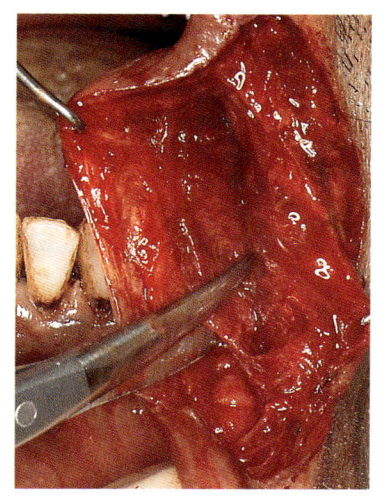

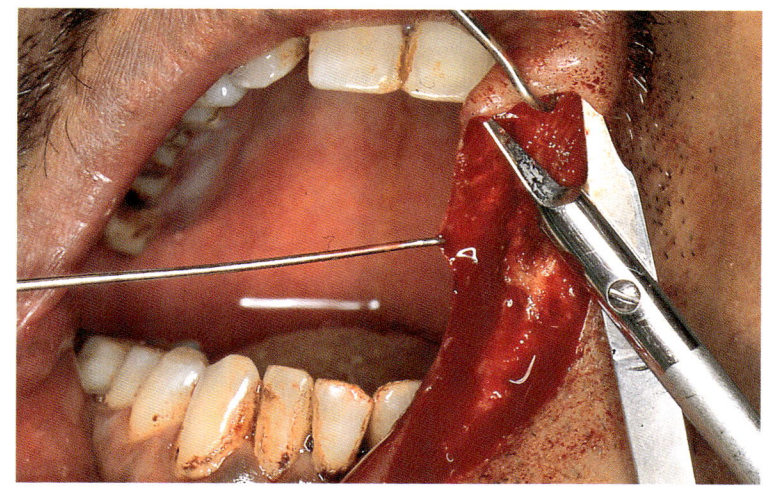

Procedimentos Corretivos para Tecidos Moles 279

Figura 756 Mobilização
A divulsão também deve ser realizada no lábio para prevenir um defeito subseqüente.

Esquerda: A extensão da divulsão da mucosa oral deve ser pelo menos duas vezes mais larga que o defeito.

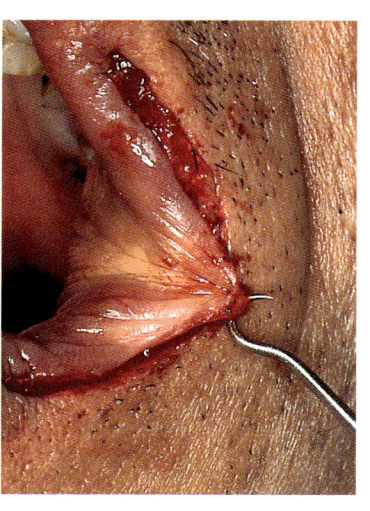

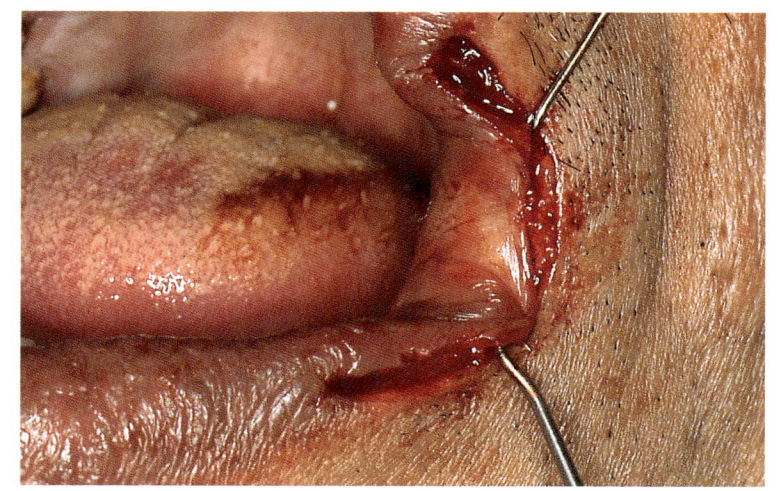

Figura 757 Recobrimento do defeito
Um retrator de tecido é usado na delicada mucosa oral para garantir uma cobertura da ferida, livre de tensão.

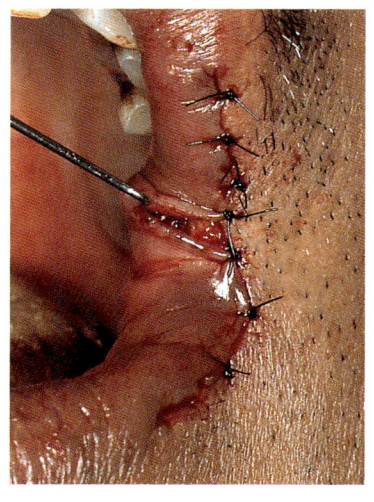

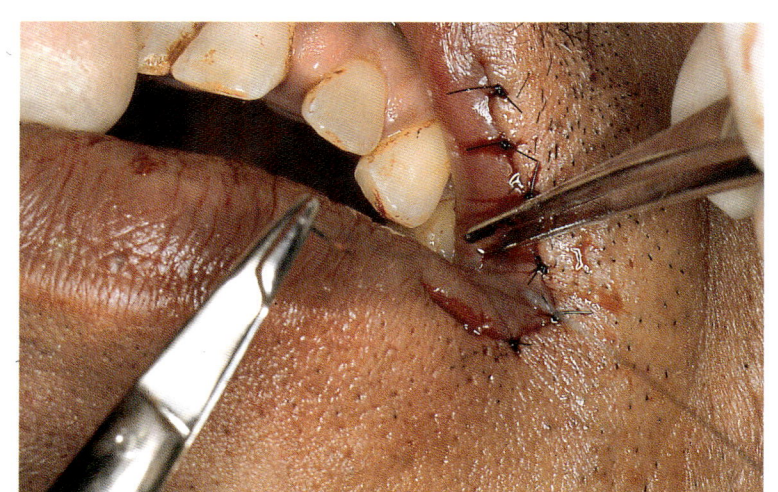

Figura 758 Sutura
A ferida é recoberta precisamente com o uso da mucosa oral mobilizada, e as margens são fechadas com o uso de suturas interrompidas.

Esquerda: Uma incisão adicional em forma de cunha é realizada para prevenir a formação de uma dobra ou prega no ângulo da boca; esta também é suturada.

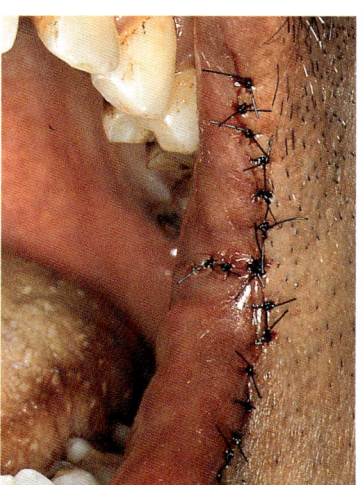

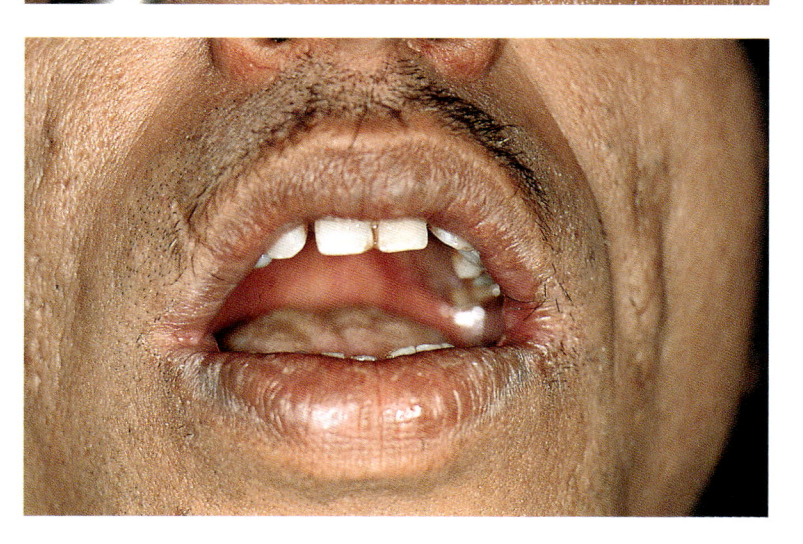

Figura 759 Resultado clínico
A situação após um fechamento completo por suturas (*esquerda*).
  A consulta de revisão três meses após a cirurgia mostra um resultado impecável estética e funcionalmente, sem sinais de recidiva (*direita*).

Correção Labial com o Uso do Procedimento de Plastia em M

Indicação

Excisões amplas, especialmente para carcinoma ou lesão de células basais, devem ser realizadas por um cirurgião-bucomaxilo-facial ou um cirurgião plástico. As excisões no vermelhão do lábio usualmente conduzem a uma formação cicatricial raramente visível. Quando possível, a excisão deve ser planejada de modo que o ângulo que define as bordas entre as porções extra e intra-oral do lábio não seja lesado. Uma vez que os procedimentos nesta área são esteticamente importantes, qualquer incisão deve ser cuidadosamente planejada.

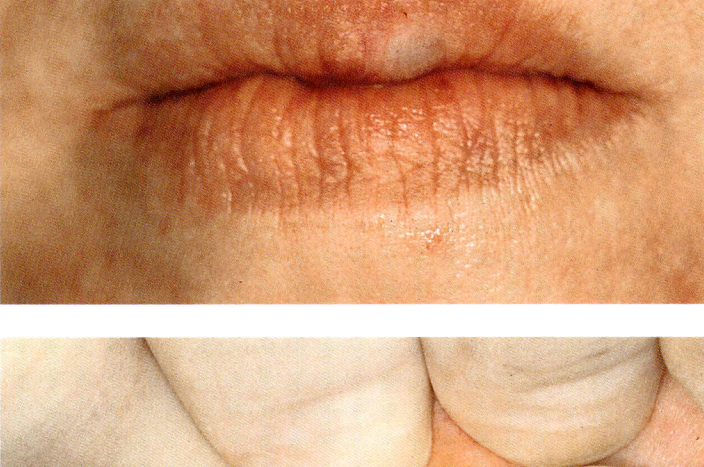

Procedimento Cirúrgico

A anestesia regional do nervo mentoniano ou infra-orbitário é administrada. Ao delinear as incisões principais, considerações estéticas bem como funcionais são importantes. As incisões podem ser feitas tanto na direção vertical quanto na horizontal. A continuidade do músculo orbicular dos lábios deve ser restabelecida com o uso de suturas apropriadas no músculo. As duas características anatômicas de maior importância estética são os bordos entre as superfícies intra e extra-oral do lábio, e o ângulo do lábio. A lesão desses bordos pode ser evitada com o uso de uma excisão horizontal para uma lesão dentro do limite da superfície externa do lábio, ou com uma plastia em M para excisões verticais.

Figura 760   Excisão com plastia em M no lábio superior
Esta mulher de 36 anos estava sendo incomodada por uma bolha pequena e azulada, lateralmente à linha média do seu lábio superior. Como a cor desaparecia quando pressionada, a pequena lesão foi diagnosticada como hemangioma.

Direita: A incisão principal em forma de M é marcada para remover o hemangioma.

Figura 761   Incisão principal
A incisão principal é realizada com o lábio seguro firmemente com pressão digital, tanto para reduzir o sangramento quanto para propiciar a visualização necessária durante o procedimento.

Direita: O hemangioma é cuidadosamente removido com o uso de uma tesoura de ponta e um bisturi.

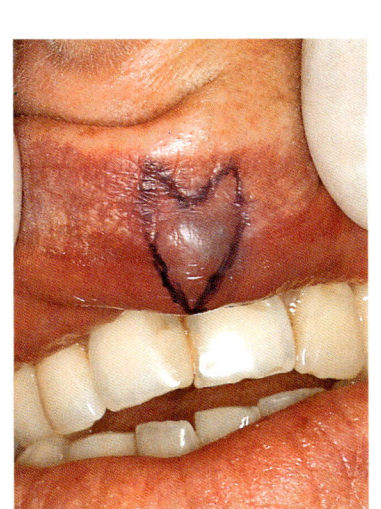

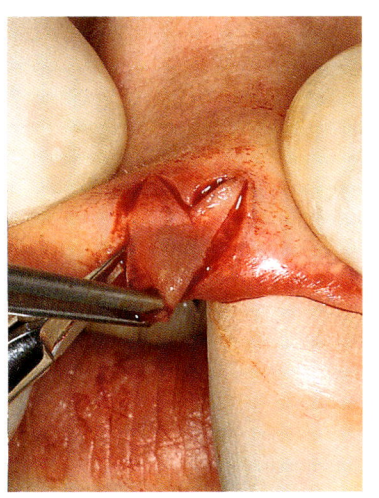

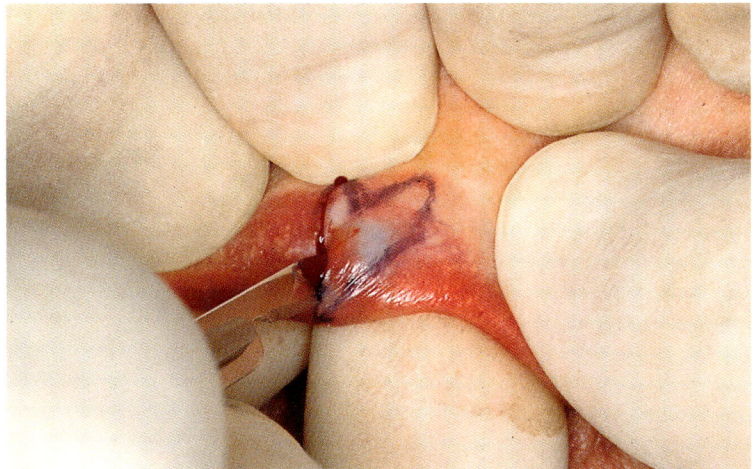

Figura 762   Excisão
Cuidados devem ser tomados para evitar lesões ao hemangioma durante o procedimento de excisão.

Direita: Uma lesão em forma de coração é criada.

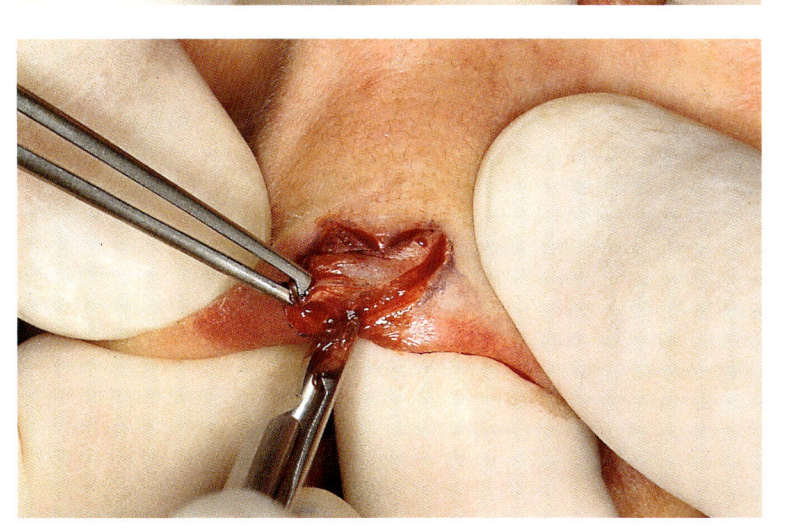

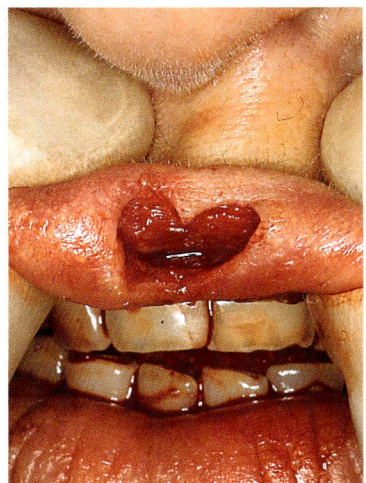

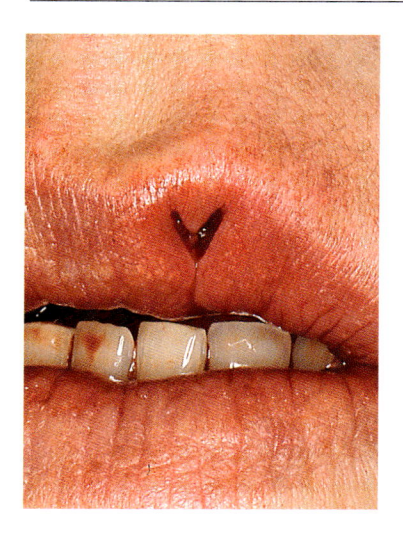

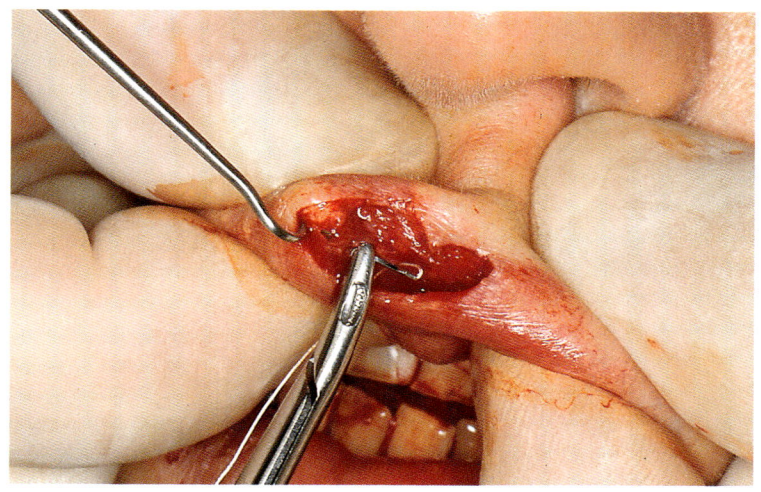

Procedimentos Corretivos para Tecidos Moles 281

Figura 763 Tratamento da ferida: sutura submucosa
Suturas reabsorvíveis são usadas para adaptar os tecidos submucosos.

Esquerda: As suturas submucosas conduzem a um fechamento quase completo do ferimento por excisão.

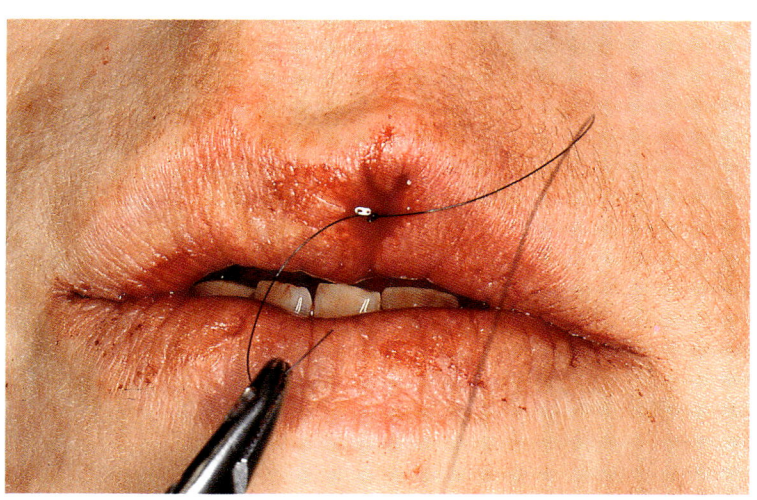

Figura 764 Sutura da pele
As suturas devem ser colocadas de maneira tal que a forma arqueada do lábio permaneça bilateralmente simétrica. Fios de sutura extremamente finos são recomendados (p.ex., Supramid 5-0).

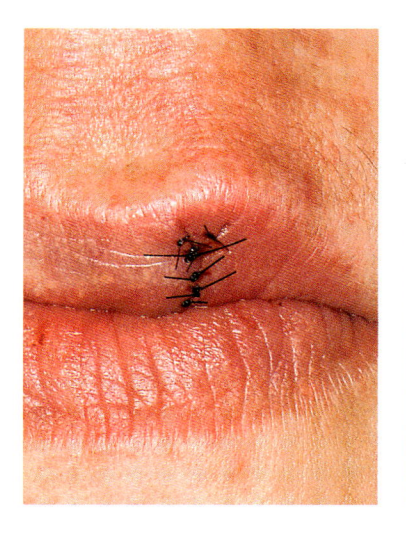

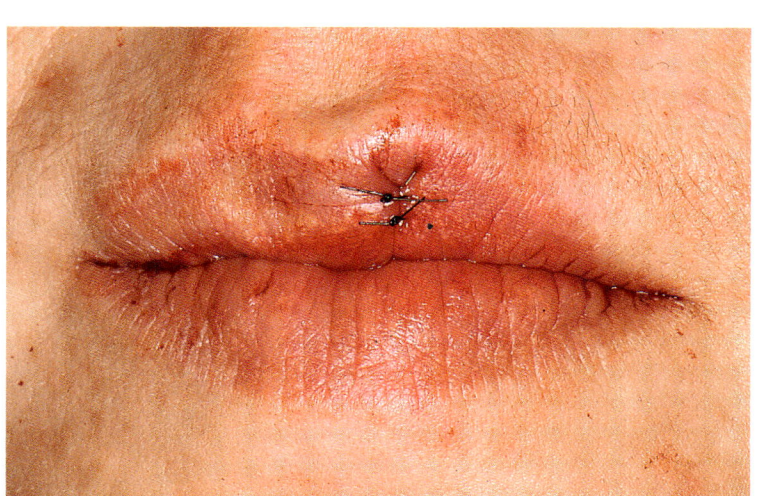

Figura 765 Sutura da pele
O retalho em forma de triângulo deve ser precisamente adaptado; este não deve ser cranialmente ou caudalmente deslocado como em uma plastia VY ou YV, para prevenir qualquer alteração do contorno do vermelhão do lábio.

Esquerda: Quando a sutura está completa, os contornos do lábio estão simétricos e não mostram reentrância.

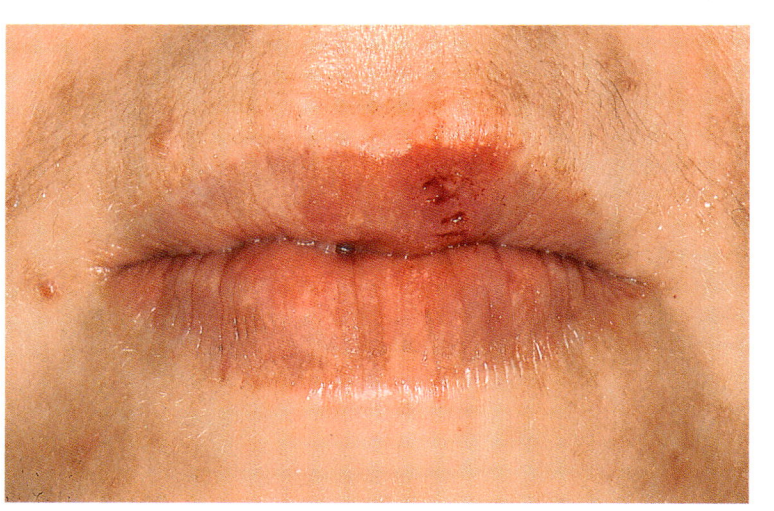

Figura 766 Resultado clínico
As suturas são removidas com dez dias, e o lábio mostra contornos quase perfeitos.

Plastia em VY para Alongamento do Lábio

Indicação
O propósito desta cirurgia é melhorar a aparência estética; sua indicação deve ser cuidadosamente considerada. A correção bem-sucedida do volume labial, que usualmente também requer adaptação para se obter simetria, requer experiência considerável e habilidade cirúrgica.

Procedimento Cirúrgico
A área facial a ser corrigida é cuidadosamente delineada com um lápis que não se apague. A incisão principal é em forma de V. A mucosa labial mobilizada é tracionada por ganchos delicados para tecido, para se determinar a direção apropriada do deslocamento do tecido, e para verificar o volume de lábio requerido. O fechamento da ferida é realizado com suturas interrompidas (4-0 ou 5-0) para se obter extensão do tecido em forma de Y.

Figura 767 Expansão do lábio
Esta mulher de 25 anos estava incomodada com a assimetria do seu lábio superior, que fora cirurgicamente tratado anteriormente para o fechamento de uma fenda lábio-palatal. Uma expansão e um aumento em espessura do lábio podem ser conseguidos com o uso de uma incisão em forma de V, seguida de uma sutura em Y. Durante a mesma cirurgia, uma pequena excisão subalar será realizada para mover o lábio superior para a direita.

Direita: Técnica de sutura para plastia em VY.

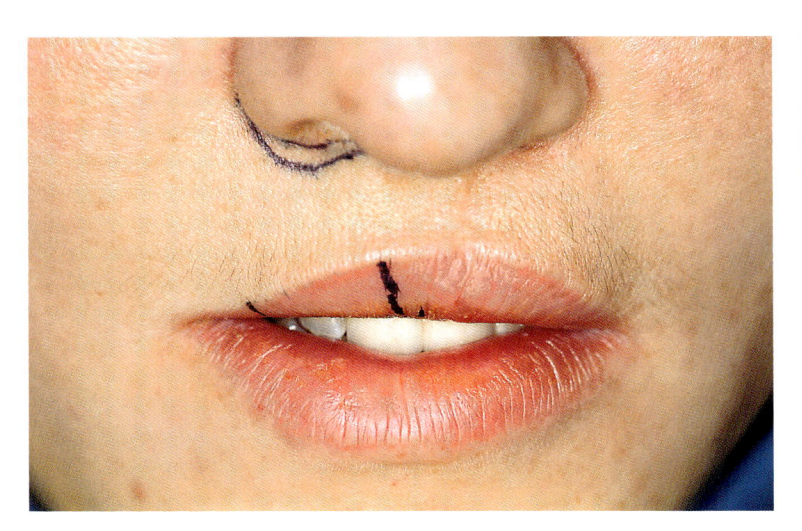

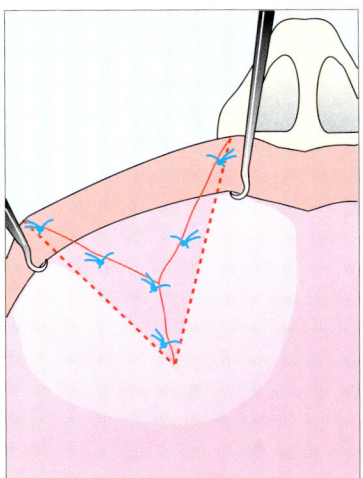

Figura 768 Incisão principal
A cirurgia se inicia com uma incisão em forma de V profundamente à superfície da mucosa; o retalho é divulsionado para permitir o reposicionamento por sutura em forma de Y.

Direita: O lábio superior expandido após o fechamento com suturas. As suturas subalares também são vistas.

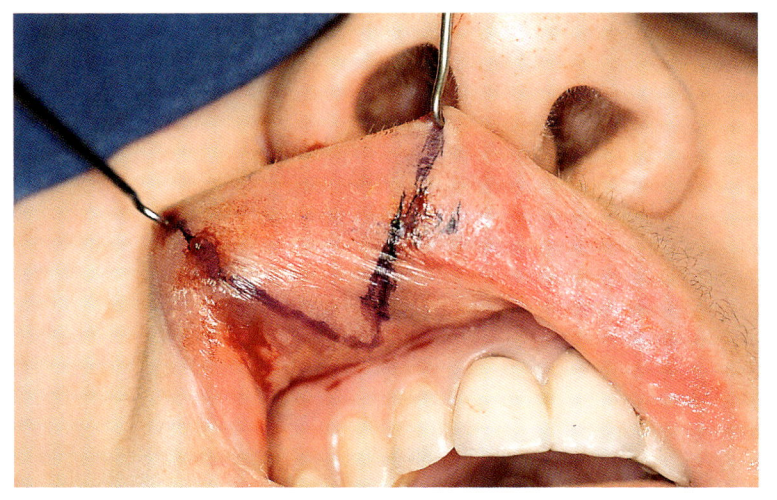

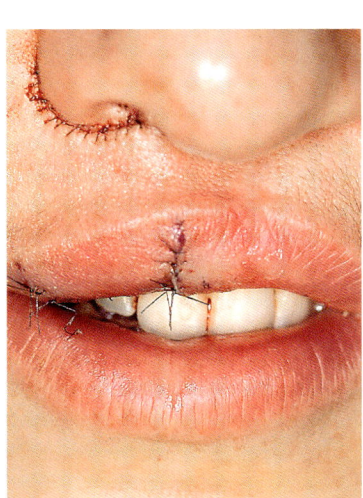

Figura 769 Resultado clínico
Esta fotografia tomada dois meses após a cirurgia mostra a cicatrização do retalho reposicionado livre de irritação e marcas, que resultou no aumento desejado do lábio, em volume e extensão.

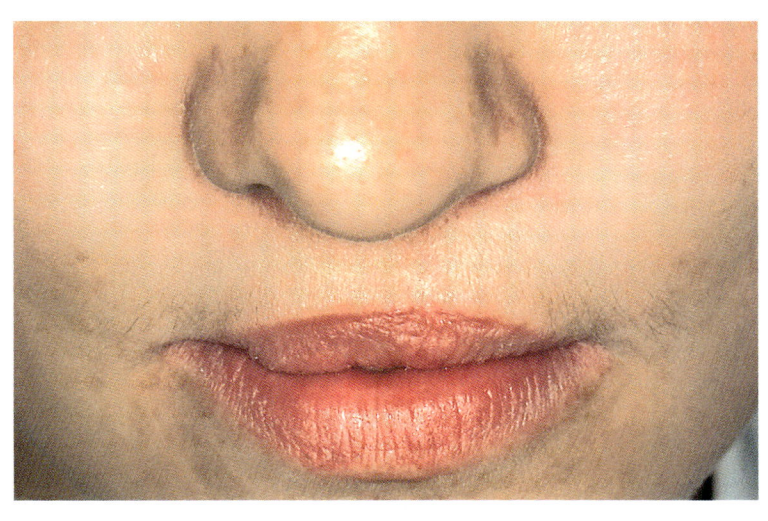

Procedimentos Corretivos para Tecidos Moles 283

Transplante Capilar

Inúmeros medicamentos e métodos de tratamento têm sido propostos para atenuar a calvície parcial ou total na região da cabeça. Além da implantação de cabelo artificial, o uso de tufos ou amplos segmentos de pele com cabelo da região da cabeça tem sido descrito. A implantação de cabelo artificial está associada com uma alta taxa de complicações. Este método parece não estar justificado (Künzler e Sailer, 1989). Por outro lado, em alguns casos, o transplante de pele com cabelo é um método valioso para camuflar tecido cicatricial.

Indicação

Este é essencialmente um procedimento cosmético. É apropriado para a correção de tecidos moles em áreas faciais que apresentem cabelo (p.ex., para fenda lábio-palatina em homens).

Procedimento Cirúrgico

Sob anestesia local, um retalho doador de espessura total, que inclui folículos de cabelos, é removido da região retroauricular ou da parte posterior da cabeça e transplantado para um leito receptor preparado após a remoção do tecido cicatricial.

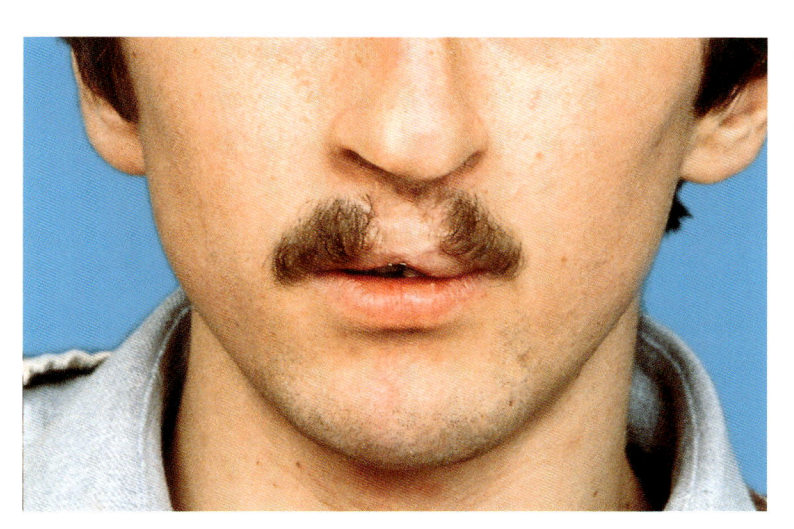

Figura 770 Transplante de cabelo
Neste homem de 27 anos, uma fenda palatina foi reparada cirurgicamente. Entretanto, ele está insatisfeito com a ausência de pêlos na parte mediana do seu lábio superior, apresentando também um defeito em forma de assovio.

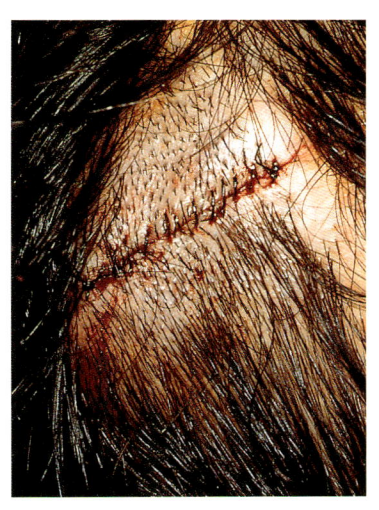

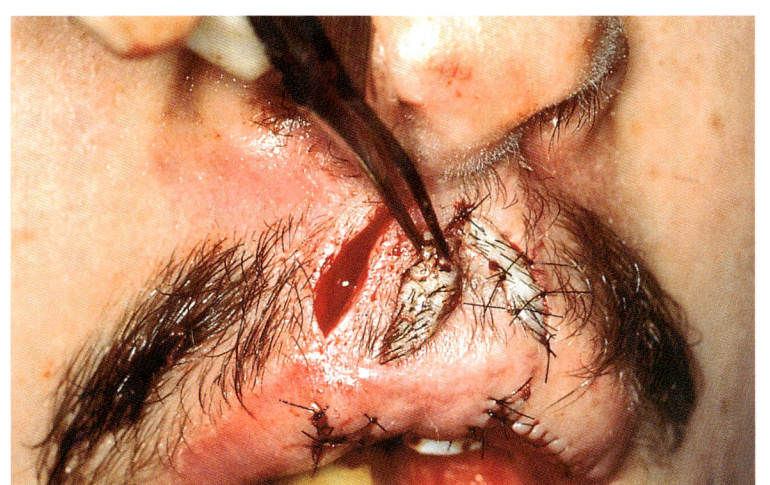

Figura 771 Transplante
Dois transplantes de pele com densidade apropriada de cabelos são adaptados no leito receptor após a remoção do tecido cicatricial. Suturas interrompidas são colocadas para fixar os transplantes.

Esquerda: Fechamento por suturas do sítio doador na parte posterior da cabeça.

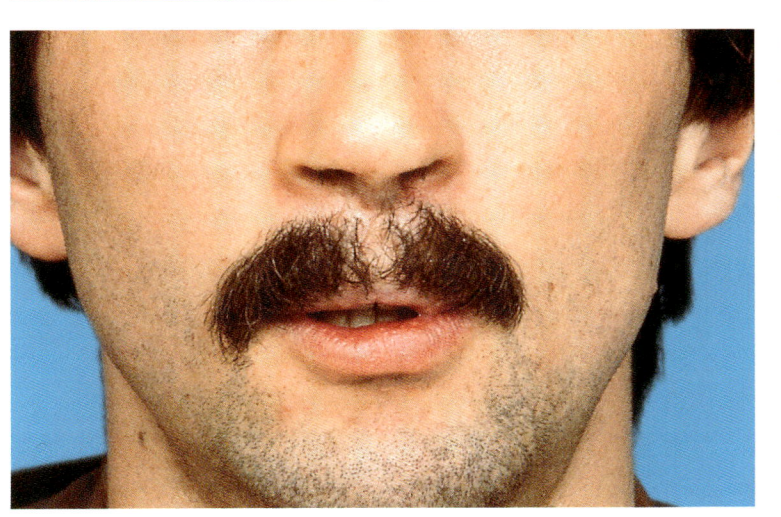

Figura 772 Resultado clínico
Esta fotografia tomada dois anos após a cirurgia mostra uma melhoria significante na aparência do bigode do paciente. O paciente estava satisfeito com o resultado e recusou procedimentos adicionais de transplantes.

Hiperplasia Gengival da Tuberosidade e Hiperplasia Fibrosa Inflamatória do Rebordo Alveolar

Alterações fibrosas semelhantes a tumores podem ocorrer como conseqüência de irritações mecânicas, tais como pressão crônica por bordos de próteses ou irritação inflamatória crônica na margem gengival. As hiperplasias bilateralmente simétricas das tuberosidades parecem ter uma base hereditária. A correção cirúrgica envolve uma excisão modeladora, delineada com a finalidade de restaurar para uma condição mais fisiológica e estética. Incisões em forma de cunha sob a gengiva são comumente realizadas.

Indicação

O diagnóstico baseia-se usualmente na história médica e no exame clínico. Uma indicação para correção por cirurgia plástica somente pode ser estabelecida em casos evidentes de formação de fibroma por irritação. Os casos duvidosos devem ser biopsiados; tais casos devem ser indicados a um especialista. A remoção não complicada de hiperplasias bem-demarcadas do processo alveolar, bem como de rebordo flácido ou hiperplasias vestibulares, pode ser realizada em pacientes de ambulatório.

Figura 773 Hiperplasia fibrosa inflamatória
Em usuários de prótese, o rebordo edêntulo pode estar sujeito a ulcerações devido à irritação mecânica crônica. O reparo espontâneo dessas ulcerações freqüentemente resulta na formação de um tecido fibroso redundante, que se acumula no vestíbulo como lesões fibrosas horizontais em forma de aba, que estão freqüentemente em múltiplas camadas.

Direita: As hiperplasias deste tipo originam-se de uma base no processo alveolar.

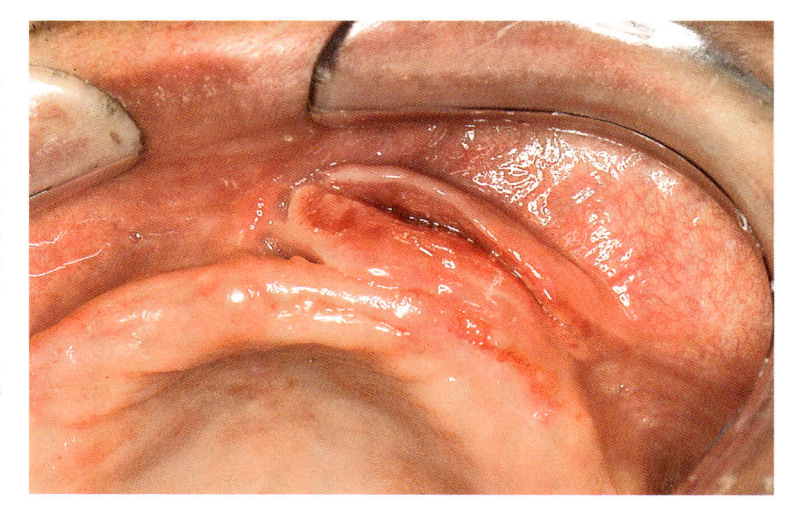

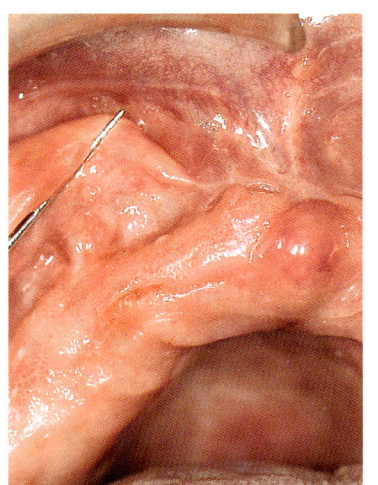

Figura 774 Rebordo flácido
Cargas mecânicas crônicas na maxila edêntula, usualmente em pacientes com dentes naturais no rebordo anterior, freqüentemente resultam em um acúmulo de tecido fibroso.

Direita: Um rebordo fibroso firme, mas com mobilidade, aparece no segmento anterior da maxila.

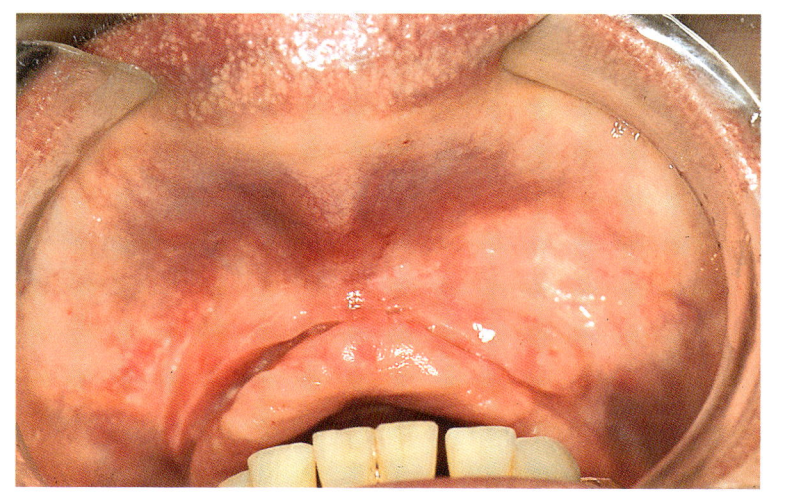

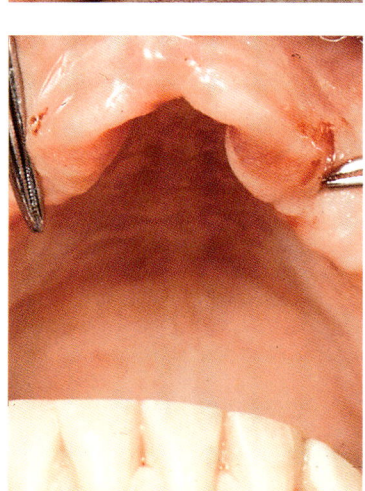

Figura 775 Hiperplasia gengival da tuberosidade
Este é um tipo congênito de hiperplasia que se apresenta como um acúmulo simétrico bilateral de tecido redundante. A etiologia precisa não está clara, mas a infecção periodontal parece acelerar o crescimento de tecido. Este tipo de acúmulo pode levar a distúrbios funcionais, e freqüentemente torna difícil a higiene oral.

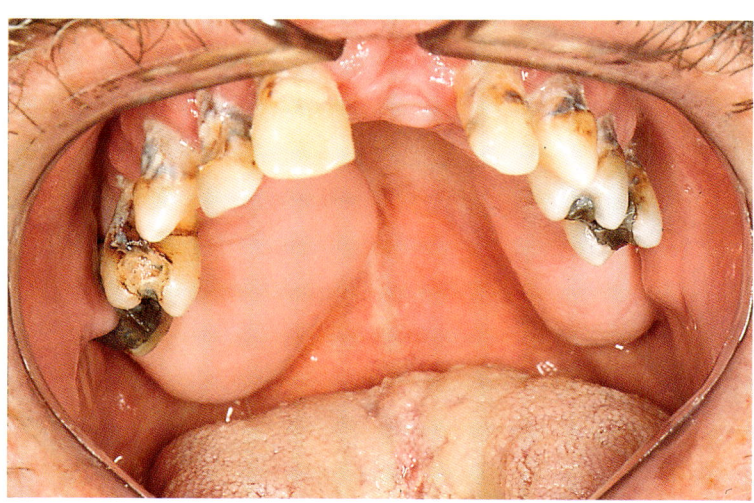

Procedimento Cirúrgico

A anestesia por infiltração local na área de tecido mole é usualmente suficiente. A infiltração local também inibe o sangramento durante a cirurgia e simplifica a preparação dos tecidos moles.

Uma hiperplasia pediculada no vestíbulo pode ser excisada na sua base, como também as hiperplasias na mucosa vestibular.

A formação de uma hiperlasia extensa ou plana na gengiva marginal ou no palato deve ser excisada usando-se um procedimento em cunha, de forma a evitar defeitos nos tecidos.

Dependendo da extensão das lesões tipo tumorais, múltiplas excisões em forma de cunha podem ser necessárias. O objetivo é a criação de uma condição morfologicamente normal.

A excisão de hiperplasias na área lingual é particularmente arriscada (nervo lingual, vasos, ducto submandibular). A abordagem cirúrgica deve ser adaptada à situação anatômica; por exemplo, os tecidos devem ser preparados individualmente. Somente assim lesões acidentais às estruturas adjacentes podem ser evitadas.

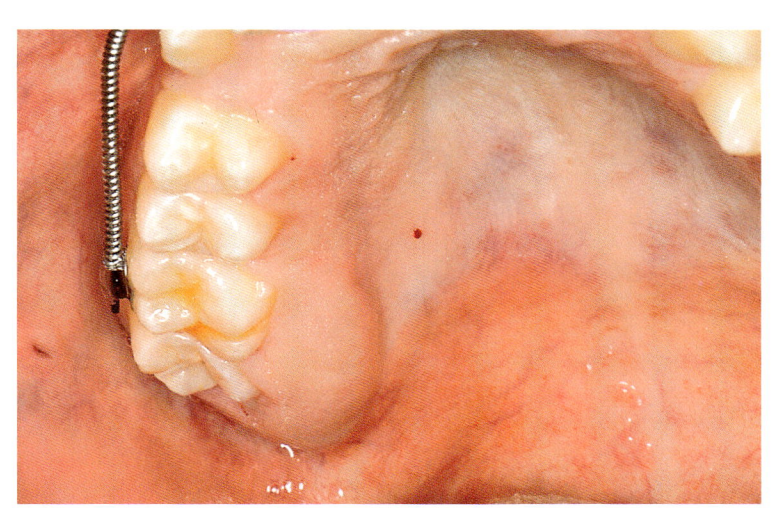

Figura 776 Excisão em forma de cunha
Durante o curso do seu tratamento ortodôntico, este rapaz de 18 anos desenvolveu um pronunciado espessamento da gengiva palatal maxilar, na região de molares.

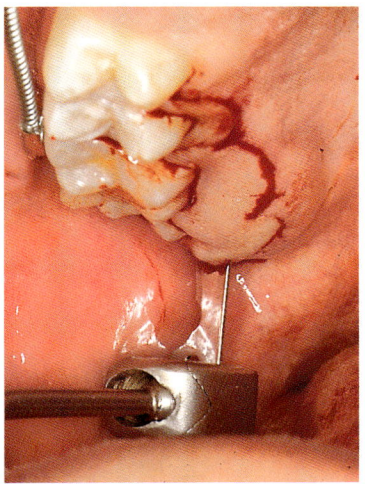

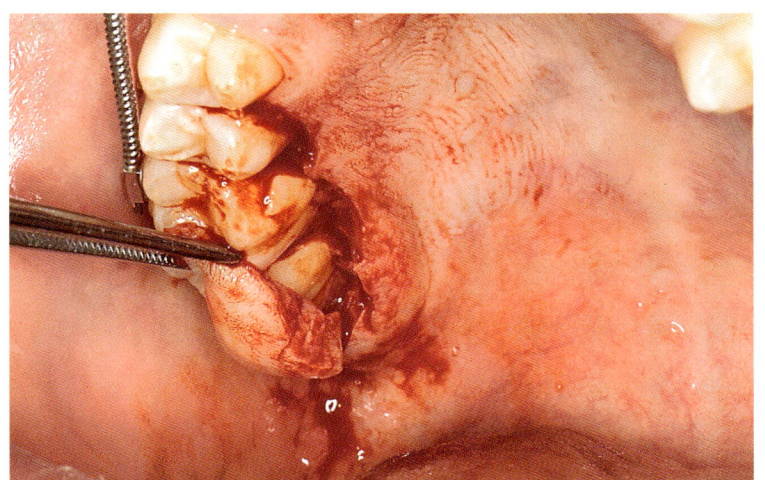

Figura 777 Incisão principal
Com o uso de um bisturi de cabo angulado, realizam-se incisões arqueadas, e o excesso de tecido é excisado para criar a condição de uma gengiva de pouca espessura na sua localização normal nos dentes.

Esquerda: Um cabo de bisturi angulado é muito útil para fazer incisões precisas na região da tuberosidade.

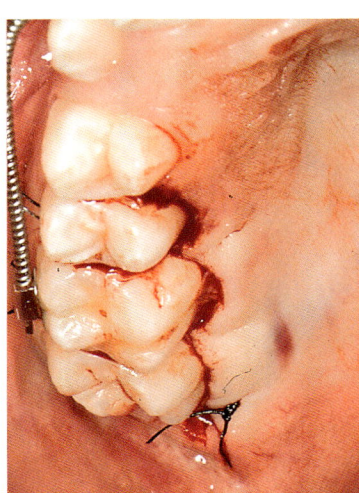

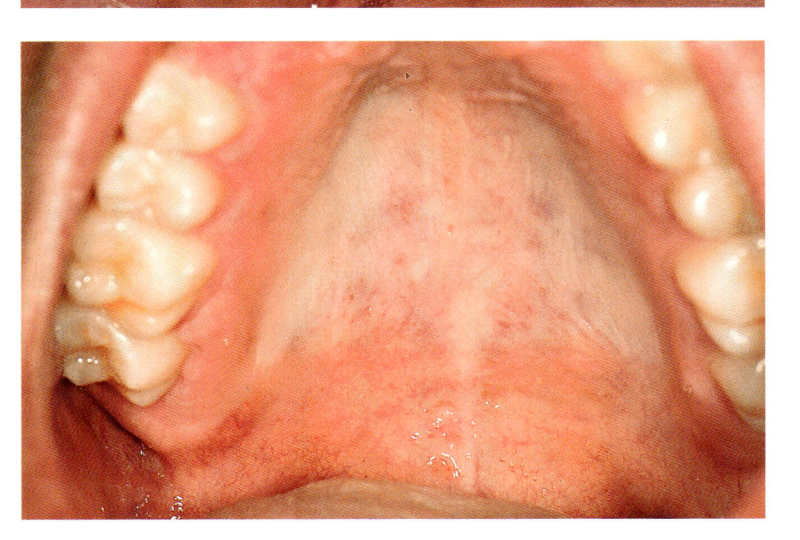

Figura 778 Resultado clínico
A visita de revisão seis meses após a cirurgia mostra a gengiva com uma localização fisiológica normal.

Esquerda: Suturas interdentárias interrompidas e simples são usadas para adaptar a gengiva às áreas cervicais dos dentes posteriores.

Figura 779 Incisões múltiplas em forma de cunha em área edêntula
Esta mulher de 43 anos necessitou de uma prótese parcial removível após a perda dos seus dentes maxilares posteriores. O exame clínico mostrou maciças áreas fibróticas retentivas bilaterais na região da tuberosidade. O tecido em excesso era firme mas apresentava mobilidade.

Direita: Princípio cirúrgico envolvendo a excisão da hiperplasia usando-se três excisões em cunha.

Ⓢ

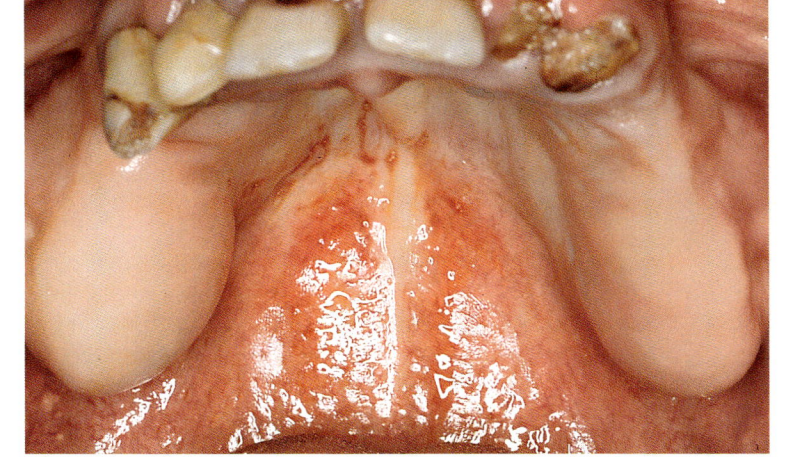

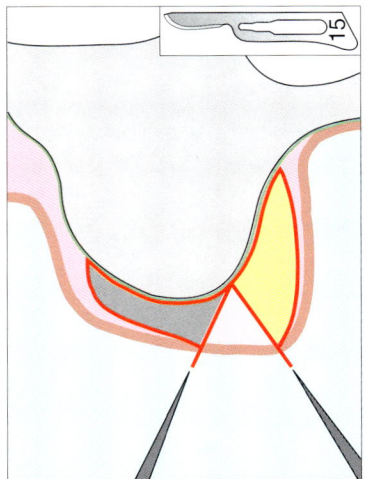

Figura 780 Incisão principal
Esquerda: A incisão principal se estende ao longo do comprimento do rebordo edêntulo em direção ao osso.

Centro: Uma pinça cirúrgica é usada para preensão da hiperplasia a fim de se realizar a segunda incisão.

Direita: A segunda incisão corre precisamente ao longo da superfície óssea, na base da incisão principal.

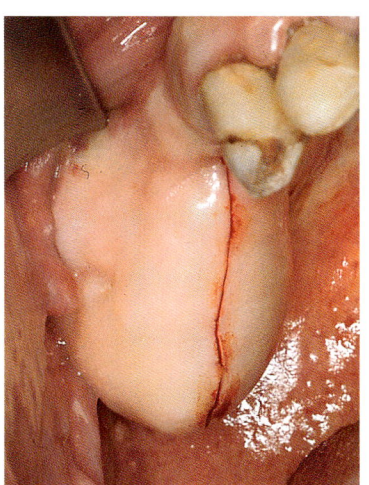

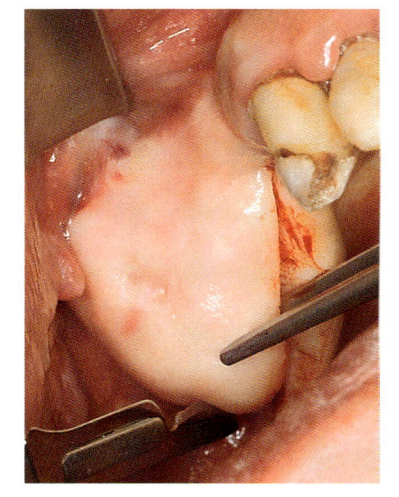

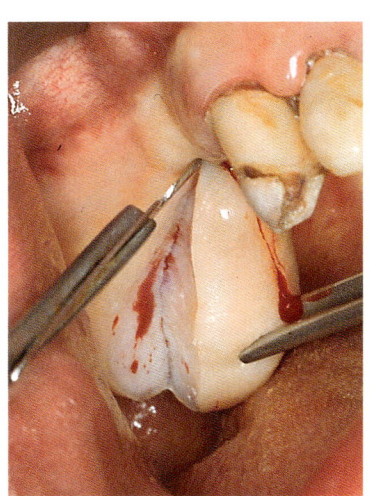

Figura 781 Excisões em forma de cunha
Esquerda: A redução adicional do crescimento fibroso é obtida realizando-se uma nova incisão subjacente à mucosa, na região palatina.

Centro: A remoção da segunda cunha de tecido a partir da região vestibular.

Direita: As três excisões em forma de cunha.

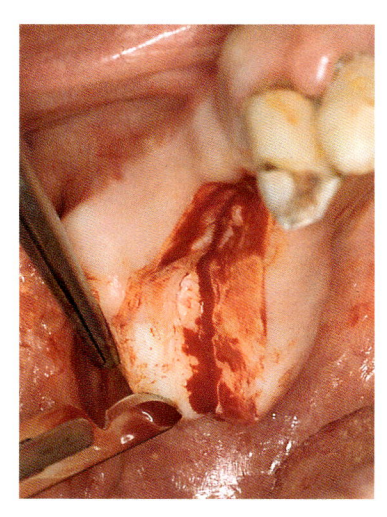

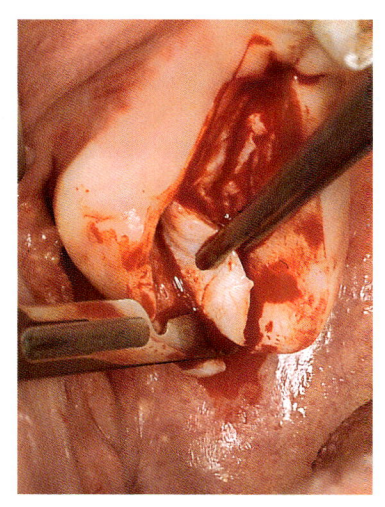

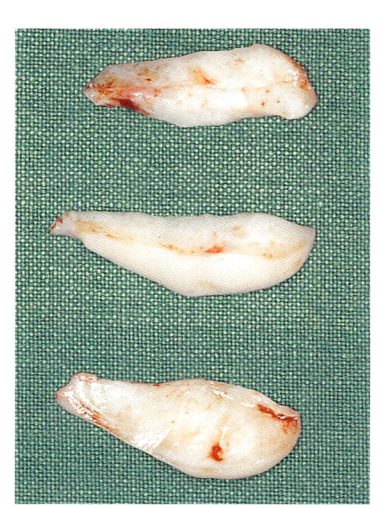

Figura 782 Resultados clínicos
Mucosa suficiente deverá permanecer para recobrir o defeito e para permitir a colocação de suturas (*direita*).
A condição dois anos após a cirurgia, e após a extração dos dentes remanescentes, mostra uma base tecidual ideal para uma prótese total (*esquerda*).

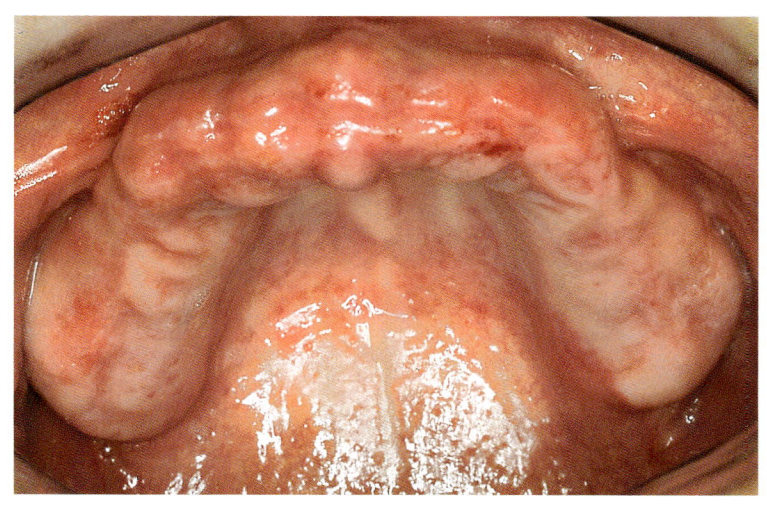

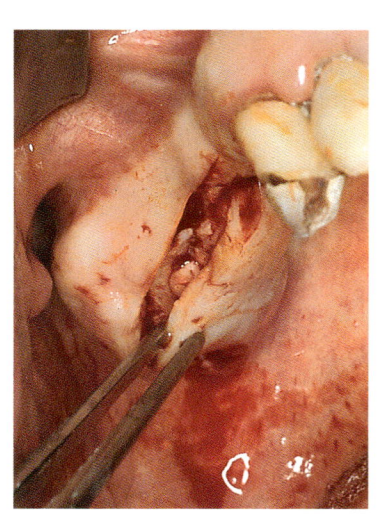

Procedimentos Corretivos para Tecidos Moles 287

Figura 783 Excisões múltiplas em forma de cunha em região dentada
Neste homem de 32 anos existia um espessamento fibrótico simétrico no palato, que apresentava uma tendência a continuar aumentando em tamanho. Áreas de retenção estão presentes na região palatina. O paciente acha difícil manter uma boa higiene oral na região palatina dos molares maxilares.

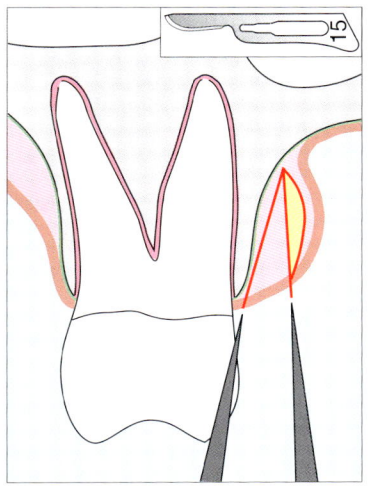

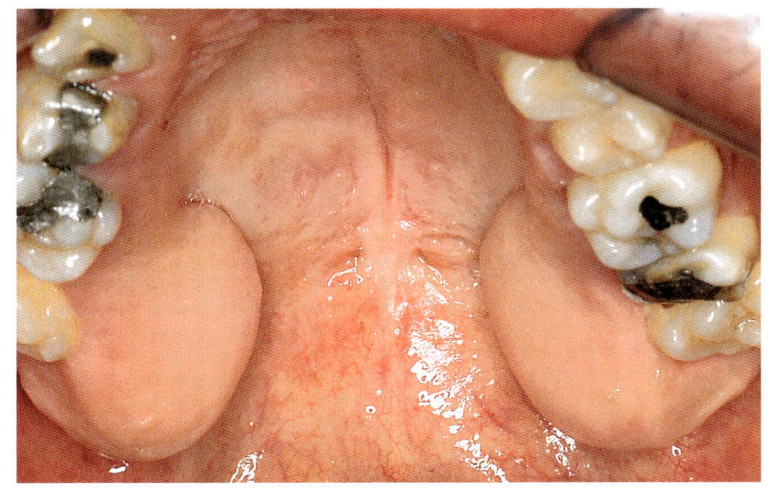

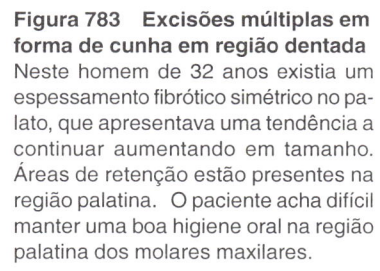

Esquerda: O princípio cirúrgico envolve incisões múltiplas sob a mucosa para se obter um contorno gengival normal.

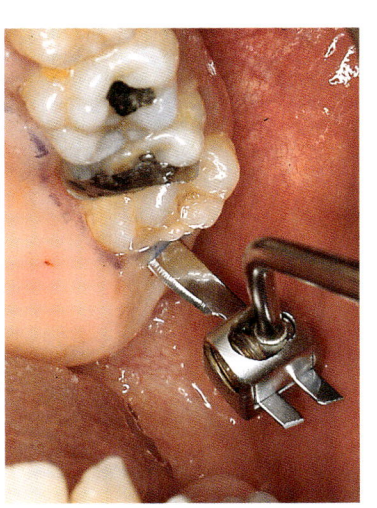

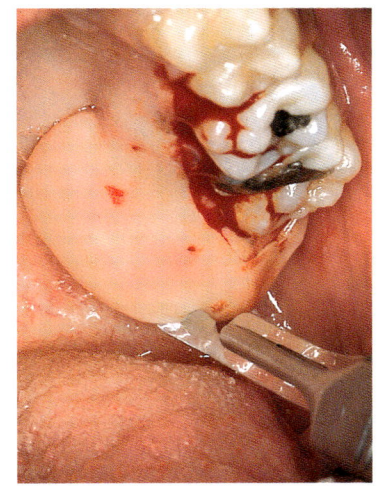

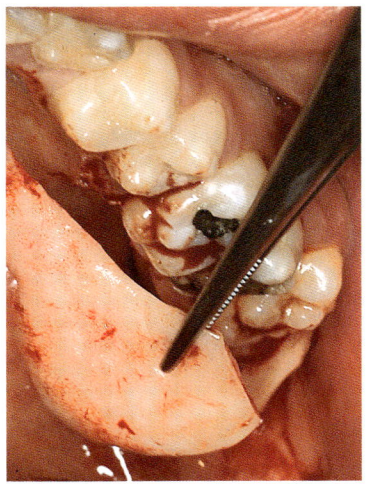

Figura 784 Incisão principal
Esquerda: Uma incisão escalonada em bisel invertido é realizada ao longo do segmento palatino. Na região distal, um cabo de bisturi angulado ajuda a liberar o tecido fibroso precisamente no sulco.

Centro: Uma incisão vertical orientada no sentido distopalatino é agora realizada.

Direita: Uma vez mobilizado, o excesso de gengiva palatina apresenta-se isquemiado por perda sangüínea. Se fosse deixado no local, tornar-se-ia necrótico.

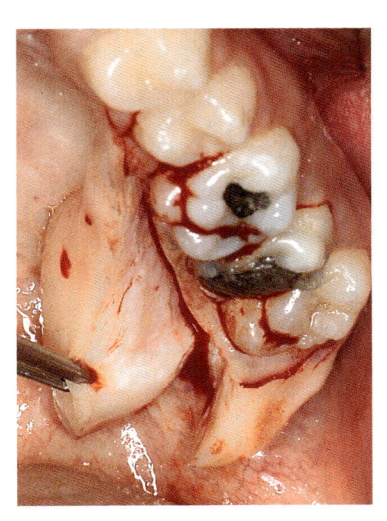

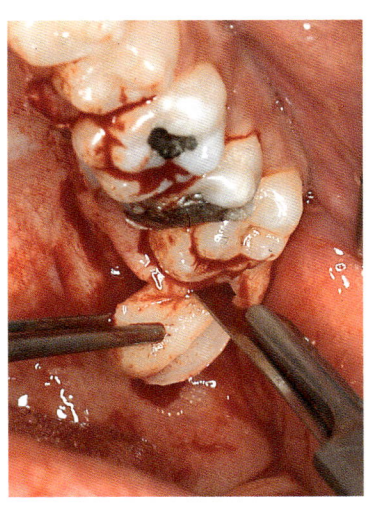

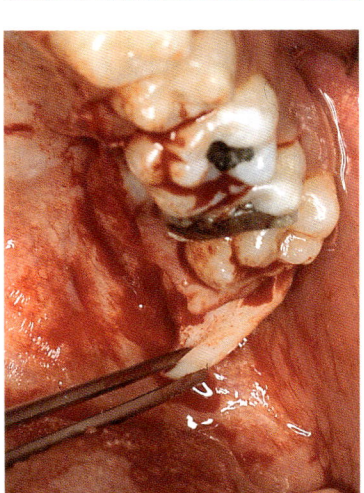

Figura 785 Excisões
Esquerda: A porção palatina é excisada.

Centro: O retalho mucoso na região da tuberosidade é cuidadosamente mobilizado com o uso de uma pinça cirúrgica e uma lâmina número 15.

Direita: A mucosa que permanece na região da tuberosidade é elevada supraperiostalmente.

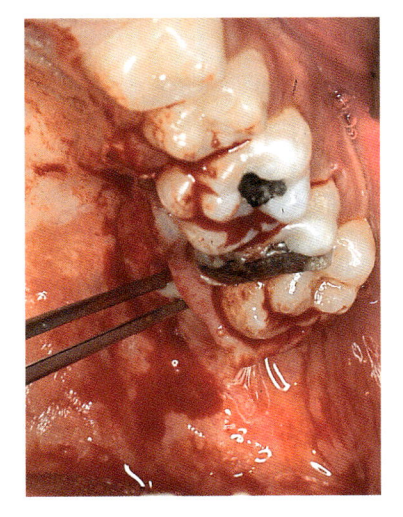

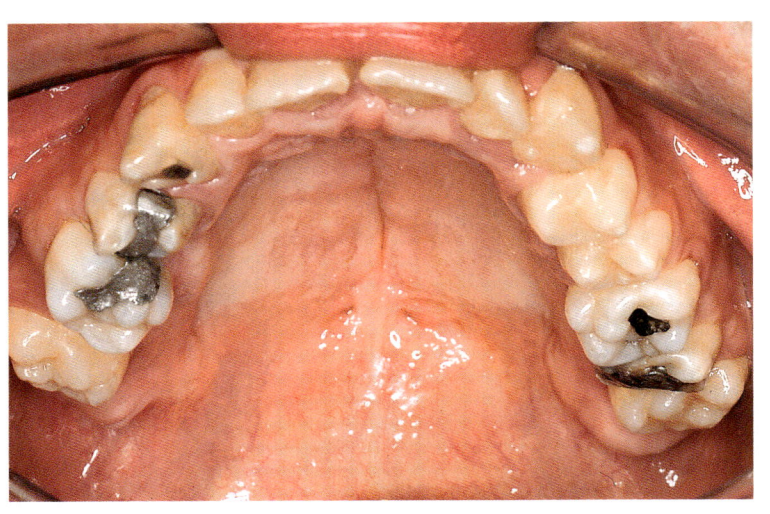

Figura 786 Procedimentos finais e resultado clínico
A gengiva da região da tuberosidade é refletida palatalmente e usada para cobrir a ferida cirúrgica (*esquerda*).
A condição clínica dois anos após a cirurgia mostra um contorno gengival normal na região de molares, permitindo ao paciente realizar uma higiene oral adequada (*direita*).

Hiperplasia Fibrosa Inflamatória Lingual

Indicação
Raramente a simples excisão de uma hiperplasia fibrosa inflamatória próxima ao assoalho da boca obterá qualquer melhoria em um segmento edêntulo da mandíbula na área que servirá como suporte da prótese. Em muitos casos a condição protética deve ser aperfeiçoada por cirurgia adicional, incluindo plastia do assoalho da boca e transplante de pele. Se o plano de tratamento de reconstrução dentária incluir a estabilização da prótese por implantes, a simples excisão de excessos mucosos e lesões proliferativas de tecido conectivo será suficiente.

Procedimento Cirúrgico
No segmento posterior da mandíbula, cuidados devem ser tomados para evitar lesões no nervo lingual. É aconselhável expor o nervo durante a fase inicial do procedimento cirúrgico; esta é a única maneira para prevenir lesão acidental ao mesmo. A hiperplasia fibrosa inflamatória é seccionada de modo que uma parte desta possa ser usada para fechamento da ferida por tecido mole, e para evitar elevação do assoalho da boca.

Figura 787 Hiperplasia fibrosa inflamatória lingual
Esta mulher de 74 anos estava sendo incomodada por uma dor constante no lado direito da mandíbula. A inspeção clínica revelou uma hiperplasia fibrosa inflamatória na superfície lingual da área de molares, que se apresentava cronicamente inflamada.

Direita: Princípio cirúrgico envolvendo a excisão da hiperplasia fibrosa inflamatória, com cuidados sendo tomados para evitar lesões ao nervo lingual.

Ⓐ

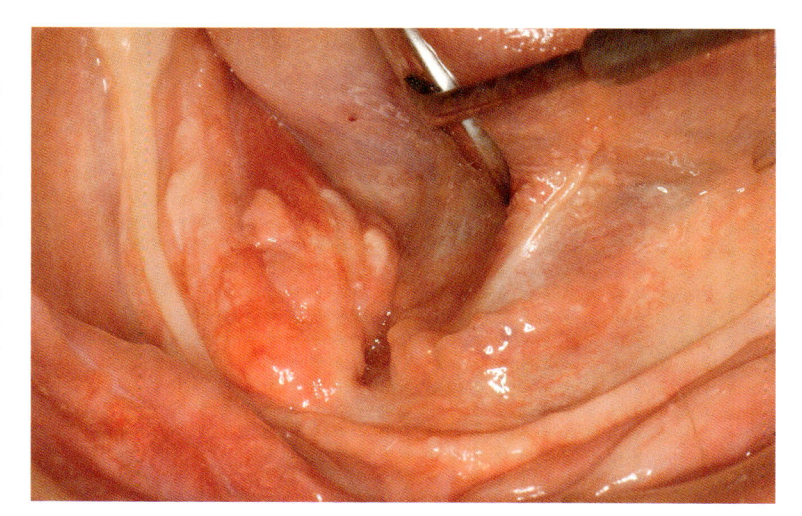

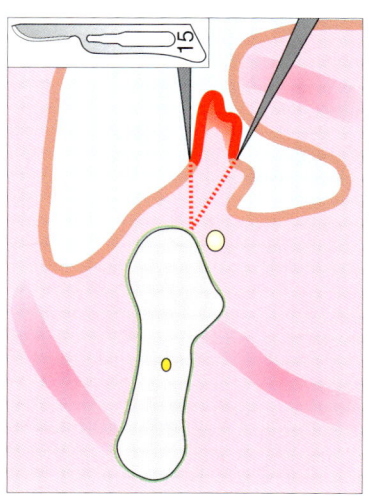

Figura 788 Incisão principal
O bisturi é orientado tangencialmente para excisar o tecido fibroso do periósteo lingual, e a tesoura é usada para ajudar a cortar o tecido em excesso.

Direita: Visualização constante do trajeto do nervo lingual para evitar lesões ao mesmo.

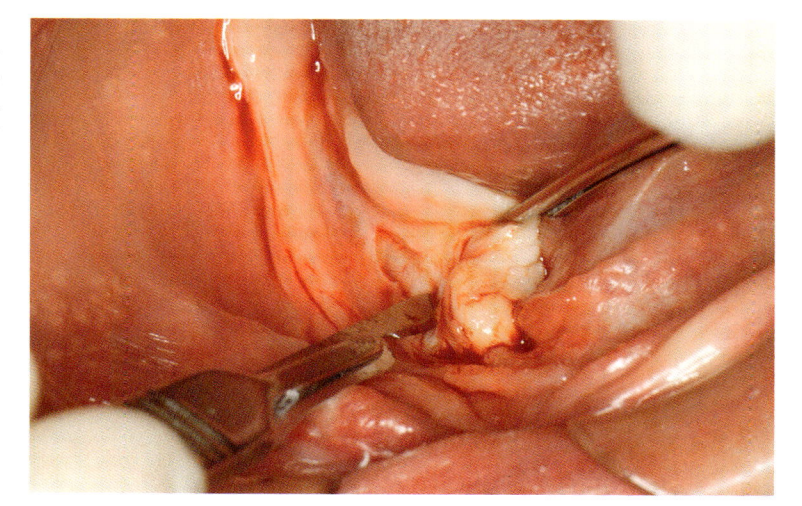

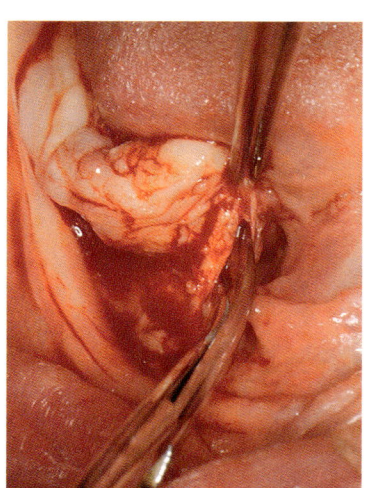

Figura 789 Resultado clínico
A mucosa do assoalho da boca é fechada usando-se suturas interrompidas superficiais ou suturas contínuas. As suturas não devem ser colocadas tão profundamente de modo que possam resultar em lesão ao nervo lingual (*direita*).
Um ano após cirurgia e inserção da prótese. Há boa função e o nervo lingual permanece intacto (*esquerda*).

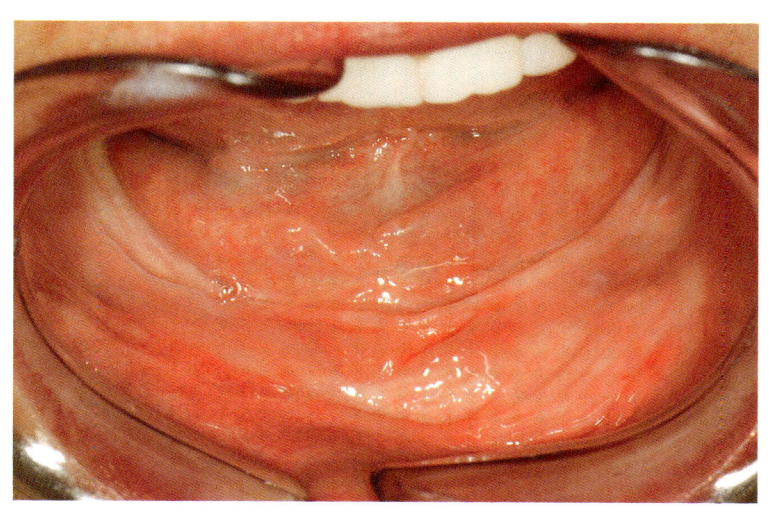

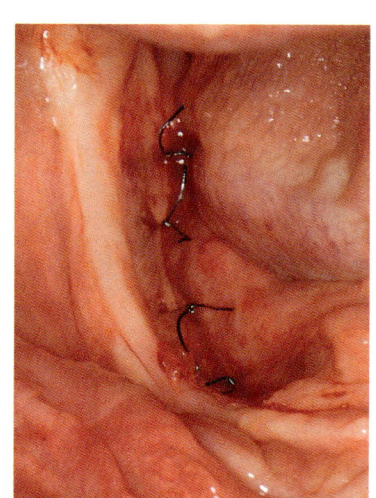

Procedimentos Corretivos para Tecidos Moles 289

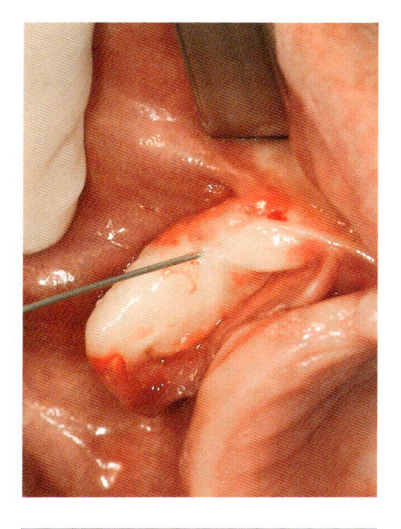

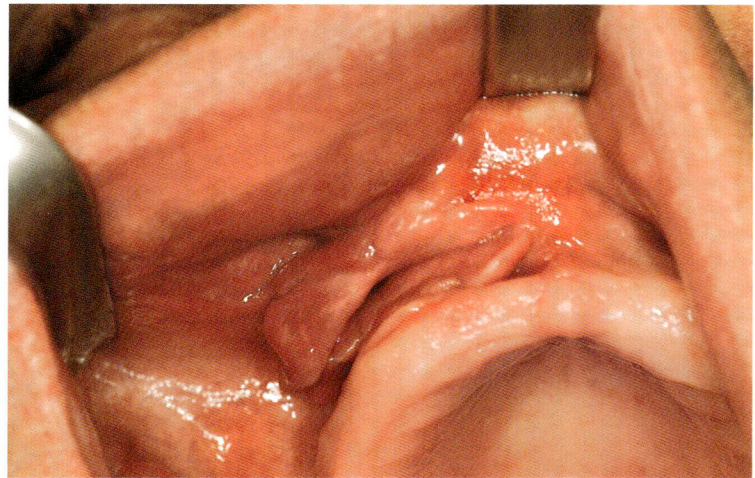

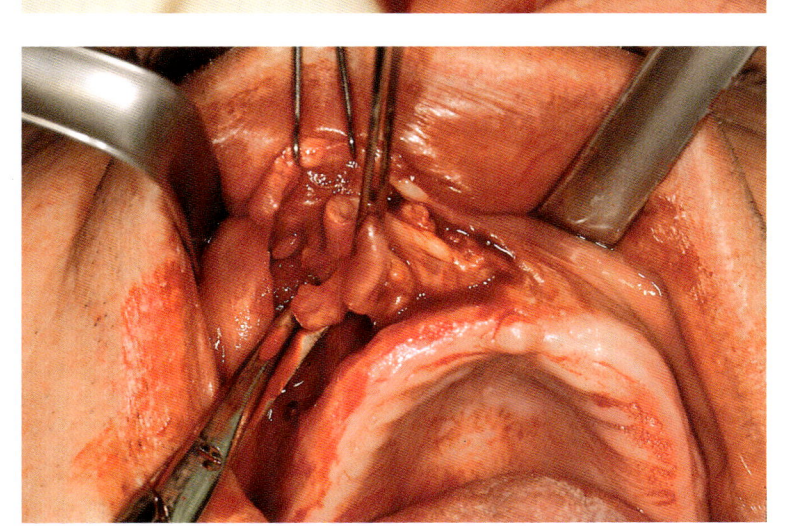

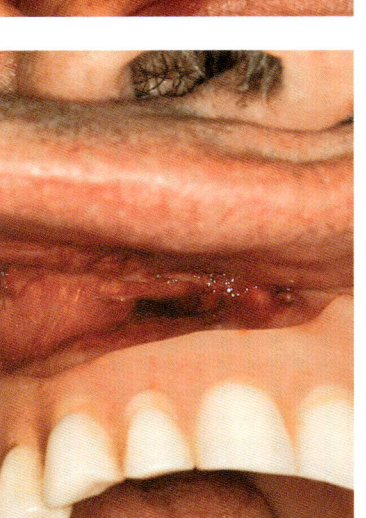

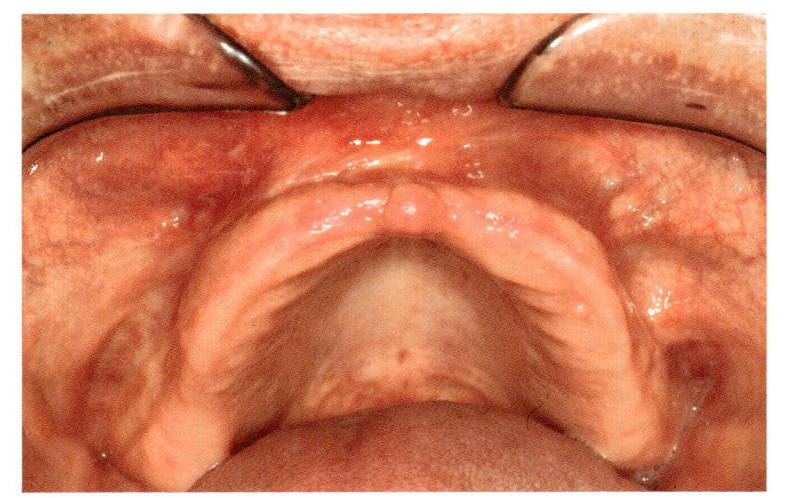

Figura 790 Hiperplasia fibrosa inflamatória e vestíbulo com pouca profundidade
Esta mulher de 58 anos apresentou-se com dor crônica no lado direito da maxila, associada a uma hiperplasia fibrosa inflamatória que estava em contato com a borda da sua prótese superior. Também foram observadas algumas áreas de ulceração na mucosa.

Esquerda: A hiperplasia fibrosa inflamatória é estreita e pediculada. Administra-se anestesia local diretamente na lesão, antes de excisá-la. Isto reduz a hemorragia durante a cirurgia.

Ⓐ

Figura 791 Secção da hiperplasia: preparação supraperiostal
Secção da hiperplasia fibrosa de modo que a porção cranial permaneça intacta.
Esquerda: A hiperplasia fibrosa inflamatória seccionada ou excisada, ou ambas, seguida por preparação supraperiostal da mucosa remanescente. A superfície periostal exposta é deixada para uma cicatrização por segunda re-epitelização.
1 A porção coronal do retalho é excisada.
2 O segundo retalho é seccionado.
3 O terceiro retalho é seccionado e refletido superiormente.
4 As porções fibrosas são excisadas, e as suturas fixam a mucosa ao periósteo.

Figura 792 Fixando a mucosa
Seccionar a hiperplasia e manter sua porção apical proporciona mucosa suficiente para se refletir cranialmente e realizar suturas no periósteo (*esquerda*).

Figura 793 Resultado clínico
A margem da dentadura não deve estar em contato com a superfície do periósteo; a base da dentadura é, entretanto, ligeiramente encurtada (*esquerda*).
   Aparência clínica um ano após a cirurgia mostra um vestíbulo aprofundado com gengiva aderida recobrindo o rebordo (*direita*).

Cirurgia em Tecido Mole na Pele

As incisões feitas na pele devem seguir as linhas de tensão ou de contorno da superfície da pele, ou as linhas demarcantes das regiões estéticas da face. O fechamento principal da ferida pode ser usualmente obtido após incisões simples ou pequenas excisões ao longo dessas linhas, e a cicatrização acontecerá sem formação de cicatriz visível. Algumas regiões da face, tais como a região da bochecha, permitem uma boa mobilização de tecido mole para um fechamento por primeira intenção após as excisões. Em cada caso, as conseqüências funcionais e estéticas de um fechamento primário da ferida – por exemplo, mudança de posição de tecidos vizinhos ou limitações de movimento – devem ser consideradas cuidadosamente durante a fase de planejamento. Se estiramento ou tensão forem criados nos tecidos moles durante o fechamento com suturas, a ferida deve ser fechada com realização de retalhos ou usando-se transplantes de pele, especialmente em casos de defeitos extensos.

> **Atenção**
> Extremo cuidado é necessário em pacientes com propensão à formação de quelóide.

Retalhos de Pele Localizados

Retalhos de pele localizados podem ser removidos de tecidos saudáveis próximos ao defeito. A circulação sangüínea para o retalho é assegurada deixando-se a base do mesmo contígua com o substrato. É por isso que quando um retalho de pele é refletido, sua base deve ser a mais larga possível enquanto mantém mobilidade adequada para reposicionamento do retalho para o interior ou sobre o defeito. Existem três tipos diferentes de retalho baseados na sua geometria e na direção do rebatimento:
- Retalho rotatório, que é transposto para o defeito por meio de uma incisão em arco.
- Retalho anterior, que é mobilizado ao longo do seu próprio eixo.
- Retalho em VY (fig. 767), que é refletido ao longo de uma incisão anterior em forma de V (resultando em uma ferida em forma de Y).

Indicação
- Cicatrizes pós-traumáticas
- Tatuagens na pele
- Procedimentos estéticos
- Cicatrização pós-infecção
- Formação de fístula

Melhoria na Profundidade do Vestíbulo pela Elevação Relativa do Rebordo Alveolar

As melhorias morfológicas na profundidade do vestíbulo tornam-se muito importantes quando uma prótese removível é planejada. A cirurgia de aprofundamento do vestíbulo eleva efetivamente a altura do rebordo alveolar, e tem sido categorizada como cirurgia pré-protética. O desenvolvimentos relativamente recentes em prótese têm tornado possível firmar próteses fixas e removíveis a implantes dentários. À primeira vista, este desenvolvimento parece ter diminuído a importância da cirurgia pré-prótetica. Entretanto, estes métodos cirúrgicos não devem ser relegados à história, porque a despeito dos rápidos avanços no campo da implantologia, as situações clínicas nas quais os métodos convencionais mantêm as suas indicações e a sua importância continuam a acontecer. Tais situações são vistas em pacientes que não podem ser tratados com implantes dentários, ou quando os implantes são perdidos resultando em defeitos no tecido ósseo ou nos tecidos moles. Uma das grandes vantagens da cirurgia pré-protética convencional é que ela pode ser realizada em pacientes de ambulatório.

Indicação

A natureza do tecido mole que recobre a área da base da prótese é importante, mas o grau do procedimento cirúrgico que deverá ser tolerado pelo paciente também deve ser cuidadosamente considerado. Por exemplo, um transplante livre de pele exige mais do que um enxerto livre de gengiva. Uma vestibuloplastia com re-epitelização secundária é freqüentemente o procedimento mais simples.

A estatística de sucesso dos vários procedimentos também deve ser cuidadosamente considerada. Sob este aspecto, utilizando-se de uma técnica cirúrgica perfeita, o transplante de pele é o procedimento mais seguro, pois quase nunca há recidiva do problema. A maior taxa de recidiva é encontrada com os procedimentos de vestibuloplastia que envolvem segunda re-epitelização. Esse procedimento somente deve ser indicado se o perfil ósseo do rebordo alveolar for excelente. Como regra geral, a recidiva é mais provável na mandíbula do que na maxila; entretanto, essa regra não se aplica aos transplantes de pele.

Se qualquer medida corretiva for planejada para o tecido ósseo durante o procedimento de vestibuloplastia, o método de escolha para a cobertura ou para o fechamento da ferida será a utilização de mucosa da área adjacente.

Aprofundamento de Vestíbulo

Indicação
O procedimento de vestibuloplastia pré-protética é indicado para aqueles pacientes que, por quaisquer razões, não podem ser tratados por meio de implantes dentários, ou em casos nos quais a qualidade da mucosa ou a quantidade de osso não permitirem a inserção de implantes.

A vestibuloplastia também pode melhorar as relações da mucosa na região perimplantar. Uma mucosa inserida e queratinizada ao redor de implantes não é um requisito absoluto para sucesso a longo prazo. Contudo, é válido criar tal situação especialmente em pacientes idosos cuja destreza manual pode ser menor do que a adequada para a realização de uma higiene oral perfeita. Em virtualmente todos os casos nos quais existe uma deficiência de tecido mole na região do implante, como resultado de uma atrofia gengival e óssea, a técnica da vestibuloplastia pode propiciar esta melhoria. Estas situações são particularmente freqüentes na área posterior da maxila e da mandíbula.

Vestibuloplastia Submucosa

O procedimento de vestibuloplastia submucosa requer uma mucosa virtualmente perfeita em qualidade e quantidade, e é apropriado para o tratamento de mucosa com mobilidade no rebordo alveolar. O procedimento pode ser realizado da maneira fechada (Obwegeser, 1965) ou da forma aberta (Edlan e Mejchar, 1963). A grande vantagem é um vestíbulo livre de cicatriz.

Ao avaliar a indicação de tal procedimento, a quantidade de mucosa disponível no segmento anterior deve ser considerada, pois se a mesma for excessivamente pequena, há o risco da margem do vermelhão do lábio se tornar invertida no pós-operatório.

Uma vez que é difícil se estabelecer uma indicação apropriada para este complexo procedimento, e pelo fato de a técnica cirúrgica ser elaborada, a mesma não está ilustrada neste livro. Este tipo de cirurgia bucal deve ser indicado para um especialista.

Vestibuloplastia por Segunda Reepitelização

A correção cirúrgica de um vestíbulo pouco profundo, ou o tratamento para eliminar mucosa com mobilidade do rebordo alveolar, pode ser obtida por meio de uma vestibuloplastia por segunda reepitelização. O pré-requisito para este procedimento é um bom perfil do rebordo ósseo alveolar. Se houver mucosa suficiente disponível, este método também poderá ser usado em conjunto com a excisão da hiperplasia fibrosa inflamatória ou com o tratamento do rebordo flácido.

Indicação
Esse método está indicado se o perfil do rebordo for bom e houver pouca mucosa disponível para se realizar uma vestibuloplastia submucosa bem-sucedida, mas com mucosa suficiente para criar um vestíbulo profundo aceitável. Especialmente na mandíbula, uma taxa alta de recidiva pode ser esperada, e o método, portanto, somente propicia resultados aceitáveis em casos nos quais existe somente uma atrofia menor do rebordo. Em geral, uma taxa de recidiva de aproximadamente 50% pode ser esperada, e por esta razão a extensão da preparação epiperiostal e a seleção do ponto de fixação no vestíbulo devem ser igualmente profundas e extensas.

Documentação
Uma avaliação protética exata desempenha um papel crítico no estabelecimento da indicação deste procedimento. Isto é verdadeiro se forem ou não encontrados problemas topográficos que podem afetar negativamente a retenção da prótese. Uma maneira de analisar esta questão é reembasar a prótese existente temporariamente.

Uma avaliação clínica completa deve ser realizada, particularmente no que diz respeito à existência de qualquer alteração mucosa ou de patologia. Uma análise radiográfica (filme panorâmico ou projeção cefalométrica lateral) proporcionará informações sobre as condições quantitativas e qualitativas da estrutura óssea.

Anestesia
Na maxila, os tecidos moles palatinos e vestibulares são infiltrados. O local da cirurgia também é infiltrado para assegurar uma hemostasia.

Na mandíbula, os tecidos moles são infiltrados tanto lingual quanto vestibularmente. Normalmente não é necessária a anestesia regional do nervo alveolar inferior.

Procedimento Cirúrgico

Os tecidos moles são refletidos para a profundidade do novo fórnix acompanhando uma incisão cuidadosa ao longo do rebordo alveolar, com atenção especial para não lesar o periósteo. Este procedimento é melhor realizado com bisturi ou tesoura romba. O periósteo exposto deverá ser completamente liberado de tecido conjuntivo e fibras musculares. A mucosa mobilizada é fixada ao periósteo na base do novo vestíbulo, usando-se suturas reabsorvíveis. O periósteo não deve estar sujeito a irritações mecânicas, para prevenir qualquer distúrbio na formação do tecido de granulação, que deverá resultar em uma zona de mucosa aderida. As margens da prótese devem ser aliviadas no local da cirurgia.

Acompanhamento

A primeira consulta pós-operatória deverá ocorrer em três dias após a cirurgia. A superfície do periósteo deve estar completamente coberta com um coágulo de fibrina, e as suturas na mucosa deverão estar intactas. Se alguma sutura estiver inadequada, esta deverá ser substituída. As consultas subseqüentes deverão ser realizadas semanalmente, de forma a remover qualquer tecido de granulação em excesso e assegurar uma completa epitelização da área. O tratamento protético definitivo pode começar em aproximadamente quatro semanas após a cirurgia.

Figura 794 Vestibuloplastia com segunda epitelização: indicação
Esta mulher de 58 anos tem usado uma prótese por 26 anos, mas a retenção era insatisfatória. A mucosa mostra áreas de cicatrização, mas por outro lado está livre de irritação, sem formação de hiperplasia. O perfil ósseo está adequado.

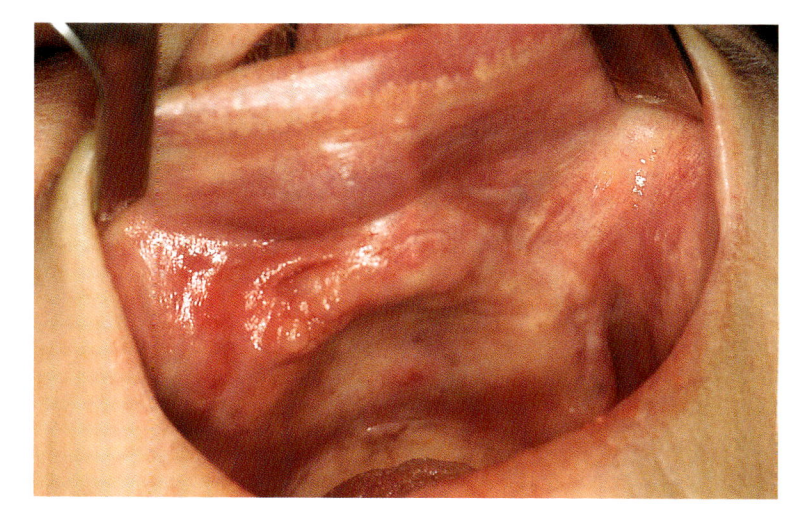

Figura 795 Incisão principal
A incisão acompanha a linha de mucosa com mobilidade no vestíbulo.

Direita: Princípio cirúrgico incluindo a preparação epiperiostal da mucosa e a fixação ao periósteo na base do vestíbulo, por meio de suturas. A superfície da ferida resulta de um periósteo exposto.

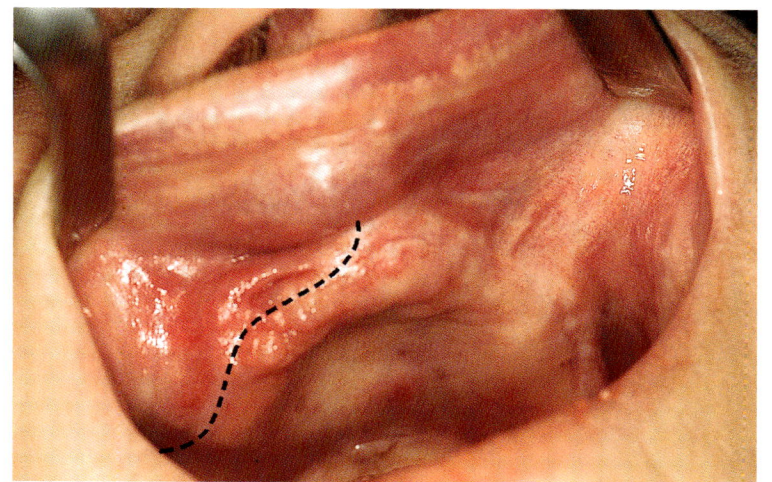

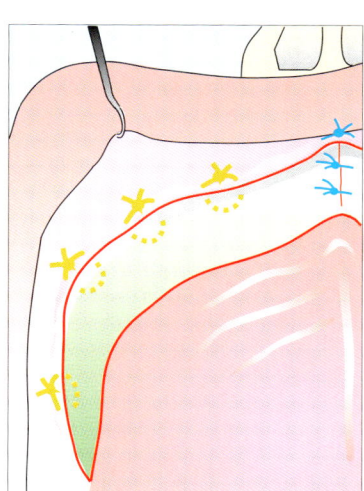

Figura 796 Preparação epiperiostal
Após aplicar tensão com um retrator de tecido, a mucosa é separada do periósteo subjacente usando-se tesoura.

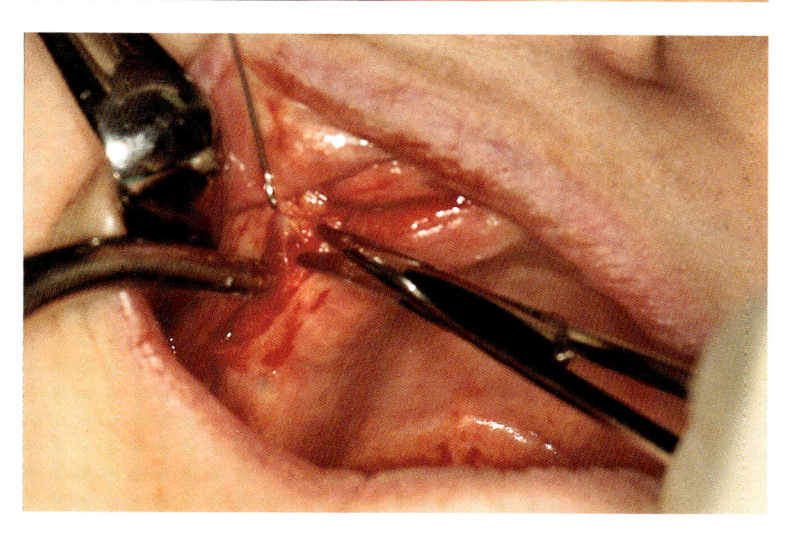

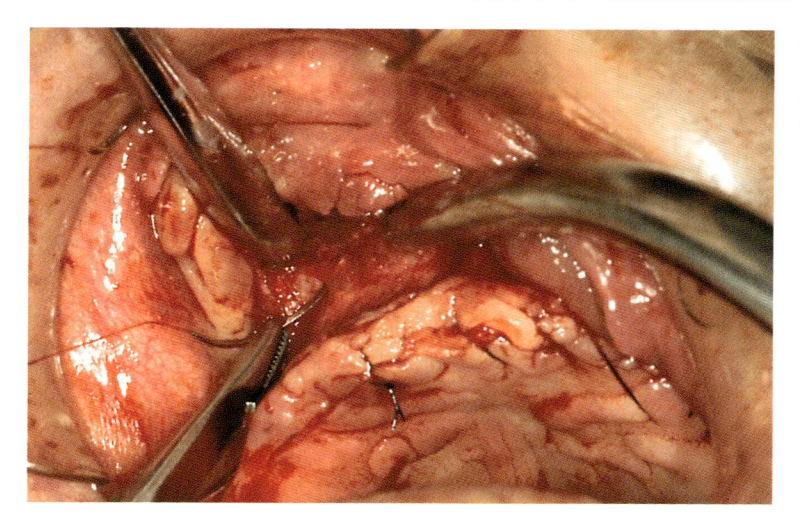

Procedimentos Corretivos para Tecidos Moles 293

Figura 797 Fixando a mucosa
A mucosa mobilizada é reposicionada apicalmente e fixada ao periósteo usando-se suturas reabsorvíveis.

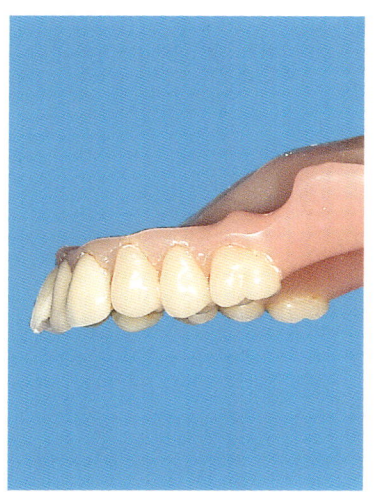

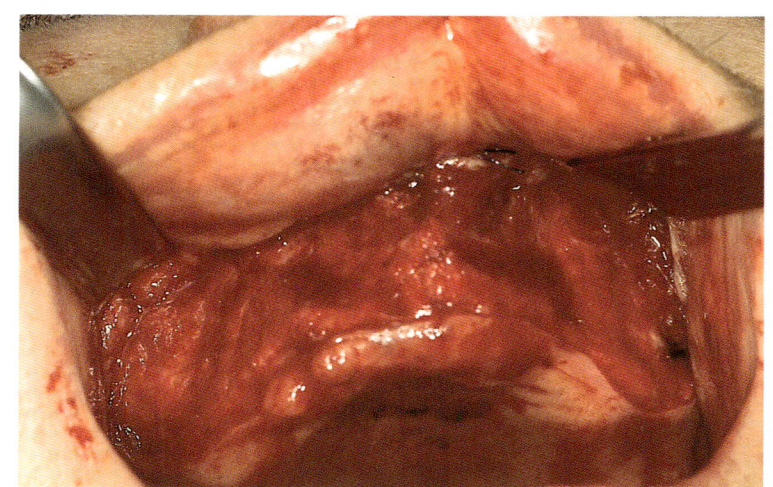

Figura 798 Superfície exposta da ferida
A superfície exposta da ferida não é coberta pelo retalho mucoso, mas deixada para uma segunda re-epitelização.

Esquerda: A prótese do paciente é completamente desgastada na área da cirurgia, de modo que não ocorra absolutamente nenhum contato entre os bordos da prótese e o periósteo exposto.

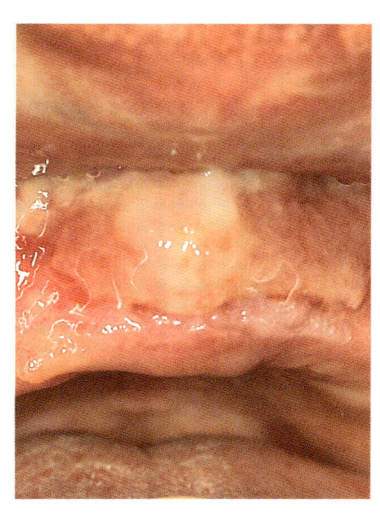

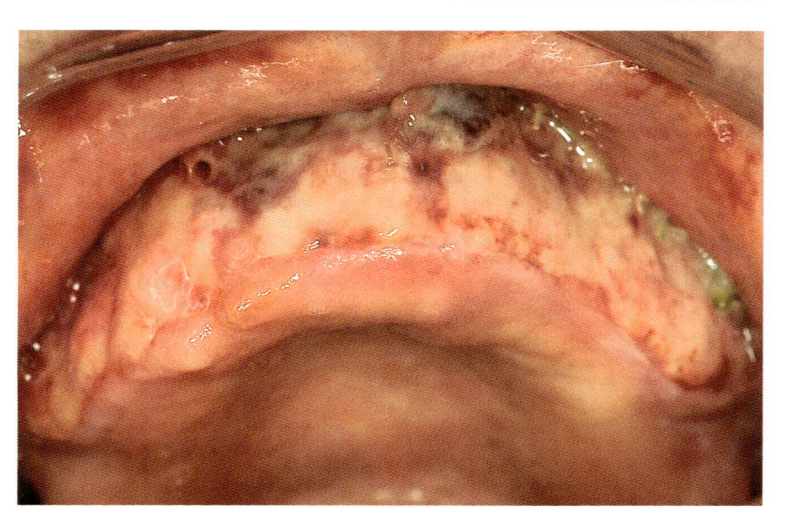

Figura 799 Evolução clínica
Três dias após a cirurgia, a visão clínica revela uma superfície periostal exposta recoberta por um coágulo de fibrina (*esquerda*).
A próxima revisão realiza-se após uma semana. Qualquer formação de tecido de granulação é removida com uma compressa de gaze, prevenindo-se a epitelização destes crescimentos teciduais excessivos. Do contrário, mucosa com mobilidade formar-se-ia novamente nestas áreas (*direita*).

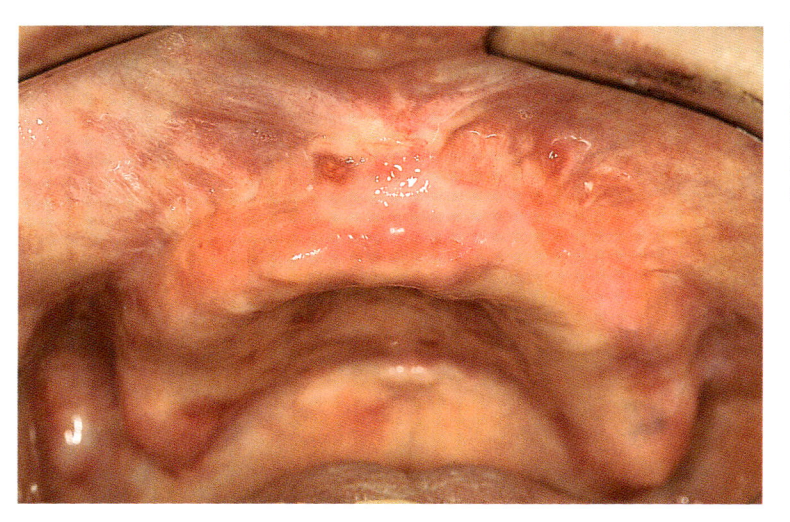

Figura 800 Resultado clínico
A situação clínica um ano após a cirurgia. O vestíbulo é capaz de suportar próteses, em mucosa de condições saudáveis, incluindo gengiva aderida. Uma ligeira formação cicatricial é difícil de ser evitada.

Excisão de Hiperplasias do Rebordo Alveolar por meio de Vestibuloplastia

Indicação
Os critérios cirúrgicos são os mesmos utilizados nas vestibuloplastias simples, isto é, após a remoção de tecido flácido do rebordo, deverá haver um perfil de rebordo adequado para a área que assentará a prótese.

Anestesia
Além da anestesia local usual, as partes fibrosas da mucosa do rebordo alveolar são infiltradas com solução anestésica. Isto simplifica a preparação cirúrgica e reduz a hemorragia.

Procedimento Cirúrgico
O primeiro passo é excisar o tecido flácido do rebordo realizando-se uma excisão em forma de cunha. No aspecto vestibular, deverá permanecer tecido fibroso suficiente para recobrir completamente a preparação supraperiostal para a vestibuloplastia, com cobertura completa do rebordo. A gengiva palatina e vestibular são unidas usando-se suturas contínuas firmes. Subseqüentemente, realiza-se a preparação da mucosa vestibular (p.293).

Figura 801 Excisão do rebordo flácido: indicação
A indicação clínica inclui situações nas quais a mucosa é inadequada em qualidade e quantidade, em um rebordo alveolar fibroso e com um perfil adequado da crista alveolar.

Nesta mulher de 52 anos, uma hiperplasia fibrosa inflamatória e um rebordo flácido foram evidenciados na maxila. Ela tem usado esta prótese por 20 anos.

Direita: O perfil do rebordo é suficiente para a estabilização de uma prótese total.

Ⓐ

Figura 802 Excisão cirúrgica
O tecido flácido do rebordo é expandido por infiltração forçada de solução anestésica local (*direita*).

A porção fibrosa do rebordo é removida usando-se duas incisões em forma de cunha (*esquerda*).

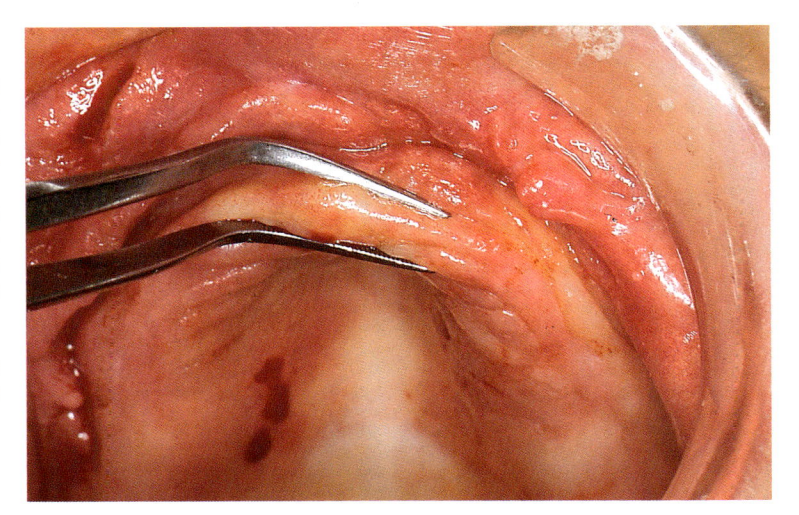

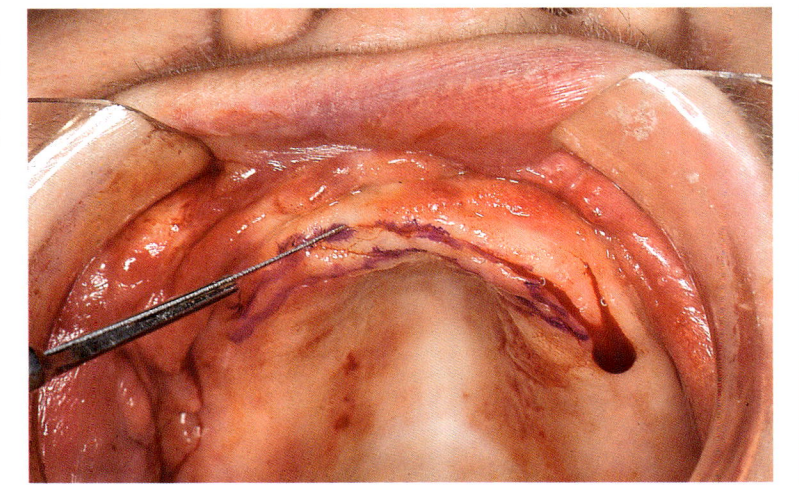

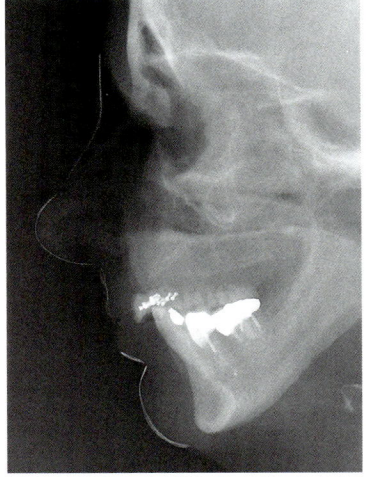

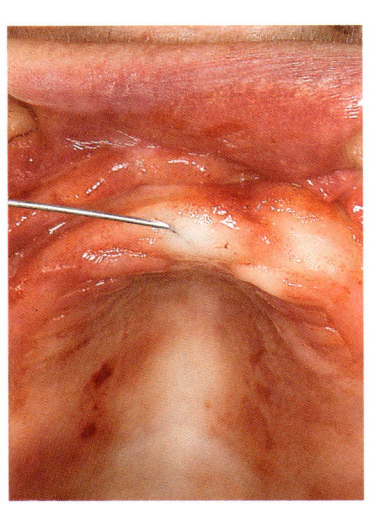

Figura 803 Procedimentos adicionais
O tecido excisado é removido em um só fragmento do periósteo adjacente.

Direita: A mucosa remanescente deve ter tamanho suficiente para recobrir a ferida cirúrgica completamente, sem tensão.

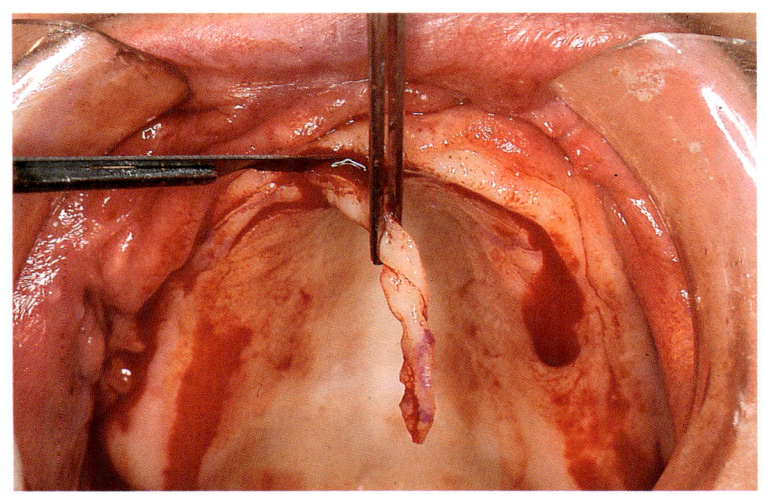

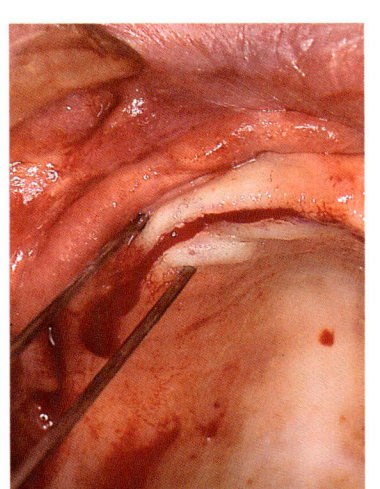

Procedimentos Corretivos para Tecidos Moles

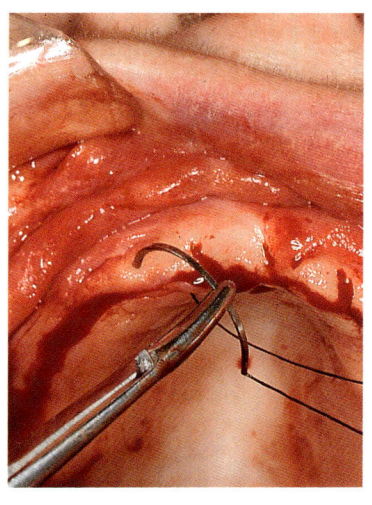

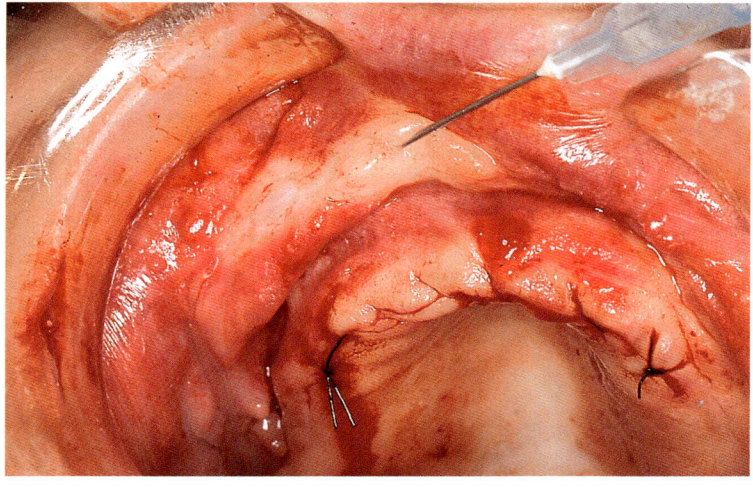

Figura 804 Fechamento com suturas
Os retalhos de mucosa são reposicionados sobre o rebordo e fechados com suturas contínuas (*esquerda*).
A hiperplasia fibrosa no vestíbulo é infiltrada com uma solução de anestésico local (*direita*).

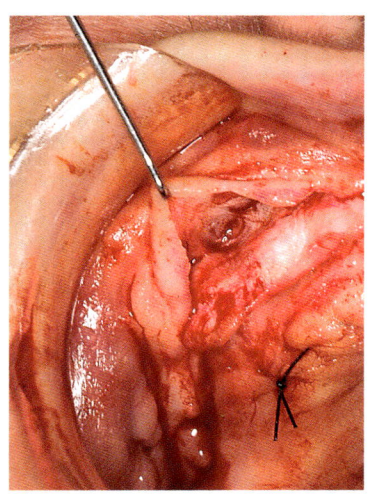

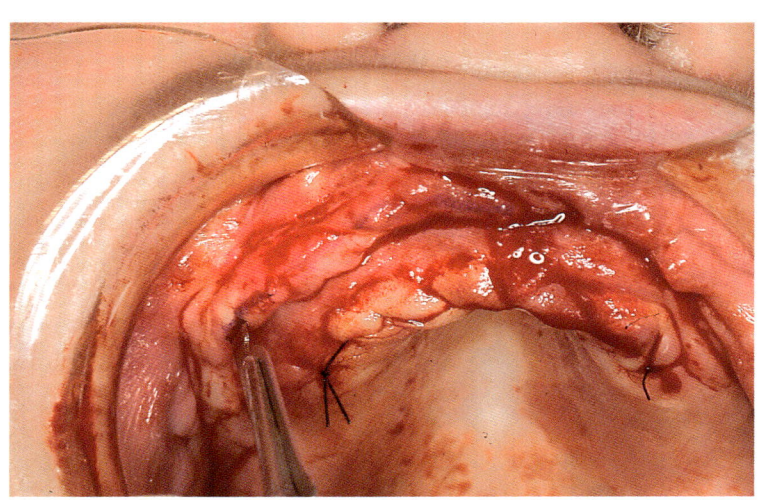

Figura 805 Adelgaçamento da hiperplasia fibrosa
Um retrator de tecido é usado para refletir a porção pediculada da hiperplasia para permitir o adelgaçamento do tecido por divulsão (*esquerda*).
O fibroma é incisado verticalmente e o segmento vestibular é separado do periósteo subjacente (*direita*).

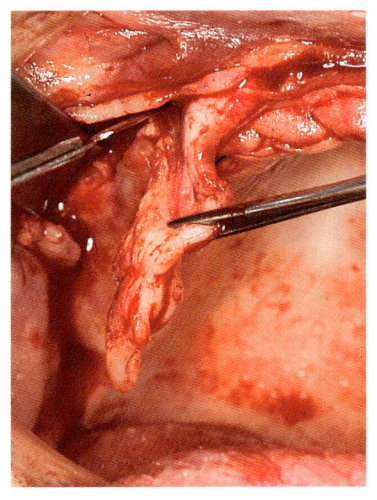

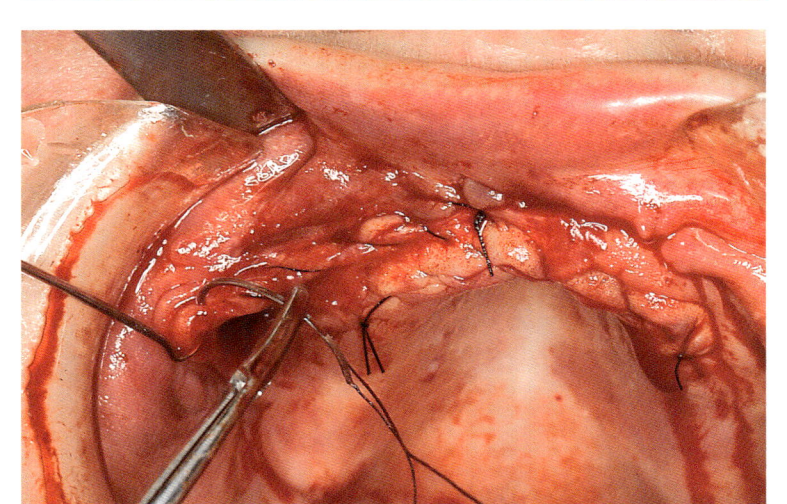

Figura 806 Fechamento do retalho
O retalho da hiperplasia é excisado por incisões submucosas e supraperiostais (*esquerda*).
Após a excisão da porção marginal da hiperplasia, o defeito vestibular é fechado com suturas interrompidas (*direita*).

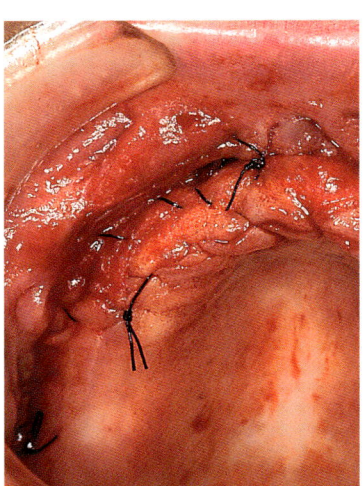

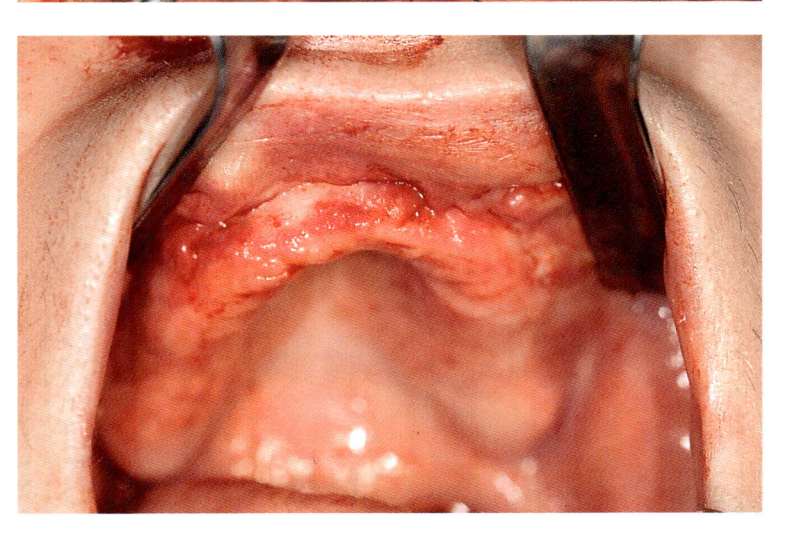

Figura 807 Resultado clínico
Visão clínica imediatamente após a cirurgia (*esquerda*).
O procedimento deixa um vestíbulo com pouca profundidade, inadequado para servir de base para uma prótese, embora o rebordo esteja recoberto com uma firme gengiva aderida (*direita*). Uma vestibuloplastia deve ser realizada utilizando-se um enxerto de pele de espessura parcial para aprofundar o vestíbulo.

Cirurgia Óssea

Os procedimentos cirúrgicos para corrigir anormalidades ósseas são muitas vezes necessários tanto em arcos dentados quanto desdentados. Em segmentos de arcos desdentados, é freqüentemente necessário se eliminar segmentos ósseos protrusivos, margens ósseas afiadas e não-reabsorvidas e segmentos retentivos do rebordo que representam dificuldades para uma restauração protética. Além disso, pode haver alterações patológicas tais como exostoses, *torus*, tumores e cistos, que podem mudar a forma do rebordo alveolar.

Protuberância Óssea

As exostoses múltiplas são uma marca autêntica da síndrome de Gardner. Outras exostoses, tais como o *torus mandibularis* ou *torus palatinus*, são freqüentemente encontradas como lesões discretas. A irritação crônica também pode causar deposições ósseas localizadas. Estas condições podem ser consideradas como tumores benignos, e as lesões podem ser removidas cirurgicamente por recontorno ósseo.

> **Sugestão Clínica**
> A remoção de osso deve ser sempre adiada até as etapas finais de qualquer procedimento cirúrgico, em caso da necessidade de osso autógeno para preencher defeitos ósseos.

Deficiência Óssea

As necessidades dos pacientes, no que diz respeito à aparência estética e à função, freqüentemente requerem cirurgia óssea reconstrutiva. A cirurgia mucogengival pode atingir melhorias significativas na profundidade do vestíbulo. Com o uso de transplantes mucosos ou gengivais, pode-se obter melhorias estéticas locais. Entretanto, melhorias significativas com estabilidade a longo prazo podem ser conseguidas com correções primárias do substrato ósseo. Nesta seqüência, medidas profiláticas podem ser aplicadas mesmo durante a cirurgia de extração dentária (ver p.62). Os defeitos ósseos residuais podem ser tratados usando-se vários procedimentos. Em cada caso, a situação local deve ser completamente analisada de modo a selecionar o melhor método de tratamento cirúrgico possível. A abundância de osso em um local pode ser a causa de um defeito ósseo em outro ponto. Por esta razão, o osso que tiver sido removido deverá ser sempre mantido em solução salina fisiológica, caso seja necessário para preencher um defeito em uma etapa tardia do procedimento. Um defeito ósseo pode ser tratado por meio de aposição óssea ou pela técnica-sanduíche, utilizando-se osso ou cartilagem de sítios distantes.

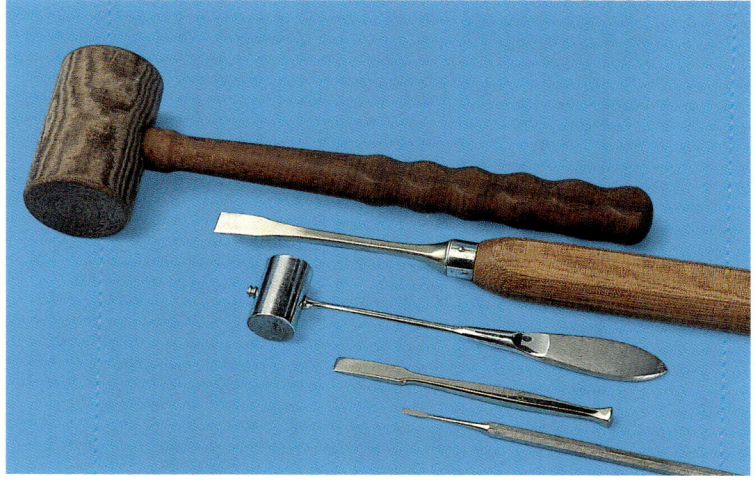

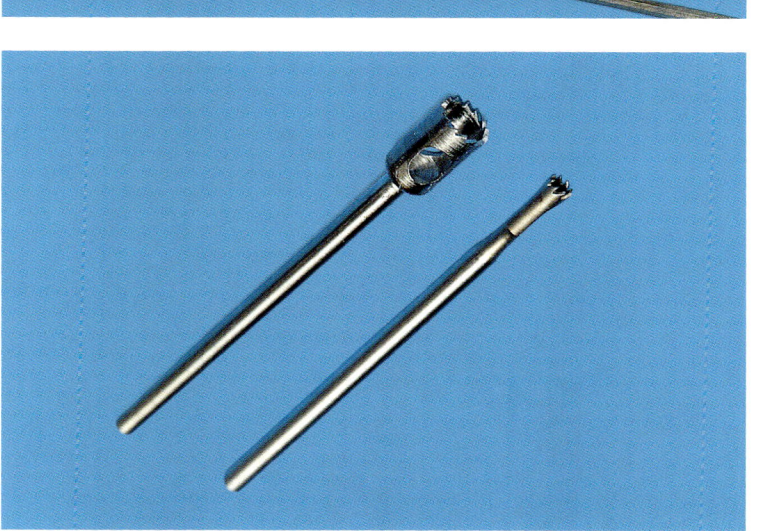

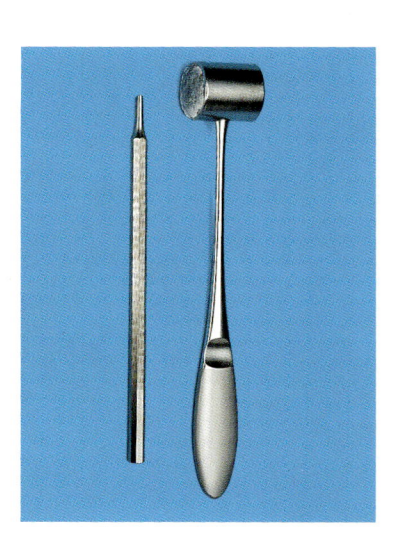

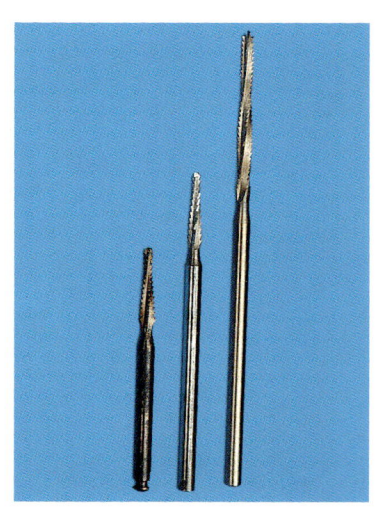

Figura 808 Instrumentos para a cirurgia óssea: instrumentos de mão
Os instrumentos clássicos para cirurgia óssea são o cinzel e o martelo. O martelo é feito de plástico pesado permitindo que o trabalho ósseo possa ser realizado com uma força controlada. O cinzel pode ser de várias formas e tamanhos, e a escolha dependerá da tarefa a ser realizada.

Direita: Um martelo pesado pode ser usado junto com um instrumento rombo para coibir uma hemorragia proveniente do tecido ósseo.

Figura 809 Instrumentos para cirurgia óssea: instrumentos movidos à energia
Brocas movidas à energia e cortadores de osso são adequados para procedimentos delicados de modelamento ósseo. Certos tipos de cortadores, como, brocas de osso Lindemann (*direita*), podem causar dano ao tecido mole, e devem por isso ser usados somente quando se conseguir uma proteção adequada destes tecidos.
  Trefinas cilíndricas ocas são usadas para a remoção de biópsias ósseas (*esquerda*).

Cirurgia Óssea

A cirurgia óssea é realizada com o uso de fórceps de Luer, cinzéis, limas e brocas ósseas. O osso é traumatizado mecânica ou termicamente. O uso de instrumentos manuais leva a uma necrose superficial devido à compressão. A regeneração de tais lesões normalmente se processa sem complicações, mas pode ser, de certa forma, ligeiramente atrasada. Quando são usadas brocas, a necrose induzida pelo calor em camadas ósseas profundas deve ser evitada por uma irrigação contínua com solução salina fisiológica estéril ou solução de Ringer. A aplicação de modo intermitente das brocas ósseas também reduz o calor.

Torus Mandibularis

Indicação
Se exostoses ósseas no aspecto lingual da mandíbula estiverem causando dificuldades na fonação ou problemas com próteses parciais, elas devem ser removidas.

Procedimento Cirúrgico
Após uma anestesia regional, as exostoses são expostas pela reflexão de um retalho lingual (sem incisões relaxantes). As brocas e os cinzéis são usados para a remoção das protuberâncias ósseas. Os retalhos de tecido mole são reposicionados e fixados com suturas.

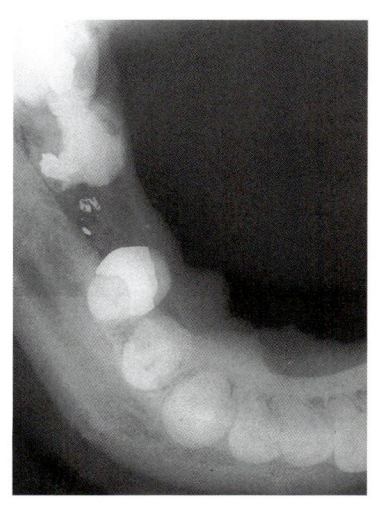

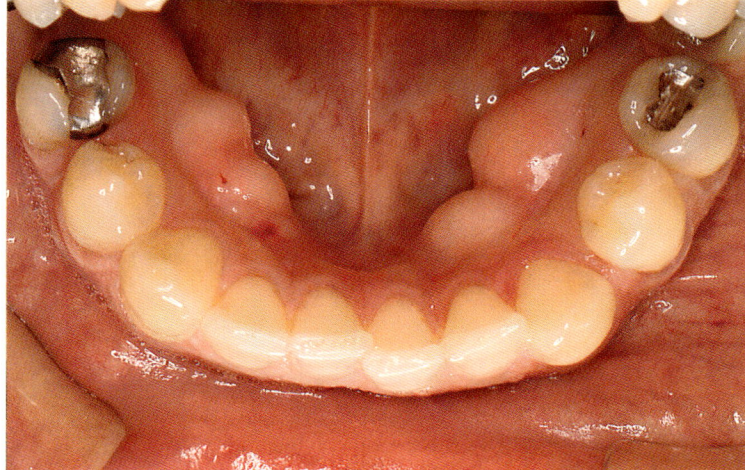

Figura 810   Excesso ósseo: *torus mandibularis*
Este homem de 32 anos apresentou-se com uma exostose esférica típica no segmento anterior da superfície lingual da mandíbula. As exostoses impediam a colocação bem-sucedida de uma prótese parcial removível.

Esquerda: A radiografia oclusal mostra claramente as extensões ósseas isoladas.

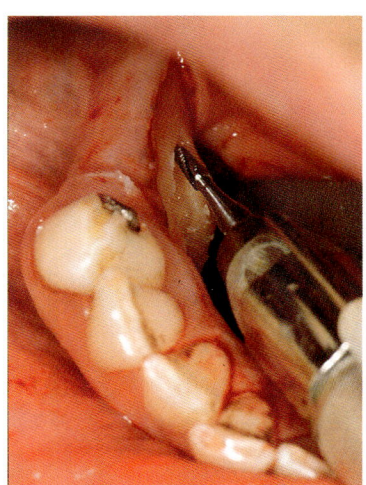

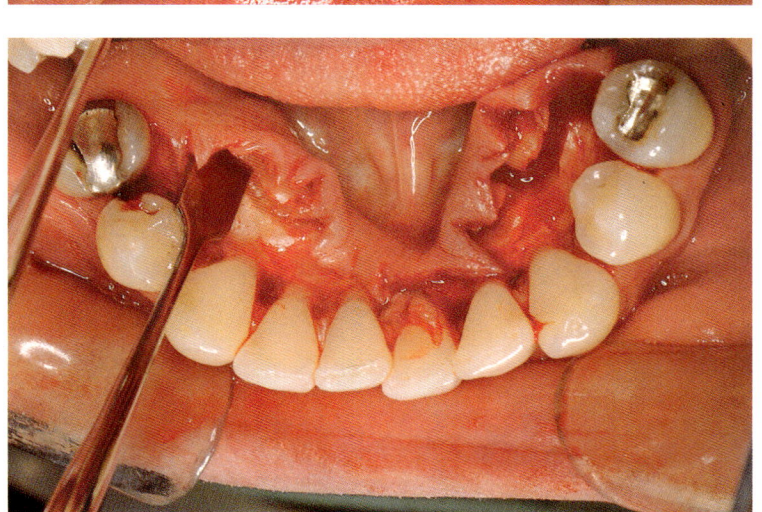

Figura 811   Ostectomia
As exostoses são visualizadas após a reflexão de um retalho mucoperiostal lingual.

Esquerda: Uma broca de fissura é usada para minar as exostoses, que podem então ser removidas totalmente com o uso de um cinzel.

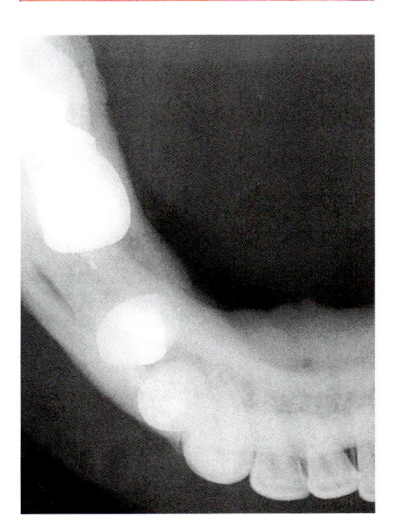

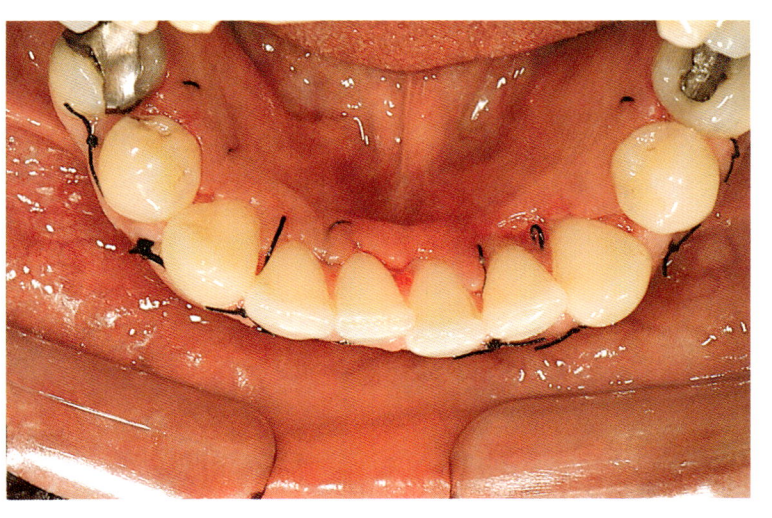

Figura 812   Resultado clínico
Direita: Uma broca óssea ovóide é usada para normalizar quaisquer irregularidades ósseas. O retalho de tecido mole é reposicionado e fixado usando-se suturas interdentárias.

Esquerda: A radiografia pós-operatória mostra contornos normais na superfície lingual mandibular após a remoção das exostoses.

Torus Palatinus

Indicação
As exostoses na linha média do palato duro usualmente só representam um problema clínico quando as próteses maxilares necessitam ser assentadas e o vedamento palatino posterior não é possível.

Procedimento Cirúrgico
Após administração de anestesia local bilateralmente ao forame palatino, uma incisão vertical é realizada a partir da junção do palato duro com o mole, em direção à papila incisiva. Essa incisão é acompanhada de duas incisões relaxantes verticais. Qualquer lesão aos ramos da artéria palatina pode resultar em hemorragia, que deve ser coibida por meio de uma ligadura vascular ou cauterização. A exostose deve ser completamente exposta. Uma broca é usada para criar várias perfurações no interior da substância do *torus*, e o cinzel é usado para remover a lâmina óssea. Uma broca óssea esférica de largo diâmetro é então usada para regularizar a superfície óssea. Quando a ferida é fechada, qualquer tecido palatino em excesso pode ser excisado. A formação de hematoma pode ser evitada pela aplicação de pressão, ou pelo uso de um guia cirúrgico.

Figura 813 *Torus palatinus*
Esta mulher de 41 anos era incomodada pelo desenvolvimento de uma expansão óssea de evolução lenta no palato. O exame clínico mostrou uma expansão óssea de base ampla localizada simetricamente na linha média do palato, com um recobrimento mucoso intacto.

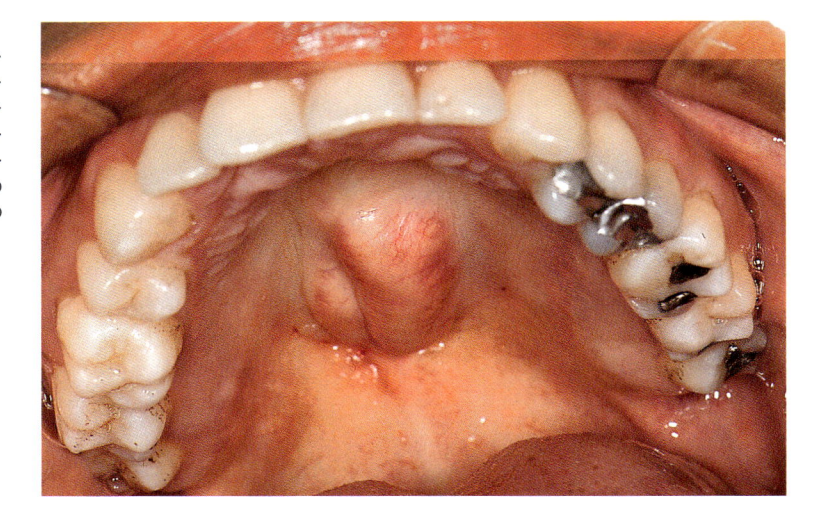

Figura 814 Incisão principal
A incisão principal é realizada no plano médio do palato, com incisões relaxantes laterais tanto anterior quanto posteriormente.

Direita: Suturas são utilizadas para refletir os tecidos moles palatinos e expor o tecido ósseo redundante.

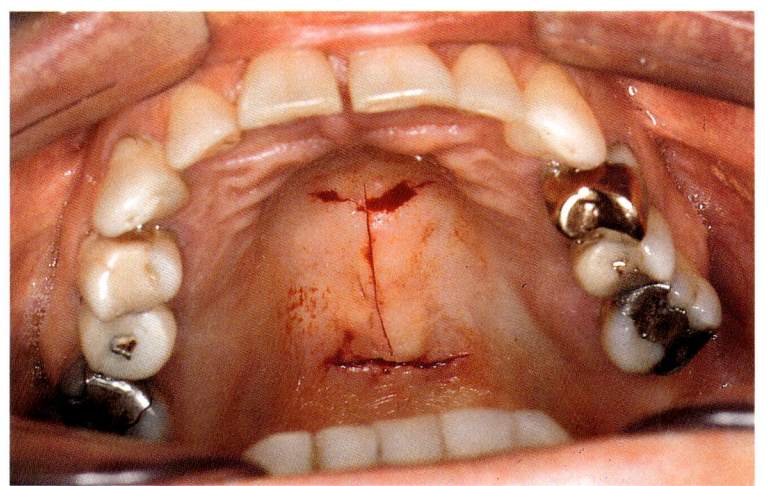

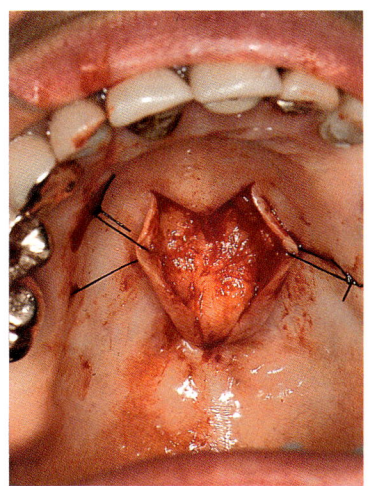

Figura 815 Segmentação do *torus*
Uma broca de fissura é usada para criar várias fendas longitudinais na exostose.

Direita: Uso de broca cirúrgica para criar fendas no *torus palatinus*.

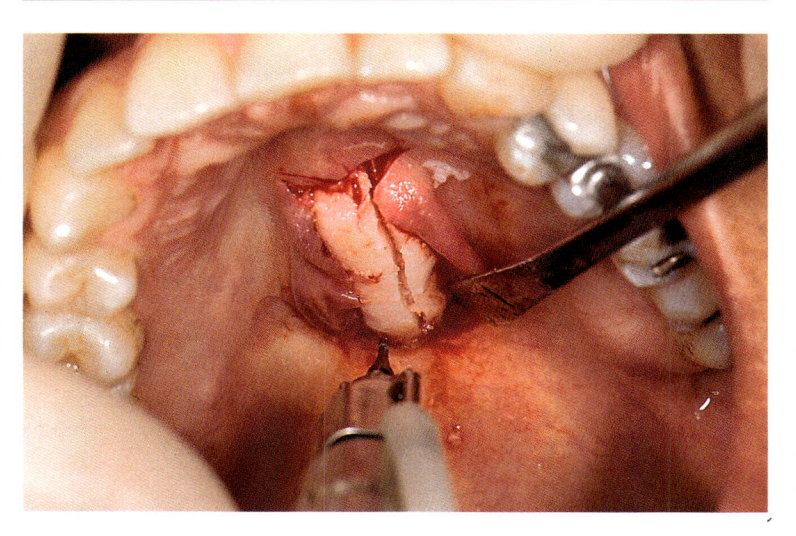

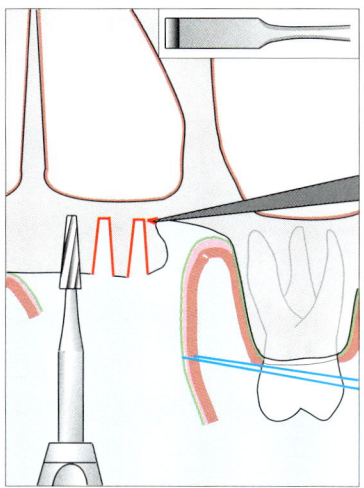

Cirurgia Óssea

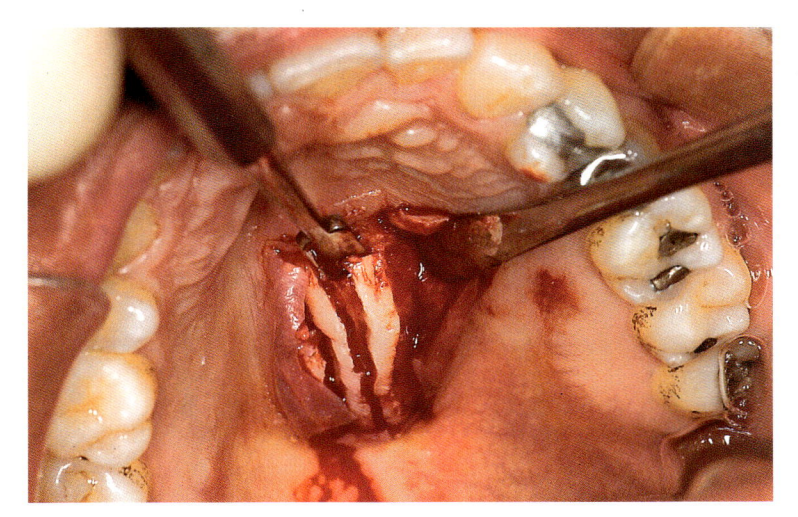

Figura 816 Remoção óssea
As tiras de osso são removidas com o uso de um cinzel plano e estreito e de um martelo.

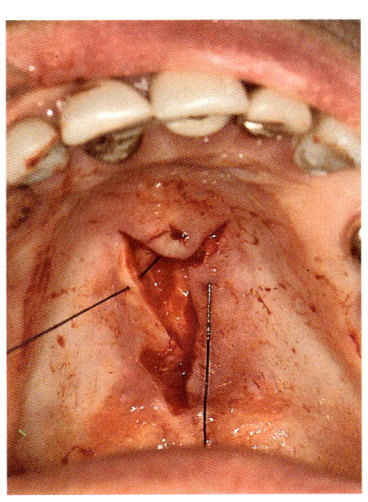

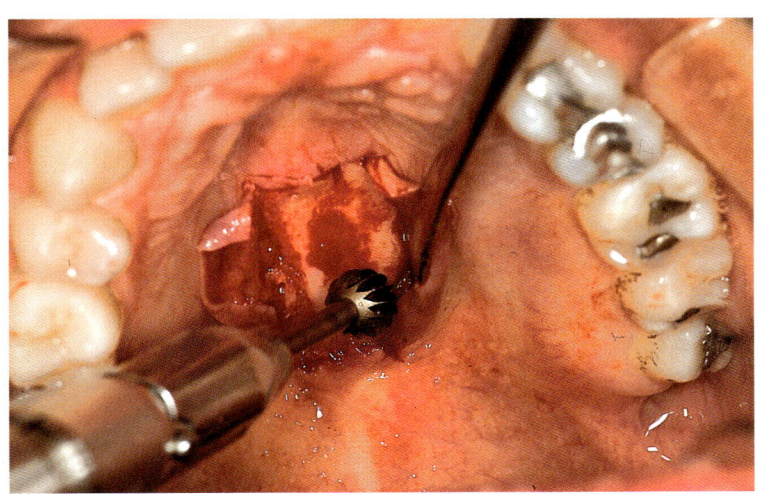

Figura 817 Regularização e colocação de sutura
Após a normalização de quaisquer irregularidades na superfície óssea, os retalhos de tecido mole do palato são reposicionados e aparados, se necessário, para evitar a sobreposição.

Esquerda: As margens da ferida são aproximadas e fixadas com suturas.

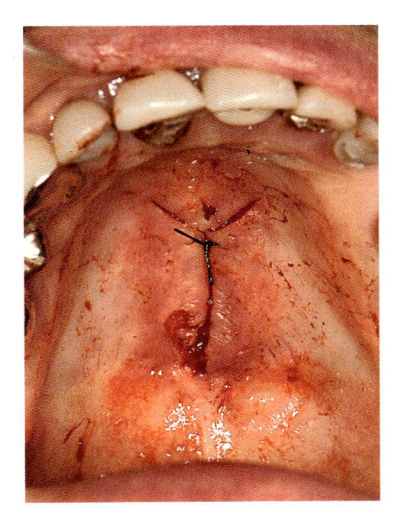

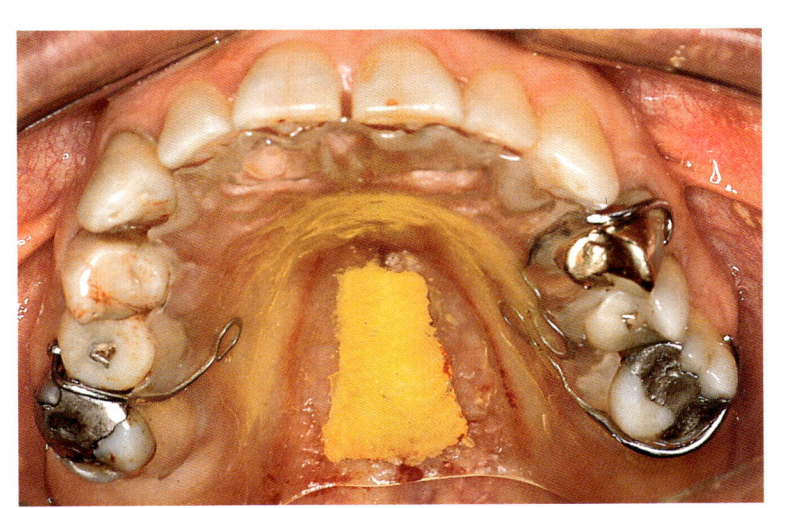

Figura 818 Placa protetora
Somente as suturas não garantem que os retalhos de tecido mole permaneçam em contato íntimo com a superfície óssea. (*esquerda*).

Para evitar a formação de hematoma ou deiscência de tecido, um guia cirúrgico transparente é usado para manter a compressa de gaze e os retalhos em posição (*direita*).

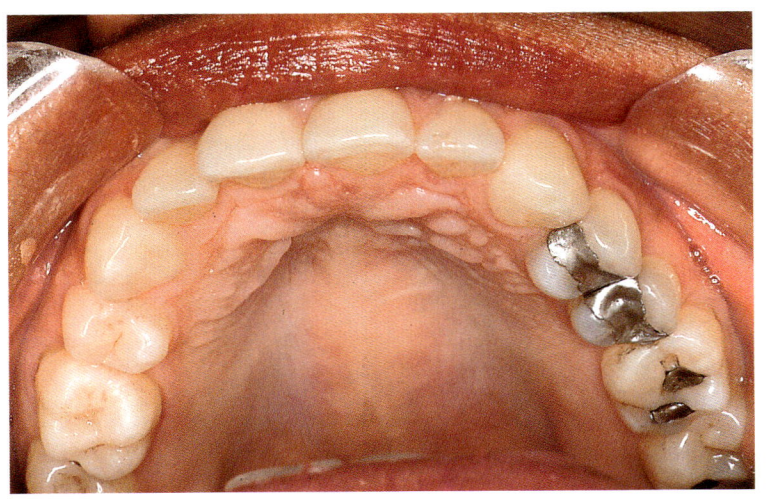

Figura 819 Resultado clínico
A compressa pode ser removida três dias após a cirurgia, e usualmente não precisa ser recolocada. As suturas podem ser removidas após cinco ou sete dias. Esta fotografia mostra o local cirúrgico dois anos após a cirurgia.

Excisões Ósseas em Forma de Cunha

As protuberâncias ósseas extensas em um rebordo edêntulo não devem ser tratadas simplesmente por desgaste do osso cortical, pois isso acarretaria uma reabsorção acelerada do rebordo. O procedimento correto é a remoção do osso em excesso a partir da porção central do rebordo; isto pode ser feito removendo-se uma cunha de tecido ósseo e dobrando-se a cortical óssea para dentro do rebordo.

Figura 820 Exostose vestibular na maxila
Uma prótese total foi planejada para a maxila, neste homem de 48 anos. Havia uma ampla exostose vestibular no lado esquerdo.

Direita: Princípio cirúrgico. A lâmina cortical vestibular permanece intacta após a excisão da cunha óssea, e a pressão digital é usada para dobrar a parede cortical na direção do local da excisão.

(A)

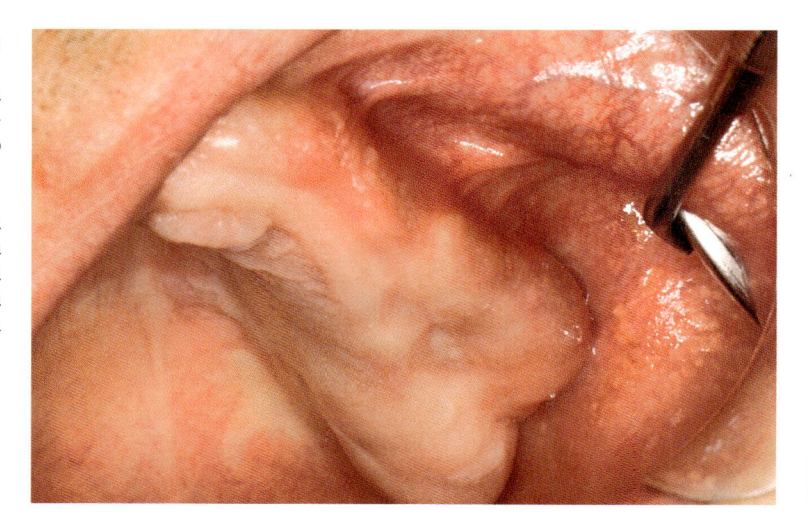

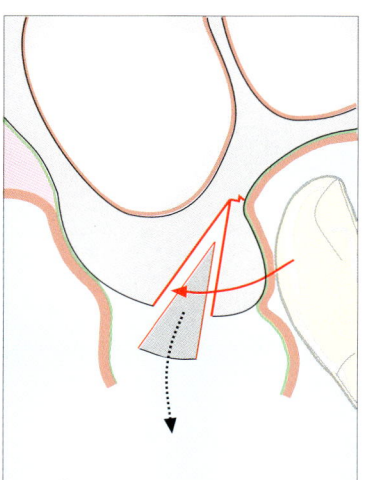

Figura 821 Excisão em cunha
Após uma incisão principal nos tecidos moles ao longo do rebordo e uma incisão relaxante no aspecto mesial, os tecidos moles são refletidos para expor a exostose. A superfície óssea vestibular deve permanecer recoberta. Uma broca de fissura é usada para criar duas fendas convergentes no ósseo.

Direita: O cinzel é usado para expandir a lâmina cortical vestibular. A cunha central de osso é então removida, e a lâmina cortical é dobrada para dentro.

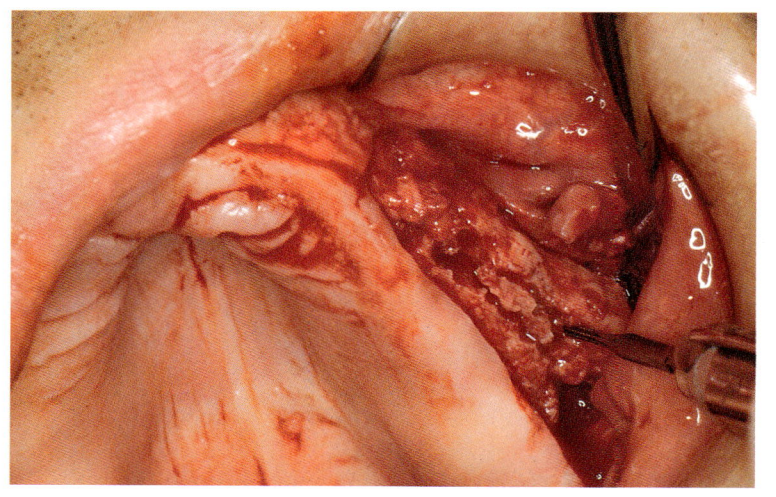

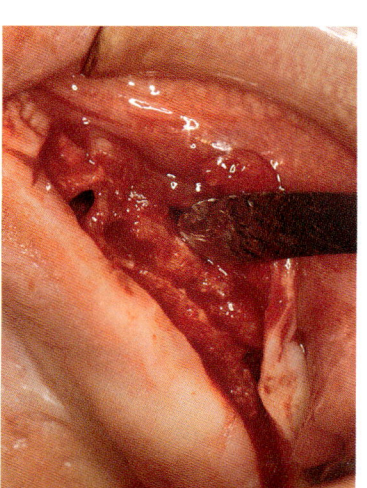

Figura 822 Resultado clínico
Direita: A compressão da lâmina cortical vestibular em direção ao defeito criado pela excisão em cunha resultou em um contorno satisfatório do rebordo. O retalho de tecido mole é reposicionado e qualquer excesso de tecido é excisado. Um fechamento apertado é então obtido usando-se sutura contínua.

Esquerda: O local um ano após a cirurgia, com contornos adequados para suportar uma prótese.

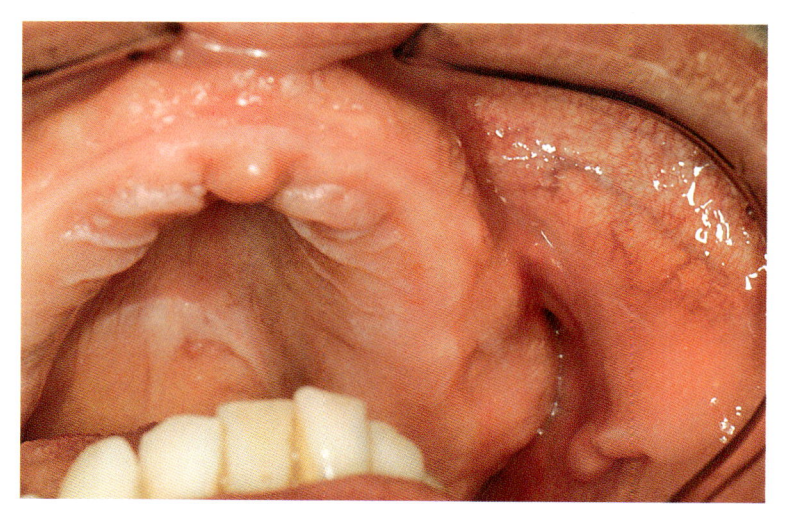

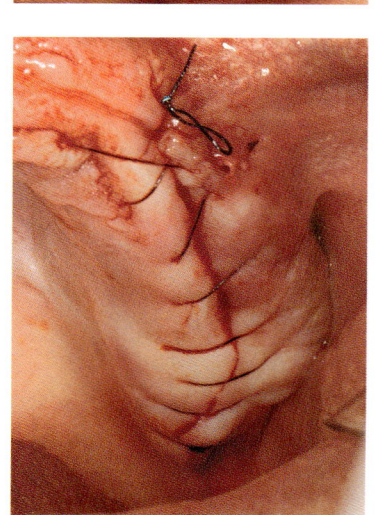

Técnica de Dean-Köhle-Obwegeser para o Tratamento de Protrusão Maxilar Anterior

Indicação

A protrusão do segmento anterior da maxila pode apresentar dificuldades durante a reconstrução dentária. Pode-se considerar o realinhamento do processo alveolar se o eixo de inserção para a prótese causar deslocamento do lábio superior. Dificuldades na montagem de dentes protéticos são uma indicação para a redução sagital do rebordo maxilar anterior. Um pré-requisito para este procedimento é que a altura do rebordo não seja excessivamente reduzida.

Se possível, a melhor época para estabelecer esta indicação é quando os dentes anteriores estão ainda em posição. Nesta situação, o procedimento cirúrgico pode ser combinado com a extração dentária. A dimensão vertical da face deve ser levada em consideração, pois a inclinação do processo alveolar pode efetivamente aumentá-la.

Se uma atrofia considerável do rebordo já tiver ocorrido, outros métodos cirúrgicos de correção podem ser considerados (p. ex., osteotomia Le Fort I).

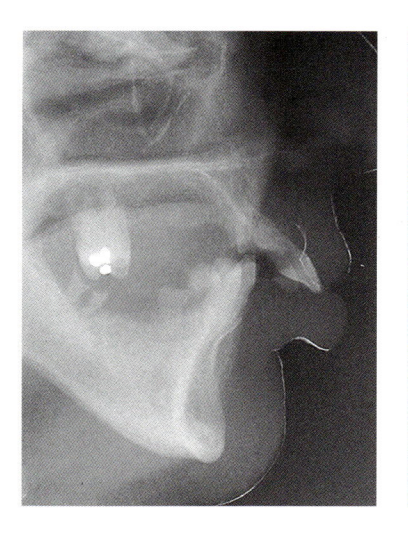

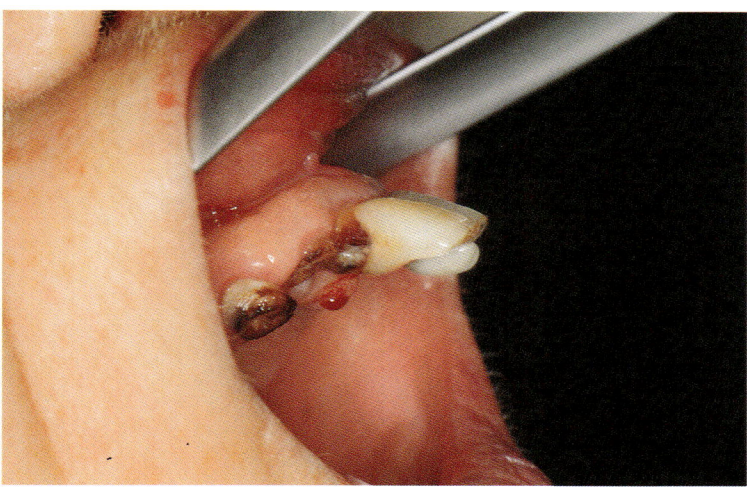

Figura 823   Redução da protrusão na maxila
Nesta mulher de 55 anos, os dentes anteriores severamente protruídos, que não poderão ser preservados, serão substituídos por uma prótese.

Esquerda: A radiografia cefalométrica lateral mostra uma protrusão alveolar pronunciada na maxila anterior.

Contra-indicações

O procedimento de Dean-Köhle-Obwegeser para correção da protrusão maxilar anterior é contra-indicado se houver quaisquer anormalidades adicionais de posição da maxila ou da mandíbula – por exemplo, disto-oclusão esquelética da mandíbula ou retromaxila. Do ponto de vista legal, é também aconselhável considerar se procedimentos cirúrgicos ortodônticos podem ser usados para melhorar as condições antes do tratamento protético.

Procedimento Cirúrgico

Após a aplicação de anestesia local, os dentes remanescentes são extraídos, com cuidados sendo tomados para evitar trauma ao osso adjacente. Subseqüentemente, uma broca esférica é usada para aprofundar o alvéolo cranialmente e para remover septos ósseos interdentários, criando desta forma um sulco profundo. Depois disso, pressão suficiente é aplicada partindo-se da direção vestibular para se fraturar ambas as lâminas ósseas, vestibular e palatina, em direção palatina; a linha de fratura deve ocorrer na base do sulco. Uma fixação posicionada para assegurar a cicatrização é obtida com o uso de suturas firmes e pela inserção de um guia ou uma prótese que tenham sido revestidos na sua face vestibular e aliviados na palatina.

Figura 824 Procedimento cirúrgico: anestesia e extração dentária
A anestesia local é conseguida por infiltração bilateral no forame infraorbitário, bilateralmente no palato e próximo da espinha nasal anterior. O primeiro procedimento é a extração dentária, seguida de excisão da papila interdentária.

Direita: Excisão da papila interdentária.

Ⓒ

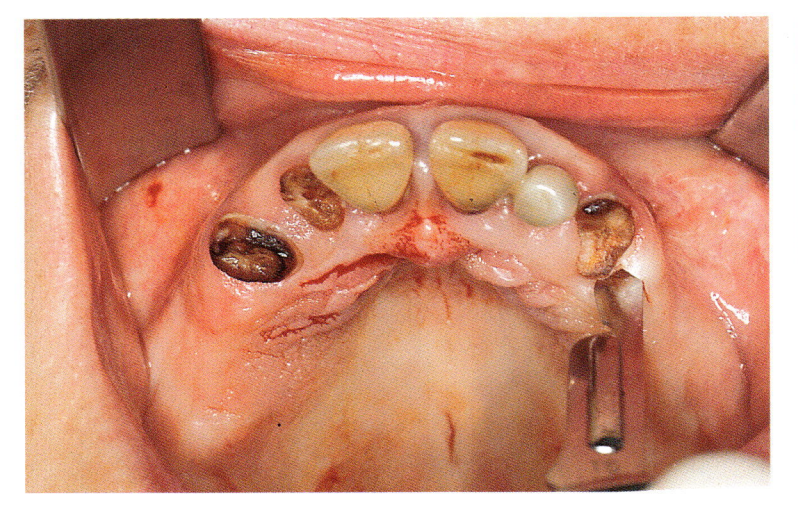

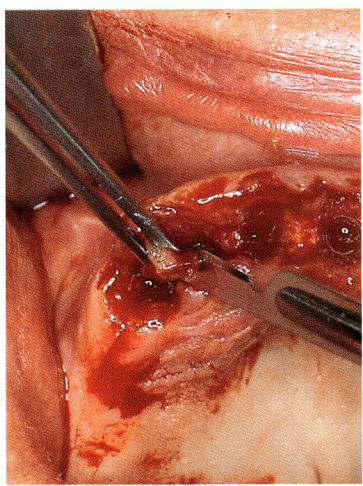

Figura 825 Remoção dos septos ósseos
Um fórceps de Luer estreito pode ser usado para remover os septos ósseos interdentários.

Direita: Uma broca de fissura é usada para realizar uma osteotomia horizontal e aprofundar o alvéolo.

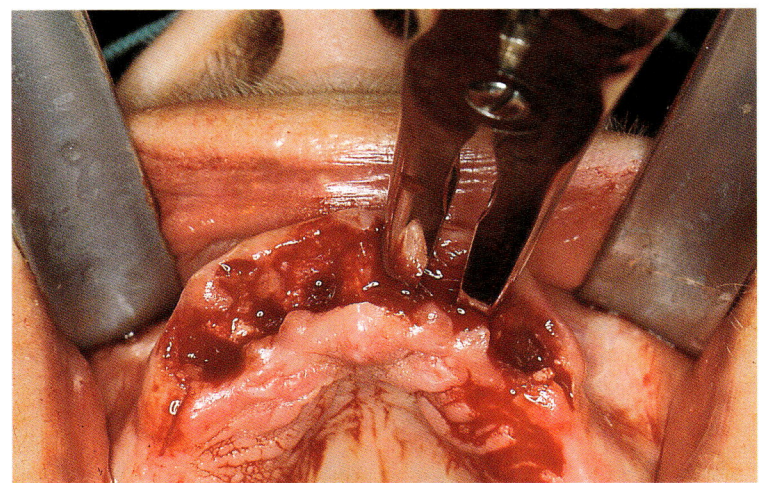

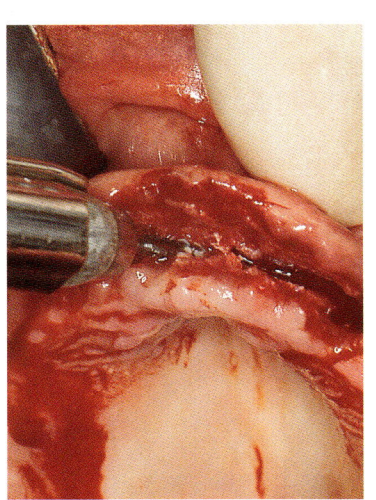

Figura 826 Aprofundamento do alvéolo
Uma broca em forma de pêra é usada para remover o osso trabecular adicional do alvéolo aprofundado.

Direita: Princípio cirúrgico (Dean-Köhler-Obwegeser): aprofundamento do alvéolo em uma direção cranial, separação das lâminas corticais vestibular e palatina, e fratura e reposicionamento das duas paredes em direção palatina.

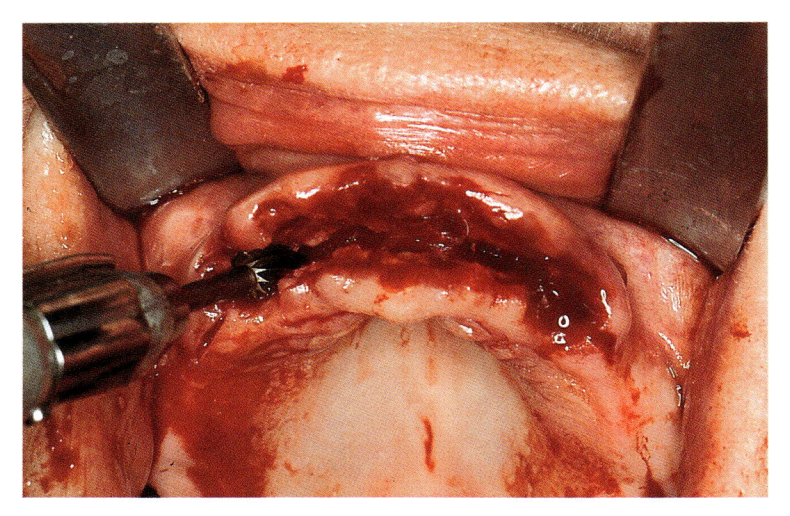

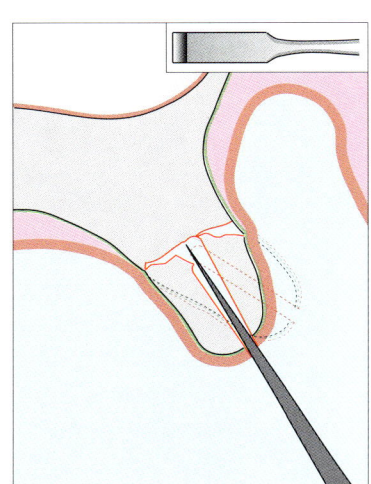

Figura 827 Osteotomia horizontal
A fratura direcionada das lâminas ósseas vestibular e palatina é preparada realizando-se uma osteotomia horizontal com o uso de cortadores ósseos circulares finos.

Direita: Brocas circulares tipo serra são disponíveis em vários tamanhos para realizar a osteotomia horizontal interna.

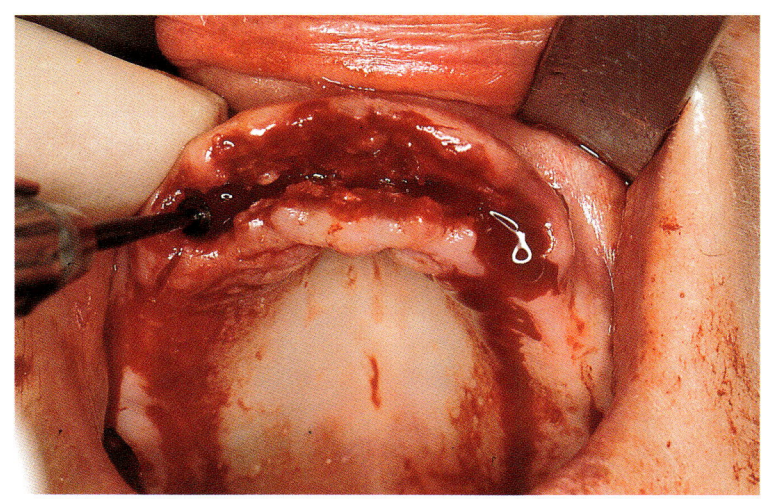

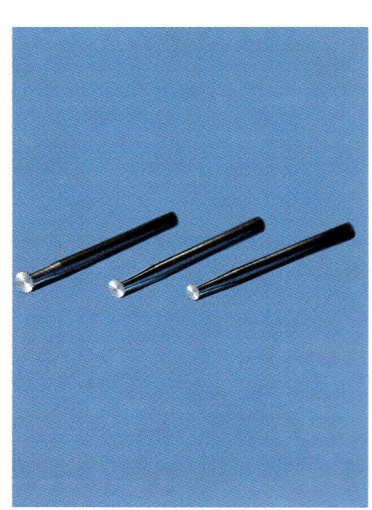

Cirurgia Óssea   303

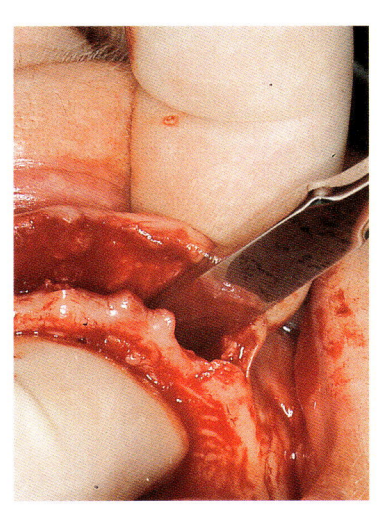

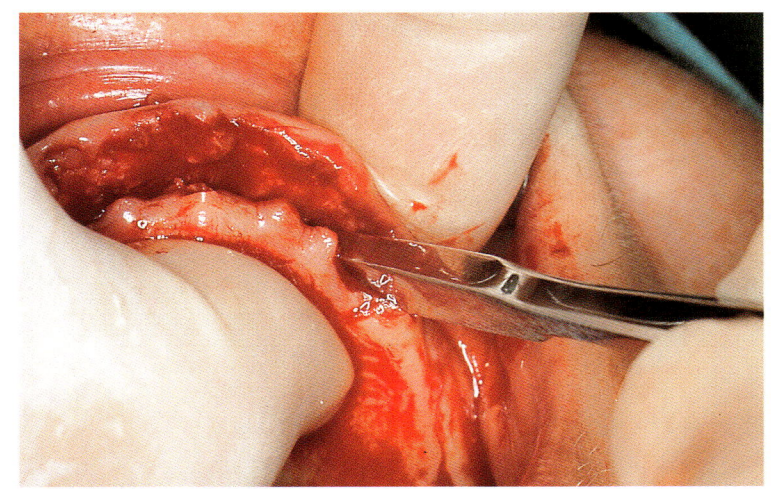

Figura 828   Fratura do osso cortical
Usando um cinzel plano e largo, as paredes ósseas corticais são fraturadas pela aplicação de força com inclinação vestibular e palatina.

Esquerda: Fratura da parede alveolar vestibular após inclinação do cinzel vestibularmente.

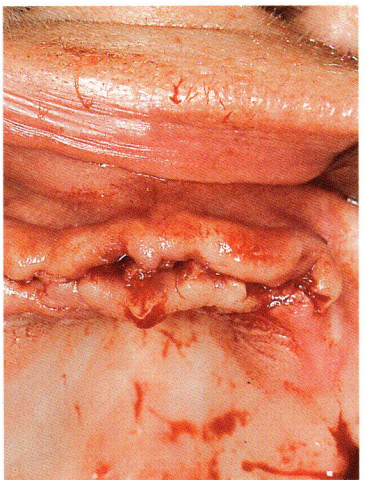

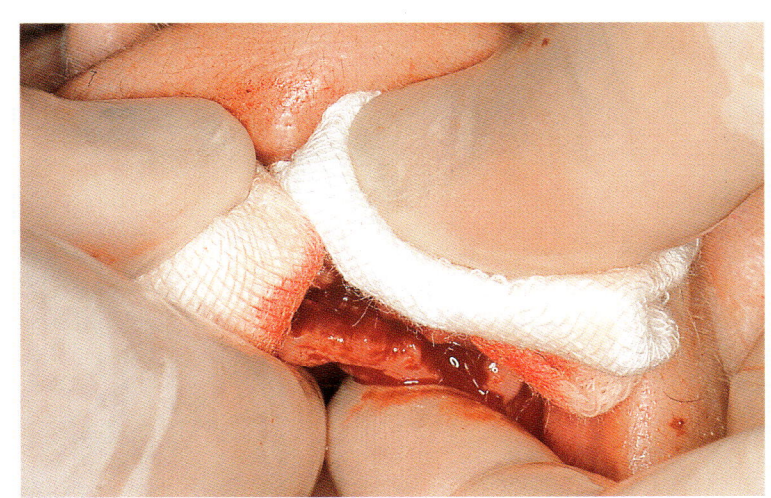

Figura 829   Reposicionamento palatino
Usando compressas de gaze estéreis para assegurar estabilidade, a pressão digital é usada para reposicionar as paredes ósseas em sua nova e mais orientada posição palatina.

Esquerda: Situação antes do fechamento por suturas.

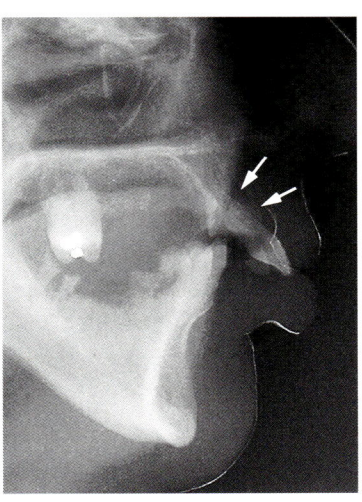

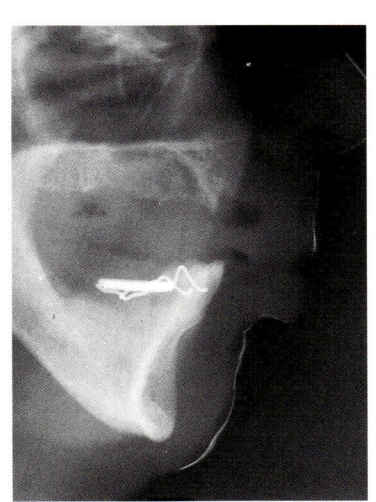

Figura 830   Comparação radiográfica
O filme cefalométrico lateral mostra como o processo alveolar foi reposicionado palatinamente (*direita*).

Esquerda: Radiografia pré-cirúrgica.

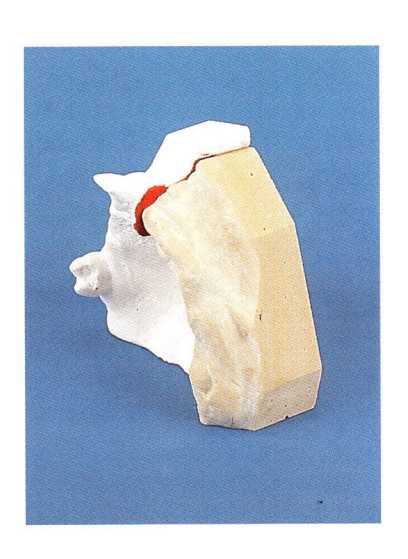

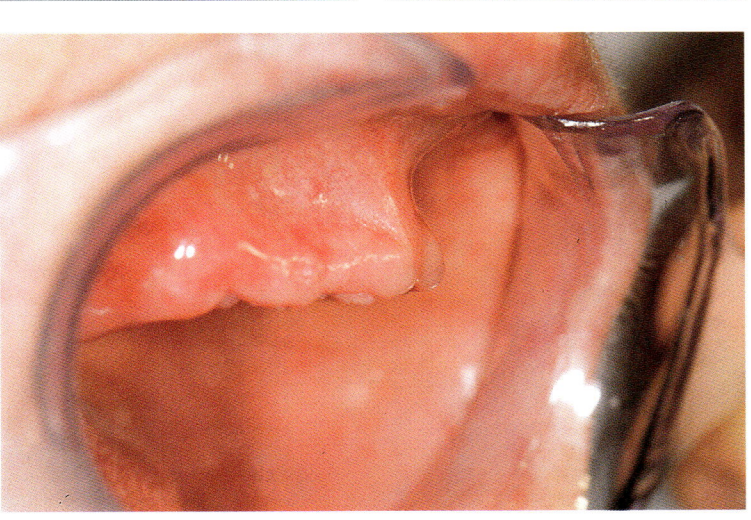

Figura 831   Resultado clínico
Esta fotografia clínica mostra um leito protético excelente.

Esquerda: O modelo de estudo ilustra claramente a configuração geométrica. Somente as paredes alveolares vestibular e palatina foram inclinadas palatinamente. Não houve perda óssea inadvertida tanto no plano vertical quanto no plano sagital.

Reposicionamento da Parede Óssea Vestibular com Depressão

Indicação

Se houver uma atrofia avançada dos segmentos posteriores do processo alveolar na maxila, um extenso processo zigomático-alveolar pode impedir uma extensão satisfatória da base da prótese para suportar a carga vertical dos dentes posteriores da mesma. Se as correções no rebordo não forem necessárias em outros pontos da maxila, uma modificação isolada da anatomia do segmento posterior pode ser vantajosa.

Procedimento Cirúrgico

Após a anestesia, o processo zigomático é exposto pela reflexão de um retalho vestibular mucoperiostal, onde este se aproxima do rebordo alveolar. O retalho de tecido mole deve ser amplo o suficiente para assegurar que a linha de sutura estará em uma base óssea estável após a osteotomia e a abertura do seio maxilar. Uma serra circular ou uma minisserra oscilatória é usada para realizar uma osteotomia horizontal distante do rebordo. Subseqüentemente, uma osteotomia vertical é realizada com intervalos de 2 mm, e estendendo-se até o processo zigomático. Todo esforço deve ser feito para proteger o revestimento do seio maxilar.

Figura 832 Correção da lâmina óssea vestibular
Uma nova prótese é necessária devido à perda do dente pilar 21, nesta mulher de 68 anos. O vestíbulo na maxila esquerda é raso e tem um perfil horizontal no segmento posterior. A atrofia avançada do processo alveolar estendia-se para a área zigomático-alveolar. A linha para a incisão principal foi marcada com tinta azul.

Direita: A serra circular é usada para realizar a osteotomia horizontal distal e cranialmente ao rebordo alveolar.

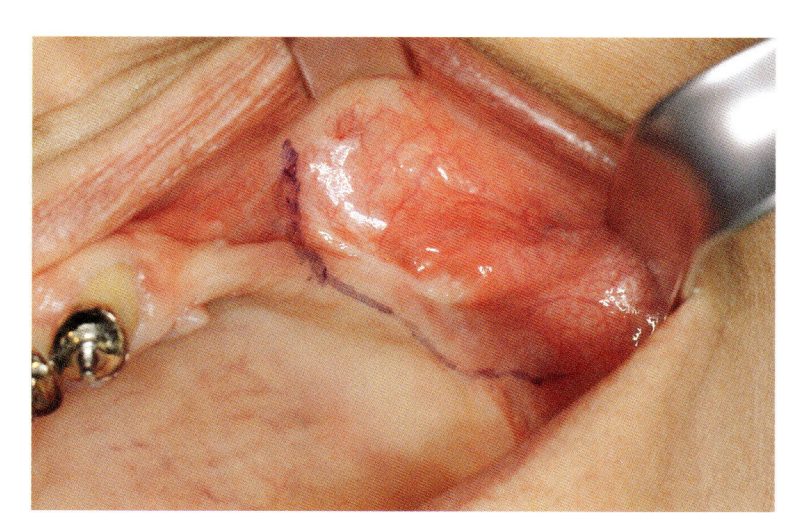

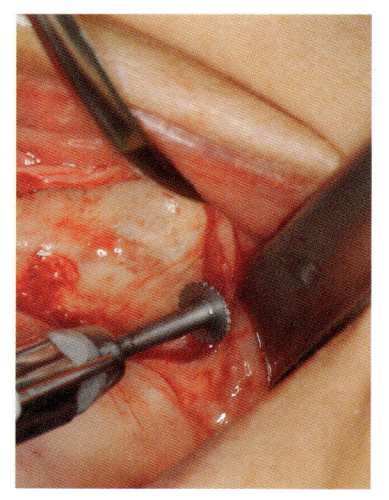

Figura 833 Osteotomia
Sulcos são preparados verticalmente ao longo do segmento ósseo da lâmina intacta. Usando um instrumento rombo, as lâminas segmentadas são cuidadosamente inclinadas, gradativamente, para o interior do seio maxilar. Um retalho mucoso é estendido incisando-se o periósteo, e permitindo um fechamento completo da ferida.

Direita: Princípio cirúrgico. Uma osteotomia direcionada cranialmente e uma compressão das lâminas ósseas em direção e para o interior do seio maxilar.

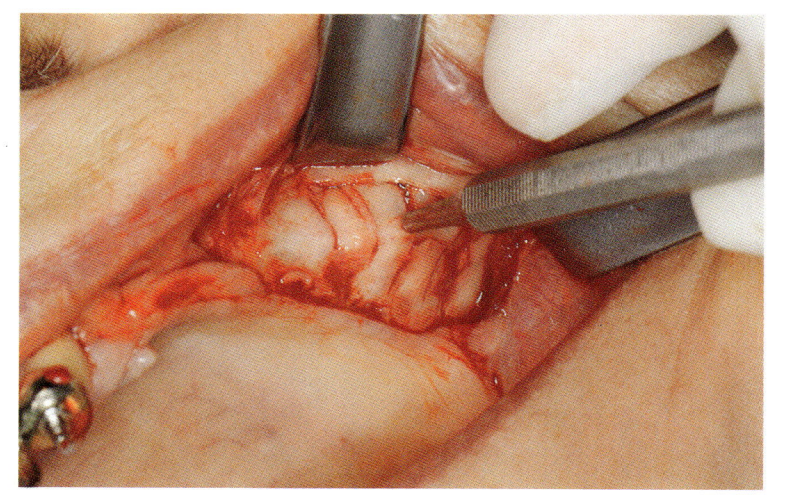

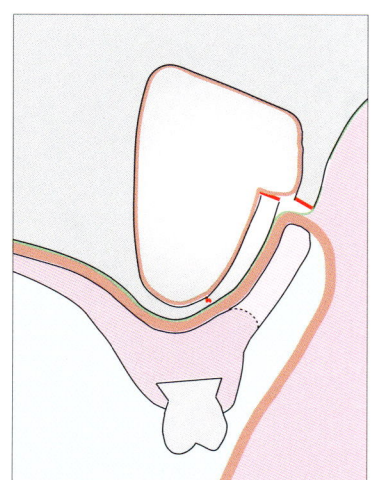

Figura 834 Resultado clínico
Para prevenir qualquer movimentação dos fragmentos ósseos, a margem da prótese é imediatamente reembasada usando-se um material termoplástico.

Direita: Os resultados um ano após a cirurgia.

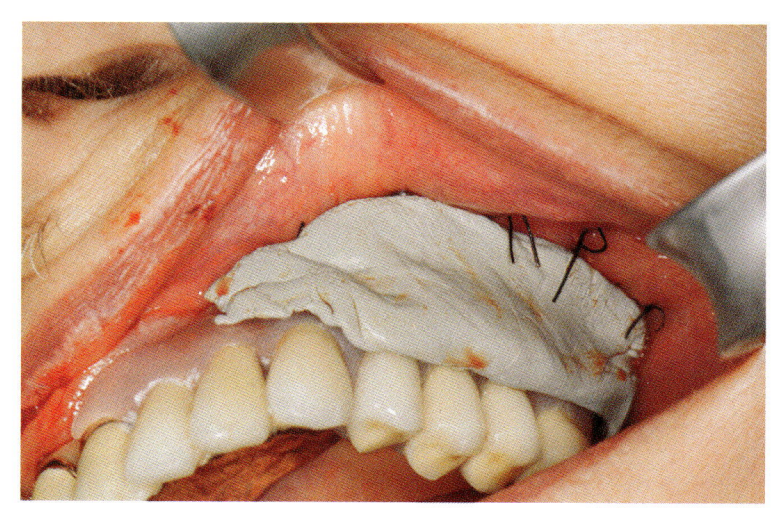

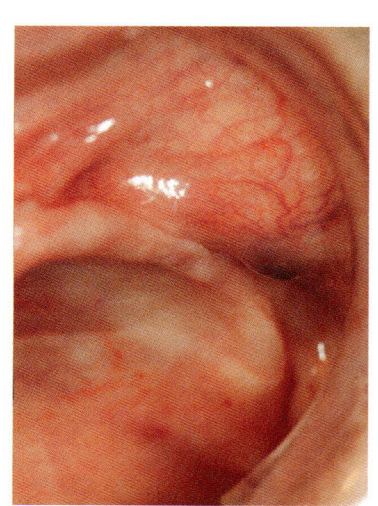

As lâminas ósseas verticais que permanecem aderidas cranialmente são forçadas cuidadosamente para a cavidade antral com o uso de um instrumento rombo. Neste ponto, o retalho pode ser reposicionado. Já que agora o retalho precisa recobrir uma extensa área óssea, é necessário alongá-lo realizando-se incisões relaxantes no periósteo. O retalho de tecido mole deve estar posicionado sem tensão na nova posição.

A fixação do retalho é realizada com suturas interrompidas. Qualquer comunicação oro-antral deve ser completamente excluída. A prótese do paciente é imediatamente reembasada na área da osteotomia, usando-se um material termoplástico, isto para assegurar que as lâminas ósseas que foram inclinadas para o interior do seio permaneçam na posição correta.

Materiais Substitutos Ósseos

Considerações para o Uso de Materiais Substitutos Ósseos

Desde a introdução da hidroxiapatita, do tricálcio fosfato e do ionômero de vidro como materiais substitutos ósseos nos finais de 1960 e 1970, inúmeros estudos em animais e humanos têm sido realizados para demonstrar as características desses materiais. O mercado comercial para estes produtos tem aumentado, e o usuário clínico freqüentemente encontra dificuldades para avaliar cada um deles de forma eficaz. Os termos "biomateriais", "biocompátiveis", e as designações similares sugerem algum grau de aceitabilidade biológica, ou características biológicas e fisiológicas. De fato, o material ideal para a substituição é o osso da área adjacente imediata. Materiais bio-inertes poderão nunca atingir este objetivo. No melhor dos casos, o material substituto ósseo pode ser parcialmente integrado pelo osso, tolerado e (dependendo da sua estrutura) reabsorvido e substituído por tecido cicatricial. A longo prazo, esses materiais substitutos ósseos podem não contribuir na adaptação quando da remodelação fisiológica das estruturas ósseas resultantes de uma carga oclusal alterada. Contudo, embora tais materiais sejam de fato indicados para o uso em certas situações, deve haver uma rígida observação às conhecidas contra-indicações. Um terapeuta com a intenção reabilitadora de conseguir um resultado terapêutico ideal deve realizar uma pausa para considerar as conseqüências a longo prazo dos empenhos cirúrgicos para modificar a massa e o contorno ósseo, considerando todos os efeitos patológicos possíveis, o processo de envelhecimento e os futuros riscos que podem acompanhar tais procedimentos.

Contra-indicações para Materiais Substitutos Ósseos Não-reabsorvíveis

Absolutas:
- Trombocitopenia
- Infarto do miocárdio recente
- Gravidez

Relativas:
- Imunossupressão
- Terapia com corticóide
- Leucemia
- AIDS
- Doenças reumáticas
- Distúrbios do tecido conjuntivo
- Quimioterapia
- Radioterapia na região adjacente
- Possíveis focos de infecção

Osso Autógeno

Em um leito bem-vascularizado preparado para receber transplante, o osso autógeno cicatriza rapidamente. Os enxertos ósseos do tipo *onlay*, entretanto, têm uma alta taxa de reabsorção. Uma carga fisiológica é necessária para contrabalançar a tendência em direção à reabsorção. Este tipo de carga é proporcionado pelos implantes de titânio em forma de parafuso.

Sítios Doadores de Osso Autógeno

Na mandíbula dentada, a superfície anterior da região do mento é um sítio primário para a excisão de segmentos ósseos de um tamanho de até 1x3 cm, e a excisão óssea pode ser realizada nos dois lados da linha média. Quando o osso está sendo retirado desta área, uma devida consideração deve ser dada às raízes dos dentes anteriores, bem como ao local em que emerge o nervo mentoniano na mandíbula. É importante também assegurar que um defeito em forma de túnel não seja criado em direção lingual. O acesso clínico é conseguido por meio de um retalho vestibular.

Os segmentos menores de osso compacto podem ser retirados da região lateral distal do ramo horizontal da mandíbula. Cuidados devem ser tomados para evitar danos ao nervo alveolar inferior e às raízes dos molares.

Figura 835   Osso autógeno: transplante livre do ramo horizontal
Após refletir um retalho de tecido mole vestibular, um bloco de osso é excisado da espessa lâmina cortical próximo à linha oblíqua externa. Cuidados devem ser tomados para evitar as raízes dos molares e o canal mandibular. Também pode ser retirado osso da área retromolar.

Direita: Os defeitos reossificar-se-ão espontaneamente. Fragmentos relativamente pequenos de osso também podem ser retirados da região do mento, de uma maneira similar.

Figura 836   Enxerto ósseo pediculado: por fratura (*splitting*)
Defeitos menores no processo alveolar podem ser corrigidos pelo reposicionamento de um segmento da lâmina óssea que permanece aderida à sua localização original.

Direita: O procedimento de fratura vertical no processo alveolar é um método de corrigir defeitos sagitais, em combinação com transplantes ósseos livres, materiais de banco de osso, cartilagem liofilizada ou outras substâncias. O procedimento correto é amplamente determinado por um plano de tratamento completo para a reabilitação.

Figura 837   Osso homólogo-osso liofilizado
Compensação cirúrgica para defeitos extensos ao longo do processo alveolar pode ser conseguida utilizando-se blocos ósseos provenientes de um banco de ossos. Mostra-se aqui um material liofilizado do tipo *onlay* proveniente do esterno, que foi colocado para compensar uma perda traumática de um segmento do processo alveolar.

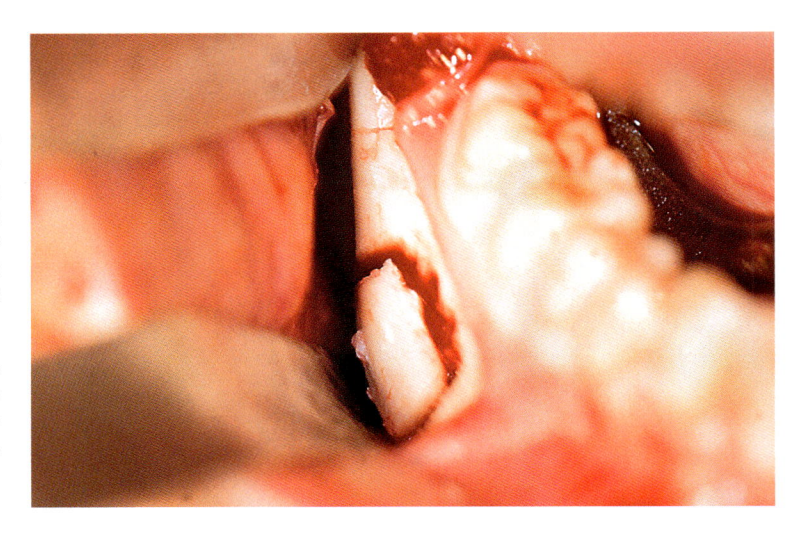

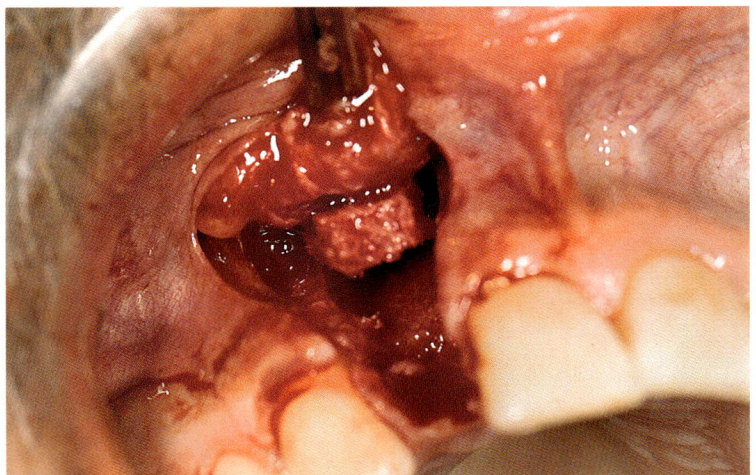

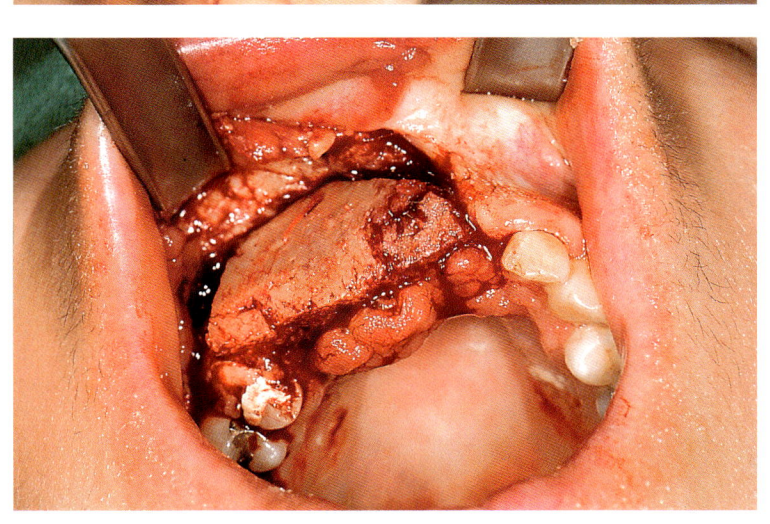

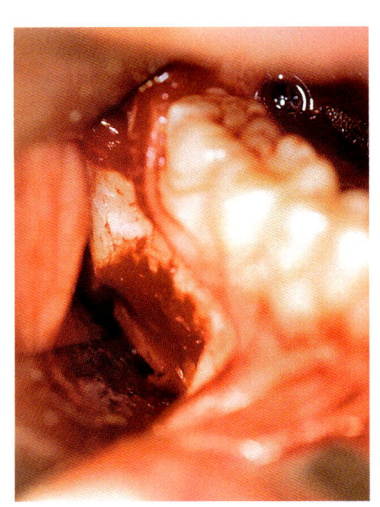

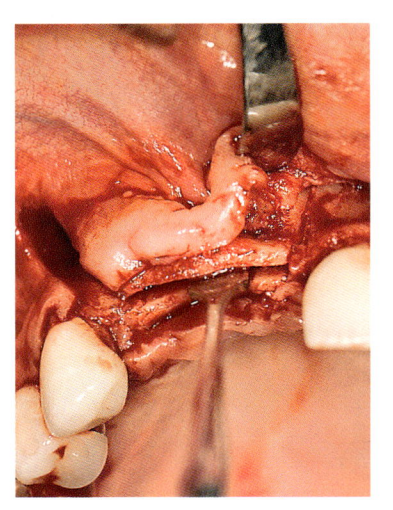

Materiais Substitutos Ósseos

Cartilagem Liofilizada ou Osso

O uso de osso ou cartilagem alógena, esterilizada e liofilizada é muito adequado para preencher defeitos na região dos maxilares, devido à baixa taxa de reabsorção (Sailer 1976, 1983, 1992). Dependendo da situação clínica, osso ou pedaços de cartilagem podem ser seccionados para se adaptarem precisamente a um defeito, ou as partículas de cartilagem podem ser usadas para preencher os defeitos. Durante a fase de calcificação, o osso liofilizado ou a cartilagem são gradualmente transformados e assumem as qualidades histológicas do próprio osso do paciente. Estes materiais também são adequados para a restauração de defeitos criados pela retirada de osso autógeno.

A cartilagem alógena liofilizada ou o osso liofilizado que forem reidratados em solução antibiótica são extremamente resistentes à infecção e podem, desta forma, ser usados até mesmo em áreas infectadas.

À medida que é reidratado com um antibiótico apropriado, este tipo de material liofilizado serve como um depósito de antibiótico no local.

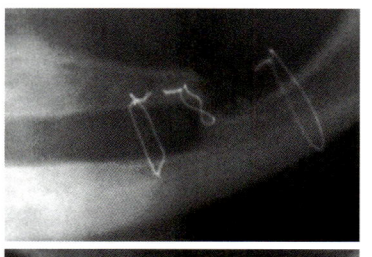

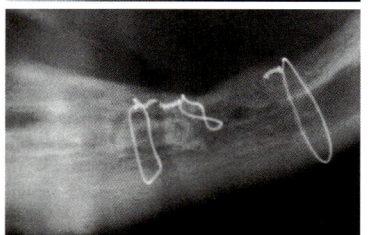

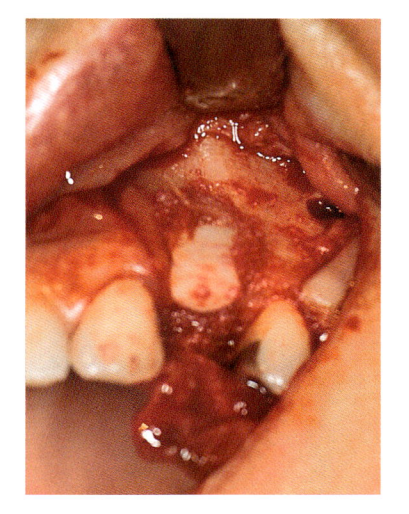

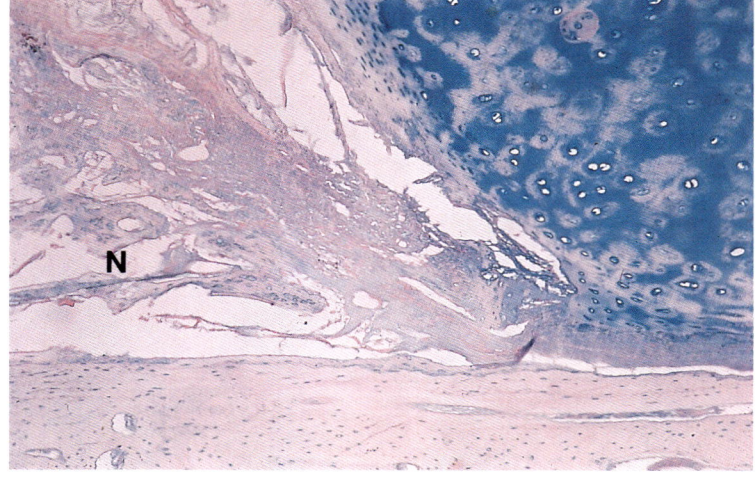

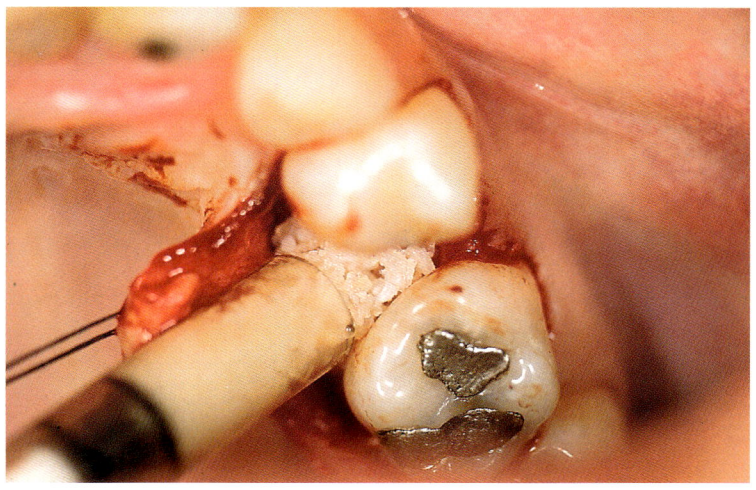

Figura 838   Cartilagem homóloga: cartilagem liofilizada
A reossificação inicia-se no espaço vazio nas margens entre o periósteo e a secção da cartilagem. Este corte histológico mostra a situação com 29 dias de pós-operatório (N= osso novo formado).

Esquerda acima: Um procedimento de osteotomia sanduíche, com a incorporação de uma secção de cartilagem liofilizada na mandíbula anterior. Dez meses após o procedimento, a calcificação e a formação de osso novo são visíveis.

Esquerda abaixo: Seis anos após vê-se uma estrutura óssea normal.

Figura 839   Partículas de cartilagem
Defeitos periodontais podem ser estimulados a regenerar-se por meio da aplicação de partículas de cartilagem liofilizada.

Esquerda: Defeitos ósseos superficiais e pequenos podem ser tratados aplicando-se um segmento de osso como um enxerto *onlay*.

Indicação

A cartilagem liofilizada, em segmentos individuais ou em partículas granuladas, pode ser usada virtualmente em qualquer local, desde que seja possível conseguir um fechamento seguro e firme dos tecidos moles. Devido ao seu efeito antibiótico após a reidratação em uma solução selecionada de antibiótico, esse material pode ser usado também em áreas infectadas. Como apresenta somente uma leve tendência à reabsorção, esse material pode ser usado em qualquer local onde seja necessário um aumento de superfície de áreas defeituosas.

Transplante Livre de Osso Autógeno

Indicação
O osso autógeno tem uma tendência marcante de sofrer reabsorção quando é colocado no rebordo alveolar. Este tipo de transplante é, entretanto, adequado para preencher defeitos em forma de cavidade, ou para proporcionar uma substância intermediária em um procedimento-sanduíche entre duas superfícies ósseas com vitalidade. Como existe um alto risco de perda do implante em regiões infectadas, o osso autógeno não deve ser usado em tais casos.

Procedimento Cirúrgico
Ao se criar o retalho de tecido mole, a extensa área óssea a ser recoberta deve estar planejada na mente. O retalho deve ser suficiente para recobrir completamente o defeito ósseo resultante. O alongamento cirúrgico do retalho pode ser conseguido como descrito na p. 37.

Uma broca óssea é usada para criar um leito receptor com uma forma geométrica definida (*inlay*), de forma que o osso transplantado se adapte precisamente. O transplante deve adequar-se ao leito e permanecer imóvel.

Figura 840 Osso *inlay*
Após a extração traumática do dente 44, este rapaz de 17 anos apresentou-se solicitando fechamento do espaço por meio de ortodontia. Observe o grande defeito no rebordo alveolar.

Direita: A radiografia periapical mostra a situação óssea no pré-operatório imediato.

Ⓐ

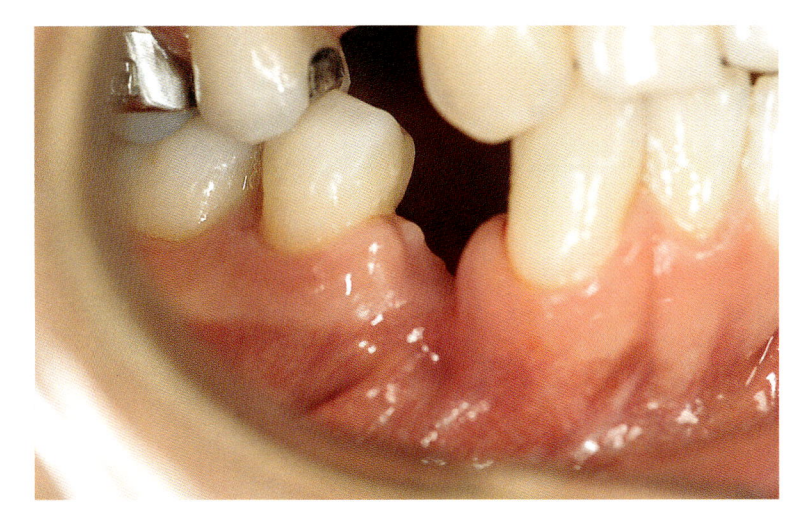

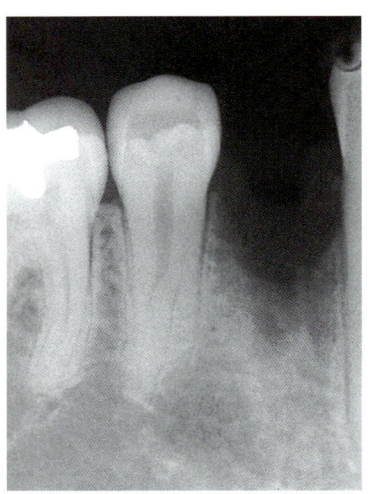

Figura 841 Reflexão do retalho
Usando uma incisão lingual e duas relaxantes divergentes no vestíbulo, é criado um retalho mucoperiostal amplo o suficiente para recobrir completamente a superfície óssea após o enxerto do defeito. O nervo mentoniano foi exposto na emergência do forame. A superfície distal da raiz do dente 43 está com grande perda óssea.

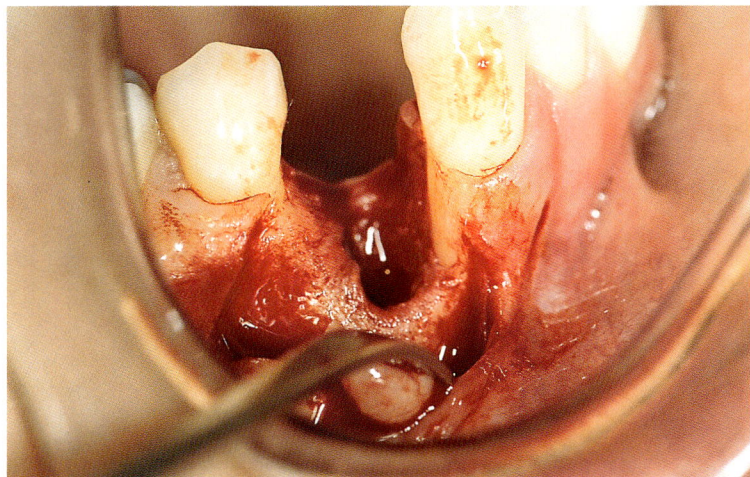

Figura 842 Sítio doador
O sítio doador é a superfície anterior do mento. Um segmento de tamanho apropriado de osso cortical com osso trabecular aderido é delineado e removido.

Direita: Princípio cirúrgico: O transplante de osso livre toma a forma de um *inlay* para preencher o defeito ósseo.

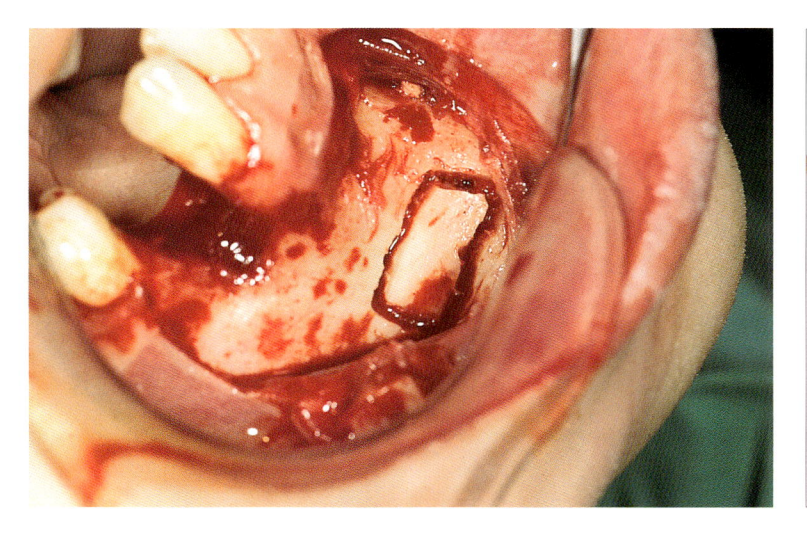

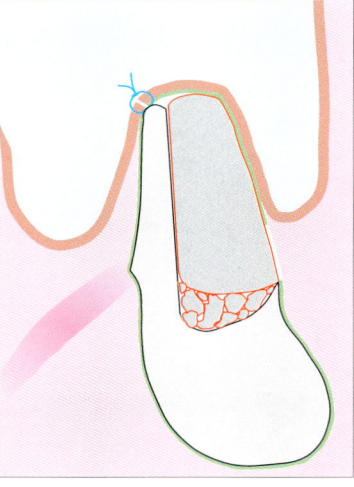

Materiais Substitutos Ósseos

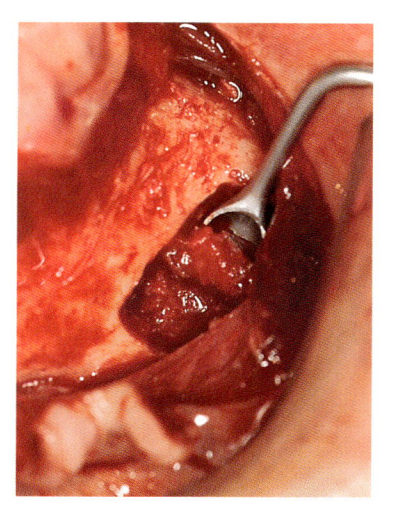

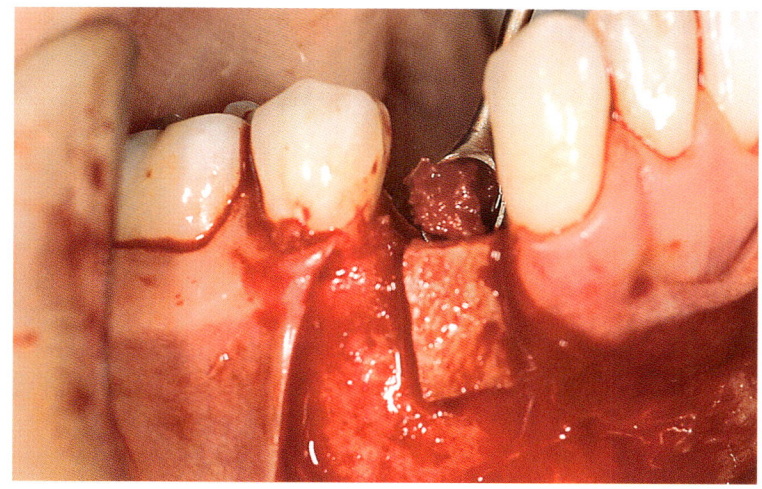

Figura 843 Transplante
A pequena secção de osso é recortada o mais precisamente possível para se ajustar ao defeito. Se o posicionamento estável do transplante não for possível, poderá ser necessário o uso de uma fixação alternativa, como por exemplo um miniparafuso.

Esquerda: Defeitos ósseos podem ser preenchidos usando-se osso trabecular retirado com uma cureta.

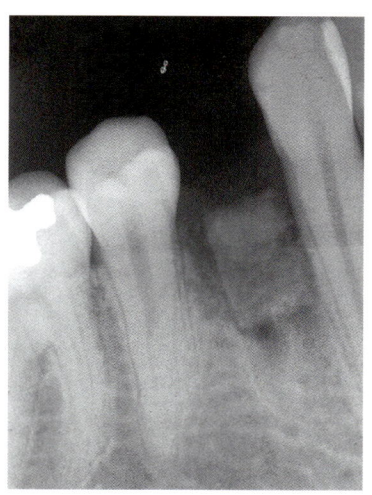

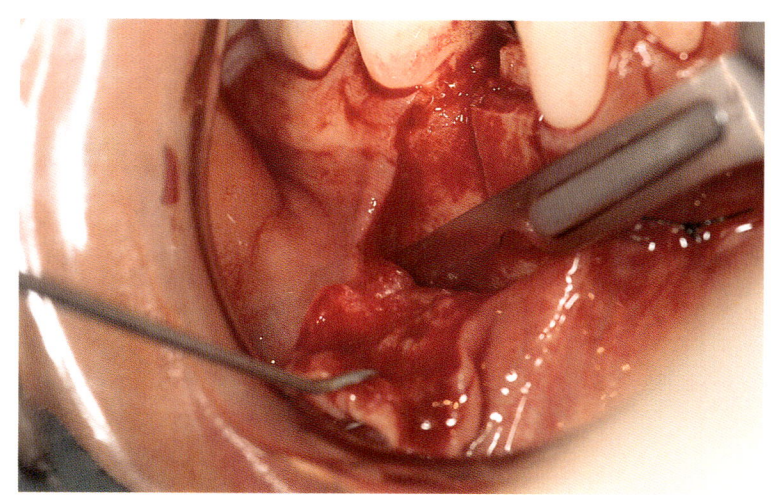

Figura 844 Fechamento da ferida
É freqüentemente necessário alongar-se o retalho de tecido mole por meio de incisões no periósteo. Cuidados devem ser tomados para não lesar o nervo mentoniano.

Esquerda: Radiografia periapical tomada imediatamente após a cirurgia.

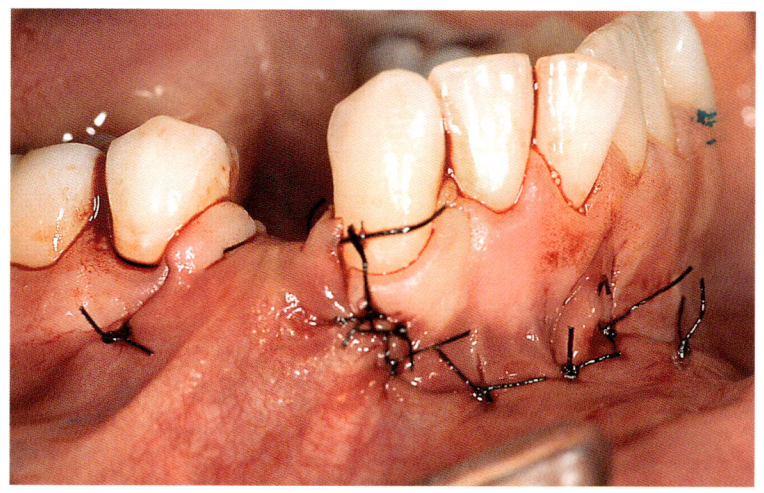

Figura 845 Resultado
Após um firme fechamento com suturas, a melhoria na arquitetura do rebordo é claramente visível.

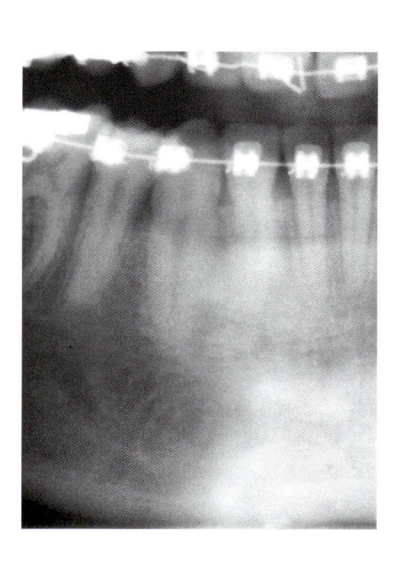

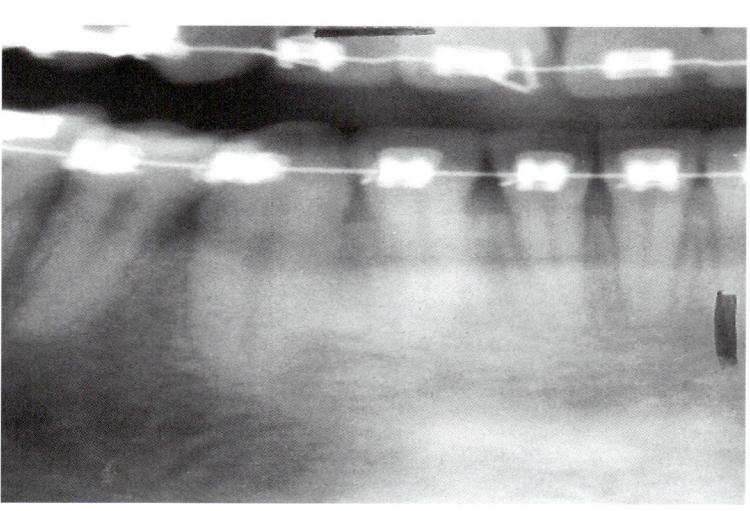

Figura 846 Radiografias pós-operatórias
Dois meses após a cirurgia, o fechamento ortodôntico do espaço foi iniciado. Os dentes posteriores foram movidos anteriormente. Esta radiografia mostra a arquitetura óssea ao final do tratamento ortodôntico, que durou três anos.

Esquerda: A radiografia periapical não mostra qualquer evidência de alteração de estrutura óssea na área do transplante.

Técnica da Fratura (*splitting*) e Regeneração Tecidual Guiada (RTG)

Indicação
No caso de um defeito ósseo localizado após a perda de um único dente, a fratura vertical de um rebordo residual estreito está indicada antes da reabilitação usando-se um implante dentário.

Procedimento Cirúrgico
Primeiramente, um retalho mucoperiostal é delineado e refletido vestibularmente de modo que a maior parte do osso vestibular permaneça coberto pelo periósteo. Uma serra oscilatória é usada para criar duas osteotomias verticais, e o osso cortical vestibular é gentilmente fraturado com o uso de um cinzel. Um implante dentário pode agora ser inserido. Este procedimento deslocará a lâmina óssea ligeiramente para vestibular. Observe que a lâmina óssea continua recoberta pelo periósteo, com o qual está intimamente conectada. A cavidade tipo fissura criada desta forma é coberta com uma barreira tecidual (nós preferimos membrana de material reabsorvível), e o tecido mole é cuidadosamente fechado.

Figura 847 Técnica da fratura (*splitting*) e membrana
Este homem de 26 anos perdeu o dente 11 devido a um trauma. Ele tem usado uma prótese parcial removível por sete anos. O plano de tratamento incluía a substituição do incisivo usando-se um implante dentário. Entretanto, a qualidade do osso não era adequada para a colocação de implante.

Direita: A radiografia mostra o defeito vertical na área do dente 11 ausente.

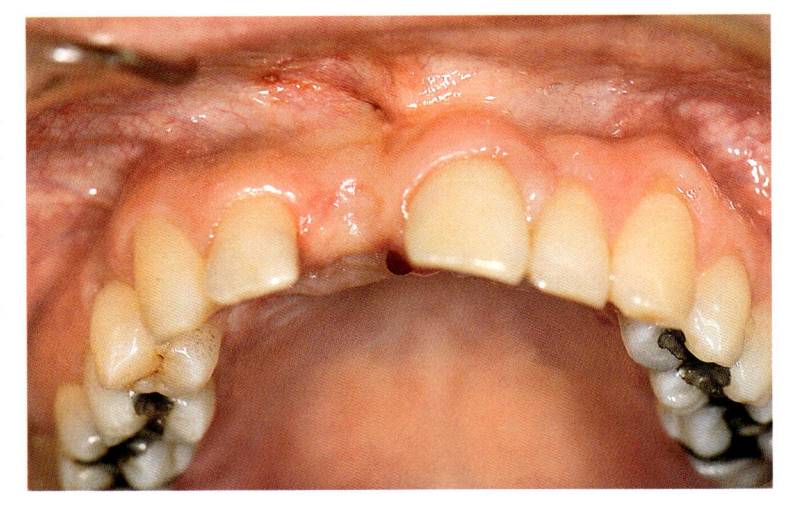

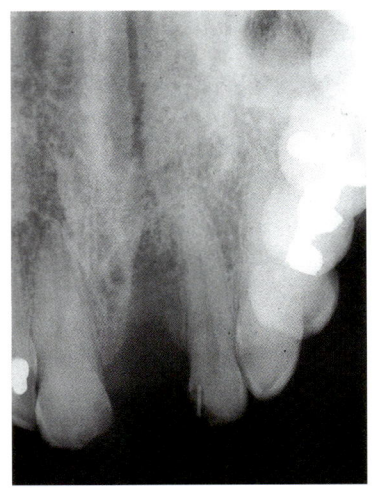

Figura 848 Reparo do defeito e colocação simultânea de implante
O planejamento cirúrgico incluía a colocação de implante com um aumento ósseo simultâneo. Um retalho mucoperiostal vestibular foi refletido para expor o defeito. A superfície vestibular do osso permanece aderida ao periósteo (pedículo), e um cinzel é usado para deslocá-lo vestibularmente.

Direita: Princípio cirúrgico: fratura da parede alveolar vestibular, com o ponto de fratura nesta mesma face.

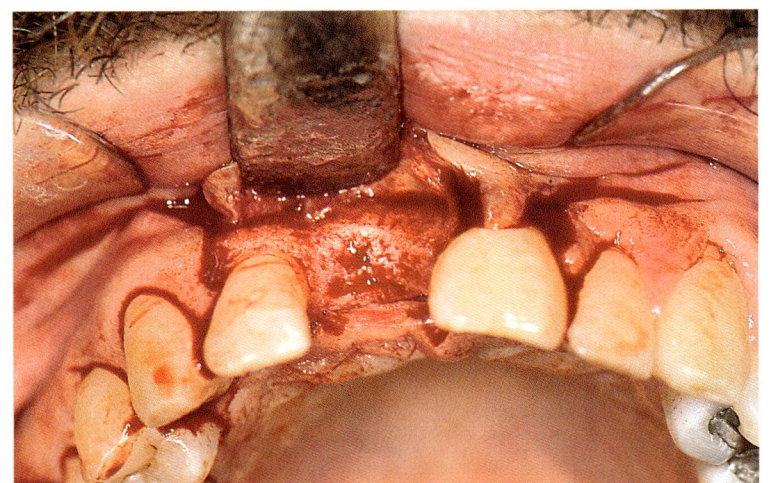

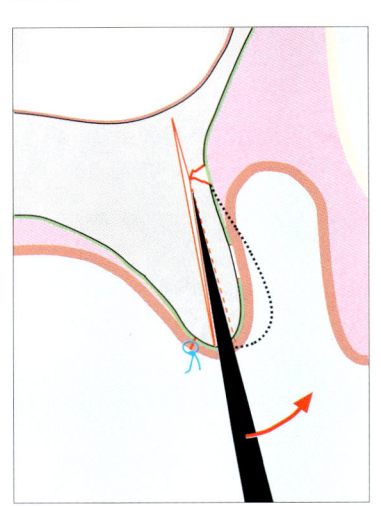

Figura 849 Osteotomia
Uma serra oscilatória é usada na parede alveolar vestibular para realizar a osteotomia vertical.

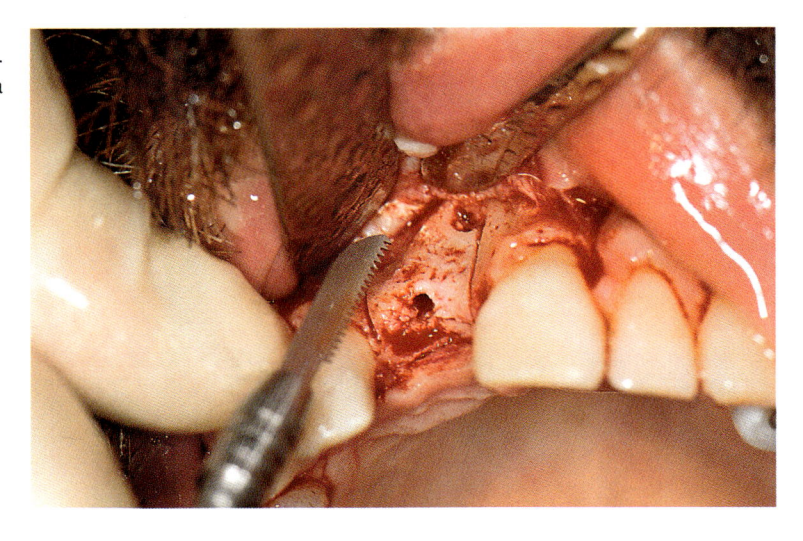

Materiais Substitutos Ósseos   311

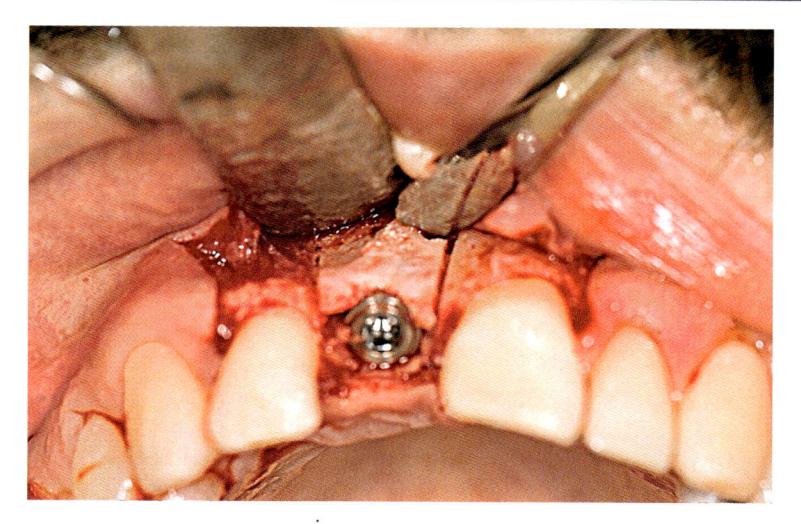

Figura 850   Implantação
O processo de rosqueamento do implante tipo parafuso expande a parede óssea vestibularmente.

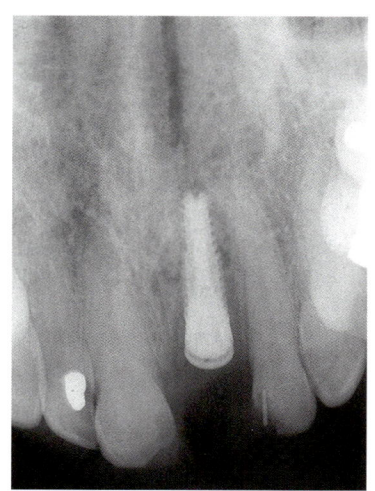

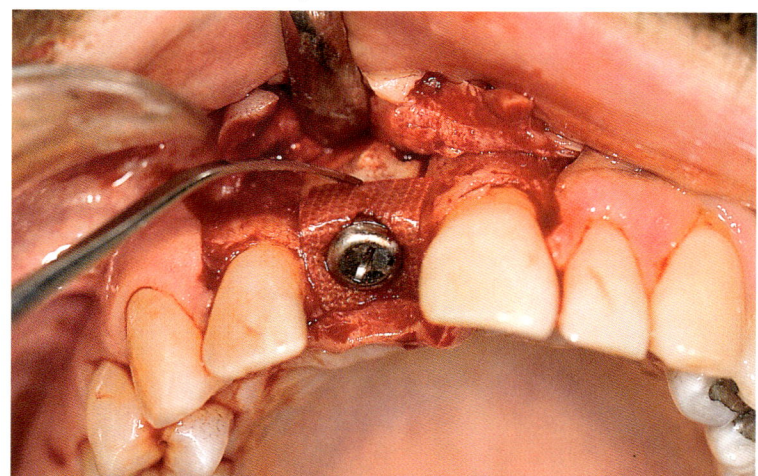

Figura 851   Barreira tecidual
O defeito resultante é coberto com uma membrana de poliglactina. Neste caso, foi possível se fixar a membrana com o uso do parafuso de cicatrização do implante.

Esquerda: Esta radiografia foi tomada imediatamente após a cirurgia.

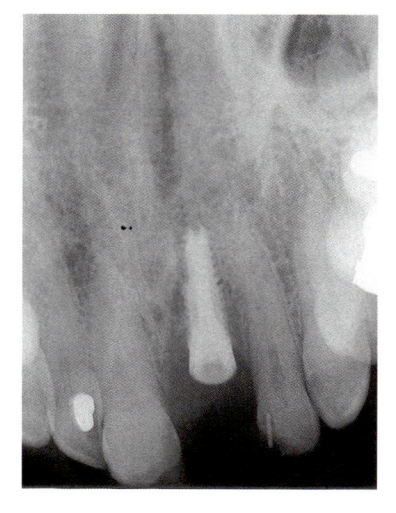

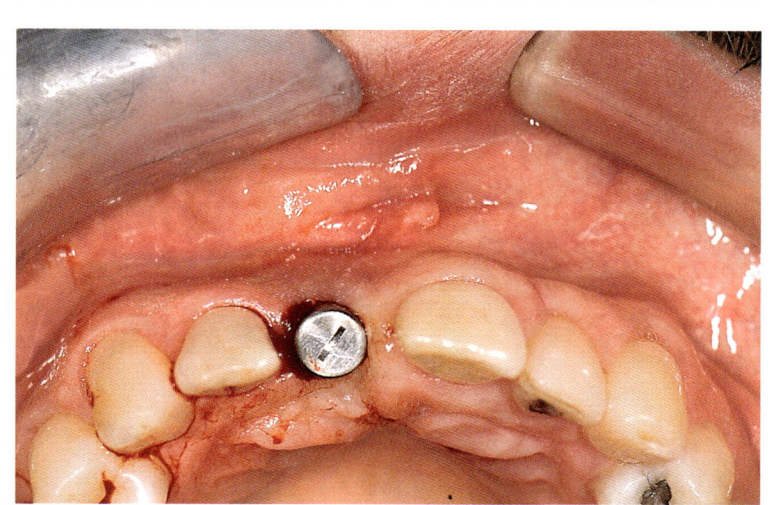

Figura 852   Resultado clínico
O implante foi exposto 12 meses mais tarde, mostrando condições livres de irritação na área adjacente.

Esquerda: A radiografia mostra virtualmente um perfeito recobrimento ósseo de todas as roscas do implante.

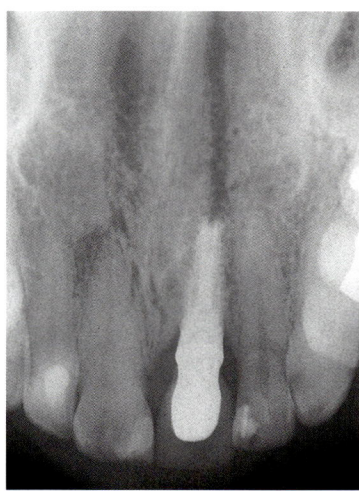

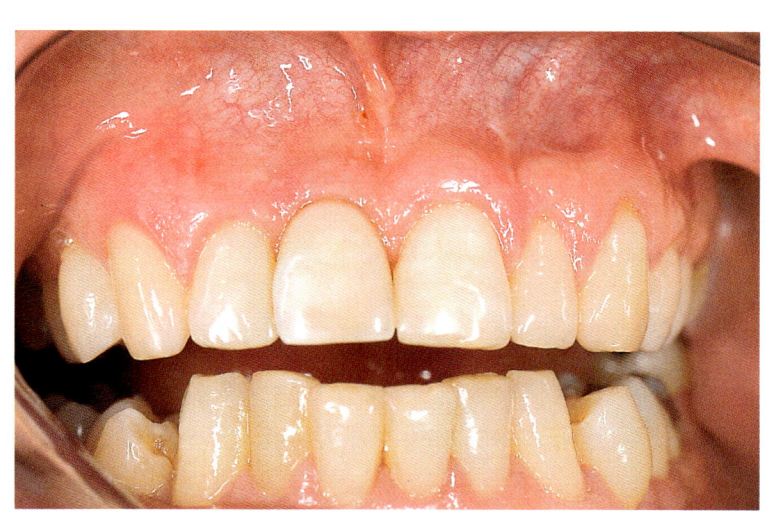

Figura 853   Consulta de revisão
A consulta de revisão clínica três anos mais tarde mostra uma condição clínica livre de irritação.

Esquerda: A radiografia também mostra que não há processo de reabsorção na área do implante.

Fechamento de Defeito com Material Liofilizado e Proteína Morfogenética Óssea (BMP)

Indicação
A combinação de cartilagem liofilizada e proteína morfogenética óssea (BMP) resulta em uma ossificação e reestruturação do transplante de forma significativamente mais rápida. O procedimento pode ser realizado em qualquer região dos maxilares que requeiram aposição óssea ou procedimentos do tipo *inlay*. Também é possível se usar cartilagem liofilizada em regiões infectadas. Por exemplo, uma secção de material liofilizado pode ser implantada para se aumentar o rebordo imediatamente após a extração de dentes envolvidos periodontalmente, em um segmento comprometido dos maxilares.

Procedimento Cirúrgico
Durante a reflexão do retalho de tecido mole, deve-se ter em mente a expansão do sítio cirúrgico. Se o defeito no rebordo estiver para ser corrigido ao mesmo tempo que a extração dentária, um leito para receber implante deverá ser criado. Uma secção de cartilagem é recortada para se adaptar ao defeito, mas com um leve sobrecontorno, e fixada ao leito do implante usando-se suturas reabsorvíveis. O fechamento do retalho de tecido mole após a colocação da cartilagem deve ser firme.

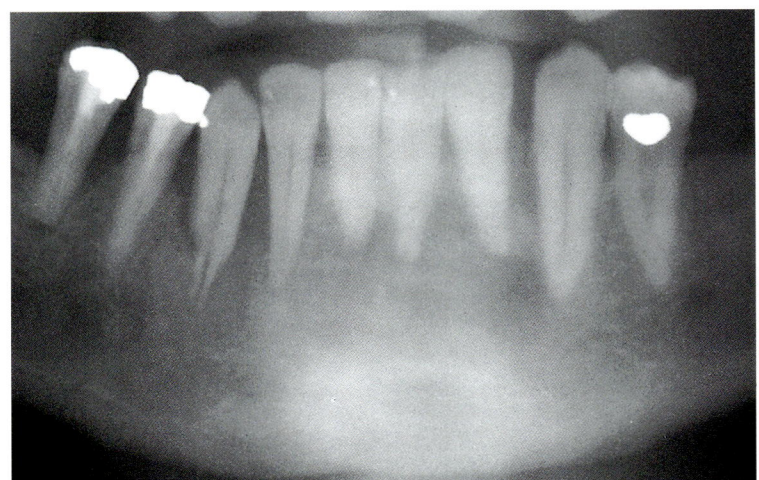

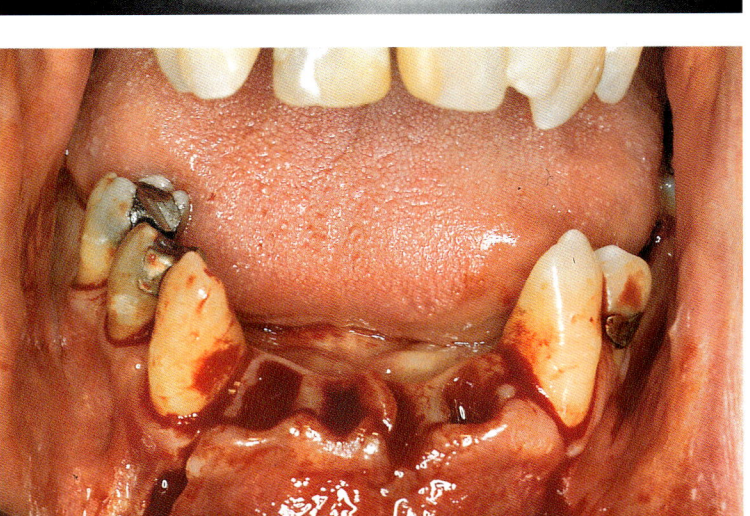

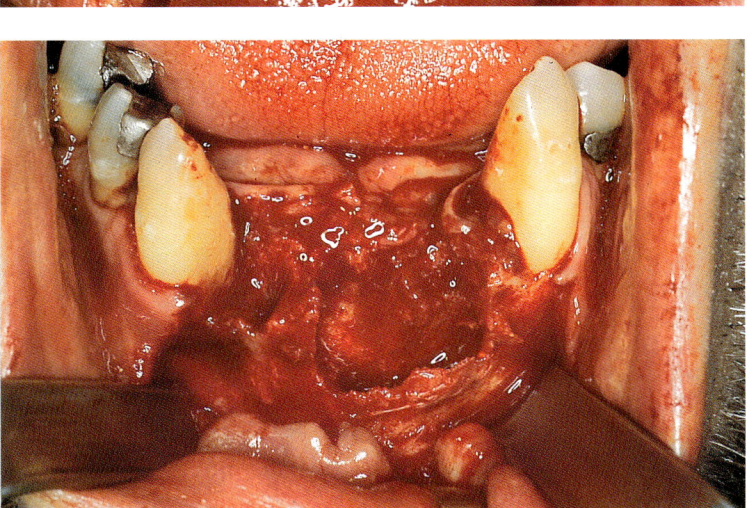

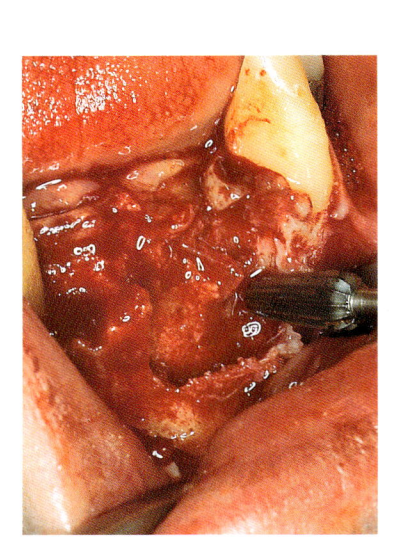

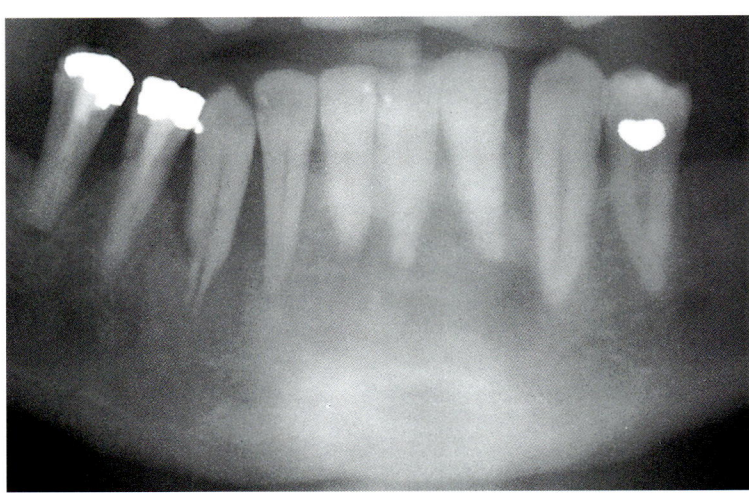

Figura 854 Preenchimento de defeito com cartilagem liofilizada e proteína morfogenética óssea
A radiografia panorâmica deste homem de 44 anos mostrou um defeito do tipo cístico envolvendo as raízes dos dentes mandibulares anteriores, que estão irrecuperáveis. A história médica incluía infecções agudas nesta área. A reconstrução da arquitetura óssea era desejável por razões estéticas e protéticas.

Direita: A radiografia cefalométrica lateral mostra de maneira clara o defeito demarcado nitidamente no segmento anterior da mandíbula.

Ⓐ

Figura 855 Reflexão do retalho
Os dentes foram extraídos e a superfície anterior da mandíbula foi exposta pela reflexão de um retalho mucoperiostal de forma trapezoidal

Figura 856 Cistectomia
Todo o tecido de granulação é cuidadosamente removido da cavidade cística. Como em todos os casos, o tecido deve ser enviado para exame histopatológico a fim de se substanciar o diagnóstico inicial de um cisto infectado.

Direita: Uma visão oblíqua do extenso defeito. Uma broca de acabamento pode ser usada para regularizar quaisquer margens ósseas agudas.

Materiais Substitutos Ósseos

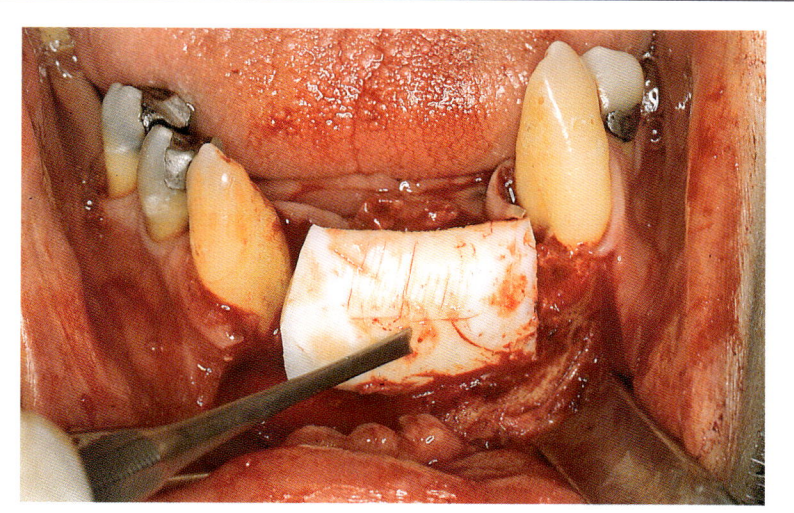

Figura 857   Cartilagem *inlay*
Para preencher o defeito, um fragmento de cartilagem liofilizada é recortado adequadamente, e então firmemente suturado no local usando-se suturas reabsorvíveis tanto lingual quanto caudalmente. A cartilagem liofilizada foi reidratada com o uso de uma solução antibiótica contendo proteína morfogenética óssea (BMP).

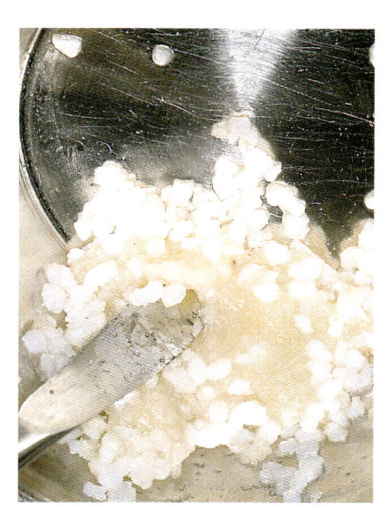

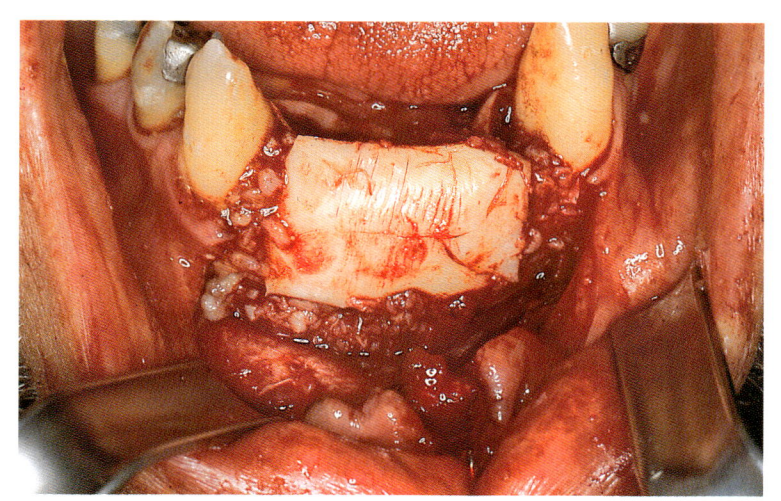

Figura 858   Pasta de BMP
Quaisquer espaços ao redor do bloco de cartilagem são preenchidos com o uso de uma mistura de partículas de cartilagem liofilizada e proteína morfogenética óssea (BMP) em pasta.

Esquerda: O material é preparado no local em ambiente clínico. É de fácil aplicação com uma pequena espátula.

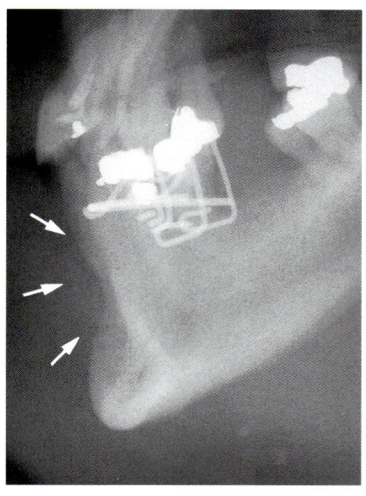

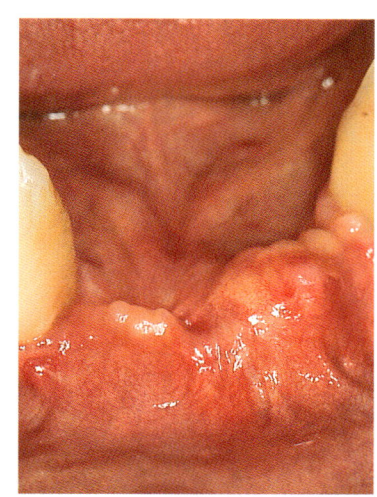

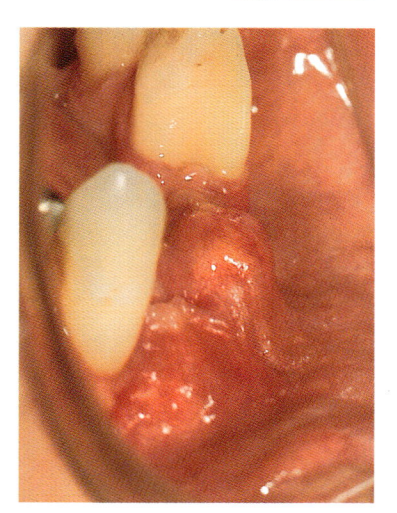

Figura 859   Resultados
Esquerda: Depois de apenas três meses, a radiografia mostra ilhas de material calcificante.

Centro: Vista anterior.

Direita: Vista lateral.

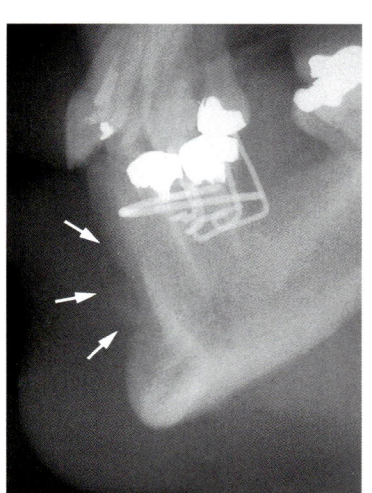

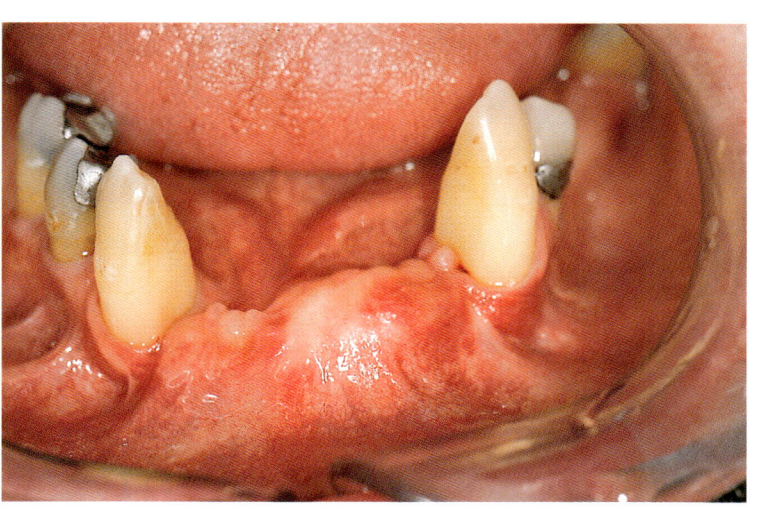

Figura 860   Consulta de revisão
Dois anos após o procedimento cirúrgico, a forma e o contorno do rebordo reparado permanecem constantes.

Esquerda: A radiografia cefalométrica mostra quase total reossificação do defeito cístico original.

Defeitos Pararradiculares

Indicações

Os defeitos ósseos causados por bolsas periodontais, ou por defeitos em dentes adjacentes após a remoção dentária (p. ex., extração de terceiros molares que estão em íntimo contato com os segundos molares), podem ser preenchidos usando-se partículas de cartilagem liofilizada para intensificar a regeneração.

Procedimento Cirúrgico

O acesso ao defeito ósseo é obtido pela reflexão de um retalho mucoperiostal. O defeito é em primeiro lugar completamente limpo de todo o tecido de granulação, para revelar uma superfície óssea intacta. Um instrumento adequado é usado para colocar a cartilagem reidratada liofilizada no interior do defeito; qualquer excesso de material é removido, e a ferida é firmemente fechada com suturas. As consultas pós-operatórias são feitas primeiro para a remoção de suturas e depois, a cada seis meses, para documentação radiográfica da regeneração óssea. Usualmente, a ossificação das partículas de cartilagem leva mais de um ano.

Figura 861 Correção de um defeito periodontal com partículas de cartilagem liofilizada
Um defeito inter-radicular entre os dentes 25 e 26, com uma bolsa palatina de lado a lado, foi achado nesta menina de 12 anos. Ambos os dentes apresentavam uma mobilidade aumentada. O defeito foi exposto pela reflexão de um retalho palatino; a cavidade foi curetada e então preenchida com partículas de cartilagem liofilizada.

Direita: Visão radiográfica pré-operatória (*acima*) e dois meses após o preenchimento do defeito (*abaixo*).

Figura 862 Inserção de partículas de cartilagem liofilizada
A preparação granular em forma de pasta é pressionada no defeito e o retalho de tecido mole é então fechado usando-se suturas interdentárias.

Direita: As radiografias mostram o curso da cicatrização após um ano (*acima*) e após dois anos (*abaixo*). Observe a estrutura do trabeculado inter-radicular normal e a completa regeneração da margem perirradicular.

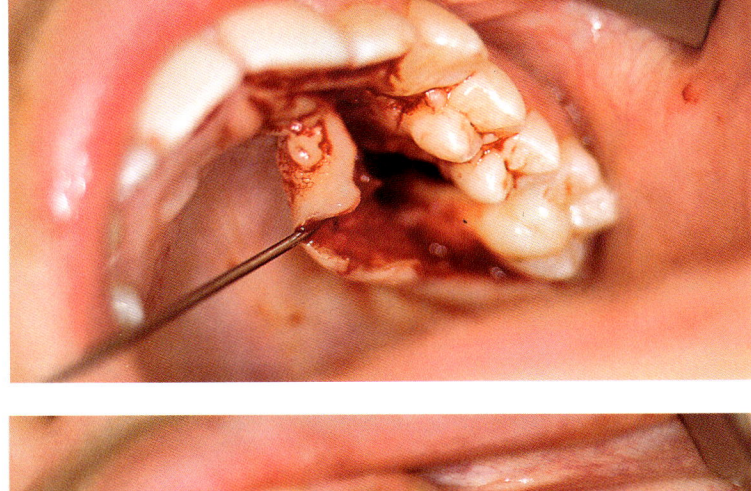

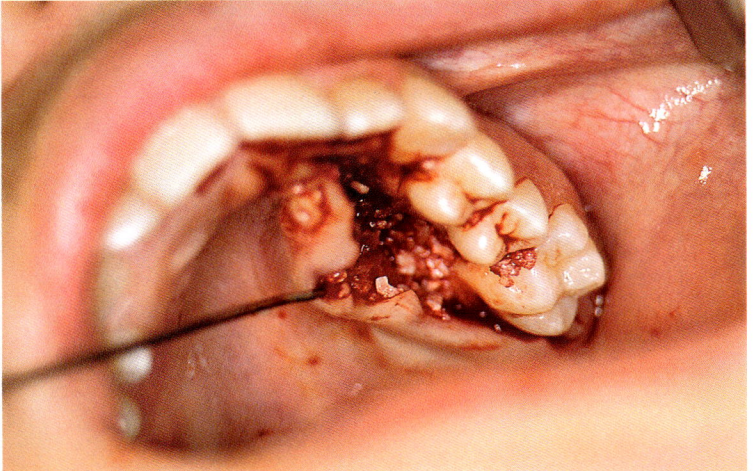

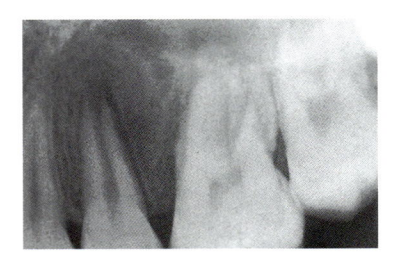

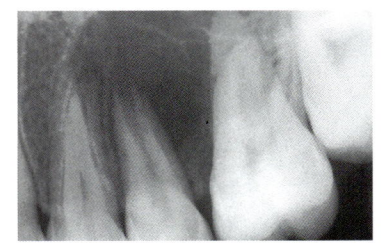

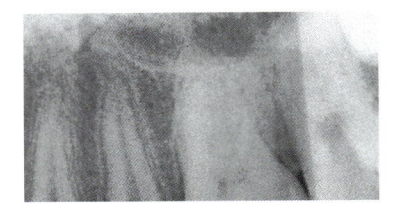

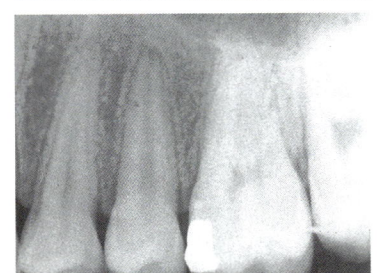

Figura 863 Resultado clínico
Em um ano após a cirurgia, há uma condição periodontal clínica perfeita, com profundidade de sondagem normal. Os dentes ainda estão com vitalidade.

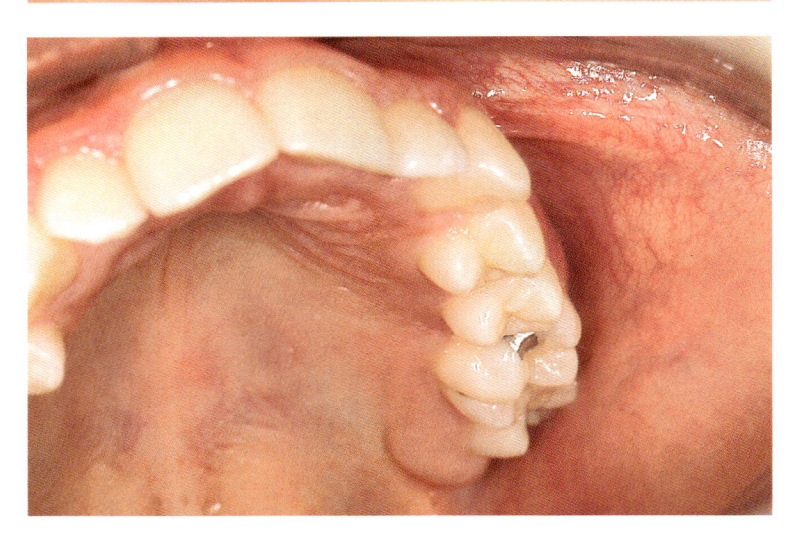

Materiais Substitutos Ósseos

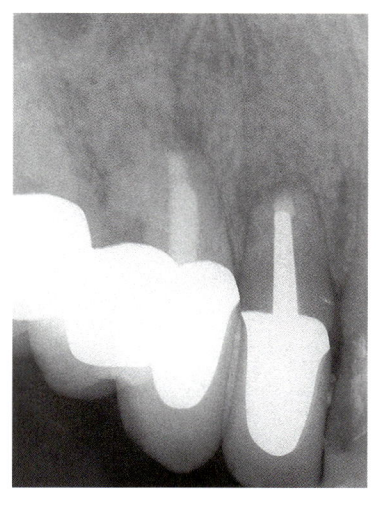

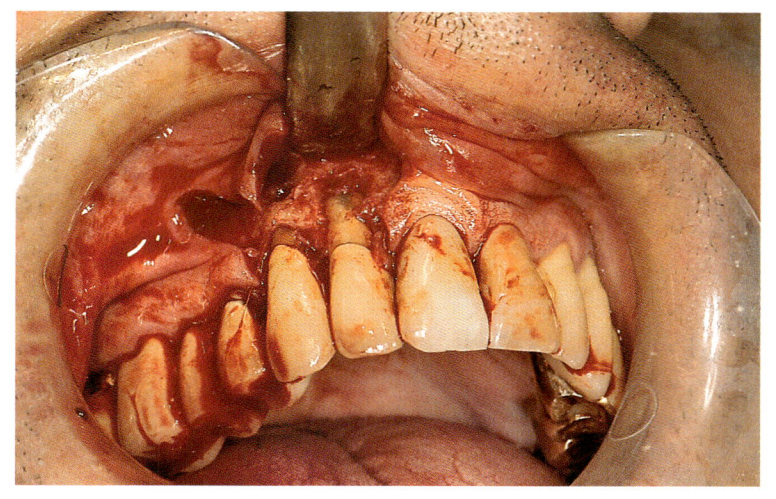

Figura 864 Bolsas vestibulares contíguas

Neste homem de 57 anos, uma infecção aguda se desenvolveu após a cimentação de uma coroa total no dente 12. Durante o procedimento de apicectomia, uma bolsa vestibular contígua foi detectada.

Esquerda: O alargamento do ligamento periodontal é claramente visível na radiografia.

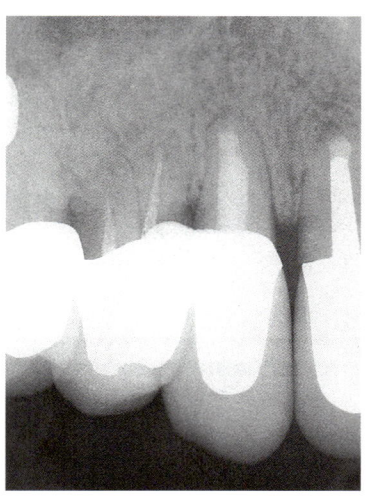

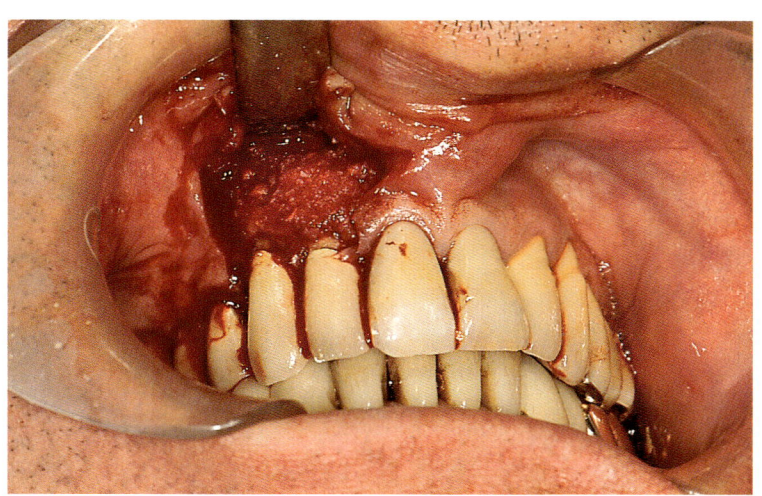

Figura 865 Colocação de partículas de cartilagem liofilizada

Após ressecção mínima da ponta da raiz e curetagem das paredes da bolsa, o defeito é preenchido com partículas de cartilagem liofilizada; a superfície radicular também é recoberta. Uma cicatrização sem complicações aconteceu neste caso. As bolsas periodontais não podem ser mais sondadas clinicamente.

Esquerda: A radiografia um ano após a cirurgia mostra a condição óssea. O espaço do ligamento periodontal foi normalizado. Não há evidência de reabsorção óssea.

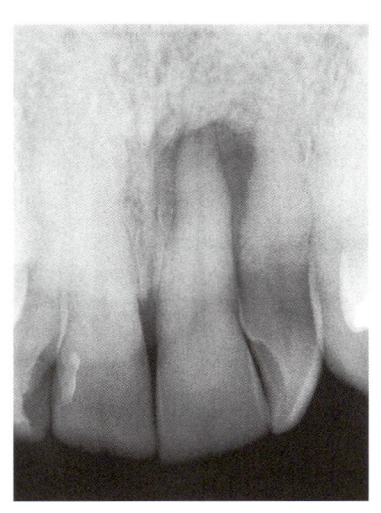

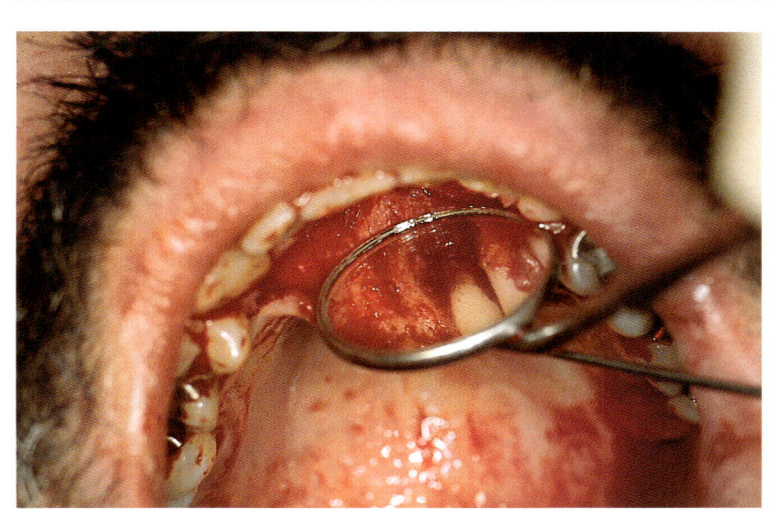

Figura 866 Bolsa palatina contígua

Neste homem de 33 anos, havia um defeito ósseo contíguo na superfície palatina da raiz do dente 21. O defeito está claramente visível após a reflexão do retalho palatino. O dente estava com vitalidade.

Esquerda: A radiografia mostra claramente a área de osteólise na região periapical do dente 21.

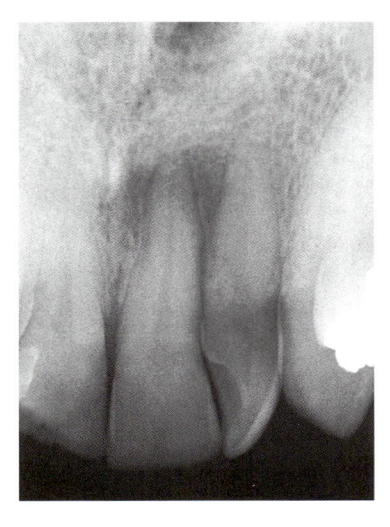

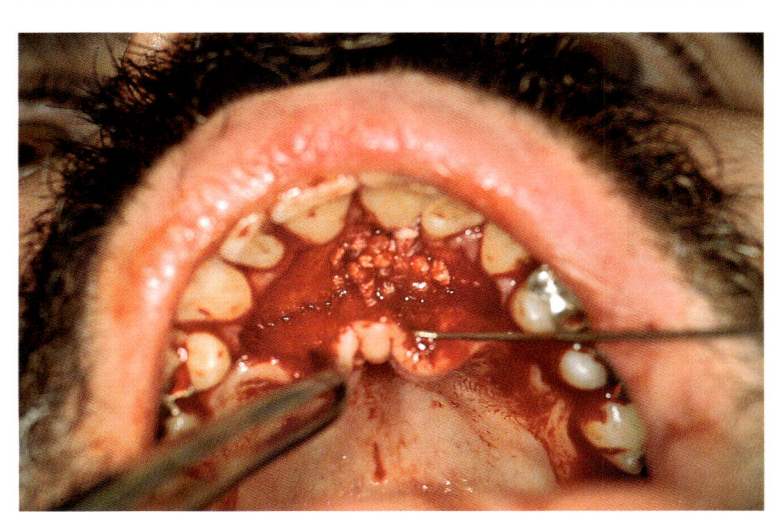

Figura 867 Resultado clínico

A partir de um acesso palatino, o defeito é completamente curetado para remover o tecido de granulação, e então é preenchido com partículas de cartilagem liofilizada. O retalho de tecido mole é reposicionado e firmemente suturado. A cicatrização ocorreu sem complicações e a visita pós-operatória de um ano mostrou condições saudáveis.

Esquerda: A radiografia mostra claramente um aumento na reestruturação óssea do antigo defeito ósseo.

Técnica de Liofilização de Sailer

O osso de costela, a cartilagem de costela ou o osso esterno são excisados de um cadáver doador (abaixo de 30 anos de idade, sem doenças infecciosas), e todo o tecido gorduroso é removido (clorofórmio/metanol 1:1 , por 48 horas à temperatura ambiente). A liofilização pode então ser realizada (congelamento - secagem por 72 horas a 25° C e pressão negativa de 10^{-2} bar), seguida de esterilização por gás (óxido de etileno, quatro horas a 37° C).

O material pode então ser armazenado indefinidamente sem qualquer problema. Antes de usar, o material deve ser reidratado por 24 horas em uma solução antibiótica de escolha (usualmente penicilina ou estreptomicina). As partículas de cartilagem liofilizada podem ser usadas diretamente, mesmo sem reidratação. Elas são simplesmente reidratadas em uma solução antibiótica imediatamente antes de serem colocadas no defeito ósseo.

Proteína Morfogenética Óssea (BPM)

A nova formação óssea pode ser acelerada com o uso de BMP (Sailer e Wolf, 1994a,b). Este fenômeno pode ser utilizado durante as tentativas cirúrgicas para corrigir defeitos ósseos. Uma combinação de cartilagem liofilizada ou osso liofilizado com BMP para o reparo de defeitos ósseos conduz a uma calcificação muito mais rápida do material transplantado.

Hidroxiapatita

Uma vez que o material estrutural básico do osso é a hidroxiapatita, é razoável supor que esse material possa também ser usado como um substituto ósseo. Contudo, é importante ter em mente que embora esse material seja bem aceito pelo osso do hospedeiro, pode-se esperar uma reabsorção do material transplantado em um maior ou menor grau, dependendo das características da hidroxiapatita implantada (tamanho da partícula, tamanho da porosidade). Dependendo do método empregado, as partículas podem ser envolvidas por uma encapsulação do tipo cicatricial, ou podem ser parcialmente penetradas por uma nova formação óssea. A hidroxiapatita implantada continua basicamente a se comportar como um corpo estranho no interior do osso. Como tal, ela deve ser considerada um local de menor resistência. A longo prazo, contudo, complicações potenciais tais como infecções podem ser esperadas. O risco será maior se o material implantado não puder permanecer imóvel no sítio implantado. Um risco particularmente temido é a possível migração do material para perto do nervo mentoniano, o que pode causar sintomas neuralgiformes.

Regeneração Tecidual Guiada (RTG) e Regeneração Óssea Guiada (ROG)

A regeneração tecidual guiada usando técnicas de barreira (membrana, lâminas de metal) é baseada no princípio de inibir a regeneração de tecido conjuntivo no interior de tecidos ósseos. Para atingir este objetivo, a ferida óssea é separada do tecido conjuntivo sobrejacente por meio de uma barreira. Pela formação de uma cavidade em forma de tenda com a membrana, um certo grau de aumento ósseo no rebordo alveolar pode ser obtido. Uma vez que o processo envolve uma nova formação de osso autógeno, uma reabsorção correspondente pode ser esperada se não houver carga. O contrário é observado em segmentos dos maxilares sujeitos à carga transmitida por implantes dentários, onde o método parece ser bem-sucedido a longo prazo.

Uso de Tecido Conjuntivo para Melhorar Contornos

Indicação

O tratamento de defeitos ósseos no processo alveolar usando tecido conjuntivo somente é possível para correções estéticas. O prognóstico de sucesso a longo prazo para o fechamento de defeito com tecido mole é ainda uma questão aberta, já que estudos de acompanhamento ainda não foram publicados. Um rebordo alveolar que recebeu aumento por meio de transplante de tecido conjuntivo não deve ser submetido à carga de origem protética. Os transplantes de tecido conjuntivo livre do palato podem ser usados para aumentar o volume do processo alveolar. A qualidade da mucosa usualmente requer um enxerto gengival livre subseqüente. Os procedimentos cirúrgicos combinados têm sido descritos, mas em nossa experiência estes não podem ser considerados procedimentos de rotina.

Traumatologia

Definição

O trauma é definido como uma destruição da integridade tecidual, cujas causas incluem:
- trauma mecânico
- trauma químico
- trauma térmico
- trauma pela radiação

Um "acidente" é definido como um efeito danoso, não-intencional e inesperado de um fator externo anormal ou de uma força no corpo humano.

Princípios Básicos

As lesões graves, ou que ameaçam a vida, situadas na boca, nos maxilares e em regiões faciais devem ser tratadas em hospital. Os traumas isolados brandos, quando quaisquer lesões que ameaçam a vida podem ser excluídas com certeza, podem ser tratados em ambulatório.

A necessidade de tratamento imediato depende da gravidade da lesão.

> **Sugestão Clínica**
> Casos de trauma devem ser tratados como emergências que requerem atenção sem haver demora.

Se as lesões ao esqueleto facial forem aparentes, lesões adicionais a outras partes do corpo devem ser excluídas com base na história médica ou por meio da requisição de outros tipos de exames. A devida atenção deve ser dada a possíveis efeitos do álcool ou outras drogas na atual condição geral do paciente, particularmente quando houver diagnóstico de distúrbios neurológicos.

História Médica

A história médica deve incluir perguntas sobre o lugar e o tempo em que aconteceu o trauma, bem como sobre as circunstâncias envolvidas. É importante averiguar se o paciente pode fornecer informações precisas sobre o acidente. Se a memória do mesmo estiver confusa e o exame por um médico for indicado (possível concussão), a informação proporcionada por terceiros é freqüentemente útil para reconstruir as circunstâncias que envolveram o acidente. A necessidade de um reforço contra tétano deve ser determinada.

Se houver lesões aos dentes, é importante determinar o tempo exato que decorreu entre o acidente e o início do tratamento. Se os dentes tiverem sido completamente luxados, o tempo em que estes estiveram fora da boca e o meio em que foram transportados são aspectos importantes no prognóstico da tentativa de reimplante dos mesmos, representando assim um papel importante no plano de tratamento. As respostas do paciente às perguntas referentes a aspectos temporais devem constar na ficha clínica. O restante da história médica e dental é obtido como descrito na seção de exame do paciente (p.6).

Coleta de Dados

Exame Extrabucal

Um exame completo e meticuloso deve ser realizado com especial atenção ao contorno dos tecidos, à sensibilidade, à oclusão, à mobilidade dentária e à formação de degrau. Comparações entre o lado esquerdo e o direito devem ser feitas ao longo do exame, de modo a interpretar corretamente desvios evidentes. A superfície da face e do crânio deve ser cuidadosamente examinada para reentrâncias, áreas sensíveis à pressão, abrasões e formação de hematoma.

Quaisquer discrepâncias evidentes entre os achados clínicos e a descrição do trauma devem ser observadas. É importante observar se as lesões percebidas correspondem ao tempo de ocorrência do acidente. Os sinais clínicos de traumas anteriores (cicatrizes) devem ser observados.

Figura 868 Inspeção após o trauma
Atenção especial deve ser dada às feridas penetrantes nos tecidos moles do lábio. Se dentes foram fraturados, é possível que haja pequenos fragmentos dentários na ferida. Outros corpos estranhos também podem ser encontrados em feridas recentes que não estão edemaciadas. O exame extrabucal é realizado sistematicamente de acordo com os esquemas da página 10.

Direita: A mesma ferida vista frontalmente.

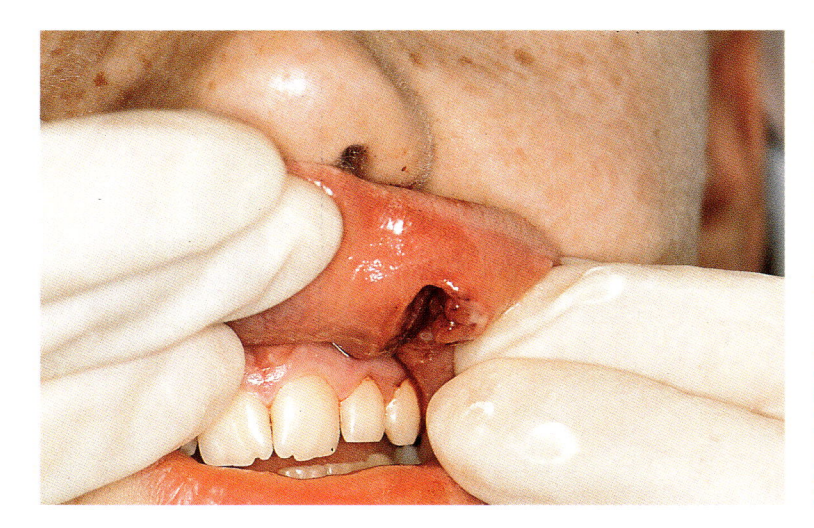

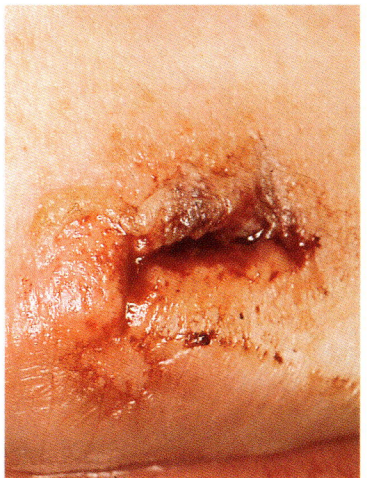

Figura 869 Exame bucal
Deve ser realizada uma inspeção sistemática da oclusão, da avaliação de mobilidade dentária, do aumento de comprimento, de contatos prematuros e de fraturas dentárias. Uma hiperemia dos tecidos moles e um alongamento dos dentes são sinais de luxação ou de fraturas dentárias, como visto aqui no dente 21.

Direita: A radiografia do dente 21 revela uma fratura transversa da raiz.

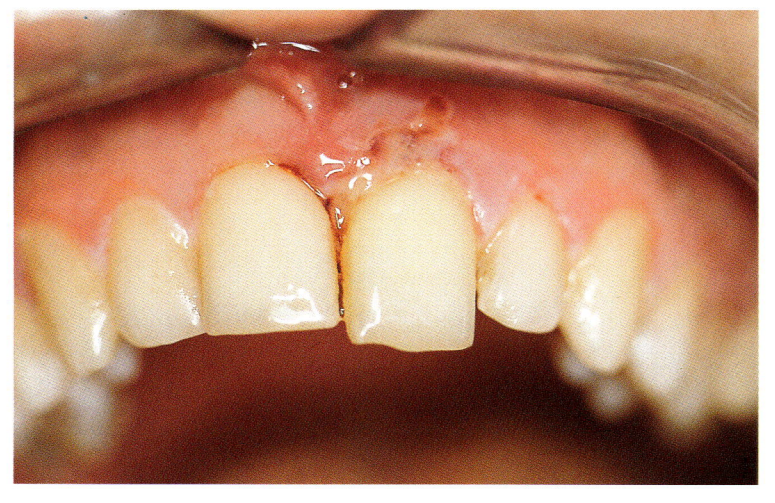

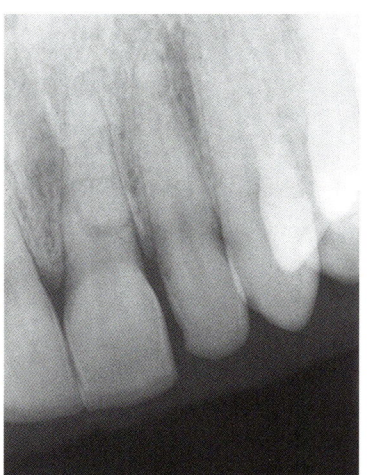

Figura 870 Contagem dos dentes
Após uma limpeza cuidadosa da área, pode-se iniciar uma inspeção clínica destas lesões múltiplas do processo alveolar. Primeiro, os dentes são contados; isto freqüentemente proporciona evidência de perda dentária. Devido a fraturas de coroas e segmentos maxilares deslocados, nem sempre existe o espaço do dente que foi avulsionado.

Direita: Em casos como este, a radiografia é uma necessidade absoluta.

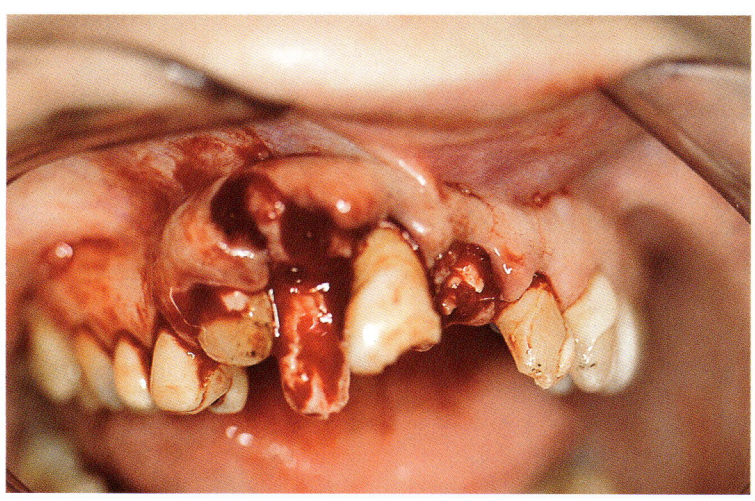

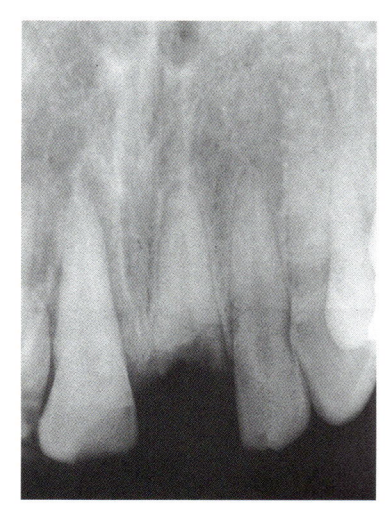

Exame Intra-oral

Em pacientes dentados, a observação da intercuspidação dos dentes proporciona um achado muito preciso que ajuda a identificar deslocamentos. São imperativas a realização de moldagens dos maxilares e a criação de uma mordida em cera para registrar a relação oclusal existente. Modelos de gesso dos maxilares são recursos importantes de documentação em casos de trauma. Em maxilares edêntulos, a prótese do paciente também poderá proporcionar informações sobre o deslocamento dos ossos dos maxilares. As próteses que tiverem sido fraturadas durante o trauma devem estar disponíveis durante o exame intra-oral.

> **Sugestão Clínica**
> Se houver suspeita de uma fratura de mandíbula, ou um distúrbio aparente no contato dentário, modelos dentários para avaliar a oclusão devem ser preparados.

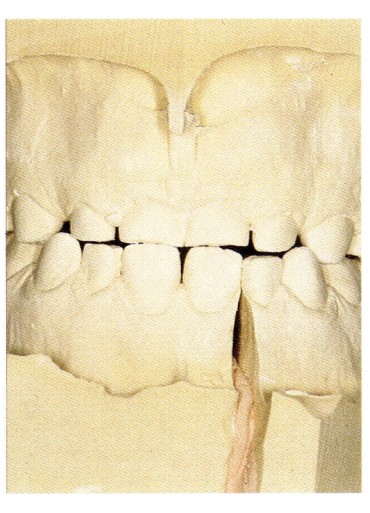

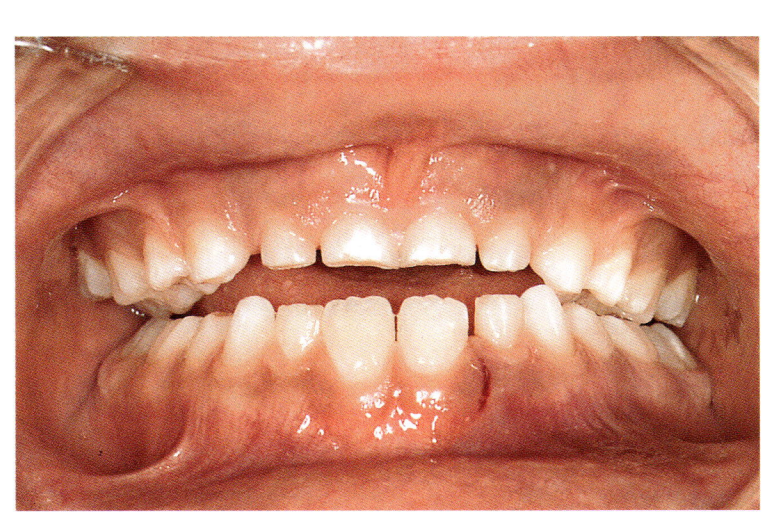

Figura 871 Distúrbio oclusal
Distúrbios oclusais não são de fácil detecção em casos de trauma, pois o paciente pode posicionar a mandíbula de modo a evitar dor. Modelos de estudo são absolutamente necessários para avaliar a oclusão. A visão clínica revela a formação de um degrau e a falsa mobilidade do dente 31 e do decíduo 72, com um contato prematuro no lado esquerdo.

Esquerda: Em pacientes com degrau oclusal, o modelo é duplicado e serrado na área fraturada. Isto permite que a oclusão correta seja identificada e restabelecida nos modelos de estudo.

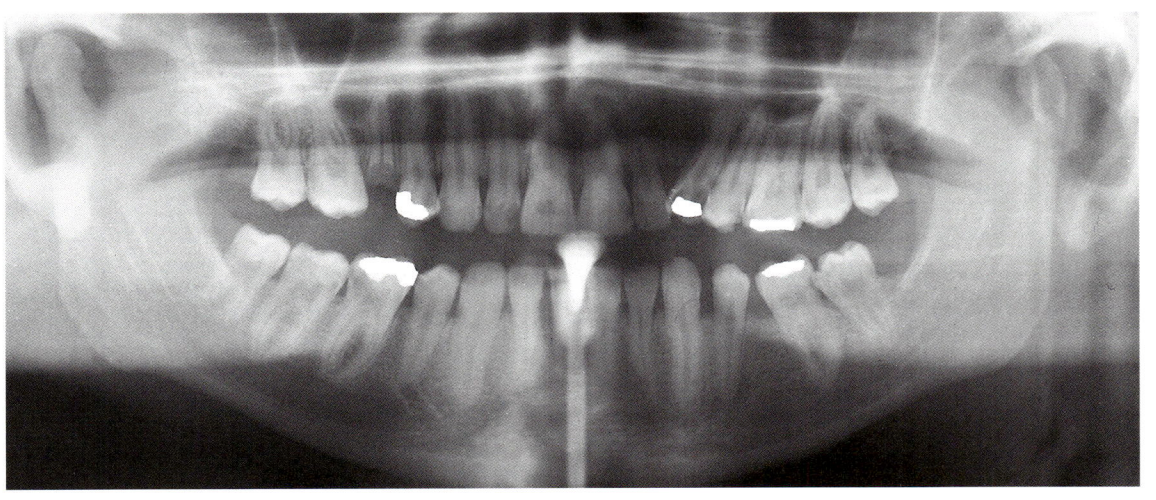

Figura 872 Radiografia panorâmica
A radiografia panorâmica é a melhor maneira de se obter uma visão geral do aparelho mastigatório. A interrupção da continuidade de estruturas ósseas pode ser detectada, bem como os deslocamentos dos eixos anatômicos, como visto aqui nesta fratura bilateral das cabeças dos côndilos mandibulares na articulação têmporo-mandibular.

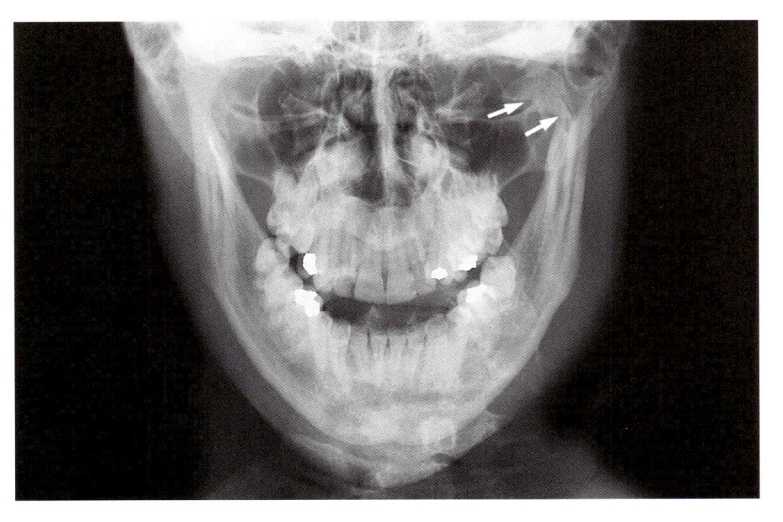

Figura 873 Radiografia pósteroanterior do crânio
O segundo plano para retratar uma lesão óssea na mandíbula é proporcionado por uma radiografia mandibular póstero-anterior, tomada com a boca em máxima abertura. Aqui o deslocamento do côndilo esquerdo em direção medial é facilmente visto (*setas*).

Exame Radiográfico

Embora uma lesão óssea freqüentemente omita sintomas clínicos, somente as radiografias podem proporcionar uma confirmação direta. A anatomia do crânio apresenta vários locais de predileção de fratura determinada por linhas características. O cirurgião-dentista ou cirurgião buco-maxilofacial deve ter um conhecimento detalhado da anatomia radiográfica dos ossos do crânio de modo a ser capaz de diagnosticar fraturas usando métodos radiográficos convencionais.

Vários princípios básicos devem ser seguidos sem falhas:
- Radiografias de um crânio com suspeita de lesão devem ser realizadas pelo menos em dois planos.
- Radiografias seletivas devem ser realizadas, dependendo da suspeita de diagnóstico (Machtens e Heuser, 1991; Dücker, 1991).
- A tomografia computadorizada (TC) proporciona informações excelentes em todos os três planos; esta pode substituir todas as outras projeções do crânio. As secções devem ser orientadas axialmente (com o paciente em posição supina) e, se possível, coronalmente também (com o paciente posicionado na posição de decúbito ventral, "de bruços"). Secções sagitais são requisitadas para uma visualização completa das articulações têmporo-mandibulares.

Figura 874 Lesão ao terço médio: radiografia ântero-posterior do crânio
Uma radiografia ântero-posterior do crânio é indicada em casos de fraturas faciais. Com essa radiografia, um olho treinado pode observar precisamente os contornos do terço médio da face. Retratada aqui (*seta*) está uma fratura do osso zigomático direito.

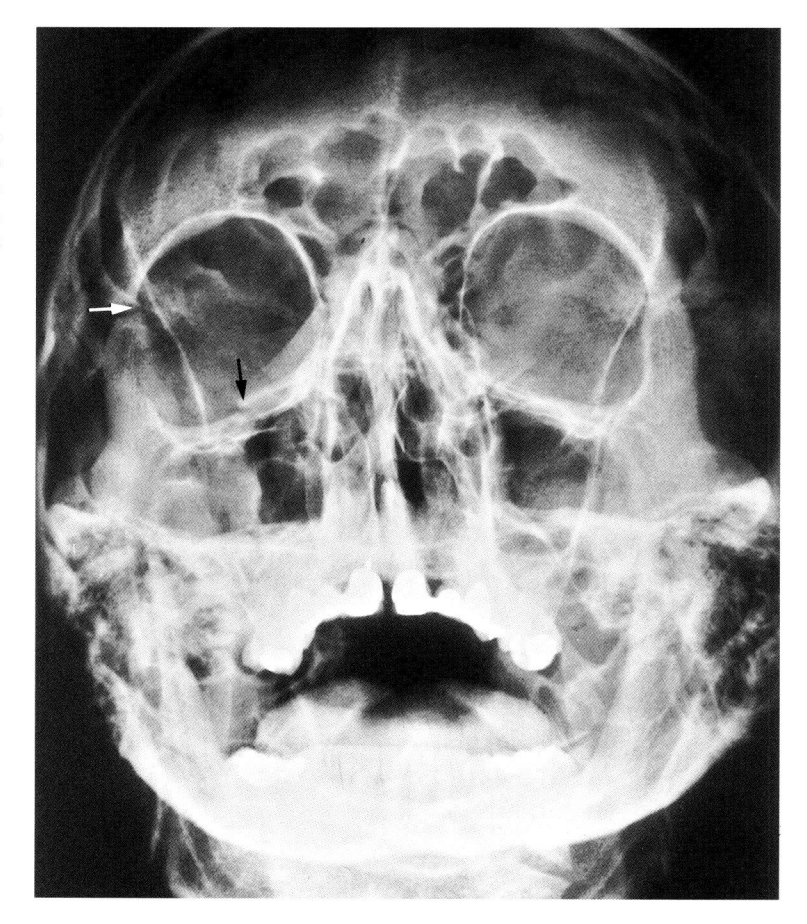

Figura 875 Fratura do terço médio da face: radiografia maxilar semi-axial
Esta projeção é especialmente útil para retratar lesões na área do terço médio facial, nas bordas laterais dos seios maxilares, no osso zigomático, no arco zigomático e nos rebordos orbitários (*setas*). Neste caso, o paciente sofreu uma fratura complexa do terço médio da face.

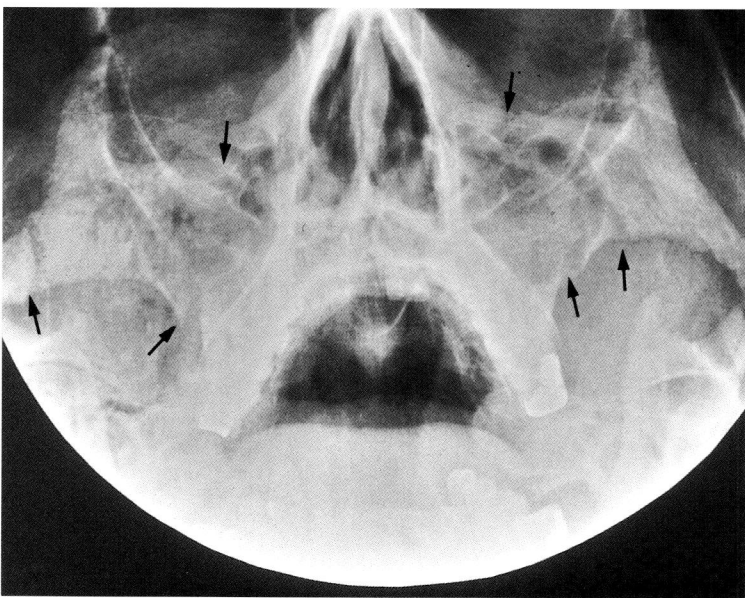

Projeções Radiográficas Básicas

Radiografia panorâmica: Filme que proporciona uma visão geral, sendo utilizado para o ramo horizontal da mandíbula e para o complexo zigomático. O mento, as articulações têmporo-mandibulares e a região média da face são difíceis de avaliar.

Projeção semi-axial do crânio: Excelente para o processo alveolar, paredes laterais do seio maxilar e regiões laterais e ventrais da órbita.

Projeção axial do crânio: Favorável para avaliar o osso zigomático, especialmente o arco zigomático.

Projeção lateral do crânio: Proporciona boas imagens da região frontal, do complexo orbitário e do processo alveolar. As fraturas nem sempre são bem visualizadas.

Vista póstero-anterior da mandíbula com máxima abertura bucal: Boa para visualizar linhas de fratura e deslocamentos no ângulo da mandíbula, no ramo ascendente e nos processos articulares, bem como nos processos musculares.

Projeção mandibular separada lateralmente: Para visualizar o ramo e o ângulo da mandíbula.

Projeções oclusais da maxila e da mandíbula: Boas para detectar linhas de fratura na região do mento e na área do canino, bem como na região da fossa canina.

Filmes periapicais intra-orais: Para visualizar lesões dentárias, fraturas radiculares e fraturas do processo alveolar.

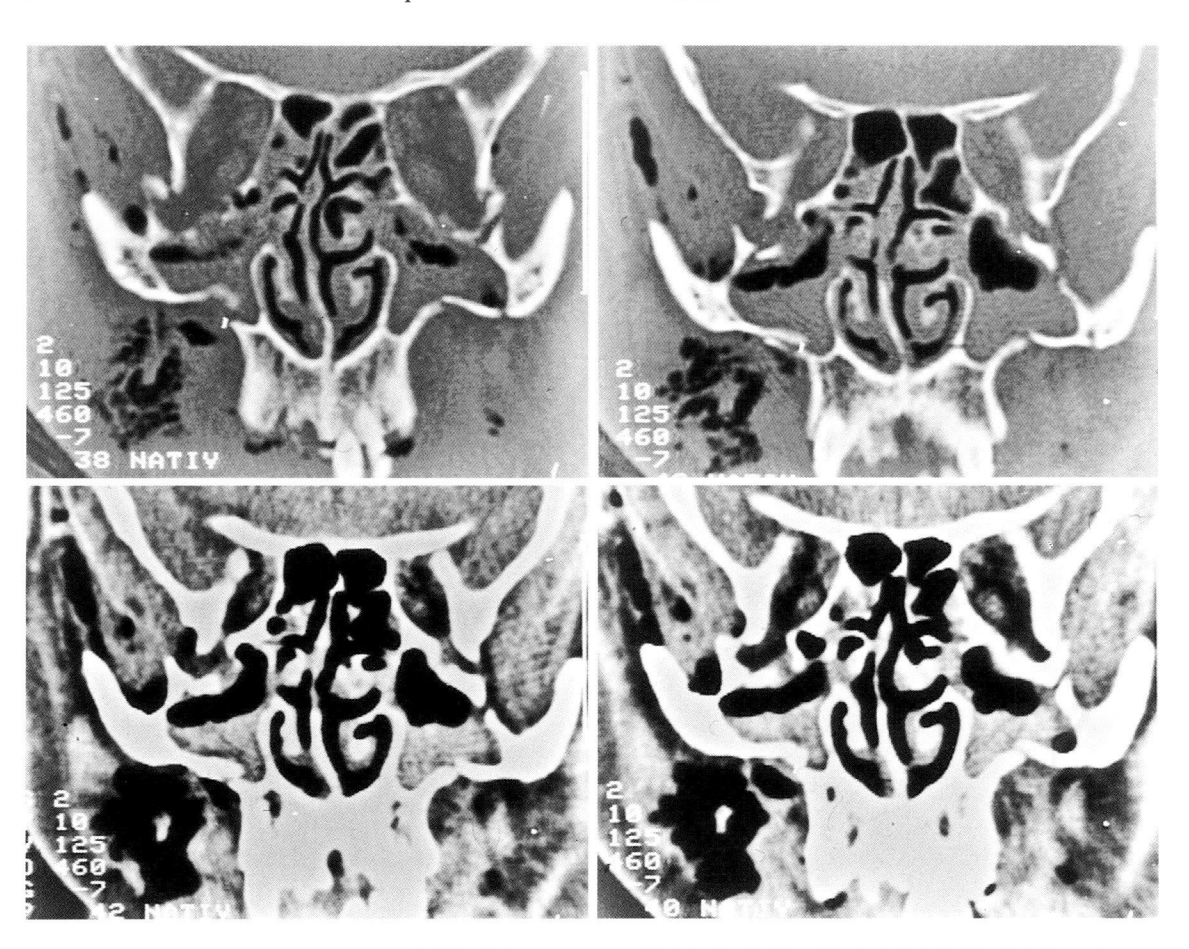

Figura 876 Tomografia computadorizada (TC)
Mudando os parâmetros de projeção, imagens especiais do osso e dos tecidos moles podem ser obtidas. As secções coronais mostram uma impressão maciça na face média, na chamada "janela óssea".

Abaixo: Janela para tecido mole. A mesma projeção da TC, desta vez mostrando os tecidos moles, revelando extenso enfisema nos tecidos da bochecha do lado esquerdo.

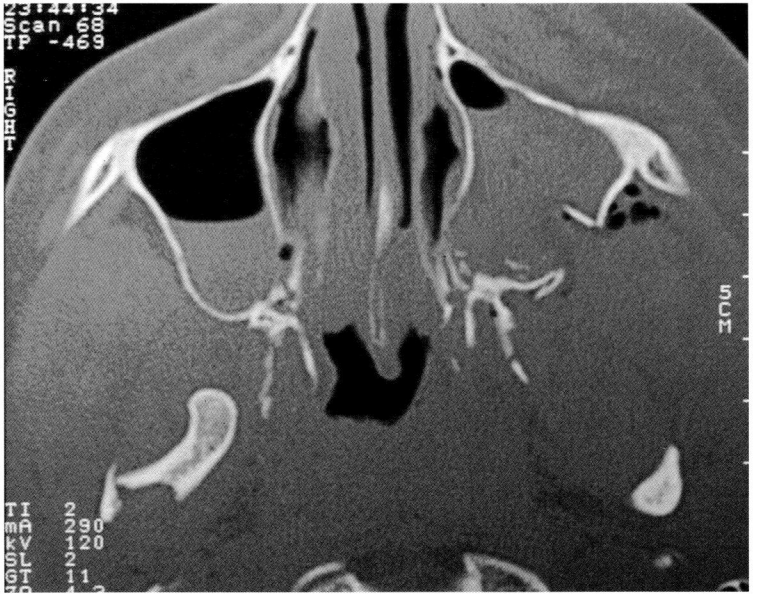

Figura 877 Tomografia computadorizada
Nos casos de lesões complexas múltiplas, somente a TC pode propiciar informações definitivas. Por exemplo, esta projeção axial mostra destruição na parede posterior do seio esquerdo, fratura na região do processo pterigóideo bilateralmente, hemorragia sinusal bilateral e maciço deslocamento do processo articular têmporo-mandibular direito.

Lesões

Lesões a Tecidos Moles

Dependendo do agente causal, os seguintes tipos de lesões a tecidos moles podem ser distinguidos:
- Feridas por ruptura ou esmagamento
- Feridas por lacerações
- Feridas cortantes
- Queimaduras cáusticas (p. ex., por contato com ácido)
- Queimaduras
- Lesões por radiação

Dependendo do tipo de destruição tecidual, os seguintes tipos de lesões podem ser distinguidos:
- Defeito por perda de tecido
- Penetração originada da cavidade bucal
- Penetração no osso
- Lesões a vasos
- Lesões a nervos (nervo facial)
- Lesões a ductos salivares (p. ex., os ductos secretores da glândula parótida e da glândula submandibular)
- Incorporação de corpos estranhos

A determinação e a definição do tipo de lesão são muito importantes para o reconhecimento da etiologia. A discrepância entre o tipo de lesão e a descrição do acidente pelo paciente pode ser de significância legal.

Lesões Dentárias

As lesões aos dentes são descritas aqui somente em termos gerais.

Os dentes são freqüentemente lesados durante trauma à região dos maxilares. Dependendo da gravidade do mesmo, os dentes podem ser diretamente afetados, especialmente na região anterior, ou indiretamente se os maxilares são forçados ao mesmo tempo. Danos ao esmalte e à dentina podem ocorrer, bem como danos à raiz dentária que não está clinicamente aparente, ou uma combinação dos dois. O exame inicial deve determinar se a câmara pulpar ainda está recoberta por tecido duro. Se a polpa tiver sido exposta, uma infecção pode progredir para o osso alveolar por meio do canal pulpar. Além de aliviar a dor do paciente em tais situações, um tratamento dentário imediato deve ser realizado. Um exame do maxilar traumatizado também deve incluir, contudo, uma avaliação da condição dos dentes individualmente. Isto é feito por meio da avaliação da oclusão, da palpação dos dentes individualmente, da avaliação de mobilidades anormais, do uso de sondas para detectar defeitos nas coroas dentárias e, finalmente, dos testes de vitalidade. Os dentes duvidosos devem ser avaliados ulteriormente com radiografias intra-orais para investigar fraturas radiculares ou presença de obturações de canais radiculares.

Lesões Ósseas

Lesões Ósseas Diretas e Indiretas

Os danos às estruturas ósseas subjacentes usualmente não ocorrem sem algum sinal de lesão aos tecidos moles sobrejacentes. Contudo, em certos locais, a fratura óssea pode ocorrer sem impacto direto.

Por esta razão, uma distinção é feita entre lesões ósseas diretas e indiretas. Um exemplo de lesão indireta ao osso é a fratura da articulação têmporo-mandibular, na qual a força exercida usualmente incide no mento e é transferida através da mandíbula para os processos articulares, onde o trauma de fato ocorre.

Deslocamentos

Com relação a lesões ósseas, o deslocamento de fragmentos usualmente ocorre em uma extensão maior ou menor. Além das forças diretas do trauma, as inserções musculares em áreas individuais dos ossos podem desempenhar um papel importante. Dependendo das ações dos músculos, uma distinção pode ser feita entre uma direção favorável ou desfavorável da linha de fratura. Quando a linha de fratura é favorável, os músculos tendem a segurar os fragmentos na sua posição normal, e quando esta é desfavorável, as ações musculares tendem a deslocar as secções de osso. Fraturas ósseas sem qualquer deslocamento e sem lesão ao periósteo são conhecidas como fraturas em galho verde. O tipo e a extensão do deslocamento têm um papel crítico na seleção do tratamento apropriado.

Fraturas Abertas e Fechadas

Uma fratura aberta é aquela em que a lesão ao tecido mole é tal que o osso é exposto ao ambiente. As fraturas abertas implicam suscetibilidade aumentada à infecção, de modo que uma cobertura antibiótica apropriada é indicada. As lesões aos tecidos orais com penetração para o local de fratura, por exemplo, via espaço do ligamento periodontal, são também referidas como fraturas abertas.

Lesão Óssea em Segmentos Maxilares Dentados ou Desdentados

As lesões ósseas nas regiões dos maxilares são também classificadas em relação ao tipo e ao grau de edentulismo. Se a oclusão entre os arcos está presente ou não, é um fator crítico para seleção do tratamento. É importante incluir as próteses removíveis do paciente na avaliação global. Estas podem usualmente ser usadas para reposicionar e estabilizar as fraturas dos maxilares.

Fratura da Articulação Têmporo-mandibular

As fraturas da articulação têmporo-mandibular usualmente ocorrem como um resultado de forças secundárias, isto é, um impacto no mento com transferência de forças para a cabeça dos côndilos. O grau de edentulismo e a posição da mandíbula quando o trauma ocorre afetam a direção da força de transmissão: o edentulismo e uma boca aberta permitem a transmissão direta de forças para as estruturas da articulação têmporo-mandibular. Entretanto, se a boca estiver fechada e houver a presença de dentes, a seqüela mais provável será uma lesão aos próprios dentes.

Achados Clínicos e Radiográficos
Clínicos:
- Feridas por ruptura ou esmagamento na região do mento
- Sensibilidade à pressão, com possível edema da articulação têmporo-mandibular afetada
- Côndilo não-palpável ou sem movimentação durante as excursões mandibulares, incluindo protrusão
- Desvio da mandíbula em direção ao lado afetado durante a abertura
- Ausência de contato oclusal no lado saudável
- Deslocamento da linha média em direção ao lado afetado

Radiográficos:
- Desvio do eixo no lado afetado
- Deslocamento do côndilo
- Linhas de fratura na mandíbula
- Desvio do eixo do processo articular

Em casos de fraturas bilaterais dos côndilos, a abertura da boca e as excursões mandibulares são, com freqüência, simetricamente inibidas pela dor na articulação têmporo-mandibular. A oclusão usualmente mostra uma posição retruída da mandíbula com uma mordida aberta anterior.

Quando ocorrem as fraturas na região da articulação têmporo-mandibular, uma lesão ao meato auditivo externo pode também ocorrer. Um trauma ou perfuração da fina fossa condilar é também possível. Quaisquer sinais ou sintomas de lesão que são difíceis de diagnosticar requerem a participação de um especialista apto durante a avaliação clínica.

> **Atenção**
> As fraturas da articulação têmporo-mandibular em crianças são freqüentemente livres de sintomas. A abertura da boca pode não estar inibida.

Luxação da ATM

Uma fixação tipo-salto de parte da articulação têmporo-mandibular em uma posição anormal é referida como luxação. A luxação da ATM pode ser unilateral, bilateral, habitual ou traumática.

> **Sugestão Clínica**
> As radiografias nunca proporcionam uma informação definitiva sobre a luxação da articulação têmporo-mandibular. Os achados clínicos são decisivos.

Luxação do Disco

Pode haver um deslocamento lateral, anterior, medial ou posterior do disco articular. A função da articulação têmporo-mandibular será, desta forma, inibida. Esta condição é usualmente unilateral, com o disco deslocado anteriormente ou algumas vezes posteriormente.

Após um tratamento dentário por longo período com o paciente em máxima abertura bucal, uma pressão prejudicial para os discos articulares pode acontecer, resultando em uma inibição do movimento funcional de translação dentro da articulação têmporo-mandibular. Somente ocorrerá um retorno da função mandibular normal quando o disco deslocado for reposicionado, sendo que isto também pode acontecer espontaneamente. Se isto acontecer repetidamente, pode haver uma distensão excessiva dos ligamentos, e uma estabilização temporária da ATM poderá ser necessária.

Luxação anterior: A limitação da abertura da mandíbula (freqüentemente pela manhã, em particular nos pacientes com bruxismo noturno e rangidos parafuncionais) pode ser dolorosa. Haverá um desvio da mandíbula em direção ao lado afetado durante a abertura da mesma e tentativas de desvio durante a translação mandibular.

Luxação posterior: O fechamento da mandíbula pode ser doloroso ou mesmo impossível, podendo haver uma ligeira mordida aberta nos segmentos posteriores. Alguma dificuldade na abertura da boca pode ser observada.

As medidas diagnósticas podem incluir radiografia (artrografia) e TC ou ressonância magnética (RM).

Lesão por Radiação

A radioterapia ainda é o tratamento de escolha para os tumores malignos na região oro-facial. Seus efeitos adversos dependem da dose de radiação que afeta os tecidos locais. Lesões duradouras e irreversíveis podem ser antecipadas para dentes, tecidos moles e osso.

Lesão Óssea

A radiação ionizante causa danos especialmente à túnica íntima dos vasos sangüíneos, e isto acarreta distúrbios circulatórios. Nos ossos da região dos maxilares, isto freqüentemente acarreta necrose (osteorradionecrose). Os processos reparativos naturais estão completamente ausentes ou demorados, e os mecanismos de defesa do hospedeiro estão debilitados. Danos irreversíveis ao osso devem ser esperados em doses maiores que 50 Gy.

Lesão aos Tecidos Moles

Os tecidos moles também são lesados pela radiação ionizante. Isto acarreta uma redução no fluxo salivar (devido à atrofia dos ácinos) e uma atrofia inflamatória da mucosa oral, algumas vezes até com ulceração (estomatite de radiação). A atividade cariogênica aumenta significativamente. Por todas estas razões, é necessário eliminar quaisquer fontes óbvias ou potenciais de infecção (focos) antes de se realizar radioterapia nas regiões da cabeça e do pescoço.

Como o tempo entre o diagnóstico de um tumor e o início da radioterapia é freqüentemente pequeno, o tratamento dentário nem sempre pode ser realizado nos segmentos afetados dos maxilares.

Nosso critério clínico para detectar focos de infecção antes da radioterapia é apresentado nas páginas 20 e 55. Medidas planejadas para o tratamento devem ser discutidas previamente com o radioterapeuta. Uma vez que este planejou o procedimento, as zonas que estarão precisamente no campo de irradiação podem ser identificadas. As técnicas modernas de radioterapia permitem uma delineação precisa do campo de radiação e a previsão da dose esperada na área afetada.

É aconselhável determinar firmemente o procedimento antes, durante e após o tratamento com radiação em cada caso individualmente. O acompanhamento a longo prazo de tais pacientes (revisão) deve ser assegurado, apesar do fato de alguns pacientes mostrarem uma cooperação insuficiente. É tarefa do cirurgião-dentista proporcionar conhecimento e compreensão bem como um sentimento de empatia para com estes pacientes, que serão as prováveis prioridades ao invés do próprio tratamento dentário.

Tratamento de Lesões aos Tecidos Moles

> **Sugestão Clínica**
> Qualquer ferida envolve um perigo de infecção. O dentista não deve esquecer a necessidade potencial de um reforço para tétano.

Lesão vascular e hemorragia: Identifique os vasos afetados e use ligadura, cauterização ou compressão manual.

Feridas penetrantes: feche camada por camada.

Corpo estranho: identifique-o usando radiografias para tecidos moles, palpação e sondagem; remoção e irrigação, seguidas de tratamento da ferida. As abrasões contaminadas da pele devem ser limpas com uma escova de cerdas duras.

Hematoma: libere o sangue aprisionado, irrigue a área, e proporcione cobertura antibiótica.

Dano nervoso ou distúrbio de sensibilidade, sensorial ou de função motora: o tratamento somente deve ser realizado por um especialista.

Lesão aos ductos salivares: drenagem; tratamento para especialista.

Defeitos teciduais: tratamento local da ferida, curativos e tratamento por especialista.

> **Sugestão Clínica**
> O debridamento deve ser limitado; os tecidos moles devem ser mantidos cuidadosamente. Não se deve excisar extensivamente as margens da ferida na região facial.

Devemos lidar com as feridas de tecidos moles somente após o tratamento definitivo de qualquer lesão óssea que possa estar presente. O aforismo é que as lesões faciais devem ser tratadas de dentro para fora.

O osso exposto deve ser coberto com gaze vaselinada, (p. ex., iodofórmio – gaze vaselinada), se não for possível recobri-lo com os tecidos moles adjacentes. Isto também pode ser usado como uma medida de primeiros socorros antes de transportar o paciente ferido.

As lesões químicas, térmicas e por radiação são discutidas separadamente, a seguir.

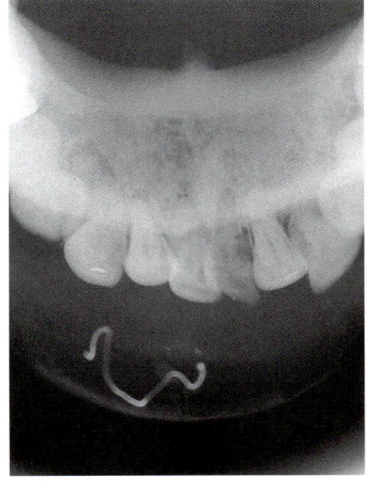

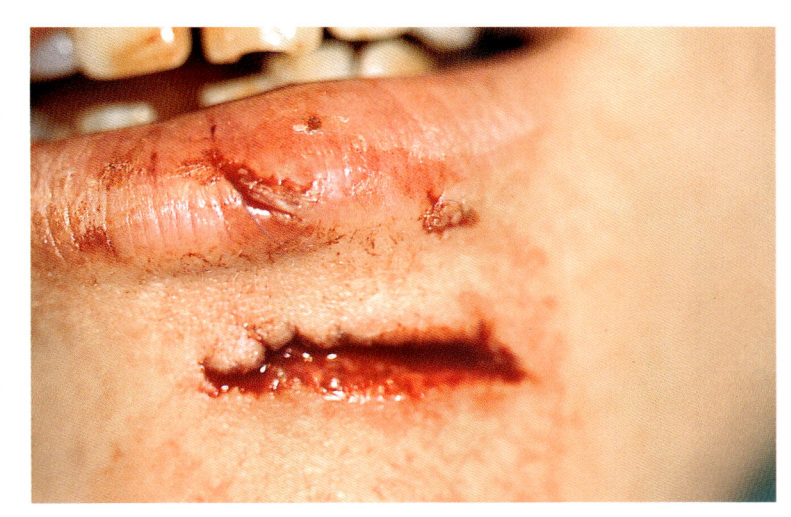

Figura 878   Lesões aos tecidos moles
Deve-se confirmar que não existam corpos estranhos alojados no interior dos tecidos moles. Particularmente em casos nos quais os pacientes tenham mordido os tecidos moles e quando dentes fraturados são evidentes, os fragmentos de esmalte podem estar alojados nesses tecidos.

Esquerda: Uma radiografia dos tecidos moles pode identificar a presença de corpos estranhos, neste caso um fragmento de arame no interior do lábio.

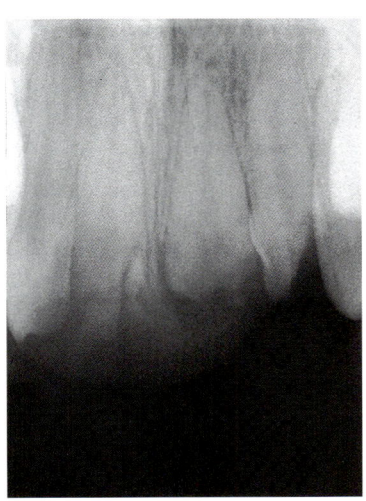

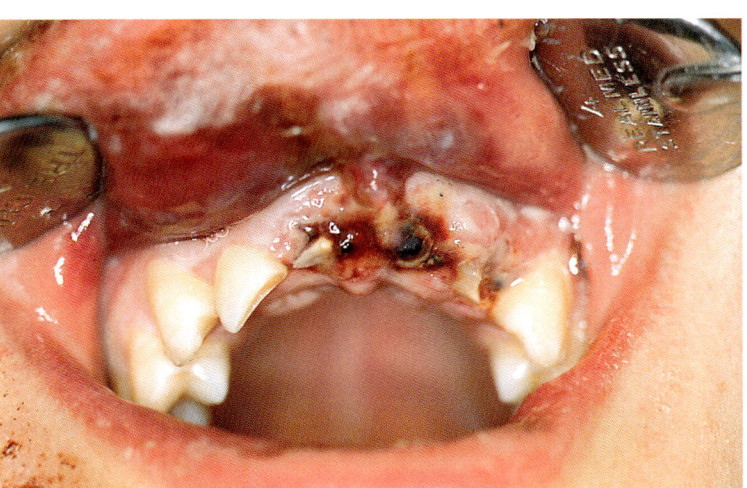

Figura 879   Hematoma
Quando um hematoma extenso estiver presente, é provável que outros danos, especialmente fraturas, estejam presentes mas não clinicamente visíveis. Observe o hematoma extenso no vestíbulo maxilar neste caso de luxação dos dentes maxilares anteriores.

Esquerda: A radiografia periapical mostra os dentes 12, 11, 21 e 22, mas não há evidência de fratura do processo alveolar.

Tratamento de Feridas

O primeiro procedimento é a limpeza cuidadosa da ferida com compressas de gaze embebidas em peróxido de hidrogênio e a desinfecção da superfície (álcool, Betadine).

O sangue coagulado e os fragmentos de tecidos são cuidadosamente eliminados, e a ferida é irrigada abundantemente.

Uma inspeção visual da ferida e uma sondagem com uma sonda romba proporcionarão informações sobre defeitos penetrantes e possíveis conexões com os seios maxilares.
Os tecidos necróticos e os corpos estranhos devem ser removidos sem excisão dos tecidos moles de recobrimento. Em casos de feridas perfurantes nos tecidos moles, os canais dessas feridas devem ser irrigados com solução salina.

O fechamento da ferida é realizado por meio de suturas por planos. Os músculos e os tecidos conjuntivos são aproximados com suturas reabsorvíveis; a pele e a mucosa podem então ser fechadas com suturas monofilamentares.

Figura 800 Corpos estranhos
Os corpos estranhos que são deixados no local usualmente levam à infecção, com sintomas de dor, edema, eritema e formação de fístula.

Direita: Este fragmento de esmalte do dente 22 foi removido do lábio superior.

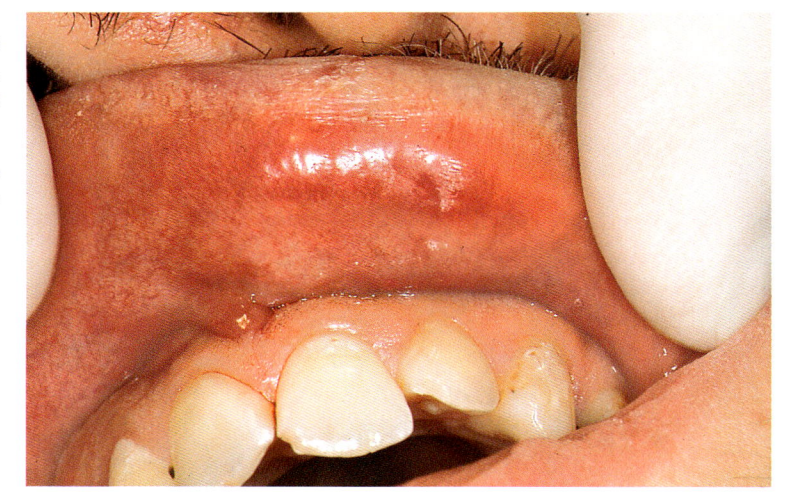

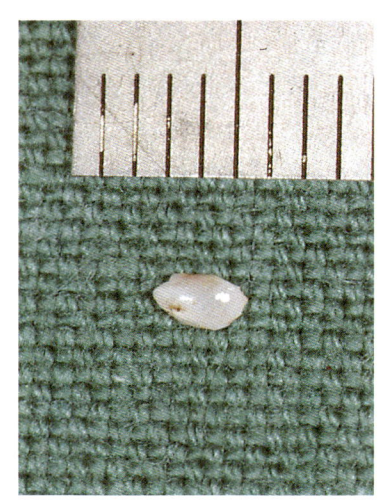

Figura 881 Tratamento da ferida
As lesões de tecidos moles são tratadas de dentro para fora. A ferida é primeiramente limpa e irrigada. A excisão das margens da ferida não deve ser realizada. Somente as áreas necróticas de tecidos moles devem ser cuidadosamente removidas. O fechamento com suturas também é realizado de dentro para fora. Os tecidos subcutâneos são aproximados primeiro, e as margens da ferida (pele e mucosa) são então cuidadosamente adaptadas e fechadas com suturas interrompidas.

Direita: O princípio de fechamento plano por plano com suturas.

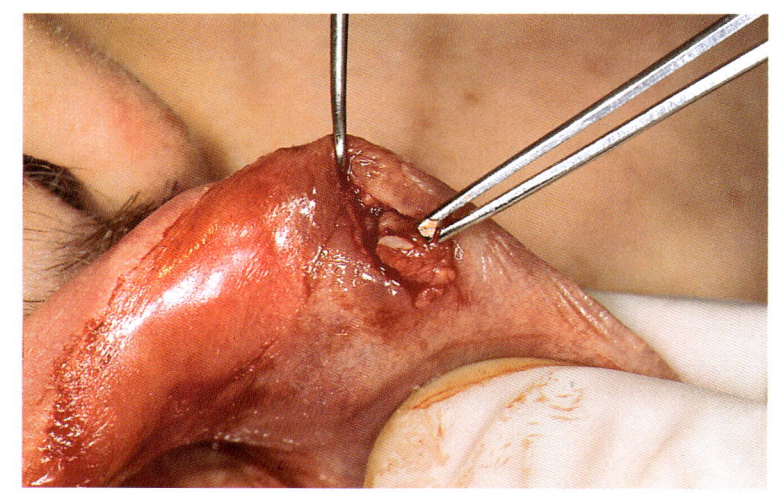

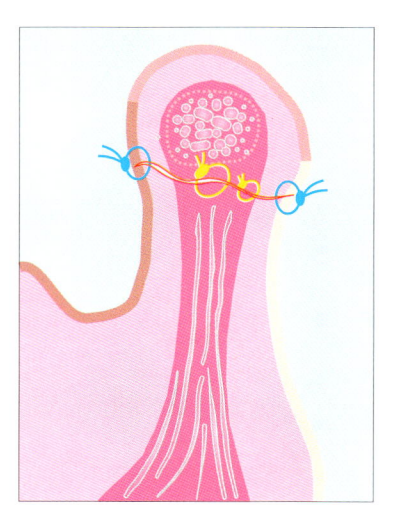

Tratamento de Lesões Dentárias

Os dentes são freqüentemente traumatizados no mesmo momento em que ocorrem as fraturas dos maxilares. Aqueles que proporcionam os cuidados imediatos primários devem, desta forma, estar atentos aos principais tratamentos potenciais para os traumatismos dentários. Um princípio muito importante é a preservação dos dentes lesados. De modo geral, os pacientes não são submetidos a um plano de tratamento completo previamente ao tratamento inicial após o trauma, e nenhuma decisão pode, desta forma, ser tomada sobre a preservação de dentes individuais. Todos os dentes lesados devem, portanto, ser preservados sempre que possível se não afetarem negativamente o tratamento cirúrgico.

Fraturas Coronárias

Sem envolvimento pulpar: tratamento imediato não é necessário.

Com exposição pulpar: capeamento pulpar direto ou tratamento endodôntico.

Fraturas Radiculares

Coronalmente à crista alveolar: tratamento endodôntico.

No interior do alvéolo: avaliar se o dente pode ser preservado e qual o prognóstico para o mesmo; possível remoção da raiz, a tratamento endodôntico em situações duvidosas.

Luxação Dentária

Muito freqüentemente, as crianças e os adolescentes é que apresentam traumatismos dentários. Em 80% dos casos, são os dentes anteriores que são traumatizados, e mais de 50% dos adolescentes sofreram algum tipo de trauma (dentes decíduos ou permanentes) antes dos 20 anos de idade (Andreasen, 1988; Hotz, 1990; Kirschner et al., 1992; von Arx, 1990; Stöckli e Ben Zur, 1994). A luxação dentária requer tratamento cirúrgico.

Luxação Parcial

Quando há uma luxação parcial, o dente deve ser reposicionado e estabilizado com um arco externo. Nenhuma tentativa deve ser feita para estabelecer uma fixação rígida, pois isto pode provocar uma reabsorção dentária. Um reposicionamento cuidadoso e lento do dente por vários minutos pode, em geral, ser realizado virtualmente sem dor. Contudo, se o dente estiver luxado palatinamente com a raiz presa contra o osso alveolar vestibular, uma habilidade considerável é necessária para reposicioná-lo. Este tipo de dente freqüentemente tem de ser ligeiramente extruído antes que possa ser adequadamente reposicionado. Se o tratamento for instituído vários dias após o trauma, o processo de cicatrização já terá começado, e haverá mais dificuldade de reposicionar o dente. A anestesia local é normalmente requerida para estas tentativas de reposicionamento, e o fórceps deve ser aplicado com uma força controlada.

Reposicionamento e Reimplantação

Os dentes decíduos nunca devem ser reimplantados. O prognóstico para tais dentes é extremamente duvidoso, e o perigo de lesão a um germe de dente permanente é muito grande. Os dentes decíduos parcialmente luxados usualmente retornam para uma posição vertical espontaneamente, devido à pressão do lábio e da língua. Os dentes decíduos que tiverem sido deslocados axialmente quase sempre reerupcionam após vários dias ou semanas.

Prognóstico para Dentes Luxados

Os seguintes fatores são importantes para um tratamento bem-sucedido, que é definido como um processo de cicatrização que ocorre sem complicações e um dente que pode receber carga fisiológica novamente (Andreasen, 1988; Barbakow e Imfeld, 1980):

Espaço de tempo fora da boca: a reabsorção de dentes reimplantados é mais provável de ocorrer se o dente tiver permanecido fora da boca em um ambiente seco por mais de 30 minutos.

Ligamento periodontal intacto: não usar métodos agressivos para limpar o dente.

Endodontia: a obturação de canal imediata aumenta a taxa de reabsorção.

Pasta de hidróxido de cálcio: pode proteger os tecidos periodontais periapicais, e pode ser aplicada ligeiramente mais tarde.

Técnica de reposicionamento: um cuidado extremo deve ser tomado durante o processo de reimplantação. Não toque a raiz.

Fixação: o arco externo deve permitir uma mobilidade fisiológica.

A maioria dos traumas dentários ocorre entre os 8 e os 11 anos de idade (Gnoinski, 1994), que é um período crítico para o desenvolvimento do dente permanente.

O fator mais importante que afeta o sucesso a longo prazo da reimplantação dentária é se o ligamento periodontal permanece ou não intacto na raiz dentária. Se um dente estiver fora da boca por mais de 30 minutos, as chances do ligamento periodontal sobreviver são substancialmente reduzidas. Outro fator crítico para a sobrevivência das células do ligamento periodontal é o meio no qual o dente luxado foi mantido antes da reimplantação. A imersão em uma solução isotônica pode inibir significativamente a necrose periodontal e, com isso, aumentar a taxa de sucesso em casos de reimplantação. O melhor método é preservar um dente luxado em uma solução salina fisiológica; alternativamente, é melhor manter o dente na saliva ou no leite do que em qualquer ambiente seco. A situação ideal consistiria da reimplantação imediata do dente no sítio da luxação.

Indicações para a Reimplantação

Adolescentes até 18 anos de idade: Os dentes cujo desenvolvimento radicular não estiver completo têm uma grande chance de cicatrizar com a vitalidade intacta. A reimplantação para proporcionar uma solução temporária interina é sempre razoável. Contudo, o plano de tratamento a longo prazo deve ser sempre considerado. Os dentes que se tornam anquilosados freqüentemente causam defeitos ósseos desfavoráveis quando estes têm de ser removidos. Esses defeitos podem vir a ser subseqüentemente tratados, dependendo do plano de tratamento definitivo e de quaisquer considerações estéticas e funcionais. A substituição subseqüente com um implante dentário pode ser considerada.

Adultos acima de 18 anos de idade: A reimplantação bem-sucedida de um dente depende de quatro fatores principais: a capacidade regenerativa dos tipos individuais de células; a presença de infecção; uma possível anoxia tecidual pós-traumática; e medidas terapêuticas individuais, tais como reposição e fixação.

A decisão sobre a reimplantação de um dente precisa, entretanto, basear-se em uma avaliação completa de cada situação individualmente: o tipo de acidente, o fator tempo, a condição da ferida (defeitos teciduais), as condições dentárias gerais, a condição oclusal, a suscetibilidade a cáries e a cooperação por parte do paciente e de parentes.

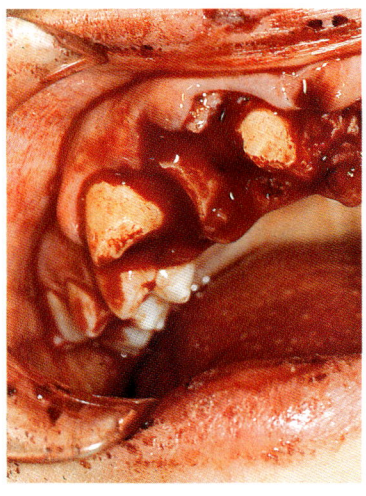

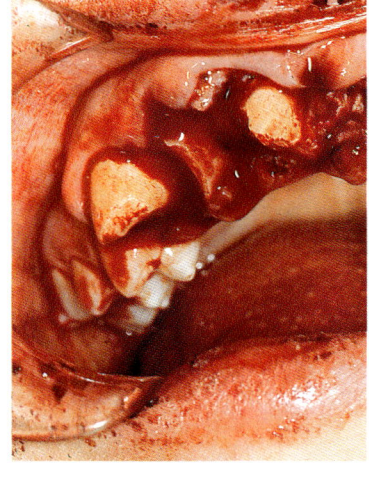

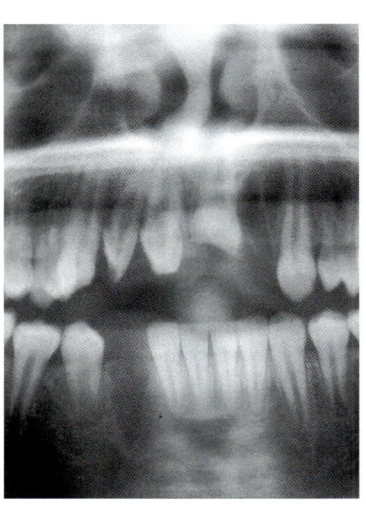

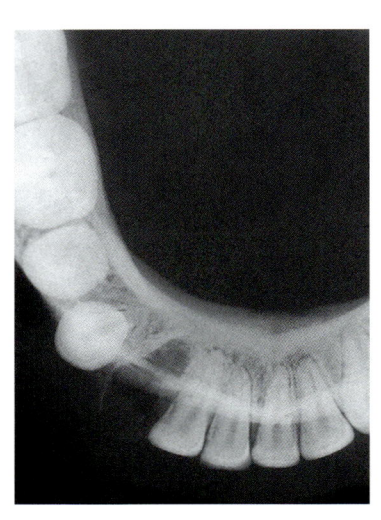

Figura 882 Indicação para reimplantação
Esquerda: Este menino de 15 anos caiu de sua bicicleta. A oclusão foi prejudicada devido ao deslocamento dos dentes na maxila direita. O paciente se apresentou para atendimento 35 minutos após o acidente, levando o dente 43 em sua mão.

Centro: Note a luxação parcial dos dentes 13, 12 e 11, a fratura das coroas dos dentes 11 e 21, e o alvéolo vazio do dente 22 e 43.

Direita: A parede alveolar vestibular do dente 43 foi preservada.

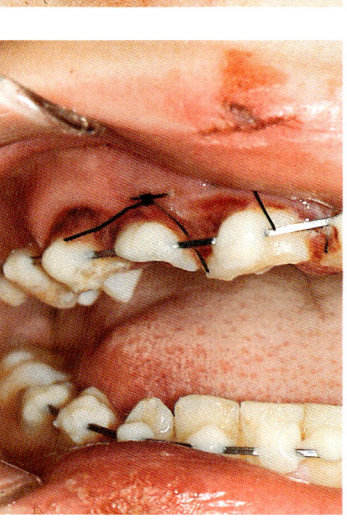

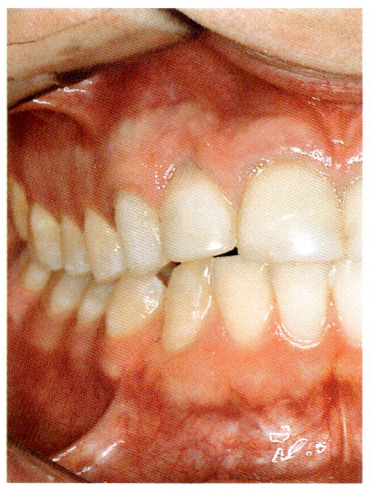

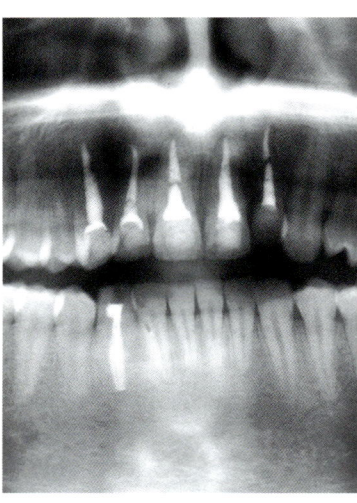

Figura 883 Evolução da cicatrização
Esquerda: Os dentes luxados foram estabilizados por duas semanas com uma barra em forma de arco cimentada externamente.

Centro: A situação quatro anos após o acidente, com as restaurações temporárias dos dentes maxilares e a reimplantação dos dentes 22 e 43.

Direita: A radiografia panorâmica quatro anos após o acidente mostra que todos os dentes foram preservados. O tratamento endodôntico teve de ser realizado durante o primeiro ano após o trauma.

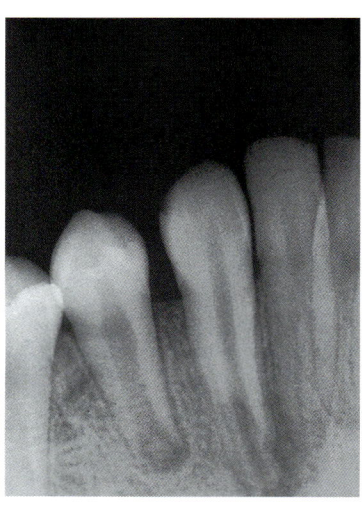

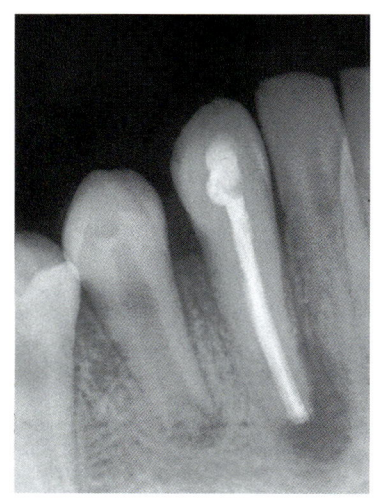

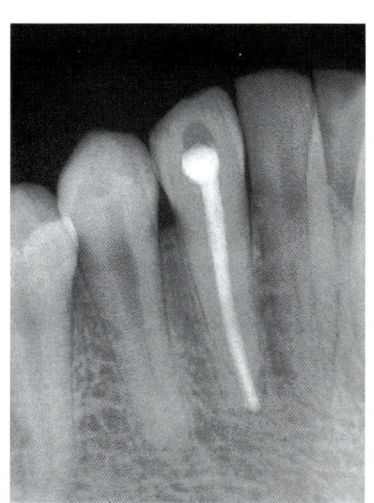

Figura 884 Evolução da cicatrização: dente 43
Esquerda: A radiografia mostra uma câmara pulpar amplamente aberta e com o espaço do ligamento periodontal alargado.

Centro: Após a colocação do hidróxido de cálcio, a terapia endodôntica foi realizada dois meses mais tarde. Após um período adicional de seis meses, uma apicectomia foi realizada devido a um trato fistuloso.

Direita: A situação quatro anos após a reimplantação, mostrando um espaço normal do ligamento periodontal, sem qualquer evidência de reabsorção radicular.

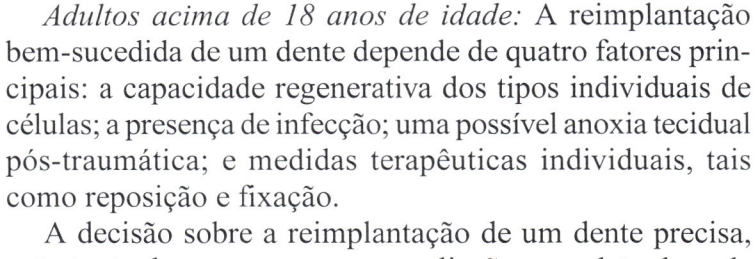

Tratamento de Lesões Dentárias

Preparações para a Reimplantação

1. A anestesia local deve ser administrada, seguida de uma limpeza cuidadosa do alvéolo, incluindo a remoção do coágulo e de quaisquer fragmentos ósseos ou corpos estranhos.
2. Limpeza cuidadosa do dente usando somente solução salina fisiológica. Não use agentes desinfetantes pois estes apresentam efeitos necrotizantes nos tecidos periodontais remanescentes.
3. Reposicionamento do dente: Dependendo da situação oclusal, o dente deve ser reposicionado manualmente em seu alvéolo.
4. Fixação: A estabilização deve permitir uma mobilidade fisiológica do dente reimplantado. Uma fixação rígida acarreta um risco de reabsorção radicular e anquilose. A fixação é mantida por duas semanas, seguida por uma liberação gradativa nos sítios individuais, e remoção completa da imobilização em quatro semanas.
5. A cobertura antibiótica sistêmica é indicada (p. 331).
6. Acompanhamento: Os sinais e os sintomas clínicos e radiográficos determinam a necessidade de medidas adicionais.

Terapia Endodôntica

Quando um dente é reimplantado, a obturação de canal nunca deve ser realizada imediatamente, pois isto reduz as chances da regeneração pulpar e da manutenção dos tecidos periodontais apicais. A terapia endodôntica é somente indicada após os primeiros sinais de necrose pulpar. Se o desenvolvimento radicular for completo, a primeira etapa da terapia endodôntica consiste na colocação da pasta de tratamento de hidróxido de cálcio. A pasta de hidróxido de cálcio atua como um irritante químico brando, induzindo processos regenerativos nos tecidos pulpares e periodontais. Informação sobre a condição da polpa pode ser obtida por achados clínicos, tais como sensibilidade à percussão ou ao calor, e radiograficamente pelo aumento do espaço do ligamento periodontal periapical, ou por osteólise indicando um processo inflamatório ou infecção. Pequenas áreas de reabsorção radicular podem ser identificadas radiograficamente após três ou quatro semanas. Se a condição é não-inflamatória, qualquer reabsorção incipiente pode ser revertida por terapia imediata, incluindo pequenos movimentos no dente e liberação da sua imobilização.

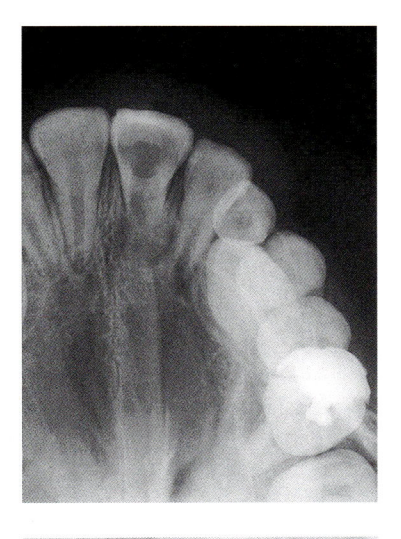

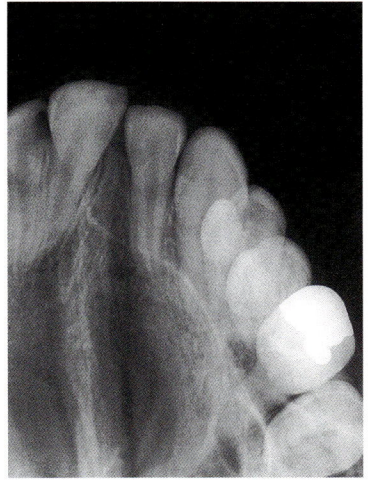

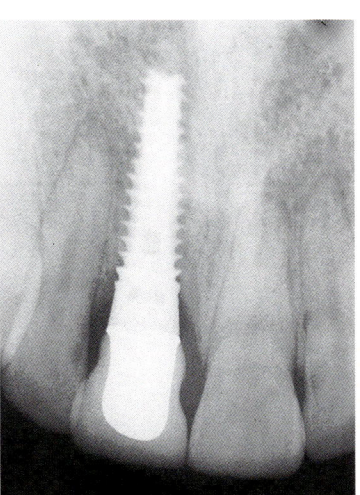

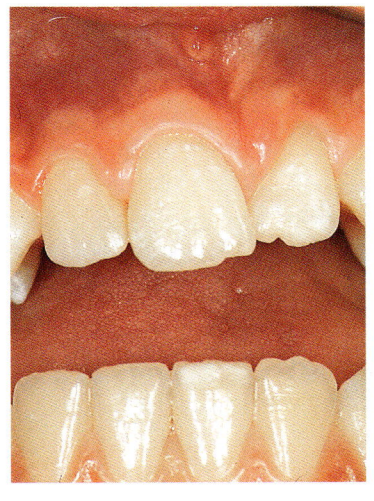

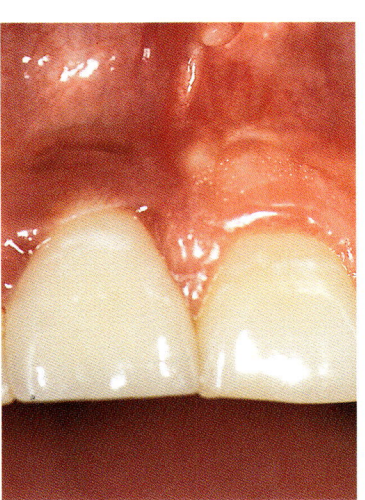

Figura 885 Alternativa para a reimplantação: fechamento do espaço

Para evitar a necessidade de uma ponte fixa convencional, podem ser consideradas as soluções alternativas de fechamento do espaço por movimento ortodôntico dos dentes adjacentes e recontorno estético da coroa, ou uma reconstrução estética. Esta abordagem requer uma avaliação ortodôntica completa e precisa.

Esquerda: Reabsorção do dente 21 reimplantado.

Centro: Aspecto radiográfico.

Direita: Aspecto clínico.

Figura 886 Alternativa para a reimplantação: implante dentário único

Este tipo de tratamento requer um plano de tratamento completo, envolvendo toda a boca.

Esquerda: Aspecto radiográfico um ano após a perda do dente 11, mostrando uma regeneração óssea.

Centro: Radiografia periapical dois anos após a colocação de um implante dentário.

Direita: Aspecto clínico dois anos após a colocação do implante.

Aspectos envolvendo Seguros de Saúde

Considerações Gerais

Nem todos os procedimentos cirúrgicos bucais são cobertos por apólices de seguro médico ou por benefícios proporcionados pelo governo (p. ex., Medicare - Medicaid). As regras das seguradoras e do governo, no que se refere ao pagamento por procedimentos de cirurgia bucal, variam amplamente de acordo com a companhia de seguro, de estado para estado, e de um país para outro, em nível internacional. Em um sentido mais amplo, o proprietário de uma "apólice de seguro para acidente" pode esperar da seguradora que ela pague por serviços prestados na área de cirurgia bucal se a "preponderância da evidência" demonstrar que esses serviços foram de fato necessários por causa de um acidente. Quando o pagamento for solicitado da seguradora, essa solicitação deve ser acompanhada de uma descrição plausível e convincente do acidente. (Heusser, 1987).

Lesões durante a Mastigação

Os dentes estão rotineiramente expostos a numerosas influências mecânicas, químicas e térmicas. Essas influências não podem se enquadrar na categoria de "incomum" nas definições de acidente de muitas seguradoras. Contudo, as fraturas de dentes que ocorrem durante a mastigação não podem ser sempre classificadas como acidentes. As ações dos dentes durante a mastigação de alimentos são intencionais e, deste modo, não incomuns. É muito comum as pessoas usarem os dentes para mastigar comida, para roer ossos ou para separar a fruta dos caroços, mas não para de fato tentar mastigar ossos, caroços ou sementes de frutas. A mordida não-intencional de uma substância dura no interior de um pedaço de alimento pode ser definida como "incomum" e, desta forma, pode ser categorizada como um acidente. Por outro lado, as seguradoras podem fazer diferenças entre danos resultantes de morder substâncias que são naturalmente parte de uma comida, e de morder substâncias incomuns ou inesperadas (Heusser, 1987). Em termos leigos, isto significa que todas as substâncias usualmente encontradas no interior ou em alimentos comuns não se qualificam como fatores incomuns no sentido de serem agentes causadores de um acidente.

Questões Adicionais

O que falar sobre as situações em que uma lesão à saúde do paciente pode ser apenas parcialmente atribuída a um acidente? E se um acidente simplesmente piorar a condição preexistente? Devem os seguros médicos e contra acidentes pagar o custo total do tratamento em tais casos? A resposta para esta questão irá variar consideravelmente de seguradora para seguradora, e certamente de país para país.

O que falar sobre as questões que se referem à remuneração por dor, sofrimento, qualidade reduzida de vida ou capacidade reduzida de gozar a vida? A responsabilidade financeira das seguradoras pode variar dependendo da gravidade das conseqüências extrínsecas de uma lesão? No que diz respeito a traumas dentários, a remuneração por dor, sofrimento, etc. pode somente ser disponível se os traumas forem consideráveis e de longa duração. Aqui, novamente, a decisão de pagar ou não pagar, bem como a escala de cobertura, pode variar consideravelmente, e qualquer condição preexistente pode desempenhar um papel importante. Defeitos dentários graves e deformidades pós-traumáticas nos maxilares que podem ser tratados de forma não satisfatória, ou até mesmo não poderem ser tratados de modo algum, podem servir como razões válidas para níveis mais altos de pagamento. O mesmo pode se aplicar para qualquer redução, relacionada com acidente, na capacidade mastigatória ou debilitação estética resultando de defeitos dentários (Wüthrich, 1987).

Em resumo: antes de prover tratamento - exceto em circunstâncias agudas - aconselha-se ao cirurgião buco-maxilo-facial esclarecer se o tratamento enquadra-se no sistema de cobertura do seguro público ou privado.

Antibióticos e Reabsorções Radiculares

Após a reimplantação de dentes luxados, um fator que pode ocasionar fracassos é a reabsorção radicular progressiva. Se o cirurgião for bem-sucedido em prevenir tal reabsorção, a cicatrização do periodonto pode ocorrer. Além de manter os tecidos moles periodontais na superfície radicular antes da implantação, o uso de antibióticos sistêmicos também parece inibir a reabsorção radicular (Hammarström *et al.*, 1986). Entretanto, se a reabsorção radicular já houver se iniciado, a terapia antibiótica não servirá para interrompê-la.

Andreasen (1993) recomendou o uso simultâneo de doxiciclina sistêmica e tópica na reimplantação dentária. Não estão disponíveis informações ou dados precisos no que se refere à escolha ideal de antibióticos, à dosagem, ou à duração de tais tratamentos. De qualquer forma, entretanto, é razoável prover uma cobertura antibiótica em casos de tentativa de reimplantação dentária.

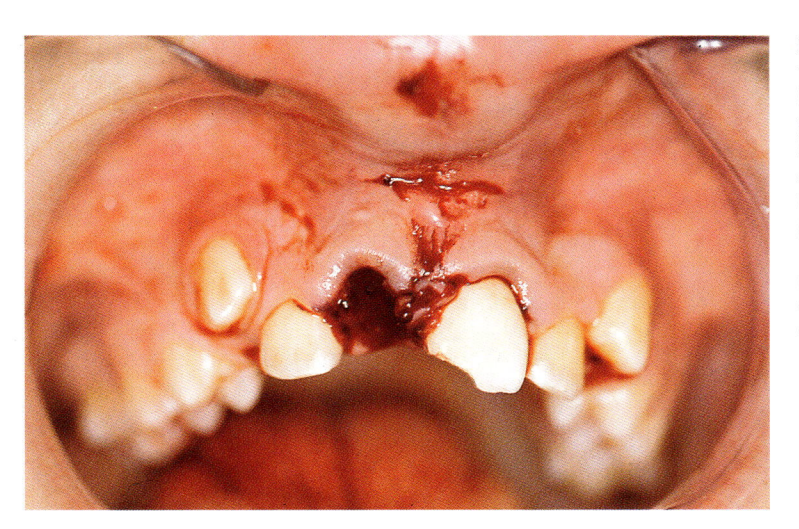

Figura 887 Luxação total do dente 11
Este menino de 14 anos caiu enquanto patinava no gelo, o que ocasionou a luxação total do dente 11 e a subluxação do dente 21, com fratura da borda incisal. O menino foi tratado depois de mais de uma hora do acidente. Ele trouxe o dente embrulhado em um pano úmido. Além de uma lesão por contusão no lábio superior, não havia outras lesões discerníveis.

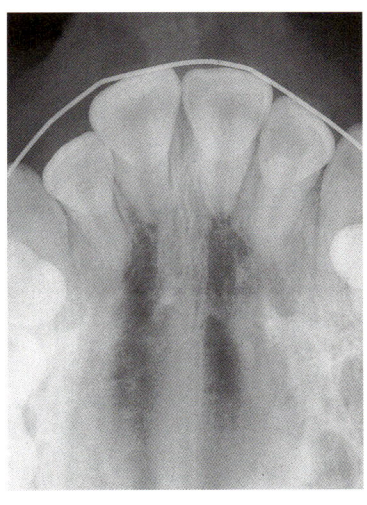

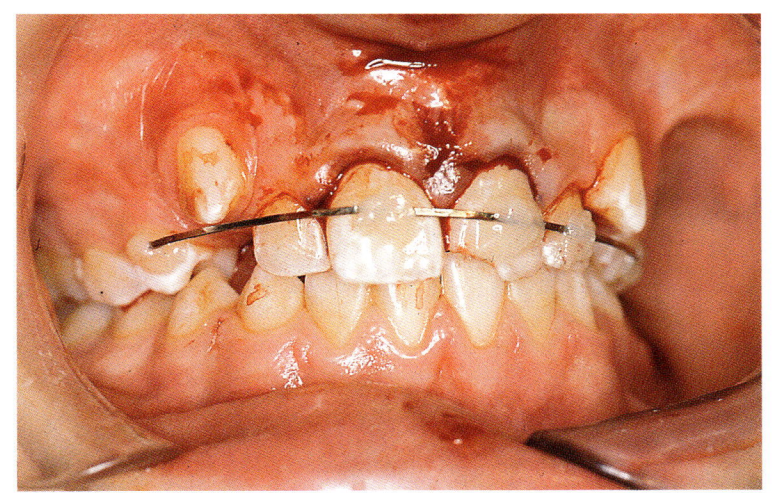

Figura 888 Preparação para a reimplantação
Após a administração de anestesia local, tanto o dente quanto o alvéolo foram cuidadosamente limpos. Usando somente pressão digital, os dentes 11 e 21 foram reposicionados de tal maneira que uma adequada relação cêntrica foi conseguida. Uma barra em arco foi formada com o uso de um modelo retangular, e fixada com cimento no dente 14 até o 24.

Esquerda: Radiografia tomada imediatamente após a aplicação da imobilização. Observe que o desenvolvimento apical radicular ainda não está completo.

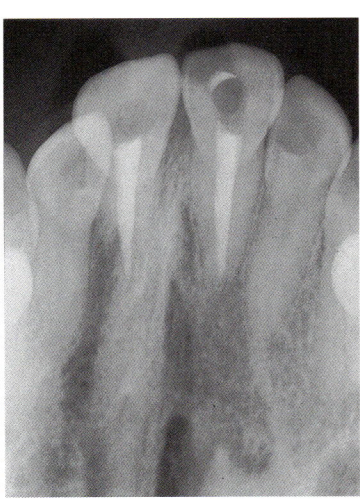

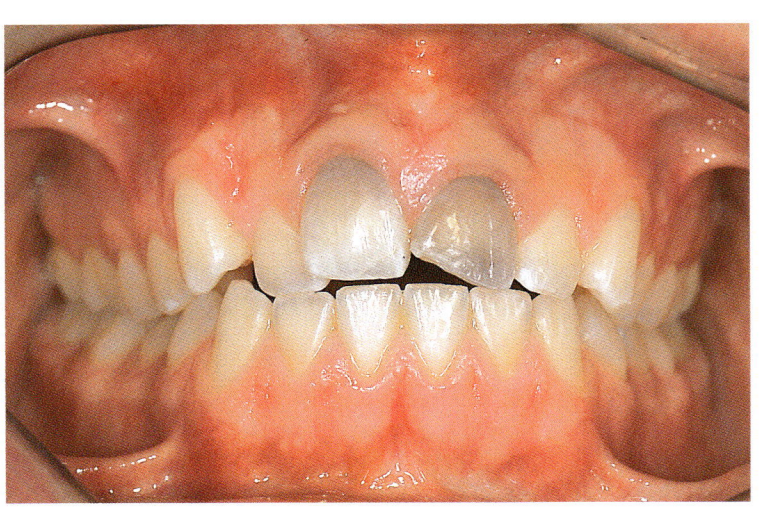

Figura 889 Evolução clínica
Dez dias após o acidente, as polpas dos dentes 11 e 21 foram abertas e tratadas com hidróxido de cálcio. As obturações permanentes dos canais de ambos os dentes foram realizadas quatro meses mais tarde. A fotografia clínica mostra um escurecimento severo de ambos os dentes, que podem ser referidos como "provisórios naturais".

Esquerda: A radiografia mostra uma reabsorção avançada das raízes dentárias. Foi possível manter os dentes do paciente até a idade de 20 anos, quando foi planejado o tratamento definitivo.

Splints de Fixação

A fixação de dentes reimplantados e luxados deve permitir um certo grau de mobilidade fisiológica. Com este objetivo, a cimentação externa de um fio em arco ou um guia de acrílico feito sob medida podem ser usados se a situação oclusal permitir (espaço suficiente no aspecto palatino).

Atenção
A manipulação de dentes decíduos pode causar dano subseqüente aos dentes permanentes. Quando os dentes decíduos sofrem trauma, exames periódicos devem ser realizados até o período de erupção dos dentes permanentes, de modo a avaliar qualquer possível conseqüência do trauma.

Sugestão Clínica
Um arco externo fixado com amarrias de fio não é indicado para a fixação de dentes reimplantados, visto que estas tracionam o arco marginalmente, e se a amarria de metal é reforçada com acrílico, este produz uma fixação rígida. Um arco externo deste tipo deve somente ser usado para fixação em casos de fratura do processo alveolar.

Figura 890 Instrumentos e materiais para preparar uma imobilização cimentada
Gel ácido para condicionamento do esmalte, resina fotopolimerizável, fio retangular, espátula para cimento, pinças com ponta, cortador lateral e calcador.

Direita: A fotografia clínica mostra que os dentes 21 e 22 foram luxados.

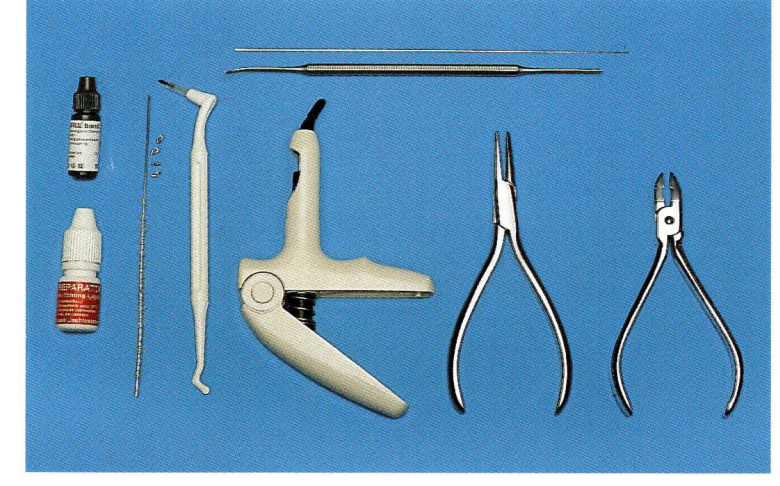

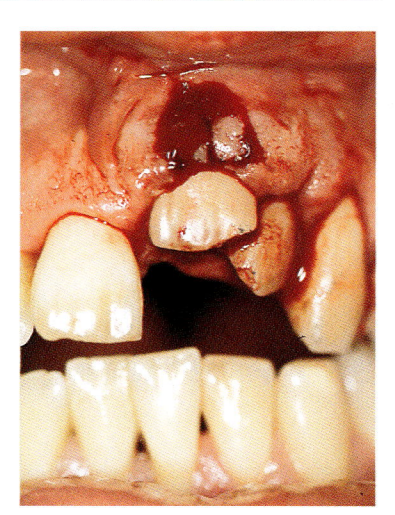

Figura 891 Procedimento clínico
O fio em arco é adaptado livre de tensão à superfície vestibular dos dentes, os quais são então preparados para receber a imobilização pelo condicionamento das superfícies do esmalte limpo e seco. As áreas de fixação nos dentes e no *splint* são pinceladas com resina composta. A polimerização da resina para fixar o *splint* é iniciada nos dentes saudáveis.

Direita: Os dentes luxados são reposicionados com pressão digital, e então fixados ao *splint*.

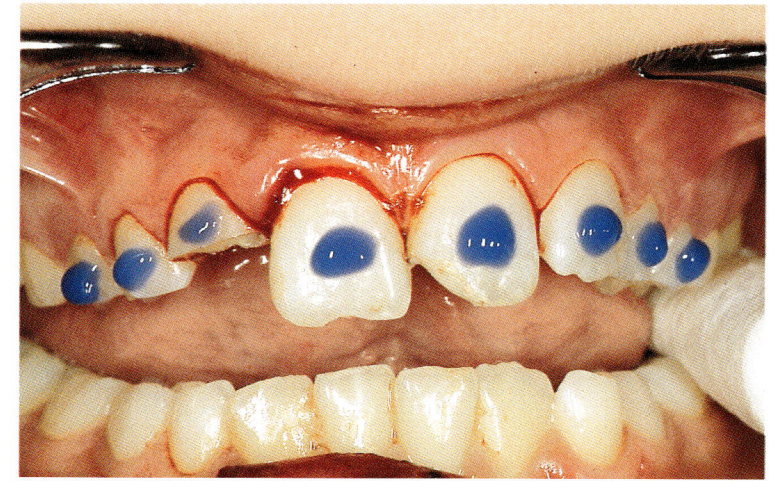

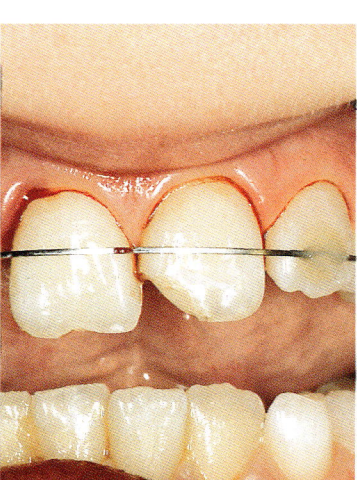

Figura 892 Remoção do *splint*
Após aproximadamente três semanas, o cortador lateral pode ser usado para liberar os blocos de resina do fio, e um disco abrasivo rotatório pode então ser usado para remover qualquer resina remanescente da superfície dos dentes.

Direita: As superfícies do dentes também devem ser cuidadosamente polidas.

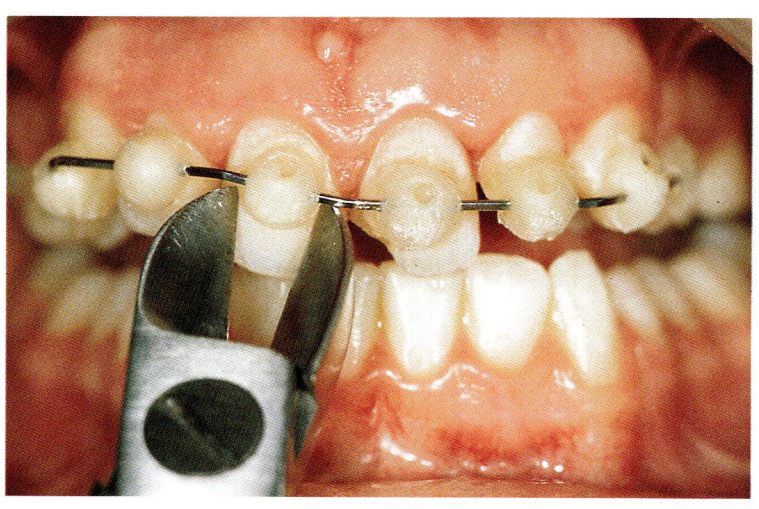

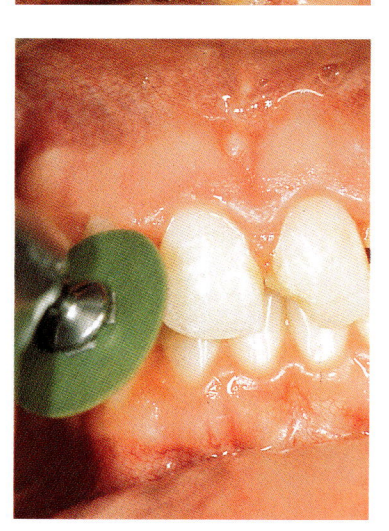

Tratamento de Fraturas Ósseas

O tratamento de fraturas complexas da maxila e da mandíbula, incluindo Le Fort I, II III, e de fraturas múltiplas deve ser realizado por um cirurgião buco-maxilo-facial. As abordagens dos tratamentos contemporâneos consistem de um tratamento primário com reconstrução do esqueleto facial em todas as três dimensões (Rowe e Williams, 1984; Sailer e Grätz, 1991; Schuchardt, 1966). Um tratamento deste tipo nunca deverá ser prestado em base ambulatorial na prática privada.

Fraturas Maxilares

As fraturas maxilares são classificadas de acordo com a região facial afetada:

- Fraturas centrais do terço médio da face: Le Fort I, II, III.
- Fraturas laterais do terço médio da face: osso zigomático, arco zigomático e combinações.
- As fraturas do terço médio da face são freqüentemente fraturas complexas. O diagnóstico deve ser preciso e completo.

Sugestão Clínica
As fraturas da maxila são usualmente complexas, e devem ser tratadas somente por especialistas.

Fraturas do Processo Alveolar

Mesmo em adultos, os dentes luxados devem ser mantidos o maior tempo possível até que a linha de fratura tenha cicatrizado. A reimplantação dos dentes torna mais fácil o reposicionamento dos fragmentos ósseos e sua fixação na posição original. No caso de fraturas isoladas do processo alveolar, a fixação intermaxilar não é necessária. Para a imobilização de fraturas do processo alveolar, é indicada uma barra em arco fixada aos dentes com cimento ou amarrias com fio. Em casos individuais, pode ser necessário realizar a redução aberta da fratura e a fixação com miniplacas e parafusos.

A habilidade para mastigar será restrita, e uma dieta mole será indicada por um período de três semanas. O paciente deverá ser examinado semanalmente, de modo que qualquer infecção dos dentes remanescentes poderá ser identificada e tratada.

Fraturas Mandibulares

Localização
As fraturas mandibulares são classificadas de acordo com as linhas de fratura de localização típica, como mostrado na figura 893.

1. Fratura no segmento anterior. O músculo genioglosso tende a deslocar o segmento fraturado dorsalmente.
2. Fratura na região do canino (raiz longa).
3. Fratura do ramo horizontal. O músculo miloióideo tende a deslocar o segmento fraturado medialmente.
4. Fratura do ângulo da mandíbula. O deslocamento pode ser causado pelo músculo masseter, pelo músculo temporal, ou pelo músculo pterigóideo medial (fig. 896)
5. Fratura do ramo ascendente entre o ângulo mandibular e a incisura sigmóide (semilunar). O deslocamento ocorrerá devido a uma tração do músculo masseter, do pterigóideo medial e do músculo temporal.
6. Fratura do processo articular. O músculo pterigóideo lateral deslocar-se-á medialmente.
7. Fratura do processo coronóide. Deslocamento pelo músculo temporal.

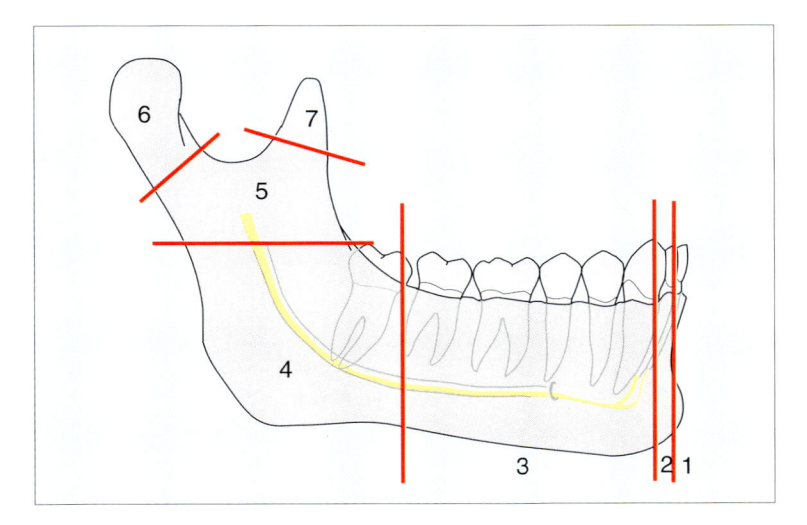

Figura 893 Classificação das fraturas mandibulares: localização

1 Região anterior
2 Região canina
3 Ramo horizontal
4 Ângulo da mandíbula
5 Ramo ascendente
6 Processo articular
7 Processo coronóide

Tipo de Fratura

O tipo de fratura envolvido também é classificado. Este depende do tipo e da direção da força de impacto aplicada (contusa, rígida, rápida, lenta).

F1   Fratura simples com ou sem deslocamento. Usualmente fácil de reduzir manualmente.

F2   Fraturas múltiplas. Dependendo do tipo de deslocamento, uma simples redução manual pode ser suficiente, ou pode ser necessária a redução dos fragmentos por meio de cirurgia aberta.

F3   Fraturas cominutivas, com numerosas linhas de fratura e fragmentos ósseos isolados. Este tipo de fratura precisa ser tratado cirurgicamente para redução e fixação.

F4   Múltiplas linhas de fratura com perda de substância e falta de continuidade. Estas são fraturas complexas que requerem uma ampla reconstrução.

Critérios Adicionais

Oclusão:
- 0 = sem distúrbio oclusal;
- 1 = contatos dentários maxilo/mandibulares estão alterados;
- 2 = mandíbula edêntula.

Tecidos moles:
- 1 = rompimento da mucosa até a linha da fratura;
- 2 = rompimento ou ferida por esmagamento externamente, até a linha de fratura;
- 3 = combinação de 1 e 2;
- 4 = defeitos em tecido mole até o osso; fechamento primário não é possível.

Figura 894 Tipos de deslocamento de fragmentos
F1   Fratura simples
F2   Fratura composta

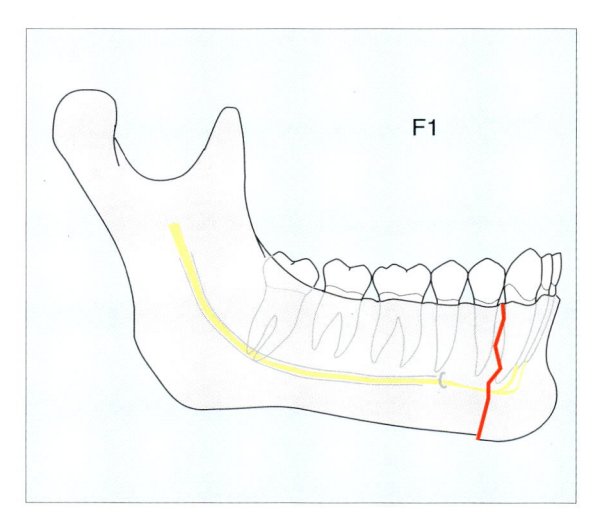

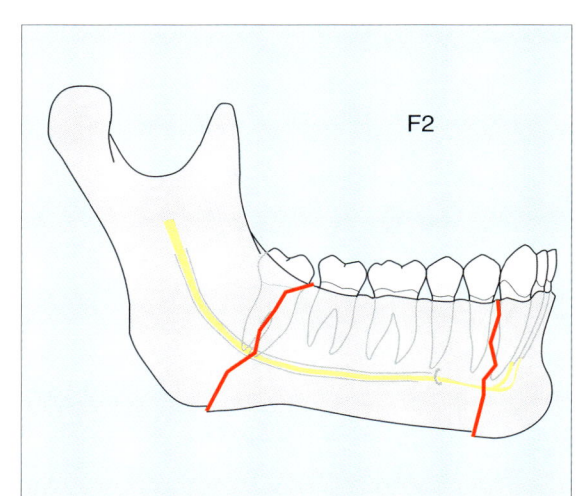

Figura 895 Tipos de deslocamento de fragmentos
F3   Fratura composta e cominuta
F4   Fratura com defeito

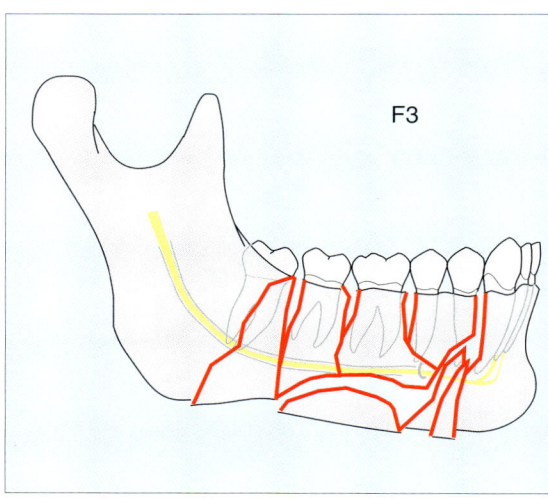

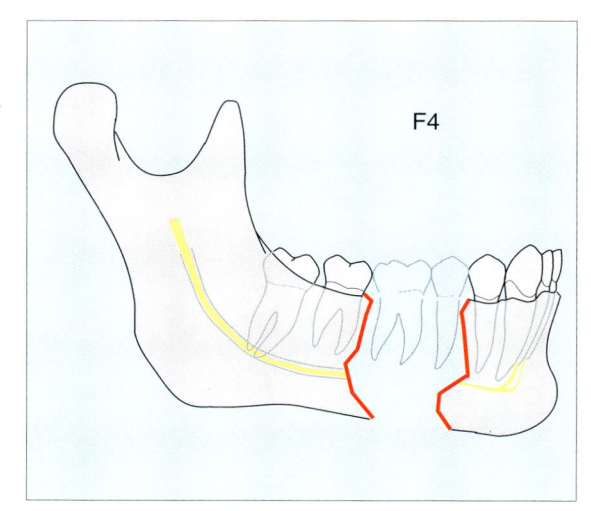

Tratamento Cirúrgico (Aberto) de Fratura com Osteossíntese

Sempre devem ser consideradas a redução cirúrgica e a fixação de fragmentos ósseos com o uso de placas e parafusos (Hardt, 1986; Schmoker *et al.*, 1983). O tratamento é realizado em pacientes internados, mas a fixação intermaxilar pós-operatória com freqüência não é necessária.

Tratamento Conservador de Fratura

Isto usualmente envolve uma redução manual, com estabilização por meio de fixação intermaxilar. Pelo menos metade do arco maxilar deve estar intacta, já que este serve como base para a estabilização da mandíbula. Se a maxila estiver com mobilidade, a imobilização também pode ser conseguida com fixação interesqueletal ao redor de um arco zigomático intacto ou de outra estrutura óssea intacta do esqueleto facial. Entretanto, estes procedimentos geralmente requerem anestesia geral.

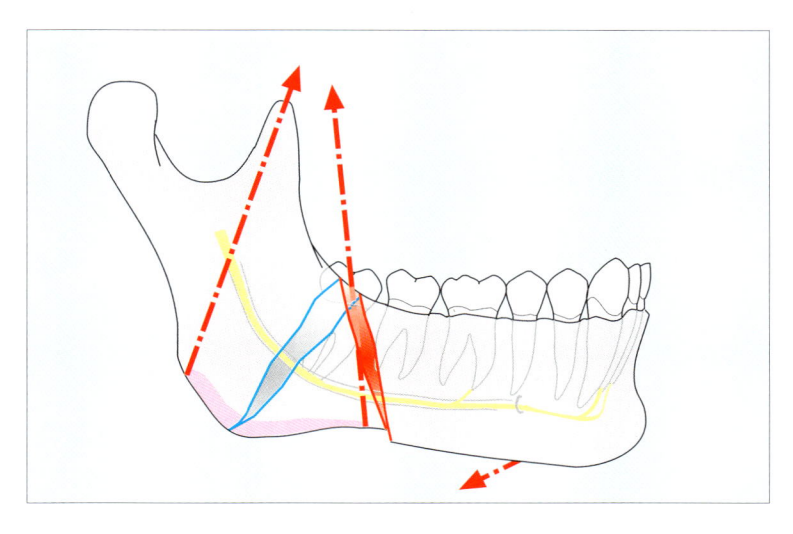

Figura 896 Fratura no ângulo da mandíbula: tração muscular
Dependendo da localização da linha de fratura, os fragmentos ósseos serão deslocados ou reduzidos por tração do músculo masseter e do pterigóideo medial, bem como do músculo temporal e dos músculos do assoalho da boca.
Vermelho: Linhas de fratura favoráveis.
Azul: Linhas de fratura desfavoráveis.

Critérios para Avaliar Tratamentos Potenciais

O estabelecimento de regras absolutas de tratamento não é possível quando da seleção tanto de métodos cirúrgicos ou conservadores. As vantagens e as desvantagens devem ser consideradas em cada caso.

	Conservador	Osteossíntese		Conservador	Osteossíntese
Dentados	X		Fraturas abertas	X	X
Edêntulos		X			
Oclusão estável	X		Fraturas fechadas	X	
Distúrbio oclusal, formação de degrau	X	X			
			Dente em linha de fratura	X	X
Deslocamento simples, reduzível manualmente	X		Germe dentário na linha de fratura	X	
Formação de fragmentos, defeitos		X	Fraturas no arco dentário	X	
Linha de fratura favorável	X				
Linha de fratura desfavorável		X	Fraturas fora do arco dentário	X	X

Estabilização Intermaxilar (Tratamento Conservador)

Usando modelos como um guia, a redução manual e a fixação intermaxilar proporcionam uma estabilização quase rígida dos fragmentos ósseos em pacientes dentados. A cicatrização da fratura demora de três a quatro semanas.

Com a fixação intermaxilar em posição, uma higiene oral adequada é difícil. Apesar disso, medidas intensivas de higiene devem ser observadas.

> **Sugestão Clínica**
> As medidas de tratamento dentário de emergência (p. ex., tratamento endodôntico, tratamento para fraturas de raízes) devem ser realizadas antes da terapia com contenções. O paciente deve ser informado sobre os métodos potenciais do tratamento conservador bem como do tratamento cirúrgico para a fratura.

Ainda que a fixação intermaxilar sobreestendida por períodos de tempo não seja necessária para a osteossíntese, em situações de fraturas simples o tratamento mais conservador deve ser considerado. Isto deve ser observado como o tratamento de escolha.

> **Sugestão Clínica**
> Os pacientes que são tratados com fixação intermaxilar completa devem ser aconselhados a permanecer em casa (sem atividade de trabalho) durante todo este período.

Nutrição durante a Fixação Intermaxilar

Um problema importante para os pacientes com fixação intermaxilar é a sua nutrição (Perko, 1966; Spiessl, 1975). Os problemas associados incluem a falta de higiene com as feridas bucais e a ingestão de uma nutrição apropriada qualitativa e quantitativamente. Em pacientes com a dentição completa, ingerir alimentos suficientes é especialmente difícil durante o período de fixação intermaxilar. Xícaras e canudos especiais usados lateralmente aos arcos dentários permitem a ingestão de dietas líquidas.

Apesar disso, somente uma quantidade limitada de alimentos por refeição pode ser ingerida e, por conseguinte, uma alimentação adicional entre as refeições é necessária.

O paciente deve ser informado sobre a mudança necessária para uma dieta líquida, e também devem ser dadas informações sobre uma dieta balanceada.

Se as feridas cirúrgicas estiverem expostas na cavidade bucal, somente uma dieta pura em líquidos deve ser ingerida no primeiro dia de pós-operatório: chá, café, água mineral, sucos de frutas e caldos.

Substâncias pastosas, tais como pão, batata, massa, arroz, salada, vegetais cremosos ou pratos com leite e ovo, são inapropriadas.

Se não há feridas abertas, ou em qualquer caso no segundo dia de pós-operatório, a seguinte dieta é apropriada: cinco ou seis refeições por dia na forma de sopas, leite batido ou líquidos combinados. Estes podem ser preparados e ajustados ao sabor de acordo com o gosto individual. Os alimentos apropriados incluem carne, aves, sopas e purê de vegetais, batatas amassadas, comida de bebê, purê e coquetel de frutas (vitamina C), leites batidos, bebidas achocolatadas e iogurte.

Todas as refeições devem conter manteiga, margarina, creme, açúcar e mel para reforçar o conteúdo de energia.

Vitaminas suplementares e outros elementos são necessários se a fixação intermaxilar continuar por mais de três ou quatro semanas.

Splints ou Contenções

Os *splints* que serão usados nas cirurgias dentárias em pacientes de ambulatório devem ser atraumáticos, delicados aos tecidos periodontais, higiênicos, com estabilidade suficiente, e de fácil aplicação (Obwegeser, 1952). Nós encontramos os seguintes tipos de *splints* como úteis para o tratamento conservador de fraturas.

Contenção por fios metálicos em alça: útil para fraturas dos maxilares, para fixação de elásticos intermaxilares ou amarrias com fios; em pacientes dentados completos, desdentados parciais com oclusão estável, ou com dentes ausentes individualmente.

Tratamento de Fraturas Ósseas 337

Contenção de acrílico: útil para fraturas do processo alveolar, luxação dentária sem fixação intermaxilar (para fixação intramaxilar isolada).

Barra externa: esta pode ser fixada com amarrias ou reforçada com resina acrílica, ou ambas; usada em desdentados parciais, com fixação intermaxilar, tiras de borracha ou fios de aço.

Contenção protética: útil para fraturas do processo alveolar e fraturas simples dos maxilares; esta deve ser fixada à dentição remanescente ou com fios perimandibulares.

Contenção fundida: útil para fraturas bilaterais da articulação têmporo-mandibular com movimentos excêntricos significantes e uma tendência à mordida aberta; pode ser deixada no local por vários meses.

Atenção
Quando uma contenção estiver sendo colocada ou removida, podem ocorrer danos aos dentes, às estruturas periodontais ou às restaurações. Os pacientes devem ser informados sobre isto, e quaisquer riscos aparentes devem ser documentados.

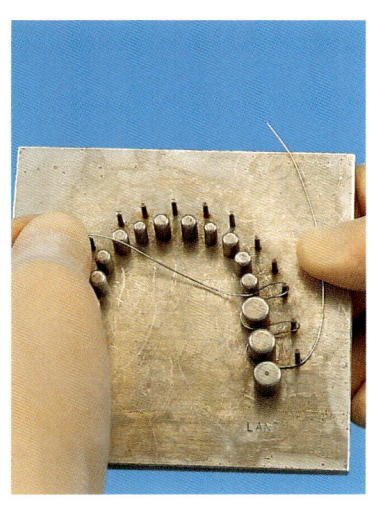

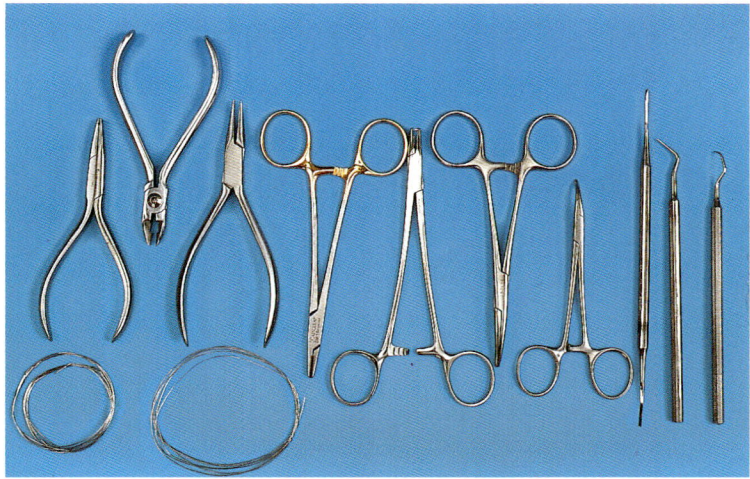

Figura 897 Instrumentos necessários para uma contenção com fios em alça
Pinças de ponta, cortadores laterais, pinças planas com ranhura, pinça para fio, pinça para dobrar fio, pinça curva (grande e pequena), calcador, sonda romba, cureta periodontal, fio de aço mole (0,5 mm).

Esquerda: O fio de 0,5 mm é pré-ajustado com dobras apropriadas. Uma placa metálica com pinos dimensionados que serve de molde com os tamanhos dentários é útil para preparar o fio.

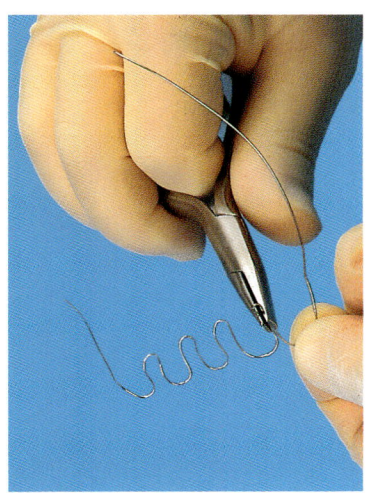

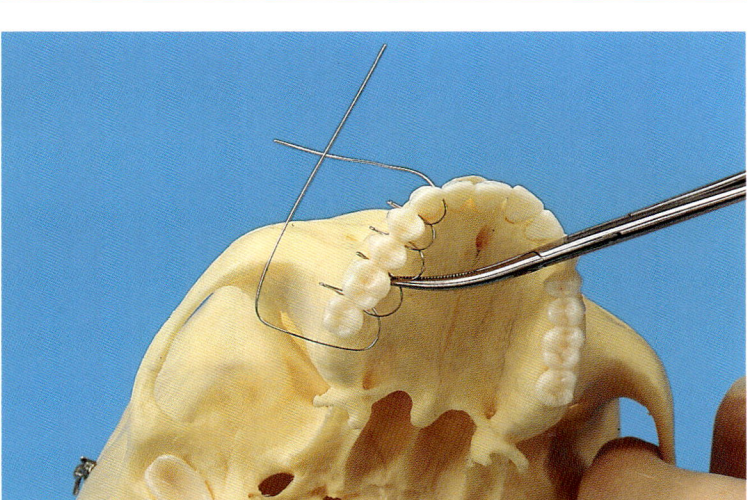

Figura 898 Criando as aberturas
As pinças planas são usadas para comprimir as alças que foram criadas na placa de molde e para incliná-las verticalmente (*esquerda*).

Uma pinça curva e grande é usada para inserir as aberturas através dos espaços interdentários (*direita*). A porção distal final do fio é passada em volta da face vestibular e entre as várias aberturas. As duas pontas do fio são então temporária e frouxamente torcidas.

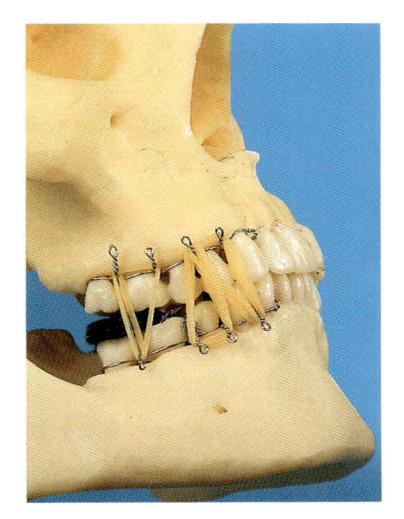

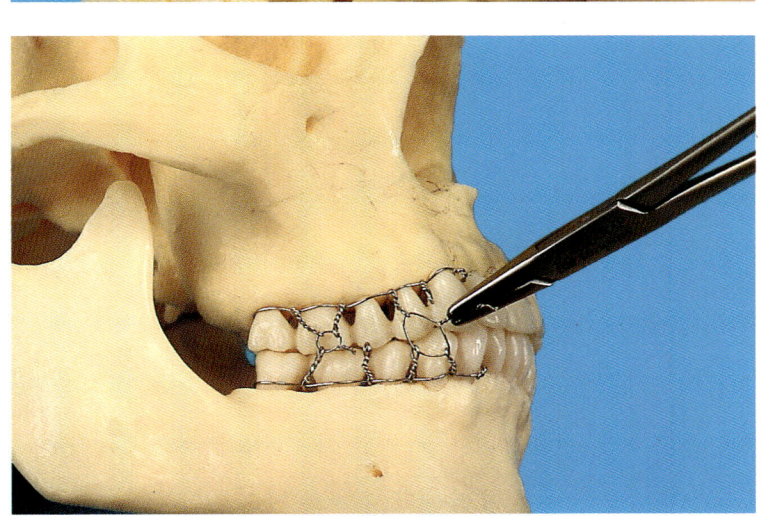

Figura 899 Completando a fixação
Sob tensão constante da pinça, a abertura é prensada e torcida definitivamente. O enroscamento deve ser evitado quando os fios estiverem sendo manipulados desta forma.

Esquerda: As aberturas também podem servir como elementos de retenção para a fixação intermaxilar com o uso de elásticos.

Tratamento Adicional Após a Fixação Intermaxilar

Três ou quatro semanas mais tarde, após a cicatrização ter sido verificada radiograficamente, a fixação intermaxilar é gradualmente liberada. A função mandibular é reinstituída em um período de duas a três semanas.

Na ausência de quaisquer complicações, a contenção é definitivamente removida uma semana mais tarde. Uma limpeza dentária, por motivos profiláticos, deve ser realizada por um profissional, imediatamente após a remoção da contenção. Logo que a boca possa ser aberta o suficiente (30 mm), o tratamento dentário definitivo pode ser iniciado.

Nas primeiras duas semanas após a remoção da contenção, a nutrição deve ser limitada a alimentos moles. Uma oclusão cêntrica e estável e uma progressiva normalização da função mandibular devem ser documentadas em consultas semanais.

Se a limitação da habilidade de abrir a boca ainda persistir, o período seguinte de duas semanas deve incluir exercícios enérgicos por parte do paciente, com instrumentos que abram a boca (Heister) ou espátulas de língua feitas de madeira, e os resultados devem ser documentados diariamente. Se não for feito um progresso definitivo, o paciente deve ser encaminhado para um especialista.

Revisões clínicas e radiográficas devem ser realizadas com seis e doze meses.

Figura 900 Tratamento conservador de fraturas
Este diagrama mostra uma mandíbula completamente dentada com múltiplas fraturas e fragmentos deslocados. Note, em particular, as linhas de fratura entre os dentes no arco.

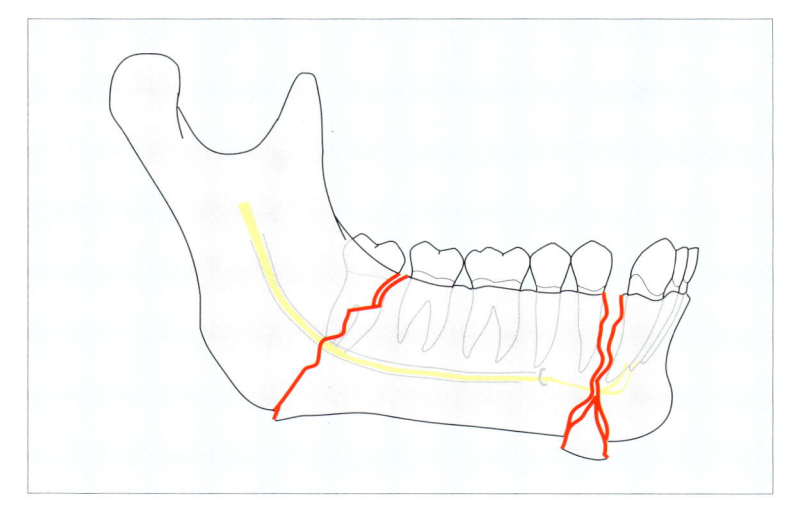

Figura 901 Redução com elásticos
Após assentar uma contenção com fios na mandíbula e na maxila, tiras de elástico são colocadas para reposicionar os fragmentos ósseos. É freqüentemente necessária a aplicação de pressão manual para reduzir os fragmentos fraturados e para obter relações oclusais apropriadas.

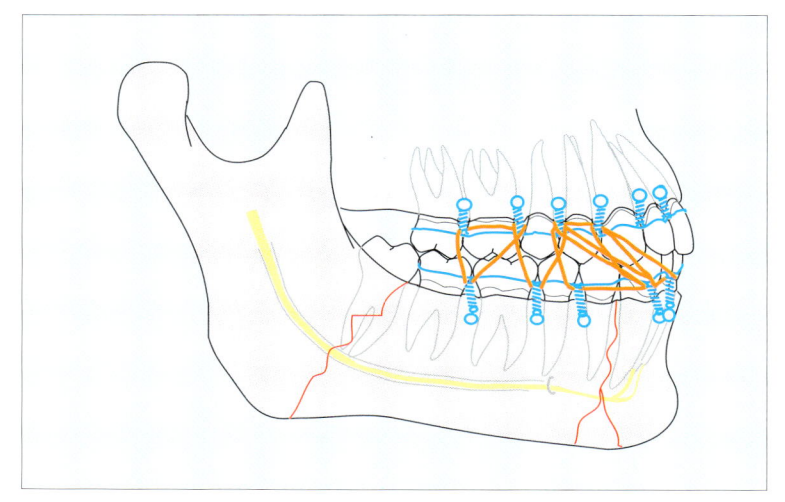

Figura 902 Fixação intermaxilar
Após um ou dois dias, o reposicionamento obtido por meio das tiras de elástico deve estar completo. As alças do fio são então curvadas oclusalmente, e as amarrias com fio são usadas para estabelecer uma fixação intermaxilar segura. Três das aberturas dos fios são conectadas por uma simples amarria com fio (0,5 mm). Revisões clínicas são realizadas com intervalos semanais para verificar quaisquer afrouxamentos da fixação, e a higiene oral do paciente é avaliada durante o curso do processo de cicatrização.

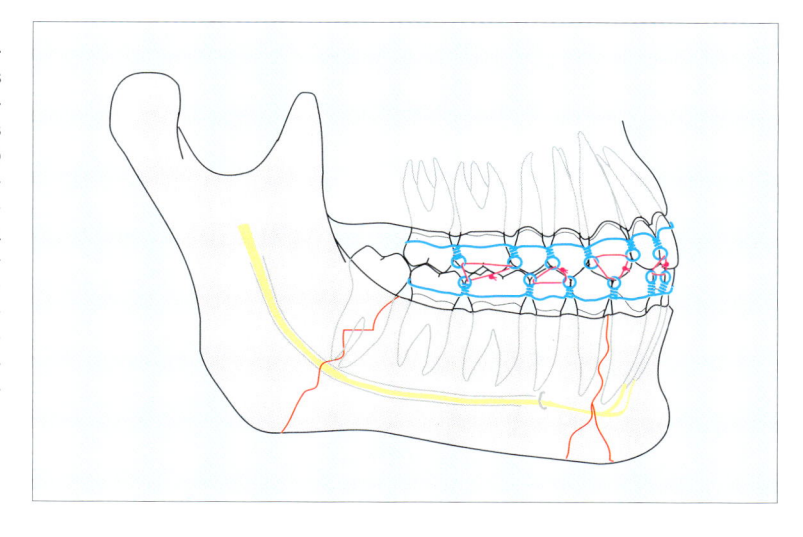

Tratamento de Fraturas Ósseas   339

Tratamento de Fraturas na Dentição Mista e Decídua

O diagnóstico e o tratamento das fraturas que ocorrem durante o desenvolvimento dos arcos têm um lugar especial na cirurgia bucal (Hardt e Von Arx, 1989). Uma atenção especial precisa ser dada para o estágio de desenvolvimento da dentição e para a presença de primórdios dentários. Na maioria dos casos, os métodos conservadores de tratamento de fraturas são preferíveis à cirurgia aberta com realização de osteossíntese.

Em crianças pequenas, os métodos conservadores envolvendo amarrias perimandibulares para a fixação de uma placa de acrílico podem ainda ser usados para estabilizar fraturas mandibulares.

Tem havido uma renovação no interesse por procedimentos com osteossíntese com o uso de miniplacas e microplacas parafusadas no osso cortical de crianças, isto porque estes métodos raramente causam danos aos germes dentários.

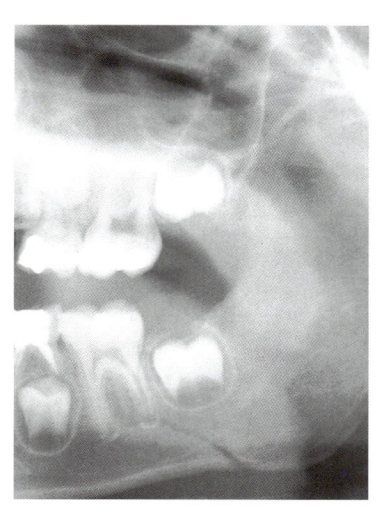

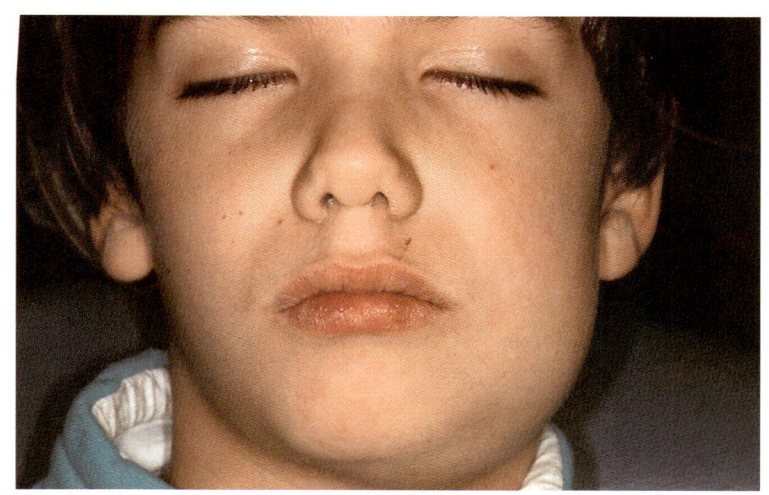

Figura 903   Fratura durante o estágio de dentição mista
Este menino de oito anos experienciou um trauma durante o treino de judô. Ele apresentou-se com um aumento de volume no lado esquerdo da mandíbula.

Esquerda: Este detalhe da radiografia panorâmica mostra uma fratura no ângulo da mandíbula, sem deslocamento.

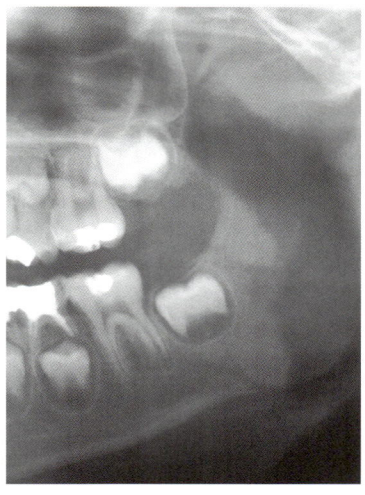

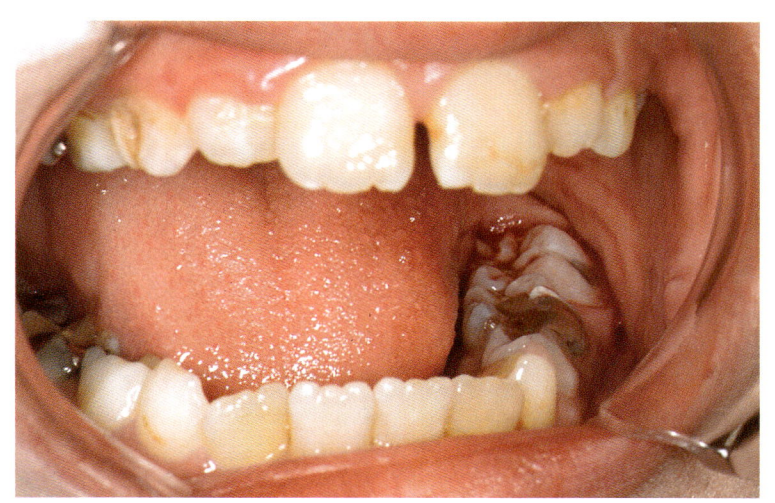

Figura 904   Achados intra-orais
O paciente experienciou dificuldade ao abrir a boca, e havia desvio para a direita. Foi possível obter oclusão cêntrica quando do fechamento dos arcos.

Esquerda: Este detalhe da radiografia mostra uma progressiva cicatrização da fratura com apenas três semanas após o início do tratamento.

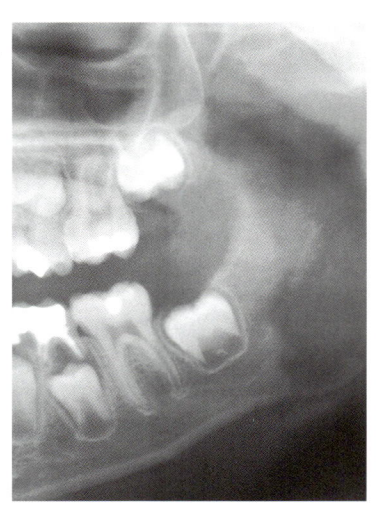

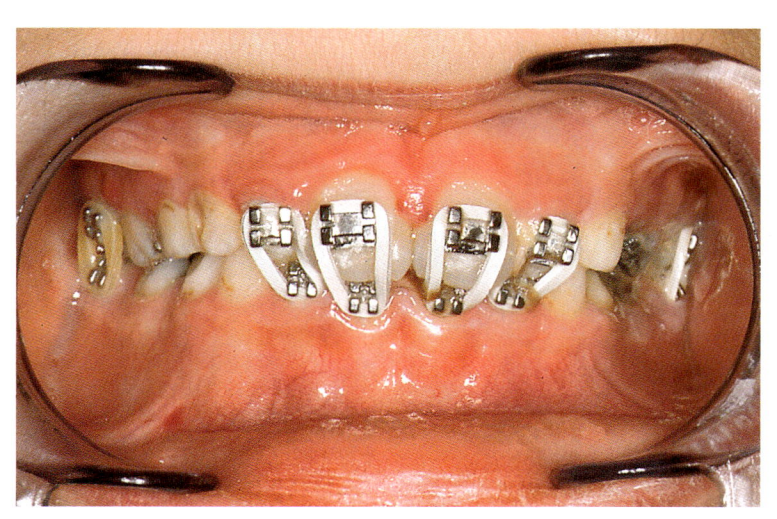

Figura 905   Fixação com elástico
Por um período de três semanas, a fixação intermaxilar com tiras de borracha assegurou imobilização da fratura. *Brackets* retentivos foram cimentados nos incisivos e nos molares permanentes para receber as tiras elásticas. Três semanas após, os aparelhos de fixação foram removidos, e foi possível avaliar a fratura clinicamente.

Esquerda: Esta radiografia foi tomada após seis meses. A linha de fratura não pode mais ser identificada.

Tratamento de Dentes na Linha de Fratura

A controvérsia sobre deixar um dente em uma linha de fratura continua (Shetty e Freymiller, 1989). Em 1971, Killey propôs um procedimento diferente. Ele sugeriu que somente os dentes que tivessem se tornado não-vitais pela fratura deveriam ser removidos. Em 1984, Converse era favorável à remoção de dentes retidos localizados na linha de fratura antes da redução e da fixação. Se os dentes não apresentassem infecção apical ou periodontal aparente, deixá-los no local da linha de fratura não parecia influenciar a freqüência de uma infecção subseqüente (Kamboozia et al., 1993; Marker et al., 1994; Neal et al., 1978).

Os dentes com envolvimento patológico evidente (bolsas periodontais, periodontites, osteíte apical ou cistos) representam um risco de infecção e devem ser removidos. Entretanto, se a remoção deste dente envolver problemas adicionais - tais como tornar impossível a redução e a fixação dos fragmentos ósseos, ou um risco de deslocamento adicional, lesões a nervos, etc. - o dente deve ser deixado temporariamente no local. A cobertura antibiótica sistêmica é absolutamente necessária.

Figura 906   Fratura na dentição permanente
Esta radiografia panorâmica mostra uma linha de fratura seguindo verticalmente na região do dente 45 neste homem de 39 anos, que caiu sobre o mento. A continuidade mandibular não foi quebrada, e não há deslocamento dos fragmentos. Note, contudo, a fratura do processo condilar no lado esquerdo, com deslocamento periférico do fragmento axial e caudalmente.

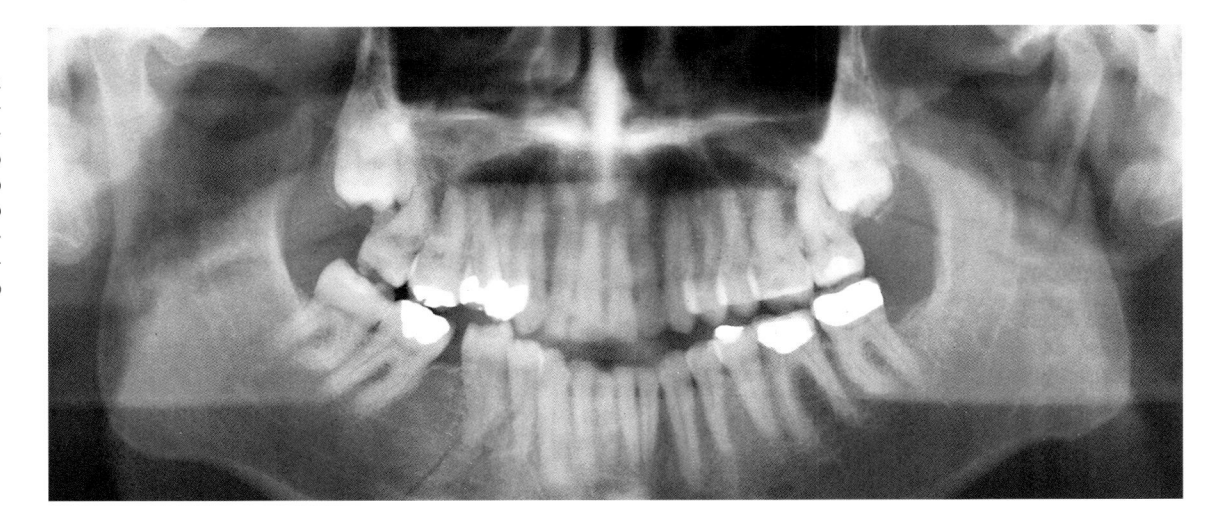

Figura 907   Fixação intermaxilar
A redução foi obtida manualmente, e os dentes foram mantidos em oclusão com fixação intermaxilar por quatro semanas.

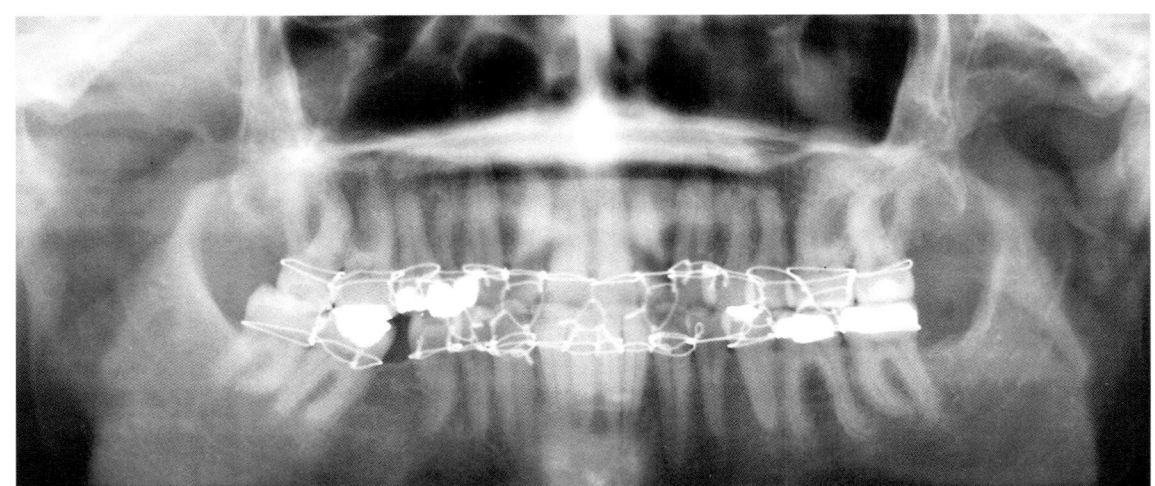

Figura 908   Evolução clínica
Esta radiografia panorâmica mostra a situação após seis meses. Uma reestruturação óssea completa ocorreu próximo ao dente 45, e a vitalidade normal de todos os dentes foi mantida. A reestruturação óssea ocorreu na região condilar do lado esquerdo, e o movimento da mandíbula estava normal.

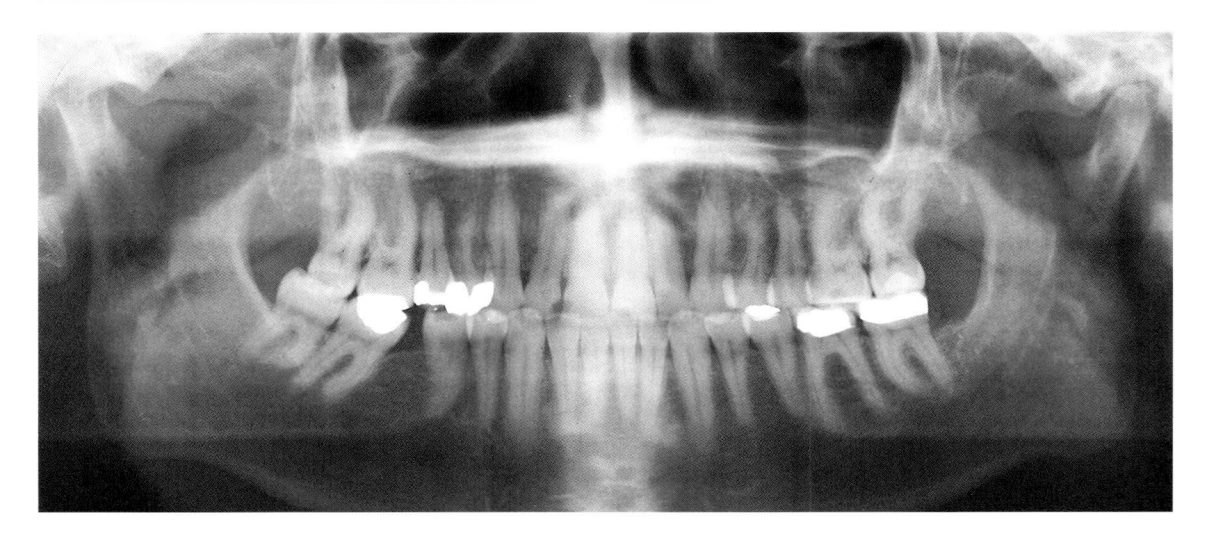

Tratamento de Fraturas Ósseas   **341**

Tratamento de Fraturas na Região da Articulação Têmporo-mandibular

O tratamento conservador pelo restabelecimento seguro da oclusão proporciona uma estabilidade e, seguido de uma terapia funcional, está associado com as menores complicações. Se o tratamento foi realizado adequadamente, individualizando cada caso, seqüelas tardias como artrose ou anquilose serão raras (Schmidt e Luhr, 1976; Takenoshita *et al.*, 1990; Kristen e Singer, 1976; Zou *et al.*, 1987).

Existe uma tendência recente em direção ao tratamento cirúrgico das fraturas da articulação têmporo-mandibular. Já que é muito difícil a obtenção de uma redução precisa dos fragmentos, porque o suprimento sangüíneo para a área pode estar comprometido devido à exposição cirúrgica dos fragmentos, distúrbios subseqüentes na função articular por necrose dos fragmentos não poderão ser excluídos.

Fraturas unilaterais intracapsulares
- Estabilização por até duas semanas
- Evitar até mesmo traumas adicionais menores
- Possibilidade de uso de relaxantes musculares e analgésicos
- Terapia funcional após a liberação das fixações

Fraturas unilaterais extracapsulares
- Distração por 48 horas da articulação com um hipomovimentador
- Estabilizaçção dos maxilares por três semanas
- Manutenção da dimensão vertical
- Garantir e manter a oclusão
- Realizar fisioterapia após liberar a fixação

Fratura da cabeça do côndilo em pacientes jovens: esta situação requer um acompanhamento a longo prazo para se avaliar o desenvolvimento apropriado do lado afetado.

Fraturas da articulação têmporo-mandibular em crianças: até os oito anos de idade, os pacientes freqüentemente requerem somente tratamento funcional (monobloco), já que durante o estágio de dentição mista, é freqüentemente impossível se fixar a relação oclusal. Além disso, o processo rápido de cicatrização usualmente torna óbvia a necessidade de uma estabilização.

Tratamento de Fraturas Bilaterais da Cabeça do Côndilo

Estas fraturas estão associadas com uma tendência em direção a um malposicionamento caudal da mandíbula, requerendo freqüentemente, desta forma, medidas adicionais para a redução, bem como um acompanhamento apropriado.

> **Atenção**
> Fraturas bilaterais deste tipo estão associadas com um conjunto especial de problemas. Devem ser tratadas somente por especialistas.

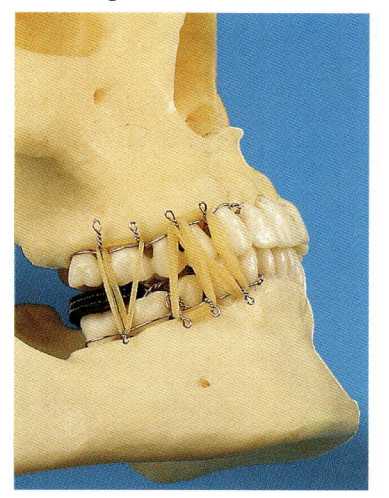

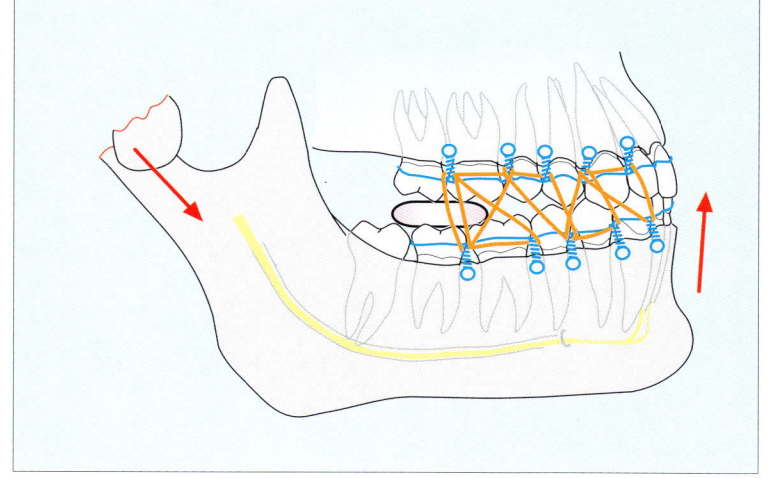

Figura 909   Fratura da articulação têmporo-mandibular com distração do côndilo
Tiras de elástico e um hipomovimentador de borracha interoclusal são usados para se obter a distração no interior da articulação têmporo-mandibular direita. Isto compensa o encurtamento do suporte da articulação no lado direito.

Esquerda: Este crânio mostra a contenção por fios de aço e tiras de elástico e o hipomovimentador em posição. As tiras de borracha são colocadas mais densamente na região anterior para aumentar a força de tração na mandíbula.

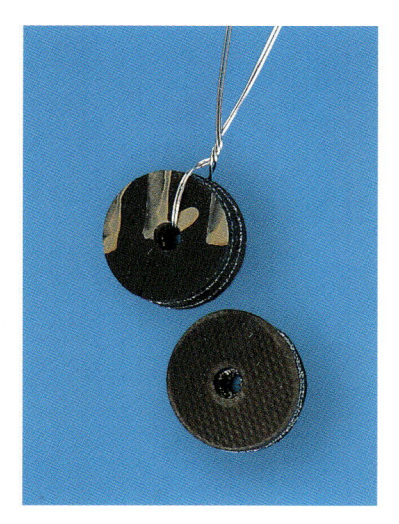

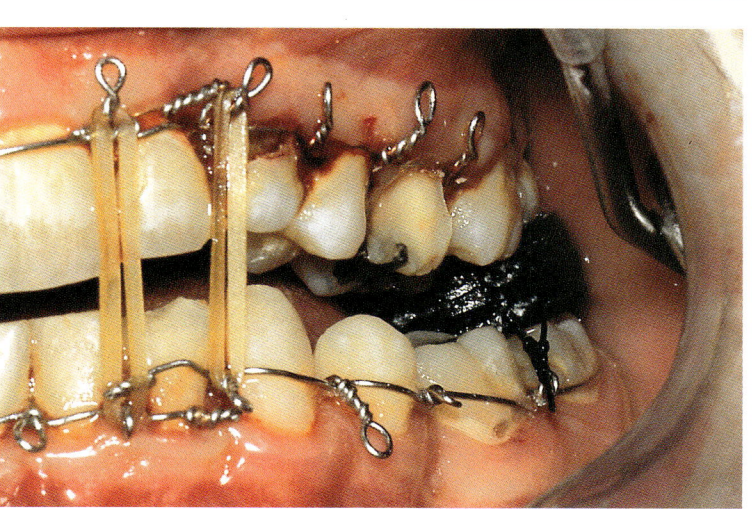

Figura 910   Hipomovimentador
Nesta mulher de 36 anos, uma contenção e tiras de elástico foram usadas, com um anel de borracha (hipomovimentador) mostrado em posição.

Esquerda: O hipomovimentador consiste de uma borracha dura, e deve sempre ser fixado na boca com um fio para prevenir a aspiração ou a deglutição.

Tratamento para Luxação da ATM

Redução
A redução é realizada manualmente. Se este simples procedimento falhar na obtenção de um posicionamento adequado, pode-se tentar a redução mecânica colocando-se um dispositivo de borracha resiliente na região de molares e aplicando-se elásticos no segmento anterior para se contrapor as forças exercidas pelos músculos. A redução do côndilo precisa ser realizada em geral dentro de poucas horas do momento em que houve a luxação. Em casos difíceis, a redução manual poderá ser realizada sob anestesia geral, utilizando-se também relaxantes musculares.

Fixação
Após a redução, a fixação intermaxilar por uma ou duas semanas prevenirá recidivas e proporcionará estabilização dos tecidos que foram sobredistendidos.

Em casos não-complicados, a fixação com tiras de elástico por um ou dois dias é usualmente suficiente, seguida da substituição com fixação por fio de aço, tão logo a oclusão seja adequadamente alinhada. Os elásticos não devem ser deixados no local por mais de uma semana em pacientes com condições periodontais saudáveis, porque as forças constantes podem realmente extruir os dentes.

Figura 911 Fratura condilar
Este homem de 44 anos sofreu um impacto no mento, fraturando a cabeça do côndilo do lado direito. A radiografia panorâmica mostra a situação imediatamente antes da imobilização. O tratamento consistiu de redução e restabelecimento da oclusão com tiras de elástico e dispositivo de borracha resiliente, seguidos de fixação intermaxilar com fios de aço para a estabilização por um período de duas semanas.

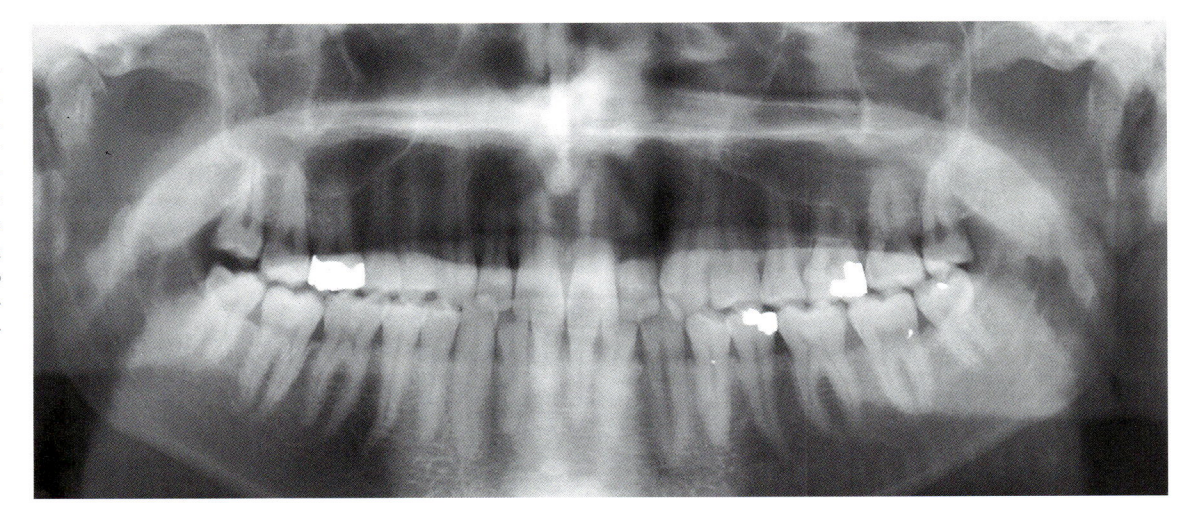

Figura 912 Fisioterapia funcional após a remoção da imobilização
Exercícios enérgicos devem ser realizados para restringir os movimentos mandibulares do paciente. O paciente pode gradualmente ampliar a habilidade em abrir a boca introduzindo sucessivamente um grande número de espátulas de língua entre os arcos (*direita*). O paciente deve manter um registro da capacidade de extensão da abertura bucal pela manhã e pela noite.

Se o autotreinamento não conduzir a um restabelecimento satisfatório da abertura bucal após alguns dias, o aparelho de abrir a boca provido de molas de Heister (*esquerda*) pode ser útil.

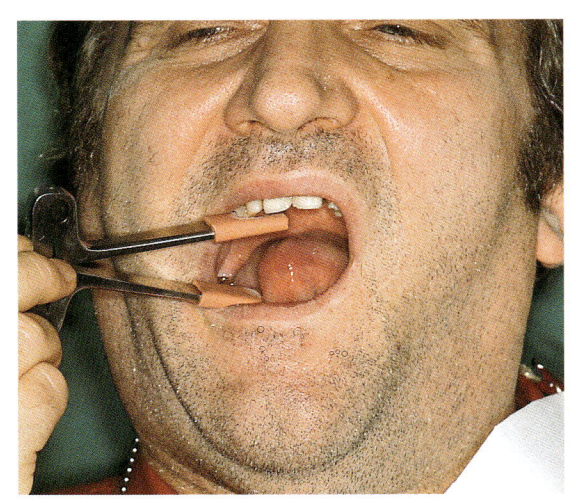

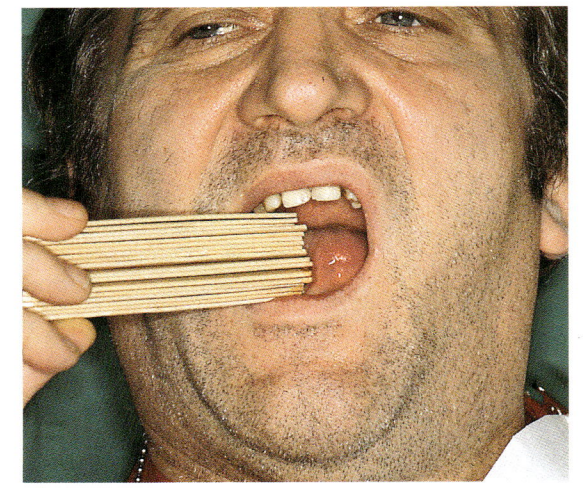

Figura 913 Evolução clínica
Esta radiografia panorâmica mostra a situação imediatamente após a remoção da imobilização. O processo condilar retornou à sua posição normal. O objetivo do tratamento era essencialmente a obtenção de um movimento mandibular normal. Ao contrário de outras fraturas, nenhuma tentativa é feita para reduzir os fragmentos ósseos com o objetivo de acentuar a consolidação óssea.

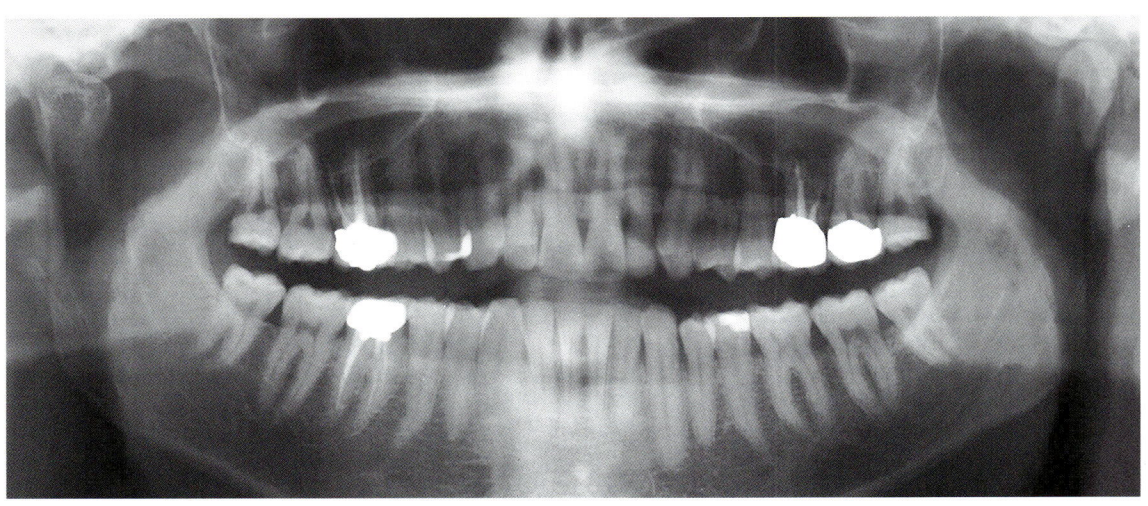

Tratamento de Fraturas Ósseas **343**

Higiene Oral em Arcos Bloqueados com Fios de Aço

Nestes casos, o acesso aos dentes para a higiene oral (com escova de dentes) é muito restrito, e o paciente está geralmente ingerindo uma dieta cariogênica e rica em calorias. Por isso, é necessário se iniciar medidas especiais para o controle de placa. Isto falhando, haverá um risco de cárie dentária e inflamação gengival.

Medidas de Higiene Oral

Os pacientes devem ser aconselhados a escovar as superfícies vestibulares dos dentes três vezes ao dia, com uma escova de dentes pequena (p. ex., escova de dentes infantil) e dentifrício. Após cada refeição, os pacientes deverão lavar a boca com uma solução comercialmente disponível de clorexidina.

Após a remoção da imobilização, ou se esta for deixada no local por mais de quatro semanas, uma profilaxia dentária profissional (realizada por higienista dentário) deverá ser realizada.

Lavar a boca com soluções de água e sal também pode ser recomendado, especialmente em casos de lesões a tecidos moles ou na ocorrência de traumas durante a imobilização.

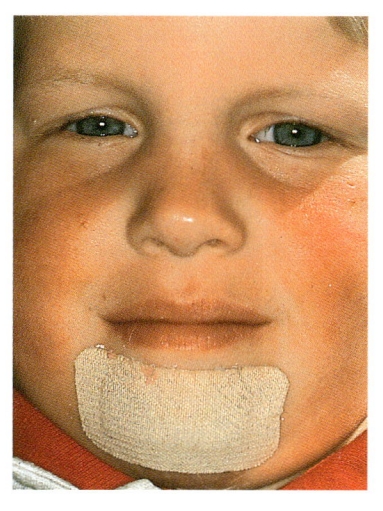

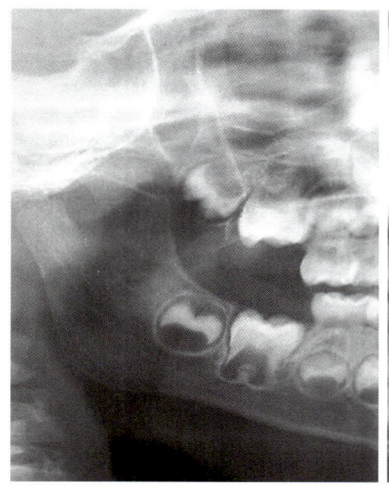

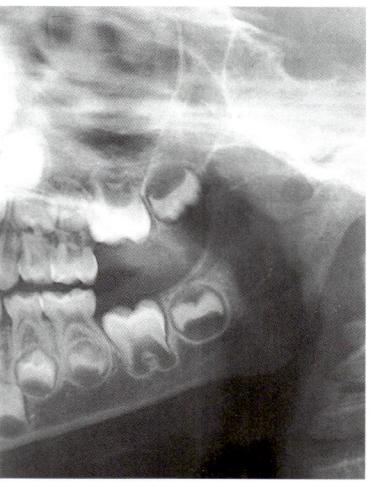

Figura 914 Fratura da articulação têmporo-mandibular em criança
Este menino de quatro anos caiu sobre o seu mento em um acidente de bicicleta. Ele sofreu uma fratura do côndilo mandibular direito, que acarretou um distúrbio funcional típico e a imobilização da mandíbula (*esquerda*).
Esta radiografia panorâmica mostra a inclinação anterior do processo articular da articulação têmporo-mandibular (*direita*).

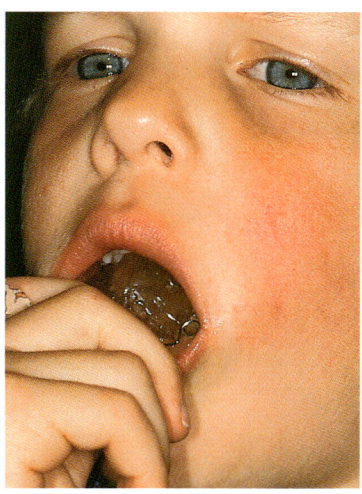

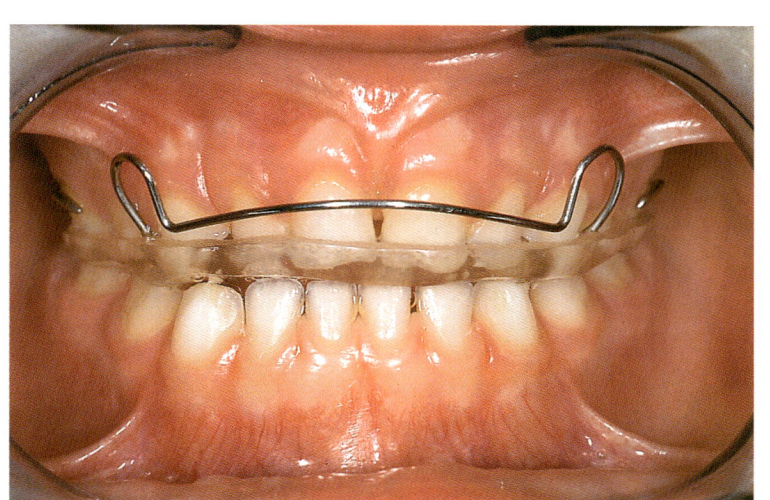

Figura 915 Tratamento
A terapia consiste em inserir um monobloco para restabelecer a oclusão, com um tratamento funcional simultâneo de abertura da boca.

Esquerda: A criança era muito cooperativa e capaz de inserir e remover o aparelho por conta própria.

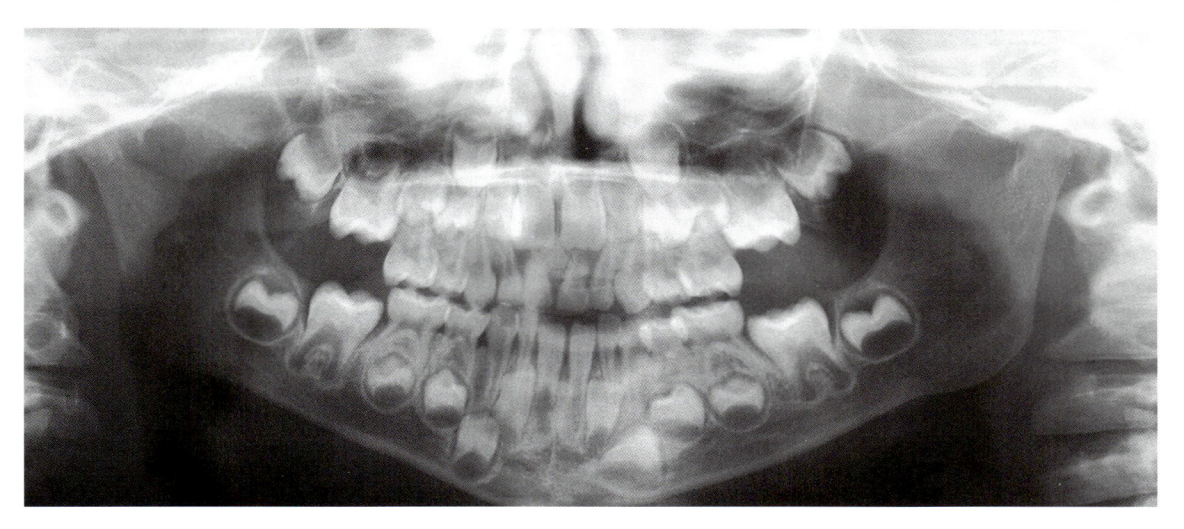

Figura 916 Evolução clínica
Esta radiografia panorâmica tomada dez meses após a reconstrução do sítio de fratura mostra uma localização correta da cabeça do côndilo. Visitas adicionais de acompanhamento são necessárias para se assegurar um crescimento adequado da mandíbula. Em pacientes muito jovens, o trauma na região da articulação têmporo-mandibular pode levar a distúrbios subseqüentes de desenvolvimento da articulação.

Tratamento de Lesões por Radiação

Durante a Radioterapia

É importante proteger a dentição remanescente. Moldeiras devem ser confeccionadas para a aplicação tópica de flúor gel.

A profilaxia dentária profissional e o tratamento de qualquer patologia periodontal existente devem ser realizados antes e durante a radioterapia.

O paciente deve ser cuidadosamente instruído em técnicas de higiene oral, incluindo bochechos com clorexidina. Na maioria dos casos, as consultas de revisão devem ser marcadas com intervalos semanais.

Se o paciente desenvolver estomatite durante a terapia com radiação, bochechos com soluções contendo flúor devem ser prescritos. Se ocorrer mucosite, os pacientes devem ser instruídos a usar saliva artificial. Cuidados domiciliares diários para a mucosa oral durante o período de radioterapia podem incluir soluções salinas contendo glicerina ou soluções com bicabornato. Ungüentos para a mucosa oral também podem ser usados com a incorporação de agentes anestésicos, se necessário.

Prescrição de Saliva Artificial

Qualquer solução de saliva artificial deve ter um pH neutro para prevenir a descalcificação dos dentes remanescentes. Idealmente, tais soluções deveriam servir para remineralizar as superfícies de esmalte, bem como para propiciar uma função lubrificante durante a ingestão de alimentos.

Gel 7 B + (pH: 8)

Fluoreto de amônio:	0,25%
Fosfato de amônio:	1,00%
Ciclamato de sódio:	0,075% (pode variar)
Sacarina de sódio:	0,125% (pode variar)
Licasina:	0,125% (pode variar)
Benzoato de sódio:	0,10%
Natrosal HR 250:	0,50% (pode variar)
Viscosidade, H_2O:	até 100%

Esta solução tem sido recomendada pela Clínica de Medicina Dentária Preventiva, Departamento de Periodontologia e Cariologia, Universidade de Zurique, Suíça; Coordenador, Professor Felix Lutz).

Medidas de Tratamento após Radioterapia

Manutenção profissional de medidas de higiene em intervalos de três ou quatro semanas.

Tratamento para mucosite e uso continuado de saliva artificial.

Medidas protéticas podem ser realizadas após o período de radioterapia, mas estas devem ser acompanhadas de consultas de revisão com intervalos curtos de tempo, para lidar com qualquer dano à mucosa causado pela prótese. É crucial evitar quaisquer ulcerações nas mucosas resultantes de pontos de compressão pela prótese, isto porque os tecidos mucosos não podem cicatrizar em um substrato ósseo necrótico. Em tais casos, mesmo úlceras de tecidos moles levemente traumatizadas podem ser o fator causador de perda de segmentos inteiros de osso irradiado.

Se os procedimentos cirúrgicos forem considerados absolutamente necessários, eles podem ser realizados sob cobertura antibiótica e com fechamento primário de quaisquer defeitos em tecidos moles. Em tais casos, estes pacientes são encaminhados para um especialista.

Tratamento para Queimaduras e Cauterizações em Tecidos Moles

(Cf. p. 324)

Os danos térmicos ou químicos superficiais freqüentemente levam à necrose.

O tratamento consiste de tratamento local da ferida pela limpeza com uma solução de H_2O_2 a 3% e aplicação tópica de solução fisiológica salina na zona de demarcação entre a mucosa necrótica e a saudável. A superfície da ferida também pode ser coberta com uma pasta adesiva intra-oral. As pequenas áreas de ulceração (2 cm^2) podem ser deixadas para uma reepitelização secundária, enquanto os defeitos maiores devem ser recobertos cirurgicamente. Durante o procedimento cirúrgico para esta cobertura, cuidados devem ser tomados para prevenir a formação de cicatriz. Casos como estes devem ser tratados por especialistas.

Cirurgia a *Laser*

Definição

Laser é um acrônimo que significa " Amplificação da Luz por Emissão Estimulada de Radiação". A "luz Laser" é criada pela aplicação de energia em um meio de maneira que os elétrons mudem suas órbitas e, desta forma, emitam raios de luz. Por meio de uma reflexão apropriada dentro de uma câmara de ressonância, esses raios de luz podem ser orientados em feixe como uma fonte de energia muito precisa. A luz *laser* é monocromática, coerente, paralela e muito rica em energia.

Existem quatro categorias principais de meios que podem ser estimulados para emitir a luz *laser*:
- gases: CO_2, argônio
- sólidos: neodímio YAG (ytrio - alumínio - gálio), érbio YAG, holmio YAG
- líquidos: corantes ou *lasers* cromáticos
- diodos: luz de diodo no espectro vermelho e infravermelho

O espectro terapêutico para os *lasers* de uso médico variam do ultravioleta (p. ex., eximer laser), à faixa visível (p. ex., laser de rubi), e para próximo do infravermelho (p. ex., neodímio YAG), infravermelho médio (p. ex., érbio YAG) para o distante infravermelho (p. ex., *laser* de CO_2).

O modo de aplicação pode ser contínuo, na forma pulsátil e superpulsátil. No modo pulsátil pode-se conseguir especialmente alta energia por períodos curtos de tempo (0,1 - 0,8 ms). No modo superpulsátil (ou *Q-switched*), o nível de energia é correspondentemente mais alto (> 100 mJ) com a duração de pulso de 1 -10 ns.

Aplicação do *Laser* em Cirurgia Bucal

Em contraste com as aplicações médicas, o uso de *lasers* em odontologia é uma ciência relativamente recente. No presente momento, existem três sistemas usados rotineiramente em cirurgia bucal:

1. *Laser* de érbio YAG (2,940 nm): Para a remoção de lesões superficiais de mucosa, de pele e de tecidos duros dentários.
2. *Laser* de CO_2 (10,600 nm): Uso universal para a cirurgia de tecidos moles na cavidade bucal. Fibras ocas flexíveis com um diâmetro nuclear de 0,4 a 1 mm são indicadas para manipulações muito precisas. Sistemas com raios *laser* superpulsátil (50 -1,300 µs) e de energia pulsátil de 15 a 50 mJ reduzem a zona de lesão térmica em vários µm.
3. Laser neodímio YAG (1,064 nm): Para desinfecção de canais radiculares, remoção de "camadas de lama" (*smear layer*), selamento de túbulos dentinários, bem como para uma terapia intersticial para hemangiomas orais e periorais circunscritos.

Laser de CO_2

Indicação: Universalmente usado para o tratamento de lesões de pele e mucosa, hiperceratoses, cicatrizes, lesões gengivais e rugas da pele.

Aplicação: Superficial via fibras ocas flexíveis de 1 mm de diâmetro.
  Aplicação intermitente: Pulso de 0,01 s, pausa 0,1 s.
  Nível de energia: 5 - 7 W.

Tratamento na Gengiva

Ao contrário de outras possíveis modalidades de tratamento, tais como criocirurgia ou eletrocirurgia, o *laser* de CO_2 é especialmente bem indicado para tratamentos na gengiva marginal. Lesões à estrutura dura dentária não ocorrem, nem hipersensibilidade pós-tratamento.

> **Atenção**
> O paciente, bem como a equipe de tratamento, podem ser lesados pela luz *laser*. Medidas protetoras (óculos, sinais ou cartazes) devem ser rigorosamente observadas.

Figura 917 Indicações para o *laser* de CO_2
Leucoplasia resistente à terapia. Com um movimento de pincel, a peça de mão é movida paralelamente à superfície do tecido e em três direções, sem tocar o tecido.

Direita: Medidas protetoras: Óculos apropriados para o paciente e para a equipe de tratamento. A sala do tratamento deve estar marcada com um cartaz do lado de fora, para proibir a entrada de pessoal não-autorizado.

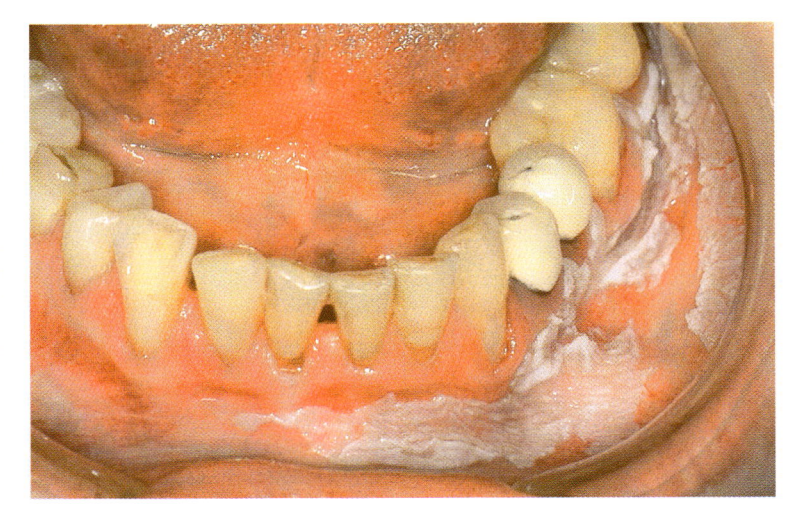

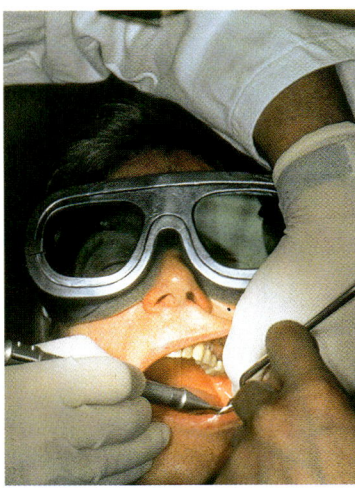

Ⓐ

Figura 918 Aparelhagem *laser*
Os aparelhos de *laser* modernos têm um mostrador bem-definido e propiciam os ajustes desejados. Um sistema de aviso é instalado para anunciar quaisquer problemas operacionais.

Direita: Anestesia. Para assegurar um procedimento livre de dor, a anestesia tópica é geralmente empregada, p. ex., *spray* de xilocaína.

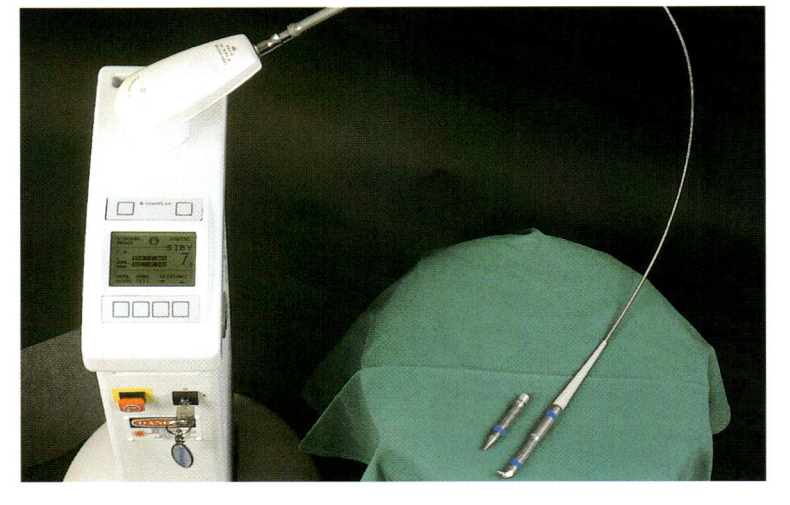

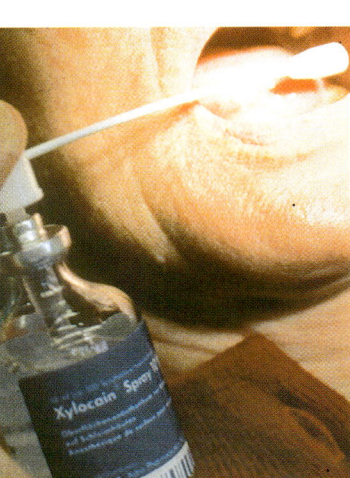

Figura 919 Evolução clínica
Dez meses após a aplicação do *laser* não havia recidiva da leucoplasia. A mucosa parece livre de irritação ou de tecido cicatricial.

Direita: Tratamento da gengiva: A ponta da sonda *laser* pode ser muito precisamente guiada ao longo das margens das restaurações dentárias.

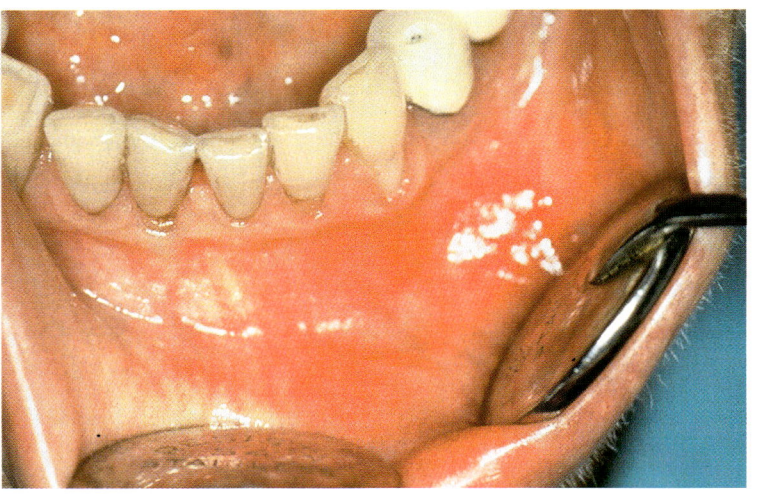

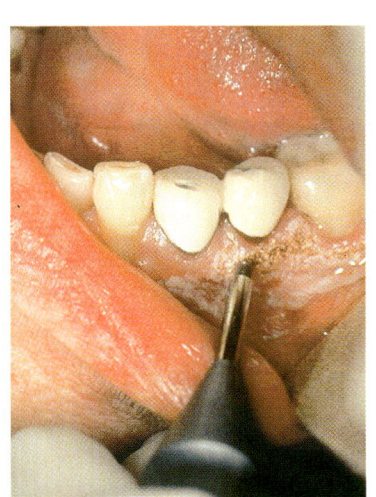

Definição **347**

Interação *Laser*-Tecido

A fonte adequada de *laser* deve ser avaliada de acordo com a coloração do tecido. A profundidade da penetração e a efetividade do *laser* dependem do comprimento de onda e do espectro de absorção do tecido. Como exemplo, a hemoglobina exibe dois picos de absorção, com comprimentos de onda a 488 e 514 nm.

Considerando especificamente os tecidos duros dentários, a estrutura morfológica cristalina (hidroxiapatita) e o trajeto dos túbulos dentinários também desempenham um papel importante. Finalmente, a interação entre a energia *laser* e o tecido será determinada pela potência do *laser* (W = Watt) e da energia (J = Joule) bem como a densidade de potência (W/cm^2) e a energia de densidade (J/cm^2).

Sugestão Clínica
É absolutamente necessário submeter os tecidos mucosos excisados pela tecnologia *laser* para a avaliação histopatológica. Se isto não for possível, a cirurgia a *laser* deve ser precedida por uma biópsia convencional.

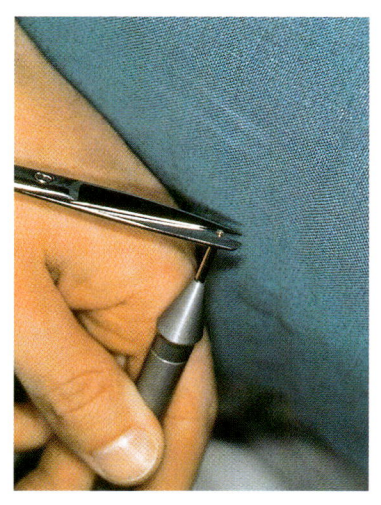

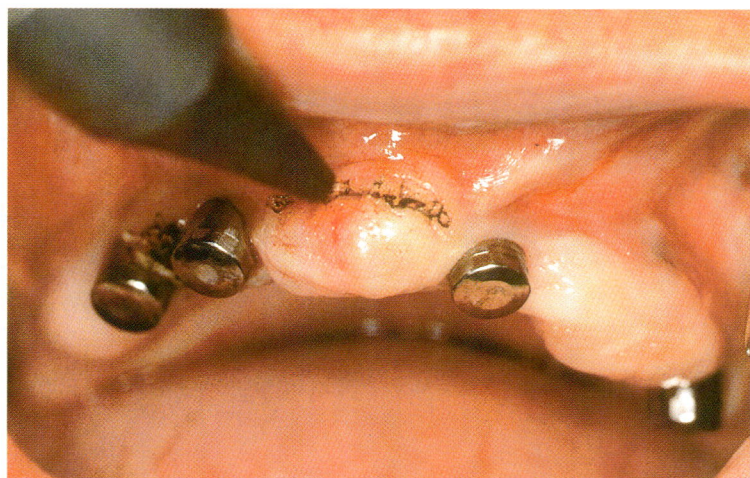

Figura 920   Indicação
Tecido fibroso indesejável desenvolveu-se entre os implantes. A remoção do tecido é conseguida pela excisão com uma fibra côncava fina.

Esquerda: Transoperatório. A extremidade da fibra deve ser cortada imediatamente antes do procedimento. O mostrador do aparelho de *laser* emitirá um sinal caso a fibra não seja adequada.

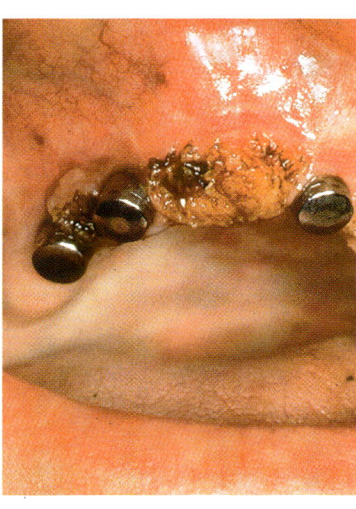

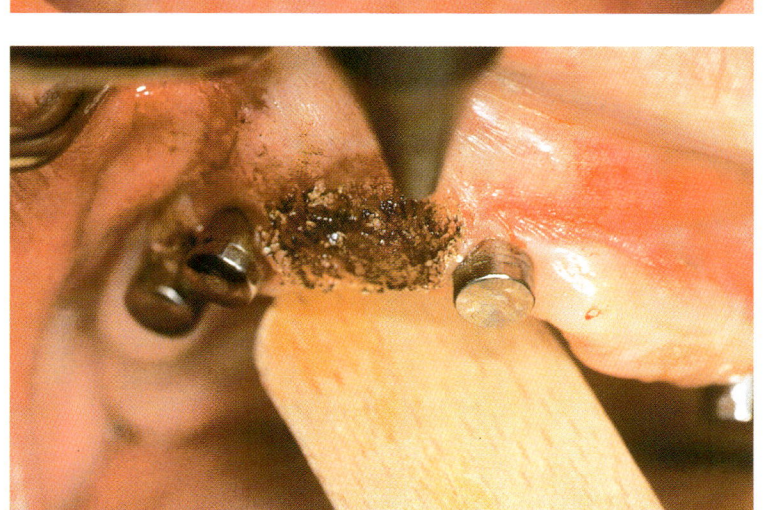

Figura 921   Medidas protetoras
Uma espátula de madeira é usada para propiciar proteção contra efeitos inadvertidos do *laser* nos tecidos adjacentes.

Esquerda: Superfície da ferida: Após a ablação da lesão por *laser*, a ferida parece crua. Contudo, raramente ocorre hemorragia. Não é necessário curativo na ferida.

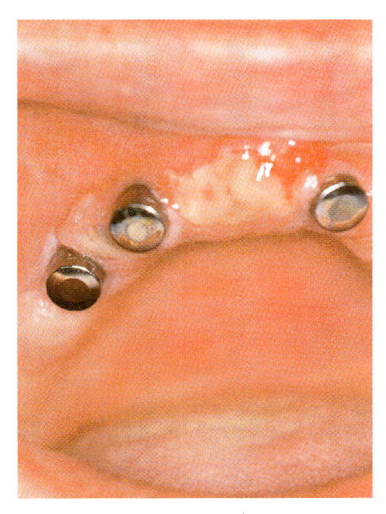

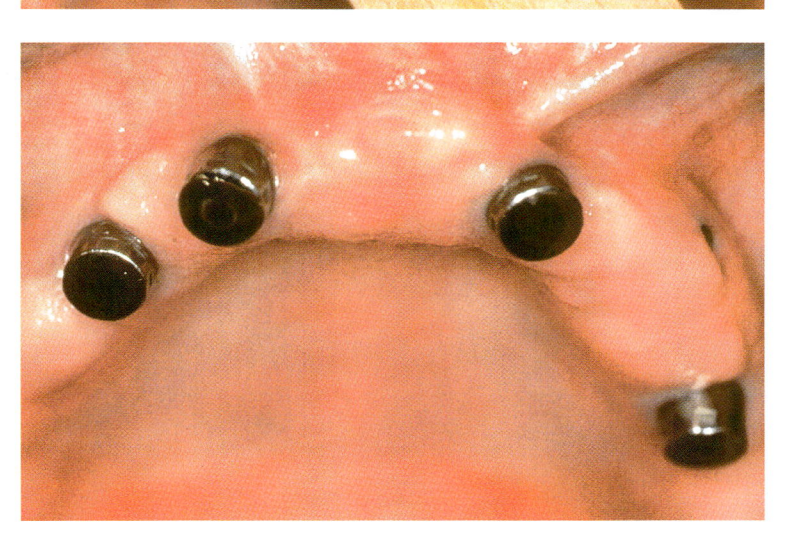

Figura 922   Aspecto clínico tardio
Seis meses após a cirurgia não há evidência de recidiva na região anterior da maxila.

Esquerda: Evolução clínica. Uma semana após a cirurgia a *laser*, a superfície da ferida exibe uma cobertura de fibrina livre de irritação. Dor pós-operatória não é um problema comum.

Laser de Neodímio-YAG

Indicações: Lesões ricamente vascularizadas, tais como hemangiomas localizados ou malformações vasculares. Pode também ser aplicado em casos de estrutura dentária dura ou preparações ósseas.

A interação tecidual e o comprimento de onda específico (próximo do infravermelho) e a densidade de energia da fibra óptica da peça de mão permitem o corte e a coagulação simultâneos.

Aplicação: Tratamento superficial e intersticial de tecidos ricamente vascularizados.

Laser pulsátil com transmissão por meio de fibra de quartzo, aplicação de luz alvo com *laser* de hélio-neon.

Potência: 25 W
Duração do pulsação: 200 µs, 25 Hz
Duração do intervalo: 20 s

Resfriamento: Os tecidos adjacentes devem ser refrigerados com solução salina a 5 - 7 °C.

Figura 923 Indicação
Malformação azulada de estética desagradável no lábio inferior. Bem-demarcada, observada por vários anos, sem apresentar mudanças após este período.

Direita: Tratamento intersticial. Por meio de uma necrose intersticial, pode se conseguir uma remoção esteticamente aceitável e livre de cicatriz da anomalia vascular.

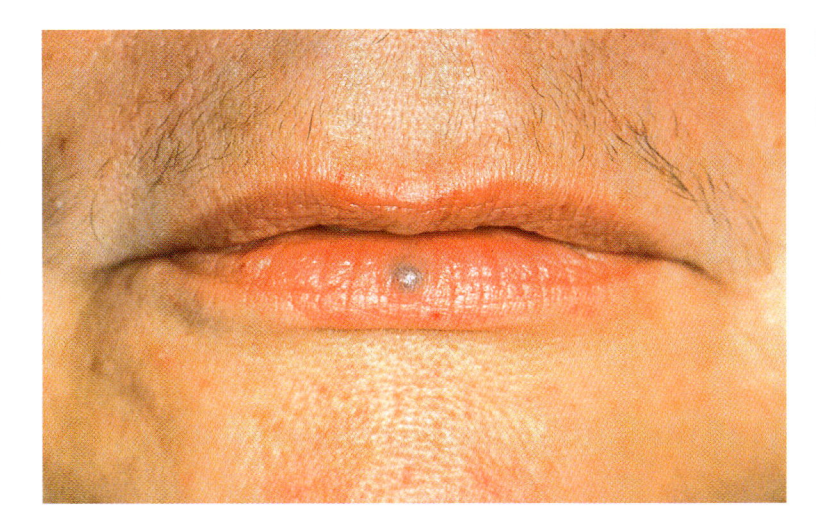

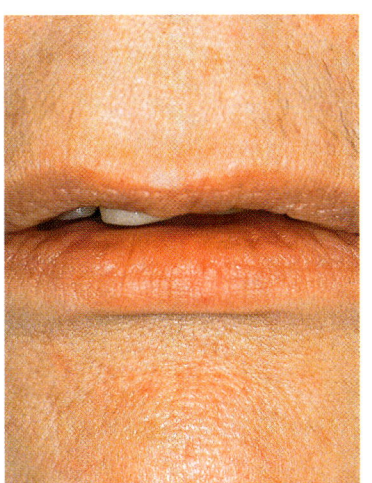

Figura 924 Indicação
Lesão preta-azulada de estética desagradável na região vestibular próxima ao dente 33.

Direita: Tratamento intersticial. Com uma sonda de quartzo, a estrutura interna da malformação é necrosada.

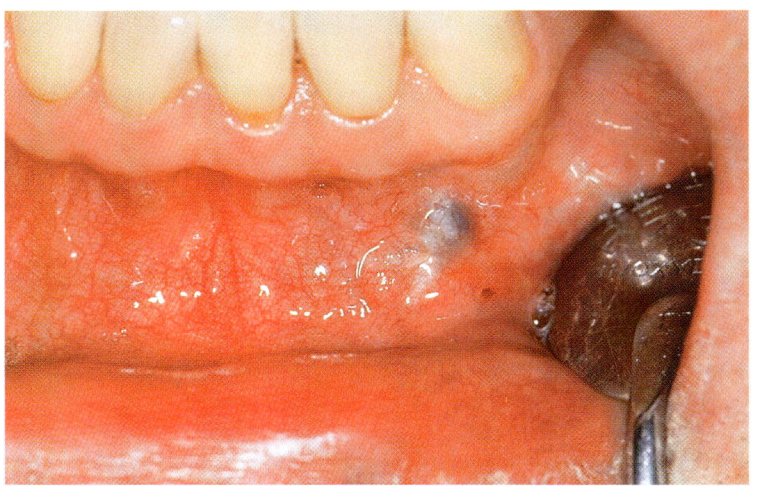

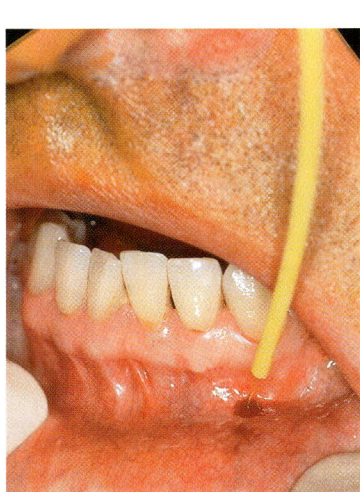

Figura 925 Resultado pós-operatório
Imediatamente após a cirurgia a *laser*, a lesão persistente não é mais visível.

Direita: Resultado clínico tardio. Um mês após o tratamento intersticial a *laser*, a lesão quase não pode ser detectada clinicamente.

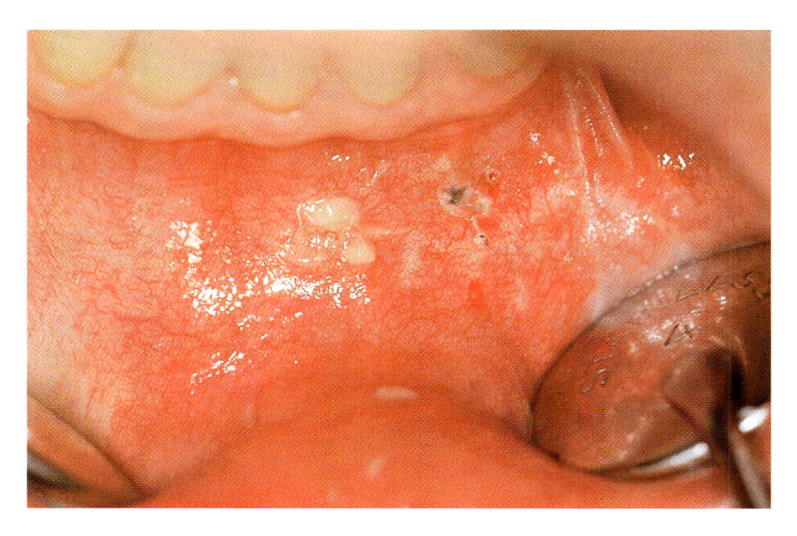

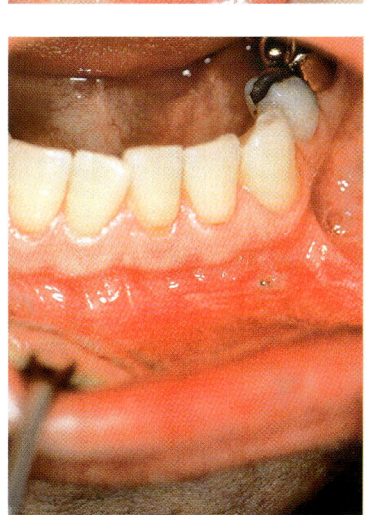

Definição **349**

Laser de Érbio-YAG

Indicações: Lesões ricamente vascularizadas, tais como hemangiomas circunscritos ou malformações vasculares. Tratamento de cicatrizes da pele. Tratamento de substâncias dentárias duras. Efeitos termo-mecânicos principalmente.

Aplicação: Superficial
Laser focalizado
Energia: 100 - 500 mJ
Freqüência de pulso: 1 - 4 Hz
Duração da intervenção: Contínua

O laser de érbio-YAG também pode ser usado para preparações indolores de cavidades e osteotomias.

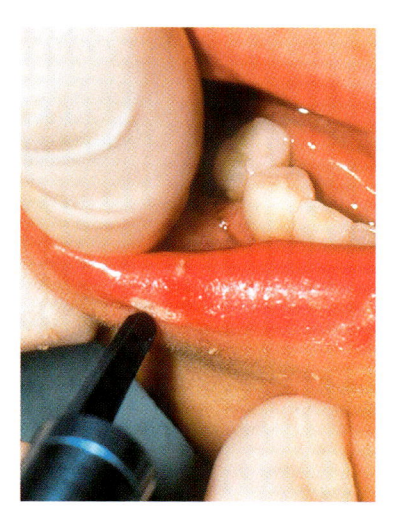

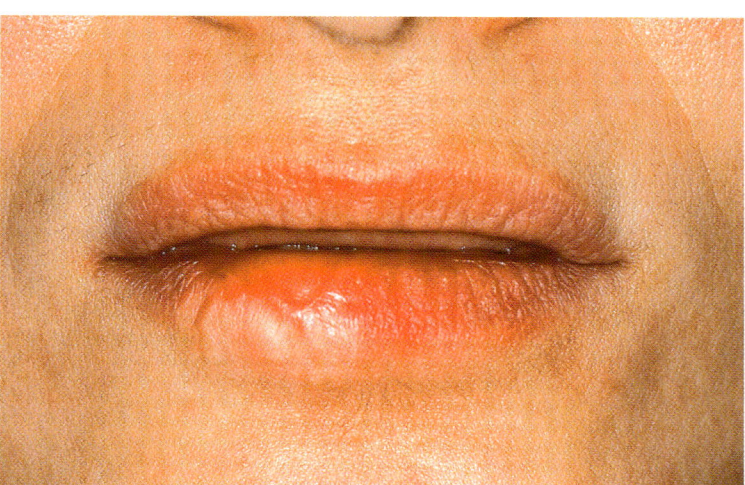

Figura 926   Indicação
Condição após numerosas tentativas de corrigir uma formação cicatricial no ângulo direito da boca nesta mulher de 45 anos.

Esquerda: Remoção superficial. A cicatriz desagradável é removida e nivelada com um laser de érbio-YAG com um pequeno foco.

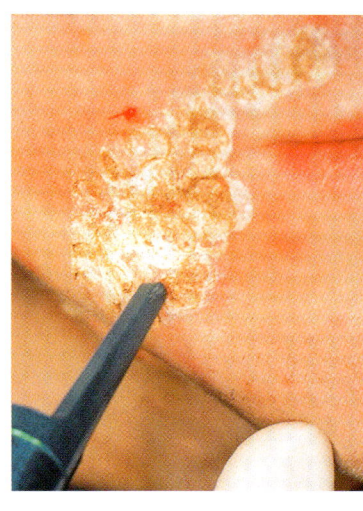

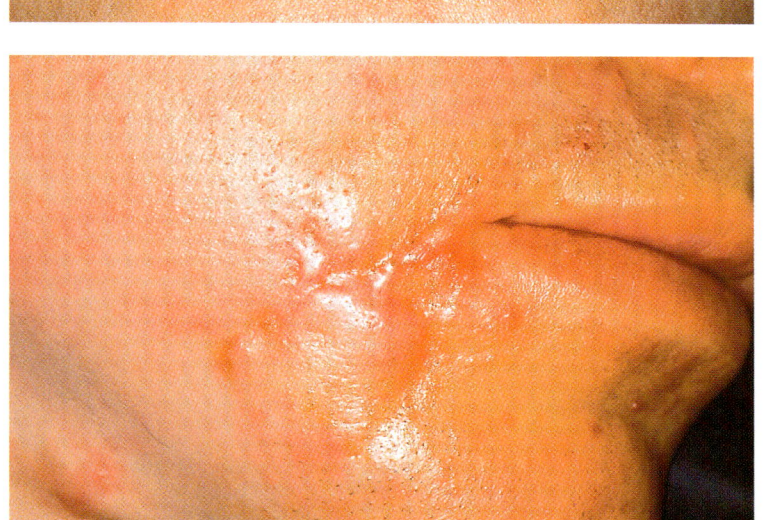

Figura 927   Corrigindo a cicatriz
Homem de 28 anos: Condição após uma grave queimadura de pele e tentativa de correção por cirurgia plástica no lado direito da face; note a cicatriz e as irregularidades de contorno.

Esquerda: Recontorno da pele. A desagradável formação cicatricial na pele é tratada e nivelada com um movimento de pincel com a sonda laser.

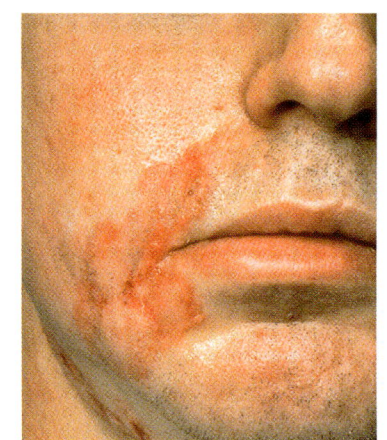

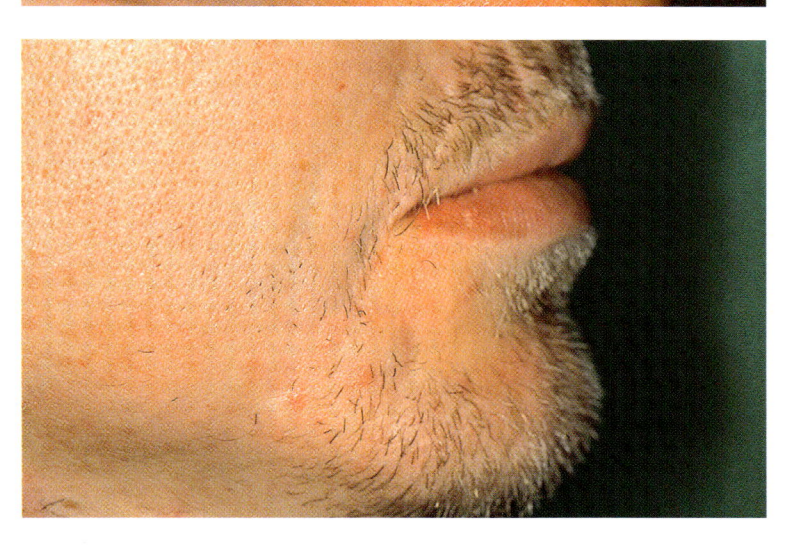

Figura 928   Resultado clínico tardio
Oito meses após a cirurgia, a cor da pele é normal e a zona de cicatriz é dificilmente discernível.

Esquerda: Evolução clínica. Quatorze dias após a correção cirúgica a laser, o local da cirurgia aparece um pouco eritematoso, mas as irregularidades foram, na sua maior parte, eliminadas.

Referências Bibliográficas

A

Ackermann, H.: Warum haben wir mit den Wurzelspitzenresektionen MiBerfolge? Vorschläge für ein vereinfachtes Verfahren, um einen einwandfreien AbschluB der Wurzel zu erhalten. Schweiz. Monatsschr. Zahnmed. 61: 821 - 836, 1951
Altner, H.: Physiologie des Geschmacks. In Schmidt, R. F.: GrundriB der Sinnesphysiologie. Springer, Berlin, 287 - 298,1985
American Dental Association, American Heart Association: Preventing bacterial endocarditis. J. Am. Dent Assoc. 122: 87 - 92, 1991
Andrä, A.: Zur Diagnostik kieferchirurgischer Erkrankungen. Stomatol. DDR 39: 761 - 764, 1989
Andrä, A., Naumann, G.: Odontogene pyogene Infektionen. Barth, Leip zig, **1991**
Andreasen, J.O.: Traumatologie der Zähne. Schluter, Hannover, 1988
Andreasen, J.O.: Farbatlas der Replantation und Transplantation von Zähnen. Deutscher Arzte-Verlag Koln 1993
Atac, M.: Nachuntersuchungsergednisse der unilateralen Kiefergelenksfrakturen der Zurcher Klinik. Med. Diss, Zurich 1978

B

Bahr, F.: Einführung in die wissenschaftliche Akupunktur. Ohr-, Schädelund Korperakupunktur. Bahr, München 1989
Barbakow, F., Imfeld, T.: Richtlinien bei der Replantation bleibender Zahne I und 11. Quintessenz 31: 29 - 34, 41 - 45, 1980
Barco, C.T.: Prevention of infective endocarditis: a review of the medical and dental literature. J. Periodontol. 62: 510 - 523, 1991
Bartoshuk, L.: Genetic and pathological taste variation: What can we learn from animal models and human disease? Ciba Foundation Symposium 179: 251 - 267, 1993
Bartoshuk, L. M., Beauchamp G. K.: Chemical senses. Annul Rev. psychol. 45: 419 - 449, 1994
Bauer, G., Donath, K., Dumbach, J., Sitzmann, F., Spitzer, W.J.: Vergleich verschiedener Ca-Phosphat-Keramiken zum Knochenersatz. Z. Zahnarztl. Implantol. 3: 101 - 106, 1987
Bauer, G., Donath, K., Dumbach, J., Kroha, E., Sikmann, F., Spiker, W. J.: Reaktion des Knochens auf Kalziumphosphatkeramiken unterschiedlicher Zusammensetzungen. Z. Zahnarztl. Implantol. 5: 263— 266, 1989
Baum, B.J.: Salivary gland function during aging. Gerodontics 2: 61 - 64, 1986
Baumann, M.: Apikale, zystische Aufhellungen: ein Vergleich zwischen Rontgenbild und Histologie. Schweiz. Monatsschr. Zahnmed. 83: 1459— 1467, 1973
Baumann, M.: Langzeiterfahrungen mit der Marsupialisation grol3er Unterkieferzysten zur Mundhohle. Schweiz. Monatsschr. Zahnmed. 86: 1280-1293, 1976a
Baumann, M.: Die ambulant durchgefuhrte partielle Vestibulumplastik mit sekundarer Epithelisation. Schweiz. Monatsschr. Zahnmed. 86: 17 - 28, 1976b
Baumann, M.: Probeexzision wie und wann? Schweiz. Monatsschr. Zahnmed. 88: 39 - 43, 1978
Baumann, M., Pajarola, G.: Experiences on the sequela of maxillary sinusitis following closure of the causative oro-antral fistula. J. Maxillofac. Surg. 3: 164 - 169, 1975
Baurmash, H. D.: Marsupialization for treatment of oral ranula: a second look at the procedure. J. Oral Maxillofac. Surg. 50: 1274 - 1279, 1992
Beck-Mannagetta, J., Necek, D., Grasserbauer, M.: Zahnarztliche Aspekte der solitaren Kieferhöhlen-Aspergillose: eine klinische, mikroanalytische und experimentelle Untersuchung. Z. Stomatol. 83: 283-315, 1986
Becker, R.: Pyogene Infektionen im Kieferbereich beim Kind. Dtsch. Zahnarztl. Z. 23: 1295 - 1302, 1968
Becker, R.: Verschiedene Methoden der Zystenoperation. Indikation und Ergebnisse. ZWR 80: 106 - 112, 1971
Becker, R.: Die NachBlutung nach zahnarztlich-chirurgischen Eingriffen in der Mundhohle. Dtsch. Zahnarztl. Z. 29: 655 - 659, 1974
Bereiter, H., Melcher, G.A., **Gautier, E., Huggler,** H.A.: Erfahrungen mit Bio-Oss, einem bovinen Apatit, bei verschiedenen klinischen Indikationsbereichen. Hefte Unfallheilkunde 216, 1991
Bernimoulin, J-P., Lange, D.E.: Freie Gingivatransplantate—klinische Aspekte und Zytologie ihrer Einheilung. Dtsch. Zahnarztl. Z. 27: 357 - 364, 1972
Berthold, H.: Antibakterielle Chemotherapie. Schweiz. Monatsschr. Zahnmed. 103: 307 - 314, 1993
Berthold, H., Burkhardt, A.: Nichthentogene Kieferzysten. Schweiz. Monatsschr. Zahnmed. 99: 1174 - 1178, 1989
Berthold, H., Hirt, H. P., Schramm-Scherer, B.: Wurzelspitzenresektion und transdentale Fixation, Fehler und Komplikationen. Schweiz. Monatsschr. Zahnmed. 102: 713 - 718, 1992
Bhaskar, S.N.: Periapical lesions—types, incidence and clinical features. Oral Surg. Oral Med. Oral Pathol. 21: 657 - 671, 1966
Bolz, U., Kalweit, K.: Vergleichende Untersuchungen zur Warmeentwicklung mit innengekublten und konventionellen Knochenbohrern und -frasen. Dtsch. Zahnarztl. Z. 31: 959, 1976
Bork, K., Hoede, N., Korting, G.W.: Mundschleimhaut und Lippenkrankheiten, 2. Aufl. Schattauer, Stuttgart 1993
Bössmann, K., Bonning, J.: Die Empfehlung des Deutschen Arbeitskreises fur Hygiene in der Zahnarztpraxis. DAHZ, Kiel/Norderstedt 1989
Briseño, B., Willershausen, B., Sonnabend, E.: EinfluB verschiedener Wurzelfu l [material fen auf G ing ivaf ibroblastenku Itu rent Schweiz. Monatsschr. Zahnmed. 101: 294 - 298, 1991
Brøndum, N., Jensen, V.J.: Recurrence of keratocysts and decompression treatment: a long-term follow-up of forty-four cases. Oral Surg. Oral Med. Oral Pathol. 72: 265 - 269, 1991
Brosch, F.: Die Zysten des Kiefer-Gesichtsbereichs. In Haupl, K., Meyer, W., Schuchardt, K.: Die Zahn-, Mund- und Kieferheilkunde, Bd.111/1. Urban & Schwarzenberg, Munchen, S. 411 - 456, 1957
Bull, H.G., Lentrodt, J., Zentner, C.: Technik und Ergednisse der chirurgisch-kieferorthopadischen Einordnung verlagerter und retinierter Eckzahne. Fortschr. Kiefer. Gesichtschir. 21: 101 - 105, 1976
Buser, D.: Die Vestibulumplastik mit freien Schleimhauttransplantaten bei Implantaten im zahnlosen Unterkiefer. Schweiz. Monatsschr. Zahnmed. 97: 766-772, 1987
Buser, D., Berthold, H.: Knochendefektfullung im Kieferbereich mit Kollagenvlies. Dtsch. Z. Mund-, Kiefer- u. Gesichtschir. 10: 191 - 198, 1986
Buser, D., Hotz, P.: Komplikationen bei der Uberfullung von Wurzelkanalen. Schweiz. Monatsschr. Zahnmed. 100: 1185 - 1191, 1990

Referências Bibliográficas

C

Cerbo, R., Martucci, N., Agnoli, A.: Committee of the International Headache Society. Classification and diagnostic criteria for headache disorders, cranial neuralgias and facial pain. Cephalgia 8, Suppl. 7: 1 - 96, 1988
Ciancio, S. G.: Current status of indices of gingivitis. Review J. clin. Periodontol. 13: 375 - 378, 381 - 382, 1986
Clark, AILS., Seldin, R. D.: Cystectomy or marsupialisation: criteria for treatment. Quarterly NDA 38: 61, 1980
Cohen, L.: Mucoceles of the oral cavity. Oral Surg. Oral Med. Oral Pathol. 19: 365-372, 1965
Collings, V. B.: Human taste response as afunction of locus of stimulation on the tongue and soft palate. Perception and psychophysics 16: 169-174, 1974
Converse, J. M.: Complications in treatment of fractures. In Kazanjian, V. H., Converse, J. M.: Surgical Treatment of Facial Injuries. Williams & Wilkins, Baltimore, p. 235, 1974

D

Dahmer, H., Dahmer, J.: Gesprächsfuhrung—eine praktische Anleitung, 3. Aufl. Thieme, Stuttgart 1992
Dahmer, J.: Anamnese und Befund. 7. Aufl. Thieme, Stuttgart 1994
Dajani, A.S., Bisno, A.L., Chung, K.J., et al: Prevention of bacterial endocarditis. JAMA 264: 2919 - 2922, 1990
Daniel, A.: Les incisions en chirurgie buccale. Schweiz. Monatsschr. Zahnmed. 87: 1228 - 1249, 1977
Davis, Ch. L.: Medical factors affecting treatment planning. In Fonseca, R. J., Davis, W. H.: Reconstructive Preprosthetic Oral and Maxillofacial Surgery, 2nd ed. Saunders, Philadelphia, pp. 127 - 134, 1995
Dean, O.T.: Surgery for the denture patient. J. Am. Dent. Assoc. 23: 2124 - 2128, 1936
De Foer, Ch., Fossion, E., Vaillant, J. M.: Sinus aspergillosis. J. Craniomaxil lofac. Surg. 18: 33 - 40, 1990
Donath, K.: WHO-Klassifikation der odontogenen Zysten. Dtsch. Z. Mund. Kiefer. Gesichtschir. 4: 191 - 197, 1980
Draf, W.: Klinisch-experimentelle Untersuchungen zur Pathogenese, Diagnostik und Therapie der chronischen entzundlichen Kieferhohlenerkrankungen unter Verwertung der direkten Beobachtung durch Sinuskopie. Med. Habil., Mainz 1974
Duker, J.: Konventionelle Rontgendiagnostik beim Mittelgesichtstrauma. Fortschr. Kiefer. Gesichtschir. 36: 18 - 21, 1991
Dumbach, J., Spiker, W. J.: Knochenersatz mit pyrolisiertem xenogenen Knochen. Dtsch. Zahnarztl. Z. 43: 45 - 48, 1988

E

Edlan, A., Melchar, B.: Plastic surgery of the vestibulum in periodontal therapy. Int. Dent. J. 13: 593 - 596, 1963
Egyedi, P., Beyazit, E.: Marsupialisation of large cysts of the maxillas into the maxillary sinus and/or nose. a follow-up investigation. In Kay, L.W.: Oral Surgery: Transactions of the 4th International Conference on Oral Surgery. Munksgaard, Kopenhagen, pp. 81 - 84, 1973
Ehrl, P. A.: Die Wurzelspitzenresektion mit orthograder Wurzelfullung. In Chirurgische Zahnerhaltung. Hanser, Munchen, S. 29 - 39, 1990

F

Fast, Th. B.: Physical evaluation and monitoring devices in dental practice. Gen. Dent. 41: 242 - 245, 1993 FDI: A revision of technical report No.10. Recommendations for hygiene in dental practice, including treatment for the infectious patient. Int. Dent. J. 37: 142 - 145, 1987

Feifel, H., Riediger, D., Gustorf-Aeckerle, R., Claus, C.: Die hochauflosende Computertomographie in der Diagnostik verlagerter unterer Weisheitszahne unter besonderer Berucksichtigung der Strahlenbelastung. Dtsch. Z. Mund. Kiefer. Gesichtschir. 15: 226-231, 1991
Fischer, W.: Hygiene in der Zahnarztpraxis. Gesundheitsdirektion Kanton Zurich, Zurich 1991
Fischer-Brandies, E., Dielert, E.: Knochenersatzwerkstoff Hydroxylapatit. Zahnarzt 30: 567 - 583, 1986
Fleming, P., Feigal, R.J., Kaplan, E.L., Liljemark, W.F., Little, J.W.: The development of pen ici 11 in resistant oral streptococci after repeated penicillin prophylaxis. Oral Surg. Oral Med. Oral Pathol. 70: 440 - 444, 1 990
Fowler, C. B., Brannon, R. B.: The paradental cyst: a clinicopathologic study of six new cases and review of the literature. J. oral Maxillofac. Surg. 47: 243 - 248, 1989
Frenkel, G..: Klinik und Therapie retinierter Zahne. In Frenkei, G., Aderhold, L., Leilich, G., Raetzke, P.: Die ambulante Chirurgie des Zahnarztes. Hanser, Munchen, S. 121 - 158, 1989a
Frenkel, G.: Die Mund-Antrumverbindung und ibre Behandlung. In Frenkel, G., Aderhold, L., Leilich, G., Raetzke, P.: Die ambulante Chirurgie des Zahnarztes. Hanser, Munchen, S. 159 - 174, 1989b
Frerich, B., Cornelius, C. P., Wiethölter, H.: Critical time of exposure of the rabbit inferior alveolar nerve to Carnoy's solution. J. Oral Maxillofac. Surg. 52: 599 - 606, 1994
Freyberger, P.: Die Radix relicta aus der Sicht des zahnarztlichen Sachverstand igen. ZWR 80: 243 - 245, 1971
Friedman, S.: Retrograde approaches in endodontic therapy. Endod. Dent. Traumatol. 7: 97 - 107, 1991
Fuchsberger, A.: Verschiedene Bohrwerkzeuge zur spanenden Knochenbearbeitung im Vergleich. Z. Zahnarztl. Implantol. 3 267 - 281, 1987
Fuchsjäger, E.: Konzept zur Versorgung nachblutungsgefahrdeter Patienten nach Zahnextraktionen. Z. Stomatol. 81: 179 - 184, 1984

G

Gabka, J.: Zur Diagnostik der Zysten des Kiefer-Gesichtsbereiches. Zahnmed. Bild 1: 126 - 130, 1960
Galloway, R. H., Gross, P. D., Thompson, S. H., Patterson, A. L.: Pathogenesis and treatment of ranula. J. Oral Maxillofac. Surg. 47: 299 - 302, 1989
Ganss, C., Hochban, W., Kielbassa, A. M., Umstadt, H. E.: Prognosis of third molar eruption. Oral Surg. Oral Med. Oral Pathol. 76: 688 - 693, 1993
Gersema, L., Baker, K.: Use of Corticosteroids in oral surgery. J. Oral. Maxillofac. Surg. 50: 270 - 277, 1992
Ghanremani, M., Arndt, R.: Instrumentenkunde in der zahnarztlichen Chirurgie. Thieme, Stuttgart 1994
Glanzmann, Ch., Grätz, K.W.: Radionecrosis of the mandibula: a retrospective analysis of the incidence and risk factors. Radiother. Oncol. 36: 94-100, 1995
Grätz, K.W.: Eine neue Klassifikation zur Einteilung von Unterkieferfrakturen. Med. Diss., Basel 1985
Grätz, K. W.: Die fortgeleitete phlegmonose Mediastinitis bei eitrigen Infektionen von Unterkiefer und Oropharynx. Schriftenr. Ges. Kiefer. Gesichtschir. 2: 51 - 55, 1989
Greenspan, D., Greenspan, J.S., Pindborg, J.J., Schiodt, M.: AIDS, Konsequenzen fur die zahnarztl. Praxis. Deutscher Arzte-Verlag, Koln 1987
Grunder, U., Strub, J. R.: Die Problematik der Temperaturerhobung beim Bearbeiten des Knochens mit rotierenden Instrumenten—eine Literaturubersicht. Schweiz. Monatsschr. Zahnmed. 96: 956 - 969, 1986

H

Halse, A., Molven, O., Grung, B.: Follow-up after periapical surgery: the value of the one-year control. Endod. Dent. Traumatol. 7: 246 - 250, 1991
Hammarström, L., Blomlöf, L., Feiglin, B., Andersson, L., Lindskog, S.: Replantation of teeth and antibiotic treatment. Endod. Dent. Traumatol. 2: 51-57, 1986
Hardt, N.: Behandlung von Kiefer- und Gesichtsschadelverletzungen im Wandel der Zeit. Swiss. Dent. 7: 40 - 49, 1986

Hardt, N.: Osteomyelitis: Szintigraphie. Schweiz. Monatsschr. Zahnmed. 101: 319-326, **1991**

Hardt, N., Paulus, G.W.: Langzeiterfahrungen mit autologen Schleimhauttransplantaten bei Vestibulumplastiken im Oberkiefer. Schweiz. Monatsschr. Zahnheilk. 93: 1129 - 1135, 1983

Hardt, N., Von Arx, T.: Unterkieferfrakturen im Kindesalter. Schweiz. Monatsschr. Zahnmed. 99: 808 - 816, 1989a

Hardt, N., Von Arx, T.: Odontogene Keratozyste. Schweiz. Monatsschr. Zahnmed. 100: 980 - 985, 1990, 1989b

Hartmann, H. P., Jakob, O.: Die rechtliche Verantwortung des Zahnarztes bei lebensbedrohenden Zwischenfallen. Schweiz. Monatsschr. Zahnmed. 90: 305 - 314, 1980

Hausamen, J. E.: Kryochirurgie von Leukoplakien der Mundhohlenschleimhaut. Dtsch. Zahnarztl. Z. 28: 1032 - 1036, 1973

Hausamen, J. E.: The basis, technique and indication for cryosurgery in tumors of the oral cavity and face. J. Maxillofac. Surg. 3: 41 - 49, 1975

Heeg, P., Setz, J.: Praxishygiene. Probleme und Losungen. Thieme, Stuttgart 1994

Heimdahl, A., Hall, G., Hedeberg, M. et al: Detection and quantitation by lysis—filtration of bacteremia after different oral surgical procedures. J. Clin Microbiol 28: 2205 - 2209, 1990

Heusser, E.: Kauunfalle, Vorzustande, Spatfolgen/Ruckfalle, UVG-Privatassekuranz. Schweiz. Monatsschr. Zahnmed. 97: 882 - 884, 1987

Hickel, R.: Wurzelfullmaterialien—insbesondere fur die retrograde Wurzelfullung. In Chirurgische Zahnerhaltung. Hanser, Munchen, S. 41 - 60, 1 990

Hjørting-Hansen, E.: Studies on implantation of anorganic bone in cystic jaw lesions. Munksgaard, Copenhagen, 1970

Hochstein, H.J.: Rosenthals spezielle Mund-, Kiefer- und Gesichtschirurgie. 4. Aufl. Barth, Leipzig 1991

Holtgrave, E., Spiessl, B.: Die osteoplastische Behandlung groBer Kieferzysten. Schweiz. Monatsschr. Zahnmed. 85: 585 - 597, 1975

Hotz, P. R.: Zahnunfalle: Unfalle an bleibenden Zahnen im jugendlichen GebiB. Schweiz. Monatsschr. Zahnmed. 100: 849 - 858, 1990

Hotz, R.: Orthodontie in der taglichen Praxis, 4. Aufl. Huber, Bern 1970 Howe, G.L.: Minor oral surgery. Wright, Bristol, p. 89 - 116, 1971

Huch, R.: Die schwangere Patientin in der zahnarzilichen Praxis. Schweiz. Monatsschr. Zahnmed. 98: 1237 - 1245, 1988

I

Ilgenstein, B., Berthold, H., Beck, E. A.: Hamostasestorungen. Schweiz. Monatsschr. Zahnmed. 97: 473 - 477, 1987

Ingersoll, B.D.: Psychologische Aspekte der Zahnheilkunde. Quintessenz, Berlin, 1987

Isler, H.: Die Behandlung der Kopfschmerzen. Schweiz. Med. Wochenschr. 114: 1174 - 1180, 1984

J

Jaquiéry, C., Burkart, F.: BeeinfluBbarkeit von Herzschrittmachern durch elektrische Gerate. Schweiz. Monatsschr. Zahnmed. 103: 987 - 992, 1993

Jacquiéry, C. Pajarola, G. F., Lambrecht, J. Th., Sailer, H. F.: Die Entfernung unterer retinierter Weisheitszahne (I). Schweiz. Monatsschr. Zahnmed. 104: 1517 - 1520, 1994

Jenni, M., Schürch, E. jr., Geering, A. H.: Schnellerfassung von Funktionsstorungen. Symptomtrias zur Schnellerfassung behandlungsbedurftiger Funktionsstorungen des Kausystems. Schweiz. Monatsschr. Zahnmed. 98: 1251 - 1252, 1988

Joho, J.-P., Schak, J.-P.: Autotransplantation et planification orthodontique. Schweiz. Monatsschr. Zahnmed. 100: 174 - 187, 1990

Jokinen, M.A.: Bacteremia following dental extractions and its prophylaxis. Suom. Hammaslaak. Toim. 66: 69 - 100, 1970

K

Kamboozia, A. H., Punnia-Moorthy, A.: The fate of teeth in mandibular fracture lines. Int. J. Oral Maxillofac. Surg. 22: 97 - 101, 1993

Kanzler, L.: Die operative Entfernung unterer Weisheitszahne mit offener Nachbehandlung: eine bewahrte und sichere Methode. Med. Diss., Zurich 1993

Kazanjian, V. H., Converse, J. M.: The Surgical Treatment of Facial Injuries. Williams & Wilkins, Baltimore 1949

Killey, H. C.: Fractures of the mandible, 2nd ed. Wright, Bristol, p.32,1971

Kirschner, H., Meyer, W.: Entwicklung einer Innenkuhlung fur chirurgische Bohrer. Dtsch. Zahnarztl. Z. 30: 436 - 438, 1975

Kirschner, H., Burkard, W., Pfuk, E., Pohl, Y., Obijou, C.: Frontzahntrauma: Aufbewahrung und Behandlung des verunfallten Zahnes. Schweiz. Monatsschr. Zahnmed. 102: 209 - 214, 1992

Kitsugi, T., Yamamuro, T., Nakamura, T. et al.: Four calcium phosphate ceramics as bone substitutes for non-weight-bearing. Biomaterials 14: 216-224, 1993

Klammt, J.: Zysten des Kieferknochens, Barth, Leipzig 1976

Klemmer, R.: Offene und halUgeschlossene Nachbehandlung nach operativer Entfernung unterer Weisheitszahne im Vergleich. Med. Diss., Zurich 1993

Köle, H.: Zur Spatbehandlung der Protrusion. DZZ 9: 275 - 278, 1959

König, J., Kocher, Th., Plagmann, H.-Ch.: Wechselwirkung zwischen Parodontitis und Pulpitis und ihre Auswirkungen auf die Therapie bei kombiniert endodontal-parodontalen Lasionen. Parodontologie 5: 93 - 102,1994

Kristen, K., Singer, R.: Therapie und Prognose der Luxationsfrakturen des Kiefergelenks beim Jugendlichen. Fortschr. Kiefer. Gesichtschir. 21: 314-315, 1976

Krogh-Poulsen, W. G.: Exam ination, d iagnosis, treatment. In Schwartz, L., Chayes, Ch. M.: Facial Pain and Mandibular Dysfunktion. Saunders, Philadelphia pp 249 - 280, 1968

Kunz, M.: Resultate der mit Hypomochlion behandelten Kieferkopfchenfrakturen. Med. Diss., Zurich 1985

Kunzler, A., Sailer, H. F.: Erfahrungen mit der Verpflanzung von Kunsthaar als Ersatz fur Kopfhaare und Barthaar. Fortschr. Kiefer. Gesichtschir. 34: 85-87, 1985

L

Lambrecht, J. Th.: Odontogene Kieferhohlenerkrankungen. Fortschr. Kiefer. Gesichtschir. 40: 106-113, 1995

Lang, N. P., Adler, R., Joss, A., Nyman, S.: Absence of bleeding on probing: an indicator of periodontal stability. J. clin. Periodontol. 17: 714— 721,1990

Langer, B., Langer, L.: Subepithelial connective tissue graft technique for root coverage. J. Periodontol 56: 715-720, 1985

Lauer, G., Englerth, H., Schilli, W.: Die Narbe als Resultat der Wundheilung im Gesichtsbereich. Dtsch. Zahnarztl. Z. 50: 63-66, 1995

Lautenbach, E.: Zahn—Mund—Kiefer: Therapien, Materialien, Rezopte. Karger, Basel 1990

Le Clerc, G. C., Girard, C.: Un nouveau procede de butee dans le traitement chirurgicale de la luxation recidivante de la machoire inferieure. Mem. Acad. Chir. 69: 457-459, 1943

Lehnert, S., Lehmann, J.: Klinische und rontgenologische Untersuchungen zur Frage der Sinusitis maxillaris nach Eroffnung der Kieferhohle bei Zahnextraktion. Dtsch. Zahnarztl. Z. 22: 201 - 205, 1967

Lehnhardt, E.: HNO-Heilkunde fur Zahnmediziner, 2. Aufl. Thieme, Stuttgart 1992

Lentrodt, J., Höltje, W.J.: Indikation zur operativen bzw. konservativen Versorgung von Unterkieferfrakturen. Fortschr. Kiefer- u. Gesichtschir.19: 65-68, 1975

Lin, L. M., Pascon, E. A., Skribner, J., Gängler, P., Langeland, K.: Clinical, radiographic, and histologic study of endodontic treatment failures. Oral Surg. Oral Med. Oral Pathol. 11: 603-611, 1991

Lombardi, T., Budtz-Jørgensen, E.: Die zahnarztliche Untersuchung beim Betagten. Schweiz. Monatsschr. Zahnmed. 102: 1359 - 1363, 1992

Luhr, H. G.: Die Kompressionsosteosynthese bei Frakturen des zahnlosen Unterkiefers. Med. Habil., Hamburg 1969

Luhr, H. G.: A micro-system for cranio-maxillofacial skeletal fixation. J. Craniomaxillofac. Surg. 16: 312-314, 1988

Lütscher, D.: Erfahrungen mit der Kryochirurgie bei Mundschleimhauterkrankungen. Med. Diss., Zurich 1984

Referências Bibliográficas

M

Machtens, E., Heuser, L.: Prinzipielles und aUgestuftes Vorgehen in der Rontgendiagnostik bei Mittelgesichtstrauma in Abhangigkeit vom Schweregrad und von der Lokalisation. Fortschr. Kiefer- u. Gesichtschir. 36: 21— 25, 1991

Maglin, B.: Nolfalle aus der zahnarztlichen Chirurgie. Schweiz. Monatsschr. Zahnmed. 84: 964 - 976, 1974

Maienfisch, A.: Langzeiterfahrungen mit der Wurzelspitzenresektion. Med. Diss., Zu rich 1980

Makek, M., Sailer, H. F.: Speicheldruseninfarkte—eine diagnostische Falle fur Pathologen und Kliniker. Schweiz. Monatsschr. Zahnmed. 95: 113-123, 1985

Mandel, I. D.: The functions of saliva. J. Dent. Res. 66: 623. 627, 1987

Marinello, C. P., Kundert, E., Andreoni, C.: Die Bedeutung der periimplantaren Nachsorge fur Zahnarzt und Patient. Implantologie 1: 43-57,1993

Marker, P., Eckerdal, A., Smith-Sivertsen, Ch.: Incompletely erupted third molars in the line of mandibular fractures. Oral Surg. Oral Med. Oral Pathol. 78: 426-431, 1994

Mashberg, A., Samit, A.: Early detection, diagnosis and management of oral and oropharyngeal cancer. CA Cancer J. Clin. 39: 67-88, 1989

Meier, E., Berthold, H., Zbinden, A.: Problem- und Risikopatienten. Schweiz. Monatsschr. Zahnmed. 104: 615 - 620, 1994

Mitchell, D. F., Standish, S. M., Fast, Th. B.: Oral Diagnosis, Oral Medicine. Lea & Fibiger, Philadelphia 1971

Mittermeier, C., Riede, U. N., Harle, F.: Prakanzerose der Mundhohle. Hoechst, Frankfurt/Main 1980

Möbius, E.: Kieferzysten und Nebenhohlen. Dtsch. Zahnarzil. Z. 5: 397— 399, 1950

Mombelli, A., Buser, D., Lang, N. P., Berthold, H.: Suspected periodontopathogens in erupting third molar sites of periodontally healthy individuals. J. Clin. Perodontol. 17: 48-54, 1990

Mörmann, W., Bernimmoulin, J. P., Schmid, M. O.: Fluoreszein angiography of free gingival autografts. J. clin. Periodontol. 2: 177-189, 1975

Mormänn, W., Schaer, F.P.: Orale Schleimhauttransplantation mit dem Mucotom. Schweiz. Monatsschr. Zahnmed. 87: 656 - 666, 1977

Morris, A. L., **Bohannan, H. M., Casello, D. P.:** The Dental Specialities in General Practice. Saunders, Philadelphia 1983

Morse, D. R., Bhambhani, S. M.: A dentist's dilemma: nonsurgical endodontic therapy or periapical surgery for teeth with apparent pulpal pathosis and an associated periapical radiolucent lesion. Oral Surg. Oral Med. Oral Pathol. 70: 333 - 340, 1990

Mounce, R.E.: Risk management in after-hours care. Gen. Dent. 38: 350-356, 1990

Mühlemann, H.R.: Parodontale Gesichtspunkte in der zahnarztlichen Chirurgie. Schweiz. Monatsschr. Zahnmed. 73: 106 - 121, 1963

Mühlemann, H.R., Son, S.: Gingival sulcus bleeding: a leading symptom in initial gingivitis. Helv. Odont. Acta 15: 107 - 113, 1971

Müller, U.: Allergische Reaktionen. Schweiz. Monatsschr. Zahnmed. 98: 1224 - 1229, 1988

Müller, W.: In Zahn-, Mund-, Kieferheilkunde, Bd. 2, Spezielle Chirurgie. Replantation oder Transplantation von Zahnen. Thieme, Stuttgart, S. 42-48, 1990

N

Nair, P. N. R., Pajarola, G. F.: Raducular cysts: types and incidence among human apical periodontitis lesions. In press: Oral Surg. Oral Med. Oral Pathol. 1995

Nair, P. N. R., Schroeder, H. E.: Pathogenese periapikaler Lasionen. Schweiz. Monatsschr. Zahnmed. 93: 935 - 952, 1983

Neal, D. C:., Wagner, W. F., Alpert, B.: Morbidity associated with teeth in the line of mandibular fractures. J. Oral Surg. 36: 859-862, 1978

Negm, M. M.: Microleakage associated with retrofilling of the apical two thirds with amalgam. Oral Surg. Oral Med. Oral Pathol.70: 498-501,1990

Neidhart, A.: Die Mundvorhofplastik mit sekundarer Epithelisierung am Oberkiefer: Entwicklung, Methodik, Ergebnisse. Med. Diss., Zurich 1963

Neumann, R.: Fuhrer durch die operative Zahnheilkunde. Berlinische Verlagsanstalt, Berl in 1929

Nielsen, P. M., Berthold, H., Burkhardt, A.: Die odontogene Keratozyste. Retrospektive Untersuchung zur Klinik, Radiologie, Pathohistologie und Therapie. Schweiz. Monatsschr. Zahnmed. 96: 577-587, 1986

O

Oatis, G. W., Huggins, R., Yorty, J. S.: Oral surgery. Dent. Clin. North Am. 30: 583 - 601, 1986

Obwegeser, H. L.: Uber eine einfache Methode der freihandigen Drahtschienung von Kieferbruchen. Osterr. Z. Stomatol 49: 652-670, 1952

Obwegeser, H. L.: Surgical preparation of the maxilla for prosthesis. J. Oral Surg. Anesth. Hosp. Dent. Serv. 22: 127-134, 1964

Obwegeser, H. L.: Zur Indikation fur die einzelnen Methoden der Vestibulumplastik und Mundbodenplastik. Fortschr. Kiefer. Gesichtschir. 10: 1-8, 1965

Obwegeser, H. L.: Bewahrtes und Neues in der praprothetischen Chirurgie. Schweiz. Monatsschr. Zahnmed. 97: 223-225, 1987

Obwegeser, H. L., Aarnes, K.: Zur Luxation des Discus articularis des Kiefergelenkes. Schweiz. Monatsschr. Zahnmed. 83: 67-70, 1973

Obwegeser, H. L., Sailer, H. F.: Experiences with intraoral resection and immediate reconstruction in cases of radio-osteomyelitis of the mandible. J. Maxillofac. Surg. 6: 257-265, 1978

Obwegeser, H. L., Steinhauser, E.: Ein neues Gerat zur Vitalitatsprufung der Zahne mit Kohlensaureschnee. Schweiz. Monatsschr. Zahnmed. 73: 1001-1012, 1963

Obwegeser, H. L., Tschamer, H.: Bakteriolog ische Resektionskontrol len nach desinfektionsloser einzeitiger Wurzelfullung einkanaliger Gangranzahne. Dtsch. Zahn. Mund. Kieferheilkd. 26: 103-116, 1957

Obwegeser, J.A., Riegler, H., Mossbock, R.: Die Aktinomykose des Kiefer-Gesichtsbereiches. Zahnarztl. Prax. 40: 122 - 124, 1989

Olech, E.: Fracture lines in mandibule. Dent. Radiogr. Photogr. 28: 21— 26, 1955

Ollerenshaw, R., Rose, S.: Sialography—a valuable diagnostic method. Dent. Rad fog r. Photog r. 29: 37 - 46, 1956

Olson, R.A., **Fonseca,** R.J., **Zeitler, D.L., Osbon, D.B.:** Fractures of the mandibule: a review of 580 cases. J. Oral Maxillofac. Surg.40: 23 - 28,1982

Orstavic, D.: Radiographic evaluation of apical periodontitis and endodontic treatment results: a computer approach. Int. Dent. J.41: 89 - 98,1991

Osborn, J.F.: Hydroxylapatitkeramik—Granulate und ihre Systematik. ZM 77: 840-848, 852, 1987

P

Pajarola, G.F., Sailer, H.F.: Operative Entfernung unterer Weisheitszahne. Schweiz. Monatsschr. Zahnmed. 104: 1202 - 1209, 1994

Pajarola, G.F., Gratz, K. W., Sailer, H. F., Eichmann, A., Makek, M.: Erkennung und Behandlung von Mundschleimhauterkrankungen (I). Schweiz. Monatsschr. Zahnmed. 105: 788-794, 1995

Pajarola, G. F., Jaquiery, C., Sailer, H. F., Lambrecht, J. Th.: Die Entfernung unterer retinierter Weisheitszahne (II). Schweiz. Monatsschr. Zahnmed. 104: 1520 - 1534, 1994

Pallasch, T.J., Slots, J.: Antibiotic prophylaxis for medical-risk patients. J. Periodontol. 62: 227 - 231, 1991

Pantschev, A., Carlsson, A.-P., Andersson, L.: Retrograde root filling with EBA cement or amalgam. Oral Surg. Oral Med. Oral Pathol. 78: 101-104, 1994

Partsch, C.: Uber Kieferzysten. Dtsch. Mschr. Zahnheilk. 32: 271 - 304, 1892

Partsch, C.: Erkrankungen der Hartgebilde des Mundes. In Partsch, C., Bruhn, C., Kantorowicz, A.: Handbuch der ZahnheilLunde, Bd. I. Bergmann, Wiesbaden, S. 273-299, 1917a

Partsch, C.: Erkrankungen der Hartgebilde des Mundes. In Partsch, C., Bruhn, C., Kantorowicz, A.: Handbuch der Zahnheilkunde, Bd. I. Bergmann, Wiesbaden, S. 300-302, 1917b

Partsch, C., Kunert, A.: Uber Wurzelresektion. Dtsch. Mschr. Zahnheilk. 17: 348 - 367, 1899

Paulsen, G., Reimann, G. P.: Frakturierte Radix im Canalis mandibulae. Quintessenz 30: 19 - 22, 1979

Pedersen, G.W.: Surgical removal of teeth. In Pedersen, G. W.: Oral Surgery. Saunders, Philadelphia, pp 47-82, 1988

Perko, M.: Das Ernahrungsproblem nach kieferchirurgischen Operationen oder Verletzungen im Kieferbereich. Schweiz. Monatsschr. Zahnmed. 76: 396 - 402, 1966

Pichler, H.: Zur Frage der Wurzelspitzenresektion. Z. Stomatol. 19: 15— 20, 1921

Pindborg, J.J.: Atlas of Diseases of the Oral Mucosa, 5th ed. Munksgaard, Kopenhagen 1992

Pindborg, J.J.: Farbatlas der Mundschleimhauterkrankungen, 5. Aufl. Deutscher Arzte-Verlag, Koln 1993
Pindborg, J.J., Hjorting-Hansen, E.: Atlas of Diseases of the Jaws. Munkspaard, Kopenhagen 1974
Pindborg, J. J., Kramer, I. R. H.: Histological Typing of Odontogenic Tumors, Jaw Cysts and Allied Lesions. World Health Organisation, Geneva, 1971

R

Rahn, R.: Endokarditis-Risiko bei zahnarztlich-chirurgischen Eingriffen. Zah narztl. Praxis 40: 48 - 51, 1939
Rajasuo, A., Murtomaa, H., Meurman, J.H.: Comparison of clinical status of third molars in young men in 1949 and in 1990. Oral Surg. Oral Med. Oral Pathol. 76: 694 - 698, 1993
Raschein, R.: Die rechtliche Stellung des Zahnarztes. Schweiz. Monatsschr. Zahnmed. 101: 1033-1036, 1991
Rateitschak, K. H., Rateitschak, E., Wolf, H. F.: Parodontologie. Farbatlanten der Zahnmedizin, Bd.1. 3. Aufl., Stuttgart, Thieme 1996
Rehrmann, A.: Eine Methode zur SchlieBung von Kieferhohlenperforationen. Dtsch. Zahnarztl. Wschr. 39: 1136 - 1138, 1936
Rehrmann, A.: Zur Frage der chirurgischen Wurzelfullung und ihre Verbesserung durch Verwendung eines neuen Normbesteckes. Zahnarztl. Rundschau 60: 118 - 124, 1951
Reuter, I.: Rontgendiagnostik des unteren Weisheitszahnes. Dtsch. Zahnarztl. Z. 48: 94 - 99, 1993
Richter, M., Fiore-Donno, G., Kuffer, R.: Contribution a ['etude des keratokystes odontogenes. Schweiz. Monatsschr. Zahnmed. 85: 487-506,1975 **Ringeling,** H.: Handlungsfahigkeit — Leidensfahigkeit— Medizin und Menschenbild. Schweiz. Monatsschr. Zahnmed. 95: 900 - 910, 1985
Robinson, H. B.G.: Oral Malignancies. The dentist's responsibility. Dent. Rad fog r. Photog r. 21: 1 - 7, 1948
Robinson, H. B. G., Koch, W. E., Kolas, S.: Radiographic interpretation of oral cysts. Dent. Radiogr. Photogr. 29: 61 - 68, 1956
Roth, H., Muller, W., Spiessl, B.: Zur Behandlung groBvolumiger Knochendefekte im Kieferbereich mit Hydroxylapatit-Granulat. Schweiz. Monatsschr. Zahnmed. 94: 222 - 227, 1984
Roth, P., Grak, K.W., Sailer, H. F.: Syndrome de Gorlin-Goltz. Schriftenr. Schweiz. Ges. Kiefer. Gesichtschir. 2: 68-71, 1989
Rothlin, M., Babotai, I.: Der herzkranke Patient in der zahnarztlichen Praxis. Schweiz. Monatsschr. Zahnmed. 98: 1219 - 2121, 1988
Rowe, N. L., Williams, J. L.: Maxillofacial Injuries, Vol. I-II. Churchill Livingston, Edinburg, 1985
Rud, J., Andreasen, J.O., Möller Jensen, J.E.: A follow-up study of 1000 cases treated by endodontic surgery. Int. J. Oral Surg. 1: 215 - 228, 1972
Rud, J., Andreasen, J. O., Möller Jensen, J. E.: Radiographic criteria for the assessment of healing after endodontic surgery. Int. J. Oral Surg. 1: 195-214, 1972
Russell, J.H.: In St. Clair, F.G.: Familial Medical Quotations. Saunders, Boston, p. 97b, 1968

S

Sailer, H. F.: BehandlungsergeUnisse bei Osteomyelitis und Radioosteomyelitis mandibulae nach Unterkieferresektion und gleichzeitiger Rekonstruktion. Proceedings, 3rd Congress Europ. Ass. Max. Fac. Surg., London 1976
Sailer, H. F.: Zur Wahl der Therapie der Prakanzerosen und Malignome im Kiefer-Gesichtsbereich: Chirurgie, Radiotherapie, Chemotherapie, Immunotherapie. Schweiz. Monatsschr. Zahnmed. 87: 1181 - 1196, 1977
Sailer, H. F.: Transplantation of Lyophilized Cartilage in Maxillo-facial Surgery. Experimental Foundations an Clinical Success. Karger, Basel 1983 **Sailer,** H.F.: Longterm results after implantation of different lyophilised bones & cartilage for reconstruction in craniofacial surgery. In Montoya, A. G.: Craniofacial Surgery, 4. Monduzzi, Bologna, p. 69-77, 1992
Sailer, H. F., Antonini, N.: Ergednisse der Le Clerc-Operation bei habitueller Kiefergelenk- und Diskusluxationen. Fortschr. Kiefer- u. Gesichtschir. 25: 43 - 45, 1980
Sailer, H. F., Grak, K. W.: Konzept der Behandlung schwerer Mittelgesichtsfrakturen beim Bezahnten und Unbezahnten. Fortschr. Kiefer- u. Gesichtschir. 36: 52 - 54, 1991
Sailer, H. F., Kolb, E.: Application of purified bone morphogenetic protein (BMP) in cranio-maxillifacial surgery. BMP in compromised surgical reconstructions using titanium implants. J. craniomaxillofac. Surg. 22: 2-11, 1994
Sailer, H. F., Kolb, E.: Application of purified bone morphogenetic protein (BMP) preparations in cranio-maxillo-facial surgery. J. craniomaxillofac. Surg. 22: 191 -199, 1994
Sailer, H. F., Makek, M. S.: Blutbildende Knochenherde als Ursache zystoider Kieferlasionen, Schweiz. Monatsschr. Zahnmed. 95: 183 - 192, 1985
Schadle, C., Matter-Grütter, C.: Neue Methode zur Deckung freier Zahnhalse. Schweiz. Monatsschr. Zahnmed. 103: 1301 - 1306, 1993
Scharffetter, K. C., Balz-Hermann, C., Lagrange, W., Koberg, W., Mittermayer, Ch.: Proliferation kinetics-study of the growth of keratocysts. J. Craniomaxfac. Surg. 17: 226-233, 1989
Schettler, G., Greten, H.: Innere Medizin, Bd. I/II., 8. Aufl. Thieme, Stuttgart 1990
Scheunemann, H., Hausamen, J.E.: Gutachterliche Erfahrungen bei Verletzung des Nervus lingualis in Verbindung mit zahnarztlich-chirurgischen Eingriffen. Dtsch. Zahnarztl. Z. 35: 196 - 198, 1980
Schijatschky, M. M.: Lebensbedrohende Zwischenfalle in der zahnarztlichen Praxis. Quintessenz, Berlin 1992
Schlegel, K. A., Janson, O., Heumann, Ch., Toutenburg, H.: Attached Gingiva und Periimplantitis. Z. Zahnarztl. Implantol. 10: 212-218, 1994
Schmallenbach, H.-J., Austermann, K.-H.: Neue Aspekte zur Atiologie und Morphologie der Nasolabialzysten. Fortschr. Kiefer. Gesichtschir. 21: 107-109, 1976
Schmelzle, R., Schwenzer, N., Ullmann, U., Mautsch, W.: Die Kontamination von Operationswunden im Mund-, Kiefe r- u. Gesichtsbereich mit Mikroorganismen. Dtsch. Zahnarztl. Z. 33: 785 - 787, 1978
Schmid-Meier, E.: Anamnese und Befunderhebung bei Kiefergelenkserkrankungen. Schweiz. Monatsschr. Zahnmed. 90: 897 - 904, 1980
Schmid-Meier, E.: Zahntransplantationen. In Stockli, P. W., Ben Zur, E.: Zahnmedizin bei Kindern und Jugendlichen, 3. Aufl. Thieme, Stuttgart, S. 301-302, 1994
Schmidseder, R.; Lambrecht, J. Th.: Untersuchungen zur zweizeitig konservativ-chirurgischen Therapie der chronischen Sinusitis maxillaris bei Mund-Antrum-Fisteln unter Verwendung der Sinuskopie. Dtsch. Z. Mund-Kiefer-Gesichts. Chir. 2: 178-182, 1978
Schmidt, L. P., Hardt, N., Makek, M.: Die kalzifizierende odontogene Zyste (COC). Swiss. Dent. 14: 16-18, 1993
Schmidt, R. F.,: GrundriB der Sinnesphysiologie. Springer, Berlin 1985
Schmidt, W., Luhr, H.G.: Technik und Ergednisse der funktionellen Fruhhehandlung von Kollumfrakturen bei gleichzeitigem Vorliegen von Unterkieferkorperfrakturen. Fortschr. Kiefer. Gesichtschir. 21: 317 - 321, 1976
Schmitt, W., Weber, H. J., Jahn, D.: Thermische Untersuchungen beim Bohren in kortikalem Knochen unter Verwendung verschiedener Kuhlsysteme. Dtsch. Zahnarztl. Z. 43: 802-805, 1988
Schmoker, R., Bronz, G., Knutti, D.: Die funktionsstabile Versorgung der Unterkieferfraktu r: Ind ikation, Zugang, Osteosynthesem ittel, Kompl i kationen. Schweiz. Monatsschr. Zahnmed. 93: 513 - 522, 1983
Schmoker, R., Rüfenacht, D., von Allmen, G., Bronz, G.: Die iatrogene Lasion des N. lingualis als Komplikation bei der operativen Weisheitszahnentfernung. Schweiz. Monatsschr. Zahnmed. 92: 916 - 921, 1982
Schumtziger, P.: Konservativ-chirurgische Behandlung von Kieferzysten. Schweiz. Monatsschr. Zahnmed. 61: 702 - 703, 1951
Schotland, C., Stula, D., Levy, A., Spiessl, B.: Hirnabszess nach dentogenem Infekt. Schweiz. Monatsschr. Zahnmed. 89: 325 - 329, 1979
Schroeder, H.E.: Pathobiologie oraler Strukturen, 2. Aufl. Karger, Basel 1991
Schroeder, H. E.: Orale Strukturbiologie, 4. Aufl. Thieme, Stuttgart 1992
Schroeder, K.: Probleme der zivilrechtlichen Haflung des freipraktizierenden Zahnarzles. Schulthess, Zurich 1982
Schroll, K.: Ergebnisse der Zystenoperationen im Ober- und Unterkiefer. Fortschr. Kiefer. Gesichtschir. 21: 105 - 107, 1976
Schuchardt, K.: Die Epidermistransplantation bei der Mundvorhofplastik. Dtsch. Zahnarztl. Z. 7: 364 - 369, 1952
Schuchardt, K.: Zur Methodik des Verschlusses von Defekten im Alveolarfortsatz zahnloser Oberkiefer. Dtsch. Zahn. Mund. Kieferheilkd.17: 366369, 1953
Schuchardt, K.: Grundsatzliches zur Versorgung von kombinierten Weichteil-Knochenverletzungen im Gesichts-Kieferbereich. Fortschr. Kiefer. Gesichtschir. 11: 25 - 33, 1966
Schulte, W.: Die Knochenregeneration nach der Ausschalung grolSer Kieferzysten und ihre Konsequenzen fur die Operationstechnik. Dtsch. Zahn. Mund. Kieferheilk. 45: 177 - 206, 1965
Schultz, H.: Die Wurde des Patienten: ein Rechtsproblem? Schweiz. Monatsschr. Zahnmed. 90: 1107 - 1115, 1980

Schultze-Mosgau, S., Neukam, F. W., **Berten, J. L., Eulzer,** C.: Die autogene Zahntransplantation im Rahmen des orthodontischen Luckenschlusses bei Zahnnichtanlagen. Dtsch. Z. Mund. Kiefer. Gesichtschir.18: 165 - 170, 1994
Schwenzer, N.,Wüstenfeld, E.: Zur Klinik und Histologie freier Hauttransplantate in der Mundhohle. Dtsch. Zahnarztl. Z. 25: 1049 - 1060,1970
Schwimmer, A. M., Aydin, F., Morrison, S. N.: Squamous cell carcinoma arising in residual odontogenic cyst. Oral Surg. Oral Med. Oral Pathol. 72: 218-221, 1991
Shafer, W. G., **Hine, M. K., Levy, B.** M.: A Textbook of Oral Pathology, 3rd ed. Saunders, Philadelphia 1974
Shetty, V., Freymiller, E.: Teeth in the line of fracture: a review. J. Oral Maxi 1 lofac Su rg 47: 1303- 1306, 1989
Skouteris, Ch. A., Sotereanos, G. C.: Plunging ranula. J. Oral Maxillofac. Surg. 45: 1068-1072, 1987
Smee, G., Bolanos, O.R., Morse, D.R., Furst, M.L.,Yesilsoy, C.: A comparative leakage study of P-30 resin bonded ceramic, Teflon, Amalgam and IRM as retrofilling seals. J. Endod. 13: 117 - 121, 1987
Sonis, S. T., Fazio, R. C., Fang, L.: Principles and practice of oral medicine. Saunders, Philadelphia S. 360-369, 1995
Spiekermann, H.: Implantologie. Farbatlanten der Zahnmedizin, Bd. 10. Thieme, Stuttgart 1994.
Spiessl, B.: Funktionsstabile Osteosynthese bei Unterkieferfrakluren - Problematik und Technik. Fortschr. Kiefer. Gesichtschir. 19: 68-71, 1975
Spiessl, B.: Trauma als Notfallsituation. Schweiz. Monatsschr. Zahnmed. 84: 915 - 933, 1974
Stefani, M.: Rezidivhaufigkeit von odontogenen Keratozysten nach Marsupialisation. Med. Diss., Zurich 1994
Steiner, J.E.: Beobachtung von Heilungsprozessen nach Zystenoperationen. Dtsch. Zahnarzteblatt 15: 404 - 409, 1961
Stöckli, P.W., Ben Zur, E.D.: Zahnmedizin bei Kindern und Jugendlichen, 3. Auf l. Th ieme, Stuttgart 1994
Stoelinga, P.J.W., Bronkhorst, F.B.: The incidence, multiple presentation an recurrence of aggressive cysts of the jaws. J. Cranio-Max.-Fac. Surg. 16: 184 - 195, 1988
Strassburg, M., Knolle, G.: Farbatlas und Lehrbuch der Mundschleimhauterkrankungen, 3. Aufl. Quintessenz, Berlin 1991
Strobl, V., Traugott, D., Norer, B.: Dentoalveolare Verletzungen im Oberkiefer. Fortschr. Kiefer. Gesichtschir. 36: 145 - 148, 1991
Strub, J. R., Kopp, F. R.: Das freie Schleimhauttransplantat. Genaht versus geklebt. Schweiz. Monatsschr. Zahnmed. 90: 1028 - 1036, 1980

T

Takenoshita,Y., Ishibashi, H., Oka, M.: Comparison of functional recovery after nonsurgical and surgical treatment of condylar fractures. J. Oral Maxillofac. Surg. 48: 1191 -1195, 1990
Tetsch, P., Wagner, W.: Die operative Weisheitszahnentfernung. Hanser, Munchen 1982
Toller, P.: Origin and growth of cysts of the jaws. Ann. R. Coll. Surg. Engl. 40: 306 - 336, 1967
Trauner, P., Obwegeser, H. L.: Zur Operationstechnik bei der Progenie und anderen Unterkieferanomalien. Dtsch. Zahn. Mund, Kieferheilkd. 23: 1-26,1955

V

Van den Akker, H.P., Bays, R.A., Becker, A.E.: Plunging or cervical ranula. J. Maxillofac. Surg. 6: 286-293, 1978
Van der Waal, I.: Kiefererkrankungen—Diagnose und Therapie. Deutscher Arzle-Verlag, Koln, S. 113-234, 1993
Van Waues, H., Gnoinski,W., Ben Zur, E.: Die Draht-/Kompositschiene. Schweiz. Monatsschr. Zahnmed. 97: 629-636, 1987
Velvart, P., Reimann, Chr.: Sensibilitatstestung. Schweiz. Monatsschr. Zahnmed. 98: 517 - 523, 1988
Ventä, I.: Predictive model for impaction of lower third molars. Oral Surg. Oral Med. Oral Pathol. 76: 699-703, 1993
Von Arx, T.: Mesiodens. Schweiz. Monatsschr. Zahnmed.100: 433-442,1990
Von Arx, T.: Traumatologie im Milchpebil3,1 und 11. Schweiz. Monatsschr. Zahnmed. 100: 1195-1206, 1990 und 101: 57-70, 1991
Von Wowern, N., Nielsen, H. O.: The fate of impacted lower third molars after the Age of 20. Int. J. Oral Maxillofac. Surg. 18: 277 - 280, 1989
Voorsmit, R. A. C. A.: The art of treating keratocysts: fixation bevore enucleation. Autumn Meeting of the British Assoc. of Oral and Maxillofacial Surgeons, London 1990
Voorsmit, R.A.C.A., Stoelinga, P.J.W., van Haelst, U.I.G.M.: The management of keratocysts. J. Maxillofac. Surg. 9: 228-236, 1981

W

Wagner, J. D., Moore, D. L.: Preoperative laboratory testing for the oral and maxillofacial surgery patient. J. Oral Maxillofac. Surg. 49: 177 - 182,1991
Walder, H.: Der arziliche Kunstfehler aus strafrechtlicher Sicht. Schweiz. Arztez. 62: 3470 - 3474, 1981
Walder, H.: Die Aufklarungspflicht des Zahnarztes aus forensischer Sicht. Schweiz. Monatsschr. Zahnmed. 95: 889-894, 1985
Wassmund, M.: Lehrbuch der praktischen Chirurgie des Mundes und der Kiefer, Bd. 1-2. Barth, Leipzig 1935-1939
Wiehl, P.: Orale Physiotherapie—eine zusatzliche Hilfe fur Myoarthropathie-Patienten. Schweiz. Monatsschr. Zahnmed. 93: 235 - 247, 1983
Wiehl, P., Guggenheim, B.: Hygienegerechtes Praxiskonzept I und 11. Schweiz. Mona!tsschr. Zahnmed. 103: 179 - 181 und 1127 - 1140, 1993
Windecker-Getaz, I., Richter, M., Gremion, G., Zabala, I., Samson, J., Piletta-Zanin, S., Belser, U.: Algies faciales et troubles de la fonction masticatrice. Schweiz. Monatsschr. Zahnmed. 103: 1573 - 1584, 1993
Winter, L.: A textbook of exodontia: exodontia, oral surgery and anesthe siea. 5th ed. Mosby, St. Louis 1943
Wolfe, S.A., Baker, St.: Facial Fractures. Thieme, New York 1993
Work,W.P., Batsakis, J.G.: Classification of salivary gland diseases. Otolaryngol. Clin. North Am. 10: 287 - 296, 1977
Wuthrich, S.: Integritatsentschadigung. Schweiz. Monatsschr. Zahnmed. 97: 880, 1987

Y

Yaremchuk, M. J., Gruss, J. S., Manson, P. N.: Rigid Fixation of the Craniomaxillofacial Skeleton. Butterworth-Heinemann. Boston 1992

Z

Zander, A., Buddeberg, C., Frei, R.: Befunderhebung und Therapieplanung bei Patienten mit mandibularer Dysfunktion. Schweiz. Monatsschr. Zahnmed. 92: 497 - 514, 1982
Zetzmann, D., Berthold, H., Buser, D.: Die Defektfullung groBvolumiger Knochenhohlen im Kieferbereich mit Kollagenvlies. Schweiz. Monatsschr. Zahnmed. 92: 119-126, 1982
Zimmerli, Ph., Hardt, N., Altermatt, H. J.: Kieferhohlenoperation. Aspergillose der Kieferhohle durch Wurzelfullmaterial. Schweiz. Monatsschr. Zahnmed. 98: 527-530, 1988
Zimmermann, M., Nentwig, G. H.: Die Therapie des Postextraktionssyndroms mit Taurolin. Schweiz. Monatsschr. Zahnmed. 102: 1327 - 1332, 1992
Zou, Z. J., Wu, W. T., Sun, G. X., Zhu, X. P., Zhang, K. H., Wu, Q. G., Su, L.D., Lin, J.X.: Remodelling of the temporomandibular joint after conservative treatment of condylar fractures. Dentomaxillofac. Radiol. 16: 91 - 98, 1987

Índice

Os números de página em *itálico* referem-se às figuras.

A

abducente, nervo 8
aberração 71
abrasão dentária *17*; veja dermabrasão
abscesso
- agente causal 143
- bochecha 156, 157
- disseminação potencial 145
- disseminado 141, 142
- fator de resistência do hospedeiro 141
- fístula cutânea 141
- fossa canina 155
- lingual 148, 152
- maxilar 155-9
- mento 149
- osteólise 142
- osteomielite 142
- palatino 158
- parafaríngeo 150
- paramandibular 152, 153
- pterigóideo 150
- retromaxilar 159
- sintomas 142
- submassetérico 149
- temporal 159
- vestibular 146, 147, 152, 156, 157
abscesso, tratamento 141
- antibioticoterapia 145
- critério de avaliação 141
- drenagem 145, 147, 149, 151
- incisão 145, 149, 150, 152
- irrigação 145, 146, 147, 153
- mandibular 146, 147
acetona, adesivo de *43*
acidente, seguro de saúde 330
acrílico
- adesivo tecidual 43
- contenções 337
actinomicose 154
Actinomyces 144
acupuntura 50
adesivas, tiras *44*
agulhas de sutura *38, 39*
AIDS, risco de infecção 51
Alça tracionadora do fio 126
alveolar, parede
- implante tipo parafuso 311
- osteotomia vertical 310
alveolar, processo
- atrofia 304
- epitelização secundária 275
- excisão 264
- fratura vertical 306
- fraturas 333, 337
- freio, inserção 263
- maxilar 156
- reposicionamento palatino 303
- transplante livre de tecido conjuntivo, 316
- vestibular, abscesso 156
alveolar, rebordo
- elevação da profundidade do vestíbulo 290
- hiperplasia fibrosa 284-5, 286-7
- hiperplasia gengival 284-5, 286-7
- múltiplas extrações 62
- osteoplastia 62
alveolite seca dolorosa 68
alvéolo
- aprofundamento 302
- artificial 133, 135
- curetagem 58, 59
- dor pós-extração 68

- extração de molar 137
analgésica, medicação 49
anemia aplástica 141
anestesia 26
anestésicos locais 51
aneurismático, cisto ósseo 181
Angle, classificação de 9
anquilose 125, 341
- dentes 328
- lingual 262
anteriores, seios craniais
- percussão 13
antibióticos 49, 145
- profilaxia 51
- reabsorção radicular 331
antiinflamatório, medicamento 49
apical, osteíte 53, 162
ápice, ver raiz, ápice
- sinusite odontogênica 231
apicectomia 1, 160-3
- abertura do espaço periapical 163
- bolsas vestibulares contíguas 315
- ceratocistos 180
- cicatrização bem-sucedida 163
- cistostomia 202
- defeito em túnel 174
- documentação 161
- falha 163
- incisões 161
- retalhos 161
- tratamento de cistos 189
área estéril da sala de cirurgia 23, 32
armamentário, ver instrumentos / instrumental
armazenamento *33*
- curativo da ferida 42
- instrumentos 46
articulação 9
articular, deslocamento do disco 323
artrose 341
aspergilose 235
assoalho da boca, palpação 18
ausculta 13
avançados, procedimentos 2

B

bacteremia, risco 20
bacteriana, endocardite, ver endocardite
bacteriológica, lama 22
bandagem, externa *44*
barra, externa 337
beijo dentário *75*
Bell, paralisia de 8
biópsia por agulha, de cistos *185*
biópsia, osso / tecido mole 254
bisturis 27
bochecha
- abscesso 156, 157
- fibroma 252
- retratores 15
bolsas
- contígua 173-4
- formação com extração de terceiros molares mandibulares 99
- ver também periodontal, bolsas
botões retentivos 126, *127-8*
brevicole, distrofia congênita de 71
brocas 30
broto dentário 176
- dano 168
- extração de dentes decíduos 70

- ver também dentes
bruxismo *17*

C

cálcio, cimento de hidróxido de (CRCS), 162
cálcio, pasta de hidróxido de 329
calor 142
- aplicação na cicatrização de feridas 49
- geração em cirurgia óssea 30, 31
- ver também teste térmico
campo cirúrgico 25, *26*
campos estéreis 25, *26*
cândida, exame 22
candidíase 268, *269*
canina, fossa
- abertura 235
- abscesso 155
- maxilar, irrigação do seio 234
caninos
- mandibular, extração, 100-2, 103, 104-5
- - acessos 102, 104
- - complicações 105
- - documentação 100, *101*
- maxilar, extração 115-16, 117, 118-19, 120, 121-2, 123, 124
- - anestesia 116, *122*
- - complicações 124
- - documentação 115, 116, 122
- - palatina, parede 119, 120, 121, 124
- - retalhos 116-17, 122
- - retenção palatina, acesso 118-19, 120, 121
- - retidos 115
- - tratamento da ferida 118, 119, 123
- - vestibular, acesso 122, 123
cardíaco, marcapasso 51
cardiovasculares, complicações 51
cáries
- profundas 53
- radioterapia, efeitos adversos da 52, 324
- retidos, extração de dentes 73, 76
- retidos, remoção de terceiros molares mandibulares 80
Carnoy, solução de 220
carregadoras, substâncias *45*
cartilagem partículas, liofilizadas *173, 174,* 214-15, 216, *217, 307*
- bolsas palatina / vestibular contígua 315
- com BMP 216
- correção de defeito periodontal 314
- ossificação 314
- técnica de Sailer 316
cartilagem, liofilizada 307
- fechamento de defeito com BMP 312, 313
- *inlay* 313
- reidratação antibiótica 307
- reossificação 307
cartilagem, segmento liofilizado de 216, *217,* 307
caso, história do 5
cáusticas, queimaduras 344
Cavidade nasal anterior 11
cera, guia em (*stent*) 67
cera, mordida em 319
ceratocistos *74,* 178-9
- acompanhamento 181,194
- cavidade cística 213
- erradicação 213
- necrose do revestimento cístico 213

- recidiva 179, 180
- síndrome de Gorlin-Goltz 179, 180
- solução de Carnoy 220
cervical, palpação de linfonodos 12
cervico-facial, actinomicose 154
Chlumsky, dreno de *157, 158,* 159
cicatrização da ferida
- aplicação de calor 49
- distúrbios 48
- evolução 48
- extração 58
- extração de terceiro molar mandibular 96, 97
- fases 48
- fisioterapia 50
- higiene oral 49
- luz infravermelha 50
- luz ultravioleta 50
- métodos complementares 50
- microondas 50
- reação inflamatória local 49, 50
- ultra-som 50
cicatrização por segunda intenção 42
- ver também epitelização secundária, saúde dos pacientes 3
cinzel 31
circulatórios, distúrbios 51
cirúrgica, equipe 25
cirúrgico, organização do procedimento 23
cirúrgico, relato 5
cistectomia
- cistos de retenção salivar 226, 227
- complicações 194
- cuidados pós-operatórios 194
- defeito em túnel 194
- definição 187
- forame mentoniano 187
- mandíbula 187, 188-90
- - abertura do cisto 189
- - documentação 188
- - retalhos 188
- maxilar 191, 192-3, 194
- - desvitalização do dente 193
- - documentação 191
- - regeneração óssea da cavidade cística 190, 193
cística, cavidade
- BMP 216
- Carnoy, solução de 220
- fenestração 209, 210-13
- hidroxiapatita 217, 218
- marsupialização 209, 210-13
- materiais de substituição óssea 213-18
- partículas de cartilagem liofilizada 214-15, 216
- regeneração óssea 215
- regeneração tecidual guiada 219
- reossificação 215, 217
- tecido de granulação 312
- tratamento 213-20
cisto de retenção salivar 221
- cistectomia 226, 227
- etiologia 230
- excisão 226, 227
- lábio 222, 223
- mucosa oral 224, 225
- preenchimento 226
- rânula 228, 229
- recidiva 224
- ruptura espontânea 230
cisto do canal incisivo 182, *208*
cistos
- abertura 189
- acompanhamento 194

Índice

- agressivos dos maxilares 176
- avaliação histológica 183
- biópsia 200
- biópsia por agulha 185
- bolsa 176
- canal incisivo 182, 208
- classificação clínica 175
- classificação OMS 175
- cristais de colesterol 185
- defeito hematopoiético 181
- definição 175
- dentes retidos 71, 72, 73, 75
- - remoção 74
- - remoção de terceiros molares mandibulares 80
- dermóide 221
- desenvolvimentais 221
- desenvolvimento 176
- diagnóstico 183, 184-5
- documentação 186
- enucleação 186, 189
- epitélio de revestimento da cavidade 183
- fenestração 209-12
- fissural 182
- folicular 73,176, 178
- - cistostomia 197-201
- - próximo ao dente 200
- gengival 221
- glóbulo-maxilar 181
- instrumental 186
- localização 183
- marsupialização 202
- meios de contraste 185
- não-odontogênico 181-2
- nasoalveolar 182
- nasolabial 230
- odontogênico 176, 177, 178
- operações 1
- ósseo aneurismático 181
- periodontal 178, 196
- procedimento cirúrgico 183
- radicular 176, 177, 184
- - cistostomia 202
- radiografia 183, 184, 185
- regeneração óssea da cavidade do cisto 190
- residual 178
- retenção 221-2, 223, 224, 225
- - crioterapia 276
- - revestimento, necrose do 213
- sinusite odontogênica 231
- tamanho 183
- tecidos moles 221-30
- traumático 181
- ver também ceratocistos; cistos de retenção salivares
cistostomia 195, 196-201, 202-4, 205, 206, 207-8
- apicectomia 202
- cisto do canal incisivo 208
- cisto periodontal 196
- cistos foliculares 197-201
- defeito em túnel 202, 203
- indicações 195
- mandíbula 195
- no nariz 204, 205
- no vestíbulo 195
- palato 202
- regeneração óssea 201
- seio maxilar 204, 206, 207-8
- suturas 201
citológica, matéria 22
cleidocranial, disostose 71, 176
clorexidina, bochecho 49
colágeno 45
colesterol, cristais de 185
complementares, métodos de cicatrização de feridas 50
complexos, procedimentos 2
compressão, teste 16
computadorizada, tomografia 320, 321
comunicação oro-antral 18
- fechamento
- - cirurgia plástica 236, 237, 238, 239, 240
- - excisão de fístula 236, 238
- - retalho (em ponte) pediculado 240
- - retalho palatino 238, 239
- - retalho vestibular 236, 237
- sinusite odontogênica 231
comunicação buco-sinusal 54
condilar, fratura 342, 343
condilar, mobilidade 9
côndilo, fratura bilateral da cabeça 341
conjuntivo, tecido
- melhoria no contorno 316

- procedimento de enxerto sanduíche 266, 267
- transplantes livres 316
Contenção com fio em alça 336, 337, 338
contenção fundida 337
Contenções 336-7
- acrílico 339
- fio em alça 336, 337, 338
- fixação 332
- higiene oral 343
- hipomovimentador 341, 342
- protética 337
- remoção 338, 342
contíguas, bolsas 173-4
contraste, meios de cistos 185
corneal, reflexo 8
coroas, detecção de defeitos 322
coroas, fraturas 318, 327
cortical osso, fratura 303
criocirurgia 29, 276-7
- sondas 277
curativo da ferida 42
- armazenamento 42
- extração dentária 63
- placa protetora 44
curetas, para enucleação de cistos 186

D

Dean-Köhle-Obwegeser, técnica para protrusão maxilar anterior 301, 302-303
decíduos, dentes
- fraturas 339
- persistência 100
- reerupção 327
- remoção para transplante dentário 133
- retido 135, 136
defeito, fechamento com cartilagem liofilizada e BMP 312, 313
dentes
- anquilosados 328
- contra-indicações 56
- - curativo da ferida 53
- - dente decíduo 70
- - hemorragia pós-operatória 69
- - indicações 53, 54, 55
- - mandíbula 63, 64, 65
- - múltiplas 62
- - técnica 58
- - técnica de Dean-Köhle-Obwegeser para protusão maxilar anterior 302
- dentição mista 339
- efeitos adversos da radioterapia 324
- erupção impedida por dente retido 75
- extração
- - complicações 68-9
- - medidas profiláticas ósseas
- - lesões 317, 322
- - tratamento 327-32
- - lesões aos adjacentes 68
- - luxação 59, 61, 327, 331
- - mobilidade 322
- - palpação 322
- - preservação de luxados 327
- - reimplantação 327, 328, 331
- - - cicatrização 328
- - - cobertura antibiótica 339
- - - contenção de fixação 332
- - - evolução clínica 331
- - - indicações 328
- - - ligamento periodontal 327
- - - limpeza 329
- - - preparações 329
- - reposicionamento 327, 329
- - sensibilidade à temperatura 14, 16
- - teste de vitalidade 14, 16, 322
- - transplante 132
- - - complicações 139
- - - criação de alvéolo artificial 133, 135
- - - documentação 132, 133, 135, 136
- - - escolha de dentes 139
- - - imobilização do dente 134
- - - indicações 132
- - - maxila para a mandíbula 136
- - - momento 139
- - - na maxila 137
- - - necrose pulpar 139
- - - procedimento cirúrgico 135
- - - sítio 139
- - trauma 318
- ver também caninos; decíduos dentes; dente retido; molares; pré-molares; broto dentário

dentição, inspeção 14
dentitio dificilis 80
Depósito de material perfurocortante 32
dermabrasão 275
descolador
- Cryer 64, 65, 91, 92
- periostal 58
- reto 59, 60, 63, 64, 65
- Seldin 65
desdentado, rebordo 300
desinfecção 33
- instrumentais 46
- tópica 49
desinfecção das mãos 24, 25
desmótomo 58, 63
desvitalização dentária
- adjacente 124
- cistectomia 193, 194
diabete
- abscesso 143
- mal-controlado 141
diagnóstico 4
diastema 258
diátese hemorrágica 47, 69
displasia dentinária 176
dor
- facial 73, 77, 80
- pós-extração 68
- pós-operatória 49
dor 142
doxiciclina 331
dreno de iodofórmio e vaselina 96, 97
drogas, abuso 51

E

ectópico, dente 71
eletrocirúrgica, alça 251, 268, 269
eletroterapia 50
eletrótomo 28
emergência, tratamento 5
endocardite 19
- profilaxia 51
- risco 51, 55
endodôntica, terapia 329
enfisema 114
enxerto
- de espessura parcial (dividido) 295
- - transplante livre 255, 256
- perfuração 270
- ver também gengival, enxerto
epiperiostal preparação, da mucosa 289, 292
epiteliais, remanescentes 176
epitelial, recobertura da mucosa vestibular 256
epitelização, secundária 42, 256, 258, 259, 260, 261, 263
- ferida palatina 268
- processo alveolar 275
- transplante de tecido mucoso 265
- ulcerações por queimaduras 344
- vestibuloplastia 290, 291, 292, 293
épulis gengival 251
erupção
- canal 125
- forçada 125-6, 127-8, 129, 130, 131
escleroderma, freio 256, 262
esclerose
- marginal 184
- reativa 150
espaço
- fechamento 329
- inadequado 329
espátula flexível 86, 89
esterilização 32-3
- instrumentos 46
estomatite, radioterapia 344
eugenol 162, 235
exame bucal 14, 15-16
exame intra-oral 6
- trauma 319
exames, métodos 6-18
- externos 7
- higiene 10
- inspeção 7
- neurológicos 7-8
- palpação de linfonodos 10-11, 12
- testes funcionais 9
excisão do ângulo da boca 278, 279
excisão óssea em forma de cunha 300
exostoses palatinas 297, 298

F

face, fechamento primário após excisão 290
faciais, lesões 325
facial área, transplante de cabelo 283
facial, fratura 320
facial, infecção 159
facial, nervo 8
facial, palpação do contorno 11, 12
facial, paralisia 8
facial, sensibilidade da pele 8
família, médico da 5
fenestração 195, 209, 210-13
feridas
- cobertura 45
- cobertura mucosa 256
- desnudamento 37
- enxerto de gengiva livre 256
- fechamento
- - adesivo de acetona 43
- - extração 61
- - extrações múltiplas 62
- - fechamento por planos 326
- guia cirúrgico; placa protetora 265, 269, 299
- manejo
- - aberto 42, 43-4, 45-6
- - fechado 38-9, 40-1
- margens suturadas 44
- penetrante 325
- tratamento 326
- - extração de terceiro molar mandibular 96, 97
- ver também lesões; suturas; trauma
feridas desnudas 37
fibrina 240, 271
- adesivo 45
- enxertos 267
- - hemorragia pós-operatória 69
- cobertura mucosa após criocirurgia 276, 277
fibrinólise 47
fibroma
- bochecha 252
- épulis gengival 251
- pediculado 249, 285
- retalho 284-5, 286-7
- retalho lingual 288, 289
filme periapical intra-oral 321
Fischer, seringa 1
fisioterapia, cicatrização de feridas 50
fissuras, brocas de 30
fístula 184
- cistectomia 190
- complicação por extração de canino e pré-molar maxilar 124
- cutânea 141
- excisão 236, 238
- formação 177
- ressecção do ápice radicular 160
fistuloso, trato 184
- obturação de canal radicular 169
fixação intermaxilar
- contenções 336-7
- durante a nutrição 336
- elástica 342
- luxação da articulação têmporo-mandibular 342
- redução com elástico 338, 339
- tratamento após 338
fixação, *splints de* 332
flácido, excisão de rebordo com vestibuloplastia 294, 295
flegmão 141
flora microbiana, efeitos da radioterapia 52
flutuação 142, 143
focal, infecção 19-21, 55, 77
- avaliação 19
- coleta de dados 20, 21
- definição 19
- fórceps 34, 38
- chifre de boi 64
- dentes mandibulares 63-4
- extração dentária 59
- - decíduo 70
- lesões a tecidos moles 325
- raiz 60
- sinusite odontogênica 231
- tratamento da ferida 326
fórceps de Luer 31
fratura (*splitting*) e regeneração tecidual guiada 310, 311
fratura, linha 55, 56, 340

- dente retido 74, 76
fraturas 68
- aberta 322
- articulação têmporo-mandibular 341
- classificação 334
- condilar 342
- coroa 327
- critério avaliação de tratamento 335
- estabilização intermaxilar 336
- extração de terceiro molar mandibular 98
- fechada 322
- fisioterapia funcional 342
- fragmentos 334
- galho verde 322
- mandíbula 333, 335
- maxilar 333
- maxilares 98, 332
- osso 333-6
- osteossíntese, tratamento cirúrgico com 335
- raiz 327
- tratamento conservador 336, 338
fraturas do terço médio *320*
freio 256-8, *259*, 260, *261*, 262-3
- inserção no processo alveolar 263
- labial 36, 256
- - mandibular 260, 261
- - maxilar 257-8, 259
- lingual 256, 262-3
- - inserção no assoalho bucal 263
- vestibular 256
functio laesa 142, *143*

G

Gardner, síndrome de 296
gengiva
- épulis 251
- pigmentação 275
- queratinizada 260
- recessão 266
- reparo de defeito 264, 266
- transplante de tecido conjuntivo 266-7
gengiva, contorno, incisões múltiplas *287*
gengiva, curativo *43*
gengival, enxerto
- implantes 270
- livre 27, 36, 264, 265, 266
gengival, recessão 164
gengival, remodelamento da margem *251*
gengival, substituição, transplante livre de mucosa 264-5
glóbulo-maxilar, cisto 230
glossofaríngeo, nervo 18
Gorlin-Goltz, síndrome de 176, 179, *180*
granulação, tecido *166*
- cavidade cística 312
- ressecção do ápice radicular 170
Guia, aparelho, placa (*stent*)
- cera 67
- cirúrgico 269, 299
- ferida 265, 269, 299
- hemorragia pós-operatória 69
- palatino 202
guta-percha, ponta 162

H

hábito de empurrar a língua *17*
Heerfordt, síndrome de 241
hemangioma
- capilar 253
- cavernoso 252-3
- crioterapia 276
- lábio 252
- - excisão 280
hematoma 325
hematopoiético, defeito 181
hemorragia 45
- após extração dentária 69
- cistectomia 194
- excisões de língua 274
- extração de canino e pré-molar mandibular 105
- lesões a tecidos moles 325
hemostasia 45
- excisão no ângulo da boca 278
- temporária 69
hemostática 274
hidroxiapatita 217, 218, 305, 316
higiene

- cicatrização da ferida 49
- paciente 25
- planejamento 33
higiene da sala cirúrgica 23, 24, 32-3
higiene oral, cicatrização de feridas 49
higiênica, zona 32
- sala de cirurgia 23, 24, 32-3
hiperceratose
- criocirurgia 268
- crioterapia 276
- superficial 274
hiperceratótica, excisão de lesão 278
hiperplasia fibrosa inflamatória
- adelgaçamento 295
- excisão 295
- lingual 288, 289
- rebordo alveolar 284-5, 286-7
- seccionamento 289
- vestíbulo 295
- vestíbulo pouco profundo 289
hipomovimentador 341, 342
homeopática, medicina 50

I

impacção 71
- sinusite odontogênica 231
implante
- colocação com aumento ósseo simultâneo 310-11
- colocação de conector 270
- dente único 329
- fratura (*splitting*) do rebordo ósseo 310
- procedimentos gengivais 270, 271
- reconstrução óssea 271
impressão, material de 226, *229*
imunossupressão 51, 55
- acesso mandibular 131
- amarria por fio 126, 127-8, 129, 131
- botão retentivo 126, 127-8, 129
- erupção forçada por acesso palatino 129, 130
- exposição da coroa 125, 126
- fechamento da ferida 128
- indicações 125
- medicações 52
- procedimento 125
- recuperação de dentes impactados 125-6, 127-8, 129, 130, 131
- resistência do hospedeiro à infecção 141
- riscos dentários 19
- tração para recuperação pelo acesso vestibular 126, 127-8
infecção
- aguda
- - local 53, 54
- - remoção de dente retido, contra-indicação 78
- complicações de extrações de caninos e pré-molares maxilares 124
- espaço facial 159
- extração de terceiro molar maxilar 114
- focal 19-21, 55, 77
- foco
- - radioterapia 324
- - remoção de dente retido 74
- prevenção 42
- resistência do hospedeiro 141
- risco 51
Infecção pelo vírus da imunodeficiência humana, (HIV) 143
inflamação, sinais de 142
inflamatória, reação 49
inspeção intra-oral 10, 318
instrumentos / instrumental 27, 28, 29-31
- armazenamento 33, 46
- cirurgia óssea 30-1, 296
- cistos 186
- conjunto 27, 46
- desinfecção 33, 46
- embalagem 33, 46
- esterilização 32, 46
- exame intra-oral 6
- extração de terceiro molar inferior 85, 86
- preparação 46
- sutura 38
- verificação 46
intercuspidação, desvios 9
interdental, espaço, contenção com fio em alça *337*
iodofórmio *42*
ionômero de vidro 217, 305
- cimento 162
irrigação via fossa canina 234, 235

J

Joule-Thomson, princípio físico *277*

K

Klippel-Feil, síndrome 71, 176

L

labial freio, *ver* freio labial
labial, revisão usando plastia em M 280, *281*
lábio
- alongamento 282
- cisto de retenção 222, 223
- excisões no vermelhão 278, 280
- expansão 282
- hemangioma 252, 280
- procedimento de plastia em M 280, 281
lâmina óssea vestibular, fratura *302*
laser, terapia, baixo grau 50
lesões 322
- cicatrização da ferida 48
- dentes 317, 322, 327-32
- graves 317
- mastigação 330
- ver também trauma; feridas
leucemia
- resistência do hospedeiro à infecção 141
- risco de infecção 51
leucoplasia *276*
- criocirurgia 276, 277
- recidiva 250
limpa, área 32
Lindemann, brocas ósseas 30
linfonodo, palpação 11, *12*
língua
- abscesso lingual 148
- avaliação de mobilidade 14
- base 15
- excisão de hiperplasia 285
- excisões 274
- freio lingual 262
- hiperceratose 274
- inervação 18
- malignidade 274
- palpação 18
lingual, abscesso 148, *152*
lingual, hiperplasia fibrosa 288, *289*
lingual, nervo 18
- anatomia 85, 87, 90
- excisão de hiperplasia fibrosa lingual 288
- lesões 87, 274
liofilizada, partículas *173*, *174*
- ver também osso, liofilizado; partículas de cartilagem, liofilizada; cartilagem, liofilizada
líquen, teste *16*
liquenóide, recidiva de lesão 276
luxação de dente *59*, *61*, 327, *331*

M

M, plastia, correção do lábio 280, *281*
Malassez, restos 176
mandíbula
- disto-oclusão esquelética 301
- extração de dente 63, 64, 65
- fratura 335
- - crianças pequenas 339
- - remoção de terceiro molar mandibular retido 80
- mobilidade 9
- palpação 12
- projeção separada lateralmente 321
- projeções oclusais 321
- projeções radiográficas 321
- radiografias de lesões ósseas 319
- transplantes de pele 256
- vista póstero-anterior com abertura bucal máxima 321
mandibular, bloqueio do nervo *188*
mandibular, palpação dos linfonodos da região *12*

marsupialização 195, 209, *210-13*
- cistos 202
- cistostomia para o seio maxilar 207
martelo *31*
masseter, músculo 9
mastigação, lesões 330
mastigatória, musculatura 9, *17*
mastigatório, movimento do aparelho 9
maxila
- cobertura mucosa 256
- fraturas 333
- projeções oclusais 321
- protrusão dento-alveolar 301
- redução da protrusão 301
maxilar
- bloqueado e higiene oral 343
- deslocamento 318
- fratura 98
- - prótese 322
- impressão 319
- modelo de gesso 319
- trauma 322
maxilar, abscesso
- cirurgia 155-9
- vestibular 156
maxilar, doença do seio
- aspergilose 235
- definição 231
- fechamento de comunicação oro-antral 236, 237, 238, 239, 240
- sinusite odontogênica 231, 232-3, 234-5
maxilar, processo alveolar *156*
maxilar, seio
- abertura 112, 124, 194, 235
- acesso 235
- cistostomia 204, 206, 207-8
médica, história 3-5
medicamentos
- abuso 51
- imunossupressão 52
médico, monitoramento 26
médicos, arquivos 5
membrana reabsorvível 310
mento, abscesso no 149
mentoniano, forame, cistectomia *187*
mentoniano, nervo 280
- anatomia 100
- cistectomia 187
- extração de canino e pré-molar mandibular 102
- migração de hidroxiapatita 316
- ressecção do ápice radicular 165, 168
mesenquimais, diferenciação de células 219
microondas, cicatrização de feridas 50
microplacas 339
Microstix, sistema 22
Mikulicz, síndrome 241
miloióideo, músculo 230
miniplacas 339
Minnesota, afastador *86*, *89*
mobilidade do globo ocular 8
molares
- decíduos 70
- mandibular
- - extração 65
- - forma da raiz 57
- - maxilar
- - extração 61
- - forma radicular 57
- terceiros molares mandibulares
- - acesso para extração 86, 88, 95
- - anatomia 85, 87
- - anestesia para extração 86, 88
- - complicações de extração 98, 99, 140
- - cuidados pós-operatórios, parcialmente fechado vs aberto 140
- - custos de tratamento 140
- - documentação 85, 88
- - erupção 75
- - evolução pós-operatória 81
- - formação radicular 84
- - fratura mandibular 98
- - higiene oral em extração 140
- - incisões para extração 86-7
- - indicações para remoção 80-1
- - instrumental para extração 85, 86
- - momento da extração 81
- - procedimento cirúrgico para extração 85-7, 88-90, 91, 92-4
- - remoção radicular 92, 93, 94
- - retido 80, 99
- - seccionamento de coroa 90, 91, 93
- - tipos de extração 90, 91, 92-4, 95
- - tipos de retenção 82, 83, 84
- - tratamento da ferida 96, 97

Índice

- terceiros molares maxilares
- - abertura do seio maxilar 112
- - acesso 107, 108
- - anatomia 106, 107
- - complicações 112-14
- - deslocamento 113
- - dilaceração radicular 107
- - documentação para extração 106, 107
- - extração 106-14
- - extrusão de tecido adiposo vestibular 112
- - fratura da tuberosidade 112, 113
- - fusão radicular 112
- - posições excêntricas 110
- - raízes divergentes 110
- - retalhos para extração 108, 112
- - retenção 106
- - transplante 132, 134
- - tratamento da ferida 111
mordedura de lábio *17*
mordida, registro 9
mucocele 221, 230
mucoperiostal, retalho 34, *35*
- cistectomia maxilar 191, 192
- extração do terceiro molar mandibular 88-9, 96
- reflexão 66
mucosa
- cistos de retenção salivar 224, 225
- cobertura 256
- cobertura de defeito 272-3
- cobertura de fibrina 276, 277
- coleta 265
- efeitos adversos da radioterapia 324, 344
- exame 17
- excisão de mucosa patológica 268
- melhoria na qualidade 268, 269
- papilomatose palatina 268, 269
- pigmentação 275
- preparação epiperiostal 289
- procedimento corretivo de Edlan 271
- retalhos 36
- transplante 255
- - substituição gengival 264-5
- ungüentos 344
- vestibular 256
mucosite 344
mucoso, *punch 270*
mucótomo *28*
Músculo orbicular da boca 280

N

nariz, cistostomia 204, *205*
nariz, teste de assoar 18
nasoalveolar, cisto *ver* cistos, nasolabial
nasolabial, fenda 230
nasopalatino, canal; cisto do canal incisivo 182
Nervo alveolar inferior, anatomia 85, *87*, 101
Nervo incisivo *117*
Nervo infra-orbital 235
nervos
- lesão 325
- reaproximação em extração de terceiro molar mandibular 99
neurológico, exame 7-8
Nikolsky, sinal *16*
Nitrogênio líquido
- criocirurgia 29
- sonda 276
nitroso óxido; criocirurgia 29
nutrição em fixação intermaxilar 336

O

oclusal, distúrbio *319*
oclusão 9, *322*
oculomotor, nervo 8
odontoma 74
olfação, teste de *13*
olfatório, senso 7
ortodontia *54, 55*
- remoção de dente retido 74, 80
óssea, cirurgia 30-1, 296
- instrumentos 296
- refrigeração interna 31
óssea, cirurgia de protuberância 296
óssea, excisão em forma de cunha 300
óssea, fratura 68

óssea, materiais de substituição 213, 305-16
- biologicamente ativo 213
- biologicamente inerte 217-18
- BMP 312, 313,316
- defeitos pararradiculares 314, 315
- fratura (*splitting*) e regeneração tecidual guiada 310, 311
- hidroxiapatita 316
- material liofilizado e BMP 312, 313
- não-reabsorvível 305
- osso autógeno 306
- - transplante livre 308, 309
- regeneração tecidual óssea guiada 316
- Sailer, técnica de liofilização de, 316
- tecido conjuntivo 316
- ver também osso liofilizado; partículas de cartilagem liofilizada; cartilagem liofilizada
óssea, proteína morfogenética (BMP) 213, 216
- aceleração da formação óssea 316
- fechamento do defeito com material liofilizado 312, 313
- pasta 313
óssea, reconstrução *271, 340*
ósseo, aumento, simultâneo com a colocação de implantes *310-11*
ósseo, defeito
- persistente 174
- tratamento 296
ósseo, *inlay 308*
- transplante 309
osseointegração, materiais substitutos, osso artificial 305
osso
- autógeno 213, 306
- biópsia 254
- brocas 30
- efeitos adversos da radioterapia 324
- enxerto pediculado 306
- exame radiográfico da lesão 320
- exposto por lesão 325
- fragmento, deslocamento 322
- fratura do rebordo (*splitting*) 310
- fraturas 333-6
- hemorragia pós-operatória 69
- homógeno 306
- lesões 322
- liofilizado 306, 307
- - reidratação antibiótica 307
- necrose por calor 30
- *onlays* 306, 307
- pinça goiva 31
- reabsorção e carga fisiológica 306
- transplante 213, 306
- transplante autógeno livre 308, 309
ostectomia 31
- acesso 66
- apical lateral 67
- extração de terceiro molar mandibular 89, 91
osteíte
- apical 53, 162, 231
- pós-extração 68
osteoblastos 219
osteócitos 219
osteólise
- abscesso 142
- abscesso parafaringeano 150
- cístico 176, 177
- infecção aguda em dente retido 78
osteomielite 142
- radiação 143
osteorradionecrose 324
osteossíntese
- criança 339
- tratamento conservador de fratura 335
osteotomia *30, 31*
- apical 66
- horizontal 302, 304
- reposicionamento da lâmina óssea vestibular 304
- vertical 304

P

paciente 3
- alto risco 51-2
- características externas 7
- fichas clínicas 5
- medidas pré-operatórias 25-6
- tipo constitucional 7
pacientes de alto risco 51-2

palatina, artéria *238*
palatina, bolsa contígua *315*
palatina, lâmina
- extração de canino e pré-molar maxilar 119, 120, 121, 124
- fratura 302
palatino, abscesso 158
palatino, retalho
- fechamento de comunicação oro-antral 238, 239
- necrose 124
palato
- cistostomia 202
- espessamento fibrótico 287
- excisões para criar contornos gengivais 287
- mole 18
- torus 296, 298, 299
palato mole 18
palpação da cavidade bucal 18
papila
- interdentária 257, 266
- - excisão 302
papilomatose, palatina *268, 269*
parafaríngeo, abscesso 150, *151*
parafaríngeo, palpação do espaço 18
parafunções *17*
paramandibular, abscesso 152, *153*
pararradicular, defeitos 314, *315*
parótida, glândula 241, *242*
- ultra-som 243
parotídico, ducto 246
Partsch I, procedimento de, *ver* cistectomia
Partsch II, procedimento de, *ver* cistostomia
Partsch, incisão paragengival de 164
peça de mão, reta / contra-ângulo *86*
pele
- cirurgia de tecido mole 290
- retalhos 290
- - VY 282, 290
- teste de sensibilidade 13
- transplante livre 256
- ver também enxerto de espessura parcial
percussão, testes de *13*
periapical, abertura de espaço 163
pericoronarite 72, 80
perimplantite 270
periodontal, bolsas
- extração de dente retido 73
- infecção 162, 174
- medida 16
- profunda 53
- reparo de defeito ósseo 314
- sinusite odontogênica 231
- ver também bolsas
periodontal, coleta de dados 14
periodontal, condição 14
periodontal, curativo *43*
periodontal, exame, risco de bacteriemia 20
periodontal, lesões à fibra 58
periodontal, reparo de defeito *314*
periósteo, descolador *58*
periósteo, inserção mucosa *293*
periotest, instrumento *16*
pigmentação, excisão 275
placa-controle de, maxilares bloqueados 343
plástica, cirurgia procedimentos em tecidos moles, 255
- alongamento labial com plastia em VY 282
- aprofundamento de vestíbulo 290-1
- cirurgia pré-protética 256
- correção labial com plastia em M 280, 281
- criocirurgia 276-7
- critério para determinação de procedimento 255
- elevação do rebordo alveolar 290
- excisão com vestibuloplastia de tecido flácido do rebordo 294, 295
- excisão de pigmentação 275
- excisões de língua 274
- excisões no ângulo da boca 278, 279
- freio 256-8, 259, 260, 261, 262-3
- hiperplasia fibrosa inflamatória do rebordo alveolar 284-5, 286-7
- hiperplasia gengival da tuberosidade 284-5, 286-7
- hiperplasia gengival lingual 288, 289
- melhoria na qualidade da mucosa 268, 269
- pele 290
- plastia em Z 272, 273

- procedimentos gengivais ao redor de implantes 270, 271
- transplante de cabelo 283
- transplante de mucosa livre para reposição gengival 264-7
- vestibuloplastia com epitelização secundária 291-3
- vestibuloplastia submucosa 291
plástica, cirurgia, procedimentos ósseos de
- cirurgia óssea 297
- deficiência óssea 296
- excisão óssea em forma de cunha 300
- materiais substitutos 305-16
- protrusão maxilar anterior 301, 302-3
- protuberâncias ósseas 296
- reposicionamento de lâmina óssea vestibular 304-5
- *torus mandibularis* 297
- *torus palatinus* 298, 299
plástica, procedimentos de cirurgia 255
poliartrite 19
poliglactina, membrana de *311*
polimorfonucleares, granulócitos 144
porta-agulha *38*
portagerm 22
pré-medicação 26, 51
pré-molares
- mandibulares
- - acesso para extração 102, 104
- - complicações 105
- - documentação para extração 100, 101
- - extração 100-2, 103, 104-5
- - forma da raiz 57
- maxilares
- - acesso a retenções palatinas 118-19, 120, 121
- - acesso vestibular para extração 122, 123
- - anestesia para extração 116, 122
- - complicações de extração 124
- - documentação para extração 115, 116, 122
- - extração 61, 115-24
- - forma da raiz 57
- - lâmina palatina 119, 120, 121, 124
- - retalhos 116-17, 122
- - transplante 137
- - tratamento da ferida 118, 119, 123
Projeções radiográficas do crânio 321
prótese
- indicações para extrações dentárias 55, 56
- remoção de terceiro molar mandibular 80
prótese fixa 77
próteses
- fraturadas 319
- ulcerações 284
protética, reconstrução, em extração de dentes retidos 73
protéticas, relações 268
protrusão dentoalveolar da maxila 301
protuberância óssea, rebordo desdentado 300
pseudocistos 175, *182*
pterigóideo músculo, lateral 9
pterigóideo, abscesso 150
pulpar, lesão à câmara 322
pulpar, necrose, em transplante dentário *139*
pulpite *76*
punção, biópsia 22
pus 141, *144*

Q

queimadura, tratamento 344
quelóide, formação de 255, 290
questionário, paciente 3
Quick, teste de 51
quimioterapia
- extração dentária 55
- resistência do hospedeiro à infecção 141
- riscos dentários 19
- sintomas da cavidade bucal 52

R

radiação
- lesão por tratamento 344
- osteomielite 143
radicular, ápice; *veja*, raiz, ápice

radicular, obturação de canal 162
- *Aspergillus*, infecção associada com materiais 235
- fechamento 167
- insatisfatória 160
- ortógrada 161, 165, 166-9
- preparação 166
- retrógrada 161
- trato fistuloso 169
radiografia panorâmica 321
radiográficas projeções, clássicas 321
radioterapia
- delineação do campo de radiação 324
- efeitos adversos 324, 344
- estomatite 344
- extração dentária 55
- lesão 344
- medidas protéticas 344
- reações 52
- remoção de dentes retidos 76
- risco de infecção 51
- riscos dentários 19, 21
raiz, ápice
- fechamento 162-3
- fechamento retrógrado 161
- retido 67, 68
raízes
- dilacerações, terceiros molares maxilares 107
- extração de dente mandibular 64
- forma 57
- fragmentos 68
- - remoção 66, 67
- fraturas 53, 54, 68, 327
- reabsorção 329
- - antibióticos 331
- - remoção 60
- terceiros molares mandibulares 84
rânula 228, 230
- marsupialização 228, 229
- mergulhante 229, 230
reabsorção adjacente a dentes retidos 76
regeneração óssea guiada 316
regeneração tecidual guiada 219, 316
ressecção do ápice radicular
- abertura do espaço periapical 163
- apicectomia 160-3
- bolsas contíguas 173-4
- fechamento do ápice 162-3
- fístula 160
- incisão principal 164
- indicações 160
- obturação de canal radicular 160
- obturação ortógrada do canal radicular 161
- - mandíbula 165, 166-7
- obturação retrógrada do canal radicular 161
- - mandíbula 168-9
- - maxila 170, 171-2
- retalho mucoperiostal vestibular 164
- retalhos 170, 172
retalho pediculado 240
retalhos
- apicectomia 161
- cistectomia 188
- cistostomia
- - folicular 198, 200
- - periodontal 196
- - seio maxilar 206
- deslizante 253, 255, 266
- extensão 37
- extração de canino e pré-molar mandibular 102, 104
- extração de canino e pré-molar maxilar 116-17, 122
- extração de terceiro molar mandibular 88-9, 96
- extração de terceiro molar maxilar 108, 112
- fechamento de comunicação oro-antral 236, 237, 238, 239
- *inlay* ósseo 308
- mucoso 36
- palatino
- - fechamento de comunicação oro-antral 238, 239
- - necrose 124
- reflexão 27, 34, 66
- - abscesso vestibular 156
- - lingual 67

- reposicionamento da lâmina óssea vestibular 305
- reposicionamento lateral 37
- ressecção do ápice radicular 164, 170, 172
- rotatório 255
- tecido mole em cirurgia de exostose 297
- trapezoidal 35
- ver também mucoperiostal, retalho; retalhos de pele
- Z-plastia 272, 273
retidos, dentes 71
- contra-indicações à remoção 78, 79
- dor facial 77
- espaço inadequado 75
- formação de cisto 71, 72, 73
- parcialmente erupcionado 72
- posição aberrante 79
- procedimento cirúrgico 77
- prognóstico 75
- prótese fixa 77
- remoção 76-7
- - indicações 72-4
retromaxilar, abscesso 159
reumáticas, doenças 19
rubor 142
rugas, persistentes 264

S

SAC, classificação 1, 2
Sailer, técnica de liofilização 316
saliva 241
- artificial 344
- cálculos 241
- efeitos da radioterapia 52, 324
salivar, fluxo *245*
- efeitos da radioterapia 52, 324
- estase 263
- taxa 244
salivar, lesão ao ducto 325
salivares, glândulas
- avaliação de função 243
- doença 241-4, 245, 246
salivares, glândulas, imagens 243
- cisto de retenção 243
- efeitos da radioterapia 52
- fisiologia 241
- infarto com metaplasia 242
- inflamação 241
- menores 241
- tratamento cirúrgico 244, 245, 246
- tumores 241
- ultra-som 243
sangramento, tendência a 51
sangüíneo, coágulo 47
sarcoidose 241
seguro, trauma 330
sensação, extração com distúrbio de 105
seqüestro, extração de terceiro molar mandibular 99
serra oscilatória *31*
sialoadenite/sialodenose 241
sialografia *242*, 243
sialolito 241, *242*
- ducto parotídeo 246
- ducto submandibular 244, 245
sialometaplasia 242
simetria, teste de 10
simples, procedimentos 2
Síndrome orofacialdigital 256
sinusite dentária 231, *232-3*, 234-5, *ver também* odontogênica, sinusite e maxilar, doença
- biópsia por agulha 231
- diagnóstico radiográfico 231, 233
- endoscopia 231, 232
- irrigação 231, 232, 234, 235
- terapia 234
sinusite odontogênica 231, *232-3*, 234-5,
- biópsia por agulha 231
- diagnóstico radiográfico 231, 233
- endoscopia 231, 232
- irrigação 231, 232, 234, 235
- terapia 234
sistêmica, esclerose 256
Sjögren, síndrome de 241
sublingual, glândula, cisto de retenção 229, 230

submandibular, glândula *242*
- palpação 18
- ultra-som 243
submandibular, palpação de linfonodo 11
submandibular, sialolito do ducto 244, *245*
submassetérico, abscesso 149
supranumerário, dentes 74, *75*
sutura
- contínua 39, 41
- interrompida 39
- técnica subcutânea 40
suturas 38
- colchoeiro 40, 41
- excisão de língua 274
- extração de dente 61
- extrações múltiplas 62
- fechamento de comunicação oro-antral 237
- hemorragia pós-operatória 69
- horizontal reversa 40
- margem 41
- material 38, 39, 40
- papilar 62
- pele do lábio 281
- reabsorvível 39, 40
- remoção 41, 49
- submucoso 281
- translabial 223

T

tato, senso, teste de 18
tecido mole
- biópsia 254
- cistos 221-30
- efeitos adversos da radioterapia 324
- lesões 325-6
- retalhos em cirurgia para exostose 297
tecido retalhos, *ver* retalhos
tecido, gancho *38*
tecido, retrator de *34*
tecidual, adesivo *43, 44*
- ver também fibrina; ionômero de vidro
temporal, abscesso 159
temporal, músculo 9
têmporo-mandibular, articulação
- fixação 342
- fratura 322, 323, 341
- - criança 343
- imagens de TC 320
- luxação 323, 342
- palpação 12
- percussão 13
- radiografia 323
- redução 342
- trauma 323
térmica, lesão, em cirurgia óssea 30, 31
térmico, teste 14, *16*
tesouras 28
teste de função motora 8
teste de sensibilidade ao cheiro *7*, 13
teste de vitalidade dos dentes 14, *16*, 322
tétano, vacinação 51
titânio implantes, forma de parafuso 306
titânio, pino 162
tonsilar, anel *15*
tópica, desinfecção 49
toque, sensibilidade ao 8
torus
- *mandibularis* 296,297
- *palatinus* 296, 298, 299
transplante de cabelo 283
transporte, meio de para anaeróbios, 22
transposição de dente 138
trapezoidal, retalho *35*
tratamento, história médica e as implicações no 4
trauma
- articulação têmporo-mandibular 323
- definição 317
- dentes 318
- exame extrabucal 318
- exame radiográfico 320
- história médica 317
- lesão por radiação 344
- maxilares 322
- projeções radiográficas 321
- seguro 330
- tecido mole 322, 325-6

- ver também lesões; feridas
trefina 30
tricálcio fosfato 217, 305
trigêmeo, nervo 8, 18
troclear, nervo 8
trombocitopenia 47
trombogênese 47
trombose 47
tuberosidade, fratura *112, 113*
tuberosidade, hiperplasia gengival da 284-5, *286-7*
tumores 142, 247
- avaliação do laudo patológico 254
- benigno 247
- biópsia 254
- biópsia excisional 248
- biópsia parcial 248
- diagnóstico 247
- excisão da pele da face 253
- maligna 247
- patologia 247
- remoção de dente retido 74
- tratamento cirúrgico 248-9
túnel, defeito em cistos 202, 203

U

ultrafrias, temperaturas 29
ultra-som
- cicatrização da ferida 50
- glândulas salivares 243
ultravioleta, luz, cicatrização da ferida 50

V

vascular dano, efeitos da radioterapia 52
vasculares, lesões 325
vermelhão, excisão da margem *278, 280*
vestibular, correção de freio 36
vestibular, lâmina óssea
- relocação 304-5
- retalho de tecido mole 305
vestibular, mucosa *15*
vestibular, profundidade 291
- melhoria por elevação do rebordo alveolar 290
vestibulares, bolsas contíguas *315*
vestibulares, retalhos *35*
- comunicação oroantral 236, 237
vestíbulo
- aprofundamento 291
- hiperplasia fibrosa inflamatória 295
- mucosa 256
vestibuloplastia 36
- correção de freio labial 257
- enxerto de pele de espessura parcial 295
- epitelização secundária 290, 291, 292, 293
- excisão de rebordo flácido 294, 295
- parcial 239
- pré-protética 291
- submucosa 291
vestuário 24
VY, plastia 255
- alongamento do lábio 282
VY, retalhos *282,* 290

X

xerostomia 243

Z

zigomático osso
- fratura 320
- percussão 13
zinco, cimento de óxido de, e eugenol 162
zinco, materiais obturadores de canais radiculares 235
Zonarc, projeções *233*
Z-plastia 255, 272, *273*